Manual de
EXAMES DIAGNÓSTICOS

Tradução:
Soraya Imon de Oliveira

Revisão técnica:

Elissandra Machado Arlindo de Mattos
Médica patologista clínica. Chefe de Unidade no Serviço de Diagnóstico Laboratorial do Hospital de Clínicas de Porto Alegre. Mestre em Ciências Médicas pela Universidade Federal do Rio Grande do Sul (UFRGS).

Priscila Raupp da Rosa
Médica cardiologista. Gestora de Operações da Telemedicina do Hospital Sírio Libanês. Doutora em Ciências da Saúde pela UFRGS. MBA em Gestão da Saúde pela Fundação Getúlio Vargas.

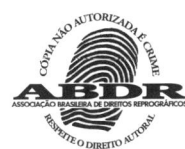 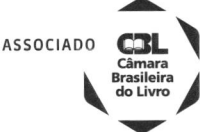

N645m Nicoll, Diana.
     Manual de exames diagnósticos / Diana Nicoll, Chuanyi Mark Lu, Stephen J. McPhee ; tradução: Soraya Imon de Oliveira ; revisão técnica: Elissandra Machado Arlindo de Mattos, Priscila Raupp da Rosa. – 7. ed. – Porto Alegre : AMGH, 2019.
     viii, 638 p. : il. color. ; 20 cm.

     ISBN 978-85-8055-625-4

     1. Clínica médica. 2. Semiologia. 3. Exames diagnósticos. I. Mark Lu, Chuanyi. II. McPhee, Stephen J. III. Título.

CDU 616-07(035)

Catalogação na publicação: Karin Lorien Menoncin – CRB 10/2147

Manual de
EXAMES
DIAGNÓSTICOS

7ª Edição

Diana Nicoll, MD, PhD, MPA
Clinical Professor and Vice Chair, Department of Laboratory
Medicine, University of California, San Francisco; Associate Dean, University
of California, San Francisco School of Medicine; Chief of Staff and Chief,
Laboratory Medicine Service, Veterans Affairs Medical Center, San Francisco

Chuanyi Mark Lu, MD
Professor of Laboratory Medicine, University of California, San Francisco;
Chief, Hematology and Hematopathology, Laboratory Medicine Service,
Veterans Affairs Medical Center, San Francisco

Stephen J. McPhee, MD
Professor of Medicine, Emeritus, Division of General Internal Medicine,
Department of Medicine, University of California, San Francisco

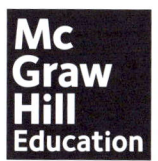
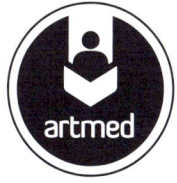

AMGH Editora Ltda.
Porto Alegre
2019

Obra originalmente publicada sob o título *Guide to diagnostic tests*, 7th Edition
ISBN 9781259640896 / 1259640892

Original edition copyright © 2017, McGraw-Hill Global Education Holdings, LLC.
New York, New York 10121. All rights reserved.

Portuguese language translation copyright ©2019, AMGH Editora Ltda., a Grupo A
Educação S.A. company. All rights reserved.

Gerente editorial: *Letícia Bispo de Lima*

Colaboraram nesta edição:

Coordenador editorial: *Alberto Schwanke*

Editora: *Tiele Patricia Machado*

Preparação de originais: *Pietra Cassol Rigatti e Sandra da Câmara Godoy*

Leitura final: *Jéssica Aguirre da Silva*

Editoração: *Estúdio Castellani*

Arte sobre capa original: *Kaéle Finalizando Ideias*

Nota

A medicina é uma ciência em constante evolução. À medida que novas pesquisas e a própria experiência clínica ampliam o nosso conhecimento, são necessárias modificações na terapêutica, onde também se insere o uso de medicamentos. Os autores desta obra consultaram as fontes consideradas confiáveis, num esforço para oferecer informações completas e, geralmente, de acordo com os padrões aceitos à época da publicação. Entretanto, tendo em vista a possibilidade de falha humana ou de alterações nas ciências médicas, os leitores devem confirmar estas informações com outras fontes. Por exemplo, e em particular, os leitores são aconselhados a conferir a bula completa de qualquer medicamento que pretendam administrar, para se certificar de que a informação contida neste livro está correta e de que não houve alteração na dose recomendada nem nas precauções e contraindicações para o seu uso. Essa recomendação é particularmente importante em relação a medicamentos introduzidos recentemente no mercado farmacêutico ou raramente utilizados.

Reservados todos os direitos de publicação, em língua portuguesa, à
AMGH EDITORA LTDA., uma parceria entre GRUPO A EDUCAÇÃO S.A. e
McGRAW-HILL EDUCATION
Av. Jerônimo de Ornelas, 670 – Santana
90040-340 – Porto Alegre – RS
Fone: (51) 3027-7000 Fax: (51) 3027-7070

SÃO PAULO
Rua Doutor Cesário Mota Jr., 63 – Vila Buarque
01221-020 – São Paulo – SP
Fone: (11) 3221-9033

SAC 0800 703 3444 – www.grupoa.com.br

É proibida a duplicação ou reprodução deste volume, no todo ou em parte, sob quaisquer formas ou por quaisquer meios (eletrônico, mecânico, gravação, fotocópia, distribuição na Web e outros), sem permissão expressa da Editora.

IMPRESSO NO BRASIL
PRINTED IN BRAZIL

Coautores

Barbara L. Haller, MD, PhD
Clinical Professor of Laboratory Medicine
Chief of Microbiology
Department of Laboratory Medicine
University of California, San Francisco
Zuckerberg San Francisco General Hospital & Trauma Center, San Francisco
Microbiologia: seleção dos exames

Benjamin M. Yeh, MD
Professor of Radiology
Department of Radiology
University of California, San Francisco
Diagnóstico por imagem: seleção e interpretação dos exames

Fred M. Kusumoto, MD
Professor of Medicine
Department of Medicine
Division of Cardiovascular Diseases
Director of Electrophysiology and Pacing
Mayo Clinic Jacksonville, FL
Eletrocardiograma e ecocardiografia

Zhen Jane Wang, MD
Associate Professor of Radiology
Department of Radiology
University of California, San Francisco
Diagnóstico por imagem: seleção e interpretação dos exames

Phil Tiso
UCSF Principal Editor
Division of General Internal Medicine
Department of Medicine
University of California, San Francisco

Prefácio

Manual de exames diagnósticos, 7ª edição, é uma obra de referência para estudantes de medicina e enfermagem e outras áreas da saúde, residentes, médicos e enfermeiros. É um guia de referência rápida para seleção e interpretação dos exames diagnósticos utilizado com mais frequência, incluindo os procedimentos laboratoriais realizados no contexto clínico, os exames laboratoriais (bioquímica, hematologia, coagulação, imunologia, microbiologia, monitoramento farmacológico, farmacogenética e testes moleculares e genéticos), os exames de diagnóstico por imagem (radiografia, tomografia computadorizada, ressonância magnética e ultrassonografia), o eletrocardiograma, a ecocardiografia e os exames utilizados no diagnóstico diferencial, além de algoritmos diagnósticos úteis, nomogramas e material de referência.

O objetivo deste livro não é incluir todos os exames diagnósticos ou condições patológicas: os autores selecionaram os exames e as doenças que são mais comuns e relevantes para a prática da medicina. Ele possibilita aos leitores compreender os exames diagnósticos empregados com frequência, bem como as abordagens diagnósticas de condições patológicas comuns.

Destaques

- Mais de 350 exames apresentados de forma objetiva, consistente e de fácil leitura.
- Cobertura completa de mais de 24 exames laboratoriais e algoritmos diagnósticos novos.
- Conteúdo ampliado sobre testes moleculares e genéticos, incluindo testes farmacogenéticos.
- Uma seção dedicada aos exames de diagnóstico por imagem.
- Seções sobre princípios de ecocardiografia e eletrocardiograma.
- Cobertura microbiológica atualizada e complementada dos patógenos e agentes infecciosos emergentes (novos) e reemergentes.
- Áreas englobadas: medicina interna, pediatria, cirurgia, neurologia e ginecologia e obstetrícia.
- Custos e riscos de vários procedimentos e exames.
- Citações da literatura na íntegra, com os números do PubMed (PMID) incluídos em cada referência.
- Sumário para busca rápida na contracapa.

Novidades

1. Mais de 25 entradas novas ou substancialmente revisadas de exames laboratoriais clínicos, incluindo: beta-D-glucana, genotipagem de *BRCA1/BRCA2*, mutação da *calreticulina* (*CALR*), cistatina C, D-dímeros, ensaio de heparina anti-Xa, anticorpo/antígeno e da hepatite B (HBeAg/Ab), genotipagem do vírus da hepatite C, carga viral de hepatite C, novo algoritmo

para rastreamento do HIV, tipagem HLA-B51, subclasses de IgG, cadeias leves kappa e lambda livres (com razão), lipoproteína(a), fosfolipase A2 associada à lipoproteína (Lp-PLA2), pró-peptídeo N-terminal intacto de pró-colágeno tipo 1 (PINP), sequenciamento de DNA ribossômico (16S rDNA) e testes de sífilis (algoritmo novo).
2. Exames microbiológicos para agentes infecciosos e patógenos emergentes (novos) e reemergentes, incluindo vírus Chikungunya, *Cryptococcus gattii*, vírus da dengue, vírus Ebola, coronavírus da síndrome respiratória do Oriente Médio (SROM), anaplasmose granulocítica humana, Enterobacteriaceae resistentes a carbapenêmico (ERC) e vírus Zika.
3. Mais de 12 tabelas ou algoritmos novos ou substancialmente revisados referentes a abordagens diagnósticas a doenças genéticas (testes de diagnóstico molecular), exames de diagnóstico pré-natal, terapia com hemocomponentes, insuficiência suprarrenal, distúrbios hematológicos hereditários, icterícia, linfocitose, monoartrite, embolia pulmonar, testes da sífilis e trombocitose.
4. Materiais de referência novos apresentando as vias do sistema complemento e da esteroidogênese.

Público-alvo

Os estudantes de medicina encontrarão neste livro um resumo conciso dos exames diagnósticos laboratoriais, microbiológicos e de imagem, bem como de eletrocardiograma e ecocardiografia, que terá bastante utilidade durante os rodízios pelas enfermarias clínicas. Médicos plantonistas, enfermeiros e médicos em geral (de medicina interna e de medicina de família e comunidade, etc.) encontrarão uma organização clara e referências da literatura atual, úteis para o delineamento de um manejo adequado dos pacientes. Para enfermeiros e outros profissionais da prática médica, o formato e o escopo do *Manual de exames diagnósticos* serão valiosos para a compreensão do uso dos exames laboratoriais no manejo de pacientes.

Agradecimentos

Agradecemos as inestimáveis contribuições editoriais de William M. Detmer, MD, e Tony M. Chou, MD, para as primeiras três edições deste livro, e também de Michael Pignone, MD, para as três edições anteriores a esta.

Além disso, G. Thomas Evans, Jr., MD, recentemente falecido, contribuiu para a seção sobre eletrocardiograma do Capítulo 7, na 2ª e 3ª edições. Na 4ª, 5ª, 6ª e nesta 7ª edição, tal seção foi revisada por Fred M. Kusumoto, MD.

Agradecemos à Jane Jang, BS, MT (ASCP) SM, pela revisão do capítulo sobre microbiologia na 5ª edição. Na 6ª edição, e nesta 7ª, o capítulo foi substancialmente revisado por Barbara Haller, MD, PhD.

Agradecemos aos nossos coautores por suas contribuições para o livro e somos gratos aos inúmeros médicos residentes e estudantes que apresentaram sugestões úteis. Estamos abertos para receber comentários e recomendações de leitores para as edições futuras.

Diana Nicoll, MD, PhD, MPA
Chuanyi Mark Lu, MD
Stephen J. McPhee, MD

Sumário

1. **Exames diagnósticos e tomada de decisão clínica** 1
   C. Diana Nicoll, MD, PhD, MPA, e Chuanyi Mark Lu, MD

2. **Testes rápidos e microscopia executada pelo prestador** 25
   Chuanyi Mark Lu, MD, e Stephen J. McPhee, MD

3. **Exames laboratoriais comuns: seleção e interpretação** 47
   Diana Nicoll, MD, PhD, MPA, Chuanyi Mark Lu, MD, e Stephen J. McPhee, MD

4. **Monitoramento de fármacos terapêuticos e testes farmacogenéticos: princípios e interpretação dos testes** 293
   Diana Nicoll, MD, PhD, MPA, e Chuanyi Mark Lu, MD

5. **Microbiologia: seleção dos exames** 311
   Barbara Haller, MD, PhD

6. **Diagnóstico por imagem: seleção e interpretação dos exames** 393
   Zhen Jane Wang, MD, e Benjamin M. Yeh, MD

7. **Eletrocardiograma e ecocardiografia** 441
   Fred M. Kusumoto, MD

8. **Exames diagnósticos no diagnóstico diferencial** 499
   Stephen J. McPhee, MD, Chuanyi Mark Lu, MD, e Diana Nicoll, MD, PhD, MPA

9. **Algoritmos diagnósticos** 561
   Chuanyi Mark Lu, MD, Stephen J. McPhee, MD, e Diana Nicoll, MD, PhD, MPA

10. **Nomogramas e material de referência** 601
    Stephen J. McPhee, MD, Chuanyi Mark Lu, MD, e Diana Nicoll, MD, PhD, MPA

Índice 611

1
Exames diagnósticos e tomada de decisão clínica

C. Diana Nicoll, MD, PhD, MPA, e Chuanyi Mark Lu, MD

A principal tarefa do clínico consiste em tomar decisões ponderadas acerca do tratamento dos pacientes, com base na informação clínica disponível e nos desfechos clínicos estimados. Embora os dados extraídos a partir da história e da realização do exame físico possam ser suficientes para se estabelecer um diagnóstico e orientar a terapia, muitas vezes há necessidade de informações adicionais. Atualmente, os clínicos dependem cada vez mais de exames diagnósticos e enfrentam desafios ao selecionar quais testes serão solicitados e ao interpretar seus resultados. O objetivo deste capítulo é ajudar os clínicos a conhecerem as utilidades e as limitações dos exames diagnósticos no âmbito do diagnóstico e do manejo clínico.

BENEFÍCIOS, CUSTOS E RISCOS

Quando empregados corretamente, os exames diagnósticos podem ser bastante úteis ao clínico. Esses exames podem auxiliar no **rastreamento** (i.e., na identificação dos fatores de risco para o desenvolvimento de doenças e na detecção de doença oculta em indivíduos assintomáticos). A identificação dos fatores de risco pode possibilitar a adoção de intervenções iniciais para a prevenção da ocorrência da doença, enquanto a detecção precoce de uma doença oculta pode diminuir a morbidade e a mortalidade associadas à doença por meio do tratamento precoce. A medição da pressão arterial é recomendada para o tratamento preventivo de pacientes adultos assintomáticos de baixo risco. O rastreamento para detecção de câncer de mama, de colo uterino, de cólon e de pulmão também é recomendado, ao passo que o rastreamento para detecção de câncer de próstata ainda é controverso. O rastreamento sem benefícios demonstrados deve ser evitado. Os testes de rastreamento ideais devem atender aos critérios listados na Tabela 1-1. Alguns resultados de testes de rastreamento (p. ex., testes rápidos anti-HIV) requerem testes de confirmação.

Os exames também podem ser úteis para se estabelecer o **diagnóstico** (i.e., ajudam a estabelecer ou excluir a existência de uma doença em indivíduos sintomáticos). Alguns exames são úteis para se estabelecer o diagnóstico inicial após a manifestação dos sinais e sintomas, enquanto outros auxiliam no desenvolvimento de um diagnóstico diferencial. Há ainda outros que ajudam a determinar o estágio ou a atividade da doença.

TABELA 1-1. CRITÉRIOS PARA O USO DE PROCEDIMENTOS DE RASTREAMENTO

Características da população
 1. Prevalência da doença suficientemente alta
 2. Propensão à adesão de exames e tratamentos subsequentes

Características da doença
 1. Morbidade e mortalidade significativas
 2. Tratamento efetivo e aceitável disponível
 3. Período pré-sintomático detectável
 4. Melhor desfecho com tratamento precoce

Características do exame
 1. Sensibilidade e especificidade satisfatórias
 2. Custo e risco baixos
 3. Exame confirmatório disponível e prático

Os exames também podem ser usados no **manejo do paciente**. Podem ajudar a (1) avaliar a gravidade da doença, (2) estimar o prognóstico, (3) monitorar o curso da doença (progressão, estabilidade e resolução), (4) detectar a recorrência da doença e (5) selecionar fármacos ou ajustar a terapia.

Uma área da medicina em desenvolvimento é a medicina personalizada, que envolve ajustar o tratamento a cada paciente. Um exame diagnóstico associado pode ser usado para identificar quais pacientes poderiam ser beneficiados por um fármaco e quais não seriam beneficiados ou poderiam até mesmo ser prejudicados. Por exemplo, somente pacientes com câncer de mama apresentando superexpressão da proteína HER2 ou cópias extras do gene *HER2*, ou ainda ambas, poderiam ser beneficiadas pelo tratamento com trastuzumabe.

Ao solicitar exames diagnósticos, os clínicos devem ponderar os possíveis benefícios em relação aos possíveis custos e efeitos adversos: alguns exames trazem risco de morbidade ou mortalidade (p. ex., uma angiografia cerebral leva à ocorrência de acidente vascular encefálico [AVE] em 0,5% dos casos); o possível desconforto associado à execução de uma colonoscopia pode impedir alguns pacientes de concluírem uma avaliação diagnóstica; o resultado de um exame diagnóstico pode exigir a realização de exames adicionais ou consultas de acompanhamento frequentes, podendo levar o paciente a incorrer em despesas significativas, riscos e desconforto durante a execução dos procedimentos.

Além disso, um resultado de exame falso-positivo pode direcionar a um diagnóstico incorreto ou à realização de exames adicionais desnecessários. Classificar um paciente sadio como doente com base no resultado falso-positivo de um exame diagnóstico pode causar ansiedade e expor o paciente aos riscos associados a uma terapia desnecessária ou inapropriada. Um teste de rastreamento pode identificar doenças que não seriam identificadas de outro modo e que não afetariam o paciente. Por exemplo, o câncer de próstata em estágio inicial detectado com rastreamento por antígeno prostático específico (PSA) em um homem de 76 anos, que sofre de insuficiência cardíaca comprovada, provavelmente não se tornará sintomático enquanto o paciente viver, sendo que o resultado de um tratamento agressivo pode ser danoso.

As despesas com exames diagnósticos também precisam ser compreendidas e consideradas. Os gastos totais podem ser altos, as despesas bancadas pelo próprio paciente podem ser proibitivas, ou a relação custo-efetividade pode ser desfavorável. Até mesmo os exames relativamente econômicos podem apresentar uma relação custo-efetividade baixa, caso proporcionem benefícios mínimos em termos de saúde. Os fatores que afetam de modo adverso a relação custo-efetividade incluem a solicitação de um painel de exames nos casos em que apenas um exame seria suficiente; a solicitação de um exame de forma mais frequente do que o necessário; a solicitação de um exame inapropriado; e a solicitação de exames apenas para fins de documentação de registro médico. O questionamento baseado em valor conveniente a ser feito antes de solicitar um exame é: "O resultado desse exame será útil para estabelecer um diagnóstico, afetará a decisão sobre o tratamento ou ajudará a prever um prognóstico?"; se a resposta for "não", então esse exame não tem justificativa. Exames desnecessários geram trabalho desnecessário, custos em reagentes e equipamentos, além de acarretar altos gastos com cuidados de saúde.

Testes moleculares e genéticos estão prontamente disponíveis, enquanto a tecnologia de escala genômica e de sequenciamento de DNA de alto desempenho vem sendo cada vez mais aplicada no campo do diagnóstico clínico. Entretanto, a custo-efetividade desses exames e os benefícios em termos de resultados de saúde precisam ser avaliados cuidadosamente. Os exames genéticos diagnósticos com base em sintomas (p. ex., teste de detecção da síndrome do X frágil em um menino com retardo mental) diferem dos exames genéticos preditivos (p. ex., avaliação de um indivíduo saudável com história familiar de doença de Huntington) e dos exames de predisposição genética, que podem indicar tanto uma relativa suscetibilidade a certas condições como resposta a certos tratamentos farmacológicos (p. ex., testes de detecção de *BRCA1/BRCA2* ou *HER2* para câncer de mama). Os benefícios em termos de resultado proporcionados por muitos exames farmacogenéticos novos ainda não foram devidamente estabelecidos por estudos clínicos prospectivos; por exemplo, não há evidências suficientes de que o teste genotípico para determinação da dosagem de varfarina produza resultados superiores àqueles obtidos com o uso dos algoritmos de dosagem convencionais, em termos de redução de INRs fora dos limites. Outros exames (p. ex., testes para detecção de causas hereditárias de trombofilia, como fator V de Leiden, mutação no gene da protrombina, etc.) têm valor apenas limitado para o tratamento de pacientes, uma vez que saber se um paciente herdou trombofilia em geral não muda a intensidade nem a duração do tratamento de anticoagulação. O teste do portador (p. ex., para fibrose cística) e o exame fetal pré-natal (p. ex., para síndrome de Down) muitas vezes requerem o aconselhamento dos pacientes para proporcionar o entendimento correto do impacto clínico, social, ético e, às vezes, legal dos resultados.

Os clínicos solicitam e interpretam inúmeros exames laboratoriais todos os dias, sendo que a complexidade desses exames continua aumentando. A ampla e crescente variedade de exames, bem como as inconsistências na nomenclatura de muitos deles, introduziram desafios significativos para os clínicos, por exemplo: selecionar o exame laboratorial adequado e interpretar corretamente os resultados. Os erros na seleção de exames e na interpretação de seus resultados são comuns e podem ter impacto na segurança do paciente, mas frequentemente são difíceis de detectar. O uso de algoritmos de exames baseados em evidências que orientem a seleção de exames em casos de distúrbios específicos e a interpretação dos exames dirigida pelo especialista (p. ex., relatórios e comentários interpretativos gerados por patologistas clínicos) pode ajudar a diminuir esses erros. A consulta e a colaboração com profissionais de laboratório (i.e., patologistas, técnicos de medicina) também podem ajudar a aprimorar a pontualidade dos exames diagnósticos e a otimizar a utilização dos exames laboratoriais.

DESEMPENHO DE EXAMES DIAGNÓSTICOS

Os fatores que afetam tanto o paciente quanto a amostra são importantes. O elemento mais crucial em um exame laboratorial conduzido de maneira correta é a amostra apropriada.

Preparação do paciente

A preparação do paciente é importante em certos exames; por exemplo, o paciente deve estar em jejum para que se obtenham medidas ideais dos níveis de triglicerídeos e glicose; a postura e a ingesta de sódio devem ser estritamente controladas ao serem determinados os níveis de renina e aldosterona; e a prática extenuante de exercícios deve ser evitada antes da obtenção de amostras para a determinação da creatina quinase (CK), uma vez que a atividade muscular vigorosa pode acarretar resultados falsamente anormais.

Coleta da amostra

É preciso ter cuidado com a identificação do paciente e a rotulagem da amostra – por exemplo, devem ser utilizados dois identificadores de paciente (nome completo e data de nascimento, ou nome completo e um identificador institucional). Saber quando a amostra foi coletada pode ser relevante, e registrar corretamente os horários é particularmente importante no monitoramento de fármacos terapêuticos. Por exemplo, os níveis de aminoglicosídeo não podem ser interpretados corretamente sem que se saiba se a amostra foi obtida logo antes (níveis de "vale") ou após (níveis de "pico") a administração desse fármaco; os níveis de um fármaco não podem ser interpretados se as amostras tiverem sido coletadas durante sua fase de distribuição (p. ex., níveis de digoxina obtidos durante as primeiras 6 horas após a administração da dose por via oral); e substâncias que apresentam variação circadiana, como o cortisol, podem ser interpretadas somente no contexto do horário do dia em que a amostra foi coletada.

Durante a coleta das amostras, é preciso lembrar-se de certos princípios: devem ser usados dispositivos de coleta de sangue padrão e tubos a vácuo apropriados (i.e., tubos contendo anticoagulante apropriado, ou gel separador, ou ambos, para o preparo de soro ou plasma); as amostras não devem ser coletadas acima de um acesso intravenoso, porque isso pode acarretar contaminação da amostra com líquido e fármacos intravenosos (p. ex., heparina); o tempo excessivo de torniquete resulta em hemoconcentração e aumento da concentração de substâncias ligadas às proteínas, como o cálcio; a ocorrência de lise celular durante a coleta de amostras de sangue resulta em uma falsa elevação dos níveis séricos das substâncias concentradas dentro das células (p. ex., lactato desidrogenase e potássio); amostras utilizadas em certos testes podem requerer manipulação ou condições de armazenamento especiais (p. ex., amostras para determinação de gases sanguíneos e crioglobulina sérica); o atraso na entrega das amostras ao laboratório pode implicar na continuidade do metabolismo celular e, consequentemente, na obtenção de resultados alterados em alguns exames (p. ex., baixos níveis séricos de glicose). Foi relatado que os erros pré-analíticos representam 75% dos erros de testes. Esses erros podem ser onerosos.

Há um interesse crescente pelos testes rápidos, nos quais a coleta e a manipulação das amostras são igualmente importantes. Os testes rápidos envolvem extensivo treinamento e avaliação de competências dos funcionários que atuam no local da prestação de assistência (p. ex., serviço de emergência, equipe da unidade de terapia intensiva). O custo unitário por exame é alto, devido à perda da economia em escala propiciada pela automação, mas há possíveis benefícios para o tratamento de pacientes graças à rápida disponibilização dos resultados e também à possível redução de outros gastos com instalações.

CARACTERÍSTICAS DO EXAME

A Tabela 1-2 lista características gerais de exames diagnósticos úteis. A maioria dos princípios detalhados nesta seção é aplicável não só aos exames laboratoriais e radiológicos como também aos elementos da anamnese e do exame físico. O conhecimento dessas características é bastante útil para o clínico no momento da solicitação e da interpretação dos exames diagnósticos.

TABELA 1-2. PROPRIEDADES DE EXAMES DIAGNÓSTICOS ÚTEIS

1. A metodologia do exame foi descrita em detalhes, de modo a ser reproduzida com acurácia e de forma confiável.
2. A acurácia e a precisão do exame foram determinadas.
3. O intervalo de referência foi estabelecido de forma apropriada.
4. A sensibilidade e a especificidade foram estabelecidas de modo confiável por meio da comparação com um padrão-ouro. A avaliação empregou uma gama de pacientes, incluindo aqueles com distúrbios diferentes mas comumente confundidos, e aqueles apresentando um espectro de doenças leves e graves, tratadas e não tratadas. O processo de seleção de pacientes foi descrito de forma adequada, de maneira que os resultados não sejam generalizados de modo indevido.
5. A contribuição independente ao desempenho geral de um painel de exames é confirmada caso um exame seja defendido como parte integrante de um painel de exames.

Acurácia

A acurácia de um exame laboratorial consiste em sua correspondência com o valor real. Um exame é considerado inacurado quando seus resultados diferem do valor real, mesmo que sejam reproduzíveis (Figura 1-1A), o que pode ser chamado de erro sistemático (ou viés). Por exemplo, a creatinina sérica costuma ser medida pelo método cinético de Jaffe, cujo erro sistemático pode chegar a 0,23 mg/dL (20,33 µmol/L) em comparação ao padrão-ouro, que é a cromatografia gasosa com diluição de isótopo por espectrometria de massa. No laboratório clínico, a acurácia dos exames é maximizada pela calibração dos equipamentos de laboratório utilizando material de referência e pela participação em programas de teste de proficiência externos (p. ex., programa de teste de proficiência oferecido pelo College of American Pathologists).

Precisão

A precisão de um exame é a medida da reprodutibilidade de um teste ao ser repetido utilizando a mesma amostra. Se a mesma amostra for analisada

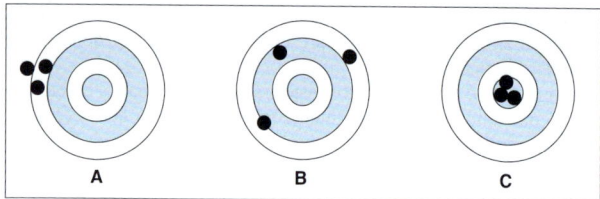

Figura 1-1. Relação entre acurácia e precisão em exames diagnósticos. O centro do alvo representa o valor verdadeiro da substância em teste. **A:** Um exame diagnóstico preciso, mas sem acurácia. Medidas repetidas forneceram resultados bastante semelhantes, porém todos significativamente distantes do valor real. **B:** Um teste impreciso e inacurado. Medidas repetidas forneceram resultados amplamente diferentes que estão distantes do valor real. **C:** Teste ideal, preciso e acurado.

muitas vezes, espera-se que os resultados obtidos apresentem alguma variação (erro aleatório). Essa variabilidade é expressa como coeficiente de variação (CV = o desvio-padrão dividido pela média; muitas vezes expresso em percentual). Por exemplo, quando o laboratório relata um CV de 5% para creatinina sérica e aceita resultados com ± 2 desvios-padrão, isso denota que, para uma amostra com uma concentração de creatinina sérica de 1,0 mg/dL (88,4 µmol/L), o laboratório poderá relatar resultados que estejam dentro de uma faixa de 0,90 a 1,10 mg/dL (79,56 a 97,24 µmol/L) em diferentes medições realizadas a partir da mesma amostra.

Um teste impreciso é aquele que fornece resultados variáveis em medições diferentes (Figura 1-1B). A precisão de exames diagnósticos, monitorada em laboratórios clínicos por meio da utilização de material de controle de qualidade, deve ser boa o suficiente para distinguir as alterações clinicamente relevantes na condição de um paciente da variabilidade analítica (imprecisão) do exame. Por exemplo, a contagem diferencial de leucócitos periféricos manual pode não ser precisa o bastante para detectar alterações importantes na distribuição dos tipos celulares, uma vez que é calculada pela avaliação subjetiva de uma amostra pequena (p. ex., 100 células). Medições diferentes de uma mesma amostra realizadas por técnicos diferentes fornecem resultados muito distintos. As contagens diferenciais automatizadas são mais precisas, porque são obtidas a partir de máquinas que usam características físicas objetivas para classificar uma amostra significativamente maior (p. ex., 10.000 células).

O exame ideal deve ser preciso e acurado (Figura 1-1C).

Métrica Sigma

A métrica Sigma é usada para medir a qualidade geral de um exame laboratorial. Sendo um valor numérico único calculado com base em três elementos tradicionais usados para avaliar o desempenho do exame: acurácia (viés), precisão (CV) e erro total aceitável (ETa) (ou limite de tolerância de um exame), a métrica Sigma = (ETa – viés)/CV (com todos os valores expressos em percentual). Em uma escala de 0 a 6, um valor de métrica Sigma maior significa menos erros analíticos, isto é, menos resultados questionáveis de testes são aceitos e relatados, bem como menos resultados de testes aceitáveis são falsamente rejeitados e não relatados. Uma métrica Sigma igual a 6 para um exame indica que este pode ser considerado "de alto nível", significando que mais de 99% dos resultados do teste são isentos de erro, enquanto um exame com métrica Sigma menor ou igual a 3 geralmente é considerado não confiável e não deve ser usado.

Intervalo de referência

Alguns exames diagnósticos são relatados como positivos ou negativos, contudo a maioria é relatada de modo quantitativo. O uso de intervalos de referência é uma técnica utilizada para interpretar resultados quantitativos. Os intervalos de referência muitas vezes são específicos do método e do laboratório. Na prática, esses intervalos geralmente representam os resultados de exames obtidos em 95% dos indivíduos de uma população pequena considerada sadia. Por definição, então, 5% dos pacientes sadios apresentarão um resultado de exame anormal (Figura 1-2). Resultados levemente anormais devem ser interpretados de maneira crítica e podem ser tanto verdadeiro quanto falsamente anormais. Do ponto de vista estatístico, a probabilidade de um indivíduo saudável apresentar dois resultados de exames diferentes dentro do intervalo de referência é igual a $0,95 \times 0,95 = 0,9025$, isto é, 90,25%. Para 5 exames diferentes, essa probabilidade é de 77,4%; para 10 exames, 59,9%; e para 20 exames, 35,8%. Quanto maior o número de exames solicitados, maior é a probabilidade de que um ou mais resultados de teste caiam fora dos intervalos de referência (Tabela 1-3). Em contrapartida, os valores situados dentro do intervalo de referência podem não excluir a existência real de uma doença, uma vez que o intervalo de referência não estabelece a distribuição dos resultados entre os pacientes com doença. Sendo assim, os intervalos de referência devem ser usados no contexto de conhecimento médico acerca do distúrbio em questão.

É importante considerar também se os intervalos de referência publicados são apropriados para o paciente que está sendo avaliado, pois alguns intervalos dependem de idade, sexo, peso, dieta, momento do dia, estado

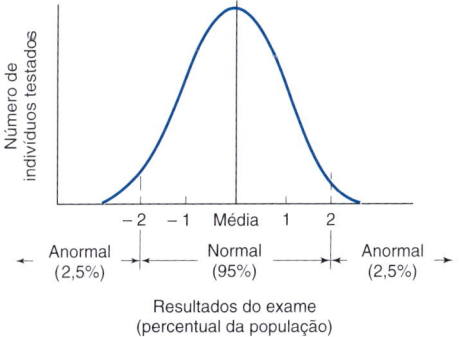

Figura 1-2. O intervalo de referência normalmente é definido dentro de 2 desvios-padrão (DP) da média de resultados do exame (mostrados como −2 e 2) em uma pequena população de voluntários saudáveis. Note que, neste exemplo, os resultados estão distribuídos normalmente; entretanto, muitas substâncias biológicas apresentam distribuições assimétricas.

de atividade, postura ou até da estação do ano. A variabilidade biológica é observada tanto entre indivíduos distintos como em um mesmo indivíduo. Exemplificando, os níveis séricos de estrogênio em mulheres variam de um dia para o outro, dependendo do ciclo menstrual; os níveis séricos de cortisol apresentam variação diurna, sendo mais altos pela manhã e mais baixos ao final do dia; e a vitamina D apresenta variação sazonal, com valores menores durante o inverno.

TABELA 1-3. RELAÇÃO ENTRE O NÚMERO DE EXAMES E A PROBABILIDADE DE UM INDIVÍDUO SADIO VIR A APRESENTAR UM OU MAIS RESULTADOS ANORMAIS

Número de exames	Probabilidade de que um ou mais resultados serão anormais
1	5%
6	26%
12	46%
20	64%

O Capítulo 3 contém intervalos de referência para os exames bioquímicos e hematológicos mais utilizados. Características de desempenho do exame como sensibilidade e especificidade são necessárias para a interpretação dos resultados e serão discutidas a seguir.

Fatores interferentes

Os resultados dos exames diagnósticos podem ser alterados por fatores externos (como a ingesta de fármacos e o uso de contraste) ou internos (como estados fisiológicos anormais). Tais fatores contribuem para a variabilidade biológica e devem ser considerados na interpretação dos resultados do exame.

As interferências externas podem afetar os resultados de testes *in vivo* ou *in vitro*. Nos testes *in vivo*, o álcool aumenta os níveis de gamaglutamil transpeptidase, e os diuréticos podem afetar as concentrações de sódio e potássio; o tabagismo pode induzir enzimas hepáticas e, assim, diminuir os níveis de substâncias como a teofilina, que são metabolizadas pelo fígado. Já nos testes *in vitro*, as cefalosporinas podem produzir níveis de creatinina sérica alterados devido à interferência de um método de análise laboratorial comum.

As interferências internas resultam de estados fisiológicos anormais, que interferem nas medidas do exame. Por exemplo, pacientes com lipemia grosseira podem apresentar níveis séricos de sódio falsamente baixos se a metodologia do exame incluir uma etapa em que o soro é diluído antes da medição do sódio; pacientes com anticorpos endógenos (p. ex., anticorpos humanos antimurinos) podem apresentar resultados falsamente altos ou baixos em imunoensaios automatizados para diversos analitos; e anticorpos monoclonais terapêuticos (p. ex., daratumumabe) podem interferir nos testes de banco de sangue (p. ex., teste de antiglobulina indireto) e afetar a interpretação da eletroforese de proteínas séricas. Devido à possibilidade de interferência nos exames, os clínicos devem precaver-se contra os resultados inesperados dos exames e investigar os motivos, além da doença, que podem explicar os resultados anormais, incluindo os erros laboratoriais pré-analíticos e analíticos.

Sensibilidade e especificidade

Os clínicos devem adotar medidas de desempenho de exames, como a sensibilidade e a especificidade, para julgar a qualidade de um exame diagnóstico para uma doença específica.

A **sensibilidade** de um exame consiste em sua habilidade de detectar a doença e é expressa como percentual de pacientes com doença para os quais o teste resulta positivo. Assim, um exame com uma sensibilidade de 90% fornece resultados positivos para 90% dos pacientes com doença e negativos para 10% dos pacientes doentes (resultados falso-negativos). Em geral, os testes com alta sensibilidade são úteis para excluir diagnósticos, porque fornecem menos resultados falso-negativos. Para excluir a possibilidade de infecção pelo vírus causador da Aids, por exemplo, um clínico poderia escolher um exame altamente sensível, como um teste combinado de detecção de antígeno p24 e anticorpos anti-HIV.

A **especificidade** de um exame consiste em sua habilidade de detectar a ausência de uma doença e é expressa como percentual de pacientes sem doença para os quais o teste resulta negativo. Dessa forma, um exame com especificidade de 90% fornece resultados negativos para 90% dos pacientes sem doença e resultados positivos para 10% dos pacientes não doentes (resultados falso-positivos). Um teste com alta especificidade é útil para confirmar um diagnóstico, pois fornece menos resultados falso-positivos. Por exemplo, para estabelecer o diagnóstico de artrite gotosa, um clínico poderia escolher um exame altamente específico, como a avaliação microscópica de líquido articular para detecção da presença ou ausência de cristais de urato em forma de agulha negativamente birrefringentes.

Para determinar a sensibilidade e especificidade de um exame para uma doença em particular, é preciso compará-lo a um teste independente considerado "padrão-ouro" ou a critérios diagnósticos padrão estabelecidos que definam o estado patológico verdadeiro do paciente. Exemplificando, a sensibilidade e a especificidade dos testes rápidos de detecção de antígeno no diagnóstico da faringite por estreptococos beta-hemolíticos do grupo A são determinadas comparando-se os resultados de um teste rápido de detecção de antígeno com aqueles do teste padrão-ouro (cultura de *swab* de garganta). A aplicação do teste padrão-ouro em pacientes que apresentaram resultados positivos no teste rápido de detecção de antígeno estabelece a especificidade. Deixar de aplicar o teste padrão-ouro em pacientes com resultados negativos no teste rápido implicará em superestimação da sensibilidade, uma vez que os falso-negativos não serão identificados. Entretanto, para muitos estados patológicos (p. ex., pancreatite), um teste que sirva de padrão-ouro independente é inexistente, caro demais ou muito difícil de ser realizado. Nesses casos, pode ser difícil obter estimativas confiáveis da sensibilidade e especificidade do exame.

A sensibilidade e especificidade também podem ser afetadas pela população da qual esses valores são derivados. Muitos exames diagnósticos, por exemplo, são avaliados primeiramente utilizando pacientes com doença grave e grupos controle compostos por indivíduos jovens e sadios. Em comparação com a população geral, esse grupo de estudo apresentará mais resultados verdadeiro-positivos (porque os pacientes têm uma doença em estágio avançado) e mais resultados verdadeiro-negativos (porque os indivíduos do grupo controle são saudáveis). Assim, a sensibilidade e especificidade do exame serão mais altas do que seria esperado para a população geral, em que mais de um espectro de saúde e doença é encontrado. Os clínicos devem saber da existência do **viés de espectro** ao generalizar resultados publicados de exames em sua própria prática. A fim de minimizar o viés de espectro, o grupo-controle deve incluir indivíduos que tenham doenças relacionadas à doença em questão, mas que não sofram da doença principal. Por exemplo, para estabelecer a sensibilidade e especificidade do teste de detecção de anticorpos antipeptídeo citrulinado cíclico na artrite reumatoide, o grupo-controle deve incluir pacientes com doenças reumáticas diferentes da artrite reumatoide. Outros vieses, incluindo composição do espectro, recrutamento da população, ausência ou inadequação do padrão de referência, e viés de verificação também devem ser considerados nas situações onde a avaliação crítica de artigos publicados pode ser necessária.

É importante lembrar que a sensibilidade e especificidade relatadas de um exame dependem do nível de analito (limiar) utilizado para distinguir um resultado de teste normal de um anormal. Se o limiar for reduzido, a sensibilidade aumentará à custa da diminuição da especificidade. Se o limiar for aumentado, a sensibilidade diminuirá e a especificidade aumentará (Figura 1-3).

A Figura 1-4 mostra como a sensibilidade e a especificidade de um exame podem ser calculadas utilizando os resultados de exames de pacientes previamente classificados como doentes ou não doentes segundo o exame considerado padrão-ouro.

O desempenho de dois exames diferentes pode ser comparado por meio da representação gráfica das curvas de característica operacional do receptor (ROC) em vários intervalos de referência de valores de corte. As curvas resultantes para cada exame, obtidas pela representação gráfica dos valores de sensibilidade contra (1 – especificidade), frequentemente revelam o exame mais acurado. Um exame nitidamente superior apresentará uma curva ROC

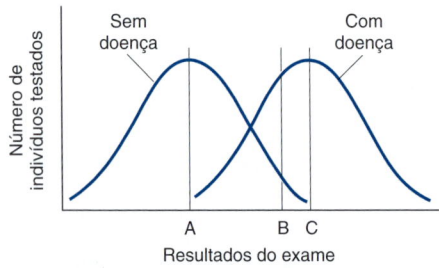

Figura 1-3. Distribuição hipotética de resultados de exame para indivíduos sadios e doentes. A posição do "ponto de corte" entre resultados de exame "normais" e "anormais" (ou "negativos" e "positivos") determina a sensibilidade e especificidade do exame. Se o ponto A é o ponto de corte, o exame tem sensibilidade igual a 100%, mas baixa especificidade. Se o ponto C é o ponto de corte, o exame apresenta especificidade de 100%, mas baixa sensibilidade. Para muitos exames, o ponto de corte é determinado pelo intervalo de referência, isto é, a faixa de resultados do teste que está a 2 DP da média dos resultados do teste de indivíduos sadios Sem doença (ponto B). Em algumas situações, o valor de corte é alterado para intensificar a sensibilidade ou a especificidade.

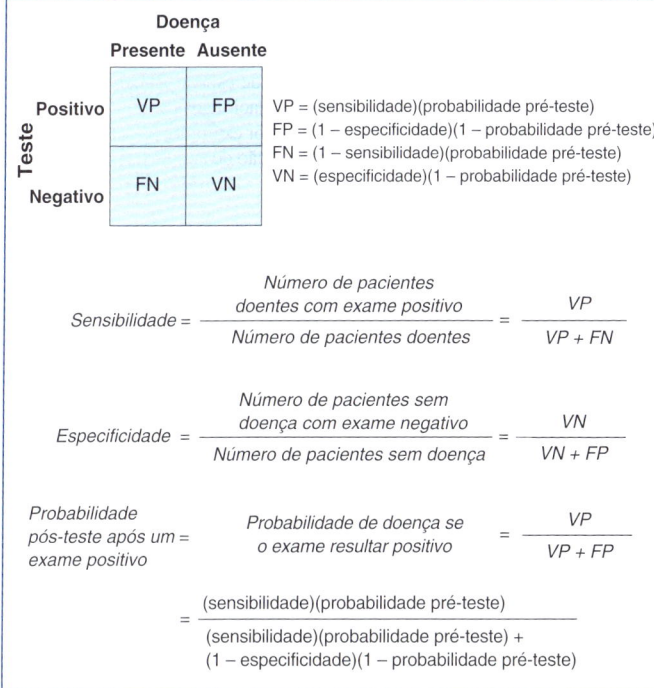

Figura 1-4. Cálculo da sensibilidade, da especificidade e da probabilidade de doença após um resultado de exame positivo (probabilidade pós-teste). VP, verdadeiro-positivo; FP, falso-positivo; FN, falso-negativo; VN, verdadeiro-negativo.

localizada sempre acima e à esquerda da curva representativa do exame inferior, sendo que o melhor exame em geral apresenta uma área maior sob a curva ROC. A Figura 1-5 mostra as curvas ROC para PSA e fosfatase ácida prostática no diagnóstico de câncer de próstata. O teste de PSA é superior porque apresenta maior sensibilidade e especificidade para todos os valores de corte.

Note que, para um dado exame, a curva ROC também permite identificar o valor de corte que minimiza tanto os resultados falso-positivos como os falso-negativos e que está localizado no ponto mais próximo ao canto superior esquerdo da curva. O valor de corte clínico ideal, porém, depende da condição que está sendo detectada e da relativa importância dos resultados falso-positivos *versus* falso-negativos.

USO DE EXAMES NO DIAGNÓSTICO E NO MANEJO

A utilidade de um exame em uma determinada situação clínica depende não só das características do exame (p. ex., sensibilidade e especificidade, que não são medidas preditivas), como também da probabilidade de que o paciente tenha a doença antes do resultado do exame ser conhecido (probabilidade pré-teste).

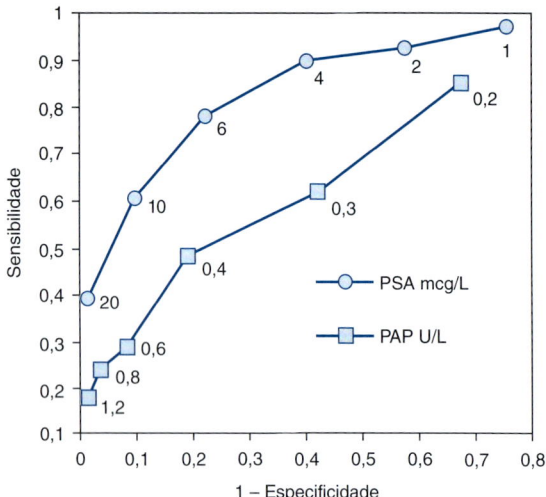

Figura 1-5. Curvas de característica operacional do receptor (ROC) para antígeno prostático específico (PSA) e fosfatase ácida prostática (PAP) no diagnóstico de câncer de próstata. Para todos os valores de corte, o PSA apresenta maior sensibilidade e especificidade, sendo, por isso, considerado um exame melhor com base nessas características de desempenho. (*Modificada e reproduzida com permissão de Nicoll D et al. Routine acid phosphatase testing for screening and monitoring prostate cancer no longer justified.* Clin Chem. *1993 Dec;39(12):2540–1.*)

Os resultados de um exame útil mudam substancialmente a probabilidade de que o paciente tenha a doença (probabilidade pós-teste). A Figura 1-4 mostra como a probabilidade pós-teste pode ser calculada a partir da sensibilidade e da especificidade conhecidas do exame e da estimativa da probabilidade pré-teste de doença (ou prevalência da doença), com base no teorema de Bayes.

A probabilidade pré-teste (ou prevalência) de doença exerce efeito profundo sobre a probabilidade pós-teste de doença. Conforme mostra a Tabela 1-4, quando um exame com sensibilidade e especificidade de 90% é utilizado, a probabilidade pós-teste pode variar de 8 a 99%, dependendo da probabilidade pré-teste de doença. Além disso, conforme a probabilidade pré-teste de doença diminui, torna-se mais provável que um resultado de teste positivo seja um caso de falso-positivo.

TABELA 1-4. INFLUÊNCIA DA PROBABILIDADE PRÉ-TESTE SOBRE A PROBABILIDADE PÓS-TESTE DE DOENÇA DIANTE DO USO DE UM EXAME COM SENSIBILIDADE E ESPECIFICIDADE DE 90%

Probabilidade pré-teste	Probabilidade pós-teste
0,01	0,08
0,50	0,90
0,99	0,999

Para exemplificar, suponha que um clínico deseje calcular a probabilidade pós-teste de câncer de próstata utilizando o teste de PSA e um valor de corte de 4 ng/mL (4 mcg/L). Utilizando os dados mostrados na Figura 1-5, a sensibilidade é 90% e a especificidade é 60%. O clínico estima a probabilidade pré-teste da doença considerando todas as evidências e em seguida calcula a probabilidade pós-teste adotando a abordagem mostrada na Figura 1-4. A probabilidade pré-teste de um homem saudável de 50 anos ter câncer de próstata constitui a prevalência dessa doença em sua faixa etária (probabilidade = 10%), e a probabilidade pós-teste após um resultado de teste positivo é de apenas 20%. Mesmo que o teste resulte positivo, ainda há uma chance de 80% de o paciente não ter câncer de próstata (Figura 1-6A). Se o clínico encontrar um nódulo na próstata durante o exame retal, a probabilidade pré-teste de câncer de próstata sobe para 50% e a probabilidade pós-teste com o mesmo exame passa a ser de 69% (Figura 1-6B). Por fim, se o clínico estimar uma probabilidade pré-teste de 98%, baseando-se na detecção de um nódulo na próstata, dor óssea e presença de lesões líticas em radiografias da coluna, a probabilidade pós-teste com exame de PSA será de 99% (Figura 1-6C). Esse exemplo demonstra que a probabilidade pré-teste exerce um efeito profundo sobre a probabilidade pós-teste e que os exames fornecem mais informações quando o diagnóstico é incerto (probabilidade pré-teste de cerca de 50%) do que quando é improvável ou quase certo.

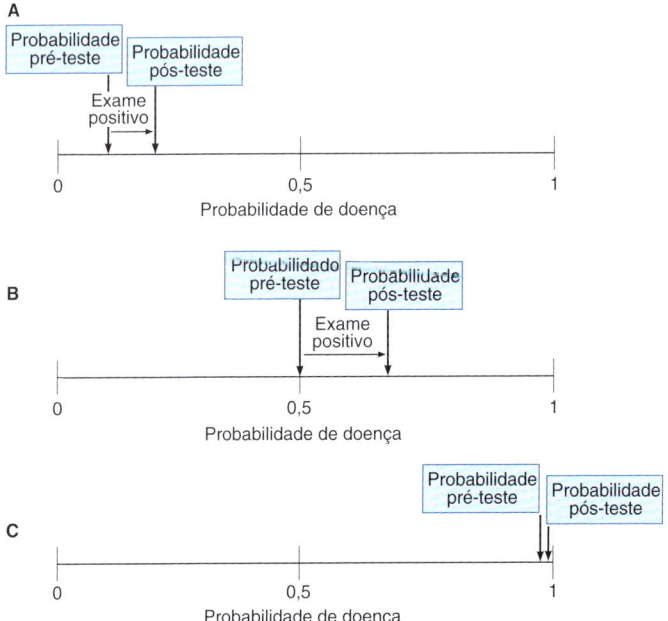

Figura 1-6. Efeito da probabilidade pré-teste e da sensibilidade e especificidade do exame sobre a probabilidade pós-teste de doença. (Consulte a explicação no texto.)

Razão de chance-verossimilhança

Outra forma de calcular a probabilidade pós-teste da doença consiste em usar a abordagem de chance-verossimilhança (chance-probabilidade). A sensibilidade e a especificidade são combinadas em uma entidade denominada **razão de verossimilhança** (RV):

$$RV = \frac{\text{Probabilidade do resultado em indivíduos doentes}}{\text{Probabilidade do resultado em indivíduos não doentes}}$$

Quando os resultados do exame são dicotomizados, cada exame apresenta duas razões de verossimilhança, uma correspondente a um exame positivo (RV^+), e outra, a um exame negativo (RV^-):

$$RV^+ = \frac{\text{Probabilidade de exame positivo em indivíduos doentes}}{\text{Probabilidade de exame positivo em indivíduos não doentes}}$$
$$= \frac{\text{Sensibilidade}}{1 - \text{Especificidade}}$$

$$RV^- = \frac{\text{Probabilidade de exame negativo em indivíduos doentes}}{\text{Probabilidade de exame negativo em indivíduos não doentes}}$$
$$= \frac{1 - \text{Sensibilidade}}{\text{Especificidade}}$$

Para medições contínuas, múltiplas razões de verossimilhança podem ser definidas para que haja correspondência com faixas ou intervalos de resultados de exames. (Ver exemplo na Tabela 1-5.)

As razões de verossimilhança podem ser calculadas empregando as fórmulas descritas, como também ser encontradas em alguns livros-texto, artigos de periódicos e programas disponíveis *online* (ver os valores de amostra listados na Tabela 1-6). As razões de verossimilhança fornecem uma estimativa da possibilidade de haver mudanças significativas da probabilidade pré-teste para a probabilidade pós-teste de uma doença dado o resultado do exame e, assim, podem ser utilizadas para fazer estimativas rápidas da utilidade dos exames diagnósticos contemplados em situações particulares. Se uma razão de verossimilhança for igual a 1, significa que não haverá diferenças entre as

TABELA 1-5. RAZÕES DE VEROSSIMILHANÇA DA FERRITINA SÉRICA NO DIAGNÓSTICO DA ANEMIA FERROPRIVA

Ferritina sérica (mcg/L)	Razões de verossimilhança para anemia ferropriva
≥ 100	0,08
45-99	0,54
35-44	1,83
25-34	2,54
15-24	8,83
≤ 15	51,85

Dados de Guyatt G et al. Laboratory diagnosis of iron deficiency anemia. J Gen Intern Med. 1992 Mar-Apr;7(2):145-53.

Exames diagnósticos e tomada de decisão clínica 15

TABELA 1-6. EXEMPLOS DE RAZÕES DE VEROSSIMILHANÇA (RV)

Doença-alvo	Exame	RV⁺	RV⁻
Abscesso	Cintilografia de TC abdominal	9,5	0,06
Doença arterial coronariana	Eletrocardiograma de esforço (depressão de 1 mm)	3,5	0,45
Câncer de pulmão	Radiografia torácica	15	0,42
Hipertrofia ventricular esquerda	Ecocardiografia	18,4	0,08
Infarto do miocárdio	Troponina I	24	0,01
Câncer de próstata	Exame de toque retal	21,3	0,37

probabilidades pré e pós-teste; razões de verossimilhança > 10 ou < 0,1 indicam a existência de diferenças amplas e muitas vezes clinicamente significativas; e razões de verossimilhança entre 1 e 2, bem como entre 0,5 e 1, apontam a existência de pequenas diferenças (raramente de importância clínica).

O método mais simples de calcular a probabilidade pós-teste a partir da probabilidade pré-teste e das razões de verossimilhança consiste em usar um nomograma (Fig. 1-7). O clínico coloca uma régua passando pelos pontos que representam a probabilidade pré-teste e a razão de verossimilhança e, em seguida, faz a leitura da probabilidade pós-teste no local em que a régua cruzar a reta de probabilidade pós-teste.

Um modo mais formal de calcular as probabilidades pós-teste emprega a razão de verossimilhança da seguinte maneira:

Chances pré-teste × razão de verossimilhança = chances pós-teste

Para usar essa fórmula, as probabilidades devem ser convertidas em chances, em que as chances (*odds*) de ter uma doença são expressas como a chance (*chance*) de ter a doença dividida pela chance de não ter a doença. Exemplificando, uma probabilidade de 0,75 equivale a uma chance de 3:1 (Figura 1-8).

Para estimar o possível benefício de um exame diagnóstico, o clínico deverá, primeiro, estimar as chances pré-teste da doença considerando todas as informações clínicas disponíveis e, em seguida, multiplicar as chances pré-teste pelas razões de verossimilhança positiva e negativa. Os resultados são as **chances pós-teste**, ou as chances de que o paciente tenha a doença se o exame resultar positivo ou negativo. Para obter a probabilidade pós-teste, as chances são convertidas em probabilidade (Figura 1-8).

Exemplificando, se o clínico acreditar que o paciente tem 60% de chance de ter infarto do miocárdio (chances pré-teste de 3:2) e o teste de troponina I resultar positivo (RV⁺ = 24), então as chances pós-teste de infarto do miocárdio são:

$$\frac{3}{2} \times 24 = \frac{72}{2} \text{ ou } 36{:}1 \text{ chances} \left(\frac{36/1}{(36/1)+1} = \frac{36}{37} = 97\% \text{ de probabilidade} \right)$$

Se o teste de troponina I resultar negativo (RV⁻ = 0,01), então as chances pós-teste de infarto do miocárdio são:

$$\frac{3}{2} \times 0{,}01 = \frac{0{,}03}{2} \text{ ou } 0{,}015{:}1 \text{ chances} \left(\frac{0{,}015/1}{(0{,}015/1)+1} = \frac{0{,}015}{1{,}015} = 1{,}5\% \text{ de probabilidade} \right)$$

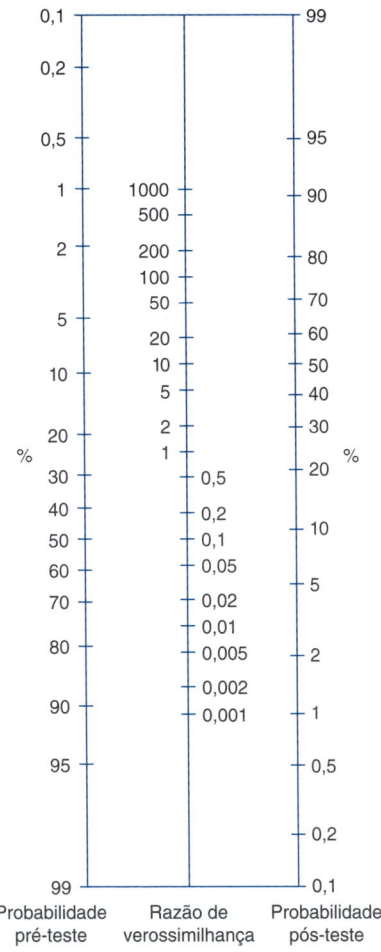

Figura 1-7. Nomograma para determinação da probabilidade pós-teste a partir da probabilidade pré-teste e das razões de verossimilhança. Para encontrar a probabilidade pós-teste, posicione uma régua entre a probabilidade pré-teste e a razão de verossimilhança para o exame em questão. A probabilidade pós-teste estará no ponto em que a régua cruzar a reta de probabilidade pós-teste. (*Adaptada e reproduzida, com permissão, de Fagan TJ. Nomogram for Bayes theorem.* [*Letter.*] N Engl J Med. *1975 Jul 31;293(5):257.*)

Exames sequenciais

Até este momento, foi discutido o impacto de apenas um exame sobre a probabilidade de doença; entretanto, durante a maioria das avaliações diagnósticas, os clínicos obtêm informações clínicas de modo sequencial. Para calcular as

$$\text{Chances} = \frac{\text{Probabilidade}}{1 - \text{Probabilidade}}$$

Exemplo: se probabilidade = 0,75, então

$$\text{Chances} = \frac{0,75}{1 - 0,75} = \frac{0,75}{0,25} = \frac{3}{1} = 3:1$$

$$\text{Probabilidade} = \frac{\text{Chances}}{\text{Chances} + 1}$$

Exemplo: se chances = 3:1, então

$$\text{Probabilidade} = \frac{3/1}{3/1 + 1} = \frac{3}{3 + 1} = 0,75$$

Figura 1-8. Fórmulas para conversão entre probabilidade e chances.

chances pós-teste após a realização de três exames, por exemplo, o clínico poderá estimar as chances pré-teste e usar a razão de verossimilhança apropriada para cada exame:

$$\text{Chances pré-teste} \times RV_1 \times RV_2 \times RV_3 = \text{Chances pós-teste}$$

Ao usar essa abordagem, todavia, o clínico deve ter em mente uma consideração importante: os exames ou achados escolhidos devem ser **condicionalmente independentes**. Por exemplo, diante de dano aos hepatócitos, as enzimas aspartato aminotransferase (AST) e alanina aminotransferase (ALT) podem ser liberadas pelo mesmo processo e, portanto, não são condicionalmente independentes. Se exames condicionalmente dependentes forem utilizados nessa abordagem sequencial, o resultado será uma probabilidade pós-teste inacurada.

Abordagem de limiar para a tomada de decisão

Um aspecto essencial na tomada de decisão médica é a seleção de um limiar terapêutico, isto é, a probabilidade da doença para a qual o tratamento é indicado. O limiar terapêutico é determinado pelas consequências relativas de diferentes ações: instituir o tratamento quando há doença; não instituir o tratamento na ausência da doença; instituir o tratamento quando, na verdade, a doença está ausente; ou falhar em instituir o tratamento quando, na verdade, a doença está presente. A Figura 1-9 mostra um possível modo de identificar um limiar terapêutico considerando o valor (utilidade) dos quatro resultados possíveis.

O uso de um exame diagnóstico é justificado quando seu resultado pode mudar a probabilidade da doença por meio do limiar terapêutico. Por exemplo, um clínico poderia decidir instituir um tratamento antibiótico se a probabilidade de faringite estreptocócica em um paciente com dor de garganta for > 25% (Figura 1-10A).

Se, após revisar as evidências fornecidas pela anamnese e pelo exame físico, o clínico estimar uma probabilidade pré-teste de 15% para infecção estreptocócica da garganta, então um exame diagnóstico como a cultura de garganta (RV^+ = 7) seria útil apenas se um teste positivo mudasse a probabilidade pós-teste

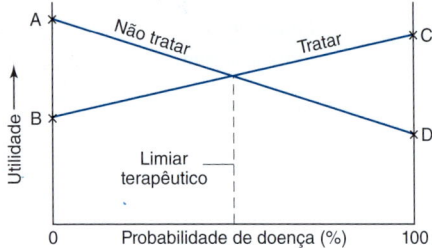

Figura 1-9. Limiar "tratar/não tratar". **A:** O paciente não tem doença, nem é tratado (maior utilidade). **B:** O paciente não tem doença, mas é tratado (utilidade menor do que em A). **C:** O paciente tem a doença e é tratado (utilidade menor do que em A). **D:** O paciente tem a doença, mas não é tratado (utilidade menor do que em C).

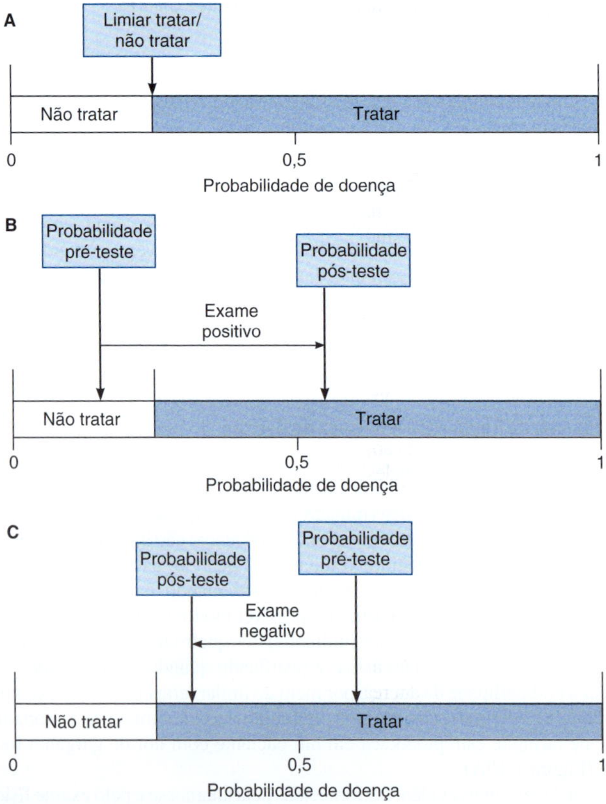

Figura 1-10. Abordagem de limiar aplicada à solicitação de exames. Se o exame contemplado não modificar o tratamento do paciente (como no cenário C), o exame não deve ser solicitado. (Consulte no texto a explicação.)

para acima de 25%. O uso do nomograma mostrado na Figura 1-7 indica que a probabilidade pós-teste é de 55% (Figura 1-10B), então, a solicitação do exame seria justificável, pois afeta o manejo do paciente. Por outro lado, se a história e o exame físico tivessem sugerido que a probabilidade pré-teste de infecção estreptocócica na garganta era de 60%, a cultura de garganta ($RV^- = 0,33$) seria indicada somente se um teste negativo diminuísse a probabilidade pós-teste para menos de 25%. Usando o mesmo nomograma, a probabilidade pós-teste após um teste negativo seria de 33% (Figura 1-10C), portanto solicitar cultura de garganta não seria justificável, porque esta não afetaria o manejo do paciente.

Essa abordagem de tomada de decisão é atualmente aplicada na literatura clínica.

ANÁLISE DA DECISÃO

Até aqui, a discussão sobre exames diagnósticos se concentrou nas características do exame e nos métodos de utilização dessas características no cálculo da probabilidade da doença em diferentes situações clínicas. Ainda que úteis, esses métodos são limitados, pois não incorporam os inúmeros desfechos que podem ocorrer na medicina clínica, nem os valores atribuídos por pacientes e clínicos a esses resultados. A análise da decisão pode ser utilizada para unir resultados e valores às características dos exames e consiste em uma avaliação quantitativa dos resultados produzidos por uma série de escolhas em uma determinada situação clínica. Embora não seja utilizada com frequência na prática clínica de rotina, a abordagem de análise de decisão pode ser útil para resolver questões relacionadas a decisões clínicas que não são facilmente solucionadas por meio de estudos clínicos.

O conceito básico da análise de decisão é moldar as opções disponíveis em uma decisão médica, atribuir probabilidades para as ações alternativas, atribuir valores (utilidades) (p. ex., taxas de sobrevida, anos de vida ajustados por qualidade ou despesas) aos diversos resultados e, então, calcular qual decisão fornece o maior valor esperado (utilidade esperada). Para completar uma análise de decisão, o clínico deve proceder do seguinte modo:

(1) Delinear uma árvore de decisão que mostre os elementos da decisão clínica;
(2) Atribuir probabilidades aos diversos ramos;
(3) Atribuir valores (utilidades) aos resultados;
(4) Determinar o valor esperado (utilidade esperada) (o produto da probabilidade pelo valor [utilidade]) para cada ramo;
(5) Selecionar a decisão com maior valor esperado (utilidade esperada).

Os resultados obtidos a partir de uma análise de decisão dependem da acurácia dos dados utilizados para estimar as probabilidades e valores dos resultados.

A Figura 1-11 mostra uma árvore de decisão em que a decisão a ser tomada é: instituir o tratamento sem realizar o exame, realizar um exame e instituir o tratamento com base no resultado, ou não realizar exames nem instituir tratamento. O clínico inicia a análise pela construção da árvore de decisão, mostrando os elementos importantes da decisão. Uma vez construída a árvore, o clínico atribui probabilidades a todos os ramos. Neste caso, todas as probabilidades dos ramos podem ser calculadas a partir: (1) da probabilidade da doença antes do exame (probabilidade pré-teste); (2) da chance de um resultado de exame positivo na presença da doença (sensibilidade); e (3) da chance de um

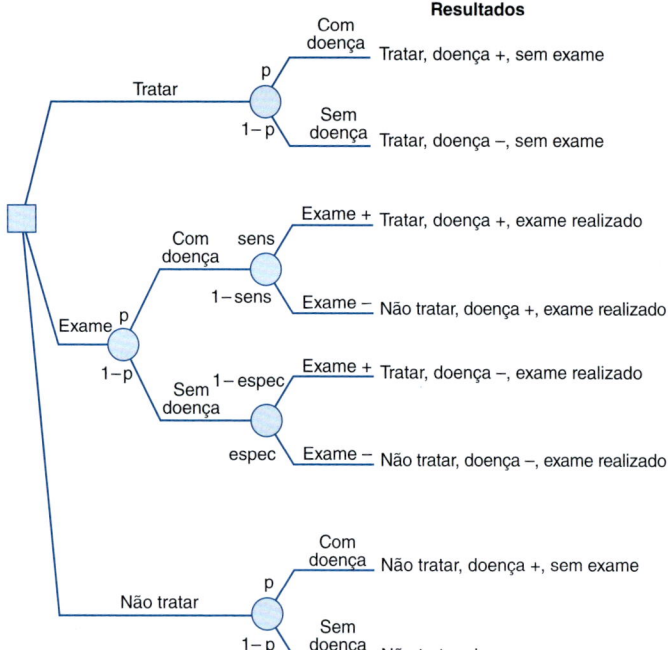

Figura 1-11. Árvore genérica para uma decisão clínica em que as escolhas são: (1) tratar o paciente empiricamente; (2) realizar o exame e, então, tratar se o resultado do exame for positivo; ou (3) suspender o tratamento. O quadrado é denominado nó de decisão. Os nós circulares são denominados nós de chance. p, probabilidade pré-teste de doença; sens, sensibilidade; espec, especificidade.

resultado de exame negativo na ausência da doença (especificidade). Em seguida, o clínico atribui um valor (utilidade) para cada resultado.

Depois que o valor esperado (utilidade esperada) é calculado para cada ramo da árvore de decisão por meio da multiplicação do valor (utilidade) do resultado pela probabilidade do resultado, o clínico pode identificar a alternativa que apresenta o maior valor esperado (utilidade esperada). Quando as despesas são incluídas, é possível determinar o custo por unidade de saúde ganho para uma abordagem em comparação a uma alternativa (análise de custo-efetividade). Essa informação pode ajudar a avaliar a eficiência de diferentes exames ou estratégias de tratamento.

Apesar de demorada, a análise de decisão pode ajudar a estruturar problemas clínicos complexos, auxiliar em tomadas de decisão clínica difíceis e melhorar a qualidade das decisões clínicas.

MEDICINA BASEADA EM EVIDÊNCIAS

Vastos recursos estão sendo gastos com exames diagnósticos. Novos exames laboratoriais estão sendo desenvolvidos e comercializados o tempo todo.

Os clínicos precisam saber como analisar estudos publicados sobre novos exames diagnósticos (p. ex., características de desempenho) e como determinar se um novo exame é superior a outros já existentes em termos de utilidade clínica e custo-efetividade. O exame atento da melhor evidência disponível é essencial.

A medicina baseada em evidências consiste em cuidar dos pacientes utilizando as melhores evidências científicas disponíveis para guiar a tomada de decisão clínica. Depende da identificação de evidências metodologicamente sólidas, da avaliação crítica de estudos científicos quanto à validade interna (livre de vieses) e externa (aplicabilidade e generalidade) e da disseminação de resumos acurados e úteis de evidências para transmitir a tomada de decisão clínica. As revisões sistemáticas podem ser utilizadas para resumir evidências para fins de disseminação, assim como as sinopses, baseadas em evidências, de pesquisas atuais. As revisões sistemáticas muitas vezes empregam metanálises: técnicas estatísticas para combinação de evidências de diferentes estudos com o objetivo de produzir uma estimativa mais precisa do efeito de uma intervenção ou da acurácia de um exame. O conceito de medicina baseada em evidência pode ser prontamente aplicado aos exames diagnósticos, uma vez que o uso apropriado de um exame diagnóstico faz parte do processo de tomada de decisão.

A campanha *Choosing Wisely*, lançada pelo American Board of Internal Medicine em 2012, incentiva os clínicos e seus pacientes a avaliarem a utilidade de certos exames laboratoriais e procedimentos médicos, e promove a escolha da assistência realmente necessária, baseada em evidência e não danosa. Mais de 50 sociedades de especialidades médicas se uniram à campanha e identificaram exames e procedimentos comumente usados em suas respectivas áreas considerados desnecessários ou que deveriam ser questionados. Esses exames e procedimentos desnecessários estão disponíveis *online* no *site Choosing Wisely* (www.choosingwisely.org).

As diretrizes da prática clínica consistem em afirmações sistematicamente desenvolvidas com a finalidade de auxiliar os profissionais da prática a tomarem decisões referentes à assistência médica. Atualmente, os algoritmos clínicos e as diretrizes da prática são onipresentes na medicina, tendo sido desenvolvidos por várias sociedades profissionais ou quadros de especialistas independentes. Os exames diagnósticos constituem uma parte integral desses algoritmos e diretrizes. Sua utilidade e validade dependem da qualidade da evidência que configurou as recomendações, da manutenção de suas vigências, bem como de sua aceitação e aplicação correta pelos clínicos. Embora alguns clínicos se preocupem com o efeito das diretrizes sobre a autonomia profissional e a tomada de decisão individual, muitas organizações estão tentando usar a complacência com as diretrizes da prática como medida da qualidade da assistência prestada. É importante notar, porém, que as diretrizes baseadas em evidências são empregadas para complementar, e não para substituir, o julgamento clínico ajustado a cada paciente. Além disso, o tratamento personalizado (i.e., usar ferramentas diagnósticas ou prognósticas avançadas e incorporar as preferências do paciente para orientar seu tratamento individual) está sendo cada vez mais recomendado como parte das diretrizes da prática. A abordagem está de acordo com o campo da medicina personalizada, que vem se desenvolvendo rapidamente, no qual os exames diagnósticos exercem papel importante na seleção das melhores terapias possíveis ajustadas às características individuais de cada paciente.

Tecnologias de informação computadorizada e móvel fornecem aos clínicos informações oriundas de sistemas de laboratório, de imagem, de monitoramento fisiológico e de muitas outras fontes. Os sistemas de suporte computadorizado à decisão clínica, junto com os sistemas de requisição de exames, têm sido cada vez mais utilizados para desenvolver, implementar e refinar protocolos computadorizados para processos específicos de assistência derivados das diretrizes da prática baseada em evidência. É importante que os clínicos usem a moderna tecnologia da informação para prestar assistência médica em suas práticas.

REFERÊNCIAS

Benefícios, custos e riscos

Chiolero A et al. How to prevent overdiagnosis. Swiss Med Wkly. 2015;145:w14060. [PMID: 25612105]

Cuzick J et al. Prevention and early detection of prostate cancer. Lancet Oncol. 2014;15:e484. [PMID: 25281467]

Horvath AR. From evidence to best practice in laboratory medicine. Clin Biochem Rev. 2013;34:47. [PMID: 24151341]

Kimmel SE et al; COAG Investigators. A pharmacogenetic versus a clinical algorithm for warfarin dosing. N Engl J Med. 2013;369:2283. [PMID: 24251361]

Klarkowski D et al. Causes of false positive HIV rapid diagnostic test results. Expert Rev Anti Infect Ther. 2014;12:49. [PMID: 24404993]

Kobewka DM et al. Influence of educational, audit and feedback, system based, and incentive and penalty interventions to reduce laboratory test utilization: a systematic review. Clin Chem Lab Med. 2015;53:157. [PMID: 25263310]

Nanavaty P et al. Lung cancer screening: advantages, controversies, and applications. Cancer Control. 2014;21:9. [PMID: 24357736]

Pace LE et al. A systematic assessment of benefits and risks to guide breast cancer screening decisions. JAMA. 2014;311:1327. [PMID: 24691608]

Siebert U et al. When is enough evidence enough? Using systematic decision analysis and value of information analysis to determine the need for further evidence. Z Evid Fortbild Qual Gesundhwes. 2013;107:575. [PMID: 24315327]

Siontis KC et al. Diagnostic tests often fail to lead to changes in patient outcomes. J Clin Epidemiol. 2014;67:612. [PMID: 24679598]

Smith RA et al. Cancer screening in the United States, 2015: a review of current American cancer society guidelines and current issues in cancer screening. CA Cancer J Clin. 2015;65:30. [PMID: 25581023]

Yoo C et al. Companion diagnostics for the targeted therapy of gastric cancer. World J Gastroenterol. 2015;21:10948. [PMID: 26494953]

Zhi M et al. The landscape of inappropriate laboratory testing: a 15-year meta-analysis. PLoS One. 2013;8:e78962. [PMID: 24260139]

Desempenho de exames diagnósticos

Baird G. Preanalytical considerations in blood gas analysis. Biochem Med (Zagreb). 2013;23:19. [PMID: 23457763]

Bowen RA et al. Interferences from blood collection tube components on clinical chemistry assays. Biochem Med (Zagreb). 2014;24:31. [PMID: 24627713]

Green SF. The cost of poor blood specimen quality and errors in preanalytical processes. Clin Biochem. 2013;46:1175. [PMID: 23769816]

Larsson A et al. The state of point-of-care testing: a European perspective. Ups J Med Sci. 2015;120:1. [PMID: 25622619]

Naugler C et al. Break the fast? Update on patient preparation for cholesterol testing. Can Fam Physician. 2014;60(10):895–7, e471–4. [PMID: 25316740]

Sanchis-Gomar F et al. Physical activity—an important preanalytical variable. Biochem Med (Zagreb). 2014;24(1):6–79. [PMID: 24627716]

Características do exame

Dalenberg DA et al. Analytical performance specifications: relating laboratory performance to quality required for intended clinical use. Clin Lab Med. 2013;33:55. [PMID: 23331729]

Hens K et al. Sigma metrics used to assess analytical quality of clinical chemistry assays: importance of the allowable total error (TEa) target. Clin Chem Lab Med. 2014;52:973. [PMID: 24615486]

Lakos G. Interference in antiphospholipid antibody assays. Semin Thromb Hemost. 2012;38:353. [PMID: 22618529]

Lippi G et al. Interference of medical contrast media on laboratory testing. Biochem Med (Zagreb). 2014;24:80. [PMID: 24627717]

Wacker C et al. Procalcitonin as a diagnostic marker for sepsis: a systematic review and meta-analysis. Lancet Infect Dis. 2013;13:426. [PMID: 23375419]

Wang Y et al. Meta-analysis: diagnostic accuracy of anti-cyclic citrullinated peptide antibody for juvenile idiopathic arthritis. J Immunol Res. 2015;2015:915276. [PMID: 25789331]

Whiting PF et al. A systematic review classifies sources of bias and variation in diagnostic test accuracy studies. J Clin Epidemiol. 2013;66:1093. [PMID: 23958378]

Uso de exames no diagnóstico e no manejo

Eusebi P. Diagnostic accuracy measures. Cerebrovasc Dis. 2013;36:267. [PMID: 24135733]

Leeflang MM et al. Variation of a test's sensitivity and specificity with disease prevalence. CMAJ. 2013;185:E537. [PMID: 23798453]

Roberts E et al; NICE Guideline Development Group for Acute Heart Failure. The diagnostic accuracy of the natriuretic peptides in heart failure: systematic review and diagnostic meta-analysis in the acute care setting. BMJ. 2015;350:h910. [PMID: 25740799]

Análise de decisão e Medicina baseada em evidências

Bossuyt PM et al. Beyond diagnostic accuracy: the clinical utility of diagnostic tests. Clin Chem. 2012;58:1636. [PMID: 22730450]

Bright TJ et al. Effect of clinical decision-support systems: a systematic review. Ann Intern Med. 2012;157:29. [PMID: 22751758]

Cox CE et al. A universal decision support system. Addressing the decision-making needs of patients, families, and clinicians in the setting of critical illness. Am J Respir Crit Care Med. 2014;190:366. [PMID: 25019639]

Joaquim AF et al. Thoracolumbar spine trauma: evaluation and surgical decision-making. J Craniovertebr Junction Spine. 2013;4:3. [PMID: 24381449]

Linnet K et al. Quantifying the accuracy of a diagnostic test or marker. Clin Chem. 2012;58:1292. [PMID: 22829313]

Mickan S et al. Use of handheld computers in clinical practice: a systematic review. BMC Med Inform Decis Mak. 2014;14:56. [PMID: 24998515]

Rouster-Stevens KA et al. Choosing Wisely: the American College of Rheumatology's Top 5 for pediatric rheumatology. Arthritis Care Res (Hoboken). 2014;66:649. [PMID: 24756998]

Savel TG et al. PTT Advisor: a CDC-supported initiative to develop a mobile clinical laboratory decision support application for the iOS platform. Online J Public Health Inform. 2013;5:215. [PMID: 23923100]

Vikse J et al. The role of serum procalcitonin in the diagnosis of bacterial meningitis in adults: a systematic review and meta-analysis. Int J Infect Dis. 2015;38:68. [PMID: 26188130]

2

Testes rápidos e microscopia executada pelo prestador

Chuanyi Mark Lu, MD, e Stephen J. McPhee, MD

Este capítulo apresenta informação sobre coleta de amostra, testes rápidos (*point-of-care tests*) e procedimentos de microscopia executados pelo prestador.

Os testes rápidos são definidos como exames clínicos realizados perto ou no local onde o paciente é tratado. Eles são realizados fora de um laboratório clínico central, utilizando dispositivos portáteis e manuais, bem como cartuchos ou *kits* de teste. A microscopia executada pelo prestador consiste em exames microscópicos realizados por um prestador de assistência médica durante a consulta ao paciente, envolvendo o uso de amostras lábeis e de difícil transporte, ou amostras cujo atraso em realizar o teste pode comprometer a acurácia do resultado do exame.

Os teses rápidos são considerados uma parte integral do serviço de laboratório clínico e estão sob a direção do laboratório central. A interpretação pelo médico dos achados das microscopias executadas pelo prestador (p. ex., preparação a fresco direta e preparação de KOH) requer privilégios clínicos apropriados e avaliações de competência.

Conteúdo	*Página*
1. Obtenção e manipulação de amostras	26
A. Considerações sobre segurança	26
B. Manipulação da amostra	26
2. Testes rápidos comumente utilizados	29
3. Procedimentos de microscopia realizados pelo prestador	33
A. Urinálise (exame de urina com fita reagente e exame de sedimento)	33
B. Preparação a fresco do líquido vaginal	38
C. Preparação de pele ou de líquido vaginal com KOH	39
D. Exame de líquido sinovial para detecção de cristais	39
E. Teste de arborização para líquido amniótico	41
F. Exame da fita para detecção de oxiúro	42
G. Análise de sêmen qualitativa	42
4. Teste rápido de ultrassom	44

Nos Estados Unidos, os resultados dos exames podem ser utilizados no tratamento do paciente somente quando são realizados segundo os requisitos do Clinical Laboratory Improvement Amendments de 1988 (CLIA, 88). Esses requisitos incluem o treinamento de funcionários e a avaliação de competência antes da realização de qualquer teste ou procedimento; o seguimento de procedimentos operacionais padrão e/ou as instruções dos fabricantes; a execução e documentação do controle de qualidade para todos os exames; e a participação em um programa de avaliação de proficiência, quando aplicável.

1. OBTENÇÃO E MANIPULAÇÃO DE AMOSTRAS

As amostras devem ser coletadas e manipuladas de acordo com as políticas e os procedimentos da instituição.

A. Considerações sobre segurança

Considerações gerais sobre segurança

Todas as amostras de paciente são potencialmente infecciosas e consideradas materiais de risco biológico, por isso as medidas preventivas devem ser universalmente observadas. O Blood Borne Pathogens Standard, desenvolvido pela Occupational Safety and Health Administration (OSHA), identifica as precauções-padrão e os equipamentos de proteção necessários para manipular materiais de risco biológico. A Joint Commission e a OSHA exigem treinamento em prevenção de exposição ocupacional ao sangue (e tuberculose) como parte do treinamento inicial e anual da equipe médica potencialmente exposta.

    a. As precauções universais relacionadas ao manuseio de líquidos corporais e agulhas devem ser observadas sempre. Devem ser utilizados dispositivos de segurança para agulhas.

    b. Ao coletar amostras, devem ser utilizadas luvas médicas descartáveis, jaleco e, às vezes, máscara, óculos de proteção e escudo de proteção facial.

    c. As luvas devem ser trocadas e as mãos devem ser lavadas após o contato com cada paciente.

    d. É preciso ter o cuidado de evitar derramar ou respingar sangue ou outros líquidos corporais. Se isso acontecer, a área atingida deve ser limpa com solução de alvejante a 10% preparada na hora.

Manuseio e descarte de agulhas e luvas

    a. Não reencape as agulhas.

    b. Descarte as agulhas em recipientes apropriados para materiais perfurocortantes. Descarte as luvas em um recipiente reservado para lixo de risco biológico.

    c. Não remova a agulha de uma seringa usada com as mãos. O conjunto todo deve ser descartado no recipiente reservado para material perfurocortante. As lesões acidentais com agulha devem ser relatadas imediatamente.

    d. Ao se obterem culturas de sangue, não é necessário trocar a agulha de venopunção ao preencher tubos de cultura adicionais.

B. Manipulação da amostra

Identificação das amostras

    a. Identifique o paciente utilizando duas informações de identificação fornecidas por ele (p. ex., nome completo e data de nascimento ou número de documento) antes de obter qualquer amostra.

b. Rotule cada tubo ou frasco de amostra utilizando o nome do paciente e um número de identificação exclusivo (p. ex., número do prontuário), e documente o horário da coleta da amostra na etiqueta do tubo.

Tubos de amostra: Os tubos de amostra padrão com vácuo (denominados tubos evacuados) hoje são amplamente disponíveis e podem ser identificados com facilidade pela cor da tampa (ver também p. 48, Capítulo 3). Os itens listados a seguir constituem um guia geral:
  a. Tubos de tampa vermelha: não contêm anticoagulante nem conservantes e são utilizados para exames de bioquímica sérica e em certos testes sorológicos.
  b. Tubos com separador de soro (TSS): contêm um gel que permite a separação do soro e do coágulo por centrifugação. São utilizados para exames de bioquímica sérica.
  c. Tubos de tampa lavanda (roxa) e de tampa rosa: contêm K_2EDTA e são utilizados para testes hematológicos (p. ex., hematócritos, contagens diferenciais), procedimentos de banco de sangue (plasma), citometria de fluxo e testes de diagnóstico molecular (celulares).
  d. Tubos de tampa verde: contêm heparina e são utilizados para exames de bioquímica plasmática e análise cromossômica. Tubos de preparação de plasma (TPP) verdes: contêm heparina e gel que permite a separação do plasma e das células, e são usados em testes de bioquímica plasmática.
  e. Tubos de tampa azul: contêm citrato de sódio e são utilizados para testes de coagulação. Tubos de tampa azul-escuro: contêm ativador de coágulo (para soro) ou K_2EDTA (para sangue total) e são usados para oligoelementos metálicos.
  f. Tubos de tampa cinza: contêm fluoreto de sódio e são utilizados para alguns exames bioquímicos (p. ex., glicose ou álcool com necessidade de inibição da glicólise) quando a amostra não pode ser analisada imediatamente.
  g. Tubos de tampa amarela: contêm ácido-citrato-dextrose (ACD) e são utilizados para citometria de fluxo e tipagem HLA.
  h. TPP branco: contêm K_2EDTA e gel, sendo usados para testes moleculares (à base de plasma), como os testes de determinação de carga viral de HIV e HCV.

Procedimento

A venopunção costuma ser realizada para se obterem amostras de sangue a serem utilizadas em ensaios acidobásicos e eletrolíticos, ensaios metabólicos, estudos hematológicos e ensaios de coagulação. As punções arteriais são realizadas para se obter amostras de sangue que são utilizadas para avaliação de gases no sangue arterial. Alguns testes (p. ex., glicose e teste rápido para HIV) podem ser realizados com amostras de sangue capilar obtidas por punção da ponta do dedo do paciente ou do calcanhar de bebês, com auxílio de uma lanceta.
  a. Ao coletar múltiplas amostras de sangue por venopunção, siga a ordem recomendada de enchimento dos tubos vazios (i.e., garrafas de hemocultura, tubos de coagulação [azul], tubos sem aditivos [p. ex., tubo de vidro vermelho liso], TSS, tubo com heparina [verde], tubo com EDTA [lavanda], tubo com fluoreto de sódio [cinza]

e tubo com ACD [amarelo]). Ao utilizar um *butterfly* de coleta e extrair sangue para um teste de coagulação, despreze a amostra do preenchimento da tubulação com um tubo de descarte antes de coletar a amostra.
b. Encha cada tubo completamente. Os tubos que contêm anticoagulante ou conservante devem ser inclinados para uma homogeneização total. Todavia, não agite o tubo. Entregue as amostras imediatamente ao laboratório.
c. Para cada um dos líquidos corporais comuns, a Tabela 2-1 resume os exames mais solicitados e os requerimentos para manipulação das amostras, além de fornecer referências cruzadas de tabelas e figuras encontradas em outras partes do livro, com o intuito de auxiliar a interpretação dos resultados.

TABELA 2-1. MANIPULAÇÃO E INTERPRETAÇÃO DE EXAMES COM LÍQUIDOS CORPORAIS

Líquido corporal	Exames comumente solicitados	Tubo e manipulação da amostra	Guia de interpretação
Líquido ascítico	Contagem celular, diferencial Proteína, amilase Coloração de Gram, cultura Citologia (diante de suspeita de neoplasia)	Tampa lavanda Tampa vermelha Tubo estéril Tampa lavanda	Ver perfis de líquido ascítico na Tabela 8-6
Líquido cerebrospinal (coletado em tubos de plástico estéreis e numerados)	Contagem celular, diferencial Coloração de Gram, cultura Proteína, glicose, LDH VDRL ou outros exames (bandas oligoclonais, índice de IgG, anticorpos paraneoplásicos, citometria de fluxo) Citologia (diante de suspeita de neoplasia)	Tubo número 3 ou número 4 Tubo número 2 Tubo número 3 Tubo número 3 ou número 4 Qualquer (1-4)	Ver perfis de líquido cerebrospinal na Tabela 8-18
Líquido pleural	Contagem celular, diferencial Proteína, glicose, amilase Coloração de Gram, cultura Citologia (diante de suspeita de neoplasia)	Tampa lavanda Tampa vermelha Tubo estéril Tampa lavanda	Ver perfis de líquido pleural na Tabela 8-9
Líquido sinovial	Contagem celular, diferencial Coloração de Gram, cultura Exame microscópico para cristais Citologia (diante de suspeita de neoplasia [sinovite vilonodular, doença metastática])	Tampa lavanda Tubo estéril Tampa lavanda Tampa lavanda	Ver perfis de líquido sinovial na Tabela 8-5
Urina (coletada em frasco ou tubo de plástico limpo e/ou estéril)	Urinálise Fita reagente Exame microscópico Coloração de Gram, cultura Citologia (diante de suspeita de neoplasia)	 Tubo ou frasco limpo Tubo de centrífuga Frasco ou tubo estéril Tubo ou frasco limpo	Ver Tabela 2-3 Ver Figura 2-1

Quando realizar o exame
Para se obterem resultados mais acurados, as amostras devem ser testadas imediatamente após a coleta. As amostras permanecem viáveis para análise por tempo limitado e, por isso, devem ser testadas dentro dos limites de tempo especificados pelos procedimentos operacionais padrão do laboratório.

2. TESTES RÁPIDOS COMUMENTE UTILIZADOS

Os testes rápidos normalmente são realizados em clínicas de assistência primária, consultórios médicos, salas de emergência, salas cirúrgicas ou unidades de terapia intensiva. Em geral, são realizados por funcionários não laboratoristas. Alguns testes também podem ser realizados pelo próprio paciente, em sua casa.

A Tabela 2-2 lista os testes rápidos mais utilizados, muitos dos quais dispensados de certificação pelo CLIA (dispensados dos procedimentos regulatórios).

As vantagens dos testes rápidos incluem:
  a. Potencial de melhorar o resultado do paciente e/ou o fluxo de trabalho, por disponibilizar imediatamente os resultados para o manejo do paciente.
  b. Potencial de acelerar a tomada de decisão clínica.
  c. Uso de dispositivos portáteis ou manuais, viabilizando a realização de exames laboratoriais em diversas localidades, lugares e circunstâncias.
  d. Uso de um pequeno volume de amostra (minimizando a perda de sangue do paciente).
  e. Eliminação da necessidade de transportar a amostra para um laboratório clínico.

As desvantagens dos testes rápidos incluem:
  a. Dados os níveis variáveis de treinamento e experiência dos funcionários que executam os testes, é difícil garantir a qualidade dos resultados obtidos.
  b. A avaliação da competência pode ser uma tarefa desafiadora.
  c. Os métodos do teste muitas vezes diferem dos métodos adotados pelo laboratório central e, por isso, podem apresentar interferências e limitações exclusivas (p. ex., interferência no teste rápido de glicemia por ação da maltose e da xilose; potencial falta de confiabilidade dos níveis de glicemia pelo teste da picada do dedo em pacientes gravemente enfermos).
  d. Os resultados não são necessariamente comparáveis aos resultados do laboratório central e podem ser reprovados para alguns dos usos que um exame similar do laboratório central pode ter (p. ex., o TP/INR dispensado é aprovado somente para o monitoramento da terapia à base de varfarina e, por isso, não pode ser utilizado para avaliar a diátese hemorrágica).
  e. Pode ser difícil ou até impossível colocar os resultados na interface para o registro eletrônico do paciente. O registro manual e o relatório são propensos a erros de escrita, sendo que os resultados podem não ser disponibilizados imediatamente no registro médico.
  f. O custo por exame muitas vezes é significativamente maior do que o custo dos exames realizados pelo laboratório central.

TABELA 2-2. TESTES RÁPIDOS COMUMENTE UTILIZADOS

Sistema de teste	Opções de exames	Comentários
Abbott *i-STAT* System	Bioquímica/eletrólitos Sódio (Na) Potássio (K) Cloreto (Cl) CO_2 total (T_{CO_2}) *Anion gap* (calculado) Cálcio ionizado (iCa) Glicose (Gli) Ureia Creatinina (Creat) Lactato Hematologia Hematócrito (Ht) Hemoglobina (Hb) Gasometria (sangue) pH P_{CO_2} P_{O_2} HCO_3^- Coagulação Tempo de coagulação ativada (TCA) Tempo de protrombina (TP/INR) Marcadores cardíacos Troponina I cardíaca (cTnI) CK-MB BNP (peptídeo natriurético tipo B)	O sistema *i-STAT* emprega um dispositivo manual e vários cartuchos de teste descartáveis. É destinado ao uso na quantificação de vários analitos no sangue total. Cada cartucho contém biossensores quimicamente sensíveis em um *chip* de silicone, que são configurados para realizar testes específicos. Para realizar um teste ou um painel de testes (p. ex., eletrólitos), 2-3 gotas de sangue total são pingadas em um cartucho que, então, é inserido dentro do dispositivo manual. Os cartuchos de teste comumente usados incluem *i-STAT G*, Crea, E3+, EC4+, EC6+ e Chem8+. Os testes realizados com amostras de sangue venoso total são classificados como "testes dispensados dos procedimentos regulatórios" pelo CLIA (ver texto). O sistema é viável para uso na interface de sistemas de informação laboratorial eletrônica, sendo que também existe um dispositivo sem fio disponibilizado. Usar o teste de glicose *i-STAT* com cautela em pacientes gravemente enfermos.
Roche CoaguChek Systems (XS, XS Plus e XS Pro)	Tempo de protrombina (TP/INR)	Utilizado no monitoramento da terapia de anticoagulação com varfarina. O sistema XS emprega um medidor manual e uma fita de teste para TP. O teste pode ser realizado com amostras frescas de sangue total capilar (picada na ponta do dedo) ou de sangue total venoso sem tratamento anticoagulante. A fita de teste é primeiramente inserida no medidor e aquecida. Após a aplicação de 1 gota de sangue na fita, o resultado surge no medidor em cerca de 1 minuto. O sistema XS Plus vem com controle de qualidade e supervisão de dados embutidos. O sistema XS Pro baseia-se no XS Plus, porém conta com o adicional de um escaner para leitura de código de barras.

(continua)

TABELA 2-2. TESTES RÁPIDOS COMUMENTE UTILIZADOS (*Continuação*)

Sistema de teste	Opções de exames	Comentários
Roche Accu-Chek Inform System	Glicemia	O sistema usa uma medida manual e fitas de teste reagentes. É projetado para ser utilizado na determinação quantitativa dos níveis de glicose em amostras de sangue total. A amostra habitualmente utilizada é o sangue capilar obtido por uma picada no dedo. O teste com fitas contendo GDH-PQQ (glicose desidrogenase-pirrolo-quinolina quinona) não é capaz de distinguir a glicose de certos tipos de açúcar diferentes da glicose, como maltose, xilose e galactose. Os pacientes que tomam produtos terapêuticos contendo esses açúcares não glicose apresentarão resultados de glicemia falsamente elevados. Usar o teste de glicose Accu-Chek com cautela em pacientes gravemente enfermos.
Alere/Biosite Triage Meter Pro	BNP Painel cardíaco (CK-MB, mioglobina, cTnI) D-dímeros Painel de drogas de abuso (urina)	Esse sistema baseia-se na tecnologia do sensível imunoensaio de fluorescência. Utiliza um medidor de rastreamento portátil e vários dispositivos diagnósticos. Depois que uma amostra de teste é adicionada a um dispositivo de teste, esse dispositivo é inserido no medidor de rastreamento, o qual mede um analito de interesse com base nos padrões pré-programados no medidor. Fornece resultados quantitativos para BNP sanguíneo, marcadores cardíacos e D-dímeros, bem como resultados qualitativos de rastreamento toxicológico urinário em cerca de 15 minutos.
Nova Biomedical StatStrip e StatSensor Systems	Glicemia Lactato Creatinina+TFGe (sangue total)	O sistema usa uma medida manual e fitas de teste reagentes. É projetado para ser utilizado na determinação quantitativa dos níveis de glicose, lactato (para sepse) e creatinina+TFGe (para função renal) em amostras de sangue total. O sistema medidor hospitalar de glicose StatStrip foi aprovado pela Food and Drug Administration (FDA) para ser usado com todos os pacientes, inclusive aqueles gravemente enfermos.

(*continua*)

TABELA 2-2. TESTES RÁPIDOS COMUMENTE UTILIZADOS (*Continuação*)

Sistema de teste	Opções de exames	Comentários
POC HIV Test (p. ex., OraQuick ADVANCE-HIV-1/2, Uni-Gold Recombigen HIV, Alere HIV-1/2, Ag/Ab Combo)	Teste rápido para HIV-1/2	Esses testes foram aprovados para análise de amostras de líquido oral e de sangue total obtido por picada no dedo ou venopunção. Cada teste fornece resultados dentro de 20 minutos, permitindo que os pacientes saibam a própria condição em uma única consulta. O teste Alere HIV Ag/Ab detecta HIV mais antecipadamente (12-26 dias após a infecção) do que os testes rápidos convencionais para HIV (20-45 dias após a infecção).
Rapid Strep Test (p. ex., CLIA waived Inc., Inverness Medical Clearview, Alere-i Strep A)	Teste rápido de detecção de antígeno de estreptococos do grupo A	O teste é aprovado para análise de amostras obtidas por *swab* de garganta/tonsila. Os resultados em geral são disponibilizados em 10-15 minutos. O teste é empregado para determinar se o paciente tem faringite estreptocócica. É normalmente utilizado em consultórios médicos e salas de emergência.
Fitas reagentes para urinálise (p. ex., Siemens Combistix and Multistix SG strips, Iris iChem strips, Pro Advantage strips)	Urinálise, não automatizado	As fitas para urina são usadas na análise de amostras de urina, para diversos parâmetros bioquímicos (p. ex., sangue, glicose, proteína, bilirrubina, nitrito, esterase leucocitária, cetona). Os resultados podem ser obtidos em poucos minutos. A interpretação dos resultados consiste na comparação visual das almofadas reativas ao quadro de cores guia ou no uso de um leitor de fita reagente compatível. Ver mais detalhes na Tabela 2-3.
Exame de sangue oculto nas fezes (SOF) (p. ex., Hemoccult Sensa, HemoSure, Clearview ULTRA, InSure FIT, Polymedco FIT-CHEK)	SOF rápido	Teste empregado para detecção quantitativa rápida de sangue humano (hemoglobina) nas fezes. É utilizado principalmente no rastreamento do câncer colorretal (CCR), no contexto ambulatorial. Quando o SOF à base de guaiaco (SOFg) é utilizado, recomenda-se analisar 3 amostras obtidas em 3 dias diferentes, para melhorar a sensibilidade. O teste imunoquímico fecal (TIF) detecta seletivamente a proteína globina humana presente nas fezes, sendo específico para sangramentos colorretais.
Teste de gravidez (vários testes de balcão aprovados pela FDA; existem testes dispensados de certificação pelo CLIA disponíveis)	Beta-hCG (gonadotropina coriônica humana), urina, qualitativo	Baseado na detecção do hormônio hCG na urina. Para mulheres sadias em idade fértil, um resultado positivo para hCG na urina fornece uma indicação inicial de gravidez. O limite de detecção de gravidez é o dia do primeiro ciclo ausente. Se o resultado for negativo, é recomendável repetir o teste em 5-7 dias, se a menstruação ainda não tiver ocorrido.

(*continua*)

TABELA 2-2. TESTES RÁPIDOS COMUMENTE UTILIZADOS *(Continuação)*

Sistema de teste	Opções de exames	Comentários
Oximetria de pulso	Saturação de oxigênio da hemoglobina (Sao_2) e frequência cardíaca (FC) (dedo, orelha, pé)	A oximetria de pulso constitui um meio não invasivo e contínuo de monitorar a saturação de oxigênio no sangue arterial (Sao_2). A Sao_2 não é diretamente proporcional à pressão parcial de oxigênio (Pao_2). Uma alteração relativamente pequena na Sao_2 (p. ex., de 94% para 83%) pode representar uma ampla alteração na Pao_2 (p. ex., de 80 para 50 mmHg). Para garantir uma avaliação acurada do estado da oxigenação, a oximetria de pulso deve ser correlacionada com a gasometria do sangue arterial (quando disponível). Uma redução do fluxo sanguíneo pulsátil acarreta uma leitura imprecisa.

3. PROCEDIMENTOS DE MICROSCOPIA REALIZADOS PELO PRESTADOR

A. Urinálise (exame de urina com fita reagente e exame de sedimento)

Coleta e preparo da amostra

a. Obtenha uma amostra de urina de jato médio, de coleta limpa, em um frasco limpo.
b. Examine a amostra enquanto estiver fresca (dentro de 2 horas; não refrigerar a amostra); caso contrário, poderá haver proliferação bacteriana, dissolução de cilindros e cristais, e sedimentação do material particulado.
c. Transfira 10 mL de amostra para um tubo cônico e centrifugue a 2.000 a 3.000 rpm, durante 5 minutos. Não acione o freio ao final da centrifugação a fim de evitar a ressuspensão do sedimento.
d. Inverta o tubo e deixe o sobrenadante escorrer sem que o sedimento seja deslocado do fundo. Posicione o tubo novamente na vertical e ressuspenda o sedimento batendo de leve no fundo do tubo.
e. Transfira 1 gota do sedimento para a superfície de uma lâmina de vidro, cubra com uma lamínula e examine a amostra ao microscópio. Nenhuma coloração é necessária.

Técnica do procedimento

a. Enquanto a urina é centrifugada, examine o restante da amostra por inspeção e pelo teste com fita reagente.
b. Inspecione a amostra quanto a cor e limpidez. Normalmente, a urina é amarelo-clara (devido ao urocromo). A urina de tonalidade amarelo-escura é uma urina concentrada (desidratação) ou decorrente da ingestão de suplementos de vitamina B. A urina cor de laranja escura é produzida diante da ingestão de fenazopiridinas analgésicas para o trato urinário. A urina laranja-avermelhada é produzida pela terapia com rifampicina ou rifabutina. A urina vermelha é produzida pela presença de eritrócitos, hemoglobinúria, mioglobinúria, porfirinas, ingestão de beterraba ou de sene. A urina exibe cor verde diante da infecção por *Pseudomonas* ou na

terapia com iodocloridroxiquina ou amitriptilina. A urina marrom é causada por bilirrubinemia ou contaminação fecal. A urina preta é causada por hemólise intravascular, alcaptonúria, melanoma ou terapia com metildopa. Por fim, a urina de cor branco-leitosa é produzida pela presença de pus, quilúria ou cristais amorfos (uratos ou fosfatos). A turbidez da urina é causada pela presença de pus, hemácias ou cristais.

c. As fitas reagentes fornecem informação sobre gravidade específica, pH, proteína, glicose, cetonas, bilirrubina, sangue (heme), nitrito e esterase leucocitária (Tabela 2-3). Mergulhe uma fita reagente na urina e compare com o guia de interpretação existente na embalagem. Siga atentamente as instruções referentes ao tempo. *Nota:* As fitas reagentes não são confiáveis para a detecção de algumas proteínas (p. ex., globulinas, cadeias leves) ou açúcares redutores (exceto a glicose). Resultados falso-positivos para proteína podem ser obtidos com amostras de urina alcalina (p. ex., pH urinário > 8,0). O teste de ácido sulfossalicílico (ASS) pode ser empregado na confirmação da presença de proteína. Um resultado positivo para bilirrubina com o teste da fita reagente deve ser confirmado com um comprimido de Ictotest. As substâncias causadoras de coloração urinária anormal podem afetar a legibilidade das almofadas de teste das fitas reagentes (p. ex., níveis visíveis de sangue ou bilirrubinúria e fármacos contendo corantes, nitrofurantoína, rifampicina ou rifabutina).

d. Registre e relate os resultados.

Exame de sedimento urinário microscópico manual

a. Examine a área sob a lamínula com objetiva de menor aumento (10×) e de maior aumento (40×), buscando células, cilindros, cristais e bactérias.

b. As possíveis células são hemácias, leucócitos, células escamosas, células epiteliais de transição (bexiga) ou tubulares, ou células atípicas (tumorais). As hemácias sugerem a ocorrência de infecções junto aos tratos urinários superior e inferior (cistite, prostatite, pielonefrite), glomerulonefrite, doença vascular do colágeno, traumatismo, cálculos renais, tumores, reações farmacológicas e alterações estruturais (rins policísticos). A presença de leucócitos sugere a ocorrência de processos inflamatórios, como infecção no trato urinário (mais comum), doença vascular do colágeno (p. ex., lúpus) ou nefrite intersticial. Os cilindros de hemácias são considerados patognomônicos de glomerulonefrite; os cilindros de leucócitos, de pielonefrite; e os cilindros de gordura (lipídeos), de síndrome nefrótica.

c. A presença de cristais frequentemente não tem significância clínica. A presença de cilindros, todavia, está associada a condições patológicas. Por exemplo, os cilindros de leucócitos são encontrados em pacientes com pielonefrite e nefrite intersticial; os cilindros de hemácias estão presentes na glomerulonefrite aguda, nefrite lúpica, síndrome de Goodpasture e endocardite bacteriana subaguda; os cilindros epiteliais renais são encontrados na necrose tubular tóxica; os cilindros cerosos são observados na doença renal crônica grave e na amiloidose; e os cilindros de ácidos graxos estão presentes na síndrome nefrótica e no diabetes melito.

TABELA 2-3. COMPONENTES DO EXAME DE URINA COM FITA REAGENTE[a]

Teste	Valores normais	Sensibilidade	Comentários
Densidade	1,001-1,035	1,000-1,030[b]	Uma urina alcalina altamente tamponada pode produzir leituras de densidade baixas. Uma proteinúria moderada (100-750 mg/dL) pode acarretar leituras altas. A perda da capacidade de concentração ou diluição aponta a existência de disfunção renal. Se a densidade de uma amostra de urina aleatória vale ≥ 1,023, a capacidade de concentração dos rins pode ser considerada normal.
pH	4,6-8,0	5,0-8,5 (visualmente)[b]	O excesso de urina aplicado à fita pode fazer a proteína reagente deslizar para a área do pH. Isso resultará em uma leitura falsa de pH baixo. O crescimento bacteriano de certos microrganismos (p. ex., *Proteus*) em uma amostra pode acarretar um acentuado deslocamento alcalino (pH > 8), normalmente devido à conversão da ureia em amônia.
Proteína	Negativa < 15 mg/dL	15-30 mg/dL albumina	O teste é baseado no princípio do "erro dos indicadores de proteína". As leituras falso-positivas podem ser causadas por uma urina alcalina altamente tamponada. O reagente é mais sensível à albumina do que a outras proteínas. Um resultado negativo não exclui a presença de globulinas, hemoglobina, proteínas de cadeia leve (Bence Jones) ou mucoproteína. 1+ = 30 mg/dL 3+ = 300 mg/dL 2+ = 100 mg/dL 4+ = ≥ 2.000 mg/dL
Glicose	Negativa (< 15 mg/dL ou < 50 mg/dia)	75-125 mg/dL	O teste se baseia em uma reação enzimática sequencial dupla (glicose oxidase e peroxidase) e é específico para glicose. Os resultados falso-negativos ocorrem diante de concentrações de ácido ascórbico ≥ 30 mg/dL e de corpos cetônicos ≥ 40 mg/dL. A reatividade do reagente também varia de acordo com a densidade e a temperatura. Traços = 100 mg/dL 1 = 1.000 mg/dL ¼ = 250 mg/dL 2 = ≥ 2.000 mg/dL ½ = 500 mg/dL
Cetona	Negativa	5-10 mg/dL acetoacetato	O teste não reage com acetona nem com ácido beta-hidroxibutírico. Resultados falso-positivos (traço) podem ocorrer com amostras de urina altamente pigmentada ou contendo metabólitos da levodopa ou compostos com sulfidrila (p. ex., mesna). Resultados traço podem ocorrer durante as condições de estresse fisiológico (jejum, gravidez, exercício estenuante). Traços = 5 mg/dL Moderado = 40 mg/dL Pequeno = 15 mg/dL Grande = 80-160 mg/dL

(continua)

TABELA 2-3. COMPONENTES DO EXAME DE URINA COM FITA REAGENTE[a] (Continuação)

Teste	Valores normais	Sensibilidade	Comentários
Bilirrubina	Negativa (≤ 0,02 mg/dL)	0,4-0,8 mg/dL	O resultado positivo para bilirrubina (conjugada) indica hepatite. Leituras falso-negativas podem ser causadas por concentrações de ácido ascórbico ≥ 25 mg/dL. As leituras falso-positivas podem ser decorrentes da presença de metabólitos de iodo (etodolaco). O teste é baseado no acoplamento de bilirrubina com dicloroanilina diazotizada em meio ácido. Este teste é menos sensível e específico do que os comprimidos de reagente Ictotest. Um teste positivo pode ser confirmado com comprimidos de reagente Ictotest. Para detectar quantidades mínimas de bilirrubina na urina (p. ex., na fase mais inicial da hepatite viral), devem ser usados os comprimidos de reagente Ictotest.
Sangue	Negativo (< 0,010 mg/dL de hemoglobina ou < 3 hemácias/mcL)[c]	0,015-0,062 mg/dL hemoglobina ou 5-20 hemácias/mcL	O teste é igualmente sensível à mioglobina e à hemoglobina (incluindo hemácias intactas e hemoglobina livre). O teste se baseia na atividade do tipo peroxidase da hemoglobina. Os resultados falso-positivos podem ser causados por contaminantes oxidantes (hipoclorito) e peroxidase microbiana (infecção do trato urinário). A sensibilidade do teste é reduzida para amostras com alta densidade, captopril ou proteinúria acentuada.
Nitrito	Negativo	0,06-0,10 mg/dL íon nitrito	O teste depende da conversão de nitrato (derivado da dieta) em nitrito por bactérias gram-negativas na urina, quando estas atingem uma concentração > 10^5/mL (íon nitrito ≥ 0,075 mg/dL). Teste específico para nitrito. Podem ocorrer leituras falso-negativas com a diminuição do tempo de retenção da urina na bexiga (< 4 h), bem como em decorrência de ácido ascórbico. A sensibilidade do teste é menor para urinas com alta densidade. Um resultado negativo não exclui a possibilidade de bacteriúria significativa.
Leucócitos (esterase)	Negativos[d]	5-15 leucócitos/cma[e]	Indicador de infecção no trato urinário. O teste detecta as esterases contidas nos leucócitos granulocíticos. A sensibilidade do teste é reduzida em amostras de urina que apresentam concentração de glicose elevada (≥ 3 g/dL) ou uso de cefalexina, cefalotina, tetraciclina ou altas concentrações de oxalato. Podem ocorrer resultados falso-positivos com a contaminação da amostra por secreção vaginal.

[a] Bula, revisada em 08/08. Bayer Diagnostics Reagent Strips for Urinalysis, Siemens Healthcare Diagnostics.
[b] Faixa de medida analítica das fitas reagentes.
[c] Exceto em mulheres no período menstrual.
[d] Exceto em mulheres com vaginite.
[e] cma = campo de maior aumento.

Comentários

Ver na Tabela 2-3 um guia de interpretação para urinálise. Ver na Figura 2-1 um guia para achados microscópicos na urina.

NOTA: Os sistemas de urinálise totalmente automatizados (à base de imagem ou de citometria de fluxo) já são disponibilizados em muitos laboratórios clínicos. Como consequência, o exame de microscopia manual pode não ser realizado rotineiramente em um laboratório central.

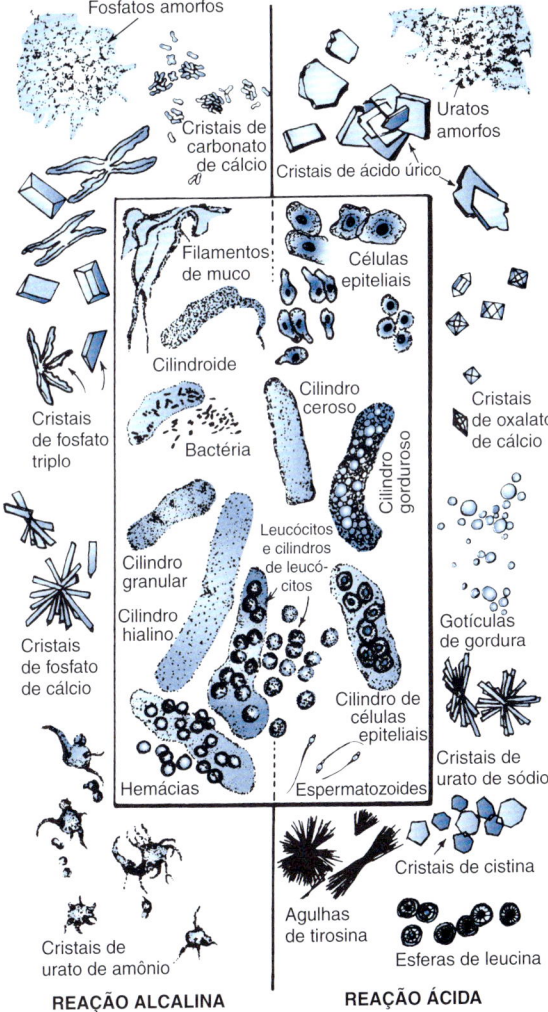

Figura 2-1. Achados microscópicos ao exame de urina.

B. Preparação a fresco do líquido vaginal

Preparo do esfregaço e técnica de coloração

a. Aplique uma pequena quantidade de secreção vaginal em uma lâmina de vidro.
b. Adicione 2 gotas de solução salina estéril.
c. Cubra com uma lamínula a área a ser examinada.

Exame microscópico

a. Examine a amostra sob o microscópio, com lente de maior aumento (40×) e utilizando baixa iluminação.
b. Procure tricomonas móveis (protozoários ondulantes que são impulsionados por flagelos). Procure *clue cells* (células indicadoras) (células epiteliais vaginais exibindo uma aparência pontilhada distintiva, com amplos números de microrganismos presos em sua superfície, obscurecendo as margens celulares). Esses achados são patognomônicos para vaginose causada por *Gardnerella vaginalis*.
c. Ver na Figura 2-2 um exemplo de montagem a fresco positiva (tricomonas, *clue cells*).

Comentários

Os testes rápidos usando sondas de DNA específicas (p. ex., BD Affirm VPIII) são disponibilizados para detecção direta e identificação das três causas principais de vaginite: espécies de *Candida*, *Gardnerella vaginalis* e *Trichomonas vaginalis*. Embora os testes moleculares sejam altamente sensíveis e específicos e estejam sendo usados como uma alternativa superior ao exame microscópico convencional, é possível que ainda estejam indisponíveis em clínicas de comunidade ou clínicas ambulatoriais rurais.

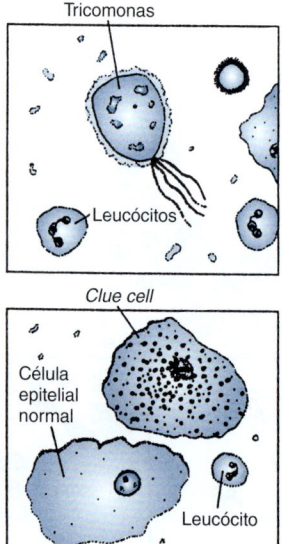

Figura 2-2. Preparação a fresco mostrando tricomonas, leucócitos e *clue cells*.

C. Preparação de pele ou de líquido vaginal com KOH
Preparo do esfregaço e técnica de coloração
  a. Obtenha um esfregaço utilizando um bisturi para retirar por raspagem uma camada fina da lesão cutânea, transferindo-a para uma lâmina de vidro. Alternativamente, utilize o bisturi para remover e transferir a parte de cima de uma vesícula para uma lâmina de vidro ou, ainda, para colocar uma única gota de secreção vaginal sobre uma lâmina.
  b. Pingue 1-2 gotas de hidróxido de potássio (KOH) a 15% sobre a amostra (esfregaço ou secreção vaginal) colocada na lâmina. Cubra com lamínula a área da amostra a ser examinada.
  c. Espere a preparação de KOH assentar à temperatura ambiente até que o material tenha sido limpo. A lâmina pode ser aquecida para acelerar o processo de limpeza.
  Nota: A produção de um odor de amina (semelhante ao cheiro de peixe) com a adição do KOH a uma amostra de secreção vaginal é um aspecto normalmente observado em casos de vaginose bacteriana causada por *Gardnerella vaginalis*.

Exame microscópico
  a. Examine o esfregaço com lentes de menor aumento (10×) e de maior aumento (40×), em busca de formas miceliais. As hifas ramificadas e septadas são típicas da dermatofitose (p. ex., espécies de *Tricophyton, Epidermophyton* e *Microsporum*). As pseudo-hifas ramificadas e septadas, com ou sem brotamento de leveduras, são observadas na candidíase (espécies de *Candida*). As hifas curvadas e curtas aliadas à presença de grumos de esporos ("espaguete e almôndegas") são encontradas na pitiríase versicolor (*Malassezia furfur*).
  b. Registre e relate qualquer levedura, pseudo-hifa ou hifa encontrada, indicando brotamento e septação.

Comentários
Ver na Figura 2-3 um exemplo de preparação de KOH.

D. Exame de líquido sinovial para detecção de cristais
Técnica de preparo do esfregaço
  a. Coloque uma pequena quantidade de líquido sinovial sobre uma lâmina de vidro. Não é preciso corar.
  b. Cubra com uma lamínula a área a ser examinada.

Exame microscópico
  a. Examine a preparação em microscópio de luz polarizada, utilizando um compensador vermelho, lentes de maior aumento e iluminação moderada.
  b. Procure encontrar cristais de urato em forma de agulha e negativamente birrefringentes (os cristais paralelos ao eixo do compensador aparecem amarelos), em casos de gota, ou cristais de pirofosfato de cálcio romboides e positivamente birrefringentes (os cristais paralelos ao eixo do compensador aparecem azul), em casos de pseudogota.

Comentários
Ver na Figura 2-4 exemplos de exames de líquido sinovial positivos para esses dois tipos de cristais.

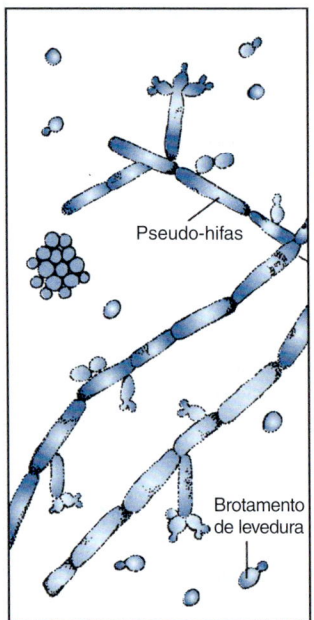

Figura 2-3. Preparação de KOH mostrando as formas miceliais (pseudo-hifas) e o brotamento de leveduras típico de *Candida albicans*.

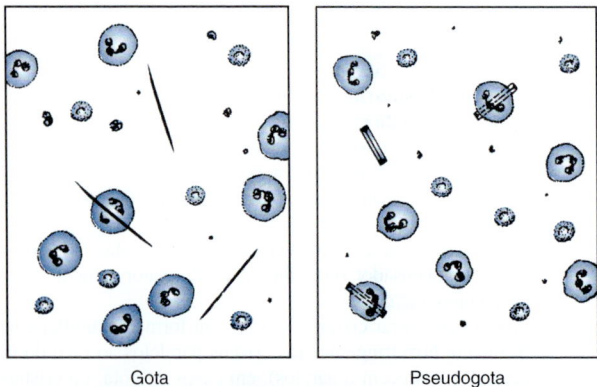

Gota   Pseudogota

Figura 2-4. Exame do líquido sinovial para detecção de cristais utilizando microscópio de luz polarizada compensada. Na gota, os cristais exibem forma de agulha, são negativamente birrefringentes e compostos de urato monossódico. Na pseudogota, os cristais apresentam formato romboide, são positivos para birrefringência e sua composição consiste em pirofosfato de cálcio di-hidratado. Em ambas as doenças, os cristais podem ser encontrados flutuando livremente ou junto às células polimorfonucleares.

E. Teste de arborização para líquido amniótico

O teste de arborização (ou de cristalização), aliado à determinação do pH com auxílio de papel de pH (teste de nitrazina), detecta o vazamento de líquido amniótico a partir da membrana que circunda o feto durante a gestação.

Técnica de preparo do esfregaço
  a. Colete a secreção vaginal junto ao fórnice vaginal posterior, utilizando um *swab* estéril. Não toque o tampão de muco existente no colo uterino.
  b. Esfregue imediatamente o *swab* na superfície de uma lâmina de vidro estéril, produzindo um esfregaço bem fino.
  c. Deixe secar. Não cubra com lamínula.

Exame microscópico
  a. Examine o esfregaço seco sob objetiva de menor aumento (10×).
  b. Se estiver presente, o líquido amniótico sofre cristalização e forma um padrão tipo samambaia (*ferning*) (Figura 2-5).

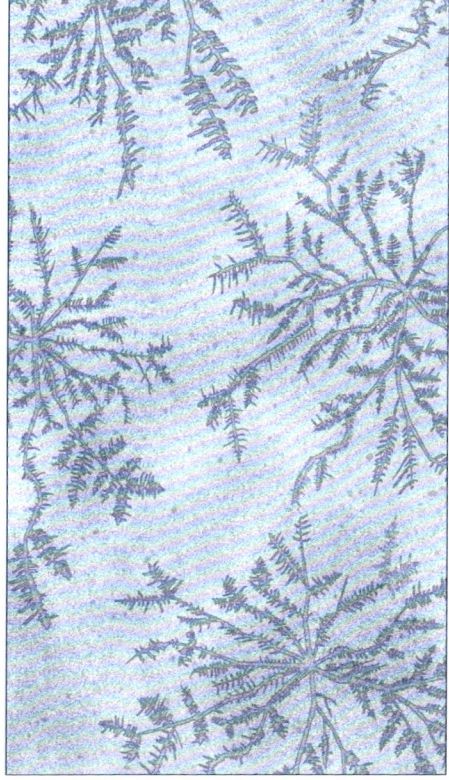

Figura 2-5. Teste de arborização positivo mostrando o líquido amniótico cristalizado coletado junto ao fórnice vaginal posterior.

Comentários
O teste de arborização deve ser realizado junto com o teste de nitrazina (o pH vaginal normal é 3,8-4,2, e o pH do líquido amniótico é 7,0-7,5). Se ambos os testes resultarem positivos (presença de arborização, pH 6,5-7,5), significa que houve rompimento da membrana amniótica. Se o teste de arborização resultar positivo e o teste da nitrazina resultar negativo, é provável que tenha havido ruptura da membrana. Ao contrário, se o teste de arborização resultar negativo e o da nitrazina, positivo, então uma segunda amostra deve ser coletada para repetição de ambos os testes. A ruptura precoce de membranas pode levar à infecção fetal e subsequente morbidade. Nessa situação, a opção de induzir o parto deve ser avaliada.

F. Exame da fita para detecção de oxiúro
Esse teste consiste em um método utilizado para diagnosticar infecções por oxiúro por meio do exame microscópico de amostras obtidas junto à região perianal, com o objetivo de identificar a presença de ovos de *Enterobius vermicularis* ou de vermes fêmeas adultas.

Técnica do procedimento
a. Pressione firmemente o lado aderente de uma fita adesiva transparente (2,5 cm de largura; celofane) sobre as dobras perianais direita e esquerda, durante alguns segundos.
b. Coloque a fita sobre uma lâmina de vidro limpa, com o lado aderente voltado para baixo.
c. Utilizando um microscópio e com objetiva de menor aumento (10×), examine toda a fita procurando ovos ou vermes. Os ovos são arredondados, alongados e achatados em um dos lados e exibem uma casca incolor espessa. A fêmea do verme adulto é fina, branca e semelhante a um filamento, com uma longa cauda pontuda.
d. Registre e relate os achados.
e. Ver na Figura 2-6 um exemplo de teste da fita para oxiúro positivo.

Comentários
O teste deve ser feito antes de tudo, pela manhã, antes da defecação ou do banho. Note que a amostra também pode ser coletada em casa, utilizando um dispositivo próprio para a coleta (p. ex., Becton-Dickinson SWUBE Paddle), e mantida em um frasco de amostra até o momento do exame microscópico. Vermes fêmeas depositam ovos esporadicamente, por isso o teste deve ser feito pelo menos durante 4 dias consecutivos para excluir a possibilidade de infecção.

G. Análise de sêmen qualitativa
A análise de sêmen qualitativa no espermograma é utilizada para documentar o sucesso da vasectomia. Amostras de sêmen devem ser examinadas quanto à presença ou ausência de espermatozoides, móveis e/ou imóveis, decorridas 8 a 12 semanas da vasectomia.

Técnica do procedimento
a. Peça ao paciente para coletar, por masturbação, todo o ejaculado dentro de um frasco limpo e identificado com o nome do paciente e seu número de identificação exclusivo.
b. Mantenha a amostra à temperatura corporal (37°C), a fim de garantir a devida liquefação.

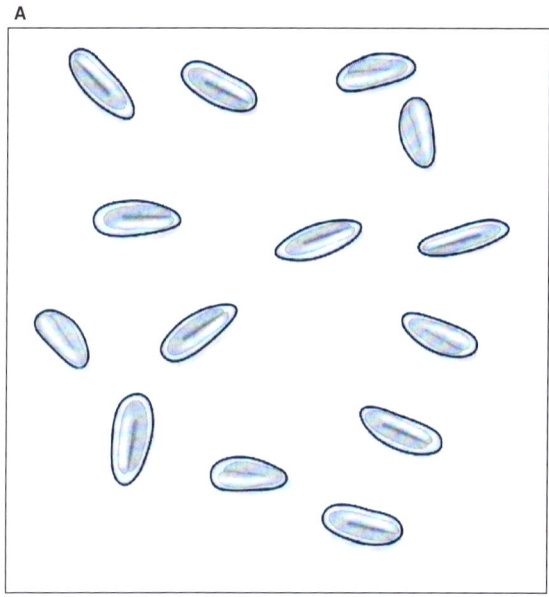

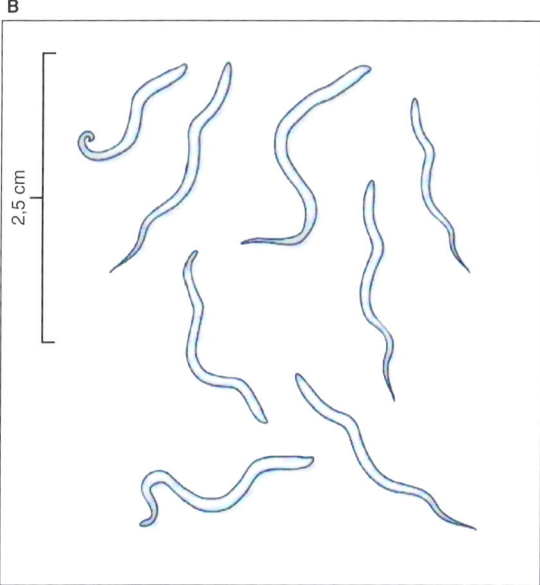

Figura 2-6. Teste da fita para oxiúro positivo, mostrando ovos de *Enterobius vermicularis* (**A**) e vermes fêmeas adultas (**B**).

c. Verifique se o sêmen está liquefeito antes de começar o teste. Caso não esteja, cheque a amostra a intervalos de 10 minutos, até que esteja liquefeita.
d. Pingue uma gota de sêmen liquefeito sobre uma lâmina de vidro limpa e cubra com uma lamínula.

Exame microscópico
a. Examine a preparação imediatamente, sob lente de maior aumento (40×). Examine vários campos antes de relatar a ausência de espermatozoides. Se houver espermatozoides presentes, classifique-os de acordo com a motilidade (móveis vs. imóveis), expressando o resultado em percentual.
b. Registre e relate os resultados.

Comentários
As amostras de sêmen devem ser coletadas após um período de abstinência de menos de 48 horas e não mais de 7 dias, sendo mantidas à temperatura ambiente. As amostras devem ser examinadas o quanto antes, para garantir a máxima acurácia dos resultados. As amostras coletadas em preservativos devem ser descartadas. Se houver espermatozoides, é preciso avisar ao paciente para continuar a adotar medidas anticoncepcionais temporárias e submeter uma segunda amostra para repetição do exame após um período de 4 a 6 semanas.

Para a avaliação da infertilidade, deve ser realizada uma análise de sêmen integral em um laboratório central.

4. TESTE RÁPIDO DE ULTRASSOM

O teste rápido de ultrassom consiste no uso da ultrassonografia compacta e portátil junto ao leito de um paciente para a obtenção de um diagnóstico tempo-sensível ou com fins terapêuticos. A interpretação das imagens de ultrassom e as decisões clínicas imediatas podem ser realizadas pelos clínicos que estiverem conduzindo o exame, possibilitando, assim, uma avaliação e intervenção rápidas. Para ser usada como exame rápido, a técnica deve ser facilmente aprendida e de rápida execução, além de ser usada para um propósito bem definido com achados facilmente identificáveis.

O teste rápido de ultrassom comumente é usado em contextos de cardiologia, obstetrícia, anestesiologia, medicina de emergência, terapia intensiva, tratamento da dor e cirurgia vascular. Os exemplos de aplicação do teste rápido de ultrassom incluem:

a. Determinar se um paciente irresponsivo apresenta sangramento para dentro da cavidade abdominal, ou se está tendo tamponamento cardíaco, embolia pulmonar ou pneumotórax.
b. Fornecer orientação de procedimento baseada em ultrassom estático ou dinâmico (p. ex., acesso vascular, colocação de cateter venoso central, bloqueio nervoso regional, toracocentese).
c. Monitorar a gestação (estado do feto), o estado hídrico intraoperatório e a função cardíaca, ou diagnosticar sinovite aguda, colecistite aguda, apendicite perfurada, hemartrose ou aneurisma aórtico.
d. Avaliar o estado hemorrágico dos rins, bexiga urinária ou próstata, e avaliar um hematoma.

Comentários

O uso do ultrassom portátil requer treinamento adequado, avaliação da competência e garantia da qualidade. Cada instituição deve estabelecer as políticas e procedimentos que governam os usos clínicos da ultrassonografia portátil nos diversos contextos da clínica.

REFERÊNCIAS

Testes rápidos

Briggs C et al. Where are we at with point-of-care testing in haematology? Br J Haematol 2012;158:679. [PMID: 22765160]

Drain PK et al. Diagnostic point-of-care tests in resource-limited settings. Lancet Infect Dis 2014;14:239. [PMID: 24332389]

Liikanen E et al. Training of nurses in point-of-care testing: a systematic review of the literature. J Clin Nurs 2013;22:2244. [PMID: 23679832]

St John A et al. Existing and emerging technologies for point-of-care testing. Clin Biochem Rev 2014;35:155. [PMID: 25336761]

Urinálise

Delanghe J et al. Preanalytical requirements of urinalysis. Biochem Med (Zagreb) 2014;24:89. [PMID: 24627718]

Kaplan BS et al. Urinalysis interpretation for pediatricians. Pediatr Ann 2013;42:45. [PMID: 23458861]

McFarlane PA. Testing for albuminuria in 2014. Canad J Diabetes 2014;38:372. [PMID: 25284700]

Preparação vaginal a fresco

Meites E. Trichomoniasis: the "neglected" sexually transmitted disease. Infect Dis Clin North Am 2013;27:755. [PMID: 24275268]

Mylonas I et al. Diagnosis of vaginal discharge by wet mount microscopy: a simple and underrated method. Obstet Gynecol Surv 2011;66:359. [PMID: 21851750]

Exame de líquido sinovial

Courtney P et al. Joint aspiration and injection and synovial fluid analysis. Best Pract Res Clin Rheumatol 2013;27:137. [PMID: 23731929]

Ea HK et al. Diagnosis and clinical manifestations of calcium pyrophosphate and basic calcium phosphate crystal deposition diseases. Rheum Dis Clin North Am 2014;40:207. [PMID: 24703344]

Graf SW et al. The accuracy of methods for urate crystal detection in synovial fluid and the effect of sample handling: a systematic review. Clin Rheumatol 2013;32:225. [PMID: 23138881]

Exame da fita para detecção de oxiúro

Nasseri YY et al. Pruritus ani: diagnosis and treatment. Gastroenterol Clin North Am 2013;42:801. [PMID: 24280401]

Van Onselen J. Childhood infestations: prevention and eradication. J Fam Health Care 2014;24:24. [PMID: 25112046]

Análise de sêmen qualitativa

Dohle GR et al. European Association of Urology guidelines on vasectomy. Eur Urol 2012;61:159. [PMID: 22033172]

Rayala BZ et al. Common questions about vasectomy. Am Fam Physician 2013;88:757. [PMID: 24364523]

Talwar P et al. Sperm function test. J Hum Reprod Sci 2015;8:61. [PMID: 26157295]

Teste rápido de ultrassom

Moore CL et al. Point-of-care ultrasonography. N Engl J Med 2011;364:749. [PMID: 21345104]

Peterson D et al. Critical care ultrasonography. Emerg Med Clin North Am 2014;32:907. [PMID: 25441042]

Squizzato A et al. Point-of-care ultrasound in the diagnosis of pulmonary embolism. Crit Ultrasound J 2015;7:7. [PMID: 26034556]

Wiley B et al. Handheld ultrasound and diagnosis of cardiovascular disease at the bedside. J Am Coll Cardiol 2014;64:229. [PMID: 25011727]

3

Exames laboratoriais comuns: seleção e interpretação

Diana Nicoll, MD, PhD, MPA, Chuanyi Mark Lu, MD, e Stephen J. McPhee, MD

COMO USAR ESTA SEÇÃO

Esta seção contém informações sobre exames laboratoriais comumente utilizados. Estão incluídos a maioria dos exames de sangue, de urina e de líquido cerebrospinal encontrados neste livro, com exceção dos testes de monitoramento de fármacos terapêuticos e testes de farmacogenética (ver Capítulo 4). As entradas estão em ordem alfabética.

Exame/faixa de referência/coleta

Esta primeira coluna lista o nome comum do exame, a amostra analisada e quaisquer outros nomes ou abreviações do nome do exame (entre parênteses).

Em seguida, está a faixa de referência (também chamada de intervalo de referência) para cada exame. A primeira entrada é dada em unidades convencionais; a segunda entrada (entre [colchetes]), em unidades do SI (*Système International d'Unités*). Quaisquer valores críticos para um exame em particular são mostrados após a palavra **Crítico**. As faixas de referência fornecidas se originam de vários grandes centros clínicos. Consulte seu laboratório clínico para saber quais são as faixas de referência adotadas pela sua instituição.

Esta coluna também indica qual tubo deve ser utilizado para coletar sangue e outros líquidos corporais, quanto custa o exame (utilizando símbolos; ver abaixo) e como coletar a amostra.

A escala adotada para expressar os custos de cada exame é:

Custo aproximado	Símbolo utilizado na tabela
$1-20	$
$21-50	$$
$51-100	$$$
> $100	$$$$

Abaixo, são listados os tubos de coleta comuns e seus respectivos conteúdos:

Cor da tampa do tubo	Conteúdo do tubo	Uso típico
Lavanda ou rosa	K₂EDTA	Hemograma completo; banco de sangue (plasma); testes moleculares (celulares); citometria de fluxo (imunofenotipagem)
TSS dourado	Ativador de coágulo e gel para separação de soro	Exames de bioquímica sérica
TPP branco	K₂EDTA e gel para separação de plasma	Testes moleculares (à base de plasma)
Vermelha	Nenhum	Banco de sangue (soro); monitoramento de fármacos terapêuticos
Azul	Citrato de sódio	Testes de coagulação
TPP verde, TPP verde-claro	Heparina sódica ou lítio-heparina (TPP verde, sem gel; TPP verde-claro, com gel para separação de plasma)	Exames bioquímicos com plasma (TPP verde-claro); análise cromossômica (heparina sódica) (TPP verde)
Amarela	ACD; SPS	ACD: tipagem HLA; banco de sangue (plasma); citometria de fluxo (imunofenotipagem) SPS: cultura de sangue (microbiologia)
Azul-escuro	Ativador de coágulo (livre de resíduos metálicos)	Resíduos metálicos (p. ex., chumbo, mercúrio, arsênico)
TSR laranja	Trombina e gel para separação de soro	Exames de bioquímica sérica
Azul-marinho	Livre de resíduos metálicos	Resíduos metálicos (p. ex., chumbo, mercúrio, arsênico)
Cinza	Inibidor de glicólise (fluoreto de sódio)	Ácido láctico; glicose
Preta	Citrato de sódio; nenhum (tampa preta de rosca)	Velocidade de sedimentação globular (citrato de sódio); líquidos corporais estéreis para microbiologia (tampa preta de rosca)

ACD, ácido-citrato-dextrose; EDTA, ácido etilenodiamino tetracético; TPP, tubo de preparação de plasma; TSR, tubo de soro rápido; SPS, sulfonato de polianetol sódico; TSS, tubo separador de soro.

Base fisiológica

Esta coluna contém informações fisiológicas sobre as substâncias testadas. São incluídas informações sobre a classificação e a importância biológica, bem como sobre as interações com outras substâncias e processos biológicos.

Interpretação

Esta coluna lista condições clínicas que afetam a substância a ser testada. Em geral, as condições de maior prevalência são listadas primeiro. Conhecendo-se a sensibilidade do exame para detecção de determinada doença, tal informação acompanha o nome da doença entre parênteses – por exemplo, "artrite reumatoide (83%)". Alguns fármacos comuns que podem afetar o teste *in vivo* também são incluídos nessa lista.

Comentários

Esta coluna apresenta informações de caráter geral, pertinentes ao uso e interpretação do exame, além das interferências *in vitro* importantes que podem afetar o procedimento. Referências gerais apropriadas com os números do PubMed ID (PMID) também são listadas.

Nome do teste

O nome do teste também está inserido no cabeçalho da página para rápida localização.

Acetoacetato

Exame/faixa/coleta	Base fisiológica	Interpretação	Comentários
Acetoacetato, urina 0 mg/dL [μmol/L] Frasco de coleta de urina $ A amostra de urina deve ser fresca.	Acetoacetato, acetona e β-hidroxibutirato contribuem para a cetoacidose quando o metabolismo hepático oxidativo de ácidos graxos ocorre em consequência de uma deficiência absoluta ou relativa de insulina. As proporções na corrente sanguínea são variáveis, mas em geral são ~20% de acetoacetato, ~78% de β-hidroxibutirato e ~2% de acetona.	**Presente em:** Cetoacidose diabética, cetoacidose alcoólica, jejum prolongado, inanição, restrição grave de carboidratos com ingesta de gordura normal, exercício prolongado.	O teste do nitroprusseto na urina é semiquantitativo; detecta acetoacetato e é sensível a concentrações de no mínimo 5-10 mg/dL. Traços = 5 mg/dL; baixa concentração = 15 mg/dL; concentração moderada = 40 mg/dL; alta concentração = 80 mg/dL [1 mg/dL = 100 μmol/L]. O β-hidroxibutirato não possui um grupo cetona; em consequência, não é detectado pelo teste do nitroprusseto. A acetona também não é detectada de modo confiável pelo teste do nitroprusseto na urina, cuja sensibilidade à acetona é baixa. A falha do teste do nitroprusseto em detectar o β-hidroxibutirato pode produzir um aumento aparentemente paradoxal dos níveis de cetonas com a melhora clínica, à medida que o β-hidroxibutirato não detectável é substituído pelo acetoacetato detectável. O teste de detecção de β-hidroxibutirato sanguíneo é mais útil clinicamente nesse contexto. Klocker AA et al. Blood β-hydroxybutyrate vs. urine acetoacetate testing for the prevention and management of ketoacidosis in type 1 diabetes: a systematic review. Diabet Med 2013;30:818. [PMID: 23330615]

Ácido 5-hidroxindolacético

Exame/faixa/coleta	Base fisiológica	Interpretação	Comentários
Ácido 5-hidroxindolacético, urina (5-HIAA) 0-8 mg/24 h [0-40 µmol/dia] $$ Coletar urina de 24 horas ou uma amostra aleatória de urina e refrigerar. Os pacientes devem se abster das medicações que podem afetar o metabolismo da serotonina e evitar alimentos ricos em serotonina (p. ex., abacate, banana, abacaxi, berinjela) durante pelo menos 72 horas antes e durante a coleta da urina.	A serotonina (5-hidroxitriptamina) é um neurotransmissor metabolizado pela monoaminoxidase (MAO) para 5-HIAA e, em seguida, excretado na urina. Os tumores carcinoides intestinais aliados aos tumores neuroendócrinos podem produzir quantidades excessivas de serotonina e 5-HIAA, especialmente em indivíduos com síndrome carcinoide. O diagnóstico bioquímico dos tumores carcinoides gastrintestinais é estabelecido por meio da demonstração da elevação da concentração urinária de 5-HIAA ou da concentração plasmática de cromogranina A ou serotonina.	**Aumentado em:** Tumor carcinoide metastático (intestino anterior, intestino médio e bronquial); espru não tropical (aumento leve). Dieta: bananas, nozes, abacate, berinjela, abacaxi, ameixas. Fármacos: reserpina. **Negativo em:** Carcinoides retais (geralmente), insuficiência renal. Fármacos: inibidores da MAO, fenotiazinas. Esse teste frequentemente resulta falso-positivo se a probabilidade pré-teste for baixa. O uso da razão 5-HIAA/Cr pode melhorar o desempenho, especialmente se a coleta da urina for aleatória ou diferente de 24 horas.	A excreção urinária de 5-HIAA é utilizada como marcador tumoral bioquímico para diagnóstico clínico, no monitoramento dos efeitos do tratamento e como preditor do prognóstico. Uma concentração bastante elevada de 5-HIAA urinária indica que um tumor carcinoide gastrintestinal é maligno. Como a maioria dos tumores carcinoides drena para dentro da veia porta e a serotonina é rapidamente depurada pelo fígado, a síndrome carcinoide (rubor, constrição brônquica, diarreia, hipotensão e lesões valvares cardíacas) associada à secreção de serotonina e outras substâncias vasoativas representa uma manifestação tardia dos tumores carcinoides, que surge somente após as metástases hepáticas. Bolanowski M et al. Neuroendocrine neoplasms of the small intestine and the appendix – management guidelines. Endokrynol Pol 2013;64:480. [PMID: 24431119] Kunz PL et al. Consensus guidelines for the management and treatment of neuroendocrine tumors. Pancreas 2013;42:557. [PMID: 23591432] Strosberg J. Neuroendocrine tumours of the small intestine. Best Pract Res Clin Gastroenterol 2012;26:755. [PMID: 23582917]

Ácido fólico (folato)

Exame/faixa/coleta	Base fisiológica	Interpretação	Comentários
Ácido fólico (folato), sangue total (hemácias), soro ou plasma 165-760 ng/mL (370-1.720 nmol/L) (hemácias); 4-20 ng/mL (9-45 nmol/L) (soro ou plasma) Tubo de tampa lavanda, TSS, TPP $$	O folato é uma vitamina necessária à transferência do grupo metila durante a formação de timidina e, consequentemente, à síntese de DNA. Sua deficiência pode resultar em anemia megaloblástica. Os poliglutamatos de folato de ocorrência natural são hidrolisados em formas de monoglutamato antes da absorção pelo intestino delgado. No fígado, os monoglutamatos de folato são convertidos em N^5-metiltetra-hidrofolato (MeTHF), que é excretado na bile. Essa forma metilada de folato é reabsorvida a partir do intestino, mas sem ser captada pelo fígado e, em consequência, transforma-se na principal forma de folato circulante. O folato da hemácia é considerado mais importante, porque reflete os níveis teciduais de folato; entretanto, também é mais trabalhoso e nem sempre disponibilizado de forma rotineira. Evidências da literatura indicam que as medidas de folato no soro/plasma fornecem informações equivalentes na determinação da presença de deficiência de folato.	**Diminuído em:** Deficiência de folato tecidual (decorrente da deficiência dietética de folato), deficiência de vitamina B_{12} (50-60%, uma vez que a captação celular de folato depende da vitamina B_{12}).	Níveis baixos de folato eritrocitário podem indicar uma deficiência de folato ou vitamina B_{12}. Um teste terapêutico de folato (em vez da realização de testes para avaliação do folato eritrocitário ou sérico) é indicado quando o paciente apresenta uma história clínica e dietética fortemente sugestiva de deficiência de folato, ao mesmo tempo em que o exame de esfregaço periférico mostra a presença de leucócitos polimorfonucleares hipersegmentados. Entretanto, a possibilidade de deficiência de vitamina B_{12} deve ser sempre considerada no contexto da anemia megaloblástica, uma vez que a terapia com folato trata somente as sequelas hematológicas (e não as neurológicas) da deficiência de vitamina B_{12}. A deficiência de folato se tornou um evento raro nos países desenvolvidos, sendo que a medida do folato somente é indicada em casos de macrocitose inexplicável e erros inatos do metabolismo. O teste de folato rotineiro não é recomendado. Lassi ZS et al. Folic acid supplementation during pregnancy for maternal health and pregnancy outcomes. Cochrane Database Syst Rev 2013;3:CD006896. [PMID: 23543547] Giffix BM. Utility of measuring serum or red blood cell folate in the era of folate fortification of flour. Clin Biochem 2014;47:533. [PMID: 24488651] Reynolds EH. The neurology of folic acid deficiency. Handb Clin Neurol 2014;120:927. [PMID: 24365361]

Ácido metilmalônico

Exame/faixa/coleta	Base fisiológica	Interpretação	Comentários
Ácido metilmalônico (AMM), soro ou plasma 0-0,4 µmol/L (0-4,7 mcg/dL) TSS, tubo de tampa vermelha, lavanda ou verde $$	A elevação da concentração sérica de AMM observada na deficiência de cobalamina (B_{12}) resulta do comprometimento da conversão da metilmalonil-CoA em succinil-CoA. Essa via envolve metilmalonil-CoA mutase como enzima, além da adenosilcobalamina como coenzima. O AMM sérico é utilizado na avaliação indireta do estado da vitamina B_{12}, principalmente para confirmação da deficiência dessa vitamina em pacientes que apresentam baixos níveis séricos de B_{12}. É também um marcador diagnóstico de acidemia metilmalônica congênita, caracterizada por cetoacidose metabólica neonatal ou infantil, falha em desenvolver-se e retardo de desenvolvimento.	**Aumentado em:** Deficiência de vitamina B_{12} (cobalamina) (95%), anemia perniciosa, insuficiência renal, gravidez, idosos (5-15%).	Se os níveis séricos ou plasmáticos de vitamina B_{12} forem iguais ou maiores que 300 pg/mL, é improvável que haja deficiência de B_{12} e, por esse motivo, o teste para AMM em geral não é indicado. Não há explicação para a elevada frequência (5-15%) de níveis séricos de AMM aumentados em idosos, cujos níveis de vitamina B_{12} sérica sejam baixos ou normais. Os benefícios proporcionados pela suplementação B_{12} nessa situação precisam ser definidos. Níveis normais de AMM podem excluir a possibilidade de deficiência de vitamina B_{12} diante dos níveis inexplicavelmente baixos da vitamina encontrados em pacientes com distúrbios linfóides. O teste geralmente resulta normal para os pacientes infectados pelo HIV cujos níveis séricos de vitamina B_{12} podem ser baixos na ausência de deficiência dessa vitamina. Esses pacientes costumam ter baixos níveis de proteínas ligadoras de vitamina B_{12}. Para os indivíduos com níveis de AMM levemente aumentados (0,40-2,00 µmol/L), o tratamento com vitamina B_{12} normaliza os níveis de AMM. Contudo, esse tratamento não produz efeitos significativos sobre a hemoglobina, VCM ou sintomas anêmicos, neurológicos ou gastrenterológicos, pelo menos a curto prazo. O teste de AMM urinário (intervalo de referência: 0-3,6 mmol/mol de creatinina) também é disponibilizado para a avaliação do estado da vitamina B_{12}, bem como para o monitoramento de pacientes com acidúria metilmalônica. Baumgartner MR et al. Proposed guidelines for the diagnosis and management of methylmalonic and propionic acidemia. Orphanet J Rare Dis 2014;9:130. [PMID: 25205257] Oberley MJ et al. Laboratory testing for cobalamin deficiency in megaloblastic anemia. Am J Hematol 2013;88:522. [PMID: 23423840] Wong CW. Vitamin B12 deficiency in the elderly: is it worth screening? Hong Kong Med J 2015;21:155. [PMID: 25756278]

Ácido úrico

Exame/faixa/coleta	Base fisiológica	Interpretação	Comentários
Ácido úrico, soro ou plasma Homens: 2,4-7,4 mg/dL [Homens: 140-440 µmol/L] Mulheres 1,4-5,8 mg/dL [Mulheres: 80-350 µmol/L] TSS, TPP, tubo de tampa verde $	O ácido úrico é o produto final do metabolismo das nucleoproteínas. É excretado pelos rins. O aumento dos níveis séricos de ácido úrico ocorre com o aumento da síntese ou catabolismo de nucleoproteínas (discrasias sanguíneas, quimioterapia de leucemia ou de tumor sólido) ou diante da redução da excreção renal de ácido úrico (p. ex., terapia com diuréticos tiazídicos ou insuficiência renal).	**Aumentado em:** Insuficiência renal, gota, distúrbios mieloproliferativos (leucemia, linfoma, mieloma, policitemia vera), psoríase, doença de depósito de glicogênio (tipo I), síndrome de Lesch-Nyhan (deficiência de hipoxantina-guanina fosforribosiltransferase ligada ao X), nefropatia por chumbo, doenças hipertensivas da gravidez (pré-eclâmpsia e eclâmpsia), menopausa, síndrome X (obesidade, resistência à insulina, hipertensão, hiperuricemia, dislipidemia). Fármacos: antimetabólitos e quimioterápicos, diuréticos, etanol, ácido nicotínico, salicilatos (baixas doses), teofilina. **Diminuído em:** Síndrome da secreção inadequada do ADH (SIADH), deficiência de xantina oxidase, dieta pobre em purinas, síndrome de Fanconi, doença neoplásica diversas, causadoras de aumento da excreção renal), doença hepática. Fármacos: salicilatos (altas doses), alopurinol ou febuxostate (inibidores da xantina oxidase) ou uricase.	O sexo, a idade e a função renal afetam os níveis de ácido úrico. Ambos os fatores de risco não modificáveis (sexo, idade, etnia, genética) e modificáveis (dieta, estilo de vida) foram associados ao desenvolvimento de gota. A incidência de hiperuricemia é maior em alguns grupos étnicos (p. ex., filipinos) do que em outros (brancos). Uma elevada concentração de ácido úrico está associada a doenças cardiovasculares e renais, em particular a hipertensão. A gota acompanhada de altos níveis de ácido úrico atua como fator de risco independente para o desenvolvimento de cardiopatia. A concentração sérica de ácido úrico é fraca como fator preditivo de complicações materno-fetais em mulheres com pré-eclâmpsia. Giordano C et al. Uric acid as a marker of kidney disease: review of the current literature. Dis Markers 2015;2015:382918. [PMID: 26106252] MacFarlane LA et al. Gout: a review of nonmodifiable and modifiable risk factors. Rheum Dis Clin North Am 2014;40:581. [PMID: 25437279] Mirrakhimov AE et al. Tumor lysis syndrome: a clinical review. World J Crit Care Med 2015;4:130. [PMID: 25938028]

Ácido vanililmandélico

Exame/faixa/coleta	Base fisiológica	Interpretação	Comentários
Ácido vanililmandélico, urina (VMA) <15 mg/g creatinina [Idade-dependente, 10-35 μmol/dia] Frasco de coleta de urina contendo ácido acético ou ácido hidroclorídrico $$$ Coletar amostra aleatória ou urina de 24 horas.	As catecolaminas secretadas em excesso pelos feocromocitomas e outros tumores de crista neural são metabolizadas em VMA pelas enzimas monoaminoxidase e catecol-*O*-metiltransferase. O VMA é excretado na urina.	**Aumentado em:** Feocromocitoma (64% de sensibilidade, 95% de especificidade), neuroblastoma, ganglioneuroma, ansiedade generalizada. **Diminuído em:** Fármacos: inibidores da monoaminoxidase (IMAOs) (p. ex., fenelzina).	Por sua relativamente baixa sensibilidade, o teste não é mais recomendado para uso no diagnóstico do feocromocitoma. Um teste de metanefrinas livres no plasma ou na urina é recomendado como teste inicial para casos suspeitos. (Ver também algoritmo para feocromocitoma, Fig. 9-9.) Níveis altos de VMA são sugestivos de feocromocitoma, embora não sejam diagnósticos. Níveis normais de VMA não excluem a hipótese de feocromocitoma. O teste em geral é solicitado junto com o ácido homovanílico (HVA) em amostra de urina aleatória para rastreamento de crianças com tumores secretores de catecolamina (p. ex., neuroblastoma) e outros tumores de crista neural e também para o monitoramento de pacientes que foram tratados para esses tumores. A proporção de VMA urinário para creatinina urinária (VMA/Cr, mg/g) é tipicamente relatada. Pacientes que recebem L-dopa podem apresentar níveis falsamente elevados de VMA; a medicação deve ser descontinuada por um período mínimo de 24 horas antes da coleta da amostra de urina. Barco S et al. Urinary homovanillic and vanillylmandelic acid in the diagnosis of neuroblastoma: report from the Italian Cooperative Group for Neuroblastoma. Clin Biochem 2014;47:848. [PMID: 24769278] Hori T et al. Malignant pheochromocytoma: hepatectomy for liver metastases. World J Gastrointest Surg 2013;5:309. [PMID: 24520430]

Exame/faixa/coleta	Base fisiológica	Interpretação	Comentários
Alanina aminotransferase (ALT, TGP), soro ou plasma 0-35 U/L [0-0,58 mckat/L] (laboratório-específico) TSS, tubo de tampa vermelha, TPP (tampa verde-claro) $	Enzima intracelular envolvida no metabolismo de aminoácidos. Presente em amplas concentrações no fígado e em concentrações clinicamente insignificantes nos rins, músculo esquelético e coração. É liberada com o dano tecidual, particularmente na lesão hepática.	**Aumentada em:** Hepatite viral aguda (ALT > AST), obstrução do trato biliar (colangite, coledocolitíase), cirrose, hepatite alcoólica (AST > e ALT), abscesso hepático, câncer hepático primário ou metastático; esteato-hepatite não alcoólica; insuficiência cardíaca (IC) direita; isquemia ou hipoxia, lesão hepática ("fígado de choque"), traumatismo muscular extensivo; fármacos causadores de colestase ou hepatotoxicidade. **Diminuído em:** Deficiência de piridoxina (vitamina B_6).	ALT é a enzima preferida para avaliação da lesão hepática, por ser mais sensível do que a AST. O rastreamento de ALT em populações de baixo risco está associado a um baixo valor preditivo positivo (12%) e não é recomendado. Lee TH et al. Evaluation of elevated liver enzymes. *Clin Liver Dis* 2012;16:183. [PMID: 22541694] Woreta TA et al. Evaluation of abnormal liver tests. *Med Clin North Am* 2014;98:1. [PMID: 24266911]
Albumina, soro ou plasma 3,4-4,7 g/dL [34-47 g/L] TSS, TPP (tampa verde-claro) $	Principal componente do conteúdo de proteínas plasmáticas; é influenciada pelo estado nutricional, função hepática, função renal e várias doenças. É a principal proteína de ligação. Embora existam mais de 50 variantes genéticas distintas (aloalbuminas), uma mutação apenas ocasionalmente resulta em ligação anormal (p. ex., na hipertiroxinemia disalbuminêmica familiar).	**Aumentada em:** Desidratação, choque, hemoconcentração. **Diminuída em:** Síntese hepática reduzida (doença hepática crônica, desnutrição, má absorção, malignidade, analbuminemia congênita [rara]). Perdas aumentadas (síndrome nefrótica, queimaduras, traumatismo, hemorragia com reposição de líquidos, fístulas, enteropatia, glomerulonefrite aguda ou crônica). Hemodiluição (gravidez, IC). Fármacos: estrogênios.	A albumina sérica indica a gravidade da doença hepática crônica. É útil para fins de avaliação nutricional, desde que não haja comprometimento da produção nem perda aumentada de albumina. Atua como fator de risco independente de mortalidade por causas diversas entre idosos (idade > 70 anos) e de complicações em pacientes internados pós-cirúrgicos. Observa-se uma diminuição de 10% nos níveis séricos de albumina durante a fase tardia da gestação (relacionada à hemodiluição). Ver sistemas de escores Child-Turcotte-Pugh e MELD para estadiamento da cirrose (Tab. 8-8). Cross MB et al. Evaluation of malnutrition in orthopaedic surgery. *J Am Acad Orthop Surg* 2014;22:193. [PMID: 24603829] Lammers WJ et al. Predicting outcome in primary biliary cirrhosis. *Ann Hepatol* 2014;13:316. [PMID: 24927602] Woreta TA et al. Evaluation of abnormal liver tests. *Med Clin North Am* 2014;98:1. [PMID: 24266911]

Albumina, urina

Exame/faixa/coleta	Base fisiológica	Interpretação	Comentários
Albumina, urina < 30 mg/24 h < 20 mcg/min (coleta cronometrada) $$$$	A excreção de albumina urinária normal é inferior a 30 mg/24 h. Na coleta de um pequeno volume de urina ao acaso, a razão albumina:creatinina (mcg/mg) deve estar abaixo de 30. O termo "microalbuminúria" é definido como um aumento mínimo da excreção urinária de albumina, que não pode ser detectado pela urinálise convencional. Especificamente, a excreção de 30-300 mg de albumina/24 h ou uma razão albumina:creatinina de 30-300 (mcg/mg) são consideradas microalbuminúria (alta concentração de albumina na urina). Uma excreção de 300 mg ou mais de albumina/dia ou uma razão albumina: creatinina de 300 ou mais apontam uma faixa de albuminúria total (concentração de albumina na urina muito alta ou na faixa nefrótica).	**Aumentada em:** Diabetes melito, nefropatia diabética.	A microalbuminúria é útil como indicador da existência de uma nefropatia em estágio inicial em pacientes diabéticos. A medida da concentração de albumina na urina requer um ensaio imunoquímico sensível. A análise de urina com fita reagente muitas vezes é insensível à microalbuminúria. O rastreamento para microalbuminúria é realizado com frequência por meio da medida da razão albumina creatinina em um pequeno volume de amostra coletado ao acaso (método preferido). As coletas de urina de 24 horas ou com horário determinado são mais onerosas. Johnson DW et al. Chronic kidney disease and measurement of albuminuria or proteinuria: a position statement. Med J Aust 2012;197:224. [PMID: 22900872] Kuritzky L et al. Identification and management of albuminuria in the primary care setting. J Clin Hypertens (Greenwich) 2011;13:438. [PMID: 21649844] Wu HY et al. Diagnostic performance of random urine samples using albumin concentration vs ratio of albumin to creatinine for microalbuminuria screening in patients with diabetes mellitus: a systematic review and meta-analysis. JAMA Intern Med 2014;174:1108. [PMID: 24798807]

Aldosterona, soro

Exame/faixa/coleta	Base fisiológica	Interpretação	Comentários
Aldosterona, soro *Sobrecarga de sal* (120 mEq Na+/dia, durante 3-4 dias): Supino: 3-10 ng/dL Ortostatismo: 5-30 ng/dL *Depleção de sal* (10 mEq Na+/dia, durante 3-4 dias): Supino: 12-36 ng/dL Ortostatismo: 17-137 ng/dL TSS, tubo de tampa vermelha $$$$ Amostra coletada no início da manhã, em jejum. Fazer a separação imediatamente e congelar.	A aldosterona é o principal hormônio mineralocorticoide. É também um importante regulador do volume extracelular e da concentração sérica de potássio. Para avaliação do hipoaldosteronismo (associado à hiperpotassemia), os pacientes devem estar depletados de sal e em posição ortostática no momento da coleta.	**Aumentada em:** Hiperaldosteronismo primário (66% por hiperplasia suprarrenal; 33% por adenomas suprarrenais), podendo contribuir para 5-10% das ocorrências de hipertensão. **Razão aldosterona/ARP > 15** (mL/dL/h) quando a aldosterona é expressa em ng/dL e a atividade de renina plasmática (ARP), em ng/mL/h (sensibilidade de 73-87%, especificidade de 74-75%) **Diminuída em:** hipoaldosteronismo primário ou secundário.	O rastreamento de hiperaldosteronismo deve determinar simultaneamente os níveis séricos de aldosterona e a ARP (ver Fig. 9-11). No aldosteronismo primário, a aldosterona plasmática normalmente está elevada, ao passo que a ARP é baixa. No hipoaldosteronismo secundário, tanto a aldosterona sérica como a ARP costumam estar aumentadas. A razão aldosterona/ARP é utilizada com frequência no diagnóstico do hiperaldosteronismo, mas seu ponto de corte ainda não foi devidamente estabelecido e sua especificidade é baixa. Carey RM. Primary aldosteronism. J Surg Oncol 2012;106:575. [PMID: 22806599] Monticone S et al. Primary aldosteronism: who should be screened? Horm Metab Res 2012;44:163. [PMID: 22120135] Stowasser M et al. Factors affecting the aldosterone/renin ratio. Horm Metab Res 2012;44:170. [PMID: 22147655]

Aldosterona, urina

Exame/faixa/coleta	Base fisiológica	Interpretação	Comentários
Aldosterona, urina* *Sobrecarga de sal* (120 mEq Na⁺/dia, durante 3-4 dias): 1,5-12,5 mcg/24 h *Depleção de sal* (10 mEq Na⁺/dia, durante 3-4 dias): 18-85 mcg/24 h [1 mcg/24 h = 2,77 nmol/dia] Frasco de coleta contendo ácido bórico $$$$	A secreção de aldosterona é controlada pelo sistema renina-angiotensina. A renina (sintetizada e armazenada nas células justaglomerulares dos rins) é liberada em resposta tanto a uma pressão de perfusão diminuída no aparelho justaglomerular quanto a um equilíbrio de sódio negativo. A renina, então, hidrolisa o angiotensinogênio em angiotensina I, que, por sua vez, é convertida em angiotensina II. Esta estimula a glândula suprarrenal a produzir aldosterona.	**Aumentada em:** Hiperaldosteronismo primário e secundário, em alguns pacientes com hipertensão essencial. **Diminuída em:** Hipoaldosteronismo primário (p. ex., deficiência de 18-hidroxilase), hipoaldosteronismo secundário (hipoaldosteronismo hiporreninêmico).	A determinação de aldosterona urinária constitui o teste mais sensível para detecção do hiperaldosteronismo primário. Níveis >14 mcg/24 h, após um período de 3 dias de sobrecarga de sal, apresentam uma sensibilidade de 96% e uma especificidade de 93% para hiperaldosteronismo primário. Dos pacientes com hipertensão essencial, 7% apresentam níveis urinários de aldosterona >14 mcg/24 h após sobrecarga de sal. Ceral J et al. The role of urinary aldosterone for the diagnosis of primary aldosteronism. Horm Metab Res 2014;46:663. [PMID: 24810470] Kerstens MN et al. Reference values for aldosterone-renin ratios in normotensive individuals and effect of changes in dietary sodium consumption. Clin Chem 2011;57:1607. [PMID: 21865483]

*Para avaliar o hiperaldosteronismo, o paciente recebe uma sobrecarga de sal e permanece deitado. Obter uma amostra de urina de 24 horas para determinação dos níveis de aldosterona (e de sódio, para verificar se a excreção de sódio é ≥ 250 mEq/dia). Para avaliar o hipoaldosteronismo, o paciente é depletado de sal e permanece em posição ortostática; examinar o paciente quanto à existência de hipotensão antes da coleta da urina de 24 horas.

Alfafetoproteína (AFP)

Exame/faixa/coleta	Base fisiológica	Interpretação	Comentários
α-fetoproteína, soro (AFP) 0-9 ng/mL [mcg/L] (idade-dependente) TSS, tubo de tampa vermelha $$ A hemólise deve ser evitada.	A α-fetoproteína (AFP) é uma glicoproteína produzida no início da vida fetal e também por alguns tumores. Os níveis séricos de AFP são úteis como marcador tumoral.	**Aumentada em:** Carcinoma hepatocelular (72%), necrose hepática maciça (74%), hepatite viral (34%), hepatite crônica ativa (29%), cirrose (11%), enterite regional (5%), doenças ginecológicas benignas (22%), carcinoma testicular (embrionário) (70%), teratocarcinoma (64%), teratoma (37%), carcinoma ovariano (57%), câncer cervical (53%), câncer endometrial (50%), câncer pancreático (23%), câncer gástrico (18%) e câncer de cólon (5%). **Negativa em:** Seminoma.	O teste não é sensível nem específico o suficiente para ser utilizado como teste de rastreamento geral do carcinoma hepatocelular (CHC). Entretanto, o rastreamento pode ser justificado em casos de populações de risco bastante alto de desenvolvimento de câncer hepatocelular. O teste combinado de AFP com des-gama-carboxiprotrombina e a fração reativa a aglutinina de *Lens culinaris* da AFP (AFP-L3) aumenta a sensibilidade do diagnóstico de CHC. Em casos de câncer hepatocelular ou de tumores de células de linhagem germinativa associados a níveis elevados de AFP, o teste pode ser útil para detectar recidivas após a terapia. A AFP também é utilizada no rastreamento de gestantes durante as semanas 15 a 20 de gestação para defeitos do tubo neural fetal. Os níveis de AFP no soro materno ou no líquido amniótico são comparados aos níveis esperados para uma determinada idade gestacional. Toyoda H et al. Tumor markers for hepatocellular carcinoma: simple and significant predictors of outcome in patients with HCC. Liver Cancer 2015;4:126. [PMID: 26020034] Wilson RD et al. Prenatal screening, diagnosis, and pregnancy management of fetal neural tube defects. J Obstet Gynaecol Can 2014;36:927. [PMID: 25375307] Wong RJ et al. Elevated alpha-fetoprotein: differential diagnosis – hepatocellular carcinoma and other disorders. Clin Liver Dis 2015;19:309. [PMID: 25921665]

Amilase

Exame/faixa/coleta	Base fisiológica	Interpretação	Comentários
Amilase, soro ou plasma 20-110 U/L [0,33-1,83 mckat/L] (laboratório-específico) TSS dourado, TPP (verde-claro) $	A amilase hidrolisa carboidratos complexos. A amilase sérica deriva primariamente do pâncreas e das glândulas salivares. Seus níveis aumentam diante da inflamação ou obstrução destas glândulas. Outros tecidos apresentam certo grau de atividade de amilase, entre os quais os ovários, os intestinos (delgado e grosso) e os músculos esqueléticos.	**Aumentada em:** Pancreatite aguda (70-95%), pseudocisto pancreático, obstrução do ducto pancreático (colecistite, coledocolitíase, carcinoma pancreático, cálculo, estreitamento, espasmo do esfíncter do ducto), traumatismo pancreático, obstrução e infarto intestinal, caxumba, parotidite, cetoacidose diabética, úlcera péptica perfurante, peritonite, gravidez ectópica com rompimento, macroamilasemia. Fármacos: azatioprina, hidroclorotiazida. **Diminuída em:** Insuficiência pancreática, fibrose cística. Em geral, níveis normais ou baixos na pancreatite crônica.	A macroamilasemia é indicada por níveis séricos elevados e níveis urinários baixos de amilase. A lipase sérica ou plasmática pode ser utilizada como teste alternativo em casos de pancreatite aguda. Este teste possui sensibilidade clínica equivalente à do teste da amilase, mas melhor especificidade. A realização de ambos os testes no diagnóstico de pancreatite aguda não proporciona nenhuma vantagem. As isoenzimas da amilase não têm utilidade prática, devido aos problemas técnicos. Harper SJ et al. Acute pancreatitis. Ann Clin Biochem 2011;48:23.[PMID: 20926469] Lippi G et al. Laboratory diagnosis of acute pancreatitis: in search of the Holy Grail. Crit Rev Clin Lab Sci 2012;49:18. [PMID: 22339380] Mahajan A et al. Utility of serum pancreatic enzyme levels in diagnosing blunt trauma to the pancreas: a prospective study with systematic review. Injury 2014;45:1384. [PMID: 24702828]

Exame/faixa/coleta	Base fisiológica	Interpretação	Comentários
Amônia, plasma (NH_3) 11-35 μmol/L Tampa verde ou lavanda $$ Colocar a amostra imediatamente no gelo. Separar o plasma das células o quanto antes dentro de 2 h. Analisar imediatamente, ou congelar para armazenamento ou transporte.	A amônia é liberada por bactérias presentes no intestino grosso ou durante o metabolismo proteico, sendo rapidamente convertida em ureia no fígado. Na doença hepática ou no *shunt* portossistêmico, a concentração sanguínea de amônia aumenta. Na insuficiência hepática aguda, a elevação da amônia sanguínea pode acarretar edema cerebral. Na insuficiência hepática crônica, pode ser responsável pela encefalopatia hepática.	**Aumentada em:** Insuficiência hepática, encefalopatia hepática (em especial, se o consumo de proteína for alto ou se houver sangramento GI), insuficiência hepática fulminante, síndrome de Reye, *shunt* porto-cava, cirrose, defeitos do ciclo metabólico da ureia, infecção do trato urinário com desvio urinário e acidemias orgânicas. Fármacos: diuréticos, acetazolamida, asparaginase, fluoruracila (transitória) e outros. Níveis inadequadamente aumentados por qualquer detergente que contenha amônia utilizado na limpeza de vidraria no laboratório. **Diminuída em:** Queda de produção por bactérias intestinais (canamicina, neomicina). Absorção intestinal diminuída (lactulose).	Os níveis plasmáticos de amônia apresentam correlação precária com o grau de encefalopatia hepática na doença hepática crônica. Esse teste não tem utilidade para adultos com doença hepática comprovada. A amônia atravessa a barreira hematencefálica. A toxicidade da amônia é provavelmente mediada pela glutamina, quando sintetizada em excesso a partir de amônia e glutamato no cérebro. A redução da amônia pode ser conseguida tendo como alvo a sua produção, absorção ou eliminação. Jover-Cobos M et al. Treatment of hyperammonemia in liver failure. Curr Opin Clin Nutr Metab Care 2014;17:105. [PMID: 24281376] Romero-Gómez M et al. Hepatic encephalopathy in patients with acute decompensation of cirrhosis and acute-on-chronic liver failure. J Hepatol 2015;62:437. [PMID: 25218789]

Anticorpos anticélulas da ilhota

Exame/faixa/coleta	Base fisiológica	Interpretação	Comentários
Anticorpos anticélulas da ilhota (ICAs), IgG, soro Negativo TSS $$$$	Os anticorpos anticélulas da ilhota (ICAs) estão associados ao diabetes tipo 1 ou ao diabetes melito insulinodependente (DMID). Os ICAs atacam as células das ilhotas pancreáticas, levando à deficiência de insulina. Os ICAs estão presentes no soro dos pacientes durante a fase pré-diabética e atuam como fatores preditores do desenvolvimento da doença tipo 1. Os ICAs são detectados em finas secções congeladas de pâncreas humano por ensaio de imunofluorescência (IFA) indireta, que mede a variedade de autoanticorpos e é um teste semiquantitativo. Os ICAs incluem anticorpos dirigidos contra vários autoantígenos das células da ilhota, incluindo insulina, ácido glutâmico descarboxilase (GAD), proteína associada ao insulinoma-2 (IA2) e transportador de zinco de efluxo (ZnT8). Os radioimunoensaios são disponibilizados para avaliação de autoanticorpos específicos para insulina, GAD, IA2 e ZnT8, que são marcadores mais confiáveis do estado pré-diabético. A insulina é o único autoantígeno específico de célula B.	**Aumentados em:** Diabetes melito tipo 1 e indivíduos que apresentam risco de desenvolver essa condição.	Teste útil para avaliação de risco e previsão do aparecimento do diabetes tipo 1. As medidas de anticorpos contra insulina, GAD, IA2 e ZnT8 são úteis como medidas auxiliares na quantificação dos ICAs. O valor preditivo para o desenvolvimento do diabetes tipo 1 em familiares de primeiro grau de pacientes com essa condição aumenta para 90-100% quando os ICAs são forte e persistentemente positivos, estão presentes combinados aos Abs anti-insulina ou Abs anti-GAD, ou quando existem pelo menos dois autoanticorpos anti-GAD, anti-IA2 e anti-ZnT8 presentes. Ainda que seja dispensável para o diagnóstico, um ensaio para ICAs pode ser útil para auxiliar o diagnóstico diferencial do diabetes tipo 1 (p. ex., diabetes autoimune latente) *versus* o diabetes tipo 2. Os ICAs estão presentes em 85% dos pacientes recém-diagnosticados com diabetes tipo 1, mas raramente são detectados em pacientes com diabetes tipo 2. Pipi E et al. Distinct clinical and laboratory characteristics of latent autoimmune diabetes in adults in relation to type 1 and type 2 diabetes mellitus. World J Diabetes 2014;5(4):505. [PMID: 25126396] Simmons K et al. Lessons from type 1 diabetes for understanding natural history and prevention of autoimmune disease. Rheum Dis Clin North Am 2014;40:797. [PMID: 25437293] Tooley JE et al. Biomarkers in type 1 diabetes: application to the clinical trial setting. Curr Opin Endocrinol Diabetes Obes 2014;21:287. [PMID: 24937037]

Anticorpos anticentrômero (AAC)

Exame/faixa/coleta	Base fisiológica	Interpretação	Comentários
Anticorpos anticentrômero (AAC), soro Negativo TSS $$ Separar o soro das células imediatamente ou dentro de 2 horas e refrigerar ou congelar.	Os anticorpos anticentrômero (AACs) são anticorpos dirigidos contra proteínas nucleares, especificamente CENP-A, B e C. A CENP-B é o autoantígeno primário e é reconhecida por todos os soros que contêm AACs. A presença de AAC é preditiva de prognóstico favorável em casos de esclerose sistêmica. Existem testes de imunofluorescência com anticorpos (IFA) e testes baseados no ensaio ELISA que são disponibilizados para a detecção de AACs.	**Positivos em:** Síndrome CREST (calcinose, fenômeno de Raynaud, dismotilidade esofágica, esclerodactilia [sclerodactyly], e telangiectasia) (80-90%), esclerodermia difusa (5-10%), doença de Raynaud (20-30%).	O AAC tem correlação com envolvimento cutâneo limitado e com um alto risco de complicações vasculares (p. ex., hipertensão pulmonar). Em pacientes com doença do tecido conectivo, o valor preditivo de um teste positivo é > 95% para esclerodermia ou doenças correlatas (síndrome CREST, doença de Raynaud). Mesmo assim, o diagnóstico da síndrome CREST é estabelecido clinicamente. A presença de AACs detectáveis pode antecipar em vários anos o desenvolvimento da síndrome CREST clínica. Além de AAC, os testes para detecção de autoanticorpos dirigidos contra a topoisomerase-I e contra a RNA polimerase também ajudam a diagnosticar e subclassificar a esclerose sistêmica. Os AACs também são encontrados em um pequeno percentual de pacientes com cirrose biliar primária, artrite reumatoide e lupus eritematoso sistêmico. (Ver também Autoanticorpos, Tab. 8-7.) Saketkoo LA et al. The primary care physician in the early diagnosis of systemic sclerosis: the cornerstone of recognition and hope. Am J Med Sci 2014;347:54. [PMID: 24366221] Tyndall A et al. The differential diagnosis of systemic sclerosis. Curr Opin Rheumatol 2013;25:692. [PMID: 24061074] Villalta D et al. Diagnostic accuracy and predictive value of extended autoantibody profile in systemic sclerosis. Autoimmun Rev 2012;12:114. [PMID: 22776784]

Anticorpos anticitoplasma de neutrófilo

Exame/faixa/coleta	Base fisiológica	Interpretação	Comentários
Anticorpos anticitoplasma de neutrófilo, soro (ANCA) Negativo TSS, tubo de tampa vermelha $$$	Quantificação de autoanticorpos presentes no soro dirigidos contra constituintes citoplasmáticos de neutrófilos. (Ver também Autoanticorpos, Tab. 8-7.) Frequentemente, recomenda-se a avaliação com teste duplo, por imunofluorescência indireta padrão para detecção de ANCA citoplasmático (cANCA) e ANCA perinuclear (pANCA) presentes no soro, aliado ao teste reflexo de detecção de anticorpos antimieloperoxidase (anti-MPO) e antiproteinase-3 (anti-PR3). Em alguns laboratórios, o teste de ANCA é realizado com os anticorpos anti-MPO e anti-PR3, como um painel único. ANCA comumente está associado à vasculite de pequenos vasos.	**Positivos em:** Granulomatose com poliangeíte (antiga granulomatose de Wegener), vasculite sistêmica, glomerulonefrite em crescente pauci-imune, vasculite paraneoplásica, angeíte de Churg-Strauss, poliangeíte microscópica, vasculite induzida por fármacos, colite ulcerativa.	Somente os anticorpos contra MPO e PR3 têm utilidade clínica. O teste de ANCA tem um valor preditivo positivo satisfatório apenas quando a probabilidade pré-teste é alta, porque a prevalência da vasculite primária é muito baixa. No paciente com vasculite sistêmica, níveis elevados de ANCA implicam doença ativa. A medida longitudinal de ANCA é útil no monitoramento da atividade da doença, uma vez que os títulos caem após 3-4 meses de tratamento. ANCA persistentemente elevado, mesmo com o tratamento, é preditivo de maior probabilidade de recidiva. Entretanto, os níveis de ANCA podem se manter persistentemente elevados e devem ser utilizados aliados a outros índices clínicos nas decisões terapêuticas. Na vasculite associada a ANCA, a sensibilidade, a especificidade, o valor preditivo positivo e o valor preditivo negativo do ANCA variam de acordo com o método e a população estudada. Aggarwal A. Role of autoantibody testing. Best Pract Res Clin Rheumatol 2014;28:907. [PMID: 26096093] Kallenberg CG. Pathogenesis and treatment of ANCA-associated vasculitides. Clin Exp Rheumatol 2015;33(4 Suppl 92):S1. [PMID: 26457917] Silva de Souza AW. Autoantibodies in systemic vasculitis. Front Immunol 2015;6:184. [PMID: 25954277]

Anticorpos anti-DNA de fita dupla

Exame/faixa/coleta	Base fisiológica	Interpretação	Comentários
Anticorpos anti-DNA de fita dupla (dsDNA Ab), soro Negativo (ELISA) ou Título < 1:10 (IFA) TSS $$	Anticorpos IgG ou IgM dirigidos contra o DNA de fita dupla. Os anticorpos anti-dsDNA são considerados a marca sorológica do lúpus eritematoso sistêmico (LES). O teste não é padronizado entre laboratórios.	**Aumentados em:** Lupus eritematoso sistêmico (LES; 60-70% de sensibilidade; 95% de especificidade, baseando-se em um título > 1:10). **Não aumentados em:** Lupus induzido por fármaco.	O rastreamento de anticorpos anti-DNA de fita dupla pode ser feito por ELISA. Se o ELISA resultar positivo, um teste semiquantitativo de imunofluorescência com anticorpos (IFA) é realizado em seguida. Títulos elevados são detectados apenas no LES. Os títulos de anticorpos anti-dsDNA apresentam correlação moderadamente satisfatória com a ocorrência de glomerulonefrite (nefrite lúpica) e com a atividade de doença renal. Autoanticorpos contra histonas, Sm e nucleossomos podem ser detectados e também são biomarcadores de LES. (Ver também Autoanticorpos, Tab. 8-7.) Pisetsky DS. Standardization of anti-DNA antibody assays. Immunol Res 2013;56:420. [PMID: 23579774] Rekvig OP. Anti-dsDNA antibodies as a classification criterion and a diagnostic marker for systemic lupus erythematosus: critical remarks. Clin Exp Immunol 2015;179:5. [PMID: 24533624] Yu C et al. Diagnostic criteria for systemic lupus erythematosus: a critical review. J Autoimmun 2014;48:10. [PMID: 24461385]

Anticorpos antimúsculo liso

Exame/faixa/coleta	Base fisiológica	Interpretação	Comentários
Anticorpos antimúsculo liso, soro Negativo TSS $$	Os anticorpos antiproteínas de músculo liso são encontrados em pacientes com hepatite tipo 1 crônica ativa, cirrose biliar primária e síndrome de sobreposição de hepatite autoimune e cirrose biliar primária.	**Positivos em:** Hepatite autoimune crônica ativa (40-70%, predominância de anticorpos IgG), títulos menores na cirrose biliar primária (50%, predominância de anticorpos IgM), hepatite viral, mononucleose infecciosa, cirrose criptogênica (28%), infecção pelo HIV, vitiligo (25%), endometriose, doença de Behçet (< 2% dos indivíduos normais).	A presença de altos títulos de anticorpos antimúsculo liso (> 1:80) é útil para distinguir um caso de hepatite autoimune crônica ativa das outras formas de hepatite existentes. Existem dois tipos de hepatite autoimune reconhecidos, baseados no perfil de autoanticorpos sorológicos: tipo 1, definido pela positividade para anticorpos antimúsculo liso e/ou FAN; e tipo 2, caracterizado pela presença de anticorpo antimicrossomal fígado-rim tipo 1 ou anticorpo anticitosol hepático tipo 1. Liberal R et al. Update on autoimmune hepatitis. J Clin Transl Hepatol 2015;3:42. [PMID: 26357634] Muratori L et al. Autoantibodies in autoimmune hepatitis. Dig Dis 2015;33(Suppl 2):65. [PMID: 26642213] Zhao P et al. Low incidence of positive smooth muscle antibody and high incidence of isolated IgM elevation in Chinese patients with autoimmune hepatitis and primary biliary cirrhosis overlap syndrome: a retrospective study. BMC Gastroenterol 2012;12:1. [PMID: 22214224]

Anticorpos antiplaquetários

Exame/faixa/coleta	Base fisiológica	Interpretação	Comentários
Anticorpos antiplaquetários, sangue total, plasma/soro Negativa TSS, tubo de tampa lavanda ou amarela (metodologia-dependente) $$$$	Anticorpos antiplaquetários clinicamente significativos (IgG associada a plaquetas) incluem anticorpos antiplaquetários autoimunes, que causam púrpura trombocitopênica idiopática (PTI); aloanticorpos plaqueta-específicos, causadores de trombocitopenia aloimune neonatal (TPAN) e de púrpura pós-transfusão (PPT); e aloanticorpos anti-HLA de classe I, que estão associados à refratariedade às transfusões de plaqueta. Os aloanticorpos plaqueta-específicos são mais comumente dirigidos ao antígeno plaquetário humano, referido como HPA-1a (também conhecido como PI^A1). Os autoanticorpos da PTI são normalmente dirigidos contra as glicoproteínas plaquetárias IIb/IIIa e/ou Ib/IX. Existem vários métodos com sensibilidades e especificidades variáveis disponíveis e nenhum é capaz de detectar todos os anticorpos. O uso combinado de um ensaio de ligação sensível, como o teste de imunofluorescência direta para plaquetas, a um imunoensaio de captura de antígeno é útil. Existem kits de ELISA disponíveis que detectam anticorpos específicos para as glicoproteínas plaquetárias ou antígenos HLA de classe I. Também existem testes para anticorpos antiplaquetários diretos e indiretos, baseados em citometria de fluxo.	**Positivos em:** PTI crônica (90-95%), doença autoimune tireoideana (51%), síndrome antifosfolipídeo, TPAN, PPT. O teste de soro/plasma para detecção de TPAN deve ser realizado utilizando amostras maternas.	A realização rotineira de testes de detecção de anticorpos antiplaqueta não é recomendada. Em casos selecionados (p. ex., PTI refratária, TPAN, PPT), o teste pode ser válido. Um ensaio para detecção de anticorpos ligados a plaquetas (direto) é mais informativo do que a detecção de anticorpos livres presentes no plasma ou soro (indireto). Para pacientes que falharam repetidamente em responder a transfusões de plaquetas de doador aleatório (p. ex., refratariedade a múltiplas transfusões plaquetárias), a detecção e caracterização do anticorpo HLA específico pode permitir transfusões de plaquetas HLA compatíveis e submetidas à prova cruzada. Hayashi T et al. Advances in alloimmune thrombocytopenia: perspectives on current concepts of human platelet antigens, antibody detection strategies, and genotyping. Blood Transfus 2015;13:380. [PMID: 26057488] Heikal NM et al. Laboratory testing for platelet antibodies. Am J Hematol 2013;88:818. [PMID: 23757218] Yehudai D et al. Autoimmunity and novel therapies in immune-mediated thrombocytopenia. Semin Hematol 2013;50(Suppl 1):S100. [PMID: 23664506]

Anticorpos antiproteína citrulinada cíclica (anticorpos anti-CCP)

Exame/faixa/coleta	Base fisiológica	Interpretação	Comentários
Anticorpos antiproteína citrulinada cíclica (anti-CCP), soro Negativo TSS, tubo de tampa vermelha $$$$	A desaminação pós-tradução dos resíduos de arginina pela enzima peptidilarginase desaminase (citrulinação), que ocorre durante a inflamação, resulta na produção de epítopo antigênico. Os níveis de anticorpos IgG contra proteínas citrulinadas (em particular, filagrina) estão frequentemente elevados na artrite reumatoide (AR) e também na artrite erosiva em pacientes com lúpus eritematoso sistêmico (LES).	**Aumentados em:** AR (sensibilidade = 70-80%, especificidade = 93-98%), artrite erosiva deformante no LES (sensibilidade = 30-70%, especificidade = 80-97%)	A especificidade dos anticorpos anti-CCP para a AR é maior do que a especificidade do fator reumatoide (FR). Os anticorpos anti-CCP podem estar presentes na fase pré-clínica da AR, estão associados ao futuro desenvolvimento de AR e podem predizer destruição articular radiográfica. Pacientes com resultados fracamente positivos devem ser monitorados e testados repetidamente. Anticorpos anti-CCP também são marcadores bastante específicos de artrite erosiva no LES. Budhram A et al. Anti-cyclic citrullinated peptide antibody as a marker of erosive arthritis in patients with systemic lupus erythematosus: a systematic review and meta-analysis. Lupus 2014;23:1156. [PMID: 24990382] Farid SSh et al. Anti-citrullinated protein antibodies and their clinical utility in rheumatoid arthritis. Int J Rheum Dis 2013;16:379. [PMID: 23992255] Kourilovitch M et al. Diagnosis and classification of rheumatoid arthritis. J Autoimmun 2014;48-49:26. [PMID: 24568777]

Anticorpos antirreceptor de acetilcolina

Exame/faixa/coleta	Base fisiológica	Interpretação	Comentários
Anticorpos antirreceptor de acetilcolina, soro Negativo TSS, tampa vermelha $$	A maioria dos pacientes com miastenia grave tem anticorpos detectáveis contra o receptor de acetilcolina (AChR). Os autoanticorpos anti-AChR podem ser divididos em anticorpos ligadores, bloqueadores e moduladores, todos envolvidos na patogênese da miastenia grave. O anticorpo ligador é o mais comumente testado. Está disponível um radioimunoensaio (RIA) sensível ou ELISA.	**Positivos em:** Miastenia grave (sensibilidade de 87-98%; especificidade de 98-100%).	Os níveis de anticorpo estão correlacionados com a gravidade da insuficiência autonômica. Os anticorpos também podem estar associados a outros distúrbios neurológicos não relacionados ao sistema nervoso autônomo. Além dos anticorpos anti-AChR, a detecção de autoanticorpos dirigidos contra MuSK (quinase músculo-específica) e LRP4 (proteína relacionada à lipoproteína 4) também pode ajudar a diagnosticar a miastenia grave, mas com uma sensibilidade significativamente menor. Berrih-Aknin S et al. Diagnostic and clinical classification of autoimmune myasthenia gravis. J Autoimmun 2014;48-49:143. [PMID: 24530233] Leite MI et al. Diagnostic use of autoantibodies in myasthenia gravis. Autoimmunity 2010;43:371. [PMID: 20380582] Zisimopoulou P et al. Serological diagnostics in myasthenia gravis based on novel assays and recently identified antigens. Autoimmun Rev 2013;12:924. [PMID: 23537507]

Exame/faixa/coleta	Base fisiológica	Interpretação	Comentários
Anticorpos antirribonucleoproteínas, soro (anti-RNP) Negativo TSS $$	Este é um anticorpo dirigido contra um antigeno nuclear extraível da ribonucleoproteína. A presença de altos títulos de anticorpos contra U1-RNP está associada à doença mista do tecido conectivo (DMTC) e também pode estar presente na esclerose sistêmica e no lúpus eritematoso sistêmico (LES).	**Aumentados em:** Esclerodermia (20-30% de sensibilidade, baixa especificidade), DMTC (95-100% de sensibilidade, baixa especificidade), LES (38-44%), síndrome de Sjögren, artrite reumatoide (10%), lúpus discoide (20-30%). O anticorpo anti-RNP está presente em 2,7% dos pacientes positivos para FAN.	Os anticorpos anti-RNP atuam na patogênese das doenças autoimunes sistêmicas, induzindo mediadores inflamatórios neurotóxicos. Um teste negativo essencialmente exclui a hipótese de DMTC. (Ver também Autoanticorpos, Tab. 8-7.) Cozzani E et al. Serology of lupus erythematosus: correlation between immunopathological features and clinical aspects. Autoimmune Dis 2014;2014:321359. [PMID: 24649358] Fujii T. Direct and indirect pathogenic roles of autoantibodies in systemic autoimmune diseases. Allergol Int 2014;63:515. [PMID: 25339435] Wolin S. RNPs and autoimmunity: 20 years later. RNA 2015;21:548. [PMID: 25780132]
Anticorpos anti-Smith (anti-Sm), soro Negativo TSS $$	Este anticorpo dirigido contra o antígeno de Smith (um antígeno nuclear extraível) é um anticorpo marcador do LES.	**Positivos em:** LES (30-40% de sensibilidade, 90-95% de especificidade).	O anti-Sm é altamente específico para LES e é um dos poucos autoanticorpos comumente encontrados no LES, entre os quais estão também os anticorpos anti-Sm/RNP, anti-dsDNA e anti-Ro/La. Um teste positivo aumenta substancialmente a probabilidade pós-teste de LES. Esse teste raramente é necessário para estabelecer o diagnóstico de LES. (Ver também Autoanticorpos, Tab. 8-7.) Cozzani E et al. Serology of lupus erythematosus: correlation between immunopathological features and clinical aspects. Autoimmune Dis 2014;2014:321359. [PMID: 24649358] Fu SM et al. Anti-dsDNA antibodies are one of the many autoantibodies in systemic lupus erythematosus. F1000Res 2015;4(F1000 Faculty Rev):939. [PMID: 26594353] Han S et al. Mechanisms of autoantibody production in systemic lupus erythematosus. Front Immunol 2015;6:228. [PMID: 26029213]

Anticorpos anti-SS-A/Ro

Exame/faixa/coleta	Base fisiológica	Interpretação	Comentários
Anticorpos anti-SS-A/Ro, soro Negativo TSS SS	A síndrome de Sjögren (SS) é uma doença inflamatória crônica que envolve primariamente as glândulas exócrinas, resultando em seu comprometimento funcional. Os anticorpos anti-Ro e anti-La são considerados a principal característica clássica da SS. Os anticorpos dirigidos contra os complexos de ribonucleoproteína celular Ro (SS-A ou antígeno A associado à SS) são encontrados em indivíduos com doenças do tecido conectivo, como síndrome de Sjögren (SS), LES, lúpus neonatal (em particular, com bloqueio cardíaco congênito), artrite reumatoide (AR) e vasculite. Existem dois tipos de anticorpos anti-Ro/SSA: anti-SS-A 52 kDa e anti-SS-A 60 kDa, de especificidades antigênicas distintas codificados por genes distintos.	**Aumentados em:** SS (60-70% de sensibilidade, baixa especificidade), LES (30-40%), AR (10%), lúpus cutâneo subagudo, vasculite.	Teste útil no aconselhamento de mulheres em idade fértil com doença de tecido conectivo comprovada, porque um resultado positivo está associado a um risco pequeno mas real de desenvolvimento de LES neonatal e bloqueio cardíaco congênito. Os poucos (< 10%) pacientes com LES negativos para FAN comumente apresentam anticorpos anti-SS-A. Os níveis circulantes de anti-Ro/La não têm correlação com a atividade da doença. Pacientes positivos para anti-Ro/La com SS podem ter uma grave hipergamaglobulinemia, crioglobulinas e um alto risco de desenvolvimento de linfoma, em comparação com os casos de SS soronegativos. (Ver também Autoanticorpos, Tab. 8-7.) Brandt JE et al. Sex differences in Sjögren's syndrome: a comprehensive review of immune mechanisms. Biol Sex Differ 2015;6:19. [PMID: 26535108] Tincani A et al. Novel aspects of Sjögren's syndrome in 2012. BMC Med 2013;11:93. [PMID: 23556533]

Anticorpos anti-SS-B/La

Exame/faixa/coleta	Base fisiológica	Interpretação	Comentários
Anticorpos anti-SS-B/La, soro Negativo TSS SS	A síndrome de Sjögren (SS) é uma doença inflamatória crônica que envolve primariamente as glândulas exócrinas, resultando em seu comprometimento funcional. Os anticorpos anti-Ro e anti-La são considerados a principal característica clássica da SS. Os anticorpos dirigidos contra os complexos de ribonucleoproteínas celulares (SS-B ou antígeno B associado à SS) La são encontrados em pacientes com SS. Esses anticorpos parecem ser relativamente mais específicos para a SS do que os anticorpos anti-SS-A. Sua quantificação é feita por imunoensaio.	**Aumentados em:** Síndrome de Sjögren (40-50% de sensibilidade, especificidade maior do que a dos anticorpos anti-SS-A), LES (10%).	A patogenicidade direta e utilidade do teste de detecção dos autoanticorpos na previsão da exacerbação da doença não foi comprovada. Os níveis circulantes de anti-Ro/La não têm correlação com a atividade da doença. Pacientes positivos para anti-Ro/La com SS pode ter uma grave hipergamaglobulinemia, crioglobulinas e risco elevado de linfoma. (Ver também Autoanticorpos, Tab. 8-7.) Brandt JE et al. Sex differences in Sjögren's syndrome: a comprehensive review of immune mechanisms. Biol Sex Differ 2015;6:19. [PMID: 26535108] Tincani A et al. Novel aspects of Sjögren's syndrome in 2012. BMC Med 2013;11:93. [PMID: 23556633]

Anticorpos bloqueadores do fator intrínseco

Exame/faixa/coleta	Base fisiológica	Interpretação	Comentários
Anticorpos bloqueadores do fator intrínseco (IFBA), soro Negativo TSS, tubo de tampa vermelha $$$$	A deficiência de vitamina B_{12} (cobalamina) pode levar ao desenvolvimento de anemia megaloblástica e déficits neurológicos. A causa mais comum de deficiência de B_{12} em países desenvolvidos é a anemia perniciosa (AP). A AP é um distúrbio autoimune que resulta na diminuição ou ausência de produção de ácido gástrico (pepsina) e do fator intrínseco (FI). A maioria dos pacientes com AP possui autoanticorpos dirigidos contra as células gástricas parietais ou o FI. Os autoanticorpos anti-FI são bastante específicos, mas estão presentes apenas em 50-60% dos casos. Os anticorpos anticélula parietal são mais sensíveis, mas menos específicos. A determinação dos níveis séricos de B_{12}, seja precedida ou seguida do teste de ácido metilmalônico (AMM) sérico, constitui a primeira etapa do diagnóstico de AP. Se esses exames sustentarem a deficiência de B_{12}, então pode ser indicada a realização do teste de IFBA para confirmação da AP como etiologia.	**Positivos em:** Anemia perniciosa (sensibilidade de 50-60%; especificidade > 95%).	Um teste de IFBA positivo sustenta firmemente um diagnóstico de AP. Como a sensibilidade diagnóstica do IFBA é de apenas 50-60% para detecção de AP, um teste de IFBA indeterminado ou negativo não exclui o diagnóstico de AP. Nesses pacientes, seja a AP ou outra etiologia, como a desnutrição, ainda podem estar presentes. A medida dos níveis séricos de gastrina será útil nesses casos. Em pacientes com AP, os níveis séricos de gastrina em jejum estão altos (> 200 pg/mL), e isso representa um mecanismo de resposta compensatória à acloridria observada nessa condição. Não solicitar o teste de IFBA em casos de pacientes que tenham tomado uma injeção de vitamina B_{12} nas últimas 2 semanas. Os níveis altos de vitamina B_{12} podem interferir no ensaio. Bizzaro N et al. Diagnosis and classification of pernicious anemia. Autoimmun Rev 2014;13:565. [PMID: 24424200] Osborne D et al. Autoimmune mechanisms in pernicious anaemia & thyroid disease. Autoimmun Rev 2015;14:763. [PMID: 25936607] Shipton MJ et al. Vitamin B12 deficiency—a 21st century perspective. Clin Med (Lond) 2015;15:145. [PMID: 25824066]

Anticorpos heterófilos

Exame/faixa/coleta	Base fisiológica	Interpretação	Comentários
Anticorpos heterófilos, soro (monoteste, teste de Paul-Bunnell) Negativo TSS, tubo de tampa vermelha $	A mononucleose infecciosa (MI) é uma doença infecciosa aguda, autolimitada, transmitida pela saliva e causada pelo vírus Epstein-Barr (EBV). O vírus infecta preferencialmente as células B e promove respostas imunes, incluindo a ativação de células T. Os anticorpos heterófilos (de Paul-Bunnell) (IgM) aparecem em 60% dos pacientes com mononucleose dentro de 1-2 semanas e em 80-90% dos pacientes no primeiro mês. Tais anticorpos são inespecíficos para o EBV, mas são encontrados raramente em outros distúrbios. O monoteste, um tipo de teste de detecção de anticorpos heterófilos, consiste em um teste rápido para mononucleose infecciosa causada pelo EBV. Esse teste baseia-se na aglutinação de hemácias de cavalo pelos anticorpos heterófilos presentes no soro do paciente. Os títulos diminuem substancialmente em 3 meses após a infecção primária e se tornam indetectáveis em 6 meses.	**Positivos em:** Mononucleose infecciosa (MI) (90-95%). **Negativos em:** Mononucleose heterófilo-negativa: CMV, EBV heterófilo-negativo, toxoplasmose, vírus da hepatite, soroconversão para HIV-1, listeriose, tularemia, brucelose, doença da arranhadura do gato, doença de Lyme, sífilis, infecções por riquétsias, medicações (fenitoína, sulfassalazina, dapsona), doenças vasculares do colágeno (em especial, lúpus eritematoso sistêmico), endocardite infecciosa subaguda.	O teste é utilizado de modo auxiliar no diagnóstico da MI. Os três aspectos laboratoriais clássicos da MI são a linfocitose, um número significativo (> 10-20%) de linfócitos atípicos (células T reativas) presentes em um esfregaço de sangue periférico e um resultado positivo no teste de anticorpo heterófilo. Se o teste heterófilo resultar negativo no contexto de evidências hematológicas e clínicas de uma doença do tipo mononucleose, a repetição do teste em 1-2 semanas poderá fornecer um resultado positivo. A sorologia para EBV (anti-VCA, anti-EBNA, anti-EA) também pode ser indicada, especialmente em casos de crianças e adolescentes que podem apresentar resultado negativo no teste heterófilo. Os testes baseados em PCR para EBV (qualitativo e/ou quantitativo) podem ajudar a diagnosticar a mononucleose inicial em casos com resultados sorológicos inconclusivos. Hatton OL et al. The interplay between Epstein-Barr virus and B lymphocytes: implications for infection, immunity, and disease. Immunol Res 2014;58:268. [PMID: 24619311] Vouloumanou EK et al. Current diagnosis and management of infectious mononucleosis. Curr Opin Hematol 2012;19:14. [PMID: 22123662]

Anticorpos mitocondriais

Exame/faixa/coleta	Base fisiológica	Interpretação	Comentários
Anticorpos mitocondriais (AMA), soro Negativo (< 1,0 U) TSS $$	Originalmente demonstrados utilizando testes de imunofluorescência, os anticorpos mitocondriais agora podem ser detectados utilizando ensaios de ELISA comercialmente disponíveis. Embora sejam mais práticos, os ELISAs continuam sendo um pouco menos sensíveis do que as técnicas de imunofluorescência. Em pacientes negativos para AMA e com alta suspeita de cirrose biliar primária (CBP), os autoanticorpos mitocondriais podem ser pesquisados utilizando autoantígenos recombinantes. A positividade para AMA constitui 1 dos 3 critérios diagnósticos principais para CBP.	**Aumentados em:** Cirrose biliar primária (85-95%), hepatite crônica ativa (25-28%), ocasionalmente na síndrome CREST e em outras doenças autoimunes; títulos mais baixos na hepatite viral, mononucleose infecciosa, neoplasias, cirrose criptogênica (25-30%).	Teste utilizado primariamente na distinção entre CBP (anticorpos presentes) e obstrução biliar extra-hepática (anticorpos ausentes). Os antígenos reconhecidos pelo AMA foram denominados M1-M9. AMAs de pacientes com CBP reconhecem o complexo do antígeno M2, que inclui as enzimas 2-piruvato desidrogenase (PDH-E2) e 2-oxoglutarato desidrogenase, encontradas na membrana mitocondrial interna. Os AMAs são sensíveis e específicos para o diagnóstico e predição de CBP e, em geral, estão presentes em um título mais alto. Porém, o título ou os níveis de AMA não indicam a atividade nem a progressão da CBP. Os perfis de subtipos de AMA não predizem o prognóstico de pacientes com CBP. Nakamura M. Clinical significance of autoantibodies in primary biliary cirrhosis. Semin Liver Dis 2014;34:334. [PMID: 25057956] Webb GJ et al. The immunogenetics of primary biliary cirrhosis: a comprehensive review. J Autoimmun 2015;64:42. [PMID: 26250073]

Exames laboratoriais comuns: seleção e interpretação 77

Antígeno carcinoembrionário (CEA)

Exame/faixa/coleta	Base fisiológica	Interpretação	Comentários
Antígeno carcinoembrionário (CEA), soro < 2,5 ng/mL [mcg/L] TSS $$$ Separar o soro das células assim que possível ou dentro de 2 h após a coleta.	O CEA é um antígeno oncofetal. Trata-se de uma glicoproteína associada a certas malignidades, em particular tumores epiteliais (p. ex., câncer colorretal, câncer pancreático, etc.).	**Aumentado em:** Câncer colorretal (72%), câncer de pulmão (76%), câncer de pâncreas (91%), câncer de estômago (61%), fumantes, doença hepática benigna aguda (50%) e crônica (90%) e doença GI benigna (úlcera péptica, pancreatite, colite). As elevações > 20 ng/mL geralmente estão associadas à malignidade. Para os casos de recidiva de câncer de mama (adotando um valor de corte de 5 ng/mL), a sensibilidade é de 44,4%, e a especificidade é igual a 95,5%.	**Rastreamento:** O teste não é sensível nem específico o bastante para ser útil no rastreamento do câncer. Os níveis de CEA devem ser utilizados de forma conjunta com os dados da avaliação clínica e de outros procedimentos diagnósticos. **Monitoramento após a cirurgia:** O teste é utilizado na detecção da recorrência do câncer colorretal após a cirurgia (níveis de CEA elevados sugerem recorrência com uma antecedência de 3-6 meses em relação aos indicadores clínicos), embora ainda não tenha sido demonstrado que esse monitoramento melhore as taxas de sobrevida. Caso o monitoramento seja realizado, o mesmo método de ensaio deve ser utilizado de maneira consistente para eliminar qualquer tipo de variabilidade método-dependente. Os níveis de CEA no líquido cístico pancreático podem ajudar a controlar a neoplasia cística mucinosa, ainda que a acurácia e o nível do valor de corte variem entre os laboratórios. Bhutani MS et al. Pancreatic cyst fluid analysis – a review. J Gastrointestin Liver Dis 2011;20:175. [PMID: 21725515] Fahy BN. Follow-up after curative resection of colorectal cancer. Ann Surg Oncol 2014;21:738. [PMID: 24271157] Grunnet M et al. Carcinoembryonic antigen (CEA) as tumor marker in lung cancer. Lung Cancer 2012;76:138. [PMID: 22153832]

Antígeno criptocócico, soro ou LCS

Exame/faixa/coleta	Base fisiológica	Interpretação	Comentários
Antígeno criptocócico, soro ou LCS Negativo Tampa vermelha ou TSS (soro) ou tubo de vidro ou plástico (LCS) $$	A maioria das infecções com *Cryptococcus neoformans* ocorre nos pulmões. Entretanto, a meningite fúngica e a encefalite podem ocorrer como infecção secundária em pacientes com Aids e outros indivíduos em risco. O polissacarídeo capsular de *Cryptococcus neoformans* potencializa as infecções oportunistas produzidas pelas leveduras. O teste do antígeno criptocócico é usado como teste de aglutinação do látex ou imunoensaio enzimático. Uma titulação geralmente é realizada em amostras positivas.	**Positivo em:** Infecção criptocócica (p. ex., meningite criptocócica).	Há relatos de resultados falso-positivos e falso-negativos. Os resultados falso-positivos decorrentes da presença de fator reumatoide podem ser minimizados pelo pré-tratamento do soro com pronase antes de realizar o teste. A sensibilidade e especificidade do título de antígeno criptocócico sérico para meningite criptocócica são, respectivamente, 91 e 83%. O teste de antígeno criptocócico realizado em amostras de LCS precisa ser confirmado por cultura. Também há um teste de anticorpo contra *Cryptococcus* disponível para amostras de soro e de LCS. As técnicas moleculares estão passando por avaliação clínica. Das infecções criptocócicas, 96% ocorrem em pacientes infectados por HIV/Aids. Arvanitis M et al. Molecular and nonmolecular diagnostic methods for invasive fungal infections. Clin Microbiol Rev 2014;27:490. [PMID: 24982319] Kaplan JE et al. Cryptococcal antigen screening and early antifungal treatment to prevent cryptococcal meningitis: a review of the literature. J Acquir Immune Defic Syndr 2015;68:S331. [PMID: 25768872] Schelenz S et al. British Society for Medical Mycology best practice recommendations for the diagnosis of serious fungal diseases. Lancet Infect Dis 2015;15:461. [PMID: 25771341]

Antígeno prostático específico (PSA)

Exame/Faixa/coleta	Base fisiológica	Interpretação	Comentários
Antígeno prostático específico, total (PSA) 0-4 ng/mL [mcg/L] TSS, tubo de tampa vermelha, TPP; tubo de tampa lavanda ou verde $$$	O PSA é uma glicoproteína produzida pelas células do epitélio do ducto prostático. Está presente no soro de todos os homens e ausente no soro das mulheres.	**Aumentado em:** Carcinoma da próstata (sensibilidade ~20% e especificidade ~60-70% para um valor de corte de 4,0 ng/mL), recidiva bioquímica após tratamento localizado, hiperplasia prostática benigna (HPB), prostatite. **Diminuído em:** Carcinoma da próstata metastático tratado à base de terapia antiandrogênio, pós-prostatectomia, terapia com inibidor de 5α-redutase.	O PSA é utilizado na detecção precoce do câncer de próstata e como marcador tumoral para avaliação da resposta e monitoramento da recorrência do câncer de próstata tratado. Ainda não há consenso quanto ao uso da quantificação dos níveis de PSA como teste de rastreamento para detecção precoce do câncer de próstata. Uma diminuição das taxas de mortalidade como consequência do uso dessa medida no rastreamento do câncer não foi comprovada. Além disso, os riscos associados à terapia precoce são significativos. Como resultado, a United States Preventive Services Task Force des encoraja o uso do teste para homens sadios de todas as faixas etárias. As diretrizes da American Cancer Society estabelecem que a oferta de rastreamento de câncer de próstata não deve ser feita a homens assintomáticos com expectativa de vida menor que 10 anos e que os homens com expectativa de vida de pelo menos 10 anos devem ter uma oportunidade de tomar uma decisão informada sobre passar ou não pelo teste de PSA para rastreamento de câncer de próstata. A American Urological Association não recomenda o rastreamento com PSA de homens com 70 anos de idade ou mais, nem para homens cuja expectativa de vida seja inferior a 10-15 anos. O nadir do PSA (os níveis de PSA mais baixos atingidos após a intervenção terapêutica) parece estar correlacionado com a probabilidade de o paciente permanecer livre da doença. A detecção de três elevações consecutivas dos níveis de PSA é interpretada como indicação de falha (bioquímica) do tratamento. Os níveis de PSA frequentemente estão aumentados na HBP, e o valor preditivo positivo em homens de idade mais avançada é baixo. O uso da razão PSA livre/PSA total ou do teste de PSA complexado e volume da próstata pode melhorar a acurácia diagnóstica para o câncer de próstata. Não é recomendável usar a velocidade (ritmo do aumento) do PSA como guia para biópsia na detecção do câncer de próstata. Cuzick J et al. Prevention and early detection of prostate cancer. Lancet Oncol 2014;15:e484. [PMID: 25281467] Smith RA et al. Cancer screening in the United States, 2015: a review of current American Cancer Society guidelines and current issues in cancer screening. CA Cancer J Clin 2015;65:30. [PMID: 25581023]

α₁-Antitripsina

Exame/faixa/coleta	Base fisiológica	Interpretação	Comentários
α₁-Antitripsina (AAT) (α₁-Antiprotease), soro ou plasma 110–270 mg/dL [1,1–2,7 g/L] TSS, tubo de tampa vermelha, TPP (verde-claro), tubo de tampa lavanda, rosa $$	A AAT é um inibidor da serina protease glicoproteína α₁ globulina, codificada por um gene localizado no braço longo do cromossomo 14. A designação de PiMM é dada à homozigosidade de alelos normais. A deficiência de AAT (herdada por transmissão autossômica codominante) leva à atividade excessiva de protease e ao enfisema panacinar em adultos, ou à doença hepática em crianças (vista na homozigose PiZZ e nos genótipos PiSZ heterozigotos compostos). A cirrose hepática e o câncer de fígado em indivíduos adultos também estão associados ao genótipo de PI*ZZ.	**Aumentada em:** Inflamação, infecção, doença reumática, malignidade e gravidez, na qual atua como reagente de fase aguda. **Diminuída em:** Deficiência congênita de α₁-antitripsina (níveis sanguíneos de AAT: deficientes, <35% do nível funcional normal mediano), síndrome nefrótica.	O diagnóstico de deficiência de AAT pela medida dos níveis séricos/plasmáticos de AAT (p. ex., por nefelometria) pode ser seguido de fenotipagem (p. ex., foco isoelétrico) ou genotipagem. O tabagismo é uma causa significativamente mais comum de doença pulmonar obstrutiva crônica em adultos, se comparado à deficiência de α₁-antitripsina. O teste para deficiência de α₁-antitripsina deve ser realizado em casos de pacientes jovens (<50 anos, apresentando limitação do exercício em decorrência de enfisema), indivíduos com enfisema na ausência de tabagismo e diante da existência de agrupamento familiar de enfisema e/ou doença hepática, predominância basilar de enfisema, ou cirrose inexplicada. Campos MA et al. α1 Antitrypsin deficiency: current best practice in testing and augmentation therapy. Ther Adv Respir Dis 2014;8:150. [PMID: 25013223] Stockley RA. Alpha1-antitrypsin review. Clin Chest Med 2014;35:39. [PMID: 24507836] Teckman JH et al. Advances in alpha-1-antitrypsin deficiency liver disease. Curr Gastroenterol Rep 2014;16:367. [PMID: 24338605]

Antitrombina

Exame/faixa/coleta	Base fisiológica	Interpretação	Comentários
Antitrombina (AT), plasma 84-123% (atividade enzimática, qualitativo) 80-130% (antígeno, quantitativo) Tubo de tampa azul $$ Transportar a amostra no gelo até o laboratório. O plasma deve ser separado e congelado em tubo de polipropileno dentro de 2 horas.	A antitrombina é um inibidor de serina protease que confere proteção contra a formação de trombos inibindo a trombina e outros fatores, como IXa, Xa, XIa. É responsável por 70-90% da atividade anticoagulante do plasma humano. Sua atividade é aumentada em 1.000 vezes pela heparina. Existem dois tipos de ensaio: funcional/enzimático (atividade) e imune (antígeno). Como o ensaio imune não permite a exclusão da possibilidade de deficiência de AT funcional, um ensaio funcional deve ser solicitado primeiro. Os ensaios funcionais testam a atividade da AT na inibição da trombina ou fator Xa. Quando o resultado obtido indica a existência de uma alteração funcional, o teste imune indica se está havendo diminuição da produção de AT (deficiência tipo I) ou se uma proteína intacta disfuncional está produzida (deficiência tipo II).	**Diminuída em:** Formas adquirida e congênita da deficiência de AT (síndrome nefrótica, doença hepática crônica), uso de anticoncepcionais orais, coagulação intravascular disseminada (CIVD) crônica, trombose venosa aguda (consumo), tratamento com L-asparginase (síntese diminuída) e terapia com heparina.	A deficiência de AT, seja congênita ou adquirida, resulta em um estado hipercoagulável, tromboembolismo venoso e resistência a heparina. A deficiência de AT congênita ocorre a frequências de 1:2.000 a 1:3.000 indivíduos, e é transmitida por herança autossômica codominante. Os indivíduos heterozigotos apresentam níveis de AT equivalentes a 20-60% dos níveis normais. A avaliação da concentração de AT deve ser considerada em casos de pacientes com trombose venosa, especialmente quando a trombose envolve sítios inusitados ou está associada à resistência à heparina. Os testes devem ser realizados decorridos pelo menos 2 meses após o evento trombótico, quando o paciente não estiver recebendo anticoagulantes. Cooper PC et al. The phenotypic and genetic assessment of antithrombin deficiency. Int J Lab Hematol 2011;33:227. [PMID: 21401902] Khor B et al. Laboratory tests for antithrombin deficiency. Am J Hematol 2010;85:947. [PMID: 21108326] MacCallum P et al. Diagnosis and management of heritable thrombophilias. BMJ 2014;349:g4387. [PMID: 25035247]

Aspartato aminotransferase (AST)

Exame/faixa/coleta	Base fisiológica	Interpretação	Comentários
Aspartato aminotransferase (AST), soro ou plasma (TGO) 0-35 UI/L [0-0,58 mckat/L] (laboratório-específico) TSS, tubo de tampa vermelha, TPP (verde-claro) $	Enzima intracelular envolvida no metabolismo de aminoácidos. Catalisa a transferência reversível de um grupo alfa-amino entre o aspartato e o glutamato. Presente em grande concentração no fígado, músculo esquelético, cérebro, hemácias, rins e coração. Liberada na circulação sanguínea quando há dano tecidual, sobretudo em casos de lesão hepática.	**Aumentado em:** Hepatite viral aguda (ALT > AST), obstrução do trato biliar (colangite, coledocolitíase), hepatite alcoólica e cirrose (AST > ALT), abscesso hepático, câncer de fígado primário ou metastático; insuficiência cardíaca direita, lesão hepática isquêmica ou hipóxica ("fígado de choque"), infarto do miocárdio, hemólise aguda, traumatismo muscular extensivo. Fármacos que causam colestase ou hepatotoxicidade. **Diminuído em:** deficiência de piridoxina (vitamina B_6).	Esse teste não é indicado para o diagnóstico do infarto do miocárdio. Uma razão AST/ALT > 1 é sugestiva de cirrose em pacientes com hepatite C. Lee TH et al. Evaluation of elevated liver enzymes. Clin Liver Dis 2012;16:183. [PMID: 22541694] Woreta TA et al. Evaluation of abnormal liver tests. Med Clin North Am 2014;98:1. [PMID: 24266911]

Bandas oligoclonais

Exame/faixa/coleta	Base fisiológica	Interpretação	Comentários
Bandas oligoclonais, soro e LCS Negativo TSS ou tubo de tampa vermelha (soro), tubo de vidro ou plástico (LCS) $$ Coletar soro e LCS ao mesmo tempo.	A investigação eletroforética da IgG encontrada no LCS pode mostrar a presença de bandas oligoclonais ausentes no soro. Um resultado é considerado positivo para a presença de bandas oligoclonais no LCS diante da detecção de duas ou mais bandas presentes no LCS que estão ausentes no soro. Isso sugere a produção local de tipos limitados de IgG no LCS. A patogênese das bandas oligoclonais na esclerose múltipla ainda é desconhecida.	**Positivo em:** Esclerose múltipla, sífilis no SNC, panencefalite esclerosante subaguda, leucoencefalopatia multifocal progressiva, síndrome de Guillain-Barré, outras doenças inflamatórias no SNC.	Esse teste é indicado diante da suspeita clínica de esclerose múltipla. As bandas oligoclonais no LCS são inespecíficas para esclerose múltipla e são detectadas em apenas ~10% dos pacientes com essa condição. Mesmo assim, o teste é usado comumente aliado a outras ferramentas clínicas e laboratoriais para ajudar a diagnosticar a doença. A detecção de bandas oligoclonais idênticas no soro e no LCS ("padrão em espelho") ou a ausência destas bandas em ambos os líquidos sugerem a ocorrência de imunoativação sistêmica. O índice de IgG (ver p. 195) é um teste mais confiável do ponto de vista analítico. Contudo, nenhum dos testes é específico para esclerose múltipla. Não há nenhuma correlação prognóstica entre o índice de IgG e o número de bandas oligoclonais presentes no LCS de pacientes com esclerose múltipla. A quantificação das bandas oligoclonais no LCS constitui um indicador prognóstico insensível e não deve ser usada para influenciar as decisões terapêuticas. Disanto G et al. The evidence for a role of B cells in multiple sclerosis. Neurology 2012;78:823. [PMID: 22411958] Raphael I et al. Body fluid biomarkers in multiple sclerosis: how far we have come and how they could affect the clinic now and in the future. Expert Rev Clin Immunol 2015;11:69. [PMID: 25523168]

BCR-ABL, análise da mutação

Exame/faixa/coleta	Base fisiológica	Interpretação	Comentários
Análise da mutação BCR-ABL (genotipagem BCR-ABL) Sangue, medula óssea Tubo de tampa lavanda $$$$	Essa análise envolve o sequenciamento direto do DNA dos produtos de BCR-ABL amplificados por PCR. A sequência, então, é comparada a uma sequência de referência correspondente ao domínio da quinase (KD) ABL, com objetivo de identificar uma ou múltiplas mutações. A análise de mutação geralmente é realizada depois de os pacientes experimentarem resistência ao tratamento com TKI (inibidor de tirosina quinase), e os resultados podem guiar a seleção de TKIs subsequentes. O sequenciamento da próxima geração baseado em análise de mutação já está disponível.	**Positiva em:** Leucemia mieloide crônica resistente a TKI (p. ex., imatinibe); leucemia B linfoblástica precursora Ph-positiva resistente a TKI (p. ex., imatinibe).	A primeira e a segunda geração de TKIs (imatinibe, dasatinibe, nilotinibe) para BCR-ABL geralmente são eficazes em casos de leucemia positiva para o cromossomo Philadelphia (Ph+) (p. ex., leucemia mieloide crônica [LMC]). Entretanto, uma fração pequena (mas significativa) de pacientes pode desenvolver uma resposta inferior a um TKI, seja falhando em responder à terapia primária (resistência primária) ou apresentando progressão (ou recidiva) após a resposta inicial (resistência secundária). A resistência a TKI se deve principalmente à presença de subclones leucêmicos com mutação(ões) BCR-ABL no domínio da ABL quinase que resulta em interferência na ligação ao TKI e na sua atividade. A análise da mutação BCR-ABL pode ajudar os médicos a avaliar a resistência à terapia com TKI e facilitar a introdução dos ajustes necessários no tratamento (p. ex., aumento da dosagem do TKI ou mudança para outros TKIs ou para um fármaco não TKI). Mutações que ocorrem em mais de 17 posições distintas de aminoácidos junto ao domínio da quinase BCR-ABL foram associadas à resistência clínica ao imatinibe. Pacientes com a mutação T315I também são resistentes a dasatinibe e nilotinibe, mas não a ponatinibe (uma terceira geração de TKI). Alikian M et al. BCR-ABL1 kinase domain mutations: methodology and clinical evaluation. Am J Hematol 2012;87:298. [PMID: 22231203] Drake JM et al. Clinical targeting of mutated and wild-type protein tyrosine kinases in cancer. Mol Cell Biol 2014;34:1722. [PMID: 24567371] Soverini S et al. Implications of BCR-ABL1 kinase domain-mediated resistance in chronic myeloid leukemia. Leuk Res 2014;38:10. [PMID: 24131888]

BCR-ABL, translocação t(9;22) por RT-PCR

Exame/faixa/coleta	Base fisiológica	Interpretação	Comentários
BCR-ABL, translocação t(9;22) por RT-PCR Negativo Sangue, medula óssea Tubo de tampa lavanda $$$$	Aproximadamente 95% dos casos de leucemia mieloide crônica (LMC) apresentam a característica t(9;22) (q34;q11) que resulta na fusão genética *BCR-ABL* no cromossomo 22 derivado, denominado cromossomo Philadelphia (Ph). Nos demais casos, observa-se uma translocação críptica entre 9q34 e 22q11, que não pode ser identificada pela análise citogenética de rotina, ou translocações variantes envolvendo um terceiro ou até um quarto cromossomo além do 9 e do 22. O transcrito da fusão *BCR-ABL* é encontrado em todos os casos de LMC, incluindo aqueles com translocação críptica ou variante. Um subgrupo de leucemia linfoblástica aguda (LLA) e, ocasionalmente, de leucemia mieloide aguda (LMA, sobretudo a crise blástica da LMC) também apresentam o cromossomo Ph. Como consequência, estes subgrupos são positivos para *BCR-ABL*, translocação t(9;22).	**Positiva em:** Todas as LMCs, em um subgrupo de leucemia linfoblástica aguda (LLA) e raramente na leucemia mieloide aguda (p. ex., crise blástica da LMC).	Esse ensaio também pode ser utilizado para distinguir entre transcritos maiores e menores. O transcrito maior, caracterizado pelo produto de fusão genética p210, é normalmente detectado na LMC. O transcrito menor, caracterizado pelo produto de fusão genética p190, é normalmente detectado na LLA. O limite de detecção dos ensaios à base de RT-PCR é de pelo menos 1 em 100.000 células. Pequenas quantidades de transcrito p190 podem ser detectadas na maioria dos pacientes com LMC, devido ao *splicing* alternativo do gene *BCR*. São usados ensaios qualitativos e quantitativos de RT-PCR para BCR-ABL/t(9;22). O ensaio qualitativo é tipicamente usado para o diagnóstico inicial. Para monitoramento do tratamento e seguimento, um ensaio quantitativo deve ser usado (a cada 3-6 meses). Note que o ensaio quantitativo pode não distinguir entre os produtos maior e menor de *BCR-ABL*, embora já existam ensaios quantitativos separados para as formas de fusão maior (p210) e menor (p190). O ensaio de RT-PCR quantitativo padronizado para a Escala Internacional é recomendado. Baccarani M et al. European LeukemiaNet recommendations for the management of chronic myeloid leukemia: 2013. Blood 2013;122:872. [PMID: 23803709] Press RD et al. BCR-ABL1 RT-qPCR for monitoring the molecular response to tyrosine kinase inhibitors in chronic myeloid leukemia. J Mol Diagn 2013;15:565. [PMID: 23810242] Zhen C et al. Molecular monitoring of chronic myeloid leukemia: international standardization of BCR-ABL1 quantitation. J Mol Diagn 2013;15:556. [PMID: 23876601]

Beta-D-glucana, soro

Exame/faixa/coleta	Base fisiológica	Interpretação	Comentários
(1,3)-beta-D-glucana, soro < 60 pg/mL (Fungitell); < 20 pg/mL (Fungitec G); < 11 pg/mL (Wako) (ensaio-dependente) Tubo de tampa vermelha Separar o soro das células dentro de 2 horas após a coleta e manter sob refrigeração. $$$	A (1,3)-beta-D-glucana (BDG) é um polissacarídeo de parede celular presente na maioria dos fungos patogênicos. Solta-se e é liberada na corrente sanguínea de pacientes com infecções fúngicas invasivas (p. ex., aspergilose ou candidíase). O monitoramento do soro para detecção de elevação de BDG constitui um marcador substituto conveniente para infecção fúngica invasiva. O desempenho do teste e os valores de corte diagnósticos diferem entre os ensaios de BDG, incluindo o ensaio de Fungitell, teste Fungitec G e teste Wako.	**Positiva em:** Infecções fúngicas invasivas causadas pelas espécies *Candida, Acremonium, Aspergillus, Coccidioides immitis, Fusarium, Histoplasma capsulatum, Trichosporon, Sporothrix schenskii, Saccharomyces cerevisiae,* e *Pneumocystis jirovecii.* **Negativa em:** Infecções fúngicas invasivas causadas por Zygomycetes (p. ex., *Absidia, Mucor* e *Rhizopus*).	O teste de BDG é indicado para o diagnóstico provável de infecção fúngica invasiva. Deve ser usado em conjunto com outros procedimentos diagnósticos. Um resultado negativo de teste não exclui a possibilidade de doença fúngica invasiva. É possível que o teste não detecte a fase de levedura de *Blastomyces dermatitidis,* e algumas espécies de fungos, como as do gênero *Cryptococcus,* que produzem pouquíssima BDG. Pacientes com insuficiência renal em hemodiálise usando membranas de celulose podem ter resultados falso-positivos. Os pacientes demoram 3-4 dias para retornarem os níveis basais de BDG após a exposição cirúrgica a gazes e esponjas contendo BDG. O curso temporal da amostragem de pacientes cirúrgicos deve levar isso em consideração. Beirão F et al. State of the art diagnostic of mold diseases: a practical guide for clinicians. Eur J Clin Microbiol Infect Dis 2013;32:3. [PMID: 22903167] Frange P et al. An update on pediatric invasive aspergillosis. Med Mal Infect 2015;45:189. [PMID: 26026226] Karageorgopoulos D et al. β-D-glucan assay for the diagnosis of invasive fungal infections: a meta-analysis. Clin Infect Dis 2011;52:750. [PMID 21367728] Schuetz AN. Invasive fungal infections: biomarkers and molecular approaches to diagnosis. Clin Lab Med 2013;33:505. [PMID: 23931836]

Exames laboratoriais comuns: seleção e interpretação 87

Beta-hCG

Exame/faixa/coleta	Base fisiológica	Interpretação	Comentários
Beta-hCG, quantitativo, soro Homens e mulheres não gestantes: indetectável ou < 5 mUI/ mL [UI/L] TSS, tubo de tampa vermelha. $$	A gonadotropina coriônica humana (hCG) é uma glicoproteína que se constitui por até duas subunidades (α e β). A subunidade β é específica para hCG. A hCG é produzida pelo tecido trofoblástico e sua detecção no soro ou na urina constitui a base do teste de gravidez. A hCG sérica pode ser detectada a partir de 24 horas após a implantação, a uma concentração de 5 mUI/mL. Durante a gestação normal, os níveis séricos dobram a cada 2-3 dias e chegam a 50-100 mUI/mL no momento do primeiro período menstrual perdido. Os níveis de pico são atingidos em 60-80 dias após o último período menstrual (UPM) (30.000-100.000 mUI/mL). Em seguida, esses níveis caem e atingem um platô de 5.000-10.000 mUI/mL em cerca de 120 dias após o UPM, persistindo até o parto. A hCG regular é produzida por células sinciotrofoblásticas e primariamente promove a produção de progesterona, bem como a manutenção do miométrio e do suprimento vascular da placenta durante o primeiro trimestre. A hCG hiperglicosilada (hCG-H) é produzida por células citotrofoblásticas extravilosas indiferenciadas e mantém a invasão dos trofoblastos, como observado na implantação durante a gravidez. A hCG hiperglicosilada e/ou a subunidade β livre são produzidas por uma alta proporção de doenças trofoblásticas gestacionais malignas.	**Aumentada em:** Gravidez (incluindo gravidez ectópica), hiperêmese da gravidez, tumores trofoblásticos (mola hidatiforme, coriocarcinoma), alguns tumores de células da linhagem germinativa (teratoma, seminoma), produção ectópica de hCG por outras malignidades. **Diminuição com o passar do tempo:** Ameaça de aborto.	O teste de gravidez de rotina consiste no teste *qualitativo* rápido de hCG na urina ou, menos comumente, no teste quantitativo de hCG sérica. Esse teste resulta positivo (> 50 mUI/mL) para a maioria das mulheres grávidas no momento ou logo após o primeiro período menstrual perdido. Os testes de hCG na urina tendem a resultados falso-negativos; quando disponível, o teste de hCG no sangue é preferível. O teste *quantitativo* para hCG detecta níveis de hCG a partir de 1,0 mUI/mL. Esse é o teste preferido para avaliação de casos com suspeita de gravidez ectópica e ameaça de aborto. Em ambas as situações, os níveis de hCG não apresentam a elevação normalmente observada no início da gestação. O teste também é indicado para o seguimento do curso de tumores trofoblásticos e de células da linhagem germinativa. A maioria dos testes de hCG comercializados detecta somente a hCG regular. Em pacientes com malignidades produtoras primariamente de hCG hiperglicosilada (hCG-H), os resultados do teste devem ser interpretados com cautela. Kirk E et al. Diagnosing ectopic pregnancy and current concepts in the management of pregnancy of unknown location. Hum Reprod Update 2014;20:250. [PMID: 24101604] Montagnana M et al. Human chorionic gonadotropin in pregnancy diagnostics. Clin Chim Acta 2011;412:1515. [PMID: 21633878] Stenman UH et al. Determination of human chorionic gonadotropin. Best Pract Res Clin Endocrinol Metab 2013;27:783. [PMID: 24275190]

Bilirrubina

Exame/faixa/coleta	Base fisiológica	Interpretação	Comentários
Bilirrubina, soro ou plasma 0,1-1,2 mg/dL [2-21 µmol/L] Bilirrubina direta (conjugada ao glicuronídeo): 0,1-0,4 mg/dL [< 7 µmol/L]; Bilirrubina indireta (não conjugada): 0,2-0,7 mg/dL [< 12 µmol/L] TSS, TPP (verde-claro) $$	A bilirrubina é um pigmento de cor amarela/alaranjada derivado da quebra da hemoglobina (heme). A maior parte da bilirrubina é oriunda de células senescentes. A bilirrubina é biotransformada no fígado e excretada na bile e na urina. A forma conjugada é hidrossolúvel e reage diretamente com corantes diaso na ausência de catalizadores (aceleradores de reação), sendo, por isso, denominada bilirrubina direta. A forma não conjugada é lipossolúvel e reage com corantes diaso somente na presença de catalizador. Por isso, é denominada indireta. Uma parte da bilirrubina conjugada se liga à albumina sérica, sendo denominada bilirrubina D (delta).	**Aumentada em:** Hepatite aguda ou crônica, cirrose, obstrução do trato biliar, hepatite tóxica, icterícia neonatal (hiperbilirrubinemia neonatal), anormalidades enzimáticas hepáticas congênitas (síndromes de Dubin-Johnson, Rotor, Gilbert, e Crigler-Najjar), jejum, distúrbios hemolíticos. Fármacos hepatotóxicos.	O ensaio de bilirrubina total inclui a bilirrubina conjugada (direta) e a bilirrubina não conjugada (indireta). A forma não conjugada (indireta) é dada pela diferença entre a bilirrubina total (com catalizador) e a fração de bilirrubina direta. A bilirrubina D é determinada com a bilirrubina conjugada. A bilirrubina D (meia-vida aproximada de 17 dias) é responsável pela regressão relativamente lenta da icterícia. Apenas a bilirrubina conjugada aparece na urina e é indicativa de doença colestática e doenças hepáticas parenquimatosas. A hemólise está associada a níveis aumentados de bilirrubina não conjugada. Em comparação à bilirrubina total, os níveis de bilirrubina plasmática ou sérica não ligada (livre) apresentam uma melhor correlação com a concentração de bilirrubina no sistema nervoso central (SNC) e com a encefalopatia por bilirrubina (*kernicterus*) na icterícia do recém-nascido. Muchowski KE. Evaluation and treatment of neonatal hyperbilirubinemia. Am Fam Physician 2014;89:873. [PMID: 25077393] Sticova E et al. New insights in bilirubin metabolism and their clinical implications. World J Gastroenterol 2013;19:6398. [PMID: 24151358] Woreta TA et al. Evaluation of abnormal liver tests. Med Clin North Am 2014;98:1. [PMID: 24266911]

BRCA1 e BRCA2, genotipagem

Exame/faixa/coleta	Base fisiológica	Interpretação	Comentários
Genotipagem de *BRCA1* e *BRCA2*, sangue total Negativo para mutações patogênicas Tubo de tampa lavanda, rosa ou amarela Manter a amostra refrigerada durante o transporte. $$$$	Mutações inativadoras na linhagem germinativa nos genes supressores tumorais *BRCA1* e *BRCA2* podem levar a riscos significativamente aumentados ao longo da vida de desenvolvimento de câncer de mama e de ovário, causando a síndrome hereditária do câncer de mama e ovário. As mutações patogênicas em *BRCA1/2* representam até 80% dos casos de câncer de mama e ovário em famílias com múltiplos casos da doença. Está associada a um risco maior de desenvolvimento de outros tipos de câncer, incluindo os cânceres de tuba uterina, peritoneal, pancreático, gástrico, de próstata e de mama masculino. O teste usa tecnologia de sequenciamento de próxima geração, tecnologia de sequenciamento de Sanger e técnicas de PCR.	**Positivo em:** Mutações em *BRCA1/2* autossômicas dominantes patogênicas, presentes em cerca de 1 em cada 400 indivíduos nos EUA. A prevalência das mutações varia entre os diferentes grupos étnicos – judeus asquenazis: *BRCA1* = 8-10%, *BRCA2* = 1%; hispânicos: *BRCA1* = 3-4%; brancos (judeus não asquenazis): *BRCA1* = 2-3%, *BRCA2* = 2%; negros: *BRCA1* = 0,5%, *BRCA2* = 2,5%; asiáticos: *BRCA1* = 0,5%.	O teste é indicado para indivíduos com manifestação precoce de câncer de mama ou de ovário, ou forte histórico familiar desses tipos de câncer. Esse exame não deve ser usado como teste de rastreamento para a população geral. Os resultados do teste podem ajudar a escolher a quimioterapia anticâncer e novos tratamentos dirigidos (p. ex., inibidores de poli[ADP-ribose] polimerase) e podem ajudar a determinar a extensão da cirurgia, quando de fato houver indicação. Os testes fornecem estimativas do risco para populações específicas, dependendo dos resultados do teste. Um teste verdadeiro-negativo indica ausência de risco aumentado de câncer de mama ou de ovário. Um teste positivo justifica aconselhamento genético especializado. A mastectomia redutora de risco e a salpingo-ooforectomia podem ser efetivas na redução da ocorrência de cânceres de mama e ovário. Eccles DM et al. BRCA1 and BRCA2 genetic testing – pitfalls and recommendations for managing variants of uncertain clinical significance. Ann Oncol 2015;26:2057. PMID: 26153499] Kast K et al. Familial breast cancer – targeted therapy in secondary and tertiary prevention. Breast Care (Basel) 2015;10:27. [PMID: 25960722] Nelson HD et al. Risk Assessment, Genetic Counseling, and Genetic Testing for BRCA-Related Cancer: Systematic Review to Update the U.S. Preventive Services Task Force Recommendation [Internet]. Rockville (MD): Agency for Healthcare Research and Quality (US); 2013 Dec. [PMID: 24432435]

Brucella, anticorpos

Exame/faixa/coleta	Base fisiológica	Interpretação	Comentários
Anticorpos contra *Brucella*, soro Negativo TSS, tubo de tampa vermelha $	Os pacientes com brucelose aguda geralmente desenvolvem títulos de anticorpos aglutinantes > 1:160 dentro de 3 semanas. Esses títulos podem subir durante a infecção aguda, com as recidivas, teste cutâneo de brucelergina ou uso de certas vacinas (ver Interpretação). O título de aglutinina normalmente declina após 3 meses ou depois de repetidas terapias bem-sucedidas. Os títulos baixos podem persistir durante anos. O ensaio ELISA, que quantifica anticorpos IgM, IgG e IgA, apresenta maior sensibilidade e especificidade do que o teste de anticorpos aglutinantes. O uso de rotina dos ensaios de PCR e RT-PCR para diagnóstico da brucelose humana requer avaliação clínica adicional.	**Positivos em:** Infecção por *Brucella* (exceto por *B. canis*) (97% dentro de 3 semanas de doença); teste cutâneo de brucelergina; infecções por *Francisella tularensis*, *Yersinia enterocolitica*, *Salmonella*, febre maculosa das Montanhas Rochosas; vacinas para cólera e tularemia. **Negativos em:** Infecção por *B. canis*.	Esse teste detecta anticorpos dirigidos contra todas as espécies de *Brucella*, com exceção de *B. canis*. O teste não é internacionalmente padronizado. Um aumento de título equivalente a 4 vezes ou mais detectado em amostras separadas, coletadas com intervalos de 1-4 semanas, é indicativo de exposição recente. Como os títulos podem permanecer altos por um período prolongado, mesmo com o êxito da terapia, eles não são convenientes para fins de seguimento do paciente. As amostras analisadas por ELISA que fornecem resultados positivos ou equivocados para anticorpos contra *Brucella* devem ser confirmadas por aglutinação bacteriana. O diagnóstico final depende do isolamento do microrganismo por cultura. Al Dahouk S et al. New developments in the diagnostic procedures for zoonotic brucellosis in humans. Rev Sci Tech 2013;32:177. [PMID: 23837375] Ulu-Kilic A et al. Clinical presentations and diagnosis of brucellosis. Recent Pat Antiinfect Drug Discov 2013;8:34. [PMID: 22873352]

Cadeias leves livres kappa e lambda com proporção

Exame/faixa/coleta	Base fisiológica	Interpretação	Comentários
Cadeias leves livres kappa e lambda com proporção, quantitativo, soro Kappa (κ) livre: 0,57–2,63 mg/dL Lambda (λ) livre: 0,33–1,94 mg/dL Razão (kappa livre/lambda livre): 0,26–1,65 [Kappa livre: 5,7–26,3 × 10³ g/L] [Lambda livre: 3,3–19,4 × 10³ g/L] TSS, tubo de tampa vermelha $	Os plasmócitos produzem 1 das 5 cadeias pesadas (A, M, G, D ou E) acompanhada de moléculas kappa (κ) ou lambda (λ). Há uma produção excessiva de cadeia leve livre (CLL) em relação à síntese de cadeia pesada. As CLLs kappa séricas normalmente são monoméricas, e as CLLs lambda tendem a ser diméricas e unidas por ligações dissulfeto. As meias-vidas das CLLs séricas são curtas (kappa: 2–4 horas; lambda: 3–6 horas). O imunoensaio nefelométrico para CLL de Ig sérica determina os níveis de cadeias leves livres kappa e lambda. Os níveis séricos de CLL dependem do equilíbrio entre a produção pelos plasmócitos e a depuração renal. Havendo aumento da produção de Ig policlonal e/ou comprometimento renal, as concentrações de CLLs kappa e lambda podem sofrer um aumento de até 30–40 vezes. Entretanto, a razão κ/λ permanece inalterada. Em contraste, as discrasias de plasmócitos produzem excesso apenas de um dos tipos de cadeias leves (monoclonal), frequentemente com supressão da cadeia leve alternativa, de modo que as razões κ/λ se tornam bastante anômalas, seja aumentadas ou diminuídas.	**Aumentadas, com razão κ/λ anormal:** Mieloma múltiplo, incluindo o mieloma produtor de Ig intacta, mieloma produtor apenas de cadeia leve e mieloma "não secretório", amiloidose primária (amiloidose de cadeia leve, AL), plasmacitoma, gamopatia monoclonal de significado indeterminado de alto risco (MGUS), linfoma não Hodgkin de célula B (p. ex., leucemia linfocítica crônica) ou linfoma de pequenos linfócitos. **Aumentadas, com razão κ/λ normal:** Infecção, comprometimento renal não relacionado a distúrbio plasmocitário.	Os ensaios de CLL sérica são usados para ajudar a detectar, diagnosticar, monitorar e estabelecer o prognóstico de distúrbios de plasmócitos. O ensaio de CLL sérica, combinado à eletroforese de proteínas séricas (EPS) e à imunofixação, resulta em alta sensibilidade para rastreamento de doenças e pode eliminar a necessidade de exames de urina de 24 horas para o diagnóstico das discrasias de plasmócitos. Os ensaios de Hevylite sérico também foram disponibilizados e irão melhorar ainda mais a precisão diagnóstica das gamopatias monoclonais. Uma proporção de CLL sérica envolvida/não envolvida ≥100 é aceita como critério definidor para mieloma múltiplo. Os níveis basais de CLL têm valor prognóstico em todas as discrasias de plasmócitos. Devido às meias-vidas curtas, as concentrações de CLL possibilitam uma avaliação mais rápida dos efeitos do tratamento do que as concentrações de Ig monoclonal intacta (p. ex., a meia-vida da IgG é 21 dias; a meia-vida de IgA é 5 dias). Níveis elevados de moléculas de CLL com frequência são nefrotóxicos. Assim, as quantificações de CLL podem guiar o manejo do paciente. Jenner E. Serum free light chains in clinical laboratory diagnostics. Clin Chim Acta 2014;427:15. [PMID: 23999048] Landgren O et al. Biologic frontiers in multiple myeloma: from biomarker identification to clinical practice. Clin Cancer Res 2014;20:804. [PMID: 24270684] Rajkumar SV et al. International Myeloma Working Group updated criteria for the diagnosis of multiple myeloma. Lancet Oncol 2014;15:e538. [PMID: 25439696]

Cálcio, ionizado

Exame/faixa/coleta	Base fisiológica	Interpretação	Comentários
Cálcio, ionizado, soro ou sangue total 4,4-5,4 mg/dL (em pH 7,4) [1,1-1,3 mmol/L] A amostra de sangue total deve ser coletada sob condições anaeróbias e submetida ao tratamento anticoagulante com quantidades padronizadas de heparina. A aplicação do torniquete deve ser breve. A amostra deve ser analisada imediatamente. TSS, tubo de tampa verde (para sangue total) $$	O cálcio circula em três formas: Ca^{2+} livre (50-55%); ligado à proteína albumina e às globulinas (40-45%); e como complexos de cálcio-ligante (5-10%) (com citrato, bicarbonato, lactato, fosfato e sulfato). A ligação proteica é altamente dependente de pH; assim, a acidose resulta no aumento da fração de cálcio livre. O Ca^{2+} ionizado constitui a forma fisiologicamente ativa. Em comparação ao cálcio total, o Ca^{2+} ionizado reflete de forma mais acurada o estado fisiológico de pacientes que apresentam alteração de proteínas séricas (insuficiência renal, síndrome nefrótica, mieloma múltiplo, etc.), concentrações alteradas de ligações de cálcio e distúrbios acidobásicos. A quantificação dos níveis de cálcio ionizado é feita por eletrodos ion-seletivos. Os níveis de cálcio ionizado apresentam variação inversa em relação ao pH em cerca de 0,2 mg/dL para cada alteração de 0,1 unidade de pH.	**Aumentado em:** ↓pH sanguíneo. **Diminuído em:** ↑pH sanguíneo, citrato, EDTA.	As quantificações do cálcio ionizado são desnecessárias, exceto em circunstâncias especiais, como transfusão sanguínea maciça, transfusão de sangue total em recém-nascidos, transplante de fígado, hipocalcemia neonatal, cirurgia de *bypass* cardíaco e, possivelmente, monitoramento de pacientes com hiperparatireoidismo decorrente de insuficiência renal. A validade dos exames depende da integridade da amostra. Os níveis de cálcio ionizado normalizados para pH 7,4 devem ser interpretados com cautela e aliados ao estado acidobásico do paciente. Ver os algoritmos diagnósticos para hiper e hipocalcemia (Figs. 9-12 e 9-14). French S et al. Calcium abnormalities in hospitalized patients. South Med J 2012;105:231. [PMID: 22475676] Kelly A et al. Hypocalcemia in the critically ill patient. J Intensive Care Med 2013;28:166. [PMID: 21841146]

Cálcio, soro ou plasma

Exame/faixa/coleta	Base fisiológica	Interpretação	Comentários
Cálcio, soro ou plasma (Ca^{2+}) 8,5-10,5 mg/dL [2,1-2,6 mmol/L] **Crítico:** < 6,5 ou > 13,5 mg/dL TSS, TPP (verde-claro) ≤ A estase venosa prolongada durante a coleta provoca uma falsa elevação da concentração sérica de cálcio.	O cálcio sérico consiste na soma do cálcio ionizado, cálcio complexo e cálcio ligado a proteínas (principalmente albumina). O nível de cálcio ionizado é regulado pelo paratormônio e pela vitamina D.	**Aumentado em:** Hiperparatireoidismo, malignidades secretoras de proteína relacionada ao paratormônio (PTHrP) (em especial, o carcinoma espinocelular [CEC] [CCE] do pulmão e o carcinoma renal), excesso de vitamina D, síndrome leite álcali, mieloma múltiplo, doença óssea de Paget da imobilização, sarcoidose, outros distúrbios granulomatosos, hipercalciúria familiar, intoxicação por vitamina A, tireotoxicose, doença de Addison. Fármacos: antiácidos (alguns), sais de cálcio, uso crônico de diuréticos (p. ex., tiazídicos), lítio, outros. **Diminuído em:** Hipoparatireoidismo (adquirido ou familiar), deficiência de vitamina D, insuficiência renal, pseudo-hipoparatireoidismo, deficiência de magnésio, hiperfosfatemia, transfusão maciça, hipoalbuminemia. Fármacos: fenitoína, colchicina.	É preciso conhecer a concentração de albumina sérica para interpretar os níveis totais de cálcio. Para cada diminuição de 1 mg/dL na concentração de albumina, é necessário corrigir os níveis de cálcio para mais 0,8 mg/dL. Em 10% dos pacientes com malignidades, a hipercalcemia é atribuível ao hiperparatireoidismo coexistente, sugerindo que os níveis séricos de PTH devem ser medidos no momento da apresentação inicial de todos os pacientes hipercalcêmicos (ver Fig. 9-12). Ahmad S et al. Hypercalcemic crisis: a clinical review. Am J Med 2015;128:239. [PMID: 25447624] Eastell R et al. Diagnosis of asymptomatic primary hyperparathyroidism: proceedings of the Fourth International Workshop. J Clin Endocrinol Metab 2014;99:3570. [PMID: 25162666] Michels TC et al. Parathyroid disorders. Am Fam Physician 2013;88:249. [PMID: 23944728]

Cálcio, urina, 24 horas

Exame/faixa/coleta	Base fisiológica	Interpretação	Comentários
Cálcio, urina (U_{Ca}), 24 horas 20-300 mg/24 horas [2,5-7,5 mmol/24 horas ou 2,3-3,3 mmol/12 horas] (para indivíduos com ingestão média de cálcio, i.e., 600-800 mg/dia) O frasco de coleta da urina deve conter ácido hidroclorídrico. $$$ Coletar urina de 24 horas ou urina de 12 horas (de um dia para outro). Manter a refrigeração durante a coleta.	O cálcio é um dos elementos mais comuns do corpo. É excretado na urina. Comumente, existe uma excreção de cálcio urinário moderada, cuja quantidade depende do cálcio da dieta, dos níveis de paratormônio (PTH) e da ingesta proteica. A formação de cálculos renais é significativamente mais frequente em indivíduos com hiperparatireoidismo do que naqueles com outras condições hipercalcêmicas.	**Aumentado em:** Hiperparatireoidismo, metástases ósseas osteolíticas, mieloma, osteoporose, intoxicação por vitamina D, acidose tubular renal (ATR) distal, hipercalciúria idiopática, síndrome do leite-álcali, tireotoxicose, doença de Paget, síndrome de Fanconi, degeneração hepatolenticular, esquistossomose, sarcoidose, malignidade (mama, bexiga), osteíte deformante, imobilização. Fármacos: acetazolamida, sais de cálcio, colestiramina, corticosteroides, di-hidrotaquisterol, uso inicial de diurético (p. ex., furosemida), outros. **Diminuído em:** Hipoparatireoidismo, pseudo-hipoparatireoidismo, raquitismo, osteomalácia, síndrome nefrótica, glomerulonefrite aguda, metástases ósseas osteoblásticas, hipotireoidismo, doença celíaca (enteropatia do glúten), esteatorreia, hipercalcemia hipocalciúrica familiar, outras causas de hipocalcemia. Fármacos: ácido acetilsalicílico, bicarbonato, uso crônico de diuréticos (p. ex., tiazídicos, clortalidona), estrogênios, indometacina, lítio, neomicina, anticoncepcionais orais.	Cerca de um terço dos pacientes com hiperparatireoidismo apresentam excreção urinária de cálcio normal. A extensão da excreção de cálcio pode ser expressa pela razão cálcio na urina (U_{Ca})/creatinina na urina (U_{Cr}). Normalmente, $$\frac{U_{Ca}\,(mg/dL)}{U_{Cr}\,(mg/dL)} < 0{,}14$$ ou $$\frac{U_{Ca}\,(mmol/L)}{U_{Cr}\,(mmol/L)} < 0{,}40$$ A hipercalciúria é definida, respectivamente, por uma razão > 0,22 ou > 0,57. Esse teste é útil para a avaliação de cálculos renais, mas normalmente é desnecessário para o diagnóstico de hiperparatireoidismo, que pode ser estabelecido determinando-se os níveis de cálcio sérico (ver anteriormente) e de PTH (ver Fig. 10-7). Para pacientes hipercalcêmicos, pode ser útil excluir a hipótese de hipercalcemia hipocalciúrica familiar, em que os pacientes exibem uma razão cálcio/creatinina < 0,01 na urina e concentração urinária de cálcio < 200 mg/dia. Esta condição autossômica dominante geralmente não requer tratamento. A razão cálcio/creatinina aleatória na urina deve ser interpretada com cautela. Para a detecção de hipercalciúria, é preferível o cálcio urinário de 24 horas. Christensen SE et al. Familial hypocalciuric hypercalcaemia: a review. Curr Opin Endocrinol Diabetes Obes 2011;18:359. [PMID: 21986511] Jones AN et al. Fasting and postprandial spot urine calcium-to creatinine ratios do not detect hypercalciuria. Osteoporos Int 2012;23:553. [PMID: 21347742] Pak CY et al. Defining hypercalciuria in nephrolithiasis. Kidney Int 2011;80:777. [PMID: 21775970]

Calcitonina

Exame/faixa/coleta	Base fisiológica	Interpretação	Comentários
Calcitonina, plasma ou soro Homens: < 8 pg/mL [ng/L] Mulheres: < 6 pg/mL [ng/L] TSS, tubo de tampa verde $$$ Separar o soro/plasma das células imediatamente ou dentro de 2 horas e refrigerar ou congelar.	A calcitonina é um hormônio polipeptídico constituído por 32 aminoácidos, secretado pelas células parafoliculares C da tireoide. Sua ação consiste em diminuir a reabsorção óssea osteoclástica e reduzir os níveis séricos de cálcio.	**Aumentada em:** Carcinoma de tireoide medular, síndrome de Zollinger-Ellison, anemia perniciosa, gravidez (a termo), recém-nascidos, carcinoma (mama, pulmão, pâncreas), leucemia, distúrbios mieloproliferativos, insuficiência renal crônica.	Teste útil para diagnosticar e monitorar o carcinoma de tireoide medular, embora testes de estimulação possam ser necessários (usando, por exemplo, pentagastrina ou cálcio como estimulante). Atualmente, há testes genéticos (p. ex., teste para mutação *RET*) disponíveis para o diagnóstico e tratamento da neoplasia endócrina múltipla tipo II e também para a detecção antecipada da doença em portadores assintomáticos e pacientes de alto risco. (A NEM II é a forma mais comum de carcinoma medular de tireoide). Griebeler ML et al. Medullary thyroid carcinoma. Endocr Pract 2013;19:703. [PMID: 23512389] Trimboli P et al. Medullary thyroid cancer diagnosis: an appraisal. Head Neck 2014;36:1216. [PMID: 23955938] Verburg FA et al. Calcium stimulated calcitonin measurement: a procedural proposal. Exp Clin Endocrinol Diabetes 2013;121:318. [PMID: 23430575]

Calreticulina (*CALR*), análise de mutação

Exame/faixa/coleta	Base fisiológica	Interpretação	Comentários
Análise da mutação de calreticulina (mutação *CALR*), sangue total Tubo de tampa lavanda ou amarela $$$$	A calreticulina é uma proteína ligadora de cálcio multifuncional localizada no retículo endoplasmático. Uma mutação somática *frame-shift* (inserções ou deleções) no éxon 9 do gene *CALR* está presente na maioria dos casos de *JAK2/MPL* não mutantes de trombocitemia essencial (TE) e mielofibrose primária (MFP). Portanto, a mutação em *CALR* é um importante marcador diagnóstico na TE e na MFP. Seu papel patogênico na TE/MFP ainda precisa ser elucidado.	**Positiva em:** Neoplasia mieloproliferativa, i.e., em ~25% dos casos de TE e ~35% dos casos de MFP; ~10% dos pacientes com anemia refratária com sideroblastos em anel e trombocitose acentuada (ARSA-T).	A mutação *JAK2* V617F é a mutação genética mais frequente na TE e MFP, presente em 60-65% dos casos. A mutação no gene *MPL* é vista em adicionais 3-5% de casos de TE e MFP. Entre os casos de TE/MFP com *JAK2/MPL* não mutante, 70-88% têm mutação *CALR*. As mutações *CALR* e *JAK2/MPL* são mutuamente exclusivas na TE/MFP. A mutação *CALR* não foi encontrada em pacientes com policitemia vera. Os tipos mais comuns de mutação *CALR* (85%) são a deleção de 52 pb (tipo 1) e a inserção de 5 pb (tipo 2) no éxon 9 do gene. Embora um resultado positivo ajude a estabelecer o diagnóstico de neoplasia mieloproliferativa (TE e MFP), um resultado negativo não exclui essa possibilidade. Em comparação com a mutação *JAK2*, as mutações *CALR* estão associadas a níveis menores de Hb, contagem de leucócitos diminuída, contagem de plaquetas aumentada e, provavelmente, melhor sobrevida em pacientes com TE/MFP. Klampfl T et al. Somatic mutations of calreticulin in myeloproliferative neoplasms. N Engl J Med 2013;369:2379. [PMID: 24325356] Nangalia J et al. Somatic CALR mutations in myeloproliferative neoplasms with nonmutated JAK2. N Engl J Med 2013;369:2391. [PMID: 24325359] Tefferi A et al. An overview on CALR and CSF3R mutations and a proposal for revision of WHO diagnostic criteria for myeloproliferative neoplasms. Leukemia 2014;28:1407. [PMID: 24441292]

Carbóxi-hemoglobina (COHb)

Exame/faixa/coleta	Base fisiológica	Interpretação	Comentários
Carbóxi-hemoglobina, sangue total (COHb, %) < 2% [não fumantes] < 9% [fumantes] Seringa para gases sanguíneos ou tubo de tampa verde $$ A amostra deve ser coletada antes da instituição do tratamento à base de oxigênio. Não remover a tampa ou a capa protetora. Refrigerar dentro de 30 minutos após a coleta, se necessário.	O monóxido de carbono (CO) é um gás inodoro e não irritante, formado a partir da combustão de hidrocarbonetos. O CO liga-se à hemoglobina com afinidade significativamente maior (~240 vezes) do que o oxigênio, formando a carbóxi-hemoglobina (COHb) e comprometendo o transporte/distribuição e a utilização do oxigênio. O CO também pode precipitar uma cascata inflamatória que resulta em peroxidação lipídica junto ao SNC e no desenvolvimento de sequelas neurológicas tardias.	**Aumentada em:** Intoxicação por CO, exposição aos gases do escapamento de automóveis, fumaça de incêndios, gás de carvão e fornos com defeito. Os fumantes podem ter até 9% de carbóxi-hemoglobina, ao passo que os não fumantes têm < 2%.	A oximetria laboratorial de CO é amplamente disponibilizada para fins de avaliação rápida do envenenamento por CO. Os efeitos tóxicos (cefaleia, tontura, náusea, confusão e/ou inconsciência) são observados quando os níveis de COHb são > 10-15%. Níveis > 40% podem ser fatais se não forem tratados imediatamente com oxigênio. A PO_2 normalmente permanece normal no envenenamento por CO. Guzman JA. Carbon monoxide poisoning. Crit Care Clin 2012;28:537. [PMID: 22998990] Hampson NB et al. Practice recommendations in the diagnosis, management, and prevention of carbon monoxide poisoning. Am J Respir Crit Care Med 2012;186:1095. [PMID: 23087025]

Células CD4, contagem

Exame/faixa/coleta	Base fisiológica	Interpretação	Comentários
Contagem de células CD4, absoluta, sangue total CD4: 359-1.725 células/mcL (29-61%) Tubo de tampa lavanda ou amarela $$$ Para uma contagem absoluta de células CD4, solicite a contagem dos subgrupos de células T e um hemograma com diferencial.	A identificação de linfócitos depende de antígenos CD (*clusters of differentiation*) de superfície celular específicos, que podem ser detectados por análise de citometria de fluxo utilizando anticorpos monoclonais. As células CD4 (células T auxiliares) expressam tanto CD3 (um marcador pan-células T) como CD4. As células CD8 (células T supressoras) expressam tanto CD3 como CD8. Os níveis de células CD4 servem de critério para classificar as condições clínicas relacionadas à infecção pelo HIV pelo sistema de classificação do CDC para a infecção. A determinação dos níveis de células CD4 tem sido utilizada para estabelecer os pontos decisivos da iniciação da profilaxia para várias infecções oportunistas, bem como do monitoramento da eficácia da terapia antirretroviral.	**Aumentada em:** Artrite reumatoide, diabetes melito tipo 1, lúpus eritematoso sistêmico (LES) sem doença renal, cirrose biliar primária, dermatite atópica, síndrome de Sézary, psoríase, hepatite autoimune crônica. **Diminuída em:** Aids/infecção pelo HIV, LES com doença renal, infecção aguda pelo citomegalovírus (CMV), queimaduras, doença do enxerto *versus* hospedeiro, queimadura solar, síndromes mielodisplásicas, leucemia linfoblástica aguda em remissão, recuperação de transplante de medula óssea, infecção pelo herpes-vírus, mononucleose infecciosa, sarampo, ataxia-telangiectasia, exercício vigoroso.	Durante a infecção pelo HIV, quando a contagem absoluta de CD4 chega a menos de 200 células/mcL, pode ser instituída a terapia profilática contra a pneumonia por *Pneumocystis jirovecii* (PCP) e outras infecções oportunistas. Quando a contagem absoluta de CD4 é menos de 100 células/mcL, recomenda-se a adoção da profilaxia contra o complexo *Mycobacterium avium*. Para pacientes que estejam se dando bem com a terapia (virologicamente suprimidos), contagem de CD4 >300/mcL), é desnecessário monitorar a contagem de células CD4 mais de uma vez ao ano. Para estudos longitudinais envolvendo monitoramento seriado, as amostras devem ser coletadas sempre no mesmo horário do dia. Anglemyer A et al. Early initiation of antiretroviral therapy in HIV-infected adults and adolescents: a systematic review. AIDS 2014;28:S105. [PMID: 24849469] Ford N et al. The future role of CD4 cell count for monitoring antiretroviral therapy. Lancet Infect Dis 2015;15:241. [PMID: 25467647] Gale HB et al. Is frequent CD4+ T-lymphocyte count monitoring necessary for persons with counts ≥300 cells/μL and HIV-1 suppression? Clin Infect Dis 2013;56:1340. [PMID: 23315315]

Ceruloplasmina

Exame/faixa/coleta	Base fisiológica	Interpretação	Comentários
Ceruloplasmina, soro ou plasma 20-50 mg/dL [200-500 mg/L] (idade-dependente) TSS, TPP (verde-claro) A amostra obtida em jejum é preferida. $$	A ceruloplasmina é uma α_2-glicoproteína, com PM 120.000-160.000 e atividade de oxidase, que é sintetizada pelo fígado e representa a principal (95%) proteína transportadora de cobre presente no soro humano. Qualquer falha que ocorre durante a sua síntese que impeça a incorporação do cobre à ceruloplasmina resulta na secreção de uma apoceruloplasmina. Essa forma apo tem meia-vida curta e é rapidamente metabolizada, com consequente diminuição dos níveis séricos de ceruloplasmina. ATP7B (uma ATPase requerida para o transporte de cobre hepático) é deficiente na doença de Wilson, levando ao acúmulo progressivo de cobre no fígado e/ou no cérebro, com dano ao órgão.	**Aumentada em:** Inflamação (aguda e crônica), gravidez. Fármacos: anticoncepcionais orais, fenitoína. **Diminuída em:** Doença de Wilson (degeneração hepatolenticular) (95%), doenças do SNC (exceto a doença de Wilson) (15%), doença hepática (exceto a doença de Wilson) (23%), má absorção (enteropatia), desnutrição, cirrose biliar primária, síndrome nefrótica, deficiência de cobre grave, doença de Menkes (deficiência de cobre hereditária ligada ao X), aceruloplasminemia hereditária.	Os níveis séricos de ceruloplasmina e o exame com lâmpada de fenda para detecção dos anéis de Kayser-Fleisher são inicialmente recomendados como testes a serem utilizados em casos com suspeita de doença de Wilson. O exame com lâmpada de fenda apresenta uma sensibilidade de apenas 50-60% para os casos de pacientes sem sintomas neurológicos. Os exames iniciais também podem incluir o cobre sérico (total e livre). Os casos equivocados podem requerer a determinação da excreção urinária de 24 h de cobre e/ou a medida do cobre hepático. Os testes genéticos diretos para mutações *ATP7B* estão sendo cada vez mais disponibilizados para confirmação do diagnóstico clínico da doença de Wilson. A ceruloplasmina no soro/plasma, isoladamente, não é confiável para o diagnóstico da doença de Wilson em pacientes assintomáticos. Ainda não há nenhum biomarcador ou método efetivo conveniente para o rastreamento da doença em recém-nascidos. Bandmann O et al. Wilson's disease and other neurological copper disorders. Lancet Neurol 2015;14:103. [PMID: 25496901] Hahn SH. Population screening for Wilson's disease. Ann NY Acad Sci 2014;1315:64. [PMID: 24731025] Lutsenko S. Modifying factors and phenotypic diversity in Wilson's disease. Ann NY Acad Sci 2014;1315:56. [PMID: 24702697]

Chumbo

Exame/faixa/coleta	Base fisiológica	Interpretação	Comentários
Chumbo, sangue total (Pb) Criança (< 6 anos): < 10 mcg/dL Criança (> 6 anos): < 25 mcg/dL [Criança (< 6 anos): < 0,48 μmol/L Criança (> 6 anos): <1,21 μmol/L] Adulto: < 40 mcg/dL [Adulto: < 1,93 μmol/L] Limite para trabalhadores da indústria: < 50 mcg/dL [Limite para trabalhadores da indústria: < 2,42 μmol/L] Tubo de tampa azul-marinho $$ Usar tubo de tampa azul-marinho contendo heparina e livre de resíduos metálicos.	Os sais de chumbo são absorvidos por ingestão, inalação ou pela pele. Cerca de 5-10% do chumbo ingerido é encontrado no sangue, dos quais 95% estão nos eritrócitos; 80-90% são captados pelos ossos e se tornam relativamente inativos. O chumbo intoxica as enzimas ligando-se aos grupos dissulfeto das proteínas, causando a morte celular. Também causa estresse oxidativo e dano às células. Seus níveis flutuam. Pode ser necessário obter várias amostras para excluir a possibilidade de intoxicação. A vulnerabilidade ao chumbo apresenta significativa variabilidade individual.	**Aumentado em:** Intoxicação pelo chumbo, incluindo a ingestão anormal (em especial tintas contendo chumbo, água oriunda de encanamentos de chumbo, uísque de contrabando), exposições ocupacionais (operadores de caldeira de fundição de metal, mineiros, soldadores, operários de fábrica de automóveis, construtores de barco, fabricantes de tintas, funcionários de gráficas, funcionários de olaria, funcionários de refinaria de gasolina, trabalhadores de demolição e de limpeza de tanques), balas retidas.	A cognição pode ser prejudicada por elevações modestas das concentrações sanguíneas de chumbo. O comprometimento neurológico pode ser detectado em crianças diante de níveis de chumbo da ordem de 15 mcg/dL e em adultos a níveis de 30 mcg/dL. Os sintomas completos surgem diante de uma concentração > 60 mcg/dL. A maioria dos casos de intoxicação crônica por chumbo leva ao desenvolvimento de uma anemia moderada, com pontilhado basofílico nos eritrócitos observado no esfregaço de sangue periférico. A intoxicação aguda é rara e está associada à dor abdominal e constipação. Estudos recentes demonstraram que pode haver efeitos prejudiciais em crianças que apresentem níveis de chumbo no sangue abaixo do limite vigente de 10 mcg/dL, tendo sido recomendado um novo valor de corte de 5 mcg/dL. Os níveis sanguíneos refletem mais a exposição aguda, enquanto os níveis de chumbo no osso refletem melhor a exposição cumulativa ao longo do tempo. Jaishankar M et al. Toxicity, mechanism and health effects of some heavy metals. Interdiscip Toxicol 2014;7:60. [PMID: 26109881] Mason LH et al. Pb neurotoxicity: neuropsychological effects of lead toxicity. Biomed Res Int 2014;2014:840547. [PMID: 24516855] Zhai Q et al. Dietary strategies for the treatment of cadmium and lead toxicity. Nutrients 2015;7:552. [PMID: 25594439]

Cistatina C

Exame/faixa/coleta	Base fisiológica	Interpretação	Comentários
Cistatina C, soro ou plasma 0,5-1,3 mg/L (idade e método-dependente) TFGe > 60 mL/min/ASC Tubo de tampa vermelha, TSS, TPP $$$	A cistatina C (CyC) é um inibidor de cisteína proteinase de 13 kDa, produzido por todas as células nucleadas do corpo. É produzida a uma taxa constante e livremente filtrada pelos rins. Diferente da creatinina, a CyC é totalmente reabsorvida e metabolizada pelos túbulos renais proximais. Seus níveis sanguíneos são menos influenciados pela idade, raça, sexo, massa corporal, dieta ou fármacos do que a creatinina. A CyC pode ser usada como alternativa à creatinina na avaliação da função renal. É considerada um marcador superior, especialmente quando o uso da creatinina é clinicamente inapropriado (p. ex., em pacientes com cirrose ou obesidade mórbida, pacientes desnutridos ou com massa muscular diminuída).	**Aumentada em:** Doença renal crônica, disfunção/insuficiência renal.	A TFGe baseada em CyC (TFGecys) foi proposta como alternativa superior a TFGecr, especialmente diante da diminuição da massa muscular, devendo ser calculada a TFGecys empregando a equação CKD-EPI de 2012. Ver Taxa de filtração glomerular estimada (TFGe) (p. 253). Níveis séricos ou plasmáticos de CyC aumentados estão associados de modo independente ao risco cardiovascular e à mortalidade por causas diversas em idosos. As limitações do uso amplamente disseminado de CyC como teste de rotina da função renal inclui o conhecimento incompleto de fatores não TFG que afetam os níveis séricos ou plasmáticos de CyC, padronização incompleta do ensaio e custos significativamente maiores. Levey AS et al. Glomerular filtration rate and albuminuria for detection and staging of acute and chronic kidney disease in adults: a systematic review. JAMA 2015;313:837. [PMID: 25710660] Shlipak MG et al. Update on cystatin C: incorporation into clinical practice. Am J Kidney Dis 2013;62:595. [PMID: 23701892]

Citomegalovírus, anticorpos

Exame/faixa/coleta	Base fisiológica	Interpretação	Comentários
Anticorpos anticitomegalovirus, IgG e IgM, soro (sorologia de CMV) Negativo TSS $$$	Detecta a presença de anticorpos dirigidos contra o CMV, seja IgG ou IgM. A infecção pelo CMV normalmente é adquirida durante a infância ou no início da idade adulta. Ao redor dos 20-40 anos, 40-90% da população apresenta anticorpos anti-CMV. Os anticorpos exercem papel importante na proteção contra a infecção e doença por CMV (incluindo a transmissão materno-fetal), mas o nível de proteção é incompleto.	**Aumentados em:** Casos de infecção prévia ou ativa por CMV. Os resultados falso-positivos em testes de detecção de IgM anti-CMV são obtidos diante da presença de fator reumatoide ou mononucleose infecciosa.	A infecção recente é sugerida por amostras seriadas que exibam elevações de título superiores a 4 vezes. A infecção por CMV ativa deve ser documentada pelo isolamento viral. A viremia comumente é confirmada por um ensaio de antigenemia ou por um teste quantitativo de ácido nucleico (i.e., carga viral no plasma ou no sangue total). O teste de sorologia é útil para o rastreamento de potenciais doadores e receptores de órgãos. A detecção de anticorpos IgM anti-CMV no soro de um recém-nascido normalmente aponta uma infecção congênita. A detecção de anticorpos IgG anti-CMV não é diagnóstica porque são anticorpos maternos que atravessaram a placenta e podem persistir no soro do recém-nascido por 6 meses. Sangue soronegativo para CMV e soro leucócito-reduzido são usados para prevenir a infecção por CMV adquirida por transfusão. Kotton CN. CMV: Prevention, diagnosis and therapy. Am J Transplant 2013;13:S24. [PMID: 23347212] Revello MG et al. Role of human cytomegalovirus (HCMV)-specific antibody in HCMV-infected pregnant women. Early Hum Dev 2014;90:S32. [PMID: 24709453] Schleiss MR. Cytomegalovirus in the neonate: immune correlates of infection and protection. Clin Dev Immunol 2013;2013:501801. [PMID: 24023565]

Cloreto

Exame/faixa/coleta	Base fisiológica	Interpretação	Comentários
Cloreto, soro ou plasma (Cl⁻) 98-107 mEq/L [mmol/L] TSS, TPP (verde-claro)	O cloreto, principal ânion inorgânico do líquido extracelular, é importante na manutenção da distribuição adequada da água corporal, da pressão osmótica e do equilíbrio acidobásico normal. Quando há perda de cloreto (sob a forma de HCl ou NH_4Cl), instala-se a alcalose. Com a ingesta ou retenção de cloreto, há desenvolvimento de acidose. Os níveis de cloreto são parcialmente regulados pelos rins.	**Aumentado em:** Insuficiência renal, síndrome nefrótica, acidose tubular renal, desidratação, tratamento excessivo com solução salina, hiperparatireoidismo, diabetes insípido, acidose metabólica decorrente de diarreia (perda de HCO_3^-), alcalose respiratória, hiperadrenocorticismo. Fármacos: acetazolamida (acidose hiperclorêmica), andrógenios, hidroclorotiazida, salicilatos (intoxicação). **Diminuído em:** Vômito, diarreia, sucção gastrintestinal, insuficiência renal combinada à privação de sal, tratamento excessivo com diuréticos, acidose respiratória crônica, cetoacidose diabética, sudorese excessiva, SIADH, nefropatia perdedora de sal, porfiria intermitente aguda, intoxicação com água, expansão do volume de líquido extracelular, insuficiência suprarrenal, hiperaldosteronismo, alcalose metabólica. Fármacos: uso crônico de laxante ou consumo de bicarbonato, corticosteroides, diuréticos.	Teste útil para a avaliação da acidose metabólica com *anion gap* aumentado e normal. Também possui alguma utilidade na distinção entre a hipercalcemia devida ao hiperparatireoidismo primário (níveis séricos de cloreto elevados) e a hipercalcemia decorrente de malignidade (níveis séricos de cloreto normais). Ao avaliar os eletrólitos no soro/plasma, os níveis anormais de cloreto geralmente significam a presença de um distúrbio metabólico subjacente. O teste de cloreto no suor é usado com frequência para ajudar a diagnosticar a fibrose cística. Berend K et al. Chloride: the queen of electrolytes? Eur J Intern Med 2012;23:203. [PMID: 22385875] Wall SM et al. Cortical distal nephron Cl(-) transport in volume homeostasis and blood pressure regulation. Am J Physiol Renal Physiol 2013;305:F427. [PMID: 23637202]

Clostridium difficile, toxinas

Exame/faixa/coleta	Base fisiológica	Interpretação	Comentários
Toxinas de Clostridium difficile, fezes Negativo Usar um frasco de coleta de urina ou fezes para coletar amostra de fezes diarreicas (amorfas). $$$ Deve ser testada dentro de 12 horas após a coleta, porque a toxina (B) é lábil.	O *Clostridium difficile*, um bastonete Gram-positivo móvel, é o principal agente de diarreia nosocomial associada a antibiótico, cuja origem é toxigênica (ver Colite associada a antibiótico, Cap. 5). Existem duas toxinas (A e B) produzidas por *C. difficile*. A toxina A é uma enterotoxina, e a toxina B é uma citotoxina. O ensaio de citotoxicidade realizado em cultura de células é utilizado para detectar o efeito citopático das toxinas, cuja identidade é confirmada por neutralização com antitoxinas específicas. A sensibilidade e especificidade do ensaio são de 95 e 90%, respectivamente. No entanto, o ensaio é oneroso e requer 24-48 horas para disponibilização dos resultados. A toxina A (mais fracamente citopática em cultura celular) é enterotóxica e produz enteropatias. A toxina B (mais bem detectada pelos ensaios de cultura celular padrão) não causa enteropatia.	**Positivas em:** Diarreia associada a antibióticos (15-25%), colite associada a antibióticos (50-75%) e colite pseudomembranosa (90-100%). Cerca de 3% dos adultos sadios e 10-20% dos pacientes internados possuem *C. difficile* em sua flora colônica. Há também um alto índice de transporte de *C. difficile* e suas toxinas em recém-nascidos saudáveis.	O teste diagnóstico para infecção por *C. difficile* deve ser realizado somente em pacientes sintomáticos. Os testes rápidos (2-4 horas) baseados em imunoensaios enzimáticos (EIA) para detecção das toxinas A e B têm sido utilizados como alternativa ao ensaio de citotoxicidade, mas são menos sensíveis e, consequentemente, aquém do ideal. As novas diretrizes recomendam a adoção de um processo de testes conduzido em duas etapas, que incluem um rastreamento inicial de amostras de fezes utilizando um imunoensaio rápido para glutamato desidrogenase (GDH), uma enzima comum produzida por *C. difficile*. Um resultado negativo do ensaio de GDH exclui efetivamente a possibilidade de infecção. Por outro lado, um resultado positivo precisa ser confirmado por um ensaio mais específico (i. e., ensaio de citotoxicidade celular ou cultura toxigênica, ou teste de amplificação de ácido nucleico [NAAT]). Os ensaios rápidos de NAAT baseados em PCR que amplificam os genes responsáveis pelas toxinas de *C. difficile* são altamente sensíveis e específicos, sendo usados por muitos laboratórios no tratamento de pacientes. Entretanto, a sua colocação entre as diversas opções diagnósticas existentes ainda precisa ser definida. A repetição do teste durante um mesmo episódio de diarreia tem valor limitado e deve ser desestimulada. A visualização direta com exame histopatológico de pseudomembranas por endoscopia gastrintestinal inferior detecta apenas 50-55% dos casos de infecção por *C. difficile*. Bagdasarian N et al. Diagnosis and treatment of *Clostridium difficile* in adults: a systematic review. JAMA 2015;313:398. [PMID: 25626036] Barbut F et al. New molecular methods for the diagnosis of *Clostridium difficile* infections. Drugs Today (Barc) 2012;48:673. [PMID: 23110263] Tenover FC et al. Laboratory diagnosis of *Clostridium difficile* infection: can molecular amplification methods move us out of uncertainty? J Mol Diagn 2011;13:573. [PMID: 21854871]

Coccidioides, anticorpos

Exame/faixa/coleta	Base fisiológica	Interpretação	Comentários
Anticorpos contra Coccidioides, soro ou LCS Negativo TSS ou tubo de tampa vermelha (soro); tubo de vidro ou plástico (LCS) $$	O teste faz o rastreamento da presença de anticorpos contra *Coccidioides immitis*. Alguns centros usam o antígeno em fase micelial, a coccidioidina, para detectar os anticorpos. Os anticorpos IgM surgem ainda no início da doença em 75% dos pacientes. Os níveis dos anticorpos começam a cair após 3 semanas, de modo que raramente são detectados após 5 meses. Esses anticorpos podem persistir em casos disseminados, normalmente em pacientes imunocomprometidos. Os anticorpos IgG surgem mais tardiamente no curso da doença. A doença meníngea pode estar associada a uma sorologia negativa para IgG e requer a determinação dos títulos de anticorpos IgG no LCS.	**Positivos em:** Infecção por Coccidioides (90%). **Negativos em:** Teste cutâneo da coccidioidina, em muitos pacientes com infecção crônica cavitária por coccidioides; 5% dos casos de infecção meníngea por Coccidioides resultam negativos no teste de fixação do complemento (FC) realizado com amostra de LCS.	O diagnóstico de coccidioidomicose é baseado em exames sorológicos, cultura e biópsia tecidual. Os testes de precipitina (imunodifusão) e FC detectam 90% dos casos sintomáticos primários. O teste da precipitina (para detecção de anticorpos IgM e IgG) é mais eficaz para a detecção da infecção primária inicial ou de uma exacerbação da doença existente. Esse teste é diagnóstico, mas não é prognóstico. O teste de FC (para anticorpos IgG) torna-se positivo depois do teste da precipitina, e os títulos podem ser utilizados para avaliar a gravidade da infecção. Os títulos aumentam com a progressão da doença e declinam conforme o paciente melhora. Também existem testes baseados em ELISA, para os quais há dados sugestivos de um desempenho satisfatório. Na coccidioidomicose, o teste de rotina de LCS não é recomendado. Malo J et al. Update on the diagnosis of pulmonary coccidioidomycosis. Ann Am Thorac Soc 2014;11:243. [PMID: 24575994] Thompson G et al. Routine CSF analysis in coccidioidomycosis is not required. PLoS One 2013;8:e64249. [PMID: 23717579]

Colesterol

Exame/faixa/coleta	Base fisiológica	Interpretação	Comentários
Colesterol, soro ou plasma Desejável: < 200 mg/dL [< 5,2 mmol/L], adultos Limítrofe: 200-239 mg/dL [5,2-6,1 mmol/L], adultos Alto risco: > 240 mg/dL [> 6,2 mmol/L], adultos (idade-dependente) TSS, TPP (verde-claro) $ A determinação do LDL-C requer a obtenção de amostras em jejum. A quantificação de HDL-C e colesterol total dispensa o jejum.	Os níveis de colesterol são determinados pelo metabolismo lipídico. Este, por sua vez, é influenciado por fatores hereditários, pela dieta, pela função hepática, renal, tireoideana, entre outras funções endócrinas orgânicas. O rastreamento de colesterol total (CT) não requer que as amostras sejam obtidas em jejum. Entretanto, a determinação de um perfil completo de lipoproteínas ou de colesterol de LDL (LDL-C) exige amostras obtidas em jejum. O CT, os triglicerídeos (TGs) e o colesterol de lipoproteína de alta densidade (HDL-C) são medidos diretamente. Embora tenham sido desenvolvidos métodos para medir diretamente o LDL-C, na prática, o LDL-C frequentemente é determinado de modo indireto, utilizando-se a equação de Friedewald: [LDL-C] = [CT] − [HDL-C] − [TG/5] Observe que este cálculo não é válido para amostras com TG > 400 mg/dL [> 4,52 mmol/L], para pacientes com hiperlipoproteinemia tipo III ou quilomicronemia, ou amostras obtidas sem jejum.	**Aumentado em:** Distúrbios primários: hipercolesterolemia poligênica, hipercolesterolemia familiar (deficiência de receptores de LDL), hiperlipidemia combinada familiar, disbetalipoproteinemia familiar. Distúrbios secundários: hipotireoidismo, diabetes melito não controlado, síndrome nefrótica, obstrução biliar, anorexia nervosa, carcinoma hepatocelular, porfiria intermitente aguda. Fármacos: corticosteroides. **Diminuído em:** Distúrbios hepáticos graves (hepatite aguda, cirrose, malignidade), hipertireoidismo, doença crônica ou aguda grave, desnutrição, má absorção (p. ex., infecção pelo HIV), queimaduras extensas, doenças familiares (de Gaucher, de Tangier), abetalipoproteinemia, linfangiectasia intestinal.	O risco de cardiopatia coronariana (CC) depende dos níveis de colesterol LDL e de colesterol não HDL. O HDL-C está inversamente associado ao risco de CC e ainda é um componente-chave da predição do risco cardiovascular. As decisões de tratamento devem ser baseadas no risco de CC. A diminuição deste risco é primariamente proporcional a redução dos níveis de colesterol LDL promovida pelo tratamento. As decisões sobre o tratamento e metas terapêuticas tradicionalmente são baseadas nas concentrações de LDL-C: as metas recomendadas para a intervenção no LDL-C são de valores < 100 mg/dL para pacientes de alto risco (p. ex., com CC); < 130 mg/dL para pacientes de risco moderado (≥ 2 fatores de risco); e < 160 mg/dL para pacientes de baixo risco (0-1 fator de risco). A nova diretriz recomenda o tratamento de redução do colesterol usando terapia à base de estatina com dose fixa baseada em evidência, sem níveis-alvo específicos de LDL-C. Uma ferramenta de avaliação de risco lançada em 2015 para estimativa do risco de 10 anos de um paciente sofrer infarto do miocárdio, incorporando os níveis de colesterol total e de colesterol HDL, é disponibilizada em: http://cvdrisk.nhlbi.nih.gov/ Goldstein JL et al. A century of cholesterol and coronaries: from plaques to genes to statins. Cell 2015;161:161. [PMID: 25815993] Martin SS et al. Clinician-patient risk discussion for atherosclerotic cardiovascular disease prevention: importance to implementation of the 2013 ACC/AHA Guidelines. J Am Coll Cardiol 2015;65:1361. [PMID: 25835448] Rader DJ et al. HDL and cardiovascular disease. Lancet 2014;384:618. [PMID: 25131981] Smith SC Jr et al. 2013 ACC/AHA guideline recommends fixed-dose strategies instead of targeted goals to lower blood cholesterol. J Am Coll Cardiol 2014;64:601. [PMID: 25104531]

Complemento C3

Exame/faixa/coleta	Base fisiológica	Interpretação	Comentários
Complemento C3, soro 64-200 mg/dL [640-2.000 mg/L] (idade-dependente) TSS $$ Separar o soro das células imediatamente ou dentro de 2 h após a coleta.	C3 é o componente central na ativação do complemento. As vias clássica e alternativa do complemento convergem na etapa que envolve C3 na cascata do complemento (ver Fig. 10-9). Níveis baixos indicam a ativação da cascata por uma ou ambas as vias. Na maioria das doenças envolvendo imunocomplexos, os níveis de C3 estão diminuídos. A deficiência de C3 está associada a infecções recorrentes. Este teste normalmente é realizado como imunoensaio (por radioimunodifusão ou nefelometria).	**Aumentado em:** Muitas condições inflamatórias, como um reagente de fase aguda, fase ativa de doenças reumáticas (p. ex., artrite reumatoide, LES), hepatite viral aguda, infarto do miocárdio, câncer, diabetes melito, gravidez, sarcoidose, amiloidose, tireoidite. **Diminuído em:** Casos de diminuição da síntese (desnutrição proteica, deficiência congênita, doença hepática grave), catabolismo aumentado (doença por imunocomplexos, glomerulonefrite membranoproliferativa [75%], LES, síndrome de Sjögren, artrite reumatoide, CIVD, hemoglobinúria noturna paroxística, anemia hemolítica autoimune, bacteremia Gram-negativa ou sepse), perda aumentada (queimaduras, gastrenteropatias).	Os níveis de molécula do complemento C3 podem ser úteis no seguimento da atividade das doenças por imunocomplexos. O melhor teste para detecção de deficiências hereditárias é o CH50 (ensaio de atividade do complemento). A glomerulonefrite membranoproliferativa mediada por complemento poderia ser beneficiada pela terapia anticomplemento dirigida (p. ex., eculizumabe). Lupu F et al. Crosstalk between the coagulation and complement systems in sepsis. Thromb Res 2014;13:S28. [PMID: 24759136] Popat RJ et al. Complement and glomerular diseases. Nephron Clin Pract 2014;128:238. [PMID: 25412932] Tichaczek-Goska D. Deficiencies and excessive human complement system activation in disorders of multifarious etiology. Adv Clin Exp Med 2012;21:105. [PMID: 23214307]

Complemento C4

Exame/faixa/coleta	Base fisiológica	Interpretação	Comentários
Complemento C4, soro ou plasma 15-45 mg/dL [150-450 mg/L] (idade-dependente) TSS, tubo de tampa lavanda ou verde $$ Separar o soro das células imediatamente ou dentro de 2 h após a coleta.	O C4 é um componente da via clássica do complemento. Níveis diminuídos normalmente indicam a ativação desta via. A deficiência de C4 ou outro componente inicial da via clássica (C1q, C2) muitas vezes é associada a doenças autoimunes (p. ex., tipo LES), enquanto a deficiência de properdina, C3 ou um componente da via terminal (C5 a C9) leva a infecções bacterianas recorrentes. O teste geralmente é realizado como imunoensaio, em vez de ensaio funcional.	**Aumentado em:** Diversas malignidades (sem utilidade clínica). **Diminuído em:** Síntese reduzida (deficiência congênita), catabolismo aumentado (LES, artrite reumatoide, glomerulonefrite proliferativa, angioedema hereditário [AEH]) e na perda aumentada (queimaduras, enteropatias perdedoras de proteína).	C4 frequentemente é solicitado com C3 para monitoramento da atividade de doenças reumatológicas. Níveis normais de C4 com diminuição de C3 podem ser vistos na síndrome hemolítico-urêmica atípica (SHUa) mediada por complemento. Níveis baixos de C4 acompanham os ataques agudos de AEH; além disso, o C4 é utilizado como teste de primeira linha para detecção da doença. Os níveis de inibidor de C1 esterase (C1-INH) não são indicados para a avaliação da AEH, a menos que os níveis de C4 estejam baixos. A deficiência congênita de C4 acompanha uma síndrome do tipo LES. Elkon KB et al. Complement, interferon and lupus. Curr Opin Immunol 2012;24:665. [PMID: 22999705] Grumach AS et al. Are complement deficiencies really rare? Overview on prevalence, clinical importance and modern diagnostic approach. Mol Immunol 2014;61:110. [PMID: 25037634] Mayilyan KR. Complement genetics, deficiencies, and disease associations. Protein Cell 2012;3:487. [PMID: 22773339]

Complemento total (CH50)

Exame/faixa/coleta	Base fisiológica	Interpretação	Comentários
Complemento total (CH50) 30-75 U/mL (laboratório-específico) Tampa vermelha $$$	Tradicionalmente, o teste usa hemácias de ovelha cobertas com anticorpos. A adição de complemento sérico causa lise das hemácias sensibilizadas. A quantidade de hemólise é avaliada quantitativamente. O teste mede a integridade e atividade dos componentes da via clássica (C1-C9), e independe dos componentes da via alternativa (Fig. 10-9). Para titulações precisas do complemento hemolítico, a diluição do soro que lisa 50% das hemácias indicadoras é definida como a CH50. Foi desenvolvido um método automático usando lipossomos (em vez de hemácias) cobertos com anticorpo acoplados a uma enzima indicadora (p. ex., G6PD). O complemento sérico causa lise de lipossomos, e a atividade da enzima liberada, então, é medida. O ensaio está correlacionado com o ensaio de CH50, apresenta menor variabilidade e sua execução é mais simples.	**Diminuído em:** > 50-80% de deficiência de componentes da via clássica do complemento (deficiências congênitas ou adquiridas). **Normal em:** deficiências de componentes da via alternativa do complemento.	Trata-se de um ensaio funcional de atividade biológica da via clássica do complemento. A sensibilidade aos níveis reduzidos de componentes do complemento depende exatamente do modo como o teste é realizado. É usado para monitorar a atividade da doença em pacientes com LES e glomerulonefrite e para detectar deficiências congênita e adquirida graves na via clássica do complemento. Liszewski KM et al. Complement regulators in human disease: lessons from modern genetics. J Intern Med 2015;277:294. [PMID: 25495259] Mastellos DC et al. Complement in paroxysmal nocturnal hemoglobinuria: exploiting our current knowledge to improve the treatment landscape. Expert Rev Hematol 2014;7:583. [PMID: 25213458] Sarma JV et al. The complement system. Cell Tissue Res 2011;343:227. [PMID: 20838815]

Cortisol (livre na urina)

Exame/faixa/coleta	Base fisiológica	Interpretação	Comentários
Cortisol (livre na urina), urina 10-110 mcg/24 h [30-300 nmol/dia] Frasco de coleta de urina contendo ácido bórico $$$ Coletar urina de 24 horas. Manter a refrigeração durante a coleta.	A quantificação dos níveis de cortisol livre na urina é útil na avaliação inicial de casos com suspeita de síndrome de Cushing (ver Algoritmo para síndrome de Cushing, Fig. 9-31).	**Aumentado em:** Síndrome de Cushing, doença aguda, estresse. **Não aumentada em:** Obesidade.	O cortisol livre na urina de 24 horas é um dos testes diagnósticos iniciais de escolha para a síndrome de Cushing, embora a sensibilidade e especificidade sejam aquém do ideal. Esse teste não serve para o diagnóstico definitivo da insuficiência suprarrenal. Uma excreção urinária de cortisol livre basal < 5 mcg/24 h pode ser consistente com insuficiência suprarrenal. Uma coleta realizada em um intervalo mais curto (12 horas) de um dia para outro e a determinação da relação de cortisol livre na urina/creatina na urina aparentemente apresentam desempenho tão satisfatório quanto a coleta de urina de 24 horas para quantificação de cortisol livre. A razão cortisol livre:creatinina na urina também pode ser obtida a partir de uma amostra de urina coletada ao acaso. Alexandraki KI et al. Is urinary free cortisol of value in the diagnosis of Cushing's syndrome? Curr Opin Endocrinol Diabetes Obes 2011;18:259. [PMID: 21681089] Deutschbein T et al. Screening for Cushing's syndrome: new immunoassays require adequate normative data. Horm Metab Res 2013;45:118. [PMID: 23417245]

Cortisol, soro ou plasma

Exame/faixa/coleta	Base fisiológica	Interpretação	Comentários
Cortisol, soro ou plasma 8 horas da manhã: 5-20 mcg/dL [140-550 nmol/L] (tempo-dependente) 8 h após a administração de 1 mg de dexametasona feita à meia-noite: 0-5 mcg/dL 30-60 minutos após a administração intravenosa de 25 unidades de cosintropina: >20 mcg/dL TSS, TPP (verde-claro) $$	A liberação de fator liberador de corticotropina (CRF) a partir do hipotálamo estimula a liberação de ACTH pela hipófise que, por sua vez, estimula a liberação de cortisol pela suprarrenal. O cortisol fornece a retroalimentação negativa para esse sistema. O teste mede tanto o cortisol livre como o cortisol ligado à globulina ligadora de cortisol (CBG). Os níveis matinais são maiores do que os níveis noturnos (p. ex., 5-20 mcg/dL às 8h00 vs. 0-9 mcg/dL às 20h00).	**Aumentado em:** Síndrome de Cushing, doença aguda, cirurgia, traumatismo, choque séptico, depressão, ansiedade, alcoolismo, inanição, insuficiência renal crônica, CBG aumentada (congênita, na gravidez, na terapia com estrogênio). **Diminuído em:** Doença de Addison; CBG diminuída (congênita, na doença hepática e na síndrome nefrótica).	Os níveis de cortisol são usados para avaliar a síndrome de Cushing e a insuficiência suprarrenal. Os níveis de cortisol são úteis apenas no contexto dos testes de supressão ou estimulação padronizados. Ver detalhes em "Cosintropina, teste de estimulação" e "Supressão com dexametasona, teste". A supressão com dose baixa de dexametasona, o cortisol salivar medido tardiamente à noite e o cortisol livre na urina de 24 horas são considerados os testes de rastreio de escolha para síndrome de Cushing (Fig. 9-31). As flutuações circadianas dos níveis de cortisol limitam a utilidade das determinações isoladas. A análise da variação diurna de cortisol é inútil do ponto de vista diagnóstico. Brandão Neto RA et al. Diagnosis and classification of Addison's disease (autoimmune adrenalitis). Autoimmun Rev 2014;13(4-5):408. [PMID: 24424183] Deutschbein T et al. Screening for Cushing's syndrome: new immunoassays require adequate normative data. Horm Metab Res 2013;45:118. [PMID: 23417245] Turpeinen U et al. Determination of cortisol in serum, saliva and urine. Best Pract Res Clin Endocrinol Metab 2013;27:795. [PMID: 24275191]

Cosintropina, teste de estimulação

Exame/faixa/coleta	Base fisiológica	Interpretação	Comentários
Teste de estimulação com cosintropina (cortrosina), soro ou plasma TSS, TPP (verde-claro) ou tubo de tampa lavanda $$$ Primeiro, registrar os níveis de cortisol. Em seguida, administrar cosintropina (250 mcg, IV ou IM). Após 30-60 minutos, registrar os níveis de cortisol novamente.	A cosintropina (também conhecida como cortrosina, um peptídeo sintético análogo do ACTH) estimula a suprarrenal a liberar cortisol. Uma resposta normal consiste na duplicação dos níveis basais ou em um incremento significativo para atingir níveis acima de 20 mcg/dL (> 552 nmol/L). Uma resposta de cortisol precária à cosintropina indica a existência de insuficiência suprarrenal (ver Algoritmo para insuficiência suprarrenal, Fig. 9-23).	**Diminuída em:** Insuficiência suprarrenal aguda (crise suprarrenal), insuficiência suprarrenal crônica (doença de Addison), insuficiência hipofisária, Aids.	O teste não distingue as formas primária e secundária (hipofisária) de insuficiência suprarrenal crônica. Isso se deve ao fato de que, na insuficiência suprarrenal secundária, a suprarrenal atrófica pode ser irresponsiva à cosintropina. O teste pode não ser confiável para a detecção de insuficiência hipofisária. O teste da metirapona pode ser útil para avaliar o eixo hipófise-suprarrenal. Os níveis séricos/plasmáticos basais de ACTH estão acentuadamente elevados quando um paciente tem doença suprarrenal primária, mas estão diminuídos na insuficiência suprarrenal secundária (hipofisária). Os pacientes com Aids e também insuficiência suprarrenal podem apresentar resultados normais no teste de estimulação do ACTH. Charmandari E et al. Adrenal insufficiency. Lancet 2014;383:2152. [PMID: 24503135] Husebye ES et al. Consensus statement on the diagnosis, treatment and follow-up of patients with primary adrenal insufficiency. J Intern Med 2014;275:104. [PMID: 24330030] Raff H et al. Physiological basis for the etiology, diagnosis, and treatment of adrenal disorders: Cushing's syndrome, adrenal insufficiency, and congenital adrenal hyperplasia. Compr Physiol 2014;4:739. [PMID: 24715566]

Creatina quinase, MB

Exame/faixa/coleta	Base fisiológica	Interpretação	Comentários
Creatina quinase, MB, (CK-MB) < 16 UI/L <5% da CK total ou <5 mcg/L de unidades de massa (laboratório-específico). TSS, TPP, tubo de tampa verde $$	A CK consiste em três isozimas, que são compostas por duas subunidades, M e B. A fração que apresenta maior mobilidade eletroforética é a CK1 (BB). A CK2 (MB) exibe mobilidade intermediária, e a CK3 (MM) se move mais lentamente em direção ao ânodo. O músculo esquelético é caracterizado pela isozima MM. O cérebro é caracterizado pela isozima BB. O miocárdio tem isoenzima MB. As técnicas de ensaio utilizadas incluem a separação das isozimas por eletroforese (unidades de atividade de isozima) ou por imunoensaio utilizando anticorpo específico para a fração MB (unidades de massa).	**Aumentada em:** Infarto do miocárdio (IM), traumatismo cardíaco ou procedimento interventivo, certas distrofias musculares e polimiosite. Elevação discreta e persistente relatada em pacientes com insuficiência cardíaca crônica e insuficiência renal crônica.	O teste de CK-MB é relativamente específico para M. Aparece no soro em cerca de 4 horas após o infarto, atinge o pico em 12-24 horas, e declina ao longo de 48-72 horas. A concentração em massa de CK-MB é um marcador sensível de IM dentro de 4-12 horas após o infarto. Como as troponinas cardíacas (cTnI e cTnT) são tecido-específicas e agora estão sendo utilizadas como marcadores de escolha para o diagnóstico de IM, o teste de detecção de troponina I cardíaca (cTnI) de alta sensibilidade, substituiu em grande parte o ensaio de CK-MB convencional. A medida de CK-MB continua sendo útil para avaliar pacientes que já são cTnI+ (p. ex., por insuficiência renal ou cardíaca crônica) e apresentam dor torácica recorrente. A CK-MB periprocedimento (p. ex., intervenção coronariana percutânea eletiva ou emergencial) é considerada um indicador prognóstico melhor de lesão do miocárdio e risco de morbidade e mortalidade associadas ao procedimento, em comparação com cTnI. As estimativas de CK-MM e de CK-BB não têm utilidade clínica. Use a CK total. Gollop ND et al. Is periprocedural CK-MB a better indicator of prognosis after emergency and elective percutaneous coronary intervention compared with post-procedural cardiac troponins? Interact Cardiovasc Thorac Surg 2013;17:867. [PMID: 23842761] Sluss PM. Methodologies for measurement of cardiac markers. Clin Lab Med 2014;34:167. [PMID: 24507795] Tehrani DM et al. Third universal definition of myocardial infarction: update, caveats, differential diagnoses. Cleve Clin J Med 2013;80:777. [PMID: 24307162]

Exames laboratoriais comuns: seleção e interpretação

Creatina quinase, total

Exame/faixa/coleta	Base fisiológica	Interpretação	Comentários
Creatina quinase, total, soro ou plasma (CK) 20-200 UI/L (idade e método-dependente) TSS, TPP $	A creatina quinase é uma enzima que catalisa a interconversão de creatina e fosfocreatina (FCr). Essa enzima é encontrada em abundância no músculo esquelético, no miocárdio e no cérebro. A CK é liberada quando há dano tecidual (p. ex., infarto do miocárdio [IM], miopatia).	**Aumentada em:** IM, miocardite, traumatismo muscular, rabdomiólise, distrofia muscular, polimiosite, esforço muscular intenso, hipertermia maligna, hipotireoidismo, infarto cerebral, cirurgia, síndrome de Reye, tétano, convulsões em geral, alcoolismo, pós-choque por desfibrilador. Fármacos: clofibrato, inibidores de HMG-CoA redutase (estatinas).	O teste de CK é tão sensível quanto o teste de aldolase para detecção de dano muscular (p. ex., miosite). Por isso, é desnecessário realizar o teste de aldolase nesta condição. Os valores de CK podem estar aumentados em até 50 vezes na polimiosite ativa e outras miopatias inflamatórias. Um exame de mioglobina urinária também pode ser solicitado para estas condições. Durante um IM, os níveis séricos de CK sobem rapidamente (em 3-5 horas). Essa elevação persiste por 2-3 dias pós-IM. A CK total não é específica o bastante para ser utilizada no diagnóstico de IM. Contudo, níveis normais de CK total possuem um alto valor preditivo negativo para essa condição. Um teste mais específico é necessário para estabelecer o diagnóstico de IM ou de síndrome coronariana aguda (p. ex., troponina-I cardíaca, atualmente substituída em grande parte pela CK-MB). Amato AA et al. Overview of the muscular dystrophies. Handb Clin Neurol 2011;101:1. [PMID: 21496621] Milisenda JC et al. The diagnosis and classification of polymyositis. J Autoimmun 2014;48-49:118. [PMID: 24461380] van der Kooi AJ et al. Idiopathic inflammatory myopathies. Handb Clin Neurol 2014;119:495. [PMID: 24365315]

Creatinina, depuração

Exame/Faixa/coleta	Base fisiológica	Interpretação	Comentários
Depuração da creatinina, (Cl_{Cr}) Adultos: 90-130 mL/min/1,73 m² ASC $$ Coletar a urina de 24 horas, no horário correto, bem como amostras simultâneas de soro/plasma para creatinina. Registrar o peso e a altura do paciente.	Teste de TFG amplamente utilizado. Teoricamente, esse é um teste confiável que, no entanto, muitas vezes é comprometido por uma coleta de urina incompleta. A depuração da creatinina é calculada a partir da medida da concentração de creatinina na urina (U_{Cr} [mg/dL]), creatinina no plasma/soro (P_{Cr} [mg/dL]) e velocidade do fluxo urinário (V [mL/min]), de acordo com a seguinte fórmula: $$Cl_{Cr} \, (mL/min) = \frac{U_{Cr} \times V}{P_{Cr}}$$ Onde, $$V(mL/min) = \frac{\text{volume de urina de 24h (mL)}}{1.440 (\text{min}/24h)}$$ A depuração da creatinina muitas vezes é "corrigida" para a área de superfície corporal (ASC [m²]), de acordo com a fórmula: $$Cl_{Cr} \, (\text{corrigida}) = Cl_{Cr} \, (\text{não corrigida}) \times \frac{1,73}{\text{ASC}}$$	**Aumentada em:** Elevação do débito cardíaco, exercícios, acromegalia, diabetes melito (estágio inicial), infecções, hipotireoidismo. **Diminuída em:** Insuficiência renal aguda ou crônica, diminuição do fluxo sanguíneo renal (choque, hemorragia, desidratação, IC). Fármacos: fármacos nefrotóxicos.	A Cr sérica ou plasmática, na prática, pode ser mais confiável como indicador da função renal do que a Cl_{Cr} de 24 horas, a menos que a coleta de urina seja cuidadosamente monitorada. Uma coleta de 8 horas fornece resultados similares àqueles obtidos com uma urina coletada em 24 horas. A Cl_{Cr} irá superestimar a taxa de filtração glomerular na medida em que a Cr é secretada pelos túbulos renais (p. ex., na cirrose). A Cl_{Cr} pode ser estimada a partir da creatinina sérica/plasmática, utilizando-se a seguinte fórmula: $$Cl_{Cr} \, (mL/min) = \frac{(140 - \text{Idade}) \times \text{Peso (kg)}}{72 - P_{Cr}}$$ O declínio seriado da Cl_{Cr} constitui o indicador mais confiável de disfunção renal progressiva. Ver também TFG estimada (TFGe) (p. 253). Levey AS et al. Glomerular filtration rate and albuminuria for detection and staging of acute and chronic kidney disease in adults: a systematic review. JAMA 2015;313:837. [PMID: 25710660] Levey AS et al. GFR estimation: from physiology to public health. Am J Kidney Dis 2014;63(5):820. [PMID: 24485147] Macedo E et al. Measuring renal function in critically ill patients: tools and strategies for assessing glomerular filtration rate. Curr Opin Crit Care 2013;19:560. [PMID: 24240821]

Creatinina, soro ou plasma

Exame/faixa/coleta	Base fisiológica	Interpretação	Comentários
Creatinina (Cr), soro ou plasma 0,6–1,2 mg/dL [50–100 µmol/L] TSS, TPP S	A creatinina endógena é excretada por filtração através do glomérulo e por secreção tubular. A depuração de creatinina é uma medida clínica aceitável da taxa de filtração glomerular (TFG), embora às vezes superestime a TFG (p. ex., na cirrose). Para cada redução de 50% da TFG, os níveis séricos de creatinina quase duplicam.	**Aumentada em:** Insuficiência renal aguda ou crônica, obstrução do trato urinário, uso de fármacos nefrotóxicos, hipotireoidismo. **Diminuída em:** Redução da massa muscular, caquexia e envelhecimento.	A creatinina sérica ou plasmática não deve ser usada como fonte única para avaliação da função renal. A TFG estimada (TFGecr) também deve ser relatada. No método do picrato alcalino, a presença de outras substâncias diferentes da creatinina (p. ex., acetoacetato, acetona, beta-hidroxibutirato, alfa-cetoglutarato, piruvato, glicose) pode levar à obtenção de resultados falsamente elevados. Por isso, os pacientes com cetoacidose diabética podem apresentar falsos níveis de Cr muito altos. A bilirrubina aumentada também pode produzir uma falsa diminuição de Cr. A insuficiência renal crônica pode não ser identificada, uma vez que as equações usadas para estimar a TFG com base na Cr tendem a superestimar a função renal. Idade, sexo e raça negra são fatores preditores de doença renal. O diagnóstico inicial é importante e deve ser buscado em populações de risco. Os níveis séricos de creatinina frequentemente não refletem a função renal diminuída, porque a taxa de produção de creatinina é diminuída com a redução da massa corporal magra. O volume intravascular aumentado e o aumento do volume de distribuição associado à anasarca também podem mascarar a função renal diminuída, ao reduzirem os níveis séricos de creatinina. O uso das alterações na Cr como substituto da TFG tem valor limitado em pacientes gravemente enfermos. Ver Taxa de filtração glomerular estimada (TFGe) (p. 253). Levey AS et al. GFR estimation: from physiology to public health. Am J Kidney Dis 2014;63:820. [PMID: 24485147] Macedo E et al. Measuring renal function in critically ill patients: tools and strategies for assessing glomerular filtration rate. Curr Opin Crit Care 2013;19:560. [PMID: 24240821]

Crioaglutininas

Exame/faixa/coleta	Base fisiológica	Interpretação	Comentários
Crioaglutininas, soro Título < 1:32 TSS, tubo de tampa vermelha $$ A amostra deve ser mantida em água morna (37°C) antes de separar o soro das células.	As crioaglutininas são autoanticorpos IgM (raramente IgG ou IgA) que conseguem aglutinar hemácias a temperaturas abaixo de 35°C (aglutinação forte a 4°C; fraca a 24°C; e fraca ou inexistente a 37°C). As crioaglutininas podem ser mono ou policlonais, tendo sido associadas a várias doenças, em particular a infecções, neoplasias e doenças vasculares do colágeno. As crioaglutininas não são necessariamente patológicas e podem ser detectadas em indivíduos assintomáticos durante a tipagem sanguínea de rotina e na prova cruzada. Se a aglutinação não for reversível após a incubação a 37°C, então a reação não se deve às crioaglutininas.	**Presentes em:** Doença da crioaglutinina crônica, distúrbios linfoproliferativos (p. ex., macroglobulinemia de Waldenström, leucemia linfocítica crônica), anemia hemolítica autoimune, mieloma, doenças vasculares do colágeno, pneumonia por *Mycoplasma pneumoniae*, mononucleose infecciosa, orquite por caxumba, citomegalovírus, listeriose (i.e, *Listeria monocytogenes*), legionela, doenças tropicais (p. ex., tripanossomíase, malária).	As crioaglutininas são encontradas em um espectro de condições, variando da doença da crioaglutinina "benigna" ao linfoma maligno. A doença da crioaglutinina crônica primária é um distúrbio linfoproliferativo clonal, afetando 10-15% dos pacientes com anemia hemolítica autoimune. As crioaglutininas ocorrem regularmente no decorrer do curso de duas infecções, a pneumonia por *Mycoplasma* e a mononucleose infecciosa. Os pacientes desenvolvem anticorpos anti-I ou anti-i que normalmente são da classe IgM e reagem com hemácias humanas de adultos a temperaturas abaixo de 35°C, com consequente aglutinação. Na pneumonia por *Mycoplasma*, os títulos de anticorpos anti-I aumentam tardiamente, durante a primeira ou segunda semana; atingem o máximo em 3-4 semanas após o aparecimento; e então desaparecem rapidamente. Uma elevação dos títulos de anticorpos crioaglutininas é sugestiva de uma infecção recente por micoplasma. Berentsen S et al. Diagnosis and treatment of cold agglutinin-mediated autoimmune hemolytic anemia. Blood Rev 2012;26:107. [PMID: 22330255] Swiecicki PL et al. Cold agglutinin disease. Blood 2013;122:1114. [PMID: 23757733]

Crioglobulinas

Exame/faixa/coleta	Base fisiológica	Interpretação	Comentários
Crioglobulinas, qualitativo, soro Negativo em 72 horas Tampa vermelha $ Os pacientes devem jejuar, e a amostra de sangue deve ser coletada com auxílio de um tubo a vácuo pré-aquecido, mantida a 37°C e transportada imediatamente para o laboratório.	As crioglobulinas são imunoglobulinas (IgG, IgM, IgA ou cadeias leves) que precipitam mediante exposição ao frio. A amostra é armazenada a 4°C e examinada diariamente quanto à presença/ausência de precipitação de crioglobulinas, por um período de 3 dias. As crioglobulinas tipo I (25%) são imunoglobulinas monoclonais, mais comumente IgM, às vezes IgG e, em casos raros, IgA ou proteína de Bence Jones. As de tipo II (25%) consistem em uma mistura de crioglobulinas apresentando um componente monoclonal (normalmente IgM) que se complexa à IgG policlonal presente no crioprecipitado. O tipo III (50%) é composto por crioglobulinas policlonais mistas (IgM e IgG).	**Positivo em:** Distúrbios imunoproliferativos (mieloma múltiplo, macroglobulinemia de Waldenström, leucemia linfocítica crônica, linfoma de célula B), na doença vascular do colágeno (LES, poliarterite nodosa, artrite reumatoide, síndrome de Sjögren), na anemia hemolítica, infecções (p. ex., HCV, HIV), na glomerulonefrite, na doença hepática crônica. O termo "crioglobulinemia mista essencial" (uma síndrome vasculítica) é utilizado em referência aos pacientes que não possuem nenhuma outra doença primária além da síndrome de Sjögren. Os demais casos são classificados como crioglobulinemia mista secundária.	Todos os tipos de crioglobulinas podem produzir sintomas induzidos pelo frio, como o fenômeno de Raynaud, púrpura vascular e urticária. Os pacientes com crioglobulinemia tipo I normalmente sofrem de uma doença subjacente (p. ex., mieloma múltiplo). Os pacientes com crioglobulinemia tipos II e III muitas vezes apresentam doença por imunocomplexo, com púrpura vascular, tendências ao sangramento, artrite e nefrite. A tipagem das crioglobulinas por eletroforese não é realizada necessariamente para fins diagnósticos nem para manejo clínico. Cerca de 50% dos pacientes com crioglobulinemia mista essencial apresentam evidências de infecção pelo vírus da hepatite C. Motyckova G et al. Laboratory testing for cryoglobulins. Am J Hematol 2011;86:500. [PMID: 21594887] Retamozo S et al. Cryoglobulinemic disease. Oncology (Williston Park) 2013;27:1098. [PMID: 24575538] Takada S et al. Cryoglobulinemia (review). Mol Med Rep. 2012;6:3. [PMID: 22484457]

C-telopeptídeo, ligação cruzada-beta (CTX-beta)

Exame/faixa/coleta	Base fisiológica	Interpretação	Comentários
C-telopeptídeo, ligação cruzada-beta (CTX-beta), soro Adulto, sexo masculino: 60-850 pg/mL Adulto, sexo feminino: 60-650 pg/mL na pré-menopausa; 104-1.010 pg/mL na pós-menopausa (idade e laboratório-específico). TSS, tubo de tampa vermelha. $$$$ A amostra obtida em jejum é preferida. Para pacientes que tomam suplementação de biotina (> 5 mg/dia), a amostra somente deve ser coletada > 8 horas após a última dose.	Durante a reabsorção óssea, os osteoclastos secretam uma mistura de proteases que degradam as fibrilas colágenas tipo I. Entre os fragmentos produzidos, está telopeptídeo C terminal (CTx). Um desses fragmentos, o beta-CTx, é liberado no sangue e considerado um marcador específico de reabsorção óssea aumentada.	**Aumentado em:** Osteoporose, osteopenia, osteomalacia, raquitismo, doença de Paget, hiperparatireoidismo e hipertireoidismo.	Esse teste auxilia no diagnóstico de condições médicas associadas ao aumento da renovação óssea, mas não pode substituir a determinação da densidade mineral óssea no diagnóstico de osteoporose. O teste pode ser útil no monitoramento do tratamento antirreabsortivo em casos de mulheres em pós-menopausa tratadas para osteoporose e indivíduos diagnosticados com osteopenia. A função renal diminuída pode levar à diminuição da excreção urinária e ao consequente aumento da concentração sérica de beta-CTx. Para monitoramento do tratamento, uma amostra de sangue deve ser coletada no momento planejado do dia, a fim de minimizar a variação circadiana. O CTX sérico é preferível para o teste de NTX urinário como marcador de renovação óssea, (ver N-telopeptídeo, ligação cruzada e Pró-peptídeo N-terminal intacto do pró-colágeno tipo 1). Biver E. Use of bone turnover markers in clinical practice. Curr Opin Endocrinol Diabetes Obes 2012;19:468. [PMID: 23128576] Chubb SA. Measurement of C-terminal telopeptide of type I collagen (CTX) in serum. Clin Biochem 2012;45:928. [PMID: 22504058] Lee J et al. Current recommendations for laboratory testing and use of bone turnover markers in management of osteoporosis. Ann Lab Med 2012;32:105. [PMID: 22389876]

D-dímeros

Exame/faixa/coleta	Base fisiológica	Interpretação	Comentários
D-dímeros, plasma < 400 ng/mL Tubo de tampa azul $$	Os D-dímeros são um dos produtos finais de degradação da fibrina. A presença dos D-dímeros aponta a formação de um coágulo de fibrina que foi subsequentemente degradado por ação da plasmina. Essencialmente, a concentração de D-dímeros aumenta sempre que há ativação do sistema de coagulação seguida de fibrinólise.	**Aumentados em:** Trombose venosa profunda (TVP), tromboembolismo venoso (TEV), embolia pulmonar (EP), coagulação intravascular disseminada (CIVD), tromboembolia arterial, gravidez (especialmente durante o período pós-parto), malignidade, cirurgia, terapia trombolítica.	O ensaio de D-dímeros é um teste bastante sensível para detecção de CIVD, TVP e TEV ou EP. Os D-dímeros podem ser medidos por diversos métodos, como a aglutinação do látex semiquantitativa e o imunoensaio quantitativo de alta sensibilidade (p. ex., ELISA). O teste de D-dímeros pode ajudar a excluir a hipótese de TVP/EP em pacientes com probabilidade clínica baixa ou intermediária. Um nível de D-dímeros abaixo do valor de corte de 400 ng/mL (ou (idade × 10) ng/mL em pacientes com 50 anos ou mais) basicamente exclui a hipótese de EP/TEV, mas um teste positivo não confirma o diagnóstico e testes adicionais (p. ex., ultrassom, angiografia por TC) são recomendados. Ver na Figura 9-8 seu uso na avaliação da EP. Os D-dímeros costumam estar acentuadamente elevados na CIVD. Righini M et al. Age-adjusted D-dimer cutoff levels to rule out pulmonary embolism: the ADJUST-PE study. JAMA 2014;311:1117. [PMID: 24643601] Rodger MA et al. Clinical decision rules and D-Dimer in venous thromboembolism: current controversies and future research priorities. Thromb Res 2014;134:763. [PMID: 25129416] Wells P et al. The diagnosis and treatment of venous thromboembolism. Hematology Am Soc Hematol Educ Program 2013;2013:457. [PMID: 24319219]

Desidroepiandrosterona, sulfato (DHEA-S)

Exame/faixa/coleta	Base fisiológica	Interpretação	Comentários
Sulfato de desidroepiandrosterona (DHEA-S), soro ou plasma Homens: 40-500 mcg/dL Mulheres: 20-320 mcg/dL (idade e sexo-dependente) TSS, TPP, tubo de tampa verde, lavanda/rosa $$$$	O DHEA é um hormônio esteroide endógeno constituído por 19 átomos de carbono e secretado pelas glândulas suprarrenais. É convertido em DHEA-S nas suprarrenais, no fígado e no intestino delgado. O DHEA-S é encontrado ligado à albumina na circulação e seus níveis não sofrem variação diurna. Os níveis de DHEA-S são aproximadamente 300 vezes mais altos do que os níveis de DHEA, além de serem mais estáveis. O DHEA-S serve de precursor de androgênios e estrogênios.	**Aumentado em:** Hiperplasia suprarrenal, câncer suprarrenal, hiperplasia suprarrenal congênita, síndrome dos ovários policísticos (SOP). **Diminuído em:** Insuficiência suprarrenal, hipopituitarismo, artrite reumatoide (mulheres), insulina, corticosteroides.	O DHEA-S serve como indicador de produção suprarrenal de androgênios. A quantificação de DHEA-S é normalmente realizada aliada à determinação de outros hormônios esteroides e peptídicos para avaliar a função suprarrenal, ajudar a diagnosticar tumores do córtex suprarrenal e síndrome dos ovários policísticos (em mulheres). Para avaliação da insuficiência suprarrenal central, devem ser obtidos os níveis séricos/plasmáticos de cortisol e de DHEA-S. O DHEA administrado por via oral é convertido em DHEA-S ao passar pelos intestinos e fígado. Indivíduos que tomam suplementos de DHEA apresentam níveis sanguíneos elevados de DHEA-S. Seu uso por atletas é proibido pela Agência Mundial Antidoping. Al-Aridi R et al. Biochemical diagnosis of adrenal insufficiency: the added value of dehydroepiandrosterone sulfate measurements. Endocr Pract 2011;17:261. [PMID: 21134877] Goodarzi MO et al. DHEA, DHEAS and PCOS. J Steroid Biochem Mol Biol 2015;145:213. [PMID: 25008465] Rachoń D. Differential diagnosis of hyperandrogenism in women with polycystic ovary syndrome. Exp Clin Endocrinol Diabetes 2012;120:205. [PMID: 22421986]

Exame/faixa/coleta	Base fisiológica	Interpretação	Comentários
Dióxido de carbono (bicarbonato total), soro ou plasma 22-28 mEq/L [mmol/L] *Crítico:* < 15 ou > 40 mEq/L [mmol/L] TSS, TPP (verde-claro) $	O tampão bicarbonato-ácido carbônico é um dos sistemas tampão mais importantes para a manutenção do pH normal dos líquidos corporais. O dióxido de carbono (CO_2) total é medido como a soma da concentração de bicarbonato (HCO_3^-) e de CO_2 dissolvido (concentração de ácido carbônico + CO_2 livre dissolvido). As medidas de CO_2 total utilizam métodos enzimáticos ou à base de eletrodos. Como o HCO_3^- representa até 90-95% do conteúdo total de CO_2, o CO_2 total é útil como substituto da concentração de HCO_3^-.	**Aumentado em:** Alcalose metabólica primária, na acidose respiratória compensada, na contração de volume, no excesso de mineralocorticoides, na cloridorreia congênita. Fármacos: diuréticos (p. ex., tiazídico, furosemida). **Diminuído em:** Acidose metabólica, na alcalose respiratória compensada, na síndrome de Fanconi, na sobrecarga de volume. Fármacos: acetazolamida, tetraciclina vencida.	A determinação do CO_2 total é indicada para todos os pacientes gravemente enfermos que são admitidos no hospital. A medida simultânea de HCO_3^-, pH e PCO_2 é necessária para caracterizar totalmente o estado acidobásico de um paciente. Ver Distúrbios acidobásicos (Tab. 8-11; Fig. 9-5). Brown D et al. Molecular mechanisms of acid-base sensing by the kidney. J Am Soc Nephrol 2012;23:774. [PMID: 22362904] Curthoys NP et al. Proximal tubule function and response to acidosis. Clin J Am Soc Nephrol 2014;9:1627. [PMID: 23908456] Wagner PD. The physiological basis of pulmonary gas exchange: implications for clinical interpretation of arterial blood gases. Eur Respir J 2015;45:227. [PMID: 25323225]
Dióxido de carbono, pressão parcial (PCO$_2$), sangue total Arterial: 32-48 mmHg (4,26-6,38 kPa) Seringa heparinizada $$$ A amostra deve ser coletada em seringa heparinizada e transportada no gelo imediatamente para o laboratório, sem exposição ao ar.	A pressão parcial de dióxido de carbono no sangue arterial (PCO_2) fornece informação importante sobre a adequação da ventilação-perfusão e o estado acidobásico.	**Aumentado em:** Acidose respiratória: hipoventilação alveolar (p. ex., doença pulmonar obstrutiva crônica [DPOC], agentes depressores respiratórios), desequilíbrio ventilação-perfusão, doenças neuromusculares (p. ex., miastenia grave). **Diminuído em:** Alcalose respiratória: hiperventilação (p. ex., ansiedade), sepse, doença hepática, febre, envenenamento inicial por salicilatos e ventilação artificial excessiva.	Ver Características laboratoriais dos distúrbios acidobásicos (Fig. 9-5, Tab. 8-11). Wagner PD. The physiological basis of pulmonary gas exchange: implications for clinical interpretation of arterial blood gases. Eur Respir J 2015;45:227. [PMID: 25323225] West JB. Causes of and compensations for hypoxemia and hypercapnia. Compr Physiol 2011;1:1541. [PMID: 23733653]

Doença celíaca (enteropatia do glúten), teste sorológico

Exame/faixa/coleta	Base fisiológica	Interpretação	Comentários
Teste sorológico para doença celíaca (enteropatia do glúten), (antitransglutaminase tecidual, tTG), soro Negativo TSS, tubo de tampa vermelha $$$$ Paciente sob dieta contendo glúten. Separar o soro das células imediatamente ou dentro de 2 horas após a coleta e refrigerar ou congelar.	A doença celíaca (enteropatia ao glúten) está associada a uma variedade de autoanticorpos, incluindo anticorpos IgA antitransglutaminase tecidual (tTG). Apesar de o isótipo IgA desses anticorpos normalmente ser predominante na doença celíaca, os indivíduos afetados também podem produzir isótipos IgG, em particular aqueles deficientes em IgA. O teste sorológico mais sensível e específico é o teste de anticorpo tTG. Em pacientes com deficiência de IgA, a IgG sérica anti-tTG deve ser testada.	**Positivo em:** Doença celíaca (enteropatia do glúten) (sensibilidade anti-tTG, 90%; especificidade, ~95%).	Útil para avaliar pacientes com suspeita de doença celíaca (enteropatia do glúten), incluindo aqueles que apresentam sintomas compatíveis, pacientes com sintomas atípicos e indivíduos com risco aumentado (história familiar e/ou positividade para os alelos HLA DQ2 e/ou DQ8). Os pacientes que apresentarem resultados de exames laboratoriais positivos deverão ser encaminhados para o exame de biópsia de intestino delgado (duodeno), a fim de confirmar o diagnóstico. A doença celíaca (enteropatia do glúten) é causada por uma combinação de fatores genéticos (alelos HLA DQ2 e/ou DQ8) e ambientais (ingesta de glúten). A genotipagem para HLA DQ2/DQ8 pode ser útil para excluir a hipótese de doença celíaca (enteropatia do glúten) em certas situações clínicas (p. ex., achado equivocado de biópsia duodenal em paciente soronegativo). Lebwohl B et al. Diagnosis of celiac disease. Gastrointest Endosc Clin N Am 2012;22:661. [PMID: 23083985] Tonutti E et al. Diagnosis and classification of celiac disease and gluten sensitivity. Autoimmun Rev 2014;13:472. [PMID: 24440147]

Doença de Lyme, anticorpos

Exame/faixa/coleta	Base fisiológica	Interpretação	Comentários
Anticorpos da doença de Lyme, total, soro ELISA: negativo (título < 1:8) *Western blot*: não reativo TSS $$	O teste detecta a presença de anticorpos dirigidos contra *Borrelia burgdorferi*, o agente etiológico da doença de Lyme. Essa condição é um distúrbio inflamatório transmitido por carrapatos das espécies *Ixodes dammini, I. pacificus* e *I. scapularis*, nas regiões nordeste e meio-oeste, oeste e sudeste dos Estados Unidos, respectivamente. A cultura de *B. burgdorferi* requer meio especial não disponibilizado de forma rotineira. O número de microrganismos presentes no sangue e no LCS é muito baixo. Como resultado, a sensibilidade aproximada das culturas é de apenas 10%. Até mesmo os testes baseados na reação em cadeia da polimerase não elevam substancialmente a taxa de detecção bacteriana. O diagnóstico, portanto, é baseado no teste de anticorpos do hospedeiro contra a infecção por *B. burgdorferi*. O teste detecta os anticorpos IgM, que se desenvolvem em 3-6 semanas após o aparecimento da erupção cutânea, ou anticorpos IgG, que se desenvolvem em 6-8 semanas após a manifestação da doença e podem persistir por meses.	**Positivos em:** Doença de Lyme (~30 dias após a infecção), indivíduos assintomáticos vivendo em áreas endêmicas, imunização com a vacina contra doença de Lyme contendo proteína A de superfície externa recombinante (OspA), febre recidivante transmitida por carrapatos (*Borrelia hermsii*). **Negativos em:** primeiros 30 dias da infecção por *Borrelia* ou após a terapia antibiótica inicial.	O teste não é recomendado para pacientes que não exibem sintomas típicos de doença de Lyme. O teste é menos sensível em casos de pacientes que apresentam apenas uma erupção aguda (i.e., ~50% de sensibilidade). Como a cultura ou visualização direta do microrganismo é difícil, o diagnóstico sorológico (por imunoensaio enzimático, EIA) é indicado. São recomendados os testes sorológicos em duas etapas usando EIA, seguido de testes de *Western blot* para IgM e IgG, separadamente. Um teste sorológico (IgM e IgG) positivo ou duvidoso usando EIA sensível e amostras obtidas com < 30 dias após o aparecimento da erupção cutânea precisa ser confirmado por *Western blot* (IgM e IgG), que adota critérios rígidos e, portanto, fornece especificidade. Apenas o *Western blot* de IgG é necessário no estágio crônico (> 30 dias após o aparecimento da doença). Ambas as etapas podem ser feitas usando a mesma amostra de sangue. Os resultados são considerados positivos somente quando o EIA e os *Western blots* são ambos positivos. O ensaio em duas etapas tem baixa sensibilidade no início da infecção, mas é altamente sensível e específico após 6-8 semanas de infecção não tratada. Bockenstedt LK et al. Review: unraveling Lyme disease. Arthritis Rheumatol 2014;66:2313. [PMID: 24965960] Halperin JJ. Chronic Lyme disease: misconceptions and challenges for patient management. Infect Drug Resist 2015;8:119. [PMID: 26028977] Oliveira CR et al. Update on persistent symptoms associated with Lyme disease. Curr Opin Pediatr 2015;27:100. [PMID: 25490690]

Drogas ilícitas, urina, rastreamento (teste de drogas na urina)

Exame/faixa/coleta	Base fisiológica	Interpretação	Comentários
Rastreamento de drogas ilícitas, urina (toxicologia da urina para rastreamento de drogas, rastreamento de drogas na urina) Negativo	Os exames para detecção de uso de drogas (ilícitas) e fármacos usados no tratamento da dor (prescritos) envolvem a realização de testes que avaliam uma única amostra de urina quanto à presença de certo número de substâncias (p. ex., cocaína, opiáceos, barbitúricos, anfetaminas, benzodiazepínicos, canabinoides, metadona, oxicodona, fenciclidina [PCP], antidepressivos tricíclicos) Os testes de rastreamento geralmente são imunoensaios, que podem ou não ser específicos para o fármaco testado. Um resultado de teste positivo pode justificar a realização de exames adicionais confirmatórios por cromatografia gasosa-espectrometria de massa (CG-EM), que é o método mais aceito para confirmação em casos envolvendo drogas. A interpretação dos resultados deve considerar que as concentrações urinárias podem variar extensivamente de acordo com a ingesta de líquidos e outras variáveis biológicas. A adulteração de uma amostra de urina também pode acarretar erros de resultado.	**Positivo em:** Usuários crônicos e casuais de drogas (a sensibilidade e a especificidade são método-dependentes), consumo de alimentos contendo semente de papoula.	É importante saber quais drogas foram incluídas na triagem de drogas ilícitas e ter em mente que é um teste qualitativo e não quantitativo. Um único exame de urina para detecção de droga revelará apenas o uso recente da droga, sem diferenciar o uso casual do uso crônico da substância. Para descobrir o uso crônico, é preciso realizar testes sequenciais para detecção de droga e avaliação clínica. O exame de urina para drogas não determina o grau de comprometimento, a dose e a frequência de uso da droga, nem o momento exato em que a droga foi consumida. No contexto de controle da dor, um resultado negativo poderia ser produzido por um metabolismo/depuração rápida da droga, pela falha em tomar a droga segundo a prescrição, desvio ou estocagem de fármacos prescritos ou substituição da amostra de urina. As sementes da papoula contêm pequenas quantidades de morfina e codeína e podem produzir um resultado positivo para opiáceo. Magnani B et al. Urine drug testing for pain management. Clin Lab Med 2012;32:379. [PMID: 22939297] Tenore PL. Advanced urine toxicology testing. J Addict Dis 2010;29:436. [PMID: 20924879]

Elastase pancreática

Exame/faixa/coleta	Base fisiológica	Interpretação	Comentários
Elastase pancreática, fecal > 200 mcg/g $$$ Coletar > 1 g de fezes formadas ao acaso, utilizando um frasco de plástico limpo e à prova de vazamento. Congelar imediatamente.	A elastase pancreática fecal-1 (EF-1) é uma protease sintetizada pelas células acinares do pâncreas. É altamente estável durante a passagem pelo trato gastrintestinal, e sua concentração pode ser medida nas fezes. O ensaio quantitativo à base de ELISA é um teste sensível, específico e não invasivo para detecção de insuficiência pancreática exócrina, além de ser superior ao teste da quimiotripsina. Na insuficiência pancreática, sua sensibilidade é de 100% para os casos graves, 77-100% para os casos moderados e 0-60% para casos leves. A especificidade é 93%, exceto no caso de pacientes com doença envolvendo o intestino delgado (p. ex., doença de Crohn e enteropatia sensível ao glúten).	**Diminuída em:** Insuficiência pancreática exócrina (leve a moderada, 100-200 mcg/g; grave, < 100 mcg/g).	A elastase fecal-1 (EF-1) é um marcador de secreção exócrina pancreática. Existe uma correlação direta entre os níveis de elastase pancreática-1 presentes no líquido pancreático e nas fezes. Essa enzima é melhor como marcador se comparada à quimiotripsina fecal e à análise de gordura fecal de 72 horas (ver p. 160). Devido à disponibilidade limitada da quantificação de gordura fecal de 72 horas, foram propostos critérios diagnósticos baseados em EF-1 para a avaliação da probabilidade de insuficiência exócrina pancreática (i.e., EF-1 < 15, alta probabilidade; EF-1 > 200, baixa probabilidade). Lindkvist B. Diagnosis and treatment of pancreatic exocrine insufficiency. World J Gastroenterol 2013;19:7258. [PMID: 24259956] Morera-Ocon FJ et al. Considerations on pancreatic exocrine function after pancreaticoduodenectomy. World J Gastrointest Oncol 2014;6:325. [PMID: 25232457]

Eletroforese de imunofixação

Exame/faixa/coleta	Base fisiológica	Interpretação	Comentários
Eletroforese de imunofixação (EIF), soro ou urina Negativo TSS (soro)	A EIF é utilizada para identificar classes específicas de imunoglobulina (Ig). As proteínas são separadas por eletroforese ao longo de várias faixas em um gel. Antissoros específicos para classes individuais de moléculas são adicionados em cada faixa. Se as classes específicas de cadeias pesadas ou leves estiverem presentes, há formação de complexos insolúveis com o antissoro, que podem ser corados e detectados.	**Positivo em:** Presença de proteínas monoclonais identificáveis: neoplasias de plasmócitos (mieloma, macroglobulinemia de Waldenström, doença da cadeia pesada, amiloidose primária, gamopatia monoclonal de significado indeterminado, plasmacitoma), alguns linfomas de células B e leucemias. A proteína M mais comumente observada no mieloma é do tipo IgG, seguida da IgA e da cadeia leve.	A EIF é indicada para definir um pico de Ig evidente ou suspeito observado na eletroforese de proteínas séricas (EPS) ou na eletroforese de proteínas urinárias (EPU), com o intuito de diferenciar um aumento policlonal de um aumento monoclonal (p. ex., proteína M sérica, proteína de Bence Jones na urina), bem como para identificar a natureza de um aumento monoclonal. O limite de detecção por EIF para a proteína M é de aproximadamente 25 mg/dL. A eletroforese por imunossubtração de zona capilar (imunotipagem CZE) constitui um teste alternativo à EIF e está sendo cada vez mais utilizada pelos laboratórios clínicos. A análise de cadeias leves livres no soro e a análise das cadeias pesada/leve também são usadas no diagnóstico e monitoramento das neoplasias de plasmócitos. Jenner E. Serum free light chains in clinical laboratory diagnostics. Clin Chim Acta 2014;427:15. [PMID: 23990048] Protein Testing in Patients with Multiple Myeloma: A Review of Clinical Effectiveness and Guidelines [Internet]. Ottawa (ON): Canadian Agency for Drugs and Technologies in Health; 2015 Jan. [PMID: 25632494] Rajkumar SV et al. International Myeloma Working Group updated criteria for the diagnosis of multiple myeloma. Lancet Oncol 2014;15:e538. [PMID: 25439696]

Eletroforese de proteínas

Exame/faixa/coleta	Base fisiológica	Interpretação	Comentários
Eletroforese de proteínas, soro (EPS) Adultos: Albumina = 3,3–5,7 g/dL α_1: 0,1–0,4 g/dL α_2: 0,3–0,9 g/dL β_2: 0,7–1,5 g/dL γ: 0,5–1,4 g/dL TSS $$	A eletroforese do soro separa as proteínas séricas nas frações albumina, α_1, α_2, β_2 e γ. A albumina é a principal proteína sérica (ver Albumina, p. 56). O termo globulina geralmente se refere à fração não albumina de proteínas séricas. A fração α_1 contém α_1-antitripsina (90%), α_1-lipoproteína e α_1-glicoproteína ácida. A fração α_2 contém α_2-macroglobulina, haptoglobina e ceruloplasmina. A fração β contém transferrina, hemopexina, complemento C3 e β-lipoproteínas. A fração γ contém as imunoglobulinas G, A, D, E e M (ver Imunoglobulinas, p. 193). A eletroforese em gel de agarose e por imunofixação convencional (EPS/EIF) estão sendo substituídas pela eletroforese automática capilar de zona e imunotipagem (conhecida como EZC/IT).	↑α_1: estados inflamatórios (α_1-antiprotease), gravidez. ↑α_2: síndrome nefrótica, estados inflamatórios, anticoncepcionais orais, terapia com corticosteroides, hipertireoidismo. ↑β: hiperlipidemia, hemoglobinemia, anemia ferropriva. ↑γ: gamopatias policlonais (doença hepática, cirrose [associada à "ponte" β–γ], infecções crônicas, doença autoimune), neoplasias de plasmócitos incluindo mieloma e gamopatia monoclonal de significado indeterminado [GMSI], macroglobulinemia de Waldenström, malignidades linfoides. ↓α_1: deficiência de α_1-antiprotease. ↓α_2: hemólise in vivo, doença hepática. ↓β: hipo-β-lipoproteinemias. ↓γ: imunodeficiência.	A presença de "picos" nas regiões de α_1, β_2 e γ requerem o uso de EIF (p. 127) ou de imunotipagem EZC para checar a existência de uma gamopatia monoclonal. A EPS/IFE combinada ao ensaio de cadeia leve livre (CLL) sérica constitui uma técnica altamente sensível para detecção do mieloma e das neoplasias de plasmócitos relacionadas. Havendo suspeita da presença de proteínas de Bence Jones (cadeias leves), deve ser realizada uma EPU seguida de EIF para fins de seguimento. O teste é insensível para detecção de níveis baixos de imunoglobulinas e α_1-antitripsina. É necessário realizar uma quantificação específica (ver Imunoglobulinas, p. 193, e α_1-antitripsina, p. 80). Se o plasma for utilizado, o fibrinogênio será detectado na região α–γ. O padrão de proteína reagente de fase aguda encontrado na doença aguda, cirurgia, infarto ou traumatismo é caracterizado por um ↑ α_2 (haptoglobina) e ↑ α_1 (α_1-antitripsina). Jenner E. Serum free light chains in clinical laboratory diagnostics. Clin Chim Acta 2014;427:15. [PMID: 23999048] Mathur G et al. Streamlined sign-out of capillary protein electrophoresis using middleware and an open-source macro application. J Pathol Inform 2014;5:36. [PMID: 25337433] Vincent Rajkumar S. Multiple myeloma: 2014 Update on diagnosis, risk-stratification, and management. Am J Hematol 2014;89:999. [PMID: 25223428]

Eletroforese e avaliação da hemoglobina

Exame/faixa/coleta	Base fisiológica	Interpretação	Comentários
Eletroforese e avaliação da hemoglobina, sangue total HbA: > 95% HbA$_2$: 1,5-3,5% HbF: < 2% (idade-dependente) Tubo de tampa lavanda, azul ou verde $$	A eletroforese da hemoglobina é utilizada como teste de rastreamento para detecção e diferenciação de hemoglobinas anormais e variantes. A eletroforese em ágar alcalino e/ou ágar citrato é o método comumente utilizado. A separação das hemoglobinas baseia-se nas diferentes velocidades de migração exibidas pelas moléculas de hemoglobina com carga elétrica em um campo elétrico. HPLC e eletroforese de zona capilar são métodos alternativos úteis para análise de hemoglobina e estão sendo cada vez mais usados no diagnóstico de hemoglobinopatias. Os testes moleculares também são usados para confirmar hemoglobinopatias (p. ex., β-talassemia).	Presença da HbS com HbA > HbS: traço falciforme (HbAS) ou α-talassemia falciforme; HbS e F, sem HbA: anemia falciforme (HbSS), β^0-talassemia falciforme ou PHHF (persistência hereditária da hemoglobina fetal) falciforme; HbS > HbA e F; β$^+$-talassemia. Presença de HbC: HbA > HbC: traço da HbC (HbAC); HbC e F, sem HbA: doença da HbC (HbCC), HbC - β^0-talassemia, ou HbC-PHHF; HbC > HbA: HbC β$^+$-talassemia. Presença de HbS e HbC: doença da HbSC. Presença de HbH: doença da HbH. HbA$_2$ aumentada: β-talassemia *minor*. HbF aumentada: PHHF, anemia falciforme, β-talassemia *major*, doença da HbC e doença da HbE.	A avaliação de suspeita de hemoglobinopatia deve incluir a eletroforese de um hemolisado para detectar hemoglobinas anormais; a quantificação de hemoglobinas A$_2$ e F por cromatografia em coluna; e o teste de solubilidade, diante da detecção de HbS. A interpretação dos resultados da eletroforese de Hb deve ser considerada no contexto clínico, incluindo os dados da história familiar, exames séricos de ferro, morfologia de hemácias, hemoglobina, hematócrito e índices eritrocitários (p. ex., hemácias e VCM). O teste molecular é útil ao aconselhamento genético de pacientes com talassemia e hemoglobinopatias combinadas. O sequenciamento de nova geração, baseado na avaliação do gene da hemoglobina, está em processo de desenvolvimento. Bain BJ. Haemoglobinopathy diagnosis: algorithms, lessons and pitfalls. Blood Rev 2011;25:205. [PMID: 21596464] Piel FB et al. The α-thalassemias. N Engl J Med 2014;371:1908. [PMID: 25390741] Traeger-Synodinos J et al. Advances in technologies for screening and diagnosis of hemoglobinopathies. Biomark Med 2014;8:119. [PMID: 24325233]

Enzima conversora de angiotensina

Exame/faixa/coleta	Base fisiológica	Interpretação	Comentários
Enzima conversora de angiotensina (ECA), soro 8-65 U/L (idade-dependente) TSS dourado, tampa vermelha $$ Separar o soro das células o quanto antes ou dentro de 2 h após a coleta.	A ECA faz parte da cascata da renina-angiotensina. A ECA é uma dipeptidil carboxipeptidase que converte a angiotensina I no agente vasopressor angiotensina II. A ECA normalmente está presente nos rins e outros tecidos periféricos. Em indivíduos sadios, os níveis séricos da enzima dependem dos polimorfismos apresentados pelos genes codificadores da ECA. Na doença granulomatosa, os níveis aumentados de ECA derivam das células epitelioides junto aos granulomas. Há um alto nível de variabilidade interindividual na ECA sérica devido ao polimorfismo genético.	**Aumentada em:** Sarcoidose (~60%), hipertireoidismo, hepatite aguda, cirrose biliar primária, diabetes melito, mieloma múltiplo, osteoartrite, amiloidose, doença de Gaucher, pneumoconiose, histoplasmose, tuberculose miliar. Fármacos: dexametasona. **Diminuída em:** Doença renal, na doença pulmonar obstrutiva, no hipotireoidismo.	A ECA sérica está elevada na maioria (~60%) dos pacientes com sarcoidose ativa. Esse exame não tem utilidade como teste de rastreamento para detecção de sarcoidose, porque tem baixa sensibilidade. A especificidade é comprometida pela positividade do teste em doenças mais comuns do que a sarcoidose. O resultado tem que ter correlação com os achados dos exames de diagnóstico por imagem e de biópsia tecidual. Alguns defendem a medida de ECA para seguimento da atividade da doença na sarcoidose; há diminuição significativa na atividade de ECA em alguns pacientes que recebem prednisona. A genotipagem pode aumentar a utilidade da ECA na sarcoidose, devido à ampla variabilidade biológica interindividual nos níveis de ECA. Fløe A et al. Genotyping increases the yield of angiotensin-converting enzyme in sarcoidosis – a systematic review. Dan Med J 2014;61:A4815. [PMID: 24814734] Heinie R et al. Diagnostic criteria for sarcoidosis. Autoimmun Rev 2014;13:383. [PMID: 24424172] Keir G et al. Assessing pulmonary disease and response to therapy: which test? Semin Respir Crit Care Med 2010;31:409. [PMID: 20665391]

Eritrograma

Exame/faixa/coleta	Base fisiológica	Interpretação	Comentários
Eritrograma (contagem de hemácias ou eritrócitos), sangue total Homens: 4,3-6,0 × 10^6/mcL Mulheres: 3,5-5,5 × 10^6/mcL [× 10^{12}/L] Tubo de tampa lavanda S	As hemácias (eritrócitos) são contadas por instrumentos automáticos, utilizando impedância elétrica ou dispersão da luz.	**Aumentado em:** Policitemia secundária, hemoconcentração (desidratação), policitemia vera. Observa-se um falso aumento diante de um número de leucócitos aumentado. **Diminuído em:** Anemias. Falsamente reduzido com a autoaglutinação (p. ex., crioaglutininas).	Em pacientes que possuem crioaglutininas, o valor falsamente baixo do eritrograma apresenta um aumento desproporcional em relação à falsa elevação do VCM. Desse modo, o hematócrito mostra-se falsamente diminuído, e a HCM e a CHCM apresentam um falso aumento. O eritrograma, aliado ao VCM e à contagem de reticulócitos, pode ajudar a diferenciar entre anemia ferropriva e talassemia em pacientes com eritropoiese microcítica. Schoorl M et al. Application of innovative hemocytometric parameters and algorithms for improvement of microcytic anemia discrimination. Hematol Rep 2015;7:5843. [PMID: 26331001] Swiecicki PL et al. Cold agglutinin disease. Blood 2013;122:1114. [PMID: 23757733]

Eritropoietina (EPO)

Exame/faixa/coleta	Base fisiológica	Interpretação	Comentários
Eritropoietina, soro ou plasma (EPO) 5-30 mUI/mL [5-30 UI/L] [hematócrito-dependente] TSS, TPP $$$	A EPO é um hormônio glicoproteico produzido pelos rins (células endoteliais dos capilares peritubulares). Induz a produção de eritrócitos ao estimular a proliferação, a diferenciação e a maturação dos precursores eritroides. A hipoxia constitui o estímulo habitual para a produção de EPO. Foi demonstrado que a EPO exerce uma importante função citoprotetora junto aos sistemas neuronal e cardiovascular.	**Aumentada em:** Anemias associadas a hiporresponsividade da medula óssea (anemia aplástica, anemia ferropriva), anemia hemolítica, policitemia secundária (hipoxia associada a altitudes elevadas, DPOC, fibrose pulmonar), tumores produtores de EPO (hemangioblastomas cerebelares, feocromocitomas, tumores renais), rejeição de transplante renal, gravidez, doença dos rins policísticos, tratamento com EPO humana recombinante. **Diminuída em:** Anemia associada a doenças crônicas, insuficiência renal, condições inflamatórias, policitemia primária (policitemia vera) (39%), policitemia congênita (mutação em *EPOR*), infecção pelo HIV tratada com AZT.	Os níveis de EPO são úteis para diferenciação das formas primária e secundária de policitemia, bem como na detecção de recidivas de tumores produtores de EPO. Ver Avaliação diagnóstica da policitemia (Fig. 9-27). Como quase todos os pacientes com anemia grave decorrente de insuficiência renal crônica respondem à terapia com EPO, a determinação dos níveis pré-terapêuticos de EPO é desnecessária. Níveis de EPO < 500 UI/L são preditivos de resposta ao tratamento com EPO humana recombinante para anemia sintomática em pacientes com síndrome mielodisplásica ou mielofibrose. Os pacientes tratados com EPO humana recombinante devem ser submetidos a exames de rotina para avaliação do ferro. Koulnis M et al. Erythropoiesis: from molecular pathways to system properties. Adv Exp Med Biol 2014;844:37. [PMID: 25480636] Kremyanskaya M et al. Why does my patient have erythrocytosis? Hematol Oncol Clin North Am 2012;26:267. [PMID: 22463827] Tefferi A et al. Polycythemia vera and essential thrombocythemia: 2015 update on diagnosis, risk-stratification and management. Am J Hematol 2015;90:162. [PMID: 25611051]

Esclerodermia, anticorpo associado

Exame/faixa/coleta	Base fisiológica	Interpretação	Comentários
Anticorpo associado à esclerodermia (anticorpo Scl-70), soro Negativo TSS $$	Este anticorpo reage com um antígeno nuclear (DNA topoisomerase-1 ou topo-I) que é responsável pelo relaxamento do DNA superespiralado.	**Aumentado em:** Esclerodermia (esclerose sistêmica), LES (5%).	O anticorpo anti-Scl-70 é detectado em 20-50% dos pacientes com esclerodermia e é considerado diagnóstico e específico para essa condição quando é o único anticorpo presente. O valor preditivo do teste positivo é > 95% para esclerodermia. Os anticorpos anti-Scl-70 estão associados à esclerodermia cutânea difusa e a um risco aumentado de doença pulmonar intersticial grave. Baixos níveis de anticorpos anti-Scl-70 também estão presentes em cerca de 5% dos pacientes com LES. De 50 a 70% dos pacientes com esclerodermia limitada (síndrome CREST) apresentam títulos detectáveis de anticorpos anticentrômero. (Ver também Autoanticorpos, Tab. 8-7.) Gelpi C et al. Efficiency of a solid-phase chemiluminescence immunoassay for detection of antinuclear and cytoplasmic autoantibodies compared with gold standard immunoprecipitation. Auto Immun Highlights 2014;5:47. [PMID: 26000155] Kayser C et al. Autoantibodies in systemic sclerosis: unanswered questions. Front Immunol 2015;6:167. [PMID: 25926833] Sticherling M. Systemic sclerosis-dermatological aspects. Part 1: Pathogenesis, epidemiology, clinical findings. J Dtsch Dermatol Ges 2012;10:705. [PMID: 22913330]

Espermograma

Exame/faixa/coleta	Base fisiológica	Interpretação	Comentários
Espermograma, análise de sêmen, ejaculado Contagem de espermatozoides: $> 20 \times 10^6/\text{mL}$ [$10^9/\text{L}$] Escore de motilidade: $> 60\%$ móveis Volume: 2-5 mL Morfologia normal: $> 60\%$ $$$ O sêmen é coletado em um frasco de coleta de urina por meio da masturbação após 3 dias sem ejaculação. A amostra deve ser examinada imediatamente.	A análise de sêmen é a primeira etapa na identificação da causa de infertilidade masculina. A análise de sêmen convencional inclui a determinação da contagem de espermatozoides, o volume de sêmen, motilidade de espermatozoides (qualitativo e quantitativo) e a morfologia dos espermatozoides. Os espermatozoides são observados ao microscópio para avaliação da motilidade e morfologia. Além da contagem de espermatozoides, a morfologia e a motilidade podem ser os parâmetros de maior utilidade preditiva. A infertilidade pode estar associada a baixas contagens ou à existência de espermatozoides com morfologia anormal ou motilidade reduzida.	**Diminuído em:** Insuficiência testicular primária ou secundária, criptorquidismo, após a vasectomia, fármacos.	Uma contagem baixa deve ser confirmada por meio do envio de outras duas amostras de sêmen devidamente coletadas para avaliação. A utilidade da análise de sêmen convencional como fator preditor de fertilidade é um pouco limitada. Em consequência, foram desenvolvidos exames alternativos com base em aspectos mais funcionais (penetração do espermatozoide, capacitação, reação do acrossomo). O ensaio da estrutura da cromatina do espermatozoide (EECE) à base de citometria de fluxo pode fornecer uma avaliação da integridade do DNA como parâmetro adicional de qualidade do espermatozoide. Esteves SC. Clinical relevance of routine semen analysis and controversies surrounding the 2010 World Health Organization criteria for semen examination. Int Braz J Urol 2014;40:443. [PMID: 25254609] Wang C et al. Limitations of semen analysis as a test of male fertility and anticipated needs from newer tests. Fertil Steril 2014;102:1502. [PMID: 25458617]

Estradiol

Exame/faixa/coleta	Base fisiológica	Interpretação	Comentários
Estradiol (E2), soro ou plasma Adultos do sexo masculino: 10-40 pg/mL Adultos do sexo feminino: Pré-menopausa: 30-400 pg/mL* Pós-menopausa: 2-20 pg/mL (Adultos do sexo masculino: 37-147 pmol/L (Adultos do sexo feminino: Pré-menopausa: 110-1.480 pmol/L* Pós-menopausa: 7-73 pmol/L) *Os níveis de E2 variam amplamente durante o ciclo menstrual. TSS, tubo de tampa vermelha, lavanda; TPP (verde-claro) $$$$	Nas mulheres, o estradiol (E2) é produzido primariamente pelas células granulosas dos ovários, por aromatização da androstenediona em estrona (E1), seguida da conversão de estrona em estradiol pela 17β-hidroxiesteroide desidrogenase. Quantidades menores de estradiol também são produzidas pelo córtex suprarrenal e alguns tecidos periféricos (p. ex., adipócitos), além dos testículos (nos homens). O E2 é o hormônio sexual predominante nas mulheres em pré-menopausa. É responsável pelo desenvolvimento das características sexuais secundárias (p. ex., desenvolvimento das mamas). E1 é o estrogênio primário em homens e mulheres em pós-menopausa, a níveis significativamente menores. Nas mulheres em fase de pré-menopausa, os níveis de E2 flutuam durante o ciclo menstrual. Durante a menstruação, os níveis de E2 são baixos (< 50 pg/mL), aumentam com o desenvolvimento folicular (pico de 200-400 pg/mL), caem discretamente durante a ovulação, voltam a subir durante a fase lútea e, por fim, diminuem até atingir os níveis menstruais. Durante a gravidez, os níveis de estrogênio, incluindo estradiol, aumentam de forma estável até o parto. O estriol (E3) é produzido pela placenta durante a gravidez.	**Aumentado em:** Feminilização, ginecomastia, puberdade precoce, tumores produtores de estrogênio, cirrose hepática, hipertireoidismo. **Diminuído em:** Hipogonadismo primário e secundário (insuficiência ovariana).	A quantificação do E2, aliada à quantificação das gonadotropinas, é importante na avaliação de problemas relacionados à menstruação e à fertilidade em mulheres adultas. Essa medida também é útil na avaliação da feminilização (incluindo a ginecomastia) e de tumores produtores de estrogênio em homens. O teste de detecção de E2 é utilizado no monitoramento terapêutico da terapia menopáusica humana à base de gonadotropinas, da terapia de reposição de estrogênios e da terapia antiestrogênio (p. ex., terapia com inibidor de aromatase). O teste também é empregado no monitoramento da hiperestimulação ovariana durante o tratamento de fertilização *in vitro*. Amato MC et al. Low estradiol-to-testosterone ratio is associated with oligo-anovulatory cycles and atherogenic lipidic pattern in women with polycystic ovary syndrome. Gynecol Endocrinol 2011;27:579. [PMID: 20608809] Prossnitz ER et al. Estrogen biology: new insights into GPER function and clinical opportunities. Mol Cell Endocrinol 2014;389:71. [PMID: 24530924] Rosner W et al. Challenges to the measurement of estradiol: an Endocrine Society position statement. J Clin Endocrinol Metab 2013;98:1376. [PMID: 23463657]

Etanol

Exame/faixa/coleta	Base fisiológica	Interpretação	Comentários
Etanol, soro ou plasma (EtOH) Indetectável (unidade: mg/dL ou mmol/L) TSS, TPP, tubo de tampa vermelha ou lavanda $$ Não use *swab* de álcool. Não retire a tampa.	Mede os níveis séricos de álcool etílico (etanol). O etanol é metabolizado pela álcool desidrogenase e pela enzima farmacometabolizadora citocromo P450. As concentrações tóxicas podem causar inebriação, depressão do SNC, depressão respiratória, comprometimento mental e motor, dano hepático. Em crianças, a ingesta de etanol pode causar hipoglicemia.	**Presente em:** Ingestão de etanol.	As concentrações de álcool no sangue total são aproximadamente 15% mais baixas do que as concentrações no soro. Cada 100 mg/dL de etanol contribui com cerca de 22 mOsm/kg de osmolaridade sérica (ver Tab. 8-19). Em muitos estados americanos, a intoxicação legal é definida como > 80 mg/dL (>17 mmol/L). Para fins de aplicação da lei, para determinar o comprometimento da capacidade de conduzir veículos, o teste do bafômetro é hoje o mais comumente usado. Chan LN et al. Pharmacokinetic and pharmacodynamic drug interactions with ethanol (alcohol). Clin Pharmacokinet 2014;53:1115. [PMID: 25267448] Donovan JE. The burden of alcohol use: focus on children and preadolescents. Alcohol Res 2013;35:186. [PMID: 24881327] Szabo G et al. Converging actions of alcohol on liver and brain immune signaling. Int Rev Neurobiol 2014;118:359. [PMID: 25175869]

Fator antinuclear

Exame/faixa/coleta	Base fisiológica	Interpretação	Comentários
Fator antinuclear, soro (anticorpo antinuclear, FAN) < 1:20 TSS $$	Os anticorpos antinucleares são anticorpos heterogêneos dirigidos contra antígenos nucleares (DNA e RNA, centrômeros, histonas e proteínas não histonas, membrana nuclear, nucléolos). Sua quantificação é feita no soro, por meio da deposição do soro do paciente sobre uma camada de células epiteliais humanas e subsequente detecção de um anticorpo polivalente anti-imunoglobulina humana conjugado à fluoresceína. Os ensaios em fase sólida, como ELISA e os ensaios com feixes de laser, também são disponibilizados para a detecção de FAN, mas apresentam menor sensibilidade para o lúpus eritematoso sistêmico (LES) do que o padrão-ouro (ensaio de imunofluorescência).	**Aumentado em:** Pacientes com mais de 65 anos de idade (35-75%, normalmente em títulos baixos), LES (98%), lúpus induzido por fármacos (100%), síndrome de Sjögren (70-80%), artrite reumatoide (30-50%), esclerodermia (50-80%), doença mista do tecido conectivo (100%), síndrome de Felty, mononucleose, cirrose hepática ou biliar, hepatite, leucemia linfocítica, miastenia grave, dermatomiosite, polimiosite (10-25%), insuficiência renal crônica.	O teste de FAN é um dos testes de autoanticorpo mais amplamente usados. Quando FAN é positivo, as subespecificidades são identificadas usando diferentes ensaios. Um resultado negativo no teste de detecção de FAN não exclui totalmente a possibilidade de LES e, nesse caso, diagnósticos alternativos devem ser considerados. O padrão de coloração de FAN pode mostrar alguns indícios diagnósticos. Os relatórios do teste devem mencionar o padrão de coloração (p. ex., homogêneo, salpicado, centromérico, nucleolar, etc.), o título (maior diluição em que o teste é positivo) e o substrato usado (p. ex., células HEp2). Somente o padrão "rim"/periférico é altamente específico (para LES). O teste não tem utilidade para fins de rastreamento. Esse teste deve ser utilizado somente se houver suspeita clínica de LES ou outra doença do tecido conectivo. Aggarwal A. Role of autoantibody testing. Best Pract Res Clin Rheumatol 2014;28:907. [PMID: 26096093] Chan EK et al. Report of the first international consensus on standardized nomenclature of antinuclear antibody HEp-2 cell patterns 2014-2015. Front Immunol 2015;6:412. [PMID: 26347739]

Fator de crescimento semelhante à insulina 1

Exame/faixa/coleta	Base fisiológica	Interpretação	Comentários
Fator de crescimento semelhante à insulina 1, plasma (IGF-1, antigamente conhecido como somatomedina C) 123-463 ng/mL (deve ser usado um intervalo de referência idade e sexo-específico) TSS, tubo de tampa vermelha $$$$	O fator de crescimento semelhante à insulina 1 é um peptídeo plasmático dependente do hormônio do crescimento (GH), produzido pelo fígado. Atua na mediação do efeito promotor de crescimento do GH. Exerce uma ação anabólica e do tipo insulina sobre o tecido adiposo e a musculatura, além de estimular a síntese de colágeno e proteínas. Seus níveis permanecem relativamente constantes no decorrer do dia. Sua concentração é regulada por fatores genéticos, ingesta de nutrientes, GH e outros hormônios, como T4, cortisol e esteroides sexuais. O IGF no sangue é o principal teste e, muitas vezes, um teste independente usado no diagnóstico e seguimento de pacientes com acromegalia.	**Aumentado em:** Acromegalia (seus níveis apresentam melhor correlação com a atividade da doença do que os níveis de GH). **Diminuído em:** Nanismo hipofisário, hipopituitarismo, nanismo de Laron (resistência de órgão-alvo ao GH), jejum de 5-6 dias, desnutrição, hipotireoidismo, cirrose. Seus valores podem estar normais em pacientes com hiperprolactinemia ou craniofaringioma.	O teste de IGF-1 é sensível para a detecção de acromegalia. Níveis altos de IGF e a não supressão de GH após uma carga oral de glicose a um nadir < 0,4 ng/mL são considerados diagnósticos de acromegalia. Níveis normais de IGF-1 excluem a hipótese desta doença. Na acromegalia, os níveis de IGF-1 são úteis para avaliar o grau relativo de GH em excesso, pois as alterações dos níveis desse fator estão correlacionadas com as alterações dos sintomas e do crescimento de tecido mole. O IGF-1 também é bastante útil no monitoramento da resposta sintomática à terapia. Os níveis de IGF-1 podem estar diminuídos na deficiência de GH do adulto, mas esse não é um teste diagnóstico sensível. A medida de IGF-1 pode ajudar a avaliar o estado nutricional, bem como para ajustar a dose de GH durante o tratamento da deficiência de GH. Kannan S et al. Diagnosis of acromegaly: state of the art. Expert Opin Med Diagn 2013;7:443. [PMID: 23971897] Livingstone C. Insulin-like growth factor-1 (IGF-1) and clinical nutrition. Clin Sci (Lond) 2013;125:265. [PMID: 23721057] Pawlikowska-Haddal A et al. How useful are serum IGF-1 measurements for managing GH replacement therapy in adults and children? Pituitary 2012;15:126. [PMID: 21909971]

Fator de von Willebrand

Exame/faixa/coleta	Base fisiológica	Interpretação	Comentários
Fator de von Willebrand (FvW), plasma Tubo de tampa azul Antígeno (FvW Ag, detectado por ELISA). Atividade (cofator ristocetina) 50-180% $$$	O FvW é uma proteína plasmática multimérica, derivada do endotélio, que exerce duas funções importantes na hemostasia: (1) promoção da adesão plaquetária no sítio da lesão; e (2) no transporte e estabilização do fator VIII no plasma. A doença de von Willebrand (DvW) é causada por defeitos hereditários quantitativos (tipos 1 e 3) ou qualitativos (tipos 2A, 2B, 2M, 2N) do FvW. A DvW adquirida raramente ocorre.	**Aumentado em:** Estados inflamatórios (reagente de fase aguda). **Diminuído em:** DvW hereditária ou adquirida: tipo 1, níveis de atividade e de antígeno reduzidos; tipo 3, níveis de antígeno e atividade indetectáveis; tipo 2, níveis de antígeno que podem estar normais, mas atividade está comprometida (atividade normal em 2B).	A deficiência ou disfunção do FvW causa DvW, o distúrbio hemorrágico hereditário mais frequente. Na DvW, a contagem e a morfologia das plaquetas geralmente são normais, ao passo que o tempo de hemorragia costuma ser prolongado (de forma acentuada pelo ácido acetilsalicílico). O TTP pode não estar prolongado se os níveis de fator VIII coagulante estiverem acima de 30%. O diagnóstico da DvW é sugerido pelos sintomas de hemorragia e pela história familiar. Os exames iniciais para detecção da doença (tempo de hemorragia ou PFA-100 TO, contagem de plaquetas, TTP) normalmente são seguidos de exames diagnósticos: antígeno e atividade de FvW. Podem ser necessários testes adicionais para distinguir os subtipos de DvW, como análise do multímero FvW, ensaio para fator VIII, razão pró-peptídeo de FvW:antígeno FvW, ensaios de agregação plaquetária (baixa dose de ristocetina), etc. Castaman G et al. Laboratory aspects of von Willebrand disease: test repertoire and options for activity assays and genetic analysis. Haemophilia 2014;20(Suppl 4):65. [PMID: 24762278] Springer TA. von Willebrand factor, Jedi knight of the bloodstream. Blood 2014;124:1412. [PMID: 24928861]

Fator reumatoide

Exame/faixa/coleta	Base fisiológica	Interpretação	Comentários
Fator reumatoide, soro (FR) Negativo (< 1:16) TSS $	O fator reumatoide consiste em autoanticorpos heterogêneos, normalmente dirigidos contra a região Fc da IgG humana. A maioria dos métodos detecta apenas o FR de classe IgM.	**Positivo em:** Artrite reumatoide (75-90%), síndrome de Sjögren (80-90%), esclerodermia, dermatomiosite, LES (30%), sarcoidose, macroglobulinemia de Waldenström, infecção crônica. Fármacos: metildopa, entre outros. Baixos títulos de FR (p. ex., ≤ 1:80) são questionáveis e podem ser encontrados em pacientes sadios de idade mais avançada (20%), em 1-4% dos indivíduos normais e em diversas respostas imunes agudas (p. ex., infecções virais, incluindo a mononucleose infecciosa e a hepatite viral), infecções bacterianas crônicas (tuberculose, hanseníase, endocardite infecciosa subaguda) e hepatite crônica ativa.	O FR pode ser útil para fins de diferenciação entre artrite reumatoide e outras artrites inflamatórias crônicas. Contudo, um resultado positivo no teste de detecção de FR representa apenas um dos vários critérios a serem atendidos para que o diagnóstico de artrite reumatoide seja estabelecido. O FR, com o anticorpo antiproteína citrulinada cíclica (anti-CCP), foi incluído nos critérios de classificação da artrite reumatoide. (Ver também Autoanticorpos, Tab. 8-7.) O FR deve ser solicitado com seletividade, porque apresenta um valor preditivo baixo (34%) quando é utilizado como teste de rastreamento. O valor preditivo positivo desse teste é baixo devido à falta de especificidade. O subgrupo de pacientes com doença reumática soronegativa limita a sensibilidade e o valor preditivo negativo do teste. Castelar-Pinheiro Gda R et al. The spectrum and clinical significance of autoantibodies in rheumatoid arthritis. Front Immunol 2015;6:320. [PMID: 26150818] Mohan C et al. Biomarkers in rheumatic diseases: how can they facilitate diagnosis and assessment of disease activity? BMJ 2015;351:h5079. [PMID: 26612523] Schneider M et al. Rheumatoid arthritis – early diagnosis and disease management. Dtsch Arztebl Int 2013;110:477. [PMID: 23964304]

Fator V (de Leiden), mutação

Exame/faixa/coleta	Base fisiológica	Interpretação	Comentários
Mutação do fator V de Leiden Sangue Tubo de tampa lavanda $$$$	A mutação de Leiden consiste na mutação de uma única base nucleotídica (G1691A) localizada no gene do fator V. Essa mutação leva à substituição de um aminoácido (Arg506Glu) em um dos sítios onde o fator de coagulação V é clivado pela proteína C ativada (PCA). Essa mutação resulta em uma resposta anticoagulante substancialmente reduzida à PCA, porque a inativação do fator Va$_{Leiden}$ ocorre 10 vezes mais devagar do que a inativação do fator Va normal. A frequência do fator Va$_{Leiden}$ na população branca é de 2-15%. As mutações do fator V podem estar presentes em até metade dos casos de trombose venosa inexplicáveis, sendo observadas em mais de 90% dos pacientes com resistência à PCA.	**Positivo em:** Hipercoagulabilidade secundária à mutação do fator V de Leiden (sensibilidade e especificidade de aproximadamente 100%).	A mutação do fator V de Leiden representa o fator de risco hereditário mais comum para o desenvolvimento de trombose, sendo responsável por > 90% dos casos de resistência à PCA. A presença dessa mutação representa apenas a existência de um fator de risco para trombose, mas não atua como marcador absoluto de doença. Os homozigotos apresentam um risco 50-100 vezes maior de desenvolvimento de trombose (em relação à população geral). Nos heterozigotos, o risco é 7 vezes maior. Além da trombose venosa profunda (TVP), o fator V de Leiden também está associado à trombose venosa, especialmente à síndrome de Budd Chiari, que requer tratamento de anticoagulação imediato e de longa duração. A maioria dos portadores nunca apresenta trombose venosa profunda (TVP) nem embolia pulmonar (EP). O resultado do teste não afeta o tratamento agudo e raramente afeta o tratamento a longo prazo da TEV. Os testes não devem ser solicitados de forma rotineira para pacientes com TVP ou EP, sem determinação prévia de como e por que o resultado do teste alteraria o tratamento. A PCR é o método mais utilizado para detecção da mutação de Leiden do fator V. Franchini M. Utility of testing for factor V Leiden. Blood Transfus 2012;10:257. [PMID: 22889815] Leebeek FW et al. Prothrombotic disorders in abdominal vein thrombosis. Neth J Med 2012;70:400. [PMID: 23123534] MacCallum P et al. Diagnosis and management of heritable thrombophilias. BMJ 2014;349:g4387. [PMID: 25035247] Middeldorp S. Is thrombophilia testing useful? Hematology Am Soc Hematol Educ Program 2011;2011:150. [PMID: 22160027]

Fator VIII, ensaio

Exame/faixa/coleta	Base fisiológica	Interpretação	Comentários
Ensaio do fator VIII, plasma 50-150% do normal (varia com a idade) Tubo de tampa azul $$ Entregar imediatamente as amostras, no gelo, ao laboratório. Estável por 2 horas. Congelar se o ensaio tiver que ser adiado por >2 horas. $$	Mede a atividade do fator VIII (fator anti-hemofílico), um fator essencial da cascata de coagulação intrínseca (Fig. 10-1). O fator VIII é produzido por células do endotélio vascular e é o único fator de coagulação não produzido pelos hepatócitos. O fator VIII é transportado pelo fator de von Willebrand na circulação. O ensaio com base na formação de coágulo é comumente utilizado. Em casos de pacientes com anticoagulante lúpico, a atividade do fator pode ser falsamente baixa devido ao não paralelismo.	**Aumentado em:** Condições inflamatórias (reagente de fase aguda), último trimestre da gestação, uso de anticoncepcionais orais. **Diminuído em:** Hemofilia A, doença de von Willebrand (tipos 1, 3, 2N), CIVD, inibidor de fator VIII adquirido (hemofilia adquirida).	A hemostasia normal requer ao menos 25% de atividade de fator VIII. Os hemofílicos sintomáticos normalmente apresentam níveis ≤ 5%. Os níveis associados à doença são definidos como graves (< 1%), moderados (1-5%) e leves (> 5%). Os ensaios de fator VIII são utilizados para orientar a terapia de reposição de pacientes com hemofilia. A deficiência do fator pode ser distinguida da presença de inibidor do fator por meio de rastreamento para detecção do inibidor e por ensaios de não paralelismo em ensaios de fator de coagulação. Astermark J. FVIII inhibitors: pathogenesis and avoidance. Blood 2015;1:25-2045. [PMID: 25712994] Coppola A et al. Current and evolving features in the clinical management of haemophilia. Blood Transfus 2014;12:S554. [PMID: 24922295] Tuddenham E. In search of the source of factor VIII. Blood; 2014;123:3691. [PMID: 24926070]

Exames laboratoriais comuns: seleção e interpretação   143

Fatores de coagulação, ensaio

Exame/faixa/coleta	Base fisiológica	Interpretação	Comentários
Ensaios para fatores (fatores de coagulação II, V, VII, VIII, IX, X, XI e XII) Sangue Tubo de tampa azul 50-150% $$$ Entregar imediatamente as amostras, no gelo, ao laboratório. Estável por 2 horas. Congelar se o ensaio tiver que ser adiado por > 2 horas.	O tempo de tromboplastina parcial (TTP) e o tempo de protrombina (TP) constituem a base dos ensaios de detecção de fatores. Os testes para detecção dos fatores VIII, IX, XI e XII se baseiam no TTP. Para os fatores II, V, VII e X, o ensaio de detecção baseia-se no TP. Estes ensaios de fatores se baseiam na habilidade do plasma do paciente de corrigir o TTP ou o TP de um plasma deficiente em um fator específico (< 1% da atividade para o fator que é medido). Os resultados quantitativos são obtidos por comparação com uma curva padrão elaborada com diluições de um plasma normal de referência. Do ponto de vista histórico, um *pool* de plasmas normais era usado nos ensaios de fatores e considerado como tendo 100% de atividade de fator (100 UI/dL, 1 UI/mL). Atualmente, isso foi substituído por padrões de plasma comerciais, e os níveis de atividade dos diversos fatores de coagulação no plasma de referência são fornecidos pelo fabricante. Múltiplas diluições são frequentemente realizadas para excluir a possibilidade de interferência do inibidor (i.e., não paralelismo).	**Aumentado em:** Resposta de reagente de fase aguda (elevação do fator VIII). **Diminuído em:** Deficiência hereditária de fatores (p. ex., hemofilia A, B); deficiência de fatores adquirida secundária à aquisição de um inibidor fator-específico (p. ex., inibidor de fator VIII), doença hepática (exceto no caso do fator VIII) e CIVD (coagulopatia de consumo); deficiência de vitamina K ou terapia com varfarina (II, VII, IX e X) etc. Em raros casos, a deficiência de fator II grave pode ocorrer em pacientes com anticoagulante lúpico. A deficiência adquirida de fator X pode ocorrer em pacientes com amiloidose. Os pacientes com doença de von Willebrand podem apresentar níveis baixos de fator VIII (p. ex., DvW tipo 3).	Os ensaios de fatores são comumente realizados quando há prolongamento de TTP e/ou TP sugerindo deficiência de um ou mais fatores de coagulação. Ocasionalmente, o ensaio para fator VIII pode ser solicitado como parte de uma avaliação de hipercoagulabilidade. Embora os ensaios para fatores normalmente se baseiem no TTP ou TP, também existem ensaios cromogênicos e imunogênicos disponíveis para detecção de alguns fatores, incluindo os fatores X e VIII. A heparina e os inibidores diretos da trombina (p. ex., argatroban) podem atuar como inibidores e interferir em ensaios para fatores específicos. O resultado desses testes precisa ser interpretado com cautela caso não haja paralelismos (p. ex., anticoagulante lúpico, inibidor fator-específico). Nesse caso, o ensaio cromogênico é mais confiável. Astermark J. FVIII inhibitors: pathogenesis and avoidance. Blood 2015;125:2045. [PMID: 25712994] James P et al. Rare bleeding disorders – bleeding assessment tools, laboratory aspects and phenotype and therapy of FXI deficiency. Haemophilia 2014;20:571. [PMID: 24762279] Tiede A et al. Laboratory diagnosis of acquired hemophilia A: limitations, consequences, and challenges. Semin Thromb Hemost 2014;40:803. [PMID: 25299927] Wool GD et al. Pathology consultation on anticoagulation monitoring: factor X-related assays. Am J Clin Pathol 2013;140:623. [PMID: 24124140]

Febre Q, anticorpos

Exame/faixa/coleta	Base fisiológica	Interpretação	Comentários
Anticorpos da febre Q, soro Título < 1:8 TSS $$$ Submeter soros pareados – uma amostra coletada em 1 semana após o aparecimento da doença, e outra, após 2-3 semanas. A hemólise deve ser evitada.	*Coxiella burnetii* é a riquétsia causadora da febre Q. O modo mais comum de transmissão dessa doença consiste na inalação de aerossóis a partir da exposição aos reservatórios comuns, que são as ovelhas e bovinos. A picada de carrapato (ixodídeo) também pode ser um modo de transmissão. Os anticorpos dirigidos contra o microrganismo podem ser detectados por meio da presença das aglutininas, via fixação do complemento (FC), por testes de imunofluorescência com anticorpos (IFA) ou por ELISA. Os títulos de aglutininas são detectados após 5-8 dias de infecção. A IgM pode ser detectada em 7 dias (IFA, ELISA) e pode persistir por até 32 semanas (ELISA). A IgG (IFA, ELISA) surge depois de 7 dias e atinge o pico em 3-4 semanas. Os anticorpos de fase I e de fase II são produzidos em resposta ao patógeno. Os anticorpos de fase II aparecem semanas a meses antes dos anticorpos de fase I. O diagnóstico da febre Q normalmente é confirmado pelos achados sorológicos de títulos de anticorpos antiantígeno de fase II da classe IgM ≥ 1:50 e da classe IgG ≥ 1:200. O achado de níveis elevados de IgM e IgA por ELISA apresenta alta sensibilidade e alta especificidade para a detecção da febre Q aguda. Na febre Q crônica, os anticorpos de fase I, em especial IgG e IgA, são predominantes.	**Aumentados em:** Febre Q aguda ou crônica (os anticorpos FC são encontrados por volta da segunda semana em 65% dos casos e ao redor da quarta semana em 90% dos pacientes; titulações de fase aguda e convalescência [IFA ou ELISA] detectam a infecção com uma sensibilidade de 89-100% e especificidade de 100%) e após a vacinação recente contra febre Q.	A manifestação clínica é similar àquela observada na gripe grave. Normalmente, não há erupção cutânea. Os soros de fase aguda e de convalescência devem ser testados em busca de evidências de uma infecção em curso ou recente por *C. burnetii*. Ocasionalmente, os títulos não apresentam elevação durante 4-6 semanas, em especial após a instituição de uma terapia antimicrobiana. Os exames iniciais podem não ter utilidade. O tratamento deve basear-se na avaliação clínica, entre outras avaliações laboratoriais. Assim como qualquer procedimento sorológico, a demonstração de uma soroconversão ou aumento de títulos equivalente a 4 vezes entre a obtenção do soro na fase aguda e da fase de convalescência sugere uma infecção vigente ou recente. Os pacientes com febre Q apresentam alta prevalência de anticorpos antifosfolipídeo (81%), especialmente quando medidos pelo teste do anticoagulante lúpico ou pela quantificação dos anticorpos anticardiolipina. Esses testes podem ser úteis para diagnosticar os pacientes que apresentam apenas febre. Os anticorpos da febre Q não apresentam reação cruzada com outros anticorpos antirriquétsia. Uma elevação de títulos é considerada diagnóstica de infecção recente na ausência de vacinação prévia. Se houver suspeita de doença crônica (endocardite), pedir anticorpos de fase I; se doença aguda, anticorpos de fase II. Jorgensen JH et al (editors): Manual of Clinical Microbiology, 11th ed. ASM Press, 2015. Vanderburg S et al. Epidemiology of Coxiella burnetii infection in Africa: a OneHealth systematic review. PLoS Negl Trop Dis 2014;8:e2787. [PMID: 24722554]

Exames laboratoriais comuns: seleção e interpretação 145

Fenotipagem de leucemia/linfoma por citometria de fluxo

Exame/faixa/coleta	Base fisiológica	Interpretação	Comentários
Fenotipagem de leucemia/linfoma por citometria de fluxo Sangue, aspirados de medula óssea, aspirados de agulha fina, biópsias teciduais frescas, líquidos corporais Tubo de tampa lavanda ou amarela (sangue, medula óssea), tampa verde (medula óssea) A amostra deve ser enviada para análise dentro de 24 horas. $$$$	A imunofenotipagem por citometria de fluxo multiparamétrica constitui uma parte integral do diagnóstico e dos sistemas de classificação das leucemias e dos linfomas malignos. A maioria dos marcadores de imunofenotipagem são antígenos de agrupamento de diferenciação, ou antígenos CD. Outros marcadores comumente utilizados incluem a glicoforina A, HLA-DR, cadeias leves de imunoglobulina (Ig), MPO (mieloperoxidase), TdT (desoxinucleotidil transferase terminal) e ZAP-70 (proteína quinase 70 associada à cadeia zeta). A detecção de certos antígenos celulares também tem importância prognóstica (p. ex., ZAP-70) e terapêutica (CD20, CD33, CD52).	**Perfil fenotípico anormal presente em:** Leucemias mieloides agudas, leucemias linfoblásticas agudas, linfomas não Hodgkin de células B e T, mieloma plasmocitário. **Marcadores expressos principalmente em precursores hematopoéticos:** HLA-DR, TdT, CD34; **células B:** CD19, CD20, CD22, CD24, CD10, CD79, cadeias pesadas de Ig (γ, α, μ, δ) e cadeias leves de Ig (κ, λ); **células T:** CD3, CD7, CD5, CD2, CD4, CD8; **células mieloides:** MPO, CD13, CD33, CD11, CD117. **Marcadores que sugerem diferenciação megacariocítica:** CD41, CD42, CD61; **diferenciação eritroide:** glicoforina, hemoglobina A; **diferenciação monocítica:** CD14, CD15, CD64, CD68; **células NK:** CD16, CD56; **leucemia de células pilosas:** CD103 em células B clonais; **plasmócitos:** CD38 e restrição da cadeia leve citoplasmática; **células de hemoglobinúria paroxística noturna:** ausência de CD55, CD59 e aerolisina fluorescente.	Cada leucemia/linfoma apresenta um imunofenótipo diagnóstico único (Tab. 8-17). Um relatório interpretativo deve ser gerado para cada amostra analisada. É possível realizar uma análise multicolorida que permita definir com acurácia o perfil de antígenos de superfície e citoplasmáticos de células específicas. Duas malignidades hematológicas simultâneas podem ser detectadas junto ao mesmo sítio tecidual. Os aspectos morfológicos continuam sendo a base da avaliação de leucemias/linfomas, mas estudos auxiliares, incluindo a imunofenotipagem, citogenética e/ou testes de genética molecular, se fazem necessários na maioria dos casos ou talvez em todos eles. A análise citométrica multiparamétrica e de alta sensibilidade é necessária para detectar a doença residual mínima (p. ex., leucemia linfoblástica aguda, mieloma múltiplo). Gaipa G et al. Detection of minimal residual disease in pediatric acute lymphoblastic leukemia. Cytometry B Clin Cytom 2013;84:359. [PMID: 23757107] Paiva B et al. New criteria for response assessment: role of minimal residual disease in multiple myeloma. Blood 2015;125:3059. [PMID: 25838346] Preis M et al. Laboratory tests for paroxysmal nocturnal hemoglobinuria. Am J Hematol 2014;89:339. [PMID: 24127129] Woo J et al. Recent advancements of flow cytometry: new applications in hematology and oncology. Expert Rev Mol Diagn 2014;14:67. [PMID: 24308362]

Ferritina

Exame/faixa/coleta	Base fisiológica	Interpretação	Comentários

Ferritina, soro ou plasma
 	
Homens: 30-500 ng/mL [mcg/L]
 	
Mulheres: 12-300 ng/mL [mcg/L]
 	
TSS, TPP, tubo de tampa lavanda/rosa ou verde (idade-dependente)
 	
$$
	A ferritina é a principal proteína de armazenamento de ferro do corpo.
	
	Os níveis séricos de ferritina estão correlacionados com os estoques corporais de ferro totais.
	
	O teste é empregado na detecção da deficiência de ferro, monitoramento da resposta à terapia com ferro e, nas condições de sobrecarga de ferro, para monitoramento da terapia de remoção do ferro. Esse teste também é utilizado na previsão da homozigosidade para hemocromatose em familiares de pacientes afetados.
	
	Na ausência de doença hepática e de infecção/inflamação, esse teste é mais sensível para casos de deficiência de ferro do que os testes de ferro sérico e de capacidade de ligação ao ferro (saturação da transferrina).
		Aumentada em: Sobrecarga de ferro (hemocromatose, hemossiderose), doença hepática aguda ou crônica, alcoolismo, malignidades diversas (p. ex., leucemia, doença de Hodgkin), distúrbios inflamatórios crônicos (p. ex., artrite reumatoide, doença de Still do adulto), linfo-histiocitose hemofagocítica, talassemia *minor*, hipertireoidismo, infecção pelo HIV, diabetes melito não insulinodependente e puerpério.
		
		Diminuída em: Deficiência de ferro (60-75%).
			A ferritina sérica é clinicamente útil para distinção entre anemia ferropriva (níveis séricos de ferritina diminuídos) e anemia decorrente de doença crônica ou talassemia (níveis habitualmente normais ou elevados). É o exame de escolha para o diagnóstico da anemia ferropriva.
			
			Ferritina (ng/mL) Razão de probabilidade (RP)
			                                     de deficiência de ferro
			    > 100 0,08
			    45-100 0,54
			    35-45 1,83
			    25-35 2,54
			    15-25 8,83
			    ≤15 52,00
			
			A doença hepática e condições com resposta de fase aguda aumentam os níveis séricos de ferritina e podem mascarar o diagnóstico da deficiência de ferro. A quantificação da concentração sérica de receptores solúveis de transferrina (sTR) é útil para a determinação da condição de deficiência de ferro.
			
			Níveis séricos de ferritina < 1.000 ng/mL podem predizer a ausência de cirrose na hemocromatose.
			
			Beck KL et al. Dietary determinants of and possible solutions to iron deficiency for young women living in industrialized countries: a review. Nutrients 2014;6:3747. [PMID: 25244367]
			
			Janka GE et al. Hemophagocytic lymphohistiocytosis: pathogenesis and treatment. Hematology Am Soc Hematol Educ Program 2013;2013:605. [PMID: 24319239]
			
			Kanwar P et al. Diagnosis and treatment of hereditary hemochromatosis: an update. Expert Rev Gastroenterol Hepatol 2013;7:517. [PMID: 23985001]
			
			Nemeth E et al. anemia of inflammation. Hematol Oncol Clin North Am 2014;28:671. [PMID: 25064707]

Ferro

Exame/faixa/coleta	Base fisiológica	Interpretação	Comentários
Ferro (Fe), soro ou plasma 50-175 mcg/dL [9-31 μmol/L] TSS, TPP ≤ A amostra hemolisada é inaceitável.	A concentração plasmática de ferro é determinada pela absorção a partir do intestino; armazenamento no intestino, fígado, baço, medula óssea; taxa de quebra ou perda da hemoglobina; e taxa de síntese de hemoglobina nova. O principal regulador da homeostasia do ferro é a hepcidina. O excesso ou a deficiência de hepcidina contribuem para a desregulação da homeostasia do ferro nos distúrbios hereditários e adquiridos desse elemento.	**Aumentado em:** Hemossiderose (p. ex., transfusões múltiplas, administração excessiva de ferro), envenenamento agudo por Fe (crianças), anemia hemolítica, anemia perniciosa, anemia hipoplásica ou aplásica, hepatite viral, envenenamento por chumbo, talassemia, hemocromatose. Fármacos: estrogênios, etanol, anticoncepcionais orais. **Diminuído em:** Deficiência de ferro, síndrome nefrótica, insuficiência renal crônica, anemia da inflamação, anemia ferropriva refratária ao ferro (AFRF), muitas infecções, hematopoiese ativa, remissão da anemia perniciosa, hipotireoidismo, malignidade (carcinoma), macroglobulinemia de Waldenstrom, estado pós-operatório, kwashiorkor.	A ausência de ferro corável em aspirado de medula óssea diferencia a deficiência de ferro das outras causas de anemia microcítica (p. ex., talassemia, anemia sideroblástica, algumas anemias por doença crônica), mas envolve a realização de um procedimento invasivo e caro. O ferro sérico, a capacidade de ligação do ferro, a saturação da transferrina, a ferritina sérica ou o receptor solúvel de transferrina podem evidenciar a necessidade de um exame de medula óssea. O ferro sérico, a saturação da transferrina e a ferritina são parâmetros úteis no rastreamento de familiares para detecção de hemocromatose hereditária. Transfusões recentes confundem os resultados do teste. Kaitha S et al. Iron deficiency anemia in inflammatory bowel disease. World J Gastrointest Pathophysiol 2015;6:62. [PMID: 26301120] Nemeth E et al. Anemia of inflammation. Hematol Oncol Clin North Am 2014;28:671. [PMID: 25064707] Ruchala P et al. The pathophysiology and pharmacology of hepcidin. Trends Pharmacol Sci 2014;35:155. [PMID: 24552640]

Ferro, capacidade de ligação

Exame/faixa/coleta	Base fisiológica	Interpretação	Comentários
Capacidade de ligação ao ferro, total, soro (TIBC) 250-460 mcg/dL [45-82 µmol/L] TSS $$	No plasma, o ferro é transportado complexado à transferrina, que é sintetizada no fígado. A capacidade de ligação ao ferro total é calculada a partir dos níveis de transferrina imunologicamente medidos. Cada molécula de transferrina possui dois sítios de ligação ao ferro e, desse modo, sua capacidade de ligação de ferro é de 1,47 mg/g. Normalmente, a transferrina transporta uma quantidade de ferro que representa 16-60% de sua capacidade de ligação de ferro (p. ex., % de saturação da capacidade de ligação de ferro igual a 16-60%).	**Aumentada em:** Anemia ferropriva, estado avançado de gravidez, infância, hepatite aguda. Fármacos: anticoncepcionais orais. **Diminuída em:** Estados hipoproteinêmicos (p. ex., síndrome nefrótica, inanição, desnutrição, câncer), hemocromatose, talassemia, hipertireoidismo, infecções crônicas, distúrbios inflamatórios crônicos, doença hepática crônica e outras doenças crônicas.	O ferro sérico, a TIBC e o percentual de saturação são usados no diagnóstico da deficiência de ferro. Contudo, a ferritina sérica é o teste mais sensível para avaliar o estado do ferro. A TIBC está correlacionada à transferrina sérica. Contudo, essa relação não é linear em uma ampla faixa de valores de transferrina, além de estar rompida nas doenças que afetam a capacidade de ligação da transferrina ou de outras proteínas ligadoras de ferro. Um percentual aumentado de saturação da transferrina com ferro é observado diante da sobrecarga de ferro (envenenamento por ferro, anemia hemolítica, anemia sideroblástica, talassemia, hemocromatose, deficiência de piridoxina, anemia aplásica, transfusões de hemácias). Um percentual diminuído de saturação da transferrina com ferro é observado na deficiência de ferro (normalmente, saturação < 16%). Os níveis de transferrina também podem ser utilizados para avaliar o estado nutricional. Transfusões recentes confundem os resultados do teste. Burke RM et al. Identification, prevention and treatment of iron deficiency during the first 1000 days. Nutrients 2014;6:4093. [PMID: 25310252] Crownover BK et al. Hereditary hemochromatosis. Am Fam Physician 2013;87:183. [PMID: 23418762] Steinbicker AU et al. Out of balance-systemic iron homeostasis in iron-related disorders. Nutrients 2013;5:3034. [PMID: 23917168]

Fibrinogênio (funcional)

Exame/faixa/coleta	Base fisiológica	Interpretação	Comentários
Fibrinogênio (funcional), plasma 150-400 mg/dL [1,5-4,0 g/L] **Crítico:** < 75 mg/dL Tubo de tampa azul $$	O fibrinogênio é sintetizado no fígado e tem meia-vida aproximada de 4 dias. A trombina cliva o fibrinogênio em monômeros de fibrina insolúveis, os quais polimerizam para formar um coágulo.	**Aumentado em:** Estados inflamatórios (reagente de fase aguda), uso de anticoncepcionais orais, gravidez, mulheres em pós-menopausa, tabagismo e exercícios. **Diminuído em:** Deficiência adquirida: doença hepática, coagulopatias de consumo (p. ex., CIVD) e na terapia trombolítica; deficiência hereditária, que resulta em um fibrinogênio anômalo (disfibrinogenemia), reduzido (hipofibrinogenemia) ou ausente (afibrinogenemia).	O ensaio do fibrinogênio normalmente é realizado durante a investigação de sangramentos inexplicáveis, TP ou TTP prolongado, ou como parte de um painel de CIVD. Níveis elevados de fibrinogênio também têm sido utilizados como fator preditor de eventos trombóticos arteriais. O fibrinogênio geralmente é medido por um ensaio funcional (atividade) com base na coagulação. O ensaio de Clauss, que se baseia na concentração de trombina adicionada ao plasma diluído do paciente, é o método mais comumente utilizado. A terapia com inibidor direto da trombina pode interferir neste ensaio. O diagnóstico da disfibrinogenemia depende da discrepância existente entre antígeno (p. ex., ELISA e níveis de atividade. A afibrinogenemia hereditária está associada a uma hemorragia leve a intensa, enquanto a hipofibrinogenemia é mais frequentemente assintomática. A disfibrinogenemia comumente está associada com hemorragia, trombofilia ou ambas; entretanto, a maioria dos indivíduos é assintomática. de Moerloose P et al. Congenital fibrinogen disorders: an update. Semin Thromb Hemost 2013;39:585. [PMID: 23852822] Feinstein DI. Disseminated intravascular coagulation in patients with solid tumors. Oncology (Williston Park) 2015;29:96. [PMID: 25683828] Peyvandi F et al. Rare bleeding disorders. Haemophilia 2012;18:S148. [PMID: 22726099]

Fosfatase alcalina

Exame/faixa/coleta	Base fisiológica	Interpretação	Comentários
Fosfatase alcalina (ALP), soro ou plasma 41-133 UI/L [0,7-2,2 mckat/L] (método e idade-dependente) TSS, TPP (verde-claro) $	As fosfatases alcalinas são encontradas primariamente no fígado, nos ossos, nos intestinos, nos rins e na placenta. O teste é utilizado para detectar doenças hepáticas e distúrbios ósseos.	**Aumentada em:** Doença hepatobiliar obstrutiva, doença óssea (crescimento ósseo fisiológico, doença de Paget, osteomalácia, sarcoma osteogênico, metástases ósseas), hiperparatireoidismo, raquitismo, hiperfosfatasemia familiar benigna, gravidez (3º trimestre), doença gastrintestinal (GI) (úlcera perfurada ou infarto intestinal), fármacos hepatotóxicos. **Diminuída em:** Hipofosfatasia.	O teste de detecção de fosfatase alcalina apresenta bom desempenho na determinação da extensão de metástases ósseas no câncer de próstata. Níveis normais na osteoporose. A separação da isoenzima da fosfatase alcalina por eletroforese ou inativação por aquecimento diferencial não é confiável. Use a gama-glutamil transpeptidase, que está aumentada na doença hepatobiliar e não sofre alteração na doença óssea, para inferir a origem dos níveis aumentados de fosfatase alcalina (i.e., hepática em vez de óssea). Cundy T et al. Paget's disease of bone. Clin Biochem 2012;45:43. [PMID: 22024254] Siddique A et al. Approach to a patient with elevated serum alkaline phosphatase. Clin Liver Dis 2012;16:199. [PMID: 22541695] Woreta TA et al. Evaluation of abnormal liver tests. Med Clin North Am 2014;98:1. [PMID: 24266911]

Fosfolipase A₂ associada à lipoproteína (LP-PLA₂)

Exame/faixa/coleta	Base fisiológica	Interpretação	Comentários
Fosfolipase A₂ associada à lipoproteína (Lp-PLA₂), soro ou plasma < 235 ng/mL (idade e sexo-dependente) TSS, tubo de tampa vermelha, verde ou lavanda Separar o soro das células imediatamente ou dentro de 2 horas após a coleta e refrigerar. $$	A Lp-PLA₂ é uma proteína lipase inflamatória produzida principalmente por monócitos e macrófagos junto à camada íntima vascular. Facilita a hidrólise de fosfolipídios na parede arterial, bem como a geração de metabólitos pró-aterogênicos. Devido aos seus efeitos proinflamatórios e pró-oxidativos, a Lp-PLA₂ exerce papel importante na patogênese da aterosclerose. Na corrente sanguínea, liga-se principalmente a LDL (> 80%) e também a outras lipoproteínas (p. ex., a HDL, ~10%).	**Aumentada em:** Aterosclerose (p. ex., doença arterial coronariana, estenose carotídea e acidente vascular encefálico isquêmico associado).	Níveis elevados de Lp-PLA₂ foram associados a uma carga plaquetária maior e a um risco cardiovascular aumentado. Indivíduos com níveis altos de Lp-PLA₂ apresentam risco aumentado de eventos cardiovasculares, incluindo infarto do miocárdio e acidente vascular encefálico isquêmico. O uso de Lp-PLA₂ é útil em casos com risco cardiovascular moderado (> 2 fatores de risco) e naqueles de alto risco, em que a avaliação dos níveis de atividade de Lp-PLA₂ pode guiar o tratamento de redução de lipídeos. Darapladibe é um inibidor de Lp-PLA₂ com efeitos comprovadamente benéficos em pacientes com aterosclerose. O teste não é recomendado para a avaliação do risco de doença cardiovascular em adultos assintomáticos. Jensen MK et al. Novel metabolic biomarkers of cardiovascular disease. Nat Rev Endocrinol 2014;10:659. [PMID: 25178732] Maiolino G et al. Lipoprotein-associated phospholipase A2 prognostic role in atherosclerotic complications. World J Cardiol 2015;7:609. [PMID: 26516415]

Fósforo

Exame/faixa/coleta	Base fisiológica	Interpretação	Comentários
Fósforo, soro ou plasma 2,5-4,5 mg/dL [0,8-1,45 mmol/L] *Crítico:* < 1,0 mg/dL [< 0,32 mmol] TSS, tubo de tampa verde $ A hemólise deve ser evitada.	A concentração plasmática de fosfato inorgânico é determinada pela função da glândula paratireoide, ação da vitamina D, absorção intestinal, função renal, metabolismo ósseo e nutrição. As concentrações séricas de fósforo seguem um ritmo circadiano (níveis mais altos no final da manhã, níveis mais baixos ao anoitecer) e estão sujeitas a alterações rápidas secundárias a fatores ambientais, como dieta (carboidrato), antiácidos ligadores do fosfato e flutuações dos níveis de GH, insulina e função renal. Há também uma variação sazonal, em que os níveis máximos são atingidos nos meses de novembro e dezembro (baixos níveis no inverno). Durante a primeira década de menopausa, os valores sofrem um aumento de ~0,2 mg/dL (~0,06 mmol/L). O repouso provoca um aumento de até 0,5 mg/dL (0,16 mmol/L). A ingestão de alimentos pode causar uma diminuição transitória dos níveis sanguíneos. Valores baixos também são observados durante a menstruação.	**Aumentado em:** Insuficiência renal, arteriopatia urêmica calcificante (calciflaxia), síndrome da lise tumoral, transfusão sanguínea maciça, hipoparatireoidismo, sarcoidose, neoplasias, insuficiência suprarrenal, acromegalia, hipervitaminose D, metástases osteolíticas, leucemia, síndrome do leite-álcali, cicatrização de fraturas ósseas, pseudo-hipoparatireoidismo, diabetes melito com cetose, hipertermia maligna, cirrose, acidose láctica, acidose respiratória. Fármacos: enemas ou infusões de fosfato, esteroides anabolizantes, ergocalciferol, furosemida, hidroclorotiazida, clonidina, verapamil, suplementos de potássio, entre outros. A trombocitose pode acarretar uma falsa elevação dos níveis séricos de fosfato, mas os níveis plasmáticos de fosfato permanecem normais. **Diminuído em:** Hiperparatireoidismo, hipovitaminose D (raquitismo, osteomalácia), má absorção (esteatorreia), desnutrição, inanição ou caquexia, síndrome da realimentação, transplante de medula óssea, perda de fosfato renal decorrente de raquitismo hipofosfatêmico ligado ao X dominante ou autossômico dominante, deficiência de GH, alcoolismo crônico, diarreia grave, vômito, uso de sonda nasogástrica, pancreatite aguda, hipercalcemia grave (todas as causas), gota aguda, metástases osteoblásticas, queimaduras graves (fase diurética), alcalose respiratória, hiperalimentação com repleção inadequada de fosfato, administração de carboidrato (p. ex., administração intravenosa em *bolus* de glicose $D_{50}W$), acidose tubular renal e outros defeitos tubulares renais, cetoacidose diabética (durante a recuperação), disturbios acidobásicos, hipopotassemia, gravidez, hipotireoidismo, hemodiálise. Fármacos: acetazolamida, antiácidos ligadores de fosfato, anticonvulsivos, agonistas β-adrenérgicos, catecolaminas, estrogênios, isoniazida, anticoncepcionais orais, uso prolongado de tiazídicos, infusão de glicose, terapia com insulina, salicilatos (toxicidade).	Um dos principais papéis dos rins é manter a homeostasia do fósforo. O nível sérico ou plasmático de fósforo é amplamente determinado pela manipulação do fosfato tubular renal. A manutenção de níveis séricos normais de fósforo depende da regulação da reabsorção de fósforo pelos rins. A maior parte dessa reabsorção (80%) ocorre junto ao túbulo proximal e é mediada pelo cotransportador de sódio-fosfato (NaPi-II). O paratormônio, por meio de diversas cascatas de sinalização intracelular que levam a internalização e regulação negativa de NaPi-II, é o principal regulador da reabsorção de fosfato renal. Na insuficiência renal, a excreção de fósforo declina e há desenvolvimento de hiperfosfatemia. Os mecanismos homeostáticos do corpo promovem o desenvolvimento de hiperparatireoidismo secundário e osteodistrofia renal. O deslocamento do fósforo do compartimento extracelular para intracelular, a absorção gastrintestinal reduzida e as perdas urinárias aumentadas constituem os mecanismos primários da hipofosfatemia. Essa condição tem sido implicada como causa de rabdomiólise, insuficiência respiratória, hemólise e disfunção ventricular esquerda. Lee JY et al. The changing face of hypophosphatemic disorders in the FGF-23 era. Pediatr Endocrinol Rev 2013;10(Suppl 2):367. [PMID: 23858620] Nadkami GN et al. Phosphorus and the kidney: what is known and what is needed. Adv Nutr 2014;5:98. [PMID: 24425728] Wilson FP et al. Tumor lysis syndrome: new challenges and recent advances. Adv Chronic Kidney Dis 2014;21:18. [PMID: 24359983]

Frutosamina

Exame/faixa/coleta	Base fisiológica	Interpretação	Comentários
Frutosamina, soro ou plasma 0,16-0,27 mmol/L TSS, tubo de tampa lavanda ou verde $	A glicação da albumina produz frutosamina, que é um marcador do controle glicêmico mais econômico do que a HbA_{1c}. O teste é particularmente útil caso haja necessidade de um monitoramento rápido do controle glicêmico (p. ex., durante a gravidez) ou diante da alteração da expectativa de vida das hemácias (p. ex., hemólise, perda de sangue, doenças renais). Seus níveis refletem a glicemia ao longo das últimas 2-3 semanas. Os testes não são padronizados e não há valores de corte clínicos estabelecidos.	**Aumentada em:** Diabetes melito, diabetes gestacional.	A frutosamina apresenta uma boa correlação com os níveis plasmáticos de glicose em jejum ($r = 0,74$), mas não pode ser utilizada para prever com precisão a HbA_{1c}. Embora várias equações tenham sido desenvolvidas para converter a frutosamina em um "equivalente de HbA_{1c}," não é recomendada como substituta de HbA_{1c}, exceto em situações clínicas específicas em que o teste de HbA_{1c} é sabidamente problemático ou quando as alterações a curto prazo na glicemia têm importância clínica. Em estudos clínicos com indisponibilidade de medidas de glicose de jejum ou de HbA_{1c} mas em que foram coletadas amostras de soro ou plasma, a frutosamina pode ser útil para identificar indivíduos com hiperglicemia não diagnosticada. Parrinello CM et al. Beyond HbA1c and glucose: the role of nontraditional glycemic markers in diabetes diagnosis, prognosis, and management. Curr Diab Rep 2014;14:548. [PMID: 25249070] Virally M et al. Methods for the screening and diagnosis of gestational diabetes mellitus between 24 and 28 weeks of pregnancy. Diabetes Metab. 2010;36:549. [PMID: 21163420]

Função plaquetária, teste

Exame/faixa/coleta	Base fisiológica	Interpretação	Comentários
Teste de função plaquetária (PFA-100 tempo de oclusão), sangue CADR: 70-170 segundos CADP: 50-110 segundos (laboratório-específico) Tubo de tampa azul $$ A amostra deve ser mantida na temperatura ambiente e o teste deve ser realizado dentro de 4 horas após a coleta.	O *platelet function assay* (PFA)-100 mede o tempo necessário para o sangue bloquear um orifício existente em uma membrana revestida de colágeno e epinefrina (CADR) ou de colágeno e ADP (CADP). Esse teste fornece uma medida combinada da adesão e da agregação plaquetária. O PFA-100 TO representa uma alternativa à determinação do tempo de sangramento para avaliação da hemostasia primária. Em comparação ao tempo de sangramento, o teste de PFA-100 TO é mais reprodutível, menos invasivo, rápido e tecnicamente mais atrativo.	**Aumentado em:** Anormalidade funcional plaquetária hereditária ou adquirida, doença de von Willebrand (DvW), doença cardíaca valvar, insuficiência renal, ácido acetilsalicílico. **Aumenta tanto no CADR-TO como no CADP-TO:** função plaquetária anormal, DvW. **Aumenta apenas no CADR-TO:** Ácido acetilsalicílico.	Um resultado normal no teste PFA-100 TO pode ajudar a excluir alguns dos possíveis defeitos plaquetários graves (p. ex., trombastenia de Glanzmann e síndrome de Bernard-Soulier) e a hipótese de DvW de grau moderado a grave (p. ex., tipos 3, 2A, 2M e tipo 1 grave) com alto valor preditivo negativo. O teste é menos sensível aos distúrbios plaquetários leves, como os defeitos de secreção primários ou as deficiências de grânulos densos e a DvW tipo 1 leve. Não há evidências de que um teste de PFA-100 TO pré-operatório possa prever a ocorrência de hemorragia durante o procedimento cirúrgico. O papel desse teste no monitoramento terapêutico (p. ex., DDAVP e concentrados de fator na DvW) também precisa ser estabelecido. Os pacientes com trombocitopenia (plaquetas <100.000/mcL) e/ou anemia (hematócrito <28%) podem exibir um PFA-100 TO prolongado. O recém-disponibilizado e atualizado PFA-200 tem utilidades clínicas similares. Gorog DA et al. Platelet function tests in clinical cardiology: unfulfilled expectations. J Am Coll Cardiol 2013;61:2115. [PMID: 23541972] Paniccia R et al. Platelet function tests: a comparative review. Vasc Health Risk Manag 2015;11:133. [PMID: 25733843]

Exames laboratoriais comuns: seleção e interpretação

Exame/faixa/coleta	Base fisiológica	Interpretação	Comentários
Gamaglutamil transpeptidase			
Gamaglutamil transpeptidase (GGT), soro ou plasma 9-85 U/L [0,15-1,42 mckat/L] (laboratório-específico) TSS, TPP, tubo de tampa verde $	A GGT é uma enzima presente no fígado, rim e pâncreas. É induzida pela ingestão de bebidas alcoólicas. Constitui um indicador extremamente sensível de doença hepática, em particular da doença hepática alcoólica.	**Aumentada em:** Doença hepática: hepatite tóxica ou viral aguda, hepatite subaguda ou crônica, hepatite alcoólica, cirrose, obstrução do trato biliar (intra- ou extra-hepática), neoplasia hepática primária ou metastática e mononucleose. Fármacos (por indução enzimática): fenitoína, carbamazepina, barbitúricos e álcool.	A GGT é útil no seguimento de alcoolistas submetidos a tratamento por ser um teste sensível à ingestão moderada de bebidas alcoólicas. A GGT está elevada em 90% dos pacientes com doença hepática. A atividade aumentada de GGT tem importância prognóstica. A GGT é utilizada para confirmar a origem hepática dos níveis séricos aumentados de fosfatase alcalina. Carobene A et al. A systematic review of data on biological variation for alanine aminotransferase, aspartate aminotransferase and γ-glutamyl transferase. Clin Chem Lab Med 2013;51:1997. [PMID: 24072574] Kunutsor SK et al. Liver enzymes and risk of all-cause mortality in general populations: a systematic review and meta-analysis. Int J Epidemiol 2014;43:187. [PMID: 24585856]
Gasometria arterial			
Gasometria arterial, sangue total (gases no sangue arterial) Seringa heparinizada $$$ Coletar sangue arterial em uma seringa heparinizada e enviar imediatamente para o laboratório.	As determinações de gases sanguíneos arteriais fornecem informações sobre o estado cardiopulmonar (trocas de oxigênio e dióxido de carbono) e metabólico (acidobásico). Quando integrada à história e ao exame físico, a análise de GSA rapidamente disponibilizada é útil para o tratamento de pacientes com lesões ou doenças agudas.	Ver Dióxido de carbono (p. 122), Oxigênio (p. 218), e pH (p. 225).	Além da medida do pH e das pressões parciais de oxigênio e dióxido de carbono, é calculada a concentração de bicarbonato. Wagner PD. The physiological basis of pulmonary gas exchange: implications for clinical interpretation of arterial blood gases. Eur Respir J 2015;45:227. [PMID: 25323225]

Gastrina

Exame/faixa/coleta	Base fisiológica	Interpretação	Comentários
Gastrina, soro < 100 pg/mL [ng/L] (ensaio-dependente) TSS $$ Requer jejum de um dia para outro.	A gastrina é secretada pelas células G localizadas no antro gástrico. Estimula a atividade secretória das células parietais gástricas. Também é considerada um biomarcador do risco de câncer. Seus valores flutuam ao longo do dia, mas são mais baixos no início da manhã.	**Aumentada em:** Gastrinoma (síndrome de Zollinger-Ellison) (80-93% de sensibilidade), hiperplasia de células G antrais, hipocloridria, acloridria, gastrite atrófica crônica, anemia perniciosa. Fármacos: antiácidos, cimetidina e outros bloqueadores H$_2$; omeprazol e outros inibidores de bomba de prótons. **Diminuída em:** Antrectomia com vagotomia.	Os testes são realizados primariamente para o diagnóstico de tumores produtores de gastrina (gastrinomas). A gastrina circula como vários peptídeos bioativos, e o padrão de peptídeos em pacientes com gastrinoma frequentemente está desviado do normal. A gastrina é o exame de primeira linha utilizado para determinar se um paciente com doença ulcerativa ativa apresenta gastrinoma. A análise do ácido gástrico não é indicada. Antes de interpretar os níveis elevados, certifique-se de que o paciente não está tomando antiácidos, bloqueadores H$_2$ nem inibidores de bomba de prótons. Tanto os níveis de jejum como os níveis pós-infusão de secretina podem ser necessários para estabelecer o diagnóstico. Epelboym I et al. Zollinger-Ellison syndrome: classical considerations and current controversies. Oncologist 2014;19:44. [PMID: 24319020] Ito T et al. Zollinger-Ellison syndrome: recent advances and controversies. Curr Opin Gastroenterol 2013;29:650. [PMID: 24100728] Rehfeld JF et al. Pitfalls in diagnostic gastrin measurements. Clin Chem 2012;58:831. [PMID: 22419747]

Glicose

Exame/faixa/coleta	Base fisiológica	Interpretação	Comentários
Glicose, soro ou plasma 60-110 mg/dL [3,3-6,1 mmol/L] *Crítico:* < 40 ou > 500 mg/dL TSS, TPP; tubo de tampa cinza Geralmente, é necessário realizar jejum de um dia para outro.	Normalmente, a concentração de glicose no líquido extracelular é estreitamente regulada, de modo que a fonte de energia seja prontamente disponibilizada para os tecidos e, assim, nenhuma glicose seja excretada pela urina.	**Aumentada em:** Diabetes melito, síndrome de Cushing (10-15%), pancreatite crônica (30%). Fármacos: corticosteroides, fenitoína, estrogênio, tiazídicos. **Diminuída em:** Doença da célula da ilhota pancreática com aumento de insulina, insulinoma, insuficiência adrenocortical, hipopituitarismo, doença hepática difusa, malignidade (adrenocortical, estômago, fibrossarcoma), criança de mãe diabética, doenças associadas a deficiências enzimáticas (p. ex., galactosemia). Fármacos: insulina, etanol, propranolol; sulfonilureias, tolbutamida e outros agentes hipoglicêmicos orais.	O diagnóstico de diabetes melito requer níveis plasmáticos de glicose de jejum > 126 mg/dL (7,0 mmol/L) em mais de uma ocasião, níveis plasmáticos de glicose casuais ≥ 200 mg/dL (11,1 mmol/L) ou de HbA$_{1c}$ ≥ 6,5% acompanhados de sintomas de diabetes. Considera-se que os pacientes com níveis de glicemia de jejum da ordem de 110 mg/dL (6,1 mmol/L) a 126 mg/dL (7 mmol/L) têm tolerância à glicose diminuída. A hipoglicemia é definida por níveis de glicose < 50 mg/dL em homens e < 40 mg/dL em mulheres. Embora os níveis séricos de glicose aleatórios estejam correlacionados aos resultados do monitoramento domiciliar da glicose (valores médios de glicose capilar semanais), é observada uma ampla flutuação entre os indivíduos. Dessa forma, os níveis de hemoglobina glicada são favorecidos para fins de monitoramento do controle glicêmico. Segundo as recomendações da American Diabetes Association, os pacientes adultos com idade ≥ 45 anos devem ser submetidos à avaliação para diabetes por meio da medida dos níveis de glicose de jejum. Exames de resultados a longo prazo se fazem necessários para fornecer evidências para esta recomendação. Campos C. Chronic hyperglycemia and glucose toxicity: pathology and clinical sequelae. Postgrad Med 2012;124:90. [PMID: 23322742] Laiteerapong N et al. Screening for prediabetes and type 2 diabetes mellitus. JAMA 2016;315:697. [PMID: 26881373] Thomas CC et al. Update on diabetes classification. Med Clin North Am. 2015;99:1. [PMID: 25456640]

Glicose-6-fosfato desidrogenase (G6PD)

Exame/faixa/coleta	Base fisiológica	Interpretação	Comentários
Glicose-6-fosfato desidrogenase, sangue total (G6PD) 5-15 unidades/g de Hb Tubo de tampa amarela, verde, lavanda ou rosa $$	A G6PD é uma enzima associada ao *shunt* da hexose monofosfato, que é essencial à geração de glutationa reduzida e NADPH, que protegem a hemoglobina contra a desnaturação oxidativa. Numerosas isozimas da G6PD foram identificadas. A deficiência hereditária de G6PD causa hiperbilirrubinemia neonatal e anemia hemolítica crônica. A exposição a certos estresses oxidativos, como alguns fármacos, alimentos ou infecções, pode deflagrar uma significativa hemólise aguda. A G6PD-B é o tipo selvagem. A maioria dos negros tem a G6PD-A(+) isoenzima. De 10 a 15% têm G6PD-A(–), cuja atividade enzimática é moderadamente diminuída. Sua transmissão é recessiva ligada ao X. Algumas pessoas do Mediterrâneo e do Oriente Médio têm a variante G6PD-B(–) (conhecida como G6PD^{Med}), cuja atividade enzimática é acentuadamente diminuída. As variantes incomuns associadas à atividade enzimática gravemente diminuída incluem G6PD^{Canton} e G6PD^{Iowa}	**Aumentada em:** eritrócitos jovens (reticulocitose). **Diminuída em:** Deficiência de G6PD (cujo nível de atividade enzimática depende do tipo de variante de G6PD).	Em pacientes deficientes, a anemia hemolítica pode ser deflagrada por agentes oxidantes: fármacos antimaláricos (p. ex., cloroquina, primaquina), azul de metileno, naftaleno, ácido nalidíxico, nitrofurantoína, isoniazida, dapsona, fenacetina, sulfasoxazol, vitamina C (dose alta) e algumas sulfonamidas e outros fármacos "sulfa". Os pacientes pertencentes aos grupos de alto risco (p. ex., afro-americanos e povos da região do Mediterrâneo) devem ser submetidos a um rastreamento para deficiência de G6PD antes de tomarem um fármaco oxidante. Os episódios hemolíticos também podem ocorrer em pacientes deficientes que se alimentam de feijões-fava (favismo) ou melão-amargo, em pacientes com acidose diabética e nas infecções. A deficiência de G6PD pode ser uma causa da doença hemolítica do recém-nascido entre asiáticos e mediterrâneos. Além da evidência laboratorial de hemólise (p. ex., aumento na LDH e bilirrubina), é possível ver as *bite cells* em um esfregaço sanguíneo de rotina, bem como os "corpúsculos de Heinz" no interior das hemácias em um esfregaço sanguíneo tratado com coloração especial. Os níveis de atividade da G6PD podem estar normais durante um episódio agudo, porque apenas as hemácias jovens, não hemolisadas e menos deficientes são avaliadas. Se ainda houver suspeita de deficiência, o ensaio deve ser repetido em 2-3 meses, quando células de todas as idades estiverem presentes. Pacientes que receberam transfusão sanguínea recente podem apresentar um nível de atividade enzimática falsamente normal. Embora esteja disponível, a análise de mutação em G6PD somente é indicada para pacientes com deficiência enzimática (i.e., para determinar a variante mutante exata de G6PD). Luzzatto L et al. G6PD deficiency: a classic example of pharmacogenetics with on-going clinical implications. Br J Haematol 2014;164:469. [PMID: 24372186] Watchko JF et al. Should we screen newborns for glucose-6-phosphate dehydrogenase deficiency in the United States? J Perinatol 2013;33:499. [PMID: 23429543]

Glucagon

Exame/faixa/coleta	Base fisiológica	Interpretação	Comentários
Glucagon, plasma 20-100 pg/mL [20-100 ng/L] (idade e laboratório-específico) Tubo de tampa lavanda $$$$ A amostra de jejum deve ser coletada em um tubo de tampa lavanda pré-resfriado. Após extrair a amostra, refrigerar o tubo em gelo úmido por 10 minutos antes da centrifugação.	O glucagon é um hormônio peptídico secretado pelas células alfa das Ilhotas pancreáticas. A secreção de glucagon é estimulada por baixos níveis de glicose sanguínea. Esse hormônio estimula a produção de glicose no fígado por glicogenólise. A secreção excessiva de glucagon pode levar ao desenvolvimento de hiperglicemia. Os tumores secretores de glucagon estão associados ao eritema migratório necrolítico, diabetes melito, trombose e aspectos neuropsiquiátricos.	**Aumentado em:** Glucagonoma e outros tumores secretores de glucagon, hiperglucagonemia familiar. **Diminuído em:** Diabetes melito (tipo 1) com aspectos hipoglicêmicos pronunciados, pancreatite crônica, pós-pancreatectomia.	Útil como marcador tumoral para fins de diagnóstico e seguimento de tumores secretores de glucagon. Os resultados fornecidos por diferentes ensaios de glucagon podem ser substancialmente distintos. Ensaios de glucagon diferentes podem exibir reatividade cruzada variável com diferentes isoformas de glucagon, nem todas biologicamente ativas. Por isso, é necessário sempre realizar quantificações seriadas utilizando o mesmo ensaio. Kanakis G et al. Biochemical markers for gastroenteropancreatic neuroendocrine tumours (GEP-NETs). Best Pract Res Clin Gastroenterol 2012;26:791. [PMID: 23582919] Lund A et al. Glucagon and type 2 diabetes: the return of the alpha cell. Curr Diab Rep 2014;14:555. [PMID: 25344790] Sandoval DA et al. Physiology of proglucagon peptides: role of glucagon and GLP-1 in health and disease. Physiol Rev 2015;95:513. [PMID: 25834231]

Gordura fecal, quantificação

Exame/faixa/coleta	Base fisiológica	Interpretação	Comentários
Gordura fecal, fezes Aleatória: < 60 gotículas de gordura/campo de maior aumento. 72 horas: < 7 g/dia $$$ Qualitativo: uma amostra de fezes obtida ao acaso é adequada. Quantitativo: a gordura nas fezes deve estar em cerca de 100 g/dia, por 5 dias antes ou durante a coleta de fezes. Então, todas as fezes devem ser coletadas em 72 horas e mantidas sob refrigeração.	Em indivíduos saudáveis, a maior parte da gordura da dieta é totalmente absorvida no intestino delgado. O revestimento normal do intestino delgado, os ácidos biliares e as enzimas pancreáticas são necessários à absorção normal de gorduras.	**Aumentada em:** Doença da má absorção do intestino delgado (enterite regional, doença celíaca, espru tropical), insuficiência pancreática, diarreia com ou sem má absorção de gorduras.	A quantificação de gorduras nas fezes de 72 horas é considerada o padrão-ouro para o diagnóstico de insuficiência pancreática exócrina. Entretanto, o teste é trabalhoso e desagradável para o paciente e para a equipe que realiza o teste. Teste não rotineiramente disponível. Um exame de gordura fecal qualitativo randomizado (também denominado coloração de Sudão) é útil somente quando resulta positivo. Além disso, esse exame não apresenta boa correlação com as determinações quantitativas. A coloração de Sudão aparentemente detecta triglicerídeos e subprodutos lipolíticos. O exame de gordura fecal de 72 horas mede a concentração de ácidos graxos a partir de diversas fontes, incluindo fosfolipídeos, ésteres de colesteril e triglicerídeos. O método quantitativo pode ser utilizado inicialmente para medir o grau de má absorção e, então, após uma intervenção terapêutica. Um resultado normal no exame de gordura fecal quantitativo exclui com segurança a possibilidade de insuficiência pancreática e a maioria das formas de doença generalizada do intestino delgado. Além da quantificação da gordura fecal, a elastase pancreática 1 (ver p. 126) pode ser utilizada na avaliação da insuficiência pancreática, apresentando uma sensibilidade excelente. O teste respiratório de ^{13}C-triglicerídeos mistos também foi introduzido e adotado por muitos laboratórios. Domínguez-Muñoz JE. Pancreatic exocrine insufficiency: diagnosis and treatment. J Gastroenterol Hepatol. 2011;26:S12. [PMID: 21323992] Lindkvist B. Diagnosis and treatment of pancreatic exocrine insufficiency. World J Gastroenterol 2013;19:7258. [PMID: 24259956]

Haptoglobina

Exame/faixa/coleta	Base fisiológica	Interpretação	Comentários
Haptoglobina, soro ou plasma 46-316 mg/dL [0,5-3,2 g/L] (método-dependente) TSS, TPP, tubo de tampa verde ou lavanda $$ A amostra obtida em jejum é preferida.	A haptoglobina é uma glicoproteína primariamente produzida no fígado e que se liga à hemoglobina livre. Sua função de varredura neutraliza os efeitos oxidativos potencialmente prejudiciais e os efeitos de varredura do óxido nítrico associados à hemoglobina "livre" liberada das hemácias *in vivo*.	**Aumentada em:** Infecções agudas e crônicas (reagente de fase aguda), malignidades, obstrução biliar, colite ulcerativa, infarto do miocárdio e diabetes melito. **Diminuída em:** Recém-nascidos e crianças, pós-transfusão, hemólise intravascular, anemia hemolítica autoimune, doença hepática (10%), hemodiluição. Pode estar reduzida após transfusões sem complicação (10%), devido a causas desconhecidas.	Os níveis de haptoglobina se tornam depletados em presença de grandes quantidades de hemoglobina livre, por isso a haptoglobina diminuída é um marcador de hemólise. Entretanto, seu valor preditivo clínico é incerto devido à baixa especificidade e porque alguns indivíduos normais ocasionalmente apresentam níveis muito baixos. O resultado do teste precisa ser correlacionado com os achados clínicos e outros achados laboratoriais. Níveis normais elevados provavelmente excluem a possibilidade de hemólise intravascular significativa. Níveis baixos de haptoglobina podem auxiliar no reconhecimento inicial da síndrome HELLP (anemia hemolítica, **enzimas** hepáticas elevadas e contagem de plaquetas baixa [*low*]) em gestantes. Alayash AI. Haptoglobin: old protein with new functions. Clin Chim Acta 2011;412:493. [PMID: 21159311] Schaer DJ et al. Haptoglobin, hemopexin, and related defense pathways-basic science, clinical perspectives, and drug development. Front Physiol 2014;5:415. [PMID: 25389409] Shih AW et al. Haptoglobin testing in hemolysis: measurement and interpretation. Am J Hematol 2014;89:443. [PMID: 24809098]

Helicobacter pylori, anticorpos

Exame/faixa/coleta	Base fisiológica	Interpretação	Comentários
Anticorpos contra *Helicobacter pylori*, soro ou plasma Negativo TSS, tubo de tampa lavanda/rosa ou verde $$	*Helicobacter pylori* é uma bactéria espiral Gram-negativa encontrada na mucosa gástrica. Induz a inflamação aguda e crônica na mucosa gástrica, bem como uma resposta humoral sorológica positiva. Os testes sorológicos para anticorpo anti-*H. pylori* (IgG, IgM e IgA) são feitos por ELISA semiquantitativo.	**Aumentado (positivo) em:** Gastrite histológica (crônica ou crônica ativa) decorrente da infecção por *H. pylori* (com ou sem úlcera péptica). Sensibilidade de 98%, especificidade de 48%. Adultos assintomáticos: 15-50%.	A prevalência geral dos exames sorológicos positivos para *H. pylori* entre adultos assintomáticos é de aproximadamente 35%. Entretanto, essa prevalência é > 50% entre os pacientes com mais de 60 anos. Menos de 1 em cada 6 adultos com anticorpos anti-*H. pylori* desenvolve a doença da úlcera péptica. O tratamento de adultos assintomáticos com sorologia positiva atualmente não é recomendado. Após a erradicação bem-sucedida, os títulos sorológicos caem durante um período de 3-6 meses, mas permanecem positivos em até 50% dos pacientes em 1 ano. O imunoensaio do antígeno fecal e o teste de respiração com ureia apresentam excelente sensibilidade e especificidade (> 95%) para infecção ativa. A cultura bacteriana a partir de biópsia gástrica é o padrão-ouro. Lopes AI et al. Helicobacter pylori infection-recent developments in diagnosis. World J Gastroenterol 2014;20:9299. [PMID: 25071324] Mégraud F et al. Diagnosis of Helicobacter pylori infection. Helicobacter 2014;19(Suppl 1):6. [PMID: 25167939]

Hematócrito

Exame/faixa/coleta	Base fisiológica	Interpretação	Comentários
Hematócrito, sangue total (Ht) Homens: 39-49% Mulheres: 35-45% (idade-dependente) Tubo de tampa lavanda	O Ht representa o percentual do volume de sangue total composto por eritrócitos. Os equipamentos laboratoriais calculam o Ht a partir da contagem de eritrócitos e do volume corpuscular médio (VCM), com base na seguinte fórmula: Ht = (Eritrócitos × VCM)/10 O hematócrito centrifugado manual (micro-hematócrito) é 1,5-3% mais alto do que aquele obtido com auxílio de um instrumento hematológico automatizado, além de ser menos confiável.	**Aumentado em:** Hemoconcentração (como na desidratação, queimaduras, vômitos), policitemia (eritrocitose), exercícios físicos extremos. **Diminuído em:** Anemia macrocítica (doença hepática, hipotireoidismo, deficiência de vitamina B_{12}, deficiência de folato, mielodisplasia, infecção por HIV, alcoolismo), anemia normocítica (deficiência de ferro inicial, anemia por doença crônica, anemia hemolítica, hemorragia aguda, infiltrados da leucemia na medula óssea, linfoma, mieloma ou tumor metastático) e anemia microcítica (deficiência de ferro, talassemia, anemia sideroblástica). Hemodiluição.	A conversão a partir da hemoglobina (Hb) em hematócrito é dada grosseiramente por Hb × 3 = Ht. Isso não se aplica na presença de uma população de hemácias hipocrômicas significativa. O Ht relatado pelos laboratórios clínicos não é um Ht centrifugado, O Ht centrifugado pode ser falsamente alto caso a centrífuga não tenha sido calibrada, a amostra não tenha sido centrifugada em um volume constante ou se houver plasma retido. Raramente é necessário obter um Ht centrifugado. Na determinação da necessidade de transfusão, o quadro clínico deve ser considerado, além do Ht e da concentração de hemoglobina (g/dL). O Ht é usado para monitorar os efeitos da terapia para policitemia vera com a meta de manter o Ht <45%. Os instrumentos utilizados na execução de testes rápidos podem não medir o Ht de maneira acurada em todos os pacientes. Em pacientes de hemodiálise, os agentes estimuladores da eritropoiese têm sido utilizados para manter um Ht de 30-36% (concentração de hemoglobina igual a 11-12 g/dL) a fim de reduzir as transfusões sanguíneas e melhorar a qualidade de vida. Entretanto, dados recentes levaram a Food and Drug Administration (FDA) a estabelecer o uso de uma tarja preta de alerta para o risco de infarto do miocárdio, AVE e morte associado ao uso destes agentes em doses maiores do que as recomendadas. Barbui T et al. Rethinking the diagnostic criteria of polycythemia vera. Leukemia 2014;28:1191. [PMID: 24352199] Leach M. Interpretation of the full blood count in systemic disease – a guide for the physician. J R Coll Physicians Edinb 2014;44:36. [PMID: 24995446] Sireci AN. Hematology testing in urgent care and resource-poor settings: an overview of point of care and satellite testing. Clin Lab Med 2015;35:197. [PMID: 25676380]

Hemoglobina A_{1C}, sangue

Exame/faixa/coleta	Base fisiológica	Interpretação	Comentários
Hemoglobina A_{1c} (hemoglobina glicada, HbA_{1C}), sangue 4,0-5,6% [20-38 mmol/mol] (método-dependente) Tubo de tampa lavanda ou rosa $$	Durante o tempo de expectativa de vida de cada hemácia, a glicose combina-se à hemoglobina para produzir uma hemoglobina glicada estável. Os níveis de hemoglobina glicada estão relacionados aos níveis plasmáticos médios de glicose nos últimos 1-3 meses. Os níveis de HbA_{1c} podem ser utilizados para estimar a média dos níveis sanguíneos de glicose (eMG), ou seja, eMG (mg/dL) = (28,7 × A_{1c} %) − 46,7. Existem três hemoglobinas A glicadas: HbA_{1a}, HbA_{1b} e HbA_{1c}. Alguns ensaios quantificam HbA_{1c}, alguns quantificam a HbA_1 total e outros determinam os níveis de todas as hemoglobinas glicadas em vez de apenas os níveis de HbA. As variantes da hemoglobina podem interferir nas determinações de HbA_{1c}.	**Aumentada em:** Diabetes melito, esplenectomia. Resultados falsamente altos podem ser obtidos dependendo do método utilizado e da presença de hemoglobina F ou uremia. **Diminuída em:** Qualquer condição que encurte a expectativa de vida das hemácias (anemias hemolíticas, esferocitose congênita, perda de sangue aguda ou crônica, anemia falciforme, hemoglobinopatias).	A HbA_{1C} é útil para monitorar o controle glicêmico e quantificar o risco de complicações diabéticas. Existe uma relação nítida entre o controle glicêmico, do modo como é refletido pela HbA_{1C}, e a progressão de complicações microvasculares no diabetes tipos I e II. A intervenção para diminuir os níveis sanguíneos de glicose em ensaios clínicos levou a uma redução do desenvolvimento das complicações microvasculares do diabetes. Valores de HbA_{1C} de 5,7-6,4% indicam um risco aumentado de desenvolvimento de diabetes. Um valor de HbA_{1C} maior ou igual a 6,5% é considerado um critério diagnóstico para diabetes melito. Laiteerapong N et al. Screening for prediabetes and type 2 diabetes mellitus. JAMA 2016;315:697. [PMID: 26881373] Garber AJ. Treat-to-target trials: uses, interpretation and review of concepts. Diabetes Obes Metab 2014;16:193. [PMID: 23668598] Nathan DM et al. Translating the A1c assay into estimated average glucose values. Diabetes Care 2008;31:1473. [PMID: 18540046] Rhea JM et al. Pathology consultation on HbA(1c) methods and interferences. Am J Clin Pathol 2014;141:5. [PMID: 24343732] Weykamp C. HbA1c a review of analytical and clinical aspects. Ann Lab Med 2013;33:393. [PMID: 24205486]

Exame/faixa/coleta	Base fisiológica	Interpretação	Comentários
Hemoglobina A$_2$, sangue total (HbA$_2$) 1,5-3,5% da hemoglobina (Hb) total Tubo de tampa lavanda $$	A HbA$_2$ é um componente minoritário da hemoglobina do adulto normal (< 3,5% da Hb total).	**Aumentada em:** β-talassemia *minor* (níveis de HbA$_2$ iguais a 4-9% da Hb total; HbF igual a 1-5%), β-talassemia *major* (níveis de HbA$_2$ normais ou aumentados, HbF igual a 80-100%). **Diminuída em:** Deficiência de ferro não tratada, doença da hemoglobina H, hemoglobina de Lepore *major* (rara). Os pacientes que apresentam uma combinação de deficiência de ferro e β-talassemia podem ter níveis normais de HbA$_2$.	O teste é útil no diagnóstico da β-talassemia *minor* (na ausência de deficiência de ferro, que diminui os níveis de HbA$_2$ e pode mascarar o diagnóstico). Quantificada pela utilização de técnicas de HPLC automatizada ou em coluna cromatográfica. Níveis normais de HbA$_2$ são detectados na δ-talassemia ou nas β-talassemias moderadas. Ver Síndromes talassêmicas (Tab. 8-23). Amid A et al. Screening for thalassemia carriers in populations with a high rate of iron deficiency: revisiting the applicability of the Mentzer Index and the effect of iron deficiency on HbA$_2$ levels. Hemoglobin 2015;39:141. [PMID: 25806419] Mosca A et al. Analytical goals for the determination of HbA$_2$. Clin Chem Lab Med 2013;51:937. [PMID: 23027585]
Hemoglobina corpuscular média, sangue (HCM) 27-33 pg Tubo de tampa lavanda $	A HCM indica a quantidade de hemoglobina por hemácia, dada em unidades absolutas. A HCM é calculada a partir dos valores medidos de hemoglobina (Hb) (g/dL) e eritrócitos ($\times 10^{12}$/L), utilizando a seguinte fórmula: HCM = (Hb/eritrócitos) × 10	**Aumentada em:** Macrocitose, hemocromatose. **Diminuída em:** Microcitose (deficiência de ferro, talassemia), hipocromia (intoxicação por chumbo, anemia sideroblástica, anemia de doença crônica).	Uma HCM baixa pode indicar a ocorrência de hipocromia média ou microcitose, ou de ambas. Uma HCM alta evidencia a macrocitose. Brugnara C et al. Red cell indices in classification and treatment of anemias: from M.M. Wintrobe's original 1934 classification to the third millennium. Curr Opin Hematol 2013; 20:222. [PMID: 23449069] Bryan LJ et al. Why is my patient anemic? Hematol Oncol Clin North Am 2012;26:205. [PMID: 22463824]

Hemoglobina corpuscular média, concentração

Exame/faixa/coleta	Base fisiológica	Interpretação	Comentários
Concentração de hemoglobina corpuscular média, sangue (CHCM) 31-36 g/dL [310-360 g/L] Tubo de tampa lavanda $	A CHCM é a média da concentração de hemoglobina nas hemácias. É calculada a partir da concentração de hemoglobina no sangue total (Hb, g/dL) e do hematócrito (VCM × HE): $$CHCM = \frac{Hb}{VCM \times HE}$$	**Aumentada em:** Esferocitose marcante (esferocitose hereditária ou imuno-hemólise). Falsamente aumentada na aglutinação (p. ex., crioaglutininas), lipemia, síndrome de desidratação celular, xerocitose hereditária. **Diminuída em:** Anemia hipocrômica (deficiência de ferro, talassemia, intoxicação por chumbo), anemia sideroblástica, anemia de doença crônica. Mostra-se falsamente diminuída diante de uma contagem de leucócitos muito alta.	Para um dado paciente, a CHCM é bastante constante e, por isso, a checagem delta de CHCM é um parâmetro útil para garantir a acurácia dos índices eritrocitários. O valor da CHCM pode conduzir ao erro na presença de uma população dismórfica de hemácias. Brugnara C et al. Red cell indices in classification and treatment of anemias: from M.M. Wintrobes's original 1934 classification to the third millennium. Curr Opin Hematol 2013;20:222. [PMID: 23449069] Bryan LJ et al. Why is my patient anemic? Hematol Oncol Clin North Am 2012;26:205. [PMID: 22463824]

Hemoglobina fetal

Exame/faixa/coleta	Base fisiológica	Interpretação	Comentários
Hemoglobina fetal, sangue total (HbF) Adulto: < 2% (varia com a idade) Tubo de tampa lavanda, azul ou verde $$	A hemoglobina fetal constitui cerca de 75% da hemoglobina total ao nascimento. Subsequentemente, declina para 50% em 6 semanas, para 5% em 6 meses e para menos de 1,5% em 1 ano. Durante o primeiro ano de vida, a hemoglobina do adulto (HbA) passa a ser a hemoglobina predominante. A transição fetal-adulto (mudança da HbF para a HbA) é regulada por fatores nucleares (p. ex., BCL11A).	**Aumentada nas seguintes condições:** Distúrbios hereditários (p. ex., β-talassemia *major* [20-100% da Hb total corresponde à HbF], β-talassemia *minor* [2-5% de HbF], β⁰-talassemia da HbE [10-80% de HbF], anemia falciforme [5-20% de HbF], persistência hereditária da hemoglobina fetal [10-40% HbF]). Distúrbios adquiridos (< 10% HbF): anemia aplástica, anemia megaloblástica, hemoglobinúria paroxística noturna (HPN), leucemia (p. ex., leucemia mielomonocítica juvenil). **Diminuída em:** Anemia hemolítica do recém-nascido.	O teste semiquantitativo de eluição ácida (teste de Kleihauer-Betke) fornece uma estimativa apenas do conteúdo de hemoglobina fetal e apresenta uma ampla variação entre os laboratórios. É útil para distinguir entre persistência hereditária da hemoglobina fetal (todos os eritrócitos apresentam aumento do conteúdo de hemoglobina fetal) e β-talassemia *major* (somente uma parte dos eritrócitos são afetados). O teste de antiglobulina ligado à enzima e a citometria de fluxo também são utilizados para detectar hemácias fetais na circulação materna Rh(−) em casos suspeitos de sensibilização Rh, bem como na determinação da quantidade de RhoGAM a ser administrada (1 frasco/15 mL de eritrócitos fetais). O diagnóstico pré-natal das hemoglobinopatias pode ser feito com base na quantificação dos níveis de hemoglobina por HPLC ou utilizando técnicas de diagnóstico molecular. Bain BJ. Haemoglobinopathy diagnosis: algorithms, lessons and pitfalls. Blood Rev 2011;25:205. [PMID: 21596464] Perrine SP et al. Targeted fetal hemoglobin induction for treatment of beta hemoglobinopathies. Hematol Oncol Clin North Am 2014;28:233. [PMID: 24589264] Sankaran VG. Targeted therapeutic strategies for fetal hemoglobin induction. Hematology Am Soc Hematol Educ Program 2011. 2011:459. [PMID: 22160074]

Hemoglobina total

Exame/faixa/coleta	Base fisiológica	Interpretação	Comentários
Hemoglobina total, sangue total (Hb) Homens: 13,6–17,5 g/dL Mulheres: 12,0–15,5 g/dL (idade-dependente) [Homens: 136–175 g/L] Mulheres: 120–155 g/L] *Crítico:* ≤ 7 g/dL Tubo de tampa lavanda $	A hemoglobina é a principal proteína dos eritrócitos que transportam oxigênio dos pulmões para os tecidos periféricos. Comumente, é quantificada por espectrofotometria em aparelhos automatizados, após a lise das hemácias e conversão de toda a hemoglobina em cianometemoglobina (método do hemoglobinocianeto).	**Aumentada em:** Hemoconcentração (como na desidratação, queimaduras, vômitos), policitemia (eritrocitose), exercícios físicos extremos. **Diminuída em:** Anemia macrocítica (doença hepática, hipotireoidismo, deficiência de vitamina B_{12}, deficiência de folato, mielodisplasia, infecção por HIV, alcoolismo), anemia normocítica (deficiência de ferro inicial, anemia por doença crônica, anemia hemolítica, hemorragia aguda, infiltrados de leucemia na medula óssea, linfoma, mieloma ou tumor metastático) e anemia microcítica (deficiência de ferro, talassemia, anemia sideroblástica). Hemodiluição.	A técnica da cianometemoglobina é o método de escolha para determinação da hemoglobina, selecionado pelo International Committee for Standardization in Hematology. Esse método mede todos os derivados da hemoglobina, exceto a sulfemoglobina, por meio da hemólise da amostra e adição de um agente redutor. Desse modo, o método não distingue as formas intra- e extracelular da hemoglobina (hemólise). A hipertrigliceridemia e as contagens de leucócitos muito altas podem acarretar falsas elevações da Hb. Murphy WG. The sex difference in haemoglobin levels in adults– mechanisms, causes, and consequences. Blood Rev 2014;28:41. [PMID: 24491804] Sankaran VG et al. Anemia: progress in molecular mechanisms and therapies. Nat Med 2015;21:221. [PMID: 25742458] Sireci AN. Hematology testing in urgent care and resource-poor settings: an overview of point of care and satellite testing. Clin Lab Med 2015;35:197. [PMID: 25676380]

Hemograma completo

Exame/faixa/coleta	Base fisiológica	Interpretação	Comentários
Hemograma completo, sangue Consultar os exames individuais para saber a faixa de referência. Tubo de tampa lavanda $$	O hemograma consiste em um painel de testes que examina o sangue total, incluindo os seguintes exames: contagem de leucócitos completa (leucograma, $\times 10^3$/mcL) e diferencial de leucócitos (%) (p. 204), contagem de hemácias (eritrograma, $\times 10^6$/mcL) (p. 131), concentração de hemoglobina (Hb, g/L) (p. 168), hematócrito (Ht, %) (p. 163), contagem de plaquetas (10^3/mcL) (p. 226), índices de hemácias incluindo volume corpuscular médio (VCM, fL) (p. 291), hemoglobina corpuscular média (HCM) (p. 165), concentração de hemoglobina corpuscular média (CHCM, g/L) (p. 166) e índice de anisocitose (%). Vários parâmetros novos do hemograma estão sendo introduzidos, entre os quais hemácias nucleadas (HN), granulócitos imaturos (GI), fração de reticulócitos imaturos (FRI), fração de plaquetas imaturas (FPI) e fragmentos de hemácias (esquizócitos), bem como novos parâmetros para detecção de deficiência de ferro funcional (p. ex., conteúdo de hemoglobina de reticulócito, CHr). Os analisadores automáticos de hematologia de uso laboratorial são amplamente disponibilizados. Os princípios básicos adotados para a realização da contagem de células e do diferencial de leucócitos dependem do aparelho utilizado.	Consulte os testes individuais para saber informações detalhadas.	O hemograma completo fornece informação importante sobre os tipos e números de células existentes no sangue, especificamente as hemácias, os leucócitos e as plaquetas. O hemograma ajuda a avaliar sintomas (p. ex., enfraquecimento, fadiga, febre ou equimoses), diagnosticar condições/doenças (p. ex., anemia, infecção, leucemia, linfoma e muitos outros distúrbios), e determinar os estágios de uma doença em particular (p. ex., leucemia mieloide crônica). O Ht, a HCM e a CHCM são normalmente calculados a partir da contagem de hemácias, Hb e VCM. Se um valor significativamente anormal de hemograma for obtido, um esfregaço de sangue periférico deve ser preparado e examinado (p. ex., morfologia das hemácias, diferencial de leucócitos, estimativa da contagem de plaquetas, identificação de células imaturas e malignas). A maioria dos parâmetros novos é específica para certos analisadores, e resultados de diferentes fabricantes podem não ser comparáveis. Ford J. Red blood cell morphology. Int J Lab Hematol 2013;35:351. [PMID: 23480230] Gulati G et al. Purpose and criteria for blood smear scan, blood smear examination, and blood smear review. Ann Lab Med 2013;33:1. [PMID: 23301216] Leach M. Interpretation of the full blood count in systemic disease – a guide for the physician. J R Coll Physicians Edinb 2014;44:36. [PMID: 24995446] Lecompte TP et al. Novel parameters in blood cell counters. Clin Lab Med 2015;35:209. [PMID: 25676381]

Heparina com anti-Xa, ensaio, cromogênico

Exame/faixa/coleta	Base fisiológica	Interpretação	Comentários
Heparina com anti-Xa, ensaio, cromogênico, plasma Indetectável (< 0,05 U/mL) Tubo de tampa azul $$ O plasma deve ser separado das células dentro de 1 hora e, conforme a necessidade, congelado para armazenamento e expedição.	O teste de anti-Xa consiste em um ensaio cromogênico que mede indiretamente os níveis de heparina. O fator Xa é usado como reagente do ensaio. A heparina presente no plasma do paciente liga-se à antitrombina e inibe o Xa em excesso. A concentração de Xa residual então é medida utilizando um substrato cromogênico. O composto colorido liberado é quantificado por espectrofotometria. A quantidade de Xa residual é inversamente proporcional à quantidade de heparina presente no plasma. O ensaio de anti-Xa cromogênico pode ser calibrado especificamente para heparina não fracionada (HNF), heparina de baixo peso molecular (HBPM) ou fondaparinux.	**Faixas terapêuticas:** Heparina não fracionada (IV): 0,30–0,70 U/mL. Heparina de baixo peso molecular (HBPM, SC): 0,50–1,10 U/mL (2×/dia) ou 1,1–2,0 U/mL (1×/dia). Fondaparinux (SC): 0,6–1,5 U/mL (adultos) ou 0,5–1,0 U/mL (crianças). Notar que as faixas terapêuticas são específicas do laboratório e do método.	Este teste pode determinar com precisão os níveis de heparina no plasma do paciente. É utilizado para monitorar a terapia à base de heparina. O TTP é o teste mais comumente empregado no monitoramento da terapia com heparina não fracionada (HNF). Para pacientes que comprovadamente têm anticoagulante lúpico ou deficiência de algum fator do sistema de contato (p. ex., fator XII), o monitoramento do TTP é problemático e, nesses casos, deve ser usado o ensaio com anti-Xa para a determinação dos níveis de heparina. Em adição, pacientes com "resistência à heparina" (i.e., paciente que requer > 35.000 U/dia para alcançar um TTP terapêutico) também devem ser monitorados com o ensaio de anti-Xa. Algumas instituições trocaram o TTP pelos ensaios de anti-Xa para o monitoramento de todos os pacientes que recebem HNF. Heparina de baixo peso molecular (HBPM) e fondaparinux são administrados por via subcutânea e, em geral, não prolongam o TTP. O ensaio de anti-Xa tem que ser usado, caso seja necessário realizar o monitoramento (p. ex., na obesidade com > 100 kg de peso corporal, caquexia, insuficiência renal, neonatos e gravidez). A amostra de sangue tipicamente é coletada após a administração subcutânea de HBPM e fondaparinux em 4 e 3 horas, respectivamente. O monitoramento de rotina da terapia de HBPM com medidas de anti-Xa em pacientes obesos continua sendo controverso. Di Nisio M et al. Prevention of venous thromboembolism in hospitalized acutely ill medical patients: focus on the clinical utility of (low-dose) fondaparinux. Drug Des Devel Ther 2013;7:973. [PMID: 24068866] Egan G et al. Measuring anti-factor Xa activity to monitor low-molecular-weight heparin in obesity: a critical review. Can J Hosp Pharm 2015;68:33. [PMID: 25762818] Wool GD et al. Pathology consultation on anticoagulation monitoring: factor X-related assays. Am J Clin Pathol 2013;140:623. [PMID: 24124140]

Hepatite A, anticorpos antivírus

Exame/faixa/coleta	Base fisiológica	Interpretação	Comentários
Anticorpos antivírus da hepatite A, soro ou plasma (anti-HVA) Negativo TSS, TPP, tubo de tampa lavanda ou rosa $$	A hepatite A é causada por um vírus de RNA de 27 nm sem envelope integrante do grupo dos enterovírus-picornavírus. Normalmente, esse vírus é adquirido pela via fecal-oral. O anticorpo anti-IgM é detectável em 1 semana após o desenvolvimento dos sintomas e persiste por até 6 meses. O anticorpo IgG surge em 4 semanas após o aparecimento da IgM e persiste por vários anos (ver na Fig. 10-3 o curso temporal das alterações sorológicas). A hepatite A parece ser apenas uma infecção aguda e não se torna crônica. Os anticorpos IgG tornam-se positivos após uma vacinação contra o vírus da hepatite A.	**Positivos em:** Hepatite A aguda (IgM), convalescença por hepatite A (IgG), após a vacinação contra esta infecção (IgG).	O teste mais utilizado para detecção de anticorpos anti-hepatite A é um imunoensaio que detecta anticorpos IgM e IgG total. Esse teste pode ser utilizado, quando necessário, para estabelecer o estado imune. Para diagnosticar a infecção aguda pelo vírus da hepatite A, deve ser solicitado um teste de anticorpo IgM contra hepatite A. A positividade para anticorpos IgG é detectada em 4-50% dos adultos, nos Estados Unidos e na Europa (taxas maiores nos países em desenvolvimento). Os exames para detecção de anti-HVA (IgG) podem reduzir os custos dos programas de vacinação contra o HVA. Os indivíduos com risco de infecção por HAV e negativos para anticorpo anti-HAV precisam ser vacinados. A vacina contra a hepatite A também é recomendada para a profilaxia pós-exposição, embora a imunoglobulina G também seja uma alternativa aceitável. Matheny SC et al. Hepatitis A. Am Fam Physician 2012;86:1027. [PMID: 23198670] Vaughan G et al. Hepatitis A virus: host interactions, molecular epidemiology and evolution. Infect Genet Evol 2014;21:227. [PMID: 24200587]

Hepatite B, anticorpo antiantígeno de superfície

Exame/faixa/coleta	Base fisiológica	Interpretação	Comentários
Anticorpo antiantígeno de superfície do vírus da hepatite B (HBsAb, anti-HBs), soro ou plasma Negativo TSS, tubo de tampa lavanda, verde-claro ou azul $$	O HBV é um vírus de DNA. Esse teste detecta anticorpos contra o antígeno de superfície do HBV, os quais conferem imunidade contra a infecção pelo vírus da hepatite B.	**Presente em:** Imunidade contra a hepatite B devido à infecção pelo HBV ou à vacinação prévia contra a hepatite B. **Ausente em:** Estado de portador da hepatite B, ausência de exposição.	Esse teste indica a condição imune referente ao HBV. Não tem utilidade para a avaliação da hepatite aguda ou crônica. Os anticorpos contra o antígeno de superfície do vírus da hepatite B (anti-HBs) enfraquecem ao longo do tempo após a vacinação contra o HBV. A dose de vacinação de reforço deve ser administrada de acordo com a necessidade. (Ver na Fig. 10-4 o curso temporal das alterações sorológicas.) Schönberger K et al. Determinants of long-term protection after hepatitis B vaccination in infancy: a meta-analysis. Pediatr Infect Dis J 2013;32:307. [PMID: 23249904] You CR et al. Update on hepatitis B virus infection. World J Gastroenterol 2014;20:13293. [PMID: 25309066]

Hepatite B, anticorpo anti-*core*			
Exame/faixa/coleta	**Base fisiológica**	**Interpretação**	**Comentários**
Anticorpo anti-*core* do vírus da hepatite B, total, (HBcAb, anti-HBc), soro ou plasma Negativo TSS, TPP (verde-claro), tubo de tampa, azul $$	O anti-HBc (IgG e IgM) torna-se positivo (como IgM) em cerca de 2 meses após a exposição ao vírus da hepatite B. Sua positividade persistente pode refletir uma hepatite crônica (IgM) ou a recuperação (IgG). A IgG HBcAb persiste a vida inteira após a exposição ao HBV, com ou sem o desenvolvimento de anti-HBs. (Ver na Fig. 10-4 o curso temporal das alterações sorológicas.)	**Positivo em:** Hepatite B (aguda e crônica), portadores de hepatite B, hepatite B anterior (imune) diante da presença de IgG em baixos títulos e com ou sem anti-HBs. **Negativo em:** Após a vacinação contra hepatite B.	O anti-HBc (total) é útil na avaliação da hepatite aguda ou crônica somente diante da negatividade de HBsAg. O teste de detecção de anti-HBc (IgM), então, é indicado somente se houver positividade de anti-HBc (total). O anti-HBc (IgM) pode ser a única indicação sorológica de infecção aguda por HBV e de infecção por HBV oculta. Pacientes positivos para anti-HBc, negativos para HBsAg podem reativar a hepatite B se receberem quimioterapia (p. ex., rituximabe), e a profilaxia com terapia anti-HBV deve ser fornecida. You CR et al. Update on hepatitis B virus infection. World J Gastroenterol 2014;20:13293. [PMID: 25309066]

Exame/faixa/coleta	Base fisiológica	Interpretação	Comentários
Hepatite B, antígeno de superfície			
Antígeno de superfície do vírus da hepatite B, soro ou plasma (HBsAg) Negativo TSS, TPP (verde-claro), tubo de tampa azul $$	Na infecção pelo vírus da hepatite B, o antígeno de superfície é detectável em 2-5 semanas antes da manifestação dos sintomas. Os níveis do antígeno sobem e atingem o pico mais ou menos no momento da manifestação da doença clínica. Em geral, os antígenos persistem por 1-5 meses e, então, seus títulos declinam até desaparecerem com a resolução dos sintomas clínicos (ver na Fig. 10-4 o curso temporal das alterações sorológicas).	**Presente em:** Hepatite B aguda, hepatite B crônica (persistência do HBsAg por mais de 6 meses, positividade para anti-HBc [total]), portadores de HBV assintomáticos. Pode ser indetectável na infecção aguda pelo vírus da hepatite B. Havendo uma forte suspeita clínica, indica-se o teste de anti-HBc (IgM).	Teste de primeira linha para diagnóstico da hepatite B aguda ou crônica. Quando positivo, o teste para DNA de HBV muitas vezes é realizado para fornecer mais informações sobre a condição da doença. A quantificação de HBsAg é considerada útil para monitorar minuciosamente a história natural e os desfechos do tratamento. Chen CH et al. Serum hepatitis B surface antigen levels predict treatment response to nucleos(t)ide analogues. World J Gastroenterol 2014;20:7686. [PMID: 24976706] Chou R et al. Screening for hepatitis B virus infection in adolescents and adults: a systematic review to update the U.S. Preventive Services Task Force recommendation. Ann Intern Med 2014;161:31. [PMID: 24861032] Martinot-Peignoux M et al. HBsAg quantification: useful for monitoring natural history and treatment outcome. Liver Int. 2014;34:S97. [PMID: 24373085]

Hepatite B, antígeno e

Exame/faixa/coleta	Base fisiológica	Interpretação	Comentários
Anticorpo/antígeno e da hepatite B (HBeAg/Ab), soro ou plasma Negativo TSS, TPP (verde-claro) $$	O HBeAg é uma proteína solúvel secretada pelo HBV, relacionada ao HBcAg. Indica a ocorrência de replicação viral e infectividade. Existem dois tipos sorológicos de hepatite B descritos: um HBeAg positivo e outro HBeAg negativo e anticorpo anti-HBe positivo. Foram identificadas variantes HBeAg negativas que abrigam mutações no códon de parada do pré-*core* ou no promotor do *core* basal, reduzindo ou eliminando a produção de HBeAg. Essas variantes estão associadas à hepatite crônica ativa e a um curso clínico menos favorável.	**Aumentado (positivo) em:** Hepatite causada por HBV (aguda, crônica).	Todos os pacientes positivos para HBeAg devem ser considerados infecciosos. No curso natural da infecção da hepatite B, a perda do HBeAg e o acúmulo de anti-HBe (soroconversão) estão associados a uma infectividade reduzida. Após a soroconversão de HBeAg, os pacientes podem se tornar "portadores de HBsAg inativo". No entanto, com o passar do tempo, podem surgir variantes mutantes do promotor pré-*core* e/ou promotor do *core* basal, as quais podem ser selecionadas, levando à chamada hepatite B crônica HBeAg-negativa com altos níveis de replicação viral e hepatite ativa. Portanto, o estado de soroconversão (HBeAg negativo, HBeAb positivo) pode não ter correlação com a atividade da doença, e o teste de carga viral de HBV deve ser realizado para ajudar a monitorar e tratar os pacientes com infecção crônica pelo vírus da hepatite B. Alexopoulou A et al. HBeAg negative variants and their role in the natural history of chronic hepatitis B virus infection. World J Gastroenterol 2014;20:7644. [PMID: 24976702] You CR et al. Update on hepatitis B virus infection. World J Gastroenterol 2014;20:13293. [PMID: 25309066]

Hepatite B, DNA do vírus, quantitativo

Exame/faixa/coleta	Base fisiológica	Interpretação	Comentários
DNA do vírus da hepatite B, quantitativo (HBV-DNA por PCR), plasma ou sangue Faixa de quantificação: 1,3-8,2 log UI/mL (20-170.000.000 UI/mL) (laboratório-específico) 1 UI/mL equivale a aproximadamente 5 cópias/mL Tubo de tampa lavanda ou rosa, TSS $$$$	A presença de HBV-DNA no soro ou no plasma confirma a existência de infecção ativa pelo vírus da hepatite B e implica a infectividade do sangue. O atual uso do ensaio é primariamente para avaliar respostas da hepatite B à terapia com entecavir, tenofovir ou peginterferon, por exemplo. O HBV-DNA também é utilizado antes e após o transplante hepático para detectar baixos níveis de replicação viral e também em casos de pacientes infectados por cepas mutantes do HBV que não produzem o antígeno de superfície ou e-antígeno. Em pacientes com hepatite B crônica, os níveis de HBV-DNA no sangue estão correlacionados ao risco de cirrose e carcinoma hepatocelular, tendo, portanto, valor prognóstico. O HBV-DNA pode ser detectado por meio da utilização de técnicas bastante sensíveis (p. ex., PCR quantitativo em tempo real), mesmo em casos de pacientes considerados recuperados de uma infecção por HBV e que sejam positivos para anticorpos anti-HBs e anti-HBc.	**Positivo em:** Hepatite B aguda, hepatite B crônica, portadores de HBV silenciosos, infecção por HBV oculta.	Os níveis de HBV-DNA são úteis na determinação do estado da infecção crônica por HBV por permitirem diferenciar entre os estados ativo e inativo da doença, bem como no monitoramento da resposta do paciente à terapia anti-HBV. É essencial na avaliação de pacientes infectados com variantes mutantes de HBeAg-negativo, porque o HBV-DNA é o único marcador confiável da replicação ativa de HBV. A carga viral flutua com o tempo na maioria dos pacientes, podendo apresentar uma variação de até 10^2-10^4 em medidas seriadas. A Organização Mundial da Saúde (OMS) reconheceu um padrão internacional – um isolado de genótipo A, subtipo adw2 – para uso na quantificação do HBV-DNA. Os resultados dos ensaios comumente são relatados em unidades internacionais (UIs) com base na comparação com o padrão. Entretanto, a correlação entre cópias/mL e UI é variável. Marcellin P et al. Long-term therapy for chronic hepatitis B: hepatitis B virus DNA suppression leading to cirrhosis reversal. J Gastroenterol Hepatol 2013;28:912. [PMID: 23573915] Pazienza V et al. Advance in molecular diagnostic tools for hepatitis B virus detection. Clin Chem Lab Med 2013;51:1707. [PMID: 23612658] You CR et al. Update on hepatitis B virus infection. World J Gastroenterol 2014;20:13293. [PMID: 25309066]

Hepatite C, anticorpos antivírus

Exame/faixa/coleta	Base fisiológica	Interpretação	Comentários
Anticorpos antivírus da hepatite C, soro ou plasma (HCV Ab, anti-HCV) Negativo TSS, TPP (verde-claro) $$	Detecta anticorpos dirigidos contra o vírus da hepatite C, que é um vírus de RNA, membro da família Flaviviridae. O teste de rastreamento (com base no ensaio imunoenzimático [EIA] ou no ensaio imunoquimioluminescente [CIA]) detecta anticorpos dirigidos contra proteínas expressas em regiões putativas estruturais (HC34) e não estruturais (HC31, C100-3) do genoma do HCV. A presença desses anticorpos indica que o paciente que foi infectado pelo HCV pode abrigar HCV infeccioso e talvez seja capaz de transmitir o HCV. Um ensaio de *immunoblot* recombinante (RIBA), equivalente ao *Western blot*, é disponibilizado como teste confirmatório. Os exames de detecção de RNA de HCV são preferidos para confirmar uma infecção ativa, quando o teste de rastreamento resulta positivo. Ver na Fig. 10-5 as alterações sorológicas associadas à hepatite C.	**Aumentados em:** Hepatite C aguda (apenas 20-50%; a soroconversão pode demorar 3 meses ou mais), hepatite crônica pós-transfusão (70-90%), doadores de sangue (0,5-1%), público geral não doador de sangue (2-3%), hemofílicos (75%), usuários de drogas injetáveis (40-80%), pacientes de hemodiálise (1-30%), homens homossexuais (4%).	Os ensaios de rastreamento para infecção por HCV têm sensibilidade de 86% e especificidade de 99,5%. A positividade para anti-HCV comprova a exposição prévia e não necessariamente a infecção ativa. O ensaio de HCV-RNA ou antígeno *core* de HCV poderia servir para confirmar a infecção ativa. As amostras fracamente positivas (razão sinal:valor de corte < 3,8 no EIA ou < 8 no CIA) precisam ser testadas por RIBA ou HCV-RNA reflexo. As amostras que resultam negativas no teste de rastreamento normalmente dispensam testes adicionais. No entanto, o teste para HCV-RNA geralmente é realizado quando existe uma forte suspeita clínica de HCV, apesar da negatividade para anti-HCV, especialmente em indivíduos imunocomprometidos ou no contexto da hepatite aguda. Durante uma infecção aguda, o anti-HCV e o RIBA muitas vezes não se tornam positivos; a soroconversão pode demorar 3 meses ou mais. O teste de RNA de HCV é preferido, quando clinicamente indicado, porque os RNA virais se tornam detectáveis em 2-3 semanas após a exposição. Kamili S et al. Laboratory diagnostics for hepatitis C virus infection. Clin Infect Dis 2012;55:S43. [PMID: 22715213] Marwaha N et al. Current testing strategies for hepatitis C virus infection in blood donors and the way forward. World J Gastroenterol 2014;20:2948. [PMID: 24659885] Saludes V et al. Tools for the diagnosis of hepatitis C virus infection and hepatic fibrosis staging. World J Gastroenterol 2014;20:3431. [PMID: 24707126]

Hepatite C, genotipagem do vírus

Exame/faixa/coleta	Base fisiológica	Interpretação	Comentários
Genotipagem do vírus da hepatite C TPP (verde-claro), TSS, ou tubo de tampa lavanda $$$$ Separar o soro ou plasma das células dentro de 2 horas após a coleta.	A genotipagem do HCV é uma ferramenta empregada na otimização dos esquemas de tratamento antiviral. O HCV-RNA é testado por reação em cadeia da polimerase com transcriptase reversa (RT-PCR), para amplificar uma parte específica da região 5' não traduzida (5'UTR) do vírus da hepatite C. O ácido nucleico amplificado é sequenciado de modo bidirecional. Outra técnica é o ensaio com linha de sonda para HCV, que usa sondas genótipo-específicas para detectar variações de sequência na região 5' não traduzida e a região do *core* do genoma viral. O teste pode ser malsucedido se a carga viral de HCV-RNA for inferior a 1.000 cópias de HCV-RNA/mL.	**Positivo em:** Hepatite C. Os isolados do vírus da hepatite C estão agrupados em seis genótipos principais. Esses genótipos são subtipados de acordo com as características de sequência e recebem as designações 1a, 1b, 2a, 2b, 3a, 3b, 4, 5a e 6a.	Foram descobertos seis genótipos de HCV ao redor do mundo. Os genótipos 1, 2 e 3 são os tipos mais comuns na América do Norte e na Europa. O genótipo do HCV deve ser avaliado antes de iniciar o tratamento, porque determina a duração do tratamento e a dose de fármaco, além de oferecer informação prognóstica sobre os resultados do tratamento, uma vez que certos genótipos respondem de modo mais favorável ao tratamento (medido pela taxa de resposta virológica sustentada, definido como ausência de HCV-RNA por 24 semanas após a conclusão do tratamento). O genótipo 1 de HCV (60-75% das infecções por HCV nos EUA) é tradicionalmente mais difícil de curar do que os genótipos 2 ou 3. Entretanto, com a introdução dos antivirais de ação direta (p. ex., sofosbuvir), a maioria dos pacientes infectados com HCV, incluindo aqueles infectados com genótipos 4, 5 e 6, tem o potencial de alcançar uma resposta virológica sustentada. A seleção do tratamento varia por genótipo e outros fatores do paciente. AASLD/IDSA HCV Guidance Panel. Hepatitis C Guidance: AASLD-IDSA recommendations for testing, managing, and treating adults infected with hepatitis C virus. Hepatology 2015;62:932. [PMID: 26111063] Chevaliez S. Virological tools to diagnose and monitor hepatitis C virus infection. Clin Microbiol Infect 2011;17:116. [PMID: 21054664] Irshad M et al. An insight into the diagnosis and pathogenesis of hepatitis C virus infection. World J Gastroenterol 2013;19:7896. [PMID: 24307784] Kohli A et al. Treatment of hepatitis C: a systematic review. JAMA 2014;312:631. [PMID: 25117132] Lawitz EJ et al. Response-guided therapy in patients with genotype 1 hepatitis C virus: current status and future prospects. J Gastroenterol Hepatol 2014;29:1574. [PMID: 24852401] Wyles DL et al. Importance of HCV genotype 1 subtypes for drug resistance and response to therapy. J Viral Hepat 2014;21:229. [PMID: 24597691]

Hepatite C, RNA do vírus (HCV-RNA), quantitativo

Exame/faixa/coleta	Base fisiológica	Interpretação	Comentários
RNA do vírus da hepatite C (HCV-RNA), quantitativo (carga viral do HCV) Negativo (limite de detecção: 12 UI/mL, ensaio-específico) TPP (verde-claro), TSS ou tubo de tampa lavanda $$$$ A análise deve ser realizada dentro de 2 horas. Caso contrário, separar soro ou plasma e congelar a –20°C dentro de 2 horas para realizar os testes posteriormente.	A detecção do RNA de HCV é usada para confirmar a infecção ativa e monitorar o tratamento antiviral. Entre os métodos de ampla utilização, estão a PCR com transcriptase reversa (RT-PCR) e a amplificação mediada por transcrição (AMT) de DNA ramificado (b-DNA). Para cada ensaio de carga viral, há uma faixa linear que engloba os limites de quantificação superior e inferior (LDQS e LDQI, respectivamente). O HCV-RNA detectável, mas que está abaixo do valor de LDQI por PCR, é relatado de "< LDQI, detectado." Um resultado de "< LDQI, não detectado" ou "alvo não detectado" indica que nenhuma amplificação de PCR pode ser obtida em uma amostra.	**Positivo em:** Infecção pelo vírus da hepatite C (ativa).	O RNA é bastante suscetível à degradação. Por isso, a manipulação inadequada da amostra pode acarretar resultados falso-negativos. Os ensaios geralmente são relatados em UI/mL, com a padronização baseada no material de referência da OMS. Uma diminuição da carga viral inferior a 2 log (ou 100 vezes) após 12 semanas de tratamento indica falta de resposta à terapia. Para monitoramento do tratamento, a resposta virológica sustentada é definida como HCV-RNA indetectável (aviremia) decorridas 24 semanas da conclusão do tratamento antiviral. Cobb B et al. HCV RNA viral load assessments in the era of direct-acting antivirals. Am J Gastroenterol 2013;108:471. [PMID: 23552304] Irshad M et al. An insight into the diagnosis and pathogenesis of hepatitis C virus infection. World J Gastroenterol 2013;19:7896. [PMID: 24307784]

Exame/faixa/coleta	Base fisiológica	Interpretação	Comentários
Hepatite delta, anticorpos antivírus			
Anticorpos antivírus da hepatite delta (anti-HDV), soro ou plasma Negativo TSS, tubo de tampa vermelha, TPP (verde-claro), tubo de tampa lavanda $$	Este anticorpo é um marcador de infecção aguda ou persistente pelo agente delta – um vírus de RNA defeituoso capaz de infectar apenas pacientes positivos para HBsAg. HDV requer HBsAg para completa replicação e transmissão. Foram identificados oito genótipos de HDV (1 a 8). A infecção pelo HBV aliada à infecção pelo vírus da hepatite D (HDV) pode ser mais grave do que a infecção apenas pelo HBV. O anticorpo dirigido contra o HDV comumente persiste por cerca de 6 meses após a infecção aguda. Uma persistência maior indica o estado de portador.	**Positivos em:** Coinfecção pelo vírus da hepatite D ou superinfecção com HBV.	Esse teste somente é indicado para pacientes positivos para HBsAg. A hepatite crônica por HDV ocorre em 80-90% dos portadores de HBs-Ag superinfectados pelo delta vírus. O teste detecta anticorpos totais (IgG e IgM) contra o antígeno delta. Em caso de positividade para anti-HDV, o teste de HDV-RNA pode ajudar a determinar a infecção em curso (RNA-positivo) versus infecção antiga (RNA-negativo). Alvarado-Mora MV et al. An update on HDV: virology, pathogenesis and treatment. Antivir Ther 2013;18:541. [PMID: 23792471] Olivero A et al. Hepatitis delta virus diagnosis. Semin Liver Dis 2012;32:220. [PMID: 22932970]
Hepatite E, anticorpos antivírus			
Anticorpos antivírus da hepatite E (anti-HEV), soro ou plasma Negativo Tubo de tampa vermelha, TSS, tubo de tampa lavanda $$$	O HEV é um pequeno vírus contendo uma fita simples de RNA, que pode causar hepatite. Esse vírus possui um único sorotipo e 4 genótipos. Os genótipos 1 e 2 infectam apenas seres humanos, e os genótipos 3 e 4 infectam primariamente outros mamíferos, em particular os porcos, embora às vezes também causem doença humana. O vírus é adquirido pela via fecal-oral, normalmente por meio de suprimentos de água contaminados. O HEV também pode ser transmitido por transfusão sanguínea. A transmissão perinatal pela mãe infectada ao bebê também foi relatada. O HEV geralmente causa uma infecção aguda e autolimitada. A hepatite crônica não se desenvolve após a infecção aguda, exceto em pacientes transplantados ou imunocomprometidos (p. ex., HIV).	**Positivos em:** Hepatite E aguda (IgM), convalescença da hepatite E (IgG).	Ambos os ensaios de ELISA, para detecção de IgM anti-HEV e IgG anti-HEV, são disponibilizados. Esses testes podem fornecer resultados falso-positivos ou falso-negativos. A detecção do HEV-RNA no soro ou nas fezes constitui o padrão-ouro dos testes para hepatite E aguda. Esse teste tem sido empregado para fins epidemiológicos e diagnósticos. Foi proposto o rastreamento das doações de sangue utilizando microarranjos. Aggarwal R. Diagnosis of hepatitis E. Nat Rev Gastroenterol Hepatol 2013;10:24. [PMID: 23026902] Arends JE et al. Hepatitis E: an emerging infection in high income countries. J Clin Virol 2014;59:81. [PMID: 24388207]

Histoplasma capsulatum, anticorpos, por FC

Exame/faixa/coleta	Base fisiológica	Interpretação	Comentários
Anticorpos contra *Histoplasma capsulatum* por fixação de complemento (FC), soro, LCS Título < 1:4 TSS $$ Submeter soros pareados – uma amostra coletada em 1 semana após o aparecimento da doença, e outra, após 2 semanas.	O método-padrão para o diagnóstico de histoplasmose continua sendo o isolamento em cultura e a identificação do microrganismo. Entretanto, a cultura muitas vezes requer 2-4 semanas. A detecção de anticorpos proporciona uma alternativa mais rápida e é valiosa para o diagnóstico da histoplasmose aguda, crônica, disseminada e meníngea. Nas infecções pulmonares primárias, os anticorpos geralmente são encontrados em 4 semanas após a exposição e com frequência estão presentes no momento da manifestação dos sintomas. Existem dois tipos de testes de FC disponíveis com base na detecção do antígeno micelial e do antígeno da fase de levedura. O teste da fase de levedura é consideravelmente mais sensível. O teste de aglutinação do látex (AL) e o ELISA também são disponibilizados, mas são menos confiáveis.	**Aumentados em:** Infecção antiga, crônica ou aguda por histoplasma (75-80%), teste cutâneo para histoplasmina recente (20%), outras doenças fúngicas, leishmaniose. Reações cruzadas em pacientes com blastomicose e coccidioidomicose.	Títulos elevados de FC (> 1:16) sugerem infecção. Títulos > 1:32 ou títulos crescentes normalmente são indicativos de infecção ativa. O teste cutâneo de histoplasmina não é recomendado para diagnóstico, porque interfere nos exames sorológicos subsequentes. O teste de FC normalmente resulta positivo no LCS de pacientes com meningite crônica. Cerca de 3,5-12% dos indivíduos clinicamente normais apresentam títulos positivos, em geral inferiores a 1:16. McKinsey DS et al. Pulmonary histoplasmosis. Semin Respir Crit Care Med 2011;32:735. [PMID: 22167401]

Histoplasma capsulatum, anticorpos, por imunodifusão

Exame/faixa/coleta	Base fisiológica	Interpretação	Comentários
Anticorpos contra *Histoplasma capsulatum* por imunodifusão, soro Negativo TSS (Amostras agudas e convalescentes coletadas com um intervalo de 2-3 semanas) $$	Esse teste rastreia anticorpos anti-*Histoplasma* por meio da detecção de precipitinas dirigidas a antígenos específicos (bandas "H" e "M") por imunodifusão (ID). A banda "M" muitas vezes aparece primeiro e pode ocorrer sem a banda "H". A "M" precipitina está presente em cerca de 70% dos casos de histoplasmose aguda e crônica. Somente 10% dos pacientes apresentam ambas as precipitinas "M" e "H". A banda "H" positiva indica uma infecção ativa, mas raramente é encontrada sozinha. A banda "M" indica a ocorrência de uma infecção aguda ou crônica, ou a prévia realização de um teste cutâneo. A presença de ambas as faixas é altamente sugestiva de histoplasmose ativa.	**Positivos em:** Infecção antiga, crônica ou aguda por *Histoplasma*; teste cutâneo recente para *Histoplasmina*. Baixos níveis de reações cruzadas em pacientes com blastomicose e coccidioidomicose.	O teste é útil como teste de rastreamento ou teste auxiliar ao de fixação do complemento (ver página anterior) no diagnóstico da histoplasmose sistêmica. McKinsey DS et al. Pulmonary histoplasmosis. Semin Respir Crit Care Med 2011;32:735. [PMID: 22167401]

Histoplasma capsulatum, antígeno

Exame/faixa/coleta	Base fisiológica	Interpretação	Comentários
Antígeno de *Histoplasma capsulatum*, urina, soro, LCS (HPA) Negativo TSS (soro) $$ Entregar a urina, LCS em um frasco limpo de plástico ou vidro. A urina é a melhor amostra para esse exame.	A histoplasmose é a mais comum das infecções fúngicas sistêmicas. Normalmente, inicia-se como uma infecção pulmonar com manifestação de sintomas semelhantes aos da gripe. Essa infecção pode se resolver, progredir ou permanecer adormecida até que uma reinfecção ocorra mais tardiamente. O polissacarídeo sensível ao calor de *H. capsulatum* é detectado por ensaio imunoenzimático (EIA) para antígeno usando anticorpos conjugados à fosfatase alcalina ou à peroxidase de raiz forte.	**Aumentado em:** Histoplasmose disseminada (90-97% na urina; 50-78% no sangue; e cerca de 42% no LCS), doença localizada (16% na urina), blastomicose (urina e soro), coccidioidomicose (LCS).	A histoplasmose normalmente é observada na região do vale do Mississippi e do vale do rio Ohio (EUA), mas pode ocorrer em qualquer lugar. A detecção da antigenemia ou antigenúria de *Histoplasma* é recomendada para o diagnóstico de histoplasmose disseminada e pode ser útil no estágio agudo inicial de histoplasmose pulmonar, antes do aparecimento dos anticorpos. O teste também pode ser usado para monitorar a terapia ou acompanhar recidivas em pacientes imunocomprometidos. O EIA quantitativo para detecção do antígeno polissacarídico de *H. capsulatum* (variedade *capsulatum*) na urina é um teste útil para diagnosticar a histoplasmose disseminada e avaliar a eficácia do tratamento, ou ainda para a detecção de recidivas, especialmente em pacientes com Aids e quando os exames sorológicos para anticorpos podem resultar negativos. Esse teste não tem utilidade para excluir a histoplasmose pulmonar localizada. No líquido do lavado broncoalveolar, a HPA apresenta uma sensibilidade de 70% para o diagnóstico da histoplasmose pulmonar. O EIA deve ser usado em conjunto com outros procedimentos diagnósticos (p. ex., anticorpos contra *Histoplasma*, cultura microbiológica, biópsia tecidual, exames de imagem) para auxiliar no diagnóstico da histoplasmose. Couturier MR et al. Urine antigen tests for the diagnosis of respiratory infections: legionellosis, histoplasmosis, pneumococcal pneumonia. Clin Lab Med 2014;34:219. [PMID: 24856525] McKinsey DS et al. Pulmonary histoplasmosis. Semin Respir Crit Care Med 2011;32:735. [PMID: 22167401]

HIV, anticorpos

Exame/faixa/coleta	Base fisiológica	Interpretação	Comentários
Rastreamento de HIV, soro ou plasma Negativo TSS, TPP, tubo de tampa lavanda ou verde $$	Originalmente, os testes de rastreamento do vírus da imunodeficiência humana (HIV) detectavam os anticorpos contra HIV-1 e HIV-2. O HIV-1 é encontrado no mundo inteiro e é o agente etiológico da maioria das infecções por HIV nos EUA. O HIV-2 é menos comum do que o HIV-1 e é encontrado principalmente na África Ocidental. O teste para anticorpo anti-HIV é considerado positivo somente quando confirmado por uma análise de *Western blot*. O teste de rastreamento de 4ª geração atualmente em uso emprega imunoensaio combinado para anticorpo e antígeno p24 com o objetivo de identificar infecções por HIV-1 e HIV-2. Quando os resultados são positivos, o seguimento com imunoensaio é realizado para diferenciar entre HIV-1 e HIV-2, com o intuito de ajudar a guiar a escolha da terapia antirretroviral combinada. Os testes de 4ª geração podem rastrear e confirmar a infecção por HIV em poucas horas e têm sido recomendados como teste de rastreamento inicial para a infecção por HIV.	**Positivo em:** Infecção pelo HIV	A U.S. Preventive Services Task Force recomenda o rastreamento de HIV de rotina para todos os pacientes na faixa etária de 15 a 65 anos de idade (inclusive todas as gestantes), exceto quando recusado pelo paciente. Aqueles com menos de 15 anos e mais de 65 anos, apresentando fatores de risco, também devem passar por rastreamento. Os anticorpos anti-HIV se tornam detectáveis em 3-4 semanas após a infecção viral. O teste de 4ª geração pode se tornar positivo em 2 semanas. Os testes de PCR qualitativo e quantitativo para ácido nucleico de HIV-1 são positivos em 10-12 dias contados a partir da infecção inicial. Entretanto, esses testes não são tipicamente usados para fins de rastreamento. Também há disponível um teste rápido de HIV vendido sem prescrição para ser feito em casa. Entretanto, a sensibilidade aproximada do teste, quando autoadministrado, é de apenas 92%. Os resultados positivos requerem confirmação com um teste de 4ª geração ou análise de *Western blot*. Ibitoye M et al. Screening Yield of HIV Antigen/Antibody Combination and Pooled HIV RNA Testing for Acute HIV Infection in a High-Prevalence Population. JAMA 2016;315:682. [PMID: 26881371] Peters PJ et al. Home testing past, present and future: lessons learned and implications for HIV home test. AIDS Behav 2014;18:933. [PMID: 24281697] Sherin K et al. What is new in HIV infection? Am Fam Physician 2014;89:265. [PMID: 24695446] Taylor D et al. Probability of a false-negative HIV antibody test result during the window period: a tool for pre- and post-test counselling. Int J STD AIDS 2015;26:215. [PMID: 25033879]

HIV, RNA, quantitativo

Exame/faixa/coleta	Base fisiológica	Interpretação	Comentários
RNA de HIV, quantitativo (carga viral), plasma < 40 [cópias/mL] (ensaio-específico) Tubo de tampa lavanda, TPP verde-claro $$$$	O monitoramento dos níveis de RNA de HIV-1 (carga viral) no plasma de pacientes infectados é utilizado para avaliar a progressão da doença e a resposta do paciente à terapia antirretroviral. Os ensaios comumente utilizados baseiam-se na amplificação de sequências-alvo por RT-PCR (Roche Amplicor HIV Monitor e Abbott m2000) ou na amplificação de sinal de DNA ramificado (b-DNA) (Versant HIV-1 RNA 3.0 Assay bDNA). Para cada ensaio de carga viral, há uma faixa linear que engloba os limites de quantificação superior e inferior (LDQS e LDQI, respectivamente). O HIV-RNA detectável, mas que está abaixo do valor de LDQI por PCR, é relatado como "< LDQI, detectado". Um resultado de "< LDQI, não detectado" ou "alvo não detectado" indica que nenhuma amplificação de PCR pôde ser alcançada na amostra.	Os ensaios com base em PCR em tempo real (p. ex., Abbott m2000 e Roche Amplicor) apresentam uma ampla faixa dinâmica, que vai de 40-75 cópias/mL a 1×10^7 cópias/mL. O ensaio à base de b-DNA (Versant HIV-1 RNA) possui uma faixa de quantificação que vai de 75 a 500.000 cópias/mL.	A importância clínica das alterações da carga viral do HIV-1 ainda não foi totalmente estabelecida. Entretanto, uma alteração tripla do limiar (0,5 log) em cópias/mL pode ser significativa. É preciso ter cautela na interpretação de qualquer determinação isolada da carga viral. Amostras de sangue seco têm sido usadas em vez de plasma para o monitoramento da carga viral em contextos remotos. Bonner K et al. Viral load monitoring as a tool to reinforce adherence: a systematic review. J Acquir Immune Defic Syndr 2013;64:74. [PMID: 23774877] Smit PW et al. Systematic review of the use of dried blood spots for monitoring HIV viral load and for early infant diagnosis. PLoS One 2014;9:e86461. [PMID: 24603442] Stephan C et al. Impact of baseline HIV-1 RNA levels on initial highly active antiretroviral therapy outcome: a meta-analysis of 12,370 patients in 21 clinical trials. HIV Med 2013;14:284. [PMID: 23171153]

Exames laboratoriais comuns: seleção e interpretação

HIV, teste de resistência

Exame/faixa/coleta	Base fisiológica	Interpretação	Comentários
Teste de resistência do HIV Tubo de tampa lavanda, TPP (verde-claro) $$$$	O teste de resistência a agentes antirretrovirais é considerado o padrão de tratamento. Esse teste é amplamente utilizado no manejo de indivíduos infectados pelo HIV. Trata-se de uma ferramenta importante na otimização da eficácia da terapia antirretroviral combinada. A identificação de mutações promotoras de resistência possibilita a seleção dos agentes antivirais com o máximo benefício terapêutico e efeitos colaterais tóxicos mínimos. Existem testes de resistência tanto fenotípica como genotípica disponíveis. Os testes de resistência requerem uma carga viral > 1.000 cópias por mL.	**Positivo em:** Infecção pelo HIV-1 com resistência farmacológica.	Os testes de resistência fenotípica avaliam a habilidade do vírus de proliferar na presença de vários fármacos e assim fornecer informação direta sobre o quão eficiente é a inibição viral promovida por esses fármacos. Os ensaios de resistência genotípica detectam mutações específicas no genoma viral que estão associadas à resistência a vários agentes antirretrovirais. Também existem ensaios fenotípicos/genotípicos combinados disponíveis. Clotet B et al. Interpretation of resistance data from randomized trials of firstline antiretroviral treatment. AIDS Rev 2012;14:247. [PMID: 23258299] Dunn DT et al. Genotypic resistance testing in routine clinical care. Curr Opin HIV AIDS 2011;6:251. [PMID: 21646877] Kumarasamy N et al. Beyond first-line HIV treatment regimens: the current state of antiretroviral regimens, viral load monitoring, and resistance testing in resource-limited settings. Curr Opin HIV AIDS 2013;8:586. [PMID: 24100872] Stadeli KM et al. Rates of emergence of HIV drug resistance in resource-limited settings: a systematic review. Antivir Ther 2013;18:115. [PMID: 23052978]

Homocisteína

Exame/faixa/coleta	Base fisiológica	Interpretação	Comentários
Homocisteína, plasma ou soro Homens: 4-12 µmol/L Mulheres: 4-10 µmol/L (método e idade-dependente) TSS, tubo de tampa verde A amostra deve ser obtida em jejum; o plasma ou soro deve ser separado das células dentro de 1 hora após a coleta. $$	A homocisteína é um aminoácido de ocorrência natural que contém enxofre e é produzido durante o catabolismo da metionina, um aminoácido essencial. A homocisteína é metabolizada por meio de duas vias principais: remetilação e trans-sulfuração. Várias vitaminas atuam como cofatores e substratos nestas vias, incluindo o ácido fólico, a vitamina B_{12} e a vitamina B_6. As deficiências de uma ou mais dessas vitaminas pode levar ao desenvolvimento de hiper-homocisteinemia adquirida. A homocistinúria hereditária é um raro distúrbio autossômico recessivo que normalmente resulta da atividade defeituosa da cistationa β-sintase.	**Aumentada em:** Homocistinúria decorrente de defeitos na cistationina β-sintase, metionina sintase ou no metabolismo da cobalamina intracelular; mutação de *MTHFR* C677T; deficiência de ácido fólico ou vitaminas do complexo B (p. ex., B_{12}, B_6); tabagismo; consumo crônico de bebidas alcóolicas; insuficiência renal; lúpus eritematoso sistêmico; hipotireoidismo; diabetes melito; certos medicamentos (p. ex., metotrexato, ácido nicotínico, teofilina, L-dopa); idade avançada. **Diminuída em:** Síndrome de Down; hipertireoidismo.	A hiper-homocisteinemia é normalmente definida por níveis de homocisteína totais acima do percentil 95 de uma população controle, o qual na maioria dos estudos é igual a 15 µmol/L. A hiper-homocisteinemia pode ser classificada como moderada (16-30), intermediária (31-100) e grave (> 100 µmol/L). Estudos clínicos e epidemiológicos demonstraram que a hiper-homocisteinemia constitui um fator de risco independente para o desenvolvimento de aterosclerose e doença arterial coronariana, além de tromboembolia arterial e venosa. Mesmo assim, devido à falta de evidências definitivas que mostrem os benefícios em termos de resultado do tratamento clínico proporcionados pela redução dos níveis de homocisteína, o rastreamento de rotina para hiper-homocisteinemia não é recomendado. Em casos de pacientes cuja concentração de homocisteína está elevada, é importante checar o estado vitamínico. Não foi estabelecida nenhuma relação causal entre níveis altos de homocisteína e risco de desenvolvimento de demência. Andras A et al. Homocysteine lowering interventions for peripheral arterial disease and bypass grafts. Cochrane Database Syst Rev 2013;7:CD003285. [PMID: 23881650] Caciapuoti F. Lowering homocysteine levels with folic acid and B-vitamins do not reduce early atherosclerosis, but could interfere with cognitive decline and Alzheimer's disease. J Thromb Thrombolysis 2013;36:258. [PMID: 23224755]

Hormônio adrenocorticotrópico (ACTH)

Exame/faixa/coleta	Base fisiológica	Interpretação	Comentários
Hormônio adrenocorticotrópico (ACTH), plasma 9-52 pg/mL [2-11 pmol/L] Tubo de tampa lavanda, tubo de tampa rosa $$$$ Separar plasma e células e congelar o quanto antes. Enviar imediatamente para o laboratório, no gelo. O ACTH é instável no plasma, sofre inativação à temperatura ambiente e adere firmemente ao vidro. Evitar todo e qualquer tipo de contato com vidro.	O ACTH hipofisário (liberação estimulada pelo fator de liberação de corticotropina hipotalâmico) estimula a liberação de cortisol pela glândula suprarrenal. Existe uma resposta regulatória de retroalimentação do sistema pelo cortisol. O ACTH é secretado de modo episódico e apresenta variação circadiana, com níveis mais altos às 6-8 horas e níveis mais baixos às 21-22 horas.	**Aumentado em:** Síndrome de Cushing hipofisária (40-200 pg/mL) e ectópica (200-71.000 pg/mL); na insuficiência suprarrenal primária (> 250 pg/mL); síndrome adrenogenital com comprometimento da produção de cortisol. **Diminuído em:** Síndrome de Cushing suprarrenal (< 20 pg/mL); insuficiência (< 50 pg/ml) de ACTH hipofisário (suprarrenal secundária).	Os níveis de ACTH podem ser interpretados apenas quando medidos com o cortisol após a realização de testes de supressão ou estimulação de cortisol padronizados (ver Algoritmo para insuficiência suprarrenal, Fig. 9-23; e Algoritmo para síndrome de Cushing, Fig. 9-31). Lefebvre H. Corticotroph deficiency. Ann Endocrinol (Paris) 2012;73:135. [PMID: 22516763] Neary N et al. Adrenal insufficiency: etiology, diagnosis and treatment. Curr Opin Endocrinol Diabetes Obes 2010;17:217. [PMID: 20375886] Raff H. Cushing syndrome: update on testing. Endocrinol Metab Clin North Am 2015;44:43. [PMID: 25732641]

Hormônio antidiurético (ADH)

Exame/faixa/coleta	Base fisiológica	Interpretação	Comentários
Hormônio antidiurético (ADH), plasma Se a osmolalidade sérica > 290 mOsm/kg H_2O: 2-12 pg/mL Se a osmolalidade sérica < 290 mOsm/kg H_2O: < 2 pg/mL Tubo de tampa lavanda ou rosa $$$$ Coletar amostras em dois tubos resfriados e entregá-los no gelo ao laboratório. A amostra para determinação da osmolaridade deve ser coletada ao mesmo tempo.	O hormônio antidiurético, também denominado hormônio arginina vasopressina (AVP), é secretado pela hipófise posterior e atua junto ao néfron distal, para conservar água e regular a tonicidade dos líquidos corporais. A privação de água fornece um estímulo osmótico e de volume para a liberação do ADH, ao aumentar a osmolaridade plasmática e diminuir o volume de plasma. A administração de água diminui a osmolaridade plasmática e expande o volume de sangue, com consequente inibição da liberação de ADH via mecanismos mediados pelos osmorreceptores ou receptores de volume atriais.	**Aumentado em:** Diabetes insípido nefrogênico, síndrome da secreção inapropriada do hormônio antidiurético (SIADH), tumor cerebral. Fármacos: nicotina, morfina, clorpropamida, clofibrato, ciclofosfamida. **Normal em relação à osmolaridade plasmática em:** Polidipsia primária. **Diminuído em:** Diabetes insípido central (neurogênico), intoxicação por água. Fármacos: etanol, fenitoína.	O teste pode ajudar a diagnosticar o diabetes insípido e a intoxicação psicogênica por água. O teste muito raramente é indicado no diagnóstico de SIADH: a medida da osmolalidade sérica e urinária geralmente é suficiente. Os pacientes com SIADH apresentam diminuição dos níveis plasmáticos de sódio e da osmolalidade plasmática, normalmente com uma alta osmolalidade urinária em relação ao plasma. Em um paciente normovolêmico cujas funções tireoidiana e suprarrenal estejam normais, estes achados são suficientes para estabelecer o diagnóstico de SIADH sem ter que medir o próprio ADH. Devuyst O et al. Physiopathology and diagnosis of nephrogenic diabetes insipidus. Ann Endocrinol (Paris) 2012;73:128. [PMID: 22503803] Knepper MA et al. Molecular physiology of water balance. N Engl J Med 2015;372:1349. [PMID: 25830425] Peri A et al. Management of euvolemic hyponatremia attributed to SIADH in the hospital setting. Minerva Endocrinol 2014;39:33. [PMID: 24513602]

Hormônio do crescimento (GH)

Exame/faixa/coleta	Base fisiológica	Interpretação	Comentários
Hormônio do crescimento, soro ou plasma (GH) 0-5 ng/mL [mcg/L] (idade-dependente) TSS, TPP, tubo de tampa verde $$$ O paciente deve estar em jejum e em repouso total por 30 minutos antes da coleta de sangue.	O GH humano é secretado pela adeno-hipófise. Estimula o IGF-1 (fator de crescimento semelhante à insulina 1) hepático, mobiliza ácidos graxos e estimula a síntese de colágeno e proteína. Os níveis de GH estão sujeitos a flutuações ao longo do dia e, como a secreção do hormônio se dá em ondas, um único teste realizado uma única vez tem valor diagnóstico limitado.	**Aumentado em:** Acromegalia (90% têm níveis de GH > 10 ng/mL), síndrome de McCune-Albright com acromegalia, nanismo de Laron (receptor defeituoso de GH), inanição. Fármacos: dopamina, levodopa. **Diminuído em:** Nanismo hipofisário, hipopituitarismo, deficiência congênita ou adquirida de GH.	Níveis altos de GH humano indicam a possibilidade de acromegalia, mas devem ser confirmados com testes de estimulação e supressão. O teste de IGF-1 é preferido para rastreamento da acromegalia. Se os níveis de IGF estiverem altos (ou confusos), então o GH deverá ser medido após a administração de glicose oral. A supressão inadequada dos níveis de GH para < 2 ng/mL decorridas 2 horas da administração de 75 ou 100 g de glicose por via oral confirma o diagnóstico de acromegalia. As determinações de GH realizadas ao acaso raramente são úteis para o diagnóstico de acromegalia. Para o diagnóstico do hipopituitarismo ou da deficiência de GH em crianças, tem sido utilizado um teste de detecção de hipoglicemia induzida por insulina. A falha em aumentar os níveis de GH para > 5 ng/mL em crianças ou > 4 ng/mL em adultos após a administração de insulina (0,1 unidade/kg) é consistente com a deficiência de GH. Os testes de estimulação de arginina e/ou hormônio liberador de GH também são usados. Alatzoglou KS et al. Isolated growth hormone deficiency (GHD) in childhood and adolescence: recent advances. Endocr Rev 2014;35:376. [PMID: 24450934] Andersen M. Management of endocrine disease: GH excess: diagnosis and medical therapy. Eur J Endocrinol 2013;170:R31. [PMID: 24144967] Hawkes CP et al. Measuring growth hormone and insulin-like growth factor-I in infants: what is normal? Pediatr Endocrinol Rev 2013;11:126. [PMID: 24575549]

Hormônio folículo-estimulante (FSH)

Exame/faixa/coleta	Base fisiológica	Interpretação	Comentários
Hormônio folículo-estimulante (FSH), soro ou plasma Homens: 1-10 mUI/mL Mulheres: (mUI/mL) Folicular 4-13 Lútea 2-13; Pico do meio do ciclo 5-22; Pós-menopausa 20-138 (laboratório-específico) TSS, TPP, tubo de tampa verde $$	O FSH é estimulado pelo hormônio hipotalâmico GnRH e, então, é secretado em pulsos a partir da adeno-hipófise. Seus níveis aumentam durante a fase pré-ovulatória do ciclo menstrual e, em seguida, declinam. O FSH é necessário ao desenvolvimento normal durante a puberdade, bem como à fertilidade masculina e feminina.	**Aumentado em:** Insuficiência ovariana primária ou precoce (p. ex., ooforite autoimune, síndrome de Turner), agênese ovariana ou testicular, castração, tratamento de câncer gonadotóxico, pós-menopausa, síndrome de Klinefelter, fármacos. **Diminuído em:** Distúrbios hipotalâmicos, distúrbios hipofisários, gravidez, anorexia nervosa. Fármacos: corticosteroides, anticoncepcionais orais.	Teste indicado para avaliação de amenorreia em mulheres (ver Algoritmo para amenorreia, Fig. 9-1), bem como para casos de puberdade tardia, impotência ou infertilidade em homens. A avaliação da impotência deve começar pela medida da testosterona sérica. Os níveis basais de FSH em mulheres na fase de pré-menopausa dependem da idade, da história de tabagismo e da duração e regularidade do ciclo menstrual. Devido à sua variabilidade, o FSH não é confiável como guia da condição menopáusica durante a transição para menopausa. Para a avaliação da reserva ovariana, o hormônio antimülleriano é mais informativo do que o teste de FSH basal. Check JH. Premature ovarian insufficiency – fertility challenge. Minerva Ginecol 2014;66:133. [PMID: 24848073] Klein DA et al. Amenorrhea: an approach to diagnosis and management. Am Fam Physician 2013;87:781. [PMID: 23939500] Toner JP et al. Why we may abandon basal follicle-stimulating hormone testing: a sea change in determining ovarian reserve using antimüllerian hormone. Fertil Steril 2013;99:1825. [PMID: 23548941]

Hormônio luteinizante (LH)

Exame/faixa/coleta	Base fisiológica	Interpretação	Comentários
Hormônio luteinizante, soro ou plasma (LH) Homens: 1-10 mUI/mL Mulheres: (mUI/mL) Folicular 1-18 Lútea 0,4-20 Pico do meio do ciclo 24-105 Pós-menopausa 15-62 (laboratório-específico) TSS, TPP, tubo de tampa verde $$	O LH é estimulado pelo GnRH. É secretado pela adeno-hipófise e atua sobre as gônadas. O LH é o principal regulador da biossíntese de esteroides nos ovários e testículos e é essencial para a fertilidade masculina e feminina. O LH, aliado ao FSH (hormônio folículo-estimulante), atua sobre o folículo estimulado pelo FSH e, finalmente, é responsável pela luteinização e ovulação. O receptor de LH/gonadotropina coriônica (LHCGR) pertence à superfamília do receptor acoplado à proteína G.	**Aumentado em:** Hipogonadismo primário, síndrome dos ovários policísticos, pós-menopausa, endometriose, após a injeção de leuprolida de depósito. O imunoensaio pode apresentar um resultado falsamente elevado em casos de gravidez. **Diminuído em:** Insuficiência hipofisária ou hipotalâmica, anorexia nervosa, bulimia, câncer de próstata em estágio avançado, estresse intenso, desnutrição, síndrome de Kallman (deficiência de gonadotropina associada à anosmia). Fármacos: digoxina, anticoncepcionais orais, fenotiazinas.	No hipogonadismo masculino, os níveis séricos de LH e FSH podem diferenciar as formas primária (hipergonadotrópica) e secundária (hipogonadotrópica) de hipogonadismo. O hipogonadismo associado ao envelhecimento (andropausa) pode representar um quadro misto, com baixos níveis de testosterona e níveis de gonadotropina variando de baixo a normais-baixos. O diagnóstico das deficiências de gonadotropina pode requerer medidas repetidas. Níveis séricos elevados de LH constituem um aspecto comumente observado na síndrome dos ovários policísticos, mas a quantificação da testosterona total é o teste de escolha para diagnosticar essa condição. O uso de uma única medida de LH deve ser desestimulado devido a sua alta variabilidade intrínseca. As medidas de LH podem ajudar a diferenciar entre amenorreia normogonadotrópica e amenorreia hipotalâmica. Andersen CY et al. Human steroidogenesis: implications for controlled ovarian stimulation with exogenous gonadotropins. Reprod Biol Endocrinol 2014;12:128. [PMID: 25543693] Conway G et al. The polycystic ovary syndrome: a position statement from the European Society of Endocrinology. Eur J Endocrinol 2014;171:1. [PMID: 24849517] Klein DA et al. Amenorrhea: an approach to diagnosis and management. Am Fam Physician 2013;87:781. [PMID: 23939500] Sansone A et al. Endocrine evaluation of erectile dysfunction. Endocrine 2014;46:423. [PMID: 24705931]

Imunoglobulinas

Exame/faixa/coleta	Base fisiológica	Interpretação	Comentários
Imunoglobulinas, soro (Ig) IgA: 0,78-3,67 g/L IgG: 5,83-17,6 g/L IgM: 0,52-3,35 g/L TSS $$$	A IgG corresponde a cerca de 85% do total de imunoglobulinas séricas e predomina tardiamente nas respostas imunes. É a única imunoglobulina a atravessar a placenta. Os anticorpos IgM predominam no início das respostas imunes. A IgA secretora exerce papel importante nos mecanismos de defesa do hospedeiro, bloqueando o transporte de microrganismos.	↑ **IgG:** Policlonal: Doenças autoimunes (p. ex., LES, artrite reumatoide), sarcoidose, doenças hepáticas crônicas, algumas doenças parasitárias, infecções crônicas ou recorrentes. Monoclonal: Mieloma múltiplo (tipo IgG), linfomas ou outras malignidades. ↑ **IgM:** Policlonal: Infecções isoladas, como hepatite viral, mononucleose infecciosa, resposta inicial a bactérias ou infecção parasitária. Monoclonal: Macroglobulinemia de Waldenström, linfoma. ↑ **IgA:** Policlonal: Doença hepática crônica, infecções crônicas (especialmente nos tratos GI e respiratório). Monoclonal: Mieloma múltiplo (IgA). ↓ **IgG:** Terapia imunossupressora, genética (doença da imunodeficiência combinada severa [IDCS], síndrome de Wiskott Aldrich, imunodeficiência variável comum). ↓ **IgM:** Terapia imunossupressora. ↓ **IgA:** Deficiência de IgA hereditária (ataxia telangiectasia, distúrbios de imunodeficiência combinada).	O teste quantitativo de imunoglobulina é indicado para a avaliação de imunodeficiências. Na agamaglobulinemia ligada ao X (também conhecida como agamaglobulinemia de Bruton), as imunoglobulinas de todas as classes são quase indetectáveis e existe uma completa ausência de células B circulantes. A deficiência de IgG está associada a infecções piogênicas recorrentes e ocasionalmente graves. A eletroforese de proteínas (EP; soro e/ou urina), EIF e análise de cadeia leve livre sérica ajudam a detectar e caracterizar a imunoglobulina monoclonal (paraproteína no soro, proteína de Bence Jones na urina). A forma mais comum de mieloma múltiplo é do tipo IgG, seguido do tipo IgA. Mielomas tipos IgM, IgD e IgE são raros. A quantificação de paraproteína sérica é utilizada no monitoramento do tratamento e no seguimento do paciente. Caers J et al. Diagnosis and follow-up of monoclonal gammopathies of undetermined significance; information for referring physicians. Ann Med 2013;45:413. [PMID: 23767978] Cunningham-Rundles C. The many faces of common variable immunodeficiency. Hematology Am Soc Hematol Educ Program 2012;2012:301. [PMID: 23233596] Oza A et al. Waldenstrom macroglobulinemia: prognosis and management. Blood Cancer J 2015;5:e394. [PMID: 25815903]

Imunoglobulina estimuladora da tireoide

Exame/faixa/coleta	Base fisiológica	Interpretação	Comentários
Imunoglobulina estimuladora da tireoide (TSI), soro Negativo (índice TSI < 1,3 ou atividade basal < 130%) TSS, tubo de tampa vermelha $$$	As TSIs são imunoglobulinas (IgG) autoimunes capazes de se ligar aos receptores de TSH existentes na glândula tireoide. As TSIs mimetizam a ação do TSH, promovendo secreção excessiva de tiroxina (T_4) e tri-iodotironina (T_3). Os níveis de TSIs detectados por este teste são anormalmente altos em casos de hipertireoidismo decorrente da doença de Graves. As TSIs podem atravessar a barreira placentária e causar hipertireoidismo transitório em recém-nascidos de mães com doença de Graves. As TSIs são normalmente detectadas por meio de um bioensaio que mede a capacidade do soro (ou IgG) do paciente de estimular a produção de AMP cíclico em culturas de tecido, empregando linhagens celulares que expressam o receptor de TSH humano. Esse ensaio detecta apenas anticorpos estimulantes dirigidos ao receptor de TSH. Alternativamente, as TSIs também podem ser detectadas medindo a capacidade do soro do paciente (ou IgG) de competir com o TSH reagente pela ligação ao receptor solubilizado de TSH (ou anticorpo anti-TSH-R monoclonal). Esse teste com frequência é referido como teste de detecção de anticorpos antirreceptor de TSH (teste do anticorpo anti-TSH-R). O teste do anticorpo anti-TSH-R é mais econômico e seu tempo para realização é mais curto. É usado com frequência no lugar do bioensaio de TSI, mas não pode diferenciar entre o anticorpo anti-TSH-R estimulador e o anticorpo anti-TSH-R não estimulador (inibidor ou neutro).	**Positivo em:** Doença de Graves (adultos, 80-90%; crianças, 50-60%), bócio multinodular tóxico (15-20%), tireotoxicose neonatal transitória.	Embora a TSI seja um marcador da doença de Graves, na maioria dos casos é desnecessário realizar o teste para estabelecer o diagnóstico dessa condição. É útil confirmar a doença subclínica em pacientes eutireoidianos que apresentam exoftalmo. Como nenhum dos tratamentos disponíveis para a doença de Graves é dirigido a um mecanismo fisiopatológico em particular, mas objetiva a ablação do tecido tireóideo ou o bloqueio da síntese do hormônio tireoidiano, a TSI pode ser detectável após a cura aparente do paciente. As gestantes com história de doença de Graves devem passar por um teste de detecção de TSI. Se for detectada, pode ser preditiva de tireotoxicose neonatal. A tireotoxicose gestacional – que se deve a uma combinação de reação cruzada de hCG (ligação ao receptor do TSH) e alterações transitórias da ligação de proteína ao hormônio da tireoide – não está associada à TSI. A detecção de níveis altos de TSI durante a gestação sugere a existência de doença de Graves subjacente. Barbesino G et al. Clinical review: Clinical utility of TSH receptor antibodies. J Clin Endocrinol Metab 2013;98:2247. [PMID: 23539719] Dong YH et al. Autoimmune thyroid disease: mechanism, genetics and current knowledge. Eur Rev Med Pharmacol Sci 2014;18:3611. [PMID: 25535130] McLachlan SM et al. Thyrotropin-blocking autoantibodies and thyroidstimulating autoantibodies: potential mechanisms involved in the pendulum swinging from hypothyroidism to hyperthyroidism or vice versa. Thyroid 2013;23:14. [PMID: 23025526]

Índice de IgG

Exame/faixa/coleta	Base fisiológica	Interpretação	Comentários
Índice de IgG, soro e LCS Razão: 0,29–0,69 TSS ou tubo de tampa vermelha (soro), tubo de vidro ou plástico (LCS) $$$ Coletar soro e LCS ao mesmo tempo.	Este teste compara os níveis de IgG e albumina encontrados no LCS e no soro. A fórmula empregada para calcular o índice de IgG no LCS é: (IgG do LCS/albumina do LCS)/(IgG sérica/albumina sérica) O índice do LCS é um indicador da quantidade relativa de IgG no LCS comparativamente ao soro. Uma razão aumentada reflete a síntese de IgG no SNC. O índice independe da atividade do processo desmielinizante.	**Aumentado em:** Esclerose múltipla (~80%), neurossífilis, polirradiculoneuropatia inflamatória aguda, panencefalite esclerosante subaguda, outras doenças inflamatórias e infecciosas envolvendo o SNC.	O teste é razoavelmente sensível, mas inespecífico para esclerose múltipla. Não existe nenhuma correlação previsível entre os valores de índice de IgG e o número de bandas de IgG oligoclonais em pacientes com esclerose múltipla. Foi relatado que o uso do índice de IgG no LCS aliado ao bandeamento oligoclonal aumenta a sensibilidade para mais de 90% (ver Bandas Oligoclonais, p. 83). Deangelis TM et al. Diagnosis of multiple sclerosis. Handb Clin Neurol 2014;122:317. [PMID: 24507524] Fitzner B et al. Molecular biomarkers in cerebrospinal fluid of multiple sclerosis patients. Autoimmun Rev 2015;14:903. [PMID: 26071103]
Subclasses de IgG (subclasses de imunoglobulina G) (1, 2, 3, 4) Subclasse 1: 240–1.120 mg/dL; subclasse 2: 125–550 mg/dL; subclasse 3: 20–135 mg/dL; subclasse 4: 7–90 mg/dL Idade-dependente $$$$ TSS, tubo de tampa verde Separar o soro das células imediatamente ou dentro de 2 horas e refrigerar.	As proteínas IgG consistem em 4 subclasses (IgG1, IgG2, IgG3 e IgG4), as quais diferem quanto à estrutura da cadeia pesada γ. O teste é usado para avaliar pacientes com possível imunodeficiência humoral ou imunodeficiência combinada (celular e humoral), com ou sem hipogamaglobulinemia. Também é usado para avaliar potenciais doenças relacionadas à IgG4 (IgG4-RD), caracterizadas por inflamação fibrótica crônica com características patológicas exclusivas.	**Diminuição em todas as subclasses:** Imunodeficiência variável comum, imunodeficiência combinada, ataxia telangiectasia, outros distúrbios de imunodeficiência primária e adquirida. **Diminuição em IgG2:** Infecção sinopulmonar recorrente com ou sem deficiência de IgA concomitante. **Aumento em IgG4:** Doença relacionada à IgG4.	O teste não é um teste de primeira ordem para pacientes com suspeita de doença relacionada com imunodeficiência. A determinação dos níveis de IgG, IgA e IgM total, aliada a outros testes de primeira ordem para imunodeficiência, deve ser feita primeiro. As deficiências isoladas de IgG3 ou IgG4 são raras, e a significância clínica destes achados não está clara. Níveis altos de IgG4 sustentam o diagnóstico de doença relacionada à IgG4 (p. ex., pancreatite autoimune de tipo 1). Albin S et al. An update on the use of immunoglobulin for the treatment of immunodeficiency disorders. Immunotherapy 2014;6:1113. [PMID: 25428649] Beyer G et al. IgG4-related disease: a new kid on the block or an old aquaintance? United European Gastroenterol J 2014;2:165. [PMID: 25360299] Driessen G et al. Educational paper: primary antibody deficiencies. Eur J Pediatr 2011;170:693. [PMID: 21544519]

Inibidor de C1 esterase (C1 INH)

Exame/faixa/coleta	Base fisiológica	Interpretação	Comentários
Inibidor de C1 esterase (C1 INH), soro 20-40 mg/dL (antigênico); > 68% do normal (funcional) (método-dependente) TSS $$ Separar o soro das células o quanto antes ou dentro de 2 horas após a coleta e congelar em caso de impossibilidade de realizar o teste dentro do intervalo de 2 horas.	O inibidor de C1 esterase (inibidor do complemento 1 ou C1 INH) é uma proteína reagente de fase aguda e um inibidor de protease de amplo espectro. Controla o primeiro estágio da via clássica do complemento e também inibe a trombina, a plasmina, o fator de Hageman ativado (fator XIIa) e a calicreína. Sua deficiência resulta na ativação espontânea de C1, levando ao consumo de C2 e C4. A deficiência também causa liberação de bradicinina, levando ao angioedema. Ambos os ensaios, antigênico e funcional, de C1 INH estão disponíveis. O nível de antígeno é medido por imunoensaio (p. ex., nefelometria quantitativa). O ensaio funcional envolve a medida dos níveis de C1 INH por meio da sua atividade inibitória sobre a ação hidrolítica da C1 esterase sobre um substrato éster.	**Diminuído em:** Angioedema hereditário (AEH), angioedema adquirido (p. ex., relacionado ao linfoma de célula B ou ao distúrbio autoimune).	A deficiência do inibidor de C1 esterase é causa incomum de angioedema. Existem 3 subtipos de AEH. No tipo 1 (~85%), ambos os níveis antigênico e funcional estão baixos; no tipo 2 (~15%), os níveis antigênicos estão normais, mas os níveis funcionais, diminuídos; no tipo 3 (raro), os níveis de C1 INH são normais. Os tipos 1 e 2 são causados por mutações autossômicas dominantes do gene C1 INH. Em algumas famílias, o AEH tipo 3 está associado à ocorrência de mutações envolvendo o fator de Hageman (chamado FXII-HAE). O angioedema adquirido tem sido atribuído ao consumo maciço de C1 INH (provavelmente por tumor ou imunocomplexos associados a linfoma) ou à presença de autoanticorpos anti-C1 INH. Havendo suspeita clínica, a determinação dos níveis séricos de C4 é útil para fins de rastreamento da AEH. Níveis baixos de C4 são detectados em todos os casos durante um ataque. A determinação dos níveis de C1 INH é indicada quando os níveis de C4 estão baixos ou se houve uma forte suspeita clínica de AEH para um paciente apresentando níveis de C4 normais durante uma fase assintomática entre os ataques. O C1 INH recombinante humano (rhC1-INH) foi aprovado para uso no tratamento de AEH. Altman KA et al. Hereditary angioedema: a brief review of new developments. Curr Med Res Opin 2014;30:923. [PMID: 24432781] Bork K et al. Overview of hereditary angioedema caused by C1-inhibitor deficiency: assessment and clinical management. Eur Ann Allergy Clin Immunol 2013;45:7. [PMID: 23678554] Cicardi M et al. Classification, diagnosis, and approach to treatment for angioedema: consensus report from the Hereditary Angioedema International Working Group. Allergy 2014;69:602. [PMID: 24673465]

Insulina, anticorpos

Exame/faixa/coleta	Base fisiológica	Interpretação	Comentários
Anticorpos anti-insulina, soro Negativo TSS, tubo de tampa vermelha $$$	Esse ensaio quantifica os autoanticorpos séricos humanos dirigidos contra a insulina endógena ou os anticorpos anti-insulina exógena. No diabetes melito tipo 1, os quatro autoanticorpos anti-ilhota são dirigidos contra a insulina, ácido glutâmico descarboxilase (GAD), antígeno do insulinoma do tipo tirosina fosfatase (IA-2) e transportador de zinco 8 (ZnT8). Os autoanticorpos dirigidos contra a insulina, GAD, IA-2 e ZnT8 geralmente precedem o aparecimento clínico da doença. Os anticorpos anti-insulina desenvolvem-se em quase todos os pacientes diabéticos tratados com insulina de origem animal. A maioria dos anticorpos é IgG e geralmente não causa problemas clínicos. Ocasionalmente, anticorpos de alta afinidade podem se ligar à insulina exógena e provocar resistência à insulina.	**Presentes em:** Insulinoterapia, diabetes melito tipo 1 antes do tratamento (~55%), hipoglicemia factícia (injeção clandestina de insulina).	Os anticorpos anti-insulina interferem na maioria dos ensaios de detecção de insulina total e de peptídeo C. A insulina livre e o peptídeo C livre podem ser quantificados em pacientes com anticorpos anti-insulina. O teste de detecção de anticorpos anti-insulina não é sensível nem específico para a detecção do uso clandestino da insulina. Para isso, devem ser considerados os níveis de peptídeo C. Se houver anticorpos anti-insulina ou outro anticorpo anti-ilhota presente em uma criança diabética não tratada com insulina, o diagnóstico de diabetes tipo 1 é confirmado. Em não diabéticos, a presença de anticorpo anti-insulina pode ajudar a prever o futuro desenvolvimento de diabetes tipo 1, quando aliada à história familiar, tipagem HLA e outros autoanticorpos anti-ilhota. A detecção de anticorpos anti-insulina em pacientes tratados com insulina não tem utilidade diagnóstica. O anticorpo anti-insulina possui apenas uma correlação aproximada com a necessidade de insulina de pacientes diabéticos. Kawasaki E. Type 1 diabetes and autoimmunity. Clin Pediatr Endocrinol 2014;23:99. [PMID: 25374439] Pipi E et al. Distinct clinical and laboratory characteristics of latent autoimmune diabetes in adults in relation to type 1 and type 2 diabetes mellitus. World J Diabetes 2014;5:505. [PMID: 25126396] Simmons K et al. Lessons from type 1 diabetes for understanding natural history and prevention of autoimmune disease. Rheum Dis Clin North Am 2014;40:797. [PMID: 25437293]

Insulina, imunorreativa

Exame/faixa/coleta	Base fisiológica	Interpretação	Comentários
Insulina, imunorreativa, soro ou plasma 3-25 mcU/mL TSS, TPP, tubo de tampa lavanda $$ A amostra deve ser obtida em jejum. Quantificar a glicose ao mesmo tempo.	A insulina é um hormônio peptídico produzido pelas células beta nas ilhotas pancreáticas. Regula a captação e utilização da glicose. Mede os níveis de insulina no sangue, sejam endógenos ou exógenos. O teste exibe reatividade cruzada com a insulina humana recombinante e também com alguns análogos de insulina. O anticorpo anti-insulina pode interferir no ensaio, acarretando resultados imprecisos.	**Aumentada em:** Estados de resistência à insulina (p. ex., obesidade, diabetes melito tipo 2, uremia, glicocorticoides, acromegalia), doença hepática, uso clandestino de insulina ou agentes hipoglicêmicos orais, insulinoma (tumor de células de Ilhota pancreática). **Diminuída em:** Diabetes melito tipo 1, hipopituitarismo.	A medida dos níveis séricos de insulina tem pouco valor clínico, a não ser no diagnóstico da hipoglicemia de jejum causada pelo insulinoma. Uma razão insulina:glicose > 0,3 provavelmente evidencia o insulinoma. Os níveis de proinsulina e peptídeo C também estão aumentados. Tanto o peptídeo C como a insulina sérica devem ser utilizados para distinguir a existência de insulinoma do uso clandestino de insulina, uma vez que o peptídeo C está ausente diante do uso de insulina exógena. Os níveis de insulina declinam em pacientes com diabetes tipo 1, mas estão normais ou elevados no estágio inicial do diabetes tipo 2. Em pacientes com anticorpos anti-insulina confirmados, são os níveis de insulina livre que devem ser obtidos. Antonakis PT et al. Pancreatic insulinomas: laparoscopic management. World J Gastrointest Endosc 2015;7:1197. [PMID: 26566426] Lambadiari V et al. Insulin action in muscle and adipose tissue in type 2 diabetes: the significance of blood flow. World J Diabetes 2015;6:626. [PMID: 25987960] Martens P et al. Approach to the patient with spontaneous hypoglycemia. Eur J Intern Med 2014;25:415. [PMID: 24641805]

Iodo

Exame/faixa/coleta	Base fisiológica	Interpretação	Comentários
Iodo, urina de 24 horas 90-1.000 mcg/24 h [0,7-7,9 µmol/24 h] Requer a obtenção de uma alíquota refrigerada, com volume > 10 mL, de uma coleta de urina de 24 horas bem misturada. Não congelar. $$$$	O iodo é um oligoelemento essencial à produção de hormônios tireoideanos. Os sinais e sintomas de deficiência de iodo incluem bócio tireoidiano, deficiência intelectual e retardo do desenvolvimento em crianças. 90% do iodo ingerido é excretado pela urina. A medida da excreção urinária de iodo serve como índice e estimativa da ingesta dietética de iodo.	**Aumentado em:** Ingestão excessiva de iodo, terapia com fármaco contendo iodo ou exposição ao meio de contraste. **Diminuído em:** Deficiência de iodo na dieta.	O teste é utilizado para detectar a deficiência de iodo. Alimentos de origem vegetal são pobres como fonte de iodo. Por esse motivo, os vegetarianos apresentam risco de desenvolver deficiência de iodo, especialmente quando evitam consumir sal enriquecido com iodo. O teste é útil no monitoramento da taxa de excreção de iodo, como índice da terapia de reposição de iodo diária, bem como para correlacionar a carga de iodo corporal total aos exames de incorporação de I^{131} para avaliação da função da tireoide. Valores > 1.000 mcg/24 h podem indicar um excesso dietético, mas mais frequentemente sugerem a exposição recente a um fármaco ou meio de contraste. O excesso de iodo foi associado ao desenvolvimento de tireoidite autoimune. Guideline: Fortification of Food-Grade Salt with Iodine for the Prevention and Control of Iodine Deficiency Disorders. Geneva: 2014 WHO Guidelines Approved by the Guidelines Review Committee. [PMID: 25473709] Rohner F et al. Biomarkers of nutrition for development – iodine review. J Nutr 2014;144:1322S. [PMID: 24966410]

JAK2, mutação (V617F)

Exame/faixa/coleta	Base fisiológica	Interpretação	Comentários
Mutação *JAK2* (V617F), sangue ou medula óssea Tubo de tampa lavanda $$$$	*JAK2* é o gene codificador da enzima Janus quinase 2. A detecção da mutação *JAK2* V617F fornece uma marcação diagnóstica qualitativa para o subgrupo das neoplasias mieloproliferativas não leucemia mieloide crônica, incluindo a policitemia vera (PV), a trombocitemia essencial (TE) e a mielofibrose primária (MFP). A mutação V617F, que consiste na substituição de uma valina por uma fenilalanina no códon 617, leva à atividade de fosforilação da tirosina constitutiva. Acredita-se que essa atividade confira aos progenitores mieloides independência e/ou hipersensibilidade às citocinas (p. ex., eritropoietina).	**Positivo em caso de:** PV (~90%), TE (~65%), MFP (~55%).	Um resultado positivo identifica a ocorrência de uma mutação *JAK2* V617F e sustenta um diagnóstico de PV, TE ou MFP. É particularmente útil para estabelecer um diagnóstico de PV em pacientes com eritrocitose marcante (p. ex., hemoglobina > 18,5 g/dL em homens ou > 16,5 g/dL em mulheres) uma vez que até 90% dos pacientes com PV são portadores da mutação. Um resultado negativo não exclui a possibilidade de diagnóstico de PV, TE ou MFP. O teste de reflexo para mutações 12/13 no éxon de *JAK2* é indicado para a possibilidade de PV, enquanto a análise de possíveis mutações em *CALR* e *MPL* é indicada para a possibilidade de TE e MFP. A ausência de *JAK2* V617F e mutações 12/13 no éxon tornam o diagnóstico de PV improvável, uma vez que 35-45% dos pacientes com TE e MFP são negativos para a mutação *JAK2* V617F. Ver a avaliação diagnóstica para policitemia e trombocitose (Figs. 9-27 e 9-35). Silvennoinen O et al. Molecular insights into regulation of JAK2 in myeloproliferative neoplasms. Blood 2015;125:3388. [PMID: 25824690] Skoda RC et al. Pathogenesis of myeloproliferative neoplasms. Exp Hematol 2015;43:599. [PMID: 26209551] Tefferi A et al. Essential thrombocythemia and polycythemia vera: focus on clinical practice. Mayo Clin Proc 2015;90:1283. [PMID: 26355403]

Lactato

Exame/faixa/coleta	Base fisiológica	Interpretação	Comentários
Lactato, sangue venoso 0,5-2,0 mEq/L [mmol/L] 4,5-18 mg/dL Tubo de tampa cinza $$ Coletar em um tubo de tampa cinza mantido no gelo que contenha fluoreto para inibir *in vitro* a glicólise e a produção de ácido láctico. Processar dentro de 15 minutos.	A hipoxia e a hipoperfusão tecidual graves levam ao metabolismo anaeróbio da glicose com produção de ácido láctico (acidose láctica tipo A). Em outros distúrbios (com produção aumentada ou eliminação diminuída de lactato), a acidose láctica (tipo B) ocorre na ausência de evidências clínicas de distribuição inadequada de oxigênio tecidual. O lactato é útil como marcador laboratorial para monitoramento do estado da perfusão tecidual em pacientes com doenças graves, particularmente naqueles com sepse e choque séptico.	**Aumentado em:** Acidose láctica, ingestão de etanol, sepse, choque (séptico, cardiogênico, hipovolêmico, obstrutivo), doença hepática, cetoacidose diabética, convulsão, traumatismo, exercício excessivo, hipoxia, infecção por HIV e tratamento, hipoperfusão regional (isquemia intestinal), uso prolongado de torniquete (falsa elevação), MELAS (miopatia mitocondrial, encefalopatia, acidose láctica e episódios do tipo AVE), doença do armazenamento de glicogênio tipo 1, deficiência de frutose 1,6-difosfatase (rara), deficiência de piruvato desidrogenase, deficiência de tiamina, linfoma não Hodgkin e linfoma de Burkitt (raro). Fármacos: fenformina, metformina (discutível), epinefrina, toxicidade da isoniazida, inibidores nucleosídeos da transcriptase reversa, propofol, teofilina.	A suspeita de acidose láctica deve ser levantada diante do aumento acentuado do *anion gap* (>18 mEq/L) na ausência de outras causas (p. ex., insuficiência renal, cetose, etanol, metanol ou salicilatos). A acidose láctica é caracterizada por níveis de lactato > 5 mmol/L e pH sérico < 7,35. Entretanto, a hipoalbuminemia pode mascarar o *anion gap*, e a alcalose concomitante pode elevar o pH. Os níveis sanguíneos de lactato podem indicar se a perfusão está sendo restaurada pela terapia. Níveis altos (≥ 4 mmol/L) de lactato sérico estão associados ao risco aumentado de morte independente de insuficiência orgânica e choque. Pacientes com sepse e níveis elevados de lactato apresentam taxas maiores de mortalidade intra-hospitalar e em 30 dias. Andersen LW et al. Etiology and therapeutic approach to elevated lactate levels. Mayo Clin Proc 2013;88:1127. [PMID: 24079682] Inzucchi SE et al. Metformin in patients with type 2 diabetes and kidney disease: a systematic review. JAMA 2014;312:2668. [PMID: 25536258] Reddy AJ et al. Lactic acidosis: clinical implications and management strategies. Cleve Clin J Med 2015;82:615. [PMID: 26366959]

Lactato desidrogenase

Exame/faixa/coleta	Base fisiológica	Interpretação	Comentários
Lactato desidrogenase (LDH), soro ou plasma 88-230 U/L [1,46-3,82 mckat/L] (laboratório-específico) TSS, TPP $ As amostras hemolisadas são inaceitáveis.	A LDH é a enzima que catalisa a interconversão do lactato e do piruvato na presença de NAD/NADH. Está amplamente distribuída nas células e líquidos do corpo. Como a LDH está altamente concentrada nas hemácias, níveis falsamente elevados são detectados quando há hemólise durante a coleta.	**Aumentada em:** Necrose tecidual, especialmente na lesão aguda do miocárdio, hemácias, rins, músculo esquelético, fígado, pulmão e pele. Seus níveis comumente estão elevados em vários carcinomas, na pneumonia por *Pneumocystis jiroveci* (78-94%) e nos linfomas não Hodgkin. Elevações marcantes ocorrem nas anemias hemolíticas, anemia megaloblástica (deficiência de vitamina B_{12} e/ou de folato), policitemia vera, púrpura trombocitopênica trombótica, hepatite, cirrose, icterícia obstrutiva, doença renal, doença musculoesquelética e IC. Fármacos causadores de hepatotoxicidade (p. ex., paracetamol) ou hemólise. **Diminuída em:** Fármacos: clofibrato, fluoreto (dose baixa).	A LDH é importante como marcador prognóstico para vários linfomas não Hodgkin. Também está correlacionada à transformação da doença em pacientes com linfomas de baixo grau. A LDH sérica é um biomarcador prognóstico útil no melanoma metastático e incorporada à classificação TNM dessa lesão. No entanto, assim como outros biomarcadores (p. ex., proteína S100B sérica, osteopontina), o valor preditivo positivo da LDH é limitado por sua taxa de falso-positivos. A LDH não tem utilidade como teste de função hepática nem é específica o bastante para estabelecer o diagnóstico de anemias hemolíticas ou megaloblásticas. No diagnóstico do infarto do miocárdio, a LDH sérica tem sido substituída pela determinação dos níveis séricos de troponina I cardioespecífica. As isozimas da LDH não têm utilidade clínica. Freedman A. Follicular lymphoma: 2014 update on diagnosis and management. Am J Hematol 2014;89:429. [PMID: 24687887] Jain P et al. Richter's transformation in chronic lymphocytic leukemia. Oncology (Williston Park) 2012;26:1146. [PMID: 23413591] Karagiannis P et al. Evaluating biomarkers in melanoma. Front Oncol 2015;4:383. [PMID: 25667918]

Legionella, anticorpos

Exame/faixa/coleta	Base fisiológica	Interpretação	Comentários
Anticorpos anti-Legionella, soro Título < 1:32 TSS $$$ Enviar soros pareados, um deles coletado na segunda semana da doença, e outro, após 2-3 semanas.	Legionella pneumophila é um bacilo Gram-negativo que se cora fracamente, causador da febre de Pontiac (doença similar a uma gripe aguda) e a doença dos legionários (uma pneumonia que pode evoluir para doença multissistêmica grave). Esse microrganismo não cresce nos meios de cultura bacteriológica de rotina. Existem ao menos 6 grupos sorológicos de L. pneumophila e no mínimo 22 espécies de Legionella. Existem ensaios de imunofluorescência indireta disponíveis para detecção do sorogrupo 1 de L. pneumophila (IgM e/ou IgG) e para os sorogrupos 1-6 (IgM e/ou IgG).	**Aumentados em:** Infecção por Legionella (80% dos pacientes com pneumonia apresentam títulos 4 vezes mais altos); reação cruzada com outros agentes infecciosos (Yersinia pestis [peste], Francisella tularensis [tularemia], Bacteroides fragilis, Mycoplasma pneumoniae, Leptospira interrogans, sorotipos de campilobacter).	O teste fornece um diagnóstico laboratorial retrospectivo, porque geralmente uma resposta de anticorpos detectável demora mais de 3 semanas para ser instituída. A infecção recente é indicada pela detecção de um aumento de título superior a 4 vezes, para mais de 1:128, em amostras coletadas com um intervalo maior que 3 semanas. Um único título superior a 1:256 é considerado diagnóstico. Cerca de 50-60% dos casos de legionelose podem apresentar resultado positivo no teste de fluorescência direta com anticorpos. A sensibilidade da cultura pode chegar a 50%. Os três métodos juntos podem aumentar a sensibilidade para 90%. Esse teste é específico para a espécie. É necessário utilizar um antissoro polivalente para testar todos os subgrupos e espécies. O exame de urina para detecção do antígeno de Legionella, utilizado como auxiliar às culturas, pode fornecer uma resposta rápida em termos de resultados. O teste de urina para antígenos é bastante específico, mas sua sensibilidade varia de 70 a 90%, porque o teste detecta primariamente infecções do sorogrupo 1. Abdel-Nour M et al. Biofilms: the stronghold of Legionella pneumophila. Int J Mol Sci 2013;14:21660. [PMID: 24185913] Isaac DT et al. Master manipulators: an update on Legionella pneumophila Icm/Dot translocated substrates and their host targets. Future Microbiol 2014;9:343. [PMID: 24762308] van Duin D. Diagnostic challenges and opportunities in older adults with infectious diseases. Clin Infect Dis 2012;54:973. [PMID: 22186775]

Leucograma, geral e diferencial

Exame/faixa/coleta	Base fisiológica	Interpretação	Comentários
Contagem de leucócitos (LEU) e diferencial de leucócitos, sangue As faixas de referência são idade e laboratório-específicas. Faixas para adultos: LEU 4,5-11,0 × 10^3/mcL; diferencial: neutrófilos segmentados 50-70%, neutrófilos bastonetes 0-5%, linfócitos 20-40%, monócitos 2-6%, eosinófilos 1-4%, basófilos 0-1%. *Crítico:* LEU < 1,5 × 10^3/mcL e/ou CAN < 0,5 × 10^3/mcL. Tubo de tampa lavanda $	O LEU e o diferencial de leucócitos determinam o número total de leucócitos, bem como o percentual e o número absoluto de cada tipo de leucócitos em uma amostra de sangue. Essas contagens normalmente são geradas por um analisador automático de laboratório de hematologia como parte do painel de contagem de hemograma. Os princípios básicos adotados no LEU e diferencial de leucócitos dependem do analisador (p. ex., Beckman Coulter, Siemens, Abbott, Sysmex). Quando indicado, também é realizada a contagem diferencial manual por meio do exame microscópico de um esfregaço de sangue.	**Aumentados em:** Infecções agudas, distúrbios inflamatórios, leucemias aguda e crônica, distúrbios mieloproliferativos, tumor sólido (reação paraneoplásica), linfoma circulante, lesão/necrose tecidual, estimulação por G-CSF, fármacos diversos, corticosteroides, alergias, reações de hipersensibilidade, estresse, tabagismo. **Diminuídos em:** Infecções, hipoplasia mieloide constitutiva e adquirida, mielossupressão (p. ex., quimioterapia, radiação, vários fármacos), mielodisplasia, doenças vasculares do colágeno, hiperesplenismo, neutropenia cíclica, neutropenia autoimune, alcoolismo.	Existem cinco tipos de leucócitos, cada um exercendo diferentes funções: neutrófilos, linfócitos, monócitos, eosinófilos e basófilos. As contagens absolutas das populações celulares individuais podem ser calculadas a partir da combinação da contagem de LEU ao percentual de cada tipo celular fornecido pelo diferencial. É importante realizar uma contagem diferencial manual em certas condições, como na presença de blastos, granulócitos imaturos, hemácias nucleadas, células de leucemia ou linfoma, plasmócitos ou mielodisplasia. Sistemas de imagem automatizados para o diferencial manual atualmente são disponibilizados rotineiramente. Elliott MA et al. Chronic neutrophilic leukemia 2014: update on diagnosis, molecular genetics, and management. Am J Hematol 2014;89:651. [PMID: 24845374] Templeton AJ et al. Prognostic role of neutrophil-to-lymphocyte ratio in solid tumors: a systematic review and meta-analysis J Natl Cancer Inst 2014;106:dju124. [PMID: 24875653]

Lipase

Exame/faixa/coleta	Base fisiológica	Interpretação	Comentários
Lipase, soro ou plasma 0–160 U/L [0–2,66 mckat/L] (laboratório-específico) TSS, TPP $$	As lipases são responsáveis pela hidrólise dos ésteres de glicerol dos ácidos graxos de cadeia longa para produção de ácidos graxos e glicerol. As lipases são produzidas no fígado, no intestino, na língua, no estômago e em numerosas outras células. Os ensaios são altamente dependentes do substrato utilizado.	**Aumentada em:** Pancreatite aguda, recorrente ou crônica; pseudocisto pancreático; malignidade pancreática; traumatismo pancreático; peritonite; doença biliar; doença hepática; diabetes melito (especialmente na cetoacidose diabética); doença intestinal, perfuração ou malignidade gástrica, fibrose cística, doença inflamatória intestinal (doença de Crohn e colite ulcerativa).	O teste de lipase sérica pode ser mais confiável do que o teste de amilase sérica para o diagnóstico inicial de pancreatite aguda. Isso se deve à maior sensibilidade do teste de lipase para casos de pancreatite alcoólica e também porque os níveis de lipase permanecem elevados por mais tempo do que os níveis de amilase. A maioria das diretrizes atuais indica que a lipase deve ser preferida à amilase total e pancreática. Recomenda-se adotar valores de corte que sejam 2–4 vezes o limite superior do intervalo de referência. As especificidades da lipase e da amilase na pancreatite aguda são similares, embora ambas sejam precárias. A medida simultânea das concentrações séricas de amilase e lipase não melhora a acurácia diagnóstica. A quantificação da lipase sérica não ajuda a determinar a gravidade ou a causa da pancreatite aguda, ao passo que as medidas diárias não têm valor na avaliação do progresso clínico nem do prognóstico definitivo do paciente. A sensibilidade do teste não é tão boa para casos de pancreatite crônica nem câncer de pâncreas. Para casos de insuficiência pancreática crônica, o teste de elastase pancreática fecal (p. 126) apresenta excelente sensibilidade. Lippi G et al. Laboratory diagnosis of acute pancreatitis: in search of the Holy Grail. Crit Rev Clin Lab Sci 2012;49:18. [PMID: 22339380] Mahajan A et al. Utility of serum pancreatic enzyme levels in diagnosing blunt trauma to the pancreas: a prospective study with systematic review. Injury 2014;45:1384. [PMID: 24702828]

Lipoproteína(a)

Exame/faixa/coleta	Base fisiológica	Interpretação	Comentários
Lipoproteína(a) [Lp(a)], soro ou plasma ≤ 30 mg/dL TSS, tubo de tampa vermelha, TPP, tubo de tampa verde ou lavanda Jejum de um dia para outro; separar o soro ou plasma das células imediatamente ou dentro de 2 horas, após a coleta. $$	A lipoproteína(a) é uma molécula do tipo LDL consistindo em uma partícula de apolipoproteína B-100 fixa a uma apoproteína (a) via ponte dissulfeto. A Lp(a) é pró-aterogênica e pró-trombótica. Níveis altos de Lp(a) constituem um fator de risco de doenças cardiovasculares, além de serem um fator preditivo independente de doença arterial coronariana e infarto do miocárdio. A Lp(a) também é um fator de risco de trombose venosa, acidente vascular encefálico e estenose valvar aórtica.	**Aumentada em:** ~ 15% da população geral. Níveis de Lp(a) > 30 mg/dL são associados a um risco de evento cardiovascular 2-3 vezes maior, independente de outros fatores de risco.	O teste não é recomendado como teste de rastreamento para a população sadia, principalmente devido à falta de medicações muito efetivas para diminuir a Lp(a). Os níveis de Lp(a) estão relacionados a fatores genéticos e, em grande parte, não são afetados pela dieta, exercício nem medicações redutoras de lipídeos. A terapia redutora de Lp(a) poderia ser benéfica para pacientes com níveis aumentados de Lp(a), especialmente aqueles com fatores de risco adicionais para doença arterial coronariana. Os níveis de Lp(a) variam significativamente entre os diferentes grupos étnicos. Os negros, por exemplo, apresentam níveis bem maiores do que os brancos, independentemente das variações de isoforma. Kostner KM et al. When should we measure lipoprotein(a)? Eur Heart J 2013;34:3268. [PMID: 23735860] Malaguarnera M et al. Lipoprotein(a) in cardiovascular diseases. Biomed Res Int 2013;2013:650989. [PMID: 23484137]

Magnésio

Exame/faixa/coleta	Base fisiológica	Interpretação	Comentários
Magnésio, soro ou plasma (Mg^{2+}) 1,8–3,0 mg/dL [0,75–1,25 mmol/L] ***Crítico:*** < 0,5 ou > 4,5 mg/dL [<0,2 ou > 1,85 mmol/L] Tubo de tampa vermelha ou verde $	O magnésio é primariamente um cátion intracelular (o segundo mais abundante; 60% encontrados nos ossos). É um cofator necessário a numerosos sistemas enzimáticos, em particular às ATPases. Ao regular as enzimas por meio do controle do cálcio intracelular, o Mg^{2+} afeta a vasoconstrição da musculatura lisa, importante para a fisiopatologia subjacente de várias doenças graves. No líquido extracelular, esse cátion influencia a irritabilidade e a resposta neuromuscular. A concentração de magnésio é determinada pela absorção intestinal, excreção renal e trocas entre o osso e o líquido intracelular.	**Aumentado em:** Desidratação, traumatismo tecidual, insuficiência renal, hipoadrenocorticismo, hipotireoidismo. Fármacos: ácido acetilsalicílico (uso prolongado), lítio, sais de magnésio, laxantes, enemas, progesterona, trianterene. **Diminuído em:** Diarreia crônica, fístula entérica, inanição, alcoolismo crônico, nutrição parenteral total com reposição inadequada, hipoparatireoidismo (especialmente após a cirurgia de paratireoide), pancreatite aguda, glomerulonefrite crônica, hiperaldosteronismo, cetoacidose diabética, IC, doença grave, síndrome de Gitelman (hipopotassemia familiar, hipomagnesemia e hipocalciúria), perda isolada de magnésio hereditária, hipotermia induzida. Fármacos: salbutamol, anfotericina B, sais de cálcio, derivados de platina (cisplatina, carboplatina), citratos (transfusão sanguínea), ciclosporina, rapamicina, diuréticos (furosemida, tiazídico), inibidores da bomba de prótons (omeprazol, pantoprazol, etc.), ácido etacrínico.	A deficiência de magnésio está correlacionada com uma mortalidade maior e piores desfechos clínicos na UTI, além de estar diretamente implicada na hipopotassemia, hipocalcemia, tetania e arritmia. A hipomagnesemia é relativamente comum e está associada a tetania, enfraquecimento, desorientação e sonolência. A deficiência de magnésio pode ocorrer com pouca ou nenhuma alteração evidente dos níveis séricos. A hipomagnesemia prolongada pode causar hipopotassemia refratária, bem como hipoparatireoidismo funcional. Observa-se uma redução progressiva dos níveis séricos de magnésio durante a gestação normal (relacionada à hemodiluição). Devido à capacidade dos rins de aumentar a excreção para quase 100% depois que o limiar de magnésio renal é excedido, a hipermagnesemia clinicamente significativa é rara. Ayuk J et al. Contemporary view of the clinical relevance of magnesium homeostasis. Ann Clin Biochem 2014;51(Pt 2):179. [PMID: 24402002] DeBaaij JH et al. Magnesium in man: implications for health and disease. Physiol Rev 2015;95:1. [PMID: 25540137]

Metanefrinas, fracionadas, urina

Exame/faixa/coleta	Base fisiológica	Interpretação	Comentários
Metanefrinas, fracionadas, urina Metanefrina: 60-200 mcg/24 h Normetanefrina: 120-510 mcg/24 h Frasco de coleta de urina contendo ácido bórico ou ácido acético $$$ Coletar urina de 24 horas.	As catecolaminas (norepinefrina e epinefrina), secretadas em excesso pelos feocromocitomas, são metabolizadas pela enzima catecol-O-metiltransferase em metanefrinas (normetanefrina e metanefrina) que, por sua vez, são excretadas na urina.	**Aumentadas em:** Feocromocitoma (98% de sensibilidade, 93% de especificidade), neuroblastoma, ganglioneuroma, estresse físico significativo. Fármacos: Inibidores de monoaminoxidase, antidepressivos tricíclicos, levodopa.	As metanefrinas fracionadas urinárias muitas vezes são usadas como exame bioquímico de primeira linha na avaliação diagnóstica do feocromocitoma. (Ver Algoritmo para feocromocitoma, Fig. 9-9.) Como < 0,1% dos indivíduos hipertensos têm feocromocitoma, o rastreamento de rotina dessa população forneceria um valor preditivo positivo < 10%. Evite utilizar os testes de modo exagerado. Não solicite exames de ácido vanilinmandélico urinário, catecolaminas urinárias nem catecolaminas e metanefrinas plasmáticas concomitantemente. Eisenhofer G et al. Laboratory evaluation of pheochromocytoma and paraganglioma. Clin Chem 2014;60:1486. [PMID: 25332315] Van Berkel A et al. Diagnosis of endocrine disease: biochemical diagnosis of phaeochromocytoma and paraganglioma. Eur J Endocrinol 2014;170:R109. [PMID: 2434742S]

Metanefrinas, livres (não conjugadas), plasma

Exame/faixa/coleta	Base fisiológica	Interpretação	Comentários
Metanefrinas, livres (não conjugadas), plasma Metanefrina, livre: < 0,50 nmol/L Normetanefrina, livre: < 0,9 nmol/L Tubo de tampa lavanda ou verde $$$ Coletar a amostra após um período mínimo de 30 minutos de repouso. Colocar o tubo contendo a amostra no gelo, centrifugar dentro de 1 hora, separar o plasma e congelar imediatamente.	As catecolaminas (norepinefrina e epinefrina), secretadas em excesso pelos feocromocitomas, são metabolizadas junto às células tumorais pela enzima catecol-O-metiltransferase em metanefrinas (normetanefrina e metanefrina) que, por sua vez, podem ser detectadas no plasma. A determinação das concentrações plasmáticas de metanefrinas livres (não conjugadas) proporciona diversas vantagens para a detecção do feocromocitoma: independência das alterações a curto prazo observadas na secreção de catecolaminas em resposta à mudança de postura, exercícios ou estresse intraoperatório; boa correlação com a massa tumoral; e mínima interferência farmacológica. No diagnóstico do feocromocitoma, a determinação da concentração plasmática de metanefrinas livres muitas vezes é mais confiável e eficiente do que outros exames bioquímicos.	**Aumentadas em:** Feocromocitoma (sensibilidade de 99%; especificidade de 89-94%).	O teste de detecção de metanefrinas livres no plasma é recomendado como um dos exames bioquímicos de primeira linha para diagnóstico do feocromocitoma. (Ver Algoritmo para feocromocitoma, Fig. 9-9.) A sensibilidade do teste de metanefrinas livres plasmáticas (99%) é maior do que a do teste de metanefrinas fracionadas urinárias (97%), catecolaminas plasmáticas (84%) e ácido vanililmandélico urinário (64%). A especificidade das metanefrinas livres plasmáticas é de 89-94% em comparação à especificidade do ácido vanililmandélico urinário (95%), metanefrinas totais urinárias (93%), catecolaminas urinárias (88%), catecolaminas plasmáticas (81%) e metanefrinas fracionadas urinárias (69%). Os níveis de metanefrinas livres são superiores aos níveis de metanefrinas desconjugadas para o diagnóstico de feocromocitoma, especialmente em pacientes com insuficiência renal concomitante. As catecolaminas plasmáticas muitas vezes estão falsamente aumentadas ao serem quantificadas no contexto hospitalar. Eisenhofer G et al. Laboratory evaluation of pheochromocytoma and paraganglioma. Clin Chem 2014;60:1486. [PMID: 25332315] Pamporaki C et al. Plasma-free vs. deconjugated metanephrines for diagnosis of phaeochromocytoma. Clin Endocrinol (Oxf) 2013;79:476. [PMID: 23461656] van Berkel A et al. Diagnosis of endocrine disease: biochemical diagnosis of phaeochromocytoma and paraganglioma. Eur J Endocrinol 2014;170:R109. [PMID: 24347425]

Metanol

Exame/faixa/coleta	Base fisiológica	Interpretação	Comentários
Metanol, sangue total Negativo Tubo de tampa verde ou lavanda $$	O metanol é extensivamente metabolizado pela álcool desidrogenase em formaldeído, bem como pela aldeído desidrogenase em ácido fórmico. Este último é seu principal metabólito tóxico. Níveis séricos de metanol acima de 20 mg/dL são tóxicos, e níveis acima de 40 mg/dL ameaçam a vida.	**Aumentado em:** Intoxicação por metanol.	A intoxicação por metanol está associada a acidose metabólica e *osmolal gap* (ver Tab. 8-19). O metanol é comumente ingerido em sua forma pura ou como soluções de limpeza ou soluções utilizadas em fotocopiadoras. A ingestão aguda causa neurite óptica, que pode resultar em cegueira. A intoxicação por metanol pode ser fatal. O fomepizol, um inibidor competitivo da álcool desidrogenase, pode ser utilizado no tratamento do envenenamento por metanol e prevenir a necessidade de hemodiálise extracorpórea. A quantificação dos níveis séricos de metanol por cromatografia gasosa é uma técnica onerosa, demorada e nem sempre disponível. Como o metanol é osmoticamente ativo e a determinação da osmolalidade sérica é facilmente realizada, o *osmolal gap* é muito utilizado como teste de rastreamento. Ver Tab. 8-19. Kruse JA. Methanol and ethylene glycol intoxication. Crit Care Clin 2012;28:661. [PMID: 22998995] Roberts DM et al. Recommendations for the role of extracorporeal treatments in the management of acute methanol poisoning: a systematic review and consensus statement. Crit Care Med 2015;43:461. [PMID: 25493973]

Metemoglobina

Exame/faixa/coleta	Base fisiológica	Interpretação	Comentários
Metemoglobina, sangue total (MetHb) < 0,15 g/dL [< 23,25 mmol/L] ou < 1,5% da Hb total Seringa para teste de gases sanguíneos (heparinizada) (tubo de tampa lavanda ou verde apenas para hemoglobina total) $$ Não remover a tampa ou cobertura protetora. Analisar a amostra imediatamente.	A metemoglobina possui um ferro-heme no estado férrico oxidado e, assim, não pode se combinar ao oxigênio nem transportá-lo. A metemoglobina pode ser analisada por espectrofotometria, medindo-se a diminuição da absorbância a 630-635 nm, produzida pela conversão da metemoglobina em cianometemoglobina com cianeto. A oximetria de CO representa o padrão-ouro e é utilizada para rápida quantificação da metemoglobina.	**Aumentada em:** Metemoglobinemia hereditária: variantes estruturais da Hb (hemoglobina M) (rara), deficiência de NADH-MeHb redutase (citocromo b_5 redutase). Metemoglobinemia adquirida: Fármacos oxidantes, como sulfonamidas, dapsona, sulfassalazina, sulfadiazina de prata, primaquina, isoniazida, drogas ilícitas (nitritos voláteis, cocaína), nitroglicerina, nitratos, anilinas corantes, fenacetina, hidralazina, anestésicos tópicos (p. ex., benzocaína, prilocaína), quimioterapia com ifosfamida, toxicidade da cloramina durante a hemodiálise, bebês com diarreia ou infecções no trato urinário (decorrente de estresse oxidativo).	Níveis de 1,5 g/dL (cerca de 10% da Hb total) resultam em uma cianose visível. A suspeita diagnóstica pode ser dada pela característica cor marrom-chocolate de uma amostra de sangue recém-coletada. Os pacientes com níveis em torno de 35% apresentam cefaleia, enfraquecimento e falta de ar (taquicardia, taquipneia). Níveis > 70% normalmente são fatais. A administração de azul de metileno facilita a redução da MetHb em Hb nos estados de deficiência enzimática, além de melhorar a cianose. Entretanto, esse procedimento não produz efeitos em termos da redução das variantes M de Hb nem do alívio da cianose causada por essas variantes. Ashurst J et al. Methemoglobinemia: a systematic review of the pathophysiology, detection, and treatment. Del Med J 2011;83:203. [PMID: 21954509] Skold A et al. Methemoglobinemia: pathogenesis, diagnosis, and management. South Med J 2011;104:757. [PMID: 22024786]

β₂-Microglobulina

Exame/faixa/coleta	Base fisiológica	Interpretação	Comentários
β₂-Microglobulina, soro ou plasma (β₂M) < 0,2 mg/dL [< 2,0 mg/L] TSS, tubo de tampa verde ou lavanda $$$	A β₂-microglobulina é uma proteína de baixo peso molecular que consiste na cadeia leve dos antígenos classe I do MHC. Está presente na superfície de todas as células nucleadas e em todos os líquidos corporais. É quase totalmente reabsorvida e catabolizada pelos túbulos renais proximais. Seus níveis estão aumentados em muitas condições que são acompanhadas de uma alta renovação celular e/ou imunoativação.	**Aumentada em:** Condições inflamatórias (p. ex., doença inflamatória intestinal), infecções (p. ex., infecção pelo HIV, CMV), rejeição de enxertos, distúrbios autoimunes, malignidades linfoides (p. ex., linfoma linfoplasmacítico/macroglobulinemia de Waldenström), mieloma múltiplo, insuficiência renal crônica, além de distúrbios linfoproliferativos, mieloproliferativos e mielodisplásicos.	Devido ao acúmulo observado em casos de disfunção renal e por sua habilidade de se tornar glicosilada, formar fibrilas e se depositar nos tecidos, a β₂M é uma das causas da amiloidose associada à diálise de longo prazo. Entre os testes utilizados para prever a evolução para Aids dos pacientes infectados pelo HIV, o número de células CD4 é o que apresenta maior poder preditivo, seguido de perto pela β₂M. Os níveis séricos de β₂M estão elevados em muitas malignidades hematológicas e linfoides. Foi encontrada uma associação entre os níveis séricos de β₂M e a carga tumoral em alguns distúrbios, particularmente no mieloma múltiplo. Como consequência, a β₂M tornou-se valiosa como marcador prognóstico dessas condições. Foi incorporada aos sistemas de escores prognósticos internacionais para mieloma múltiplo e certos linfomas. Bataille R et al. Multiple myeloma international staging system: "staging" or simply "aging" system? Clin Lymphoma Myeloma Leuk 2013;13:635. [PMID: 24035714] Gertz MA. Waldenström macroglobulinemia: 2013 update on diagnosis, risk stratification, and management. Am J Hematol 2013;88:703. [PMID: 23784973] Stoppini M et al. Systemic amyloidosis: lessons from β2-microglobulin. J Biol Chem 2015;290:9951. [PMID: 25750126] Yoo C et al. Serum beta2-microglobulin in malignant lymphomas: an old but powerful prognostic factor. Blood Res 2014;49:148. [PMID: 25325033]

MTHFR, mutação

Exame/faixa/coleta	Base fisiológica	Interpretação	Comentários
Mutação de metilenotetra-hidrofolato redutase (*MTHFR*) Sangue Tubo de tampa lavanda $$$	A 5,10-metilenotetra-hidrofolato redutase (MTHFR) tem papel decisivo no metabolismo do folato. A deficiência dessa enzima leva ao desenvolvimento de hiper-homocisteinemia. Os níveis plasmáticos aumentados de homocisteína constituem um fator de risco para o desenvolvimento de doença vascular arteriosclerótica e trombose. Duas mutações no gene *MTHFR*, C667T e A1298C, resultam no comprometimento moderado da atividade da MTHFR (30-60% do normal). Adicionalmente, essas mutações foram associadas ao risco aumentado de vários cânceres, provavelmente devido à hipometilação do DNA genômico. O teste de detecção da mutação *MTHFR* é solicitado com outros testes de avaliação do risco hereditário de formação de coágulos, como os testes de detecção de mutação para fator V de Leiden e protrombina 20210.	**Positiva em:** Indivíduos com mutações *MTHFR* C677T e/ou A1298C (sensibilidade e especificidade próximas de 100%).	O ensaio de mutação *MTHFR* é indicado para pacientes com doença vascular aterosclerótica de início precoce ou trombose, em particular para aqueles com hiper-homocisteinemia ou histórias familiares significativas. Ver testes recomendados para casos de trombose venosa (Fig. 9-36). Ambas as mutações C667T e A1298C devem ser examinadas durante a avaliação dos fatores de risco genético para hiper-homocisteinemia. Somente os indivíduos homozigotos para a mutação C677T ou heterozigotos compostos para as mutações C677T/A1298C apresentam níveis plasmáticos de homocisteína significativamente elevados. Não há relatos de indivíduos duplo-homozigotos. A associação da trombofilia (tromboembolismo venoso) na gestação com mutações em *MTHFR* ainda é controversa. O ensaio normalmente é baseado em PCR. Battinelli EM et al. The role of thrombophilia in pregnancy. Thrombosis 2013;2013:516420. [PMID: 24455235] Rai V. Methylenetetrahydrofolate reductase A1298C polymorphism and breast cancer risk: a meta-analysis of 33 studies. Ann Med Health Sci Res 2014;4:841. [PMID: 25506474] Trimmer EE. ethylenetetrahydrofolate reductase: biochemical characterization and medical significance. Curr Pharm Des 2013;19:2574. [PMID: 23116396]

N-telopeptídeo, ligação cruzada

Exame/faixa/coleta	Base fisiológica	Interpretação	Comentários
N-telopeptídeo de ligação cruzada (NTx) urina Adultos: 20-100 unidades 7-17 anos de idade: 20-700 unidades (unidades de NTx = nmol de equivalentes de colágeno ósseo/mmol de creatinina ou nM de BCE/mM de creatinina) (idade e laboratório-específico) Urina de 24 horas. Coletar sem conservantes. $$$$	Aproximadamente 90% da matriz óssea orgânica é composta por colágeno tipo I que apresenta ligação cruzada nas extremidades N e C-terminais da molécula. O fragmento N-terminal com ligação cruzada do colágeno de tipo I (NTx) é um marcador específico da reabsorção óssea aumentada. O coeficiente intraindividual de variação das medidas de NTx urinário é de aproximadamente 30%. Parte dessa variação é devida às flutuações diurnas e, assim, uma coleta de 24 horas é preferível.	**Aumentado em:** Osteoporose, osteomalácia, raquitismo, doença de Paget, hiperparatireoidismo, hipertireoidismo, fraturas, crescimento na infância, mieloma múltiplo e câncer com metástases ósseas.	Este teste pode ser útil para o monitoramento do tratamento antirreabsortivo de pacientes com osteopenia, osteoporose, doença de Paget ou outros distúrbios. O teste não tem utilidade durante a fase de crescimento infantil e na cicatrização de fraturas. A variabilidade biológica dos níveis urinários de NTx pode limitar sua utilidade clínica. O telopeptídeo C-terminal (CTx) e o pró-peptídeo N-terminal de pró-colágeno tipo I (PINP) séricos são preferíveis ao NTx urinário para o monitoramento do tratamento da osteoporose. O CTx sérico é considerado o marcador de referência da reabsorção óssea. O NTx urinário pode ser útil na detecção e tratamento de metástases ósseas. Ver também C-telopeptídeo, em ligação cruzada-beta (p. 119) e PINP (p. 231). Bandeira F et al. Bone markers and osteoporosis therapy. Arq Bras Endocrinol Metabol 2014;58:504. [PMID: 25166041] Chiu L et al. Use of urinary markers in cancer setting: a literature review. J Bone Oncol 2015;4:18. [PMID: 26579485] Lee J et al. Current recommendations for laboratory testing and use of bone turnover markers in management of osteoporosis. Ann Lab Med 2012;32:105. [PMID: 22389876]

Osmolalidade, soro ou plasma

Exame/faixa/coleta	Base fisiológica	Interpretação	Comentários
Osmolalidade, soro ou plasma (Osm) 285-293 mOsm/kg de H_2O [mmol/kg de H_2O] **Crítico:** < 240 ou > 320 mOsm/kg H_2O TSS, TPP $$	O teste mede a pressão osmótica do soro empregando o método de depressão do ponto do congelamento. A osmolalidade do plasma e da urina são mais úteis como indicadores do grau de hidratação do que o BUN, hematócrito ou proteínas séricas. A osmolalidade sérica pode ser estimada empregando-se a seguinte fórmula: $Osm = 2(Na^+) + \frac{BUN}{2,8} + \frac{Glicose}{18}$ onde Na^+ é expresso em mEq/L e o BUN e a glicose, em mg/dL.	**Aumentada em:** Cetoacidose diabética, coma hiperglicêmico hiperosmolar não cetótico, hipernatremia secundária à desidratação (diarreia, queimaduras graves, vômito, febre, hiperventilação, ingesta inadequada de água, diabetes insípido central ou nefrogênico, ou diurese osmótica), hipernatremia com hidratação normal (distúrbios hipotalâmicos, osmostato defeituoso), hipernatremia com hidratação excessiva (ingesta iatrogênica ou excessiva acidental de $NaHCO_3$ ou NaCl), ingesta de álcool ou outras substâncias tóxicas (ver Comentários), hipercalcemia; alimentação por sondas. Fármacos: corticosteroides, manitol, glicerina. **Diminuída em:** Gravidez (3º trimestre), hiponatremia com hipovolemia (insuficiência suprarrenal, perdas renais, diarreia, vômitos, queimaduras graves, peritonite, pancreatite), hiponatremia com normovolemia (SIADH), hiponatremia com hipervolemia (IC, cirrose, síndrome nefrótica, estado pós-operatório). Fármacos: clortalidona, ciclofosfamida, tiazídicos.	Se a diferença entre as osmolalidades séricas calculada e medida for maior que 10 mOsm/kg de H_2O, deve ser levantada a suspeita da presença de uma toxina de baixo peso molecular (etanol, metanol, álcool isopropílico, etilenoglicol, acetona, éter etílico, paraldeído ou manitol). Nesses casos, o etanol é a ocorrência mais comum. (Ver explicação adicional na Tab. 8-9.) Cada 100 mg de etanol/dL produzem um aumento de osmolalidade sérica da ordem de 22 mOsm/kg de H_2O (etanol/4,6). Enquanto o *osmolal gap* pode superestimar os níveis sanguíneos de álcool, uma osmolalidade sérica normal exclui a hipótese de intoxicação por etanol. A medida da osmolalidade sérica constitui uma primeira etapa importante na avaliação laboratorial do paciente hiponatrêmico. A medida simultânea dos níveis plasmáticos de ADH (vasopressina) e da osmolalidade plasmática por meio de um teste de desidratação constitui a ferramenta diagnóstica mais poderosa para o diagnóstico diferencial da poliúria/polidipsia. Cheuvront SN et al. Physiologic basis for understanding quantitative dehydration assessment. Am J Clin Nutr 2013;97:455. [PMID: 23343973] Nagler EV et al. Diagnosis and treatment of hyponatremia: a systemic review of clinical practice guidelines and consensus statements. BMC Med 2014;12:1. [PMID: 25539784] Pasquel FJ et al. Hyperosmolar hyperglycemic state: a historic review of the clinical presentation, diagnosis, and treatment. Diabetes Care 2014;37:3124. [PMID: 25342831]

Osmolalidade, urina

Exame/faixa/coleta	Base fisiológica	Interpretação	Comentários
Osmolalidade, urina (Osm urinária) Aleatória: 100-900 mOsm/kg de H_2O [mmol/kg de H_2O] Frasco de coleta de urina. $$	O teste mede a capacidade de concentração tubular renal. A osmolalidade e a gravidade específica da urina normalmente sofrem alterações em paralelo, uma em relação à outra. Quando moléculas grandes (p. ex., glicose e proteínas) estão presentes, todavia, os resultados divergem. A gravidade específica mostra um aumento ainda maior devido ao peso das moléculas, e a osmolalidade da urina apresenta um aumento menor, refletindo o número de moléculas.	**Aumentada em:** Hipovolemia, síndrome da secreção inapropriada de ADH (SIADH). Fármacos: agentes anestésicos (durante a cirurgia), carbamazepina, clorpropamida, ciclofosfamida, metolazona, vincristina. **Diminuída em:** Diabetes insípido, polidipsia primária, exercícios, inanição. Fármacos: acetoexamida, demeclociclina, gliburida, lítio, tolazamida.	No estado hipo-osmolar (osmolalidade sérica < 280 mOsm/kg), a osmolalidade da urina é utilizada para determinar se a excreção de água está normal ou comprometida. Um valor de osmolalidade urinária < 100 mOsm/kg indica a supressão completa e apropriada da secreção de ADH. Com a ingesta regular de líquidos, a osmolalidade urinária aleatória normal é da ordem de 100-900 mOsm/kg de H_2O. Após um período de 12 horas de restrição de líquidos, a osmolalidade urinária aleatória normal é > 850 mOsm/kg de H_2O. Capatina C et al. Diabetes insipidus after traumatic brain injury. J Clin Med 2015;4:1448. [PMID: 26239685] Oh JY et al. Syndrome of inappropriate antidiuretic hormone secretion and cerebral/renal salt wasting syndrome: similarities and differences. Front Pediatr 2015;2:146. [PMID: 25657991] Pasquel FJ et al. Hyperosmolar hyperglycemic state: a historic review of the clinical presentation, diagnosis, and treatment. Diabetes Care 2014;37:3124. [PMID: 25342831]

Osteocalcina

Exame/faixa/coleta	Base fisiológica	Interpretação	Comentários
Osteocalcina, soro ou plasma Adultos: 10-25 ng/mL 7-17 anos de idade: 25-300 ng/mL (idade-específica) TSS, tubo de tampa vermelha, lavanda, rosa ou verde $$$$	A osteocalcina é uma proteína não colágena constituída por 49 aminoácidos, localizada na matriz óssea e produzida pelos osteoblastos. Sua produção depende de vitamina K e é estimulada pela 1,25-di-hidroxivitamina D. Regula o tamanho e o formato da hidroxiapatita, bem como o metabolismo da glicose. Os níveis de osteocalcina também foram correlacionados com a formação de osso e o número de osteoblastos, por isso são usados como marcador da atividade osteoblástica do osso. A osteocalcina é liberada na circulação a partir da matriz durante a reabsorção óssea e é considerada um marcador da renovação óssea, em vez de um marcador específico de formação óssea. Os níveis de osteocalcina estão aumentados nas doenças ósseas metabólicas com formação aumentada de osso ou osteoide. Tanto a osteocalcina intacta (contendo 1-49 aminoácidos) como o grande fragmento N-terminal/região média (N-MID) (contendo 1-43 aminoácidos) estão presentes no sangue. A osteocalcina intacta torna-se instável em decorrência da clivagem pela protease entre os aminoácidos 43 e 44. O fragmento N-MID, resultante da clivagem, é mais estável. O teste detecta tanto o fragmento N-MID estável como a osteocalcina intacta.	**Aumentada em:** Osteoporose, osteomalácia, raquitismo, doença de Paget, hiperparatireoidismo, osteodistrofia renal, tireotoxicose, fraturas, acromegalia e câncer com metástases ósseas. **Diminuída em:** Hipoparatireoidismo, hipotireoidismo e deficiência de GH.	O teste pode ser útil para monitoramento e avaliação da efetividade da terapia antirreabsortiva em pacientes submetidos ao tratamento da osteopenia, osteoporose, doença de Paget ou outros distúrbios em que os níveis de osteocalcina estão aumentados. Esse teste também pode ser utilizado para auxiliar o diagnóstico de condições associadas ao aumento da renovação óssea, como doença de Paget, câncer acompanhado de metástases ósseas, hiperparatireoidismo primário e osteodistrofia renal. A osteocalcina é depurada pelos rins. Em pacientes com insuficiência renal, os níveis de osteocalcina podem estar elevados em decorrência do comprometimento da depuração e da existência de osteodistrofia renal. Estudos adicionais são necessários para definir o papel da osteocalcina na regulação do metabolismo da glicose e sua relevância clínica. Bandeira F et al. Bone markers and osteoporosis therapy. Arq Bras Endocrinol Metabol 2014;58:504. [PMID: 25166041] Klein GL. Insulin and bone: recent developments. World J Diabetes 2014;5:14. [PMID: 24567798] Lee J et al. Current recommendations for laboratory testing and use of bone turnover markers in management of osteoporosis. Ann Lab Med 2012;32:105. [PMID: 22389876]

Oxigênio, pressão parcial

Exame/faixa/coleta	Base fisiológica	Interpretação	Comentários
Oxigênio, pressão parcial (PO_2), sangue total 83-108 mmHg [11,04-14,36 kPa] Seringa heparinizada $$$ Coletar sangue arterial em uma seringa heparinizada. Enviar a amostra no gelo imediatamente para o laboratório.	O teste mede a pressão parcial de oxigênio (tensão de oxigênio) no sangue arterial. A pressão parcial de oxigênio é fundamental, pois determina (aliada à hemoglobina e ao suprimento sanguíneo) o suprimento de oxigênio tecidual.	**Aumentado em:** Oxigenoterapia. **Diminuído em:** Desuniformidade de ventilação/perfusão (asma, DPOC, atelectasia, embolia pulmonar, pneumonia, doença pulmonar intersticial, obstrução das vias aéreas por um corpo estranho, choque); hipoventilação alveolar (cifoescoliose, doença neuromuscular, traumatismo craniano, AVE); *shunt* da direita para a esquerda (doença cardíaca congênita). Fármacos: barbitúricos, opiáceos.	A % de saturação da hemoglobina (Hb) (SO_2) corresponde ao percentual de Hb total que está combinada ao O_2. A SO_2 depende da pressão parcial de oxigênio. Nos resultados de gases sanguíneos, a % de saturação é calculada em vez de medida. Esse cálculo é feito a partir da PO_2 e do pH, utilizando as curvas de dissociação da oxi-hemoglobina de referência para a hemoglobina de um adulto normal (faltando metemoglobina, carboxiemoglobina, etc.). A uma PO_2 < 60 mmHg, a saturação (e o conteúdo) de oxigênio não pode ser estimada de modo confiável a partir da PO_2. Portanto, a oximetria deve ser utilizada para determinar diretamente a % de saturação. Damiani E et al. Arterial hypoxia and mortality in critically ill patients: a systemic review and meta-analysis. Crit Care 2014;18:711. [PMID: 25532567] Nitzan M et al. Pulse oximetry: fundamentals and technology update. Med Devices (Auckl) 2014;7:231. [PMID: 25031547] Wagner PD. The physiological basis of pulmonary gas exchange: implications for clinical interpretation of arterial blood gases. Eur Respir J 2015;45:227. [PMID: 25232225]

Painel de anticorpos eritrocitários

Exame/faixa/coleta	Base fisiológica	Interpretação	Comentários
Painel de anticorpos eritrocitários, soro ou plasma Tubo de tampa vermelha ou lavanda/rosa ς É essencial que as amostras sejam devidamente identificadas e rotuladas.	Detecta anticorpos dirigidos contra antígenos eritrocitários não ABO em amostras de soro ou plasma de receptores, empregando hemácias reagentes selecionadas que têm antígenos contra os quais podem ser produzidos anticorpos comuns. A identificação adicional da especificidade de qualquer anticorpo detectado (utilizando painéis de hemácias de antigenicidade conhecida) possibilita testar o sangue do doador quanto à ausência do antígeno correspondente. A resposta primária à primeira exposição ao antígeno demora 20-120 dias; os anticorpos produzidos são na maioria IgM, com uma pequena quantidade de IgG. A resposta secundária requer 1-14 dias e, neste caso, os anticorpos produzidos são principalmente do tipo IgG.	**Positivo em:** Presença de aloanticorpos, autoanticorpos.	Na prática, a realização de tipagem e rastreamento (determinação dos grupos ABO e Rh e rastreamento de anticorpos) é adequada como avaliação para pacientes submetidos a procedimentos cirúrgicos que provavelmente não necessitarão de transfusão. Um rastreamento de anticorpos negativo implica a possibilidade de o receptor poder receber sangue tipo-específico (idêntico quanto ao ABO-Rh) com risco mínimo. É possível que haja desenvolvimento de uma atividade de anticorpo (p. ex., anti-Jk^a, anti-E) tão fraca que seja indetectável, mas que pode aumentar rapidamente depois de estimulação secundária com o mesmo antígeno. Technical Manual of the American Association of Blood Banks, 18th ed. American Association of Blood Banks, 2014.

Painel inibidor (mistura 1:1)

Exame/faixa/coleta	Base fisiológica	Interpretação	Comentários
Painel inibidor (teste de mistura 1:1), plasma Negativo Tubo de tampa azul $$$ Encher o tubo completamente.	O teste é útil para avaliar um TP e/ou TTP prolongado. (Primeiro, a presença de heparina deve ser excluída.) O plasma do paciente é misturado a um reservatório de plasmas normais (mistura 1:1). Em seguida, é realizado o teste de TTP e/ou TP. Se o paciente apresentar deficiência de um fator, a razão TTP/TP pós-mistura resultará normal (correção). Se um inibidor estiver presente, a razão TTP/TP pós-mistura ainda estará prolongada (sem correção) imediatamente e/ou após a incubação (37°C por 1-2 horas).	**Positivo em:** Presença de inibidor: anticorpos antifosfolipídeos (anticoagulante lúpico, LCA), anticorpos fator-específicos, ou ambos. **Negativo em:** Deficiências de fator. Ver avaliação do prolongamento de TTP isolado (Fig. 9-29).	O anticoagulante lúpico é um inibidor inespecífico, que prolonga o TTP no painel inibidor (ensaio com mistura 1:1), tanto imediatamente como após 1-2 horas de incubação. O período de incubação de 1-2 horas muitas vezes se faz necessário para detecção de anticorpos fator-específicos que apresentam baixas afinidades *in vitro* (p. ex., o TTP pós-mistura é normal imediatamente, mas se torna prolongado após a incubação). Dependendo do resultado do estudo de mistura 1:1, testes de seguimento frequentemente são realizados, i.e., tempo de diluição do veneno da víbora de Russel (dRVVT), em caso de suspeita de anticoagulante lúpico ou de ensaios de fator, se a deficiência de fator for considerada. Ortel TL. Antiphospholipid syndrome: laboratory testing and diagnostic strategies. Am J Hematol 2012;87:S75. [PMID: 22473619] Sakurai Y et al. Acquired hemophilia A: a frequently overlooked autoimmune hemorrhagic disorder. J Immunol Res 2014;2014:320674. [PMID: 24741588]

Exames laboratoriais comuns: seleção e interpretação 221

Paracetamol

Exame/faixa/coleta	Base fisiológica	Interpretação	Comentários
Paracetamol, soro (acetaminofeno) 10-20 mg/L [66-132 μmol/L] **Crítico:** > 50 mg/L Tampa vermelha $$ Para suspeita de superdosagem, colete duas amostras com intervalo mínimo de 4 horas entre cada coleta e decorridas pelo menos 4 horas da ingesta. Anote o horário da ingestão, caso seja conhecido. Solicite o exame imediatamente.	Na superdosagem, as toxicidades hepática e renal são produzidas pelo metabólito hidroxilado, se este não for conjugado à glutationa no fígado.	**Aumentado em:** Superdosagem de paracetamol. A interpretação dos níveis séricos de paracetamol depende do tempo decorrido desde a ingesta. Os níveis determinados em amostras coletadas antes de 4 horas após a ingesta não podem ser interpretados, pois o fármaco ainda estará em fase de absorção e distribuição. Se necessário o nomograma de paracetamol amplamente disponível pode ajudar a avaliar a possível toxicidade. Níveis > 150 mg/L medidos em 4 horas ou > 50 mg/L medidos em 12 horas após a ingestão frequentemente estão associados com toxicidade.	A superdosagem de paracetamol é potencialmente fatal e o reconhecimento precoce é decisivo. Não atrase o tratamento com acetilcisteína (140 mg/kg, por via oral) em caso de indisponibilidade dos níveis imediatos. Um nomograma para previsão de hepatotoxicidade por paracetamol subsequente à superdosagem aguda é disponibilizado na referência de 1975 abaixo. Hodgman MJ et al. A review of acetaminophen poisoning. Crit Care Clin 2012;28:499. [PMID: 22998987] Klein-Schwartz W et al. Intravenous acetylcysteine for the treatment of acetaminophen overdose. Expert Opin Pharmacother 2011;12:119. [PMID: 21126198] Rumack BH et al. Acetaminophen poisoning and toxicity. Pediatrics 1975;55: 871. [PMID: 1134886]

Paratormônio

Exame/faixa/coleta	Base fisiológica	Interpretação	Comentários
Paratormônio, soro ou plasma (PTH) PTH "intacto": 11-54 pg/mL [1,2-5,7 pmol/L] (laboratório-específico) TSS, tubo de tampa lavanda ou verde $$$$ A amostra coletada em jejum é preferível. Também é necessário quantificar simultaneamente os níveis séricos de cálcio e de fósforo.	O PTH é secretado pelas glândulas paratireoides. Esse hormônio mobiliza o cálcio dos ossos, aumenta a reabsorção tubular renal distal de cálcio, diminui a reabsorção tubular renal proximal de fósforo e estimula a síntese de 1,25-hidroxivitamina D a partir da 25-di-hidroxivitamina D pela α1-hidroxilase. A molécula de PTH "intacta" (84 aminoácidos) possui uma meia-vida aproximada de 5 minutos na circulação. Os fragmentos carboxiterminal e de molécula intermediária correspondem a até 90% do PTH circulante. Esses fragmentos são biologicamente inativos e depurados pelos rins, apresentando meia-vida aproximada de 1-2 horas. O fragmento aminoterminal é biologicamente ativo e tem meia-vida de 1-2 minutos. A quantificação do PTH por imunoensaio depende da especificidade dos anticorpos utilizados. Os ensaios para PTH intacto que empregam dois anticorpos (imunoensaio "sanduíche") são os ensaios padrão. Os ensaios de segunda e terceira geração para detecção de PTH intacto são menos suscetíveis à interferência dos fragmentos grandes de PTH (p. ex., fragmentos com 7-84 aminoácidos). Os ensaios aprimorados medem apenas a concentração de moléculas biologicamente intactas de PTH (contendo 1-84 aminoácidos).	**Aumentado em:** Hiperparatireoidismo primário, hiperparatireoidismo secundário decorrente de doença renal, deficiência de vitamina D. Fármacos: lítio, furosemida, propofol, fosfatos. **Diminuído em:** Hipoparatireoidismo, sarcoidose, hipertireoidismo, hipomagnesemia, malignidade com hipercalcemia, hipercalcemia não paratireóidea.	O teste é útil para o diagnóstico e para o diferencial de hipercalcemia, hiperparatireoidismo (primário, secundário, terciário) e hipoparatireoidismo, bem como para monitorar pacientes com insuficiência renal em estágio terminal quanto a uma possível osteodistrofia renal. Os resultados referentes ao PTH devem ser sempre avaliados à luz dos níveis séricos de cálcio concomitantes. Os testes de PTH diferem quanto à sensibilidade e especificidade de um ensaio para outro e entre laboratórios diferentes. O teste do anticorpo anticarboxiterminal quantifica as moléculas intactas, extremidades carboxiterminais e fragmentos de molécula intermediários. Possui sensibilidade de 85% e especificidade de 95% para detecção do hiperparatireoidismo primário. O teste de anticorpo antiaminoterminal quantifica as moléculas intactas e os fragmentos aminoterminais. Apresenta cerca de 75% de sensibilidade para detecção do hiperparatireoidismo. Os ensaios para PTH intacto são preferidos, porque detectam a supressão do PTH em casos de hipercalcemia não paratireóidea. O PTH intacto é melhor como indicador de hiperparatireoidismo na insuficiência renal. A sensibilidade dos ensaios imunométricos é de 85-90% para a detecção do hiperparatireoidismo primário. O monitoramento rápido do PTH no intraoperatório em pacientes submetidos à paratireoidectomia pode ser utilizado para confirmar a cura e predizer o sucesso da cirurgia a longo prazo, na maioria dos casos. Níveis baixos de PTH durante o intraoperatório de cirurgias de tireoide são considerados um fator preditor de hipocalcemia pós-operatória resultante de isquemia da glândula paratireoide. Ver os Algoritmos diagnósticos para hiper e hipocalcemia (Figs. 9-12 e 9-14). Cusano NE et al. Use of parathyroid hormone in hypoparathyroidism. J Endocrinol Invest 2013;36:1121. [PMID: 24445125] Michels TC et al Parathyroid disorders. Am Fam Physician 2013;88:249. [PMID: 23944728] Moorthi RN et al. Recent advances in the noninvasive diagnosis of renal osteodystrophy. Kidney Int 2013;84:886. [PMID: 23802194]

Peptídeo C

Exame/Faixa/coleta	Base fisiológica	Interpretação	Comentários
Peptídeo C, soro ou plasma 0,8-4,0 ng/mL [mcg/L] (0,26-1,3 nmol/L) TSS, TPP (verde-claro), tampa lavanda $$$ A amostra obtida em jejum é preferida.	O peptídeo C consiste em um subproduto inativado da clivagem da proinsulina em insulina ativa. É produzido em quantidades iguais para insulina e sua presença indica liberação endógena de insulina. A meia-vida do peptídeo C no sangue é de cerca de 30 minutos. O peptídeo C é amplamente excretado pelos rins.	**Aumentado em:** Insuficiência renal, ingesta de fármacos hipoglicêmicos orais, insulinomas, transplantes de células beta. **Diminuído em:** Hipoglicemia artificial em decorrência da administração de insulina, pancreatectomia, diabetes melito tipo 1 (diminuído ou indetectável).	Esse teste é mais útil para detecção de insulina injetada artificial (insulina aumentada, peptídeo C diminuído) ou de produção endógena de insulina em pacientes diabéticos que estejam recebendo insulina (presença do peptídeo C). Níveis aleatórios de peptídeo C possuem um poder discriminatório razoável para determinação da ocorrência de diabetes tipo 1 vs. tipo 2. Uma razão molar de insulina:peptídeo C > 1,0 no sangue venoso periférico de um paciente hipoglicêmico é consistente com a administração clandestina ou inadvertida de insulina, mas não com o insulinoma. A medida da liberação de insulina usando peptídeo C pode auxiliar na classificação e manejo do diabetes. A secreção persistente e substancial de insulina sugere diabetes tipo 2, enquanto a ausência de peptídeo C indica a adequação das estratégias de controle do diabetes tipo 1, incluindo a terapia com insulina. Níveis de peptídeo C ≥ 2 nmol/L são sugestivos de insulinoma. Besser RE. Determination of C-peptide in children: when is it useful? Pediatr Endocrinol Rev 2013;10:494. [PMID: 23957200] Jones AG et al. The clinical utility of C-peptide measurement in the care of patients with diabetes. Diabet Med 2013;30:803. [PMID: 23413806] Pietropaolo M. Persistent C-peptide: what does it mean? Curr Opin Endocrinol Diabetes Obes 2013;20:279. [PMID: 23743645]

Peptídeo natriurético tipo B

Exame/faixa/coleta	Base fisiológica	Interpretação	Comentários
Peptídeo natriurético tipo B (BNP), plasma Tubo de tampa lavanda ou rosa 0-100 pg/mL [0-347 pmol/L] $$ Também existem testes rápidos de imunoensaio disponíveis.	O BNP produz efeitos biológicos semelhantes àqueles promovidos pelo peptídeo natriurético atrial (ANP). O BNP é armazenado principalmente no miocárdio dos ventrículos cardíacos. Os níveis sanguíneos de BNP encontram-se elevados nos estados hipervolêmicos, como a insuficiência cardíaca (IC). O BNP é útil para guiar e monitorar o tratamento da insuficiência cardíaca, bem como na predição do prognóstico. O teste de BNP serve para estabelecer o diagnóstico e prognóstico da IC e para ajudar a guiar o tratamento dessa condição.	**Aumentado em:** IC (valor de corte da concentração: > 100 pg/mL, que rende uma sensibilidade de 90% e uma especificidade de 73%. Uma concentração de BNP <100 pg/mL tem valor preditivo negativo de 90%. Níveis de BNP > 400 pg/mL sugerem a existência de IC com uma especificidade acima de 90%). O BNP também está aumentado em uma variedade de doenças cardíacas e não cardíacas, entre elas a síndrome coronariana aguda, a disfunção ventricular esquerda, a estenose aórtica valvar, a embolia pulmonar e a insuficiência renal.	O teste de BNP não substitui uma avaliação cardiopulmonar detalhada e não deve ser utilizado como único critério para admissão/liberação de um paciente. Embora indiquem uma baixa probabilidade de IC, os níveis normais de BNP não excluem a possibilidade desta condição nem de outros distúrbios cardiopulmonares graves. Níveis moderadamente aumentados são inespecíficos para IC e podem ser encontrados em uma variedade de doenças cardíacas e não cardíacas. O BNP não é recomendado para fins de rastreamento de hipertrofia ou disfunção ventricular esquerda na população geral. Também é desnecessário realizar o teste de BNP em pacientes com IC evidente (p. ex., NYHA classe IV). Há relatos de que o tratamento da IC diminui os níveis de BNP paralelamente à melhora clínica. Testes de detecção do fragmento N-terminal do pró-BNP (NT-pró-BNP) também são disponibilizados e apresentam desempenho diagnóstico comparável ao do teste do BNP. Os intervalos de referência normais para o pró-BNP são laboratório-dependentes e variam conforme a idade e o sexo. Gaggin HK et al. Biomarkers and diagnostics in heart failure. Biochim Biophys Acta 2013;1832:2442. [PMID: 23313577] Oremus M et al. A systematic review of BNP and NT-proBNP in the management of heart failure: overview and methods. Heart Fail Rev 2014;19:413. [PMID: 24953975] Troughton R et al. Natriuretic peptide-guided heart failure management. Eur Heart J 2014;35:16. [PMID: 24216390]

pH

Exame/faixa/coleta	Base fisiológica	Interpretação	Comentários
pH, sangue total Arterial: 7,35-7,45 Venoso: 7,31-7,41 Seringa heparinizada $$$ A amostra deve ser coletada em seringa heparinizada e transportada no gelo imediatamente para o laboratório, sem exposição ao ar.	O pH avalia o estado acidobásico do sangue, sendo uma medida extremamente útil da função cardiorrespiratória integrada. A relação essencial existente entre pH, PCO_2 e bicarbonato (HCO_3^-) é expressa pela equação de Henderson-Hasselbalch (a 37°C): A diferença de pH arteriovenoso é de 0,01-0,03. Entretanto, essa diferença é maior em pacientes com IC e choque.	**Aumentado em:** *Alcalose respiratória*: Hiperventilação (p. ex., ansiedade), sepse, doença hepática, febre, envenenamento por salicilatos em fase inicial e ventilação artificial excessiva. *Alcalose metabólica*: Perda de HCl gástrico (p. ex., vômito), depleção de potássio, administração excessiva de álcalis (p. ex., bicarbonato, antiácidos), diuréticos, depleção de volume. **Diminuído em:** *Acidose respiratória*: Ventilação alveolar diminuída (p. ex., DPOC, agentes depressores respiratórios), doenças neuromusculares (p. ex., miastenia grave). *Acidose metabólica* (déficit de bicarbonato): Aumento da formação de ácidos (p. ex., cetoacidose [diabetes melito, álcool, inanição], acidose láctica); diminuição da excreção de H^+ (p. ex., insuficiência renal, acidose tubular renal, síndrome de Fanconi); aumento da ingestão de ácidos (p. ex., resinas de troca iônica, salicilatos, cloro de amônio, etilenoglicol, metanol); e aumento da perda de líquidos corporais alcalinos (p. ex., diarreia, fístulas, aspiração de conteúdo gastrintestinal, drenagem biliar).	Se o pH < 7,35, considera-se que o paciente tem acidose. Se o pH > 7,45, diz-se que o paciente tem alcalose. O pH de uma amostra deixada parada diminui devido ao metabolismo celular. A correção do pH (medido a 37°C), baseada na temperatura do paciente, não tem utilidade clínica. Ver Distúrbios acidobásicos (Fig. 9-5; Tab. 8-11). Singh V et al. Blood gas analysis for bedside diagnosis. Natl J Maxillofac Surg 2013;4:136. [PMID: 24665166] Wagner PD. The physiological basis of pulmonary gas exchange: implications for clinical interpretation of arterial blood gases. Eur Respir J 2015;45:227. [PMID: 25323225] Whittier WL et al. Primer on clinical acid-base problem solving. Dis Mon 2004;50:122. [PMID: 15069420]

Plaquetas, contagem

Exame/faixa/coleta	Base fisiológica	Interpretação	Comentários
Contagem de plaquetas, sangue total (Plt) 150-450 × 10^3/mcL [× 10^9/L] **Crítico:** < 25 × 10^3/mcL [× 10^9/L] Tubo de tampa lavanda $	As plaquetas são liberadas a partir dos megacariócitos na medula óssea e exercem papel importante na hemostasia normal. A contagem de plaquetas é realizada como parte do painel de um hemograma. Normalmente, é obtida por meio de analisadores hematológicos automatizados que também podem fornecer contagem de plaquetas reticuladas ou imaturas. Uma contagem de plaquetas estimada pode ser obtida pelo exame de um esfregaço de sangue periférico, multiplicando-se o número de plaquetas observadas por campo de maior aumento (100 × imersão) por 10.000.	**Aumentada em:** Distúrbios mieloproliferativos (policitemia vera, leucemia mieloide crônica, trombocitemia essencial, mielofibrose primária), alguns distúrbios mielodisplásicos (p. Ex., síndrome 5q), perda de sangue aguda, pós-esplenectomia, pré-eclâmpsia, trombocitose reativa secundária a distúrbios inflamatórios, infecção, lesão tecidual, deficiência de ferro, malignidades (trombocitose paraneoplásica). **Diminuída em:** Diminuição da produção: supressão ou substituição/infiltração da medula óssea, mielodisplasia, quimioterapia, fármacos, álcool, infecção (p. ex., HIV), insuficiência congênita de medula óssea (p. ex., anemia de Fanconi, síndrome de Wiskott-Aldrich, síndrome da trombocitopenia e aplasia radial [TAR], etc.). Destruição aumentada ou *pooling* excessivo: hiperesplenismo, CIVD, púrpura trombocitopênica trombótica, anticorpos antiplaquetários (PTI), síndrome de Evans, púrpura pós-transfusão, trombocitopenia isoimune neonatal, fármacos [p. ex., quinidina, cefalosporinas, clopidogrel, heparina-induzida]).	As contagens de plaquetas são determinadas para casos de pacientes com suspeita de distúrbios hemorrágicos, púrpura ou petéquias, leucemia/linfoma, ou CIVD, bem como em casos de pacientes em quimioterapia. Essas contagens também são realizadas para determinar a resposta às transfusões de plaquetas. Observa-se uma pequena tendência à hemorragia quando a contagem de plaquetas cai para menos de 20.000/mcL. A hemorragia decorrente de contagens plaquetárias baixas normalmente se manifesta como petéquias, epistaxe e sangramento gengival. Para procedimentos invasivos, contagens de plaquetas > 50.000/mcL são desejáveis. A infecção pelo HIV pode resultar tanto na diminuição da produção como na redução do tempo de sobrevida das plaquetas. As contagens de plaquetas reticuladas ou imaturas são úteis para o diagnóstico diferencial de trombocitopenia e para o monitoramento da recuperação da medula óssea após a quimioterapia ou o transplante de medula óssea. Ver também as entradas sobre anticorpos antiplaquetários, anticorpos associados a heparina e hemograma, bem como os algoritmos diagnósticos para trombocitopenia e trombocitose (Figs. 9-37 e 9-36). Hoffmann JJ. Reticulated platelets: analytical aspects and clinical utility. Clin Chem Lab Med 2014;52:1107. [PMID: 24807169] Lin RJ et al. Paraneoplastic thrombocytosis: the secrets of tumor self-promotion. Blood 2014;124:184. [PMID: 24868077] Neunert CE. Current management of immune thrombocytopenia. Hematology Am Soc Hematol Educ Program 2013;2013:276. [PMID: 24319191]

Porfobilinogênio

Exame/faixa/coleta	Base fisiológica	Interpretação	Comentários
Porfobilinogênio (PBG), urina Negativo (< 8,8 mmol/L ou < 11 mmol/24 h) $$ Manter ao abrigo da luz.	As porfirias são clinicamente caracterizadas por manifestações neurológicas e cutâneas e bioquimicamente pela superprodução de porfirina e outros precursores da produção de heme pelo fígado ou medula óssea. O PBG é um precursor hidrossolúvel do heme, cuja excreção urinária está aumentada nas porfirias hepáticas sintomáticas, incluindo a porfiria intermitente aguda (PIA) e outros tipos de ataque agudo de porfirias associados a sintomas neurológicos e/ou psiquiátricos. O PBG é qualitativamente detectado por meio de uma reação colorimétrica com reagente de Ehrlich. A confirmação do resultado é feita pela extração em clorofórmio (teste de Watson-Schwartz).	**Positivo em:** PIA, porfiria variegata, coproporfiria, coproporfiria hereditária. **Negativo em:** 20-30% dos pacientes com porfiria hepática entre ataques.	Os testes de PBG urinários qualitativos positivos devem ser acompanhados de medidas quantitativas, dada a ocorrência frequente de resultados falso-positivos com o teste de Watson-Schwartz. Um aumento superior a 5 vezes na excreção urinária de PBG, aliado à manifestação de sintomas típicos de ataque de porfiria aguda, é suficiente para justificar tratamento. Um teste de PBG para rastreamento é insensível. Um resultado de teste negativo não exclui a possibilidade de porfiria entre os ataques ou no estado de portador. As porfirias específicas podem ser melhor definidas pela medida quantitativa da concentração urinária de PBG, ácido 5-aminolevulínico e níveis de porfirina total, bem como pela medida da concentração de PBG desaminase eritrocitária (raramente utilizada). Atualmente, não há nenhum teste rápido para PBG urinária disponível no contexto de cuidados de urgência. Bissell DM et al. Acute hepatic porphyria. J Clin Transl Hepatol 2015;3:17. [PMID: 26357631] Pischik E et al. An update of clinical management of acute intermittent porphyria. Appl Clin Genet 2015;8:201. [PMID: 26366103]

Potássio

Exame/faixa/coleta	Base fisiológica	Interpretação	Comentários
Potássio (K+), soro ou plasma 3,5-5,0 mEq/L [mmol/L] **Crítico:** < 3,0 ou > 6,0 mEq/L TSS, tubo de tampa verde $ A hemólise deve ser evitada.	O potássio é predominantemente um cátion intracelular cujos níveis plasmáticos são regulados pela excreção renal. A concentração de potássio no plasma determina a excitabilidade neuromuscular. Concentrações de potássio elevadas ou baixas interferem na contração muscular.	**Aumentado em:** Hemólise maciça, dano tecidual grave, rabdomiólise, acidose, desidratação, insuficiência renal aguda ou crônica, doença de Addison, acidose tubular renal tipo IV, hipoaldosteronismo (hiporreninêmico), paralisia periódica familiar (hiperpotassêmica), pseudo-hipoaldosteronismo (tipos I e II), hiperplasia suprarrenal congênita (forma perdedora de sal), exercício (transitório). Fármacos: sais de potássio, diuréticos poupadores de potássio (p. ex., espironolactona, triantereno, eplerenona), anti-inflamatórios não esteroides, β-bloqueadores, inibidores da ECA, bloqueadores do receptor da ECA, doses altas de sulfametoxazol-trimetoprima, pentamidina, verapamil. **Diminuído em:** Baixa ingestão de potássio, diarreia ou vômito prolongado, acidose tubular renal tipos I e II, hiperaldosteronismo, síndrome de Cushing, diurese osmótica (p. ex., hiperglicemia), alcalose, paralisia periódica familiar (hipocalêmica), traumatismo (transitório), hemorragia subaracnóidea, tubulopatias perdedoras de sal hipopotassêmicas genéticas (p. ex., síndrome de Gitelman [hipopotassemia-hipocalciúria-hipomagnesemia familiar]). Fármacos: agentes adrenérgicos (isoproterenol), diuréticos.	Uma falsa hiperpotassemia pode ocorrer com a hemólise da amostra, atraso na separação do soro dos eritrócitos, permanência prolongada do punho cerrado durante a extração de sangue e manutenção de torniquete por tempo prolongado. Contagens muito altas de leucócitos ou plaquetas podem causar uma falsa elevação dos níveis séricos de potássio, mas a concentração plasmática do cátion permanece normal. Ben Salem C et al. Drug-induced hyperkalemia. Drug Saf 2014;37:677. [PMID: 25047526] Jain G et al. Genetic disorders of potassium homeostasis. Semin Nephrol 2013;33:300. [PMID: 23953807] Lee Hamm L et al. Acid-base and potassium homeostasis. Semin Nephrol 2013;33:257. [PMID: 23953803] Medford-Davis L et al. Derangements of potassium. Emerg Med Clin North Am 2014;32:329. [PMID: 24766936]

Pró-calcitonina

Exame/faixa/coleta	Base fisiológica	Interpretação	Comentários
Pró-calcitonina, soro ou plasma <0,10 ng/mL [<0,10 mcg/dL] TSS, TPP $$$$	A pró-calcitonina é um peptídeo de 116 aminoácidos, precursor da calcitonina produzido pelas células parafoliculares da glândula tireoide e pelas células neuroendócrinas do pulmão e do intestino. A produção aumentada pelo pulmão, intestino e outros tecidos ocorre em resposta ao estímulo inflamatório, sobretudo bacteriano. Os valores séricos de ProCT estão correlacionados com a gravidade da sepse, diminuindo com a melhora e aumentando com a exacerbação da condição. A ProCT sérica tornou-se útil como biomarcador para auxiliar o diagnóstico da sepse, bem como de condições infecciosas ou inflamatórias relacionadas. Sua meia-vida é de 25-30 horas.	**Aumentada em:** Bacteremia (sensibilidade de 76%, especificidade de 70%), síndrome da resposta inflamatória sistêmica (SIRS), meningite bacteriana, peritonite bacteriana, sepse, choque séptico.	A pró-calcitonina é um marcador diagnóstico auxiliar usado para diferenciar entre sepse e SIRS de origem não infecciosa. Quando um valor de corte > 2,0 ng/mL é usado no diagnóstico da sepse, a sensibilidade e especificidade relatadas são de 65-95% e 70-90%, respectivamente. Níveis > 2,00 ng/mL detectados no primeiro dia de internação na UTI apontam a existência de alto risco de progressão para sepse grave e/ou choque séptico. Níveis de pró-calcitonina < 0,50 ng/mL no momento da internação indicam que o paciente apresenta baixo risco de sofrer essa progressão. A pró-calcitonina também foi sugerida como guia para a terapia antibiótica em casos de infecção respiratória (i.e., níveis < 0,25 ng/mL indicariam que o uso de antibióticos é desnecessário; níveis > 0,5 ng/mL indicariam a necessidade de usar antibióticos). Níveis de pró-calcitonina continuamente decrescentes indicam a melhora do prognóstico, mesmo que os valores de pico de pró-calcitonina estejam muito altos. Um aumento persistente (ou a não diminuição) dos níveis de pró-calcitonina foi associada a taxas de mortalidade mais altas. Anticorpos que neutralizam os efeitos prejudiciais da pró-calcitonina poderiam ser terapêuticos em casos de sepse. Biron BM et al. Biomarkers for sepsis: what is and what might be? Biomark Insights 2015;10(Suppl 4):7. [PMID: 26417200] Carr JA. Procalcitonin-guided antibiotic therapy for septic patients in the surgical intensive care unit. J Intensive Care 2015;3:36. [PMID: 26244096] Meisner M. Update on procalcitonin measurements. Ann Lab Med 2014;34:263. [PMID: 24982830]

Prolactina

Exame/faixa/coleta	Base fisiológica	Interpretação	Comentários
Prolactina, soro ou plasma (PRL) < 25 ng/mL [mcg/L] TSS, TPP, tubo de tampa verde $$$	A prolactina é um hormônio peptídico secretado pela adeno-hipófise. Atua na iniciação e manutenção da lactação no período pós-parto. A secreção de PRL é inibida pela secreção hipotalâmica da dopamina. Os níveis de PRL aumentam diante da insuficiência renal, hipotireoidismo e uso de fármacos antagonistas da dopamina.	**Aumentada em:** Sono, amamentação, estimulação dos mamilos (amamentação), gravidez, exercício, hipoglicemia, estresse, hipotireoidismo, tumores hipofisários (prolactinomas e outros), lesões de hipotálamo/pedúnculo hipofisário, insuficiência renal, cirrose, infecção pelo HIV, IC, LES, mieloma múltiplo em estágio avançado, cisto de Rathke. Fármacos: fenotiazinas, haloperidol, antipsicóticos (p. ex., risperidona, clozapina, aripiprazol), reserpina, metoclopramida, metildopa, estrogênios, opiáceos, cimetidina. **Diminuída em:** Fármacos: levodopa.	A hiperprolactinemia está associada a sintomas de galactorreia, distúrbios menstruais (em geral, amenorreia) e infertilidade. A PRL sérica é utilizada primariamente na avaliação de suspeitas de tumor de hipófise (60% dos adenomas hipofisários secretam PRL). A manifestação clínica comum é a amenorreia e galactorreia nas mulheres e impotência nos homens. (Ver Algoritmo para amenorreia, Fig. 9-1.) Em pacientes com macroadenoma, os níveis de PRL frequentemente são > 500 ng/mL. No microadenoma, os níveis de PRL normalmente são > 150 ng/mL. Havendo discrepância entre um tumor hipofisário muito grande e níveis de PRL levemente aumentados ou normais (p. ex., < 200 ng/mL), recomenda-se diluir as amostras de soro para eliminar um artefato que pode ocorrer em alguns ensaios imunométricos e levar a valores de PRL falsamente baixos ("efeito gancho"). O rastreamento para detecção de macroprolactina (forma dimérica ou polimérica) com IgG, especialmente na forma de autoanticorpos antiprolactina, é sugerido para fins de investigação de pacientes hiperprolactinêmicos assintomáticos. Lake MG et al. Pituitary adenomas: an overview. Am Fam Physician 2013;88:319. [PMID: 24010395] Molitch ME. Endocrinology in pregnancy: management of the pregnant patient with a prolactinoma. Eur J Endocrinol 2015;172:R205. [PMID: 25805896] Vilar L et al. Challenges and pitfalls in the diagnosis of hyperprolactinemia. Arq Bras Endocrinol Metab 2014;58:9. [PMID: 24728159]

Pró-peptídeo N-terminal do pró-colágeno tipo I (PINP)

Exame/faixa/coleta	Base fisiológica	Interpretação	Comentários
Pró-peptídeo N-terminal intacto do pró-colágeno tipo I (PINP), soro 20–100 mcg/L TSS dourado, vermelho $$$ O soro deve ser rapidamente separado das células (dentro de 2 horas) e mantido sob refrigeração ou congelado.	PINP deriva do precursor do colágeno tipo I (pró-colágeno tipo I) no osso mineralizado. Os níveis de PINP circulante refletem a taxa de síntese de colágeno tipo I primariamente pelos osteoblastos. Os níveis séricos de PINP são afetados principalmente pelas alterações no metabolismo ósseo. É considerado o marcador mais sensível de formação óssea. É útil no monitoramento da formação óssea e das terapias antirreabsortivas. PINP é metabolizado principalmente no fígado.	**Aumentado em:** Doença de Paget, metástase óssea (p. ex., câncer de mama ou de próstata). **Diminuído em:** Osteogênese imperfeita (crianças). **Aumento em relação ao basal em:** Terapia de formação óssea (p. ex., teriparatida). **Diminuição em relação ao basal em:** Terapias antirreabsortivas (p. ex., bisfosfonatos, terapia de reposição hormonal com estrogênio ou seus análogos).	O intervalo de referência de PINP é amplo devido à considerável variação interindividual. Os níveis basais de PINP devem ser obtidos antes de iniciar a terapia da osteoporose. Uma alteração > 20% ou > 10 mcg/L em relação aos níveis basais de PINP em 3-6 meses após o início da terapia indica uma resposta terapêutica adequada. Para o monitoramento da terapia, devem ser realizadas medidas seriadas usando o mesmo imunoensaio de PINP. Amostras de sangue devem ser coletadas no mesmo horário do dia para a realização das medidas seriadas, porque há uma variação diurna de PINP e seus níveis são mais altos à noite. Seu uso como teste de rastreamento para osteoporose não é recomendada. Cundy T et al. Paget's disease of bone. Clin Biochem 2012;45:43. [PMID: 22024254] Krege JH, et al. PINP as a biological response marker during teriparatide treatment for osteoporosis. Osteoporos Int 2014;25:2159. [PMID: 24599274] Koivula MK et al. Measurement of aminoterminal propeptide of type I procollagen (PINP) in serum. Clin Biochem 2012;45:920. [PMID: 22480789]

Proteína C

Exame/faixa/coleta	Base fisiológica	Interpretação	Comentários
Proteína C, plasma 70-170% (funcional) 65-150% (antigênica) Tubo de tampa azul $$$ Transportar a amostra no gelo até o laboratório. O plasma deve ser separado e congelado em tubo de polipropileno dentro de 2 horas.	A proteína C é uma proenzima dependente de vitamina K, sintetizada no fígado. É ativada junto à superfície endotelial, quando a trombina liga-se à trombomodulina. Na presença de seu cofator, a proteína S, a proteína C ativada (PCA) causa a inativação das Va e VIIIa, impedindo assim a geração de mais trombina. A PCA também produz efeitos citoprotetores, como efeitos anti-inflamatórios, antiapoptóticos e proteção de barreira endotelial. Esses efeitos são mediados pelo receptor de proteína C da célula endotelial. O ensaio funcional detecta deficiências quantitativas (tipo I) e qualitativas (tipo II) de proteína C. O ensaio antigênico detecta pacientes com deficiência quantitativa de proteína C, mas não detecta pacientes com anormalidades qualitativas. A deficiência é herdada de forma autossômica dominante e com penetrância incompleta, mas também pode ser adquirida. Os pacientes deficientes podem apresentar um estado hipercoagulável, com tromboflebite recorrente ou embolia pulmonar.	**Diminuída em:** Deficiência congênita, doença hepática, cirrose (13-25%), uso de varfarina (28-60%), deficiência de vitamina K, CIVD, trombose (aguda). **Fatores interferentes:** Valores de proteína C funcional falsamente diminuídos podem ser encontrados em pacientes que apresentam níveis anormalmente elevados de fator VIII. Níveis artificialmente aumentados de proteína C funcional podem ser detectados em pacientes sob terapia com heparina.	A deficiência homozigota de proteína C (atividade < 1%) está associada à púrpura neonatal fulminante fatal e a trombose venosa maciça ao nascimento. Os pacientes heterozigotos (1 em 200-300 indivíduos, com níveis equivalentes a 25-50% do normal) podem apresentar risco de desenvolvimento de trombose venosa. Foram identificados familiares com disfunção da proteína C em quantidades normais. A interpretação de um valor de proteína C anormalmente baixo deve estar relacionada ao contexto clínico. A terapia anticoagulante, a CIVD e a doença hepática devem estar ausentes. Existe uma sobreposição entre os limites mais baixos dos valores normais e os valores detectados em indivíduos heterozigotos. Os pacientes devem permanecer fora da terapia anticoagulante por 2 semanas para que seja possível obter medidas acuradas dos níveis de proteína C funcional. Ver testes recomendados para casos de trombose venosa (Fig. 9-36). Cuzick J et al. Prevention and early detection of prostate cancer. Lancet Oncol 2014;15:e484. [PMID: 25281467] Smith RA et al. Cancer screening in the United States, 2015: a review of current American Cancer Society guidelines and current issues in cancer screening. CA Cancer J Clin 2015;65:30. [PMID: 25581023]

Proteína C-reativa, alta sensibilidade

Exame/faixa/coleta	Base fisiológica	Interpretação	Comentários
Proteína C-reativa, alta sensibilidade, soro ou plasma < 1,0 mg/dL (percentil 95 inferior) TSS, TPP (verde-claro) $	A proteína C-reativa é uma proteína reagente de fase aguda. Sua secreção hepática é estimulada em resposta às citocinas inflamatórias. Diferente das outras proteínas de fase aguda, a proteína C-reativa não é afetada por hormônios. A proteína C-reativa ativa o sistema complemento, liga-se aos receptores de fibrose cistina e atua como opsonina para alguns microrganismos. Os níveis de proteína C-reativa aumentam de forma rápida e marcante diante de inflamação, da infecção, do traumatismo e da necrose tecidual, das malignidades e dos distúrbios autoimunes. Os níveis de proteína C-reativa também são válidos para a avaliação da inflamação vascular e na estratificação do risco cardiovascular. Foi demonstrado que os níveis de proteína C-reativa constituem um fator de risco independente para desenvolvimento de doença aterosclerótica. Níveis elevados de proteína C-reativa estão associados a uma mortalidade e morbidade cardiovascular aumentada em pacientes com doença arterial coronariana.	**Aumentada em:** Estados inflamatórios, incluindo os distúrbios arterioscleróticos.	Ainda que bastante sensível, a proteína C-reativa é um marcador inespecífico da inflamação. Além da arteriosclerose, diversas condições podem causar aumentos drásticos dos níveis de proteína C-reativa. Dentro de 2 horas após a lesão aguda (p. ex., cirurgia, infecção), os níveis de atingem um pico e, então, passam a cair no decorrer das 48 horas subsequentes, se nenhum outro evento inflamatório ocorrer. Em pacientes com artrite reumatoide, as concentrações de proteína C-reativa permanecem persistentemente elevadas na doença ativa e, em geral, voltam aos níveis normais durante os períodos de remissão completa. Os pacientes que apresentam altas concentrações de proteína C-reativa altamente sensível são mais propensos a desenvolverem acidente vascular encefálico (AVE), infarto do miocárdio e doença vascular periférica grave. Os resultados de proteína C-reativa altamente sensível são utilizados para atribuir riscos do seguinte modo: < 1,0 mg/L terçil inferior, menor risco; 1,0-3,0 mg/L terçil médio, risco mediano; > 3,0 mg/L terçil superior, maior risco. A causa não cardiovascular deve ser considerada se os valores de proteína C-reativa forem > 10 mg/dL em repetidas determinações. Algarra M et al. Current analytical strategies for C-reactive protein quantification in blood. Clin Chim Acta 2013;415:1. [PMID: 22975530] Dallmeier D et al. Strategies for vascular disease prevention: the role of lipids and related markers including apolipoproteins, LDL particle size, hs-CRP, Lp-PLA2 and Lp(a). Best Pract Res Clin Endocrinol Metab 2014;28:281. [PMID: 24840259] Rudolf J et al. Cholesterol, lipoproteins, high-sensitivity C-reactive protein, and other risk factors for atherosclerosis. Clin Lab Med 2014;34:113. [PMID: 24507791].

Proteína relacionada ao PTH

Exame/faixa/coleta	Base fisiológica	Interpretação	Comentários
Proteína relacionada ao PTH (PTHrP), plasma Ensaio-específico (pmol/L ou indetectável) Tubo de tampa lavanda Tubo contendo anticoagulante e inibidores da protease. A amostra é coletada sem uso de torniquete. $$	A proteína relacionada ao PTH (PTHrP) é constituída por 139-173 aminoácidos e possui homologia aminoterminal com o PTH. A homologia explica a habilidade dessa proteína de se ligar ao receptor do PTH e produzir efeitos similares àqueles produzidos pelo hormônio sobre os ossos e rins. A PTHrP induz aumento da concentração plasmática de cálcio, diminuição da concentração plasmática de fósforo e aumento do AMPc urinário. A PTHrP é encontrada nos queratinócitos, fibroblastos, placenta, cérebro, hipófise, suprarrenal, estômago, fígado, células de Leydig testiculares e glândulas mamárias. Seu papel fisiológico nesses lugares é desconhecido. A PTHrP é secretada por tumores sólidos malignos (de pulmão, mama, rim; outros tumores escamosos) e produz a hipercalcemia humoral da malignidade. A PTHrP pode atuar como oncoproteína e regular o crescimento e proliferação de muitas malignidades comuns, além de ser marcador de cânceres que metastatizam para os ossos. A análise da PTHrP é feita por ensaio imunorradiométrico (EIRM). O ensaio de escolha é o EIRM aminoterminal-específico. Os ensaios de EIRM de dois sítios requerem a coleta da amostra com inibidores de protease, pois as proteases séricas destroem a imunorreatividade.	**Aumentada em:** Hipercalcemia humoral da malignidade (80% dos tumores sólidos).	Os ensaios dirigidos contra a porção aminoterminal da PTHrP não são influenciados pela insuficiência renal. Os aumentos da concentração de PTHrP são prontamente detectáveis pela maioria dos ensaios disponíveis na maior parte dos casos de pacientes com hipercalcemia humoral da malignidade. Cerca de 20% dos pacientes com malignidade e hipercalcemia apresentam baixos níveis de PTHrP. Isso ocorre porque a hipercalcemia observada nesses indivíduos é causada por processos osteolíticos locais. Soki FN et al. The multifaceted actions of PTHrP in skeletal metastasis. Future Oncol 2012;8:803. [PMID: 22830401] Wysolmerski JJ. Parathyroid hormone-related protein: an update. J Clin Endocrinol Metab 2012; 97:2947. [PMID: 22745236]

Proteína S

Exame/faixa/coleta	Base fisiológica	Interpretação	Comentários
Proteína S (antígeno total), plasma 55-155% Tubo de tampa azul $$$ Transportar a amostra no gelo até o laboratório. O plasma deve ser separado e congelado em tubo de polipropileno dentro de 2 horas.	A proteína S é uma glicoproteína dependente de vitamina K sintetizada no fígado. Exerce função anticoagulante e atua como cofator da proteína C ativada (PCA), com a qual forma um complexo estequiométrico. Esse complexo inativa Va e VIIIa. Existem duas formas de proteína S: livre e ligada. A proteína S livre representa em torno de 40% do total e constitui a forma funcional, que atua como cofator da PCA. A proteína S ligada, fixada à proteína ligadora de C4b, não possui nenhuma atividade anticoagulante. Sua deficiência está associada à ocorrência de trombose venosa recorrente e/ou tromboembolia antes dos 45 anos.	**Diminuída em:** Deficiência congênita de proteína S, doença hepática, trombose (aguda), terapia com varfarina, CIVD, deficiência de vitamina K, síndrome nefrótica.	Este imunoensaio mede a concentração de antígeno de proteína S total em vez da atividade biológica da proteína S. O ensaio de coagulação da proteína S funcional (atividade do cofator PCA) e o imunoensaio de detecção de antígeno de proteína S livre são disponibilizados para diferenciação dos subtipos de deficiência congênita de proteína S (tipo I: diminuição dos níveis antigênicos e funcionais; tipo II: níveis funcionais diminuídos, mas níveis normais de antígeno livre e total; tipo IIa ou tipo III: diminuição dos níveis funcionais e de antígeno livre, mas níveis normais de antígeno total). Hamasaki N et al. Activated protein C anticoagulant system dysfunction and thrombophilia in Asia. Ann Lab Med 2013;33;3-8. [PMID: 23301217] MaCCallum P et al. Diagnosis and management of heritable thrombophilias. BMJ 2014;349:g4387. [PMID: 25035247]

Proteína total

Exame/faixa/coleta	Base fisiológica	Interpretação	Comentários
Proteína total, plasma ou soro 6,0-8,0 g/dL [60-80 g/L] TSS, tubo de tampa verde, TPP, tubo de tampa lavanda $ Evitar a estase venosa prolongada durante a coleta.	A concentração plasmática de proteínas é determinada pelo estado nutricional, pela função hepática, pela função renal, pela hidratação e por diversas condições patológicas. A concentração plasmática de proteínas determina a pressão osmótica coloidal.	**Aumentada em:** Gamopatias mono ou policlonais, desidratação marcante. Fármacos: esteroides anabolizantes, androgênios, corticosteroides, epinefrina. **Diminuída em:** Enteropatias perdedoras de proteína, queimaduras agudas, síndrome nefrótica, deficiência proteica dietética grave, doença hepática crônica, síndrome da má absorção, agamaglobulinemia, caquexia do câncer.	As proteínas séricas totais consistem primariamente em albumina e globulina. Os níveis séricos de globulina são calculados subtraindo-se a concentração de albumina da concentração de proteínas totais. A hipoproteinemia normalmente indica a ocorrência de hipoalbuminemia, uma vez que a albumina é a principal proteína sérica. A hipoalbuminemia está associada a uma maior mortalidade intra-hospitalar entre os pacientes cirúrgicos. Fanali G et al. Human serum albumin: from bench to bedside. Mol Aspects Med 2012;33:209. [PMID: 22230555] Gatta A et al. Hypoalbuminemia. Intern Emerg Med 2012;7:5193. [PMID: 23073857] Nakayama H et al. Management before hepatectomy for hepatocellular carcinoma with cirrhosis. World J Hepatol 2015;7:292. [PMID: 26380653]

Protrombina, mutação

Exame/faixa/coleta	Base fisiológica	Interpretação	Comentários
Protrombina (fator II), mutação G20210A Sangue Tubo de tampa lavanda $$$$	A mutação 20210A envolvendo o fator II (protrombina) representa um fator de risco genético comum para o desenvolvimento de trombose. Essa mutação está associada a níveis elevados de protrombina. Concentrações mais altas de protrombina levam a taxas aumentadas de geração de trombina, resultando na formação excessiva de coágulos de fibrina. Trata-se de um distúrbio autossômico dominante, em que os indivíduos heterozigotos apresentam um risco 3-11 vezes maior de desenvolverem trombose. Embora a homozigosidade seja rara, a herança de duas mutações G20210A resultaria em um aumento ainda maior do risco de desenvolvimento de trombose. A frequência estimada da mutação G20210A do fator II em populações brancas é de 1-6%. O teste de detecção da mutação 2020A da protrombina muitas vezes é solicitado com a análise do fator V de Leiden (resistência à proteína C ativada) para ajudar a estabelecer o diagnóstico da causa de episódios recorrentes de trombose venosa e/ou de tromboembolismo (TEV).	**Positiva em:** Hipercoagulabilidade secundária à mutação G20210A do fator II (protrombina) (sensibilidade e especificidade de quase 100%).	A maioria dos portadores nunca apresenta trombose venosa profunda (TVP) nem embolia pulmonar (EP). O teste não afeta o tratamento agudo e raramente afeta o tratamento a longo prazo do TEV. Os testes não devem ser solicitados de forma rotineira para pacientes com TVP ou EP sem determinação prévia de como e porquê o resultado do teste alteraria o tratamento. A mutação na protrombina está associada à trombose venosa profunda, especialmente a trombose da veia porta. A reação em cadeia da polimerase (PCR) é o método mais utilizado para detecção da mutação G20210A do fator II. Johnson NV et al. Advances in laboratory testing for thrombophilia. Am J Hematol 2012;87:S108. [PMID: 22473489] Leebeek FW et al. Prothrombotic disorders in abdominal vein thrombosis. Neth J Med 2012;70:400. [PMID: 23123534] MacCallum P et al. Diagnosis and management of heritable thrombophilias. BMJ 2014;349:g4387. [PMID: 25035247]

QuantiFERON-TB (ensaio de liberação de gamainterferona)

Exame/faixa/coleta	Base fisiológica	Interpretação	Comentários
QuantiFERON-TB (ensaio de liberação de gamainterferona), sangue total Negativo Tubo de tampa verde (deve ser entregue ao laboratório para realização dos exames dentro de 12 horas) ou tubos de coleta de sangue exclusivos para QFT-G (Nil, TB-Antigen, Mitogen). $$$	O QuantiFERON-TB-Gold (QFT-G) é um teste indireto para detecção da infecção por *Mycobacterium tuberculosis*. Esse teste mede uma resposta imune mediada por células em indivíduos infectados. Os linfócitos T dessas pessoas estão sensibilizados pelas proteínas de *M. tuberculosis*. Quando o sangue total é incubado com os antígenos específicos de *M. tuberculosis* utilizados no teste, os linfócitos produzem e secretam gamainterferona (γ-IFN), que é medida por ELISA. O teste não distingue entre a doença tuberculosa ativa e a infecção tuberculosa latente, tendo sido projetado para uso em conjunto com a avaliação de risco, a radiografia de tórax e outras avaliações médicas e diagnósticas. Em comparação com o teste cutâneo da tuberculina, o QTF-G é mais simples e mais acurado, específico e conveniente como ferramenta diagnóstica da TB. Outro equivalente do ensaio de liberação de gamainterferona é o T-SPOT.TB, que se baseia em um ensaio de *immunospot* ligado à enzima (ELISpot).	**Positivo em:** Infecção ativa por *M. tuberculosis*, infecção tuberculosa latente. **Negativo em:** Ausência de infecção ativa ou latente por *M. tuberculosis*. **Indeterminado em:** Erro de teste ou anergia do paciente.	O QFT-G é altamente específico. Um resultado de teste positivo é fortemente preditivo de infecção por *M. tuberculosis*. O teste QFT-G é completamente não afetado pelo estado de imunização com BCG nem pela sensibilização à maioria das micobactérias não tuberculosas, com exceção de *M. kansasii*, *M. marinum* e *M. szulgai*. A sensibilidade de QFT-G à tuberculose é 70-85%. Há sugestões de que o uso combinado de QFT-G e do teste cutâneo de tuberculina pode ajudar a aumentar a sensibilidade para mais de 90%. A habilidade do QFT-G de predizer o risco de evolução da infecção tuberculosa latente para tuberculose ativa não foi determinada. O risco pode ser diferente daquele associado a um resultado positivo no teste cutâneo da tuberculina. Devido à imunossupressão associada à infecção pelo HIV (contagem diminuída de células T CD4), a sensibilidade e a especificidade de QFT-G em indivíduos infectados por HIV são baixas. O teste não deve ser usado de forma isolada para diagnosticar ou excluir a hipótese de tuberculose ativa. Santin M et al. Interferon-γ release assays for the diagnosis of tuberculosis and tuberculosis infection in HIV-infected adults: a systematic review and meta-analysis. PLoS One 2012;7:e32482. [PMID: 22403663] Sollai S et al. Systematic review and meta-analysis on the utility of Interferon-gamma release assays for the diagnosis of *Mycobacterium tuberculosis* infection in children: a 2013 update. BMC Infect Dis 2014;14:S6. [PMID: 24564486]

Reagina plasmática rápida

Exame/faixa/coleta	Base fisiológica	Interpretação	Comentários
Reagina plasmática rápida, soro (RPR) Não reativo TSS $	O teste quantifica os anticorpos não treponêmicos produzidos diante da interação de *Treponema pallidum* com o tecido do hospedeiro. O teste do cartão consiste em um teste de floculação que é realizado utilizando um reagente antigênico de cardiolipina-lecitina-colesterol contendo carbono e misturado em um cartão onde o soro do paciente é colocado. Um teste positivo (presença de anticorpos) é indicado quando os acúmulos de carbono negros produzidos pela floculação são observados a olho nu.	**Aumentada em:** Sífilis: primária (78%), secundária (97%), tardia sintomática (74%). Os resultados biológicos falso-positivos ocorrem em uma ampla variedade de condições, incluindo hanseníase, malária, uso abusivo de drogas, envelhecimento, mononucleose infecciosa, infecção pelo HIV (≤ 15%), doenças autoimunes (LES, artrite reumatoide), infecção por *Streptococcus pyogenes*, gravidez.	Historicamente, a RPR é utilizada como teste de rastreamento e em casos de suspeita de sífilis primária e secundária. Como o teste carece de especificidade (taxas de resultados falso-positivos de 5-20%), os testes que resultam positivos devem ser confirmados com testes de detecção de anticorpos antitreponema específicos (FTA-ABS ou TP-PA, p. 278 e 277). Os títulos de RPR podem ser utilizados para acompanhar a atividade da infecção e a resposta sorológica ao tratamento. (Ver Tab. 8-22.) A incidência da sífilis tem sido crescente e há uma alta taxa de coinfecção com o HIV. Foi proposto um algoritmo para exames de sífilis "reverso" que utiliza testes treponêmicos para rastreamento e testes sorológicos não treponêmicos para confirmação (ver Sífilis, testes sorológicos, p. 248 e Fig. 9-30). Kaur G et al. Syphilis testing in blood donors: an update. Blood Transfus 2015;13:197. [PMID: 25545876] Morshed MG et al. Recent trends in the serologic diagnosis of syphilis. Clin Vaccine Immunol 2015;22:137. [PMID: 25428245]

Rearranjo do gene da imunoglobulina da célula B

Exame/faixa/coleta	Base fisiológica	Interpretação	Comentários
Rearranjo do gene da imunoglobulina da célula B Sangue total, medula óssea, tecido congelado ou parafinizado Tubo de tampa lavanda $$$$	Em geral, a porcentagem de linfócitos B que apresentam rearranjos idênticos do gene de imunoglobulina (cadeia pesada e/ou cadeia leve kappa) é muito baixa. Nas malignidades, contudo, a expansão clonal de uma população faz com que passe a existir um grande número de células apresentando rearranjo de gene de imunoglobulina da célula B idêntico. A clonalidade das células B pode ser avaliada por *Southern blot* de fragmento de restrição, por hibridização, por reação em cadeia da polimerase (PCR) ou por sequenciamento de DNA.	**Positivo em:** Neoplasias de células B, como linfoma/leucemia (proliferação monoclonal de células B), neoplasias plasmocitárias.	A sensibilidade e especificidade diagnóstica são heterogêneas, bem como laboratório e método-específicas. Os resultados do teste devem ser sempre interpretados no contexto de dados morfológicos e de outros dados relevantes (p. ex., citometria de fluxo) e não devem ser utilizados de forma isolada para estabelecer o diagnóstico de malignidade. O teste é útil primariamente para fins de diagnóstico inicial, mas também pode ser utilizado na detecção da doença residual mínima, com base em assinaturas de DNA exclusivas presentes no diagnóstico inicial. Fan H et al. Detection of clonal immunoglobulin heavy chain gene re-arrangements by the polymerase chain reaction and capillary gel electrophoresis. Methods Mol Biol 2013;999:151. [PMID: 23666696] Kokovic I et al. Diagnostic value of immunoglobulin κ light chain gene rearrangement analysis in B-cell lymphomas. Int J Oncol 2015;46:953. [PMID: 25501347]

Rearranjo do gene do receptor da célula T

Exame/Faixa/coleta	Base fisiológica	Interpretação	Comentários
Rearranjo do gene do receptor da célula T (TCR) Sangue total, medula óssea, tecido parafinizado ou congelado Tubo de tampa lavanda $$$$	Em geral, o percentual de linfócitos T que possuem receptores de célula T idênticos é bastante baixo. Nas malignidades, porém, a expansão clonal de uma população faz com que um amplo número de células apresente rearranjos gênicos de receptor de célula T idênticos. A clonalidade das células T pode ser avaliada por citometria de fluxo (expressão de TCR V-β), reação em cadeia da polimerase (PCR) ou hibridização de *Southern blot* de um fragmento de restrição e sequenciamento de DNA.	**Positivo em:** Neoplasias de células T, como leucemia prolinfocítica de células T, síndrome de Sézary, linfoma de célula T periférica, linfoma de célula T angioimunoblástica (proliferação de células T monoclonais).	A sensibilidade e especificidade diagnóstica são heterogêneas, bem como laboratório e método-específicas. Os resultados do teste devem ser sempre interpretados no contexto de dados morfológicos e de outros dados relevantes (p. ex., citometria de fluxo) e não devem ser utilizados de forma isolada para estabelecer o diagnóstico de malignidade de célula T. O teste é útil para diagnóstico inicial, mas também pode ser utilizado na detecção da doença residual mínima. Schrappe M. Detection and management of minimal residual disease in acute lymphoblastic leukemia. Hematology Am Soc Hematol Educ Program 2014; 244. [PMID: 25696862] Van Dongen JJ et al. Minimal residual disease diagnostics in acute lymphoblastic leukemia: need for sensitive, fast, and standardized technologies. Blood 2015; 125:3996. [PMID: 25999452] Vasile D et al. Peripheral T and NK cell non-Hodgkin lymphoma a challenge for diagnosis. Maedica (Buchar) 2014;9:104. [PMID: 25553137]

Renina, atividade

Exame/faixa/coleta	Base fisiológica	Interpretação	Comentários
Atividade da renina, plasma (ARP) Tubo de tampa lavanda Depletada de sal, vertical: 3,0-15 ng/mL/h Depletada de sal, vertical: 0,6-3,0 ng/mL/h (idade-dependente) $$	O aparelho justaglomerular renal produz renina, uma enzima que converte angiotensinogênio em angiotensina I. A secreção de renina pelo rim é estimulada por uma diminuição na pressão arterial glomerular, diminuição de sódio no túbulo renal distal ou doença vascular renal. A angiotensina I inativa, então, é convertida em angiotensina II, que é um potente agente vasopressor. A atividade de renina é medida pela capacidade do plasma do paciente de gerar angiotensina I a partir de seu substrato (angiotensinogênio), sendo expressa em ng/mL/h. Os valores normais dependem da hidratação, da postura e da ingestão de sal do paciente.	**Aumentada em:** Desidratação, alguns estados hipertensivos (p. ex., estenose da artéria renal), estados edematosos (cirrose, síndrome nefrótica, IC), estados hipopotassêmicos (perda de potássio e sódio gastrintestinal, síndrome de Bartter), insuficiência suprarrenal, insuficiência renal crônica, hipertrofia ventricular esquerda. Fármacos: Inibidores da ECA, estrogênio, hidralazina, nifedipino, minoxidil, anticoncepcionais orais. **Diminuída em:** Hipoaldosteronismo hiporreninêmico, alguns estados hipertensivos (p. ex., aldosteronismo primário, pré-eclâmpsia grave). Fármacos: β-bloqueadores, ácido acetilsalicílico, clonidina, prazosina, reserpina, metildopa, indometacina.	Uma razão de concentração plasmática de aldosterona (ng/dL) para atividade de renina plasmática (razão aldosterona-renina ou RAR) de 20 ou mais constitui um teste de rastreamento efetivo para aldosteronismo primário (sensibilidade de 95%). Essa razão possui um alto valor preditivo negativo até mesmo durante a terapia anti-hipertensiva. Por outro lado, devido à baixa especificidade da razão, a produção autônoma de aldosterona deve ser confirmada pela demonstração de uma secreção intensa e autônoma desse hormônio (por meio do teste de supressão da aldosterona). A RAR deve ser interpretada junto com os valores reais de aldosterona e atividade da renina plasmática. A atividade da renina plasmática também é útil na avaliação do hipoaldosteronismo (dieta pobre em sódio, paciente em pé) (ver Aldosterona, soro, p. 58). Weiner ID. Endocrine and hypertensive disorders of potassium regulation: primary aldosteronism. Semin Nephrol 2013;33:265. [PMID: 23953804] Zennaro MC et al. An update on novel mechanisms of primary aldosteronism. J Endocrinol 2015;224:R63. [PMID: 25424518]

Reticulócitos, contagem

Exame/faixa/coleta	Base fisiológica	Interpretação	Comentários
Contagem de reticulócitos, sangue total 20-125 × 10^3/mcL [× 10^9/L] Tubo de tampa lavanda $	Os reticulócitos são hemácias jovens que contêm RNA citoplasmático. Uma contagem de reticulócitos determina o quão rapidamente os reticulócitos são produzidos pela medula óssea e, em seguida, liberados na circulação sanguínea. A contagem de reticulócitos reflete a atividade eritropoiética da medula óssea e, portanto, é útil tanto no diagnóstico das anemias como no monitoramento da resposta da medula óssea à terapia.	**Aumentada em:** Anemia hemolítica, perda de sangue (antes do desenvolvimento da deficiência de ferro); recuperação de uma deficiência de ferro, B_{12} ou folato; ou recuperação de anemia induzida por fármaco. **Diminuída em:** Anemia ferropriva, anemia aplásica, anemia por doença crônica, anemia megaloblástica, anemia sideroblástica, anemia eritrocitária pura, doença renal, infiltração ou supressão da medula óssea (tumor, infecção etc.), síndrome mielodisplásica.	Este teste é indicado para avaliação de anemias com o objetivo de distinguir uma anemia hipoproliferativa de uma anemia hemolítica ou perda de sangue. Ver avaliação da anemia (Fig. 9-2; Tabs. 8-2 e 8-3). O método antigo de quantificação de reticulócitos (coloração e contagem manual) apresenta uma reprodutibilidade precária. Esse método foi substituído pelos métodos automatizados (p. ex., à base de citometria de fluxo), que são mais precisos e fornecem contagens de reticulócitos absolutas. As faixas de referência método-específicas devem ser utilizadas. Koury MJ et al. How to approach chronic anemia. Hematology Am Soc Hematol Educ Program 2012;2012:183-. [PMID: 23233579] Meier ER et al. Absolute reticulocyte count acts as a surrogate for fetal hemoglobin in infants and children with sickle cell anemia. PLoS One 2015;10:e0136672. [PMID: 26366562] Schoorl M et al. Application of innovative hemocytometric parameters and algorithms for improvement of microcytic anemia discrimination. Hematol Rep 2015;7:5843. [PMID: 26331001]

Rubéola, anticorpos

Exame/faixa/coleta	Base fisiológica	Interpretação	Comentários
Anticorpos antirrubéola, soro Título < 1:8 TSS $ Para o diagnóstico de uma infecção recente, devem ser submetidas amostras de soro pareadas, uma delas coletada em 1 semana após a manifestação da doença, e a outra, decorridas 2-4 semanas.	A rubéola (sarampo alemão) é uma infecção viral que causa febre, mal-estar, coriza, linfadenopatia, erupção maculopapular fina e defeitos de nascimento congênitos quando ocorre *in utero*. Os anticorpos dirigidos contra rubéola podem ser detectados por inibição de hemaglutinação, fixação de complemento, hemaglutinação indireta, ELISA ou aglutinação de látex. Os testes podem detectar anticorpos IgG e IgM. Os títulos normalmente surgem conforme as erupções vão desaparecendo (1 semana) e atingem o pico para inibição da hemaglutinação em 10-14 dias. Passadas 2-3 semanas, os títulos de anticorpos atingem o pico para as outras técnicas. Os títulos basais podem permanecer altos por toda a vida do paciente. Os exames sorológicos são utilizados para determinar o estado imune do indivíduo, diagnosticar a rubéola pós-natal e, ocasionalmente, sustentar o diagnóstico de rubéola. Os anticorpos IgM desaparecem dentro de 4-5 semanas, e os anticorpos IgG persistem por toda a vida.	**Aumentados em:** Rubéola recente, rubéola congênita, rubéola previamente adquirida ou vacinação (imunidade). A falsa elevação dos níveis de anticorpos IgM ocorre na presença do fator reumatoide ou de anticorpos de reação cruzada dirigidos contra outras infecções virais ou doenças autoimunes.	Títulos ≤ 1:8 indicam a suscetibilidade e necessidade de imunização do paciente para prevenção da infecção durante a gestação. Títulos > 1:32 indicam a existência de imunidade promovida por uma infecção ou vacinação prévia. A demonstração de um aumento de 4 vezes dos títulos de anticorpos entre os soros agudo e convalescente pode ser indicativa da ocorrência de uma infecção recente. Títulos isolados, até mesmo > 1:256, não podem ser interpretados como evidência de infecção recente, pois tendem mais provavelmente a indicar o estado imune. A volta recente da rubéola congênita pode ser amplamente prevenida pela instituição de programas de vacinação e exames para rubéola aprimorados. Cesaro S et al. Guidelines on vaccinations in paediatric haematology and oncology patients. Biomed Res Int 2014;2014:707691. [PMID: 24868544] Jorgensen JH et al (editors): Manual of Clinical Microbiology, 11th ed. ASM Press, 2015.

Salicilato

Exame/faixa/coleta	Base fisiológica	Interpretação	Comentários
Salicilato, soro (ácido acetilsalicílico) 20-30 mg/dL [200-300 mg/L] ***Crítico:*** > 35 mg/dL [> 350 mg/L] Tubo de tampa vermelha $$	Em altas concentrações, o salicilato estimula a hiperventilação, desacopla a fosforilação oxidativa e impede a metabolização da glicose e dos ácidos graxos. A toxicidade do salicilato, portanto, é marcada por uma alcalose respiratória e acidose metabólica.	**Aumentado em:** Intoxicação aguda ou crônica por salicilatos.	A potencial toxicidade dos níveis de salicilato subsequente à ingestão aguda pode ser determinada com o uso do nomograma de toxicidade do salicilato (ver a referência Done a seguir). Os nomogramas tornaram-se menos válidos com a popularidade crescente das preparações de ácido acetilsalicílico de liberação lenta com revestimento entérico. Os exames de rotina podem ser desnecessários em casos de pacientes adultos assintomáticos totalmente conscientes que neguem terem ingerido salicilatos. A toxicidade aguda pode ser prontamente diagnosticada se uma história de ingesta for fornecida. Done AK. Salicylate intoxication. Significance of measurements of salicylate in blood in cases of acute ingestion. Pediatrics 1960;26:800. Juurlink DN et al. Extracorporeal treatment for salicylate poisoning: systematic review and recommendations from the EXTRIP Workgroup. Ann Emerg Med 2015;66:165. [PMID: 25986310]

Sangue oculto nas fezes, teste

Exame/faixa/coleta	Base fisiológica	Interpretação	Comentários
Teste de sangue oculto nas fezes (TSOF), fezes Negativo $ Restrições dietéticas (carnes, peixe, nabo, raiz forte) e de medicamentos (ácido acetilsalicílico, fármacos anti-inflamatórios não esteroides) são recomendadas com frequência para diminuir a incidência de resultados falso-positivos. Entretanto, as evidências disponíveis não sugerem efeitos amplos sobre as taxas de positividade em testes sem reidratação. Para evitar resultados falso-negativos, os pacientes devem evitar tomar vitamina C. O paciente deve coletar duas amostras de três evacuações consecutivas.	Tradicionalmente, o teste detecta a presença de sangue nas fezes utilizando goma guaiaco como reagente indicador (TSOFg). No TSOFg, a goma guaiaco é impregnada em um papel de teste, onde é produzido um esfregaço de fezes com auxílio de um aplicador. O peróxido de hidrogênio é utilizado como solução de desenvolvimento. A resultante oxidação fenólica do guaiaco, que ocorre quando há sangue nas fezes, dá origem a uma cor azulada. O teste imunoquímico fecal (TIF) para hemoglobina é um teste mais indicado para rastreio de câncer colorretal.	**Positivo em:** Doença GI superior (úlcera péptica, gastrite, sangramento de varizes, câncer esofágico e gástrico), doença GI inferior (diverticulose, pólipos colônicos, câncer colorretal, doença inflamatória intestinal, ectasias vasculares, hemorroidas).	Embora os exames de sangue oculto nas fezes sejam aceitos como testes de rastreamento para câncer colorretal, a sensibilidade e especificidade de um teste individual são baixas. Após a realização do exame de toque retal, os exames de sangue oculto fecal têm pouca utilidade. TIF quantitativo é superior ao TSOFg, porque não impõe restrições dietéticas nem farmacológicas, além de ser mais acessível em termos de padronização e controle de qualidade. É específico para hemoglobina e clinicamente mais sensível para cânceres e adenomas avançados. O TIF de rastreio tem amplamente substituído o TSOFg para o rastreamento não invasivo do câncer colorretal. Os testes para DNA fecal também ganharam aprovação para serem usados no rastreamento do câncer colorretal em adultos de risco mediano e idade ≥ 50 anos. Imperiale TF et al. Multitarget stool DNA testing for colorectal cancer screening. N Engl J Med 2014;370:1287. [PMID: 24645800] Lee JK et al. Accuracy of fecal immunochemical tests for colorectal cancer: systematic review and meta-analysis. Ann Intern Med 2014;160:171. [PMID: 24658694] Young GP et al. Advances in fecal occult blood tests: the FIT revolution. Dig Dis Sci 2015;60:609. [PMID: 25492500]

Sequenciamento de DNA ribossômico (16S rDNA)

Exame/faixa/coleta	Base fisiológica	Interpretação	Comentários
Sequenciamento de DNA ribossômico (16S rDNA) para identificação de microrganismos Coletar e congelar (−70°C) líquido corporal, tecido ou isolado de cultura não identificável. $$$$	O sequenciamento do gene de RNA ribossômico (rRNA) 16S atualmente é o padrão-ouro na identificação e classificação de bactérias e outros microrganismos patogênicos. Os testes usam *primers* de PCR universais que se ligam a regiões conservadas de genes de rRNA microbiano (16s e 18s/26s) e amplificam segmentos hipervariáveis adjacentes espécie-específicos.	**Indicado em:** Suspeita de amostra de cultura negativa (p. ex., antes de antibióticos, risco de microrganismos atípicos ou raros); o estabelecimento de um diagnóstico microbiológico definitivo irá modificar o plano antimicrobiano a longo prazo (p. ex., endocardite infecciosa com cultura negativa, infecção de prótese articular com cultura negativa).	A identificação de bactérias em laboratórios de microbiologia clínica é tipicamente realizada por meio de testes fenotípicos, como coloração Gram e testes bioquímicos, além dos requerimentos de cultura e características de crescimento. Esses métodos têm limitações, p. ex., não podem identificar bactérias com perfis fenotípicos incomuns ou raros, bactérias de crescimento lento, bactérias não cultiváveis e infecções com cultura negativa. Além disso, é possível que não haja testes fenotípicos disponíveis para muitos microrganismos patogênicos recém-descritos. Nessas situações clínicas, o sequenciamento do rDNA 16S pode ajudar a estabelecer um diagnóstico microbiológico definitivo, ou seja, para confirmar (com identificação positiva) ou excluir uma infecção. Existem testes disponíveis para identificação de bactérias, fungos e micobactérias. Lasken RS et al. Recent advances in genomic DNA sequencing of microbial species from single cells. Nat Rev Genet 2014;15:577. [PMID: 25091868] Lluch J et al. The characterization of novel tissue microbiota using an optimized 16S metagenomic sequencing pipeline. PLoS One 2015;10:e0142334. [PMID: 26544956] Tremblay J et al. Primer and platform effects on 16S rRNA tag sequencing. Front Microbiol 2015;6:771. [PMID: 26300854]

Sífilis, testes sorológicos

Exame/faixa/coleta	Base fisiológica	Interpretação	Comentários
Sífilis, testes sorológicos, soro Negativo TSS $$	A sífilis é uma infecção sexualmente transmissível causada por *Treponema pallidum*. Pode acarretar complicações a longo prazo se não for devidamente tratada. Os sintomas manifestos em adultos são divididos em estágios: sífilis primária, secundária, latente e tardia. Os exames sorológicos constituem a base de diagnóstico da sífilis. Os testes não treponêmicos (TNT) (i.e., RPR, VDRL) medem anticorpos inespecíficos contra a infecção treponêmica. Ambos, RPR e VDRL são testes de floculação manual que detectam anticorpos IgM e IgG detectáveis a partir de 6 dias após a infecção. O teste de RPR é usado principalmente para testar amostras de soro, enquanto o teste VDRL é usado primariamente para testar amostras de líquido cerebrospinal. Os testes treponêmicos (TT) detectam anticorpos específicos para antígenos ou células integrais de *T. pallidum* e são projetados para detectar anticorpos IgM ou IgG. Os TT comuns incluem o ensaio de hemaglutinação com *T. pallidum* (HATP), ensaio de aglutinação de partícula de *T. pallidum* (TP-PA) e ensaio de absorção de anticorpo antitreponema fluorescente (FTA-ABS). Os testes disponíveis em linha alternada (LIA) e ensaios automáticos ou semiautomáticos (p. ex., ELISA, CLIA, EIA) empregando antígenos recombinantes de *T. pallidum*. A sensibilidade e especificidade de ambos TNT e TT variam com o tipo de teste, bem como com o estágio de infecção da sífilis.	**Positivo em: Sífilis:** Algoritmos de testes tradicionais (TNT como teste de rastreio e TT como teste confirmatório): sensibilidade ~75%; especificidade >99%; algoritmos de testes "reversos" (TT como teste de rastreamento e TNT como teste confirmatório): sensibilidade >99%, especificidade >99%.	Tradicionalmente, os testes sorológicos de sífilis empregam um TNT manual, como RPR ou VDRL, com os resultados positivos então confirmados empregando um TT específico, como TP-PA ou FTA-ABS. Os anticorpos detectados pelos ensaios treponêmicos específicos surgem antes daqueles detectados pelos TNT e normalmente permanecem detectáveis por toda a vida, mesmo após o tratamento bem-sucedido. Embora esse algoritmo ainda seja usado por muitos laboratórios, suas limitações incluem a natureza manual do TNT, a interpretação subjetiva e o baixo rendimento amostral. O algoritmo de rastreamento "reverso", por outro lado, começa com TT específico automático ou semiautomático, como um teste baseado em EIA ou CLIA. As amostras positivas são então confirmadas com um TNT quantitativo (muitas vezes, RPR com títulos). Se o RPR for positivo, a infecção ativa é confirmada. Se os resultados do teste forem discordantes (i.e., um TT reativo e um RPR negativo) e não houver nenhum tratamento prévio de sífilis documentado, a amostra é então testada usando um segundo TT específico diferente (p. ex., TP-PA). Se o segundo TT resultar positivo, considera-se que isso confirma uma infecção prévia de sífilis, independentemente de o paciente ter sido ou não tratado de forma adequada para sífilis ativa ou latente tardia. Em casos raros, se o segundo TT resultar negativo, um terceiro TT pode ser realizado quando houver indicação clínica. O algoritmo de teste "reverso" permite automação, rendimento amostral maior e interpretação objetiva dos resultados do rastreamento. O algoritmo reverso atualmente é apoiado pela Association of Public Health Laboratories e International Union Against Sexually Transmitted Infections. A decisão de usar um TT ou um TNT como primeiro teste de rastreamento deve ser tomada com base em uma combinação de fatores: prevalência local da sífilis, volume de teste e carga de trabalho esperados (no laboratório ou na clínica), demanda de automação e orçamento disponível para mão de obra e consumíveis. Uma vez confirmada a infecção sifilítica ativa, um TNT (p. ex., RPR) com títulos é recomendado para determinar a atividade sorológica e o seguimento do efeito do tratamento da sífilis. Há testes rápidos disponíveis para sífilis. Kaur G et al. Syphilis testing in blood donors: an update. Blood Transfus 2015;13:197. [PMID: 25545876] Morshed MG et al. Recent trends in the serologic diagnosis of syphilis. Clin Vaccine Immunol 2015;22:137. [PMID: 25428245]

Sódio

Exame/faixa/coleta	Base fisiológica	Interpretação	Comentários
Sódio, soro ou plasma (Na⁺) 135-145 mEq/L [mmol/L ou mM] **Crítico:** < 125 ou > 155 mEq/L TSS, tubo de tampa verde	A homeostasia do sódio é decisiva para a vida, e os níveis de Na⁺ no sangue são rigorosamente mantidos dentro de uma faixa de 135-145 mM. O sódio é o cátion predominante no meio extracelular. Os níveis séricos de sódio são primariamente determinados pelo estado do volume do indivíduo. A hiponatremia pode ser classificada nas categorias de hipovolemia, euvolemia e hipervolemia. (Ver Algoritmo para hiponatremia, Fig. 9-15.) O sódio comumente é medido com eletrodos íon-seletivos.	**Aumentado em:** Desidratação (sudorese excessiva, vômito intenso ou diarreia), poliúria (diabetes melito, diabetes insípido), hiperaldosteronismo, ingesta de água inadequada (coma, doença hipotalâmica). Fármacos: esteroides, alcaçuz, anticoncepcionais orais. **Diminuído em:** IC, cirrose, vômitos, diarreia, exercício, sudorese excessiva (com reposição de água mas não de sal [p. ex., maratonistas]), nefropatia perdedora de sal, insuficiência suprarrenal, síndrome nefrótica, intoxicação com água, SIADH, Aids. Fármacos: tiazídicos, diuréticos, inibidores da ECA, clorpropamida, carbamazepina, antidepressivos (inibidores seletivos da recaptação de serotonina), antipsicóticos.	Uma falsa hiponatremia pode ser produzida por uma hiperproteinemia ou lipemia grave, caso a análise de sódio envolva uma etapa de diluição. Muitas diretrizes recomendam a adoção de um fator de correção, que promova uma diminuição de 1,6 mEq/L para cada aumento de 100 mg/dL (5,56 mmol/L) dos níveis plasmáticos de glicose acima do normal. Contudo, há evidências de que essa diminuição possa ser maior quando os pacientes apresentam uma hiperglicemia mais grave (> 400 mg/dL ou 22,2 mmol/L) e/ou depleção de volume. Um grupo sugeriu que, diante de níveis séricos de glicose > 200 mg/dL, a concentração sérica de sódio diminui em pelo menos 2,4 mEq/L. A hiponatremia em um paciente normovolêmico cuja urina apresenta osmolalidade maior do que a do soro (ou plasma) sugere a possibilidade de SIADH, mixedema, hipopituitarismo ou reajuste do osmostato. O tratamento dos distúrbios do equilíbrio do sódio baseia-se na avaliação clínica do volume de líquido extracelular do paciente em vez do sódio sérico. Noda M et al. Sodium sensing in the brain. Pflugers Arch 2015;467:465. [PMID: 25491503] Overgaard-Steensen C et al. Clinical review: practical approach to hyponatraemia and hypernatraemia in critically ill patients. Crit Care 2013;17:206. [PMID: 23672688] Sam R et al. Understanding hypernatremia. Am J Nephrol 2012; 36:97. [PMID: 22739333]

Somatostatina

Exame/faixa/coleta	Base fisiológica	Interpretação	Comentários
Somatostatina, plasma < 25 pg/mL [< 25 ng/L] (laboratório-específico) Tubo de tampa lavanda $$$$ A amostra deve ser coletada em um tubo de tampa lavanda pré-resfriado e mantida sob refrigeração.	A somatostatina é um hormônio peptídico produzido pelo hipotálamo e pelo sistema digestório (estômago, intestino e pâncreas). Possui duas formas ativas, ambas produzidas pela clivagem alternativa de uma única pré-proteína: uma de 14 aminoácidos e outra de 28 aminoácidos. A somatostatina é um agente regulador fisiológico das funções das células de ilhota e do trato gastrintestinal. Também é um inibidor da liberação de muitos hormônios hipofisários, incluindo o GH, a prolactina e a tireotrofina.	**Aumentada em:** Somatostatinoma e em outros tumores neuroendócrinos produtores de somatostatina.	Útil como marcador tumoral para diagnóstico e seguimento do somatostatinoma e de tumores neuroendócrinos produtores de somatostatina. O teste não é amplamente disponibilizado e é normalmente realizado por laboratórios de referência. Os resultados fornecidos por diferentes testes para somatostatina podem ser substancialmente distintos. Por isso, torna-se necessário realizar determinações adicionais empregando o mesmo ensaio. Cloyd JM et al. Non-functional neuroendocrine tumors of the pancreas: advances in diagnosis and management. World J Gastroenterol 2015; 21:9512. [PMID: 26327759] Ito T et al. Pancreatic neuroendocrine tumors: clinical features, diagnosis and medical treatment: advances. Best Pract Res Clin Gastroenterol 2012;26:737. [PMID: 23582916]

Supressão com dexametasona, teste (dose alta, *overnight*)

Exame/faixa/coleta	Base fisiológica	Interpretação	Comentários
Teste de supressão com dexametasona (dose alta, *overnight*), soro ou plasma Níveis séricos de cortisol às 8 horas da manhã: < 5 mcg/dL [< 140 nmol/L] TSS, TPP, tubo de tampa verde $$ Administrar 8 mg de dexametasona às 23 h. Às 8 h, fazer as estimativas dos níveis de cortisol.	A supressão dos níveis plasmáticos de cortisol para < 50% dos níveis basais com o uso de dexametasona indica a ocorrência de doença de Cushing (hipersecreção de ACTH dependente da hipófise, geralmente a partir de um adenoma hipofisário) e diferencia esta condição das formas suprarrenal e ectópica da síndrome de Cushing (ver Algoritmo para síndrome de Cushing, Fig. 9-31).	**Positivo em:** Doença de Cushing (88-92% de sensibilidade; especificidade de 57-100%).	O teste de supressão com dose alta de dexametasona somente é indicado após a obtenção de um resultado positivo no teste de supressão com dose baixa de dexametasona (ver p. 252). A sensibilidade e a especificidade dependem do momento da coleta da amostra e dos critérios diagnósticos utilizados. A amostragem bilateral dos seios petrosos inferiores para avaliação do ACTH após a administração de hormônio liberador de corticotropina tem sido utilizada para identificar o sítio de adenoma hipofisário antes da cirurgia. Carroll TB et al. The diagnosis of Cushing's syndrome. Rev Endocr Metab Disord 2010;11:147. [PMID: 20821267] Raff H et al. Physiological basis for the etiology, diagnosis, and treatment of adrenal disorders: Cushing's syndrome, adrenal insufficiency, and congenital adrenal hyperplasia. Compr Physiol 2014;4:739. [PMID: 24715566]

Supressão com dexametasona, teste (dose baixa, *overnight*)

Exame/faixa/coleta	Base fisiológica	Interpretação	Comentários
Teste de supressão com dexametasona (dose baixa, *overnight*), soro ou plasma Níveis séricos de cortisol às 8 horas da manhã: < 5 mcg/dL [< 140 nmol/L] TSS, TPP, tubo de tampa verde $$ Administrar 1 mg de dexametasona às 23 h. Às 8 h, fazer as estimativas dos níveis de cortisol no soro/plasma.	Para o diagnóstico da síndrome de Cushing, o teste de supressão com 1 mg de dexametasona *overnight* é o mais comumente realizado. Em pacientes normais, a dexametasona suprime os níveis séricos de cortisol medidos às 8 h para menos de 5 mcg/dL. Os pacientes com síndrome de Cushing apresentam níveis > 10 mcg/dL (> 276 nmol/L) às 8 h.	**Positivo em:** Síndrome de Cushing (a sensibilidade é alta nos casos graves, mas é menor nos casos mais leves; a especificidade é de 70-90% para pacientes com doenças crônicas ou internados).	O teste é satisfatório como teste de rastreio para síndrome de Cushing. Se esse teste resultar anormal, fazer o teste de supressão da dexametasona utilizando uma dose alta (ver p. 251) para determinar a etiologia. (Ver também Algoritmo para síndrome de Cushing, Fig. 9-31.) Para a avaliação da síndrome de Cushing subclínica, foi recomendado um valor de corte menor, da ordem de 3 mcg/dL, mas produz mais resultados falso-positivos. Pacientes que tomam fenitoína podem falhar em apresentar supressão devido ao metabolismo aumentado da dexametasona. Os pacientes deprimidos também podem falhar em apresentar supressão dos níveis de cortisol matinais. Outros testes de rastreio para síndrome de Cushing incluem determinações do cortisol na saliva obtida tarde da noite e do cortisol livre na urina de 24 horas. O teste de supressão com 2 mg de dexametasona por 2 dias é um teste alternativo, que aparentemente é mais preciso em pacientes com alcoolismo, diabetes melito ou transtornos psiquiátricos. Carroll TB et al. The diagnosis of Cushing's syndrome. Rev Endocr Metab Disord 2010;11:147. [PMID: 20821267] Raff H et al. Physiological basis for the etiology, diagnosis, and treatment of adrenal disorders: Cushing's syndrome, adrenal insufficiency, and congenital adrenal hyperplasia. Compr Physiol 2014;4:739. [PMID: 24715566] Starker LF et al. Subclinical Cushing syndrome: a review. Surg Clin North Am 2014;94:657. [PMID: 24857582]

Taxa de filtração glomerular estimada (TFGe)

Exame/faixa/coleta	Base fisiológica	Interpretação	Comentários
Taxa de filtração glomerular estimada (TFGe) (ver Creatinina e cistatina C, soro ou plasma) > 60 mL/min/1,73 m²	O National Kidney Disease Education Program (NKDEP) recomenda o uso da estimativa da TFG a partir da creatinina sérica para adultos (>18 anos) com doença renal crônica (DRC) e para aqueles que apresentam risco de desenvolver essa condição (diabetes melito, hipertensão e história familiar de insuficiência renal). A TFG estimada (TFGe) fornece uma medida da função renal, que é clinicamente mais útil do que a creatinina isolada. Calculadoras de TFG recomendadas pelo MDRD (Modification of Diet in Renal Disease) e pelo CKD-EPI (CKD Epidemiology Collaboration) são disponibilizadas no website do NKDEP: http://nkdep.nih.gov/lab-evaluation/gfr-calculators.shtml.	**Diminuída em:** DRC, insuficiência renal.	A DRC é definida como dano renal ou uma TFG < 60 mL/min/1,73 m² durante pelo menos 3 meses. O dano renal é definido por anormalidades patológicas ou marcadores de dano, incluindo alterações em exames de sangue ou urina (p. ex., albuminúria) ou em exames de imagem. A insuficiência renal é definida por uma TFG <15 mL/min. A TFGe baseada na cistatina C (TFGecys) foi proposta como alternativa superior, especialmente para condições (p. ex., diminuição da massa muscular, transplante renal, cirrose) em que TFGe baseada na creatinina (TFGecr) é menos confiável. Harman G et al. Accuracy of cystatin C-based estimates of glomerular filtration rate in kidney transplant recipients: a systematic review. Nephrol Dial Transplant 2013;28:741. [PMID: 23275574] Levey AS et al. Glomerular filtration rate and albuminuria for detection and staging of acute and chronic kidney disease in adults: a systematic review. JAMA 2015;313:837. [PMID: 25710660] Shlipak MG et al. Update on cystatin C: incorporation into clinical practice. Am J Kidney Dis 2013;62:595. [PMID: 23701892]

Tempo de coagulação ativada

Exame/faixa/coleta	Base fisiológica	Interpretação	Comentários
Tempo de coagulação ativada (TCA), sangue total 70-180 segundos (método-específico) $$ Obter sangue em uma seringa plástica sem anticoagulante. O teste deve ser realizado imediatamente, à beira do leito do paciente. É necessário realizar uma punção venosa limpa. Também estão disponíveis tubos a vácuo especiais contendo fator de ativação (p. ex., celite, caolin).	O TCA é um teste rápido utilizado para monitorar as altas doses de heparina administradas como anticoagulante durante as cirurgias cardíacas (circulação extracorpórea), angioplastias e hemodiálise. Também é utilizado para determinar a dose de sulfato de protamina a ser usada para reverter o efeito da heparina na conclusão do procedimento. O TCA também é empregado no monitoramento da heparina ou de inibidores diretos da trombina em pacientes com anticoagulante lúpico.	**Prolongado em:** Terapia com heparina, terapia com inibidor direto da trombina, deficiência grave de fatores de coagulação (exceto os fatores VII e XIII), distúrbios funcionais de plaquetas. Em geral, a meta aceita durante a cirurgia de *bypass* cardiopulmonar é 400-500 s. Para a colocação de *stent* na artéria carótida, o TCA ideal dura 250-300 s.	O TCA é o teste de escolha diante de níveis de heparina elevados demais (p. ex., > 1,0 U de heparina/mL) para permitir o monitoramento via TTP e/ou quando há necessidade de obter resultado rapidamente para monitorar o tratamento. Como diferentes metodologias e algumas variáveis (p. ex., contagem e função de plaquetas, hipotermia, hemodiluição e certos fármacos, como a aprotinina) podem afetar o TCA, este teste ainda não foi padronizado. A reprodutibilidade de TCAs prolongados pode ser fraca. Finley A et al. Review article: heparin sensitivity and resistance: management during cardiopulmonary bypass. Anesth Analg 2013;116:1210. [PMID: 23408671] McNair E et al. Bivalirudin as an adjunctive anticoagulant to heparin in the treatment of heparin resistance during cardiopulmonary bypassassisted cardiac surgery. Perfusion 2016;31:189. [PMID: 25934498] Sniecinski RM et al. Anticoagulation management associated with extracorporeal circulation. Best Pract Res Clin Anaesthesiol 2015;29:189. [PMID: 26060030]

Tempo de coagulação do veneno da víbora de Russell (dRVVT)

Exame/faixa/coleta	Base fisiológica	Interpretação	Comentários
Tempo de coagulação do veneno da víbora de Russell (diluição, dRVVT), plasma 24-37 segundos (laboratório-específico) Tubo de tampa azul $$	O veneno da víbora de Russell é extraído de uma serpente da espécie *Vipera russelli*. Esse veneno causa uma síndrome de coagulopatia por consumo, que é acompanhada de hemorragia, choque, rabdomiólise e insuficiência renal. Cerca de 70% do conteúdo proteico do veneno é de fosfolipase A_2, que ativa o fator X na presença de fosfolipídeos derivando o fator VII. O dRVVT é utilizado na detecção de anticorpos antifosfolipídeo (denominados anticoagulantes lúpicos, ACL). É preciso observar que o "anticoagulante" detectado *in vitro* pode estar associado à morbidade relacionada à gravidez e trombose vascular *in vivo*.	**Aumentado em:** ACLs circulantes (sensibilidade de 96%, especificidade de 50-70%), deficiência de fibrinogênio grave (< 50 mg/dL), deficiências de protrombina, fator V, fator X e terapia com dose alta de heparina. **Normal em:** Deficiência de fator VII e em todas as deficiências de fatores da via intrínseca.	O teste é sensível a fosfolipídeos e, na ausência da heparina, um dRVVT prolongado pode indicar a presença de ACLs (anticorpos antifosfolipídeos). Um resultado anormalmente prolongado é seguido de um teste de dRVVT confirmatório, no qual um excesso de fosfolipídeo é adicionado ao ensaio. Os tempos de coagulação de ambos os testes, dRVVT inicial e confirmatório, são normalizados e então usados para calcular uma razão (i.e., dRVVT-rastreamento/dRVVT-confirmatório). Em geral, uma razão > 1,2 é considerada um resultado positivo e isso implica a presença de ACLs. Os resultados devem ser interpretados com cautela se um paciente estiver recebendo terapia de anticoagulação (p. ex., varfarina ou inibidor direto da trombina). Um teste de fosfolipídeos de fase hexagonal com base no tempo de tromboplastina parcial ativada (TTPa) também é utilizado na detecção de ACLs. Existe mais de um anticorpo associado à atividade do ACL. Alguns exemplos são os anticorpos anticardiolipina e anti-β_2-glicoproteína, que podem apresentar atividade ACL. Ver na Fig. 9-29 o uso desses testes na avaliação do prolongamento isolado de TTP. Dusse LM et al. Antiphospholipid syndrome: a clinical and laboratorial challenge. Rev Assoc Med Bras 2014;60:181. [PMID: 24919006] Krilis SA et al. Laboratory methods to detect antiphospholipid antibodies. Hematology Am Soc Hematol Educ Program 2014;2014:321. [PMID: 25696873] Levy RA et al. Antiphospholipid antibodies and antiphospholipid syndrome during pregnancy: diagnostic concepts. Front Immunol 2015;6:205. [PMID: 25999948]

Tempo de protrombina

Exame/faixa/coleta	Base fisiológica	Interpretação	Comentários
Tempo de protrombina, sangue total (TP) 11-15 segundos (laboratório-específico) Tubo de tampa azul $ Encher o tubo completamente.	O TP avalia as vias de coagulação extrínseca e comum. É medido pela adição de cálcio e tromboplastina tecidual a uma amostra de plasma pobre em plaquetas e tratada com citrato. O tempo necessário para haver formação do coágulo de fibrina é, então, determinado. Esse teste é mais sensível para as deficiências de fatores de coagulação dependentes da vitamina K (II, VII, IX e X). O teste também é sensível à deficiência de fator V, mas é menos sensível à deficiência de fibrinogênio e heparina. O TP é o teste mais comumente utilizado no monitoramento da terapia à base de varfarina. Além dos resultados relatados em questão de segundos, o índice internacional normalizado (INR) também é calculado. INR = [(TP do paciente)/(TP médio normal)]^{ISI} Os testes rápidos para determinação de TP/INR estão sendo cada vez mais utilizados no monitoramento da terapia com varfarina.	**Aumentado em:** uso de varfarina, doença hepática, CIVD, deficiência de vitamina K, deficiência hereditária de fatores VII, X, V e II, anormalidade de fibrinogênio (p. ex., hipofibrinogenemia, afibrinogenemia, desfibrinogenemia), presença de anticoagulante circulante afetando o sistema de TP (em raros casos, o anticoagulante lúpico), transfusão maciça. **Diminuído em:** Tratamento com fator FVII recombinante.	A medida pré-operatória de rotina do TP é desnecessária, exceto diante de uma história clínica de distúrbio hemorrágico (ver Fig. 9-7 e Tab. 8-12). O INR foi introduzido no início da década de 1980 com o intuito de aprimorar o relato e a padronização do TP. Um índice de sensibilidade internacional (ISI) é atribuído a cada tromboplastina pelo fabricante do reagente. O ISI é uma medida da responsividade do reagente a baixas concentrações de fatores dependentes de vitamina K comparativamente à preparação de referência internacional estabelecida pela OMS. Apesar do aprimoramento do relato do INR, ainda existe uma significativa variação de resultados de INR entre os diferentes laboratórios. Essas diferenças de INR refletem as variáveis locais (p. ex., reagente e/ou sistema instrumental). Recomenda-se o uso de um reagente de alta sensibilidade e baixo ISI de tromboplastina para melhorar a precisão e a acurácia do INR. A faixa terapêutica da varfarina é um INR de 2,0-3,0. Relatos indicam que as hemorragias são significativamente mais comuns em pacientes com INRs de 3,0-4,5 do que em pacientes com INRs de 2,0-3,0. TP/INR são usadas em sistemas de escores prognósticos na doença hepática crônica, mas os testes viscoelásticos de sangue total fornecem informação clinicamente mais relevante em pacientes com doença hepática. Dusse LM et al. Point-of-care test (POCT) INR: hope or illusion? Rev Bras Cir Cardiovasc 2012;27:296. [PMID: 22996982] Mallett SV et al. Clinical utility of viscoelastic tests of coagulation in patients with liver disease. Liver Int 2013;33:961. [PMID: 23638693] Pollack CV Jr. Coagulation assessment with the new generation of oral anticoagulants. Emerg Med J 2016;33:423. [PMID: 25987596] Wool GD et al. Pathology consultation on anticoagulation monitoring: factor X-related assays. Am J Clin Pathol 2013;140:623. [PMID: 24124140]

Tempo de trombina

Exame/faixa/coleta	Base fisiológica	Interpretação	Comentários
Tempo de trombina (TT), plasma 17-23 segundos (laboratório-específico) Tubo de tampa azul	O tempo de trombina (TT) consiste em um ensaio com base em coagulação que mede a conversão do fibrinogênio em fibrina. O TT, portanto, é afetado pelos níveis de fibrinogênio e pela presença de inibidores de trombina (p. ex., heparina) e/ou produtos da degradação da fibrina (PDFs). Como o TT deriva todas as outras reações de coagulação, não é influenciado por deficiências de outros fatores de coagulação.	**Aumentado em:** Níveis baixos de fibrinogênio (< 50 mg/dL), fibrinogênio anormal (disfibrinogenemia), PDFs aumentados (p. ex., CIVD), heparina, agentes fibrinolíticos (estreptoquinase, uroquinase, ativador de plasminogênio tecidual), inibidores diretos da trombina (p. ex., dabigatrana), doença hepática.	O TT é bastante sensível à heparina e tem sido utilizado no monitoramento da terapia com heparina não fracionada, embora esse uso tenha diminuído. Pode ser útil para a avaliação qualitativa do estado de anticoagulação de pacientes que tomam inibidores diretos da trombina (p. ex., dabigatrana). Um TT diluído é adequadamente responsivo à dabigatrana e já foi disponibilizado, podendo ser usado para monitorar a terapia com dabigatrana. A contaminação com heparina é causa comum de um TT significativa e inexplicavelmente prolongado. Havendo suspeita de contaminação, pode ser realizada neutralização da heparina. O ensaio de fibrinogênio funcional substituiu em grande parte o TT na avaliação do fibrinogênio. Ver avaliação de distúrbios hemorrágicos (Fig. 9-7 e Tab. 8-12). Cuker A et al. Laboratory measurement of the anticoagulant activity of the non-vitamin K oral anticoagulants. J Am Coll Cardiol 2014;64:1128 [PMID: 25212648] Tripodi A. The laboratory and the direct oral anticoagulants. Blood 2013;121:4032. [PMID: 23564912]

Tempo de tromboplastina parcial

Exame/faixa/coleta	Base fisiológica	Interpretação	Comentários
Tempo de tromboplastina parcial, ativada, plasma (TTPa) 25-35 segundos (laboratório-específico) **Crítico:** ≥ 60 segundos (livre de heparina) Tubo de tampa azul $$ Não contaminar a amostra com heparina.	O teste de TTPa baseia-se na formação de coágulo. Nesse teste, um reagente fosfolipídico, uma substância ativadora e o cálcio são adicionados ao plasma do paciente, e o tempo decorrido até a formação do coágulo de fibrina é determinado. O TTPa avalia as vias de coagulação intrínseca e comum, bem como a adequação de todos os fatores de coagulação (exceto XIII e VII). O TTP costuma ser anormal quando os níveis de qualquer fator caem para menos de 25-40% do normal, dependendo do reagente de TTP utilizado. O TTP é comumente realizado para monitorar a terapia à base de heparina não fracionada.	**Aumentado em:** Deficiência de qualquer fator de coagulação individual, com exceção dos fatores XIII e VII, presença de inibidor inespecífico (p. ex., anticoagulante lúpico), inibidor de fator específico, doença de von Willebrand (o TTP também pode estar normal em sua forma leve), hemofilias A e B, CIVD. Fármacos: heparina, inibidor direto da trombina (p. ex., hirudina, argatrobana), varfarina. Ver avaliação laboratorial do prolongamento do TTPa isolado (Fig. 9-29) e distúrbios hemorrágicos (Fig. 9-7, Tab. 8-8). **Diminuído em:** Estados hipercoaguláveis (p. ex., níveis aumentados de fator VIII).	O TTP não pode ser utilizado para monitoramento de doses muito altas de heparina (p. ex., cirurgia de revascularização cardíaca), pois o tempo de coagulação está além da faixa de quantificação analítica do teste. Em casos de pacientes que comprovadamente apresentam anticoagulante lúpico, o teste de TTP não pode ser utilizado no monitoramento da terapia com heparina. Nesse caso, em vez do TTP, é utilizado o ensaio para anti-Xa cromogênico. Os pacientes sob terapia com heparina de baixo peso molecular geralmente apresentam valores normais de TTP. O teste do TTP pode resultar normal em casos de pacientes com forma leve da doença de von Willebrand e CIVD crônica. A contaminação com heparina é uma causa bastante comum de TTP inexplicavelmente prolongado. A neutralização da heparina com heparinase pode ser necessária para fins de exclusão dessa possibilidade. O TTP pode resultar falsamente prolongado se o volume de anticoagulante não for ajustado para o hematócrito aumentado (p. ex., policitemia vera) ou se o tubo de amostra não for totalmente preenchido. Aarab R et al. Monitoring of unfractionated heparin in critically ill patients. Neth J Med 2013;71:466. [PMID: 24218420] Harter K et al. Anticoagulation drug therapy: a review. West J Emerg Med 2015;16:11. [PMID: 25671002] Warkentin TE. Anticoagulant failure in coagulopathic patients: PTT confounding and other pitfalls. Expert Opin Drug Saf 2014;13:25. [PMID: 23971903] Wool GD et al. Pathology consultation on anticoagulation monitoring: factor X-related assays. Am J Clin Path 2013;140:623. [PMID: 24124140]

Teste de antiglobulina direto

Exame/faixa/coleta	Base fisiológica	Interpretação	Comentários
Teste de antiglobulina direto (DAT), hemácias (Coombs direto) Negativo Tubo de tampa lavanda, rosa ou vermelha ≤ Utiliza-se sangue anticoagulado com EDTA para prevenir a captura *in vitro* de componentes do complemento. Se necessário, um tubo com tampa vermelha pode ser utilizado.	O DAT é utilizado para demonstrar a cobertura *in vivo* das hemácias com globulinas, em particular IgG e C3d. O DAT é realizado com um reagente poliespecífico, que detecta IgG e C3d. Quando o resultado for positivo, os testes com reagentes monoespecíficos (anti-IgG e anticomplemento) devem ser realizados para caracterizar o processo imune envolvido.	**Positivo em:** Anemia hemolítica autoimune, doença hemolítica do recém-nascido, reações aloimunes contra células recém-transfundidas e hemólise induzida por fármacos. Os fármacos podem induzir a formação de anticorpos, seja contra o próprio fármaco ou contra antígenos eritrocitários intrínsecos. Em consequência, o DAT pode resultar positivo, pode haver imunodestruição de hemácias, ou ambos. Alguns dos anticorpos produzidos parecem depender da presença do fármaco (p. ex., penicilina, quinidina, ceftriaxona), e outros independem da presença contínua do fármaco indutor (p. ex., metildopa, levodopa, procainamida, cefalosporinas, fludarabina).	Um DAT positivo implica a cobertura *in vivo* das hemácias com imunoglobulinas ou complemento. Essa cobertura eritrocitária pode ou não estar associada à anemia hemolítica imune. O DAT consegue detectar níveis de 100-500 moléculas de IgG/hemácia e de 400-1.100 moléculas de C3d/hemácia, dependendo do reagente e da técnica utilizados. DATs positivos sem manifestações clínicas de destruição de hemácias imunomediada são relatados na faixa de 1 em 1.000 até 1 em 14.000 doadores de sangue e 1-15% dos pacientes internados. Um DAT falso-positivo é encontrado com frequência entre pacientes com hipergamaglobulinemia (p. ex., em alguns pacientes positivos para HIV). *Technical Manual of the American Association of Blood Banks*, 18th ed. American Association of Blood Banks, 2014.

Teste de antiglobulina indireto

Exame/faixa/coleta	Base fisiológica	Interpretação	Comentários
Teste de antiglobulina indireto, soro ou plasma (Coombs indireto) Negativo Tubo de tampa vermelha, lavanda ou rosa $	O teste de antiglobulina indireto é utilizado para demonstrar a presença de anticorpos inesperados contra hemácias ABO e Rh-compatíveis reagentes no soro/plasma do paciente. O soro ou plasma é incubado *in vitro* com hemácias reagentes. Estas, em seguida, são lavadas para remoção das globulinas não ligadas. A aglutinação que ocorre com a adição do reagente antiglobulina humana (AHG, Coombs) indica a ocorrência de ligação do anticorpo a um antígeno específico presente nas hemácias.	**Positivo em:** Presença de alo ou autoanticorpos. Fármacos: metildopa.	A técnica é utilizada na detecção e identificação de anticorpos, bem como na prova cruzada com AHG realizada antes das transfusões (ver Tipagem e prova cruzada). *Technical Manual of the American Association of Blood Banks*, 18th ed. American Association of Blood Banks, 2014.

Testosterona

Exame/faixa/coleta	Base fisiológica	Interpretação	Comentários
Testosterona, total, soro ou plasma Homens: 3,0–10,0 ng/mL [Homens: 10–35 nmol/L] Mulheres: 0,3–0,7 ng/mL [Mulheres: 1,0–2,4 nmol/L] TSS, tubo de tampa verde $$$	A testosterona é o principal hormônio sexual masculino. É produzida pelas células de Leydig, localizadas nos testículos. A desidroepiandrosterona (DHEA), produzida no córtex suprarrenal, testículos e ovários, é o principal precursor da testosterona sérica em mulheres. Em homens normais, após a puberdade, os níveis de testosterona androgênios ao dobro dos níveis de andrógenos encontrados nas mulheres. No soro, grande parte da testosterona encontra-se ligada à albumina (38%) e a uma globulina ligadora de hormônio esteroide (SHBG) específica (60%). Entretanto, é a forma livre do hormônio (2%) que apresenta atividade fisiológica. Os níveis de testosterona total medem ambas as formas (ligada e livre) de testosterona presentes no soro (por imunoensaio). A testosterona livre ou biodisponível pode ser calculada ou quantificada.	**Aumentada em:** Precocidade sexual idiopática (nos meninos, os níveis podem estar dentro da faixa normal para adultos), hiperplasia suprarrenal (meninos), tumores adrenocorticais, doença trofoblástica durante a gestação, hirsutismo idiopático, tumores ovarianos virilizantes, androblastoma, luteoma virilizante, feminilização testicular (normal ou moderadamente alta), cirrose (via SHBG aumentada), hipertireoidismo. Fármacos: anticonvulsivantes, barbitúricos, estrogênios, anticoncepcionais orais (via SHBG aumentada). **Diminuída em:** Hipogonadismo (primário e secundário, orquidectomia, síndrome de Klinefelter, uremia, hemodiálise, insuficiência hepática, etanol [homens]). Fármacos: digoxina, espironolactona, acarbose.	O diagnóstico do hipogonadismo masculino baseia-se nos sinais e sintomas clínicos somados à confirmação laboratorial de baixos níveis séricos matinais de testosterona, medidos em duas ocasiões diferentes. Níveis < 3,0 ng/mL devem ser tratados. A testosterona livre raramente é necessária e somente deve ser medida em pacientes sintomáticos com níveis normais de testosterona total próximos ao limite normal inferior, ou em caso de suspeita de alterações SHBG. É necessário determinar os níveis séricos de hormônio luteinizante e de FSH para distinguir as formas primária (hipergonadotrópica) e secundária (hipogonadotrópica) do hipogonadismo. O hipogonadismo associado ao envelhecimento (andropausa) pode representar um quadro misto, com baixos níveis de testosterona e níveis de gonadotropina variando de baixo a normais-baixos. Em homens, observa-se uma variação diurna dos níveis séricos de testosterona e um aumento de 20% dos níveis desse hormônio durante a noite. Kelly DM et al. Testosterone: a vascular hormone in health and disease. J Endocrinol 2013;217:R47. [PMID: 23549841] Morales A et al. A critical appraisal of accuracy and cost of laboratory methodologies for the diagnosis of hypogonadism: the role of free testosterone assays. Can J Urol 2012;19:6314. [PMID: 22704323] Tsujimura A. The relationship between testosterone deficiency and men's health. World J Mens Health 2013;31:126. [PMID: 24044107]

Tipagem ABO

Exame/faixa/coleta	Base fisiológica	Interpretação	Comentários
Tipagem ABO, soro ou plasma e hemácias (ABO) Tubo de tampa vermelha ou lavanda/rosa $ É essencial que as amostras sejam devidamente identificadas e rotuladas. Uma segunda amostra de verificação é requerida.	O antígeno ABO e os anticorpos correspondentes ainda são os mais significativos para a prática da transfusão. Os quatro grupos sanguíneos (A, B, O e AB) são determinados pela presença dos antígenos A e B ou por sua ausência (O) nas hemácias do paciente. Os indivíduos possuem anticorpos dirigidos contra os antígenos A ou B que estejam ausentes de suas próprias hemácias. Na população branca dos EUA, 45% dos indivíduos são tipo O: 40%, tipo A; 11%, tipo B; e 4%, tipo AB. Na população hispânica dos EUA, 57% dos indivíduos são tipo O; 30%, tipo A; 10%, tipo B; e 3%, tipo AB. Na população negra dos EUA, 49% dos indivíduos são tipo O; 27%, tipo A; 20%, tipo B; e 4%, tipo AB. Na população asiática dos EUA, 40% dos indivíduos são tipo O; 28%, tipo A; 27%, tipo B; e 5%, tipo AB. Na população americana nativa, 55% dos indivíduos são tipo O; 35%, tipo A; 8%, tipo B; e 2%, tipo AB.	Os pacientes tipo O podem receber hemácias tipo O e plasma tipos A, B, O ou AB. Os pacientes tipo A podem receber hemácias tipo A ou O e plasma tipo A ou AB. Os pacientes tipo B podem receber hemácias tipo B ou O e plasma tipo B ou AB. Os pacientes tipo AB podem receber hemácias tibo AB, A, B, ou O, mas somente recebem plasma tipo AB. Em uma situação de emergência, as hemácias tipo O e o plasma tipo AB podem ser fornecidos a pacientes com qualquer tipo sanguíneo.	Para ambos, doadores e receptores de sangue, a tipagem ABO de rotina inclui exames de hemácias e de soro, como checagens mútuas. O teste em tubo de ensaio consiste em: testar as hemácias do paciente com anti-A e anti-B quanto à ocorrência ou ausência de aglutinação (avançada ou do tipo celular) e testar o soro ou plasma do paciente contra células comprovadamente A e B (reverso ou do tipo soro/plasma. *Technical Manual of the American Association of Blood Banks*, 18th ed. American Association of Blood Banks, 2014.

Tipagem e prova cruzada

Exame/faixa/coleta	Base fisiológica	Interpretação	Comentários
Tipagem e prova cruzada (T/C), soro e hemácias Tubo de tampa vermelha, lavanda ou rosa $$ O rótulo de identificação da amostra deve conter a assinatura da pessoa que coletou o sangue. Alguns hospitais requerem que seja obtida uma segunda amostra para verificação. O número de unidades de hemácias requeridas deve ser especificado.	Uma tipagem e prova cruzada envolve as tipagens ABO e Rh, rastreamento de anticorpos e prova cruzada. (Compare com Tipagem e rastreamento, a seguir.) Se o soro do receptor contém aloanticorpos anti-hemácias de importância clínica, conforme indicado pelo rastreamento de anticorpos ou pela história, os anticorpos são então identificados, e as unidades de hemácias negativas para o antígeno correspondente são selecionadas. Também é realizada uma prova cruzada em que o soro (ou plasma) do receptor é testado contra as células do doador. Nesse teste, são utilizados anticorpos antiglobulina humana (AGH) para detectar anticorpos do receptor que atacam as hemácias do doador (prova cruzada de Coombs). Se não forem detectados anticorpos clinicamente significativos no rastreamento em curso e na ausência de registros da detecção prévia desses anticorpos, torna-se necessário aplicar apenas um método de detecção de incompatibilidade ABO, seja a prova cruzada por centrifugação imediata ou a prova cruzada computadorizada.	Ver Tipagem e rastreamento, a seguir.	Uma tipagem e rastreamento constitui uma preparação adequada para realização de procedimentos operatórios que provavelmente não necessitarão de transfusão. Os pedidos desnecessários de tipagem e prova cruzada diminuem a disponibilidade de sangue, além de acrescentar gastos com mão de obra e reagentes. Deve ser instituído um sistema de pré-solicitações que indique o provável número de unidades de sangue necessárias para cada procedimento cirúrgico. A genotipagem constitui um poderoso adjuvante dos exames sorológicos e, futuramente, poderá permitir a seleção eletrônica de unidades contendo antígeno compatível com o receptor em múltiplos loci de grupo sanguíneo. Dessa forma, a genotipagem poderá melhorar os resultados das transfusões. Sandler SG et al. Historic milestones in the evolution of the crossmatch. Immunohematol 2009;25:147. [PMID: 20406021] *Technical Manual of the American Association of Blood Banks*, 18th ed. American Association of Blood Banks, 2014.

Tipagem e rastreamento

Exame/faixa/coleta	Base fisiológica	Interpretação	Comentários
Tipagem e rastreamento (T/R), soro e hemácias Tubo de tampa vermelha, lavanda ou rosa $$ O rótulo de identificação da amostra deve conter a assinatura da pessoa que coletou o sangue. Alguns hospitais requerem que seja obtida uma segunda amostra para verificação.	A tipagem e rastreamento inclui as tipagens ABO e Rh, além da rastreamento de anticorpos. (Compare com Tipagem e prova cruzada, anteriormente.) Neste procedimento, a amostra de sangue do paciente é testada quanto à presença de anticorpos ABO e Rh(D), além de outros anticorpos inesperados. Em seguida, essa amostra é armazenada no setor de transfusões para futura realização de prova cruzada, caso seja necessário utilizar uma unidade para transfusão.	Um resultado negativo no rastreamento de anticorpos implica a possibilidade de o receptor receber sangue não submetido à prova cruzada tipo-específica e com risco mínimo. Se o rastreamento de anticorpos demonstrar que o soro do receptor contém um aloanticorpo clinicamente significativo, deve ser realizada uma prova cruzada em caso de necessidade de transfusão.	A tipagem e rastreamento é indicada para pacientes submetidos a procedimentos cirúrgicos que provavelmente não necessitarão de transfusão. Contudo, na ausência de indicações pré-operatórias, o teste de rastreamento de anticorpos e a tipagem sanguínea pré-operatória não são custo-efetivos e podem ser dispensados para certos procedimentos, como a colecistectomia laparoscópica, o parto normal previsto e a histerectomia vaginal. *Technical Manual of the American Association of Blood Banks*, 18th ed. American Association of Blood Banks, 2014.

Tipagem HLA			
Exame/faixa/coleta	**Base fisiológica**	**Interpretação**	**Comentários**
Tipagem de HLA (antígeno leucocitário humano) (tipagem HLA) Tubo de tampa amarela, lavanda ou verde (30-50 mL) $$$$ Manter as amostras de sangue total à temperatura ambiente e não centrifugar os tubos.	O sistema de antígenos leucocitários humanos (HLA) de classes I e II consiste em seis *loci* estreitamente ligados (HLA-A, B, C, DR, DQ e DP) localizados no braço curto do cromossomo 6. Antigamente, a técnica considerada padrão-ouro para fenotipagem do HLA era o teste de citotoxicidade dependente de complemento. Esse teste consiste em um exame sorológico mediado pelo complemento em que o antissoro contendo anticorpos anti-HLA específicos é adicionado aos linfócitos do sangue periférico. A morte celular indica que os linfócitos continham o antígeno-alvo específico. Os três *loci* HLA-A, B e C são determinados deste modo. O *locus* HLA-D é determinado por cultura mista de linfócitos. Os métodos baseados em sequenciamento de DNA para tipagem de HLA (genotipagem) substituíram amplamente a sorotipagem HLA tradicional. Ambas as técnicas de genotipagem de resolução intermediária e alta são usadas de modo rotineiro.	**Útil em:** Avaliação de candidatos ao transplante e potenciais doadores, testes de paternidade, testes forenses e avaliação das doenças HLA-associadas ou reações farmacológicas adversas.	A tipagem HLA normalmente é realizada para compatibilizar candidatos a transplantes e potenciais doadores, na compatibilização de produtos do sangue (p. ex., plaquetas) e em testes de paternidade. É igualmente útil no diagnóstico de certas doenças associadas ao HLA (p. ex., B27 para espondilite anquilosante) e na prevenção de reações farmacológicas colaterais associadas a antígenos HLA em particular (p. ex., B*5701 para sensibilidade ao abacavir). Os alelos HLA mais importantes responsáveis pela resposta imune a um órgão transplantado são HLA-A, B e DR. Os alelos HLA de menor importância em imunologia de transplantes são HLA-C e DQ. As técnicas de sequenciamento de nova geração possibilitam uma tipagem HLA mais rápida, precisa e custo-efetiva. Erlich H. HLA DNA typing: past, present, and future. Tissue Antigens 2012;80:1. [PMID: 22651253] Latham K et al. An overview of HLA typing for hematopoietic stem cell transplantation. Methods Mol Biol 2014;1109:73. [PMID: 24473779]

Exame/faixa/coleta	Base fisiológica	Interpretação	Comentários
Tipagem HLA-B27			
Tipagem de HLA-B27, sangue total Por relatório Tubo de tampa lavanda, rosa, amarela $$$	O alelo HLA-B27 é encontrado em aproximadamente 8% da população branca dos EUA. Esse alelo é menos frequente na população negra. Apesar da disponibilidade da sorotipagem, o teste de genotipagem de HLA-B27 baseado em PCR é usado de forma rotineira.	**Presente em:** Espondiloartrite (88% dos pacientes brancos com espondilite anquilosante); artrite reativa (antiga síndrome de Reiter) (80%) em seguida à infecção por microrganismos entéricos como *Yersinia*, *Shigella* ou *Salmonella*; uveíte anterior; artrite psoriásica; e doença inflamatória intestinal.	De 2 a 8% dos indivíduos com HLA-B27 desenvolvem espondilite anquilosante (baixa penetrância). O melhor exame de diagnóstico por imagem para espondilite anquilosante é o exame radiográfico da coluna espinal lombossacral e da articulação sacroilíaca em vez da tipagem de HLA-B27. O teste para HLA-B27 em geral não é clinicamente indicado. Chatzikyriakidou A et al. What is the role of HLA-B27 in spondyloarthropathies? Autoimmun Rev 2011;10:464. [PMID: 21296192] Reveille JD et al. The epidemiology of back pain, axial spondyloarthritis and HLA-B27 in the United States. Am J Med Sci 2013;345:431. [PMID: 23841117]
Tipagem HLA-B51			
Tipagem de HLA-B51, sangue total Por relatório Tubo de tampa lavanda, rosa, amarela $$$	Há um risco aumentado de desenvolvimento de doença de Behçet na presença de certos antígenos leucocitários humanos, em particular HLA-B51/B5. A presença de um alelo HLA-B51/B5 também pode estar associada a uma doença mais grave. Existem testes de sorotipagem e genotipagem disponíveis.	**Aumentado em:** Doença de Behçet (50-80%).	A doença de Behçet é um raro distúrbio inflamatório sistêmico caracterizado por vasculite crônica de artérias e veias de todos os calibres, que se manifesta na forma de úlceras orais e genitais recorrentes, envolvimento ocular e cutâneo e outros problemas multissistêmicos. A contribuição exata de HLA-B51 na patogênese da doença de Behçet ainda não está elucidada, mas a associada hiperfunção neutrofílica pode ter algum papel. Kaya TI. Genetics of Behçet's disease. Patholog Res Int 2012;2012:912589. [PMID: 22013548] Maldini C et al. Relationships of HLA-B51 or B5 genotype with Behçet's disease clinical characteristics: systematic review and meta-analyses of observational studies. Rheumatology (Oxford) 2012;51:887. [PMID: 22240504] Mat MC et al. Behçet's disease as a systemic disease. Clin Dermatol 2014;32:435. [PMID: 24767193]

Tipagem Rh(D)

Exame/faixa/coleta	Base fisiológica	Interpretação	Comentários
Tipagem Rh, hemácias (Rh) Tubo de tampa vermelha, lavanda ou rosa ≶ A identificação correta da amostra é essencial.	O sistema de grupo sanguíneo Rhesus está em segundo lugar em termos de importância para a prática transfusional, atrás somente do sistema ABO. Os anticorpos anti-Rh constituem a principal causa de doença hemolítica do recém-nascido e também podem causar reações hemolíticas transfusionais. Embora existam outros antígenos Rhesus, somente os testes para o antígeno D são realizados na rotina de exames pré-transfusionais. Isso se deve ao fato de o antígeno D ser o mais imunogênico. Os termos "Rh-positivo" e "Rh-negativo" referem-se à presença e ausência do antígeno D na superfície das hemácias, respectivamente. Os indivíduos em cujas hemácias o antígeno D está ausente não apresentam regularmente anticorpos anti-D no soro. A formação do anticorpo anti-D quase sempre resulta da exposição via transfusão ou gravidez às hemácias com antígeno D.	Cerca de 83% dos brancos não hispânicos que vivem nos EUA são Rh(D)-positivos e 17% são Rh(D)-negativos; 93% dos hispano-americanos são Rh(D)-positivos e 7%, Rh(D)-negativos; 93% dos negros são Rh(D)-positivos e 7%, Rh(D)-negativos; 98% dos asiático-americanos são Rh(D)-positivos e 2%, Rh(D)-negativos; 90% dos indígenas norte-americanos são Rh(D)-positivos e 10%, Rh(D)-negativos.	Entre os indivíduos D-reativos⁻ que recebem uma única unidade de sangue D-positivo⁺, 50-75% desenvolvem anticorpos anti-D. Em consequência, o sangue de todos os doadores e receptores é submetido a testes de rotina para antígeno D, de modo que seja possível fornecer sangue D-negativo aos receptores D-negativos. As unidades doadas também devem ser testadas quanto à presença de uma forma fraca do antígeno D, previamente chamada D^u, devendo ser rotuladas como D-positivas se esse antígeno "D fraco" for detectado. É desnecessário testar uma amostra de sangue do receptor para detecção desse antígeno. *Technical Manual of the American Association of Blood Banks*, 18th ed. American Association of Blood Banks, 2014. Wagner FF et al. The Rhesus site. Transfus Med Hemother 2014;41:357. [PMID: 25538538]

Tireoglobulina

Exame/faixa/coleta	Base fisiológica	Interpretação	Comentários
Tireoglobulina, soro ou plasma (Tg) 3-42 ng/mL [mcg/L] TSS, tubo de tampa verde $$$	A Tg é uma proteína grande específica da glândula tireoide a partir da qual a tiroxina é sintetizada e clivada. A tireoglobulina sérica é o marcador bioquímico tumoral primário usado para monitorar o câncer de tireoide diferenciado. Existem ensaios imunométricos altamente sensíveis para detecção da Tg. Os autoanticorpos anti-Tg (TgAc) podem interferir na medida de Tg, levando a uma subestimação que pode mascarar a presença da doença. Os anticorpos heterófilos (p. ex., anticorpos humanos antimurinos) podem acarretar superestimação de Tg.	**Aumentada em:** Hipertireoidismo, tireoidite subaguda, carcinomas de tireoide não tratados (exceto o carcinoma medular): câncer folicular (sensibilidade de 72%, especificidade de 81%), câncer da célula de Hürthle (sensibilidade de 56%, especificidade de 84%). **Diminuida em:** Hipertireoidismo factício, presença de autoanticorpos antitireoglobulina, após (> 25 dias) tireoidectomia total.	O seguimento de pacientes com diferentes cânceres de tireoide que parecem estar livres de doença após a cirurgia e radioterapia com iodo envolve a medida periódica dos níveis séricos de Tg. Os pacientes com Tg sérica detectável durante a supressão com hormônio estimulante da tireoide (TSH) pela terapia com tiroxina ou aqueles cujos níveis de Tg aumentam mais de 2 ng/mL após a estimulação com TSH são altamente propensos a abrigar um tumor residual. Níveis séricos de Tg indetectáveis durante a terapia supressora de TSH não excluem a doença persistente. Dessa forma, os níveis séricos de Tg devem ser medidos após a estimulação com TSH promovida pela retirada da tiroxina ou pela administração de TSH humano recombinante (rhTSH). Os resultados são equivalentes em termos de detecção de câncer de tireoide recorrente, mas o uso do rhTSH ajuda a prevenir o hipotireoidismo sintomático. O seguimento com base na obtenção de medidas seriadas dos níveis basais de Tg (i.e., não estimuladas) pode ser superior à quantificação isolada de Tg após a estimulação com TSH. A Tg é normalmente medida juntamente aos anticorpos anti-Tg. Em pacientes com positividade para anticorpos anti-Tg, os níveis de Tg devem ser interpretados com cuidado. O próprio anticorpo anti-Tg também pode servir de marcador substituto de doença persistente ou recorrente. Em pacientes com anticorpos anti-Tg persistentes ou em elevação, deve ser considerada a obtenção de um ultrassom do pescoço aliado a outras imagens. Ringel MD et al. Approach to follow-up of the patient with differentiated thyroid cancer and positive anti-thyroglobulin antibodies. J Clin Endocrinol Metab 2013;98:3104. [PMID: 23922347] Spencer C et al. How sensitive (second-generation) thyroglobulin measurement is changing paradigms for monitoring patients with differentiated thyroid cancer, in the absence or presence of thyroglobulin autoantibodies. Curr Opin Endocrinol Diabetes Obes 2014;21:394. [PMID: 25122493]

Tireoglobulina, anticorpo

Exame/faixa/coleta	Base fisiológica	Interpretação	Comentários
Anticorpo antitireoglobulina, soro ou plasma < 1:10 (altamente método-dependente) TSS, tubo de tampa verde $$	Os anticorpos dirigidos contra a tireoglobulina são produzidos em doenças autoimunes da tireoide e outros órgãos. Títulos discretamente elevados desses anticorpos são encontrados em 10% da população normal (sobretudo em mulheres e idosos).	**Aumentado em:** Tireoidite de Hashimoto (> 90%), carcinoma da tireoide (45%), tireotoxicose, anemia perniciosa (50%), LES (20%), tireoidite subaguda, doença de Graves. **Não aumentado em:** Bócio multinodular, adenomas de tireoide e alguns carcinomas.	O teste de detecção de anticorpos antitireoperoxidase é mais sensível do que o teste de detecção de anticorpos antitireoglobulina em casos de doença autoimune da tireoide. (Ver Tireoperoxidase, anticorpo, adiante.) O uso desse último teste é limitado (i.e., monitoramento de pacientes com carcinoma de tireoide após o tratamento). (Ver Tireoglobulina, anteriormente.) Khan FA et al. Thyroid dysfunction: an autoimmune aspect. Int J Clin Exp Med 2015;8:6677. [PMID: 26221205] Ringel MD et al. Approach to follow-up of the patient with differentiated thyroid cancer and positive anti-thyroglobulin antibodies. J Clin Endocrinol Metab 2013;98:3104. [PMID: 23922347] Spencer C et al. How sensitive (second-generation) thyroglobulin measurement is changing paradigms for monitoring patients with differentiated thyroid cancer, in the absence or presence of thyroglobulin autoantibodies. Curr Opin Endocrinol Diabetes Obes 2014;21:394. [PMID: 25122493]

Tireoperoxidase, anticorpo

Exame/faixa/coleta	Base fisiológica	Interpretação	Comentários
Anticorpo antitireoperoxidase (TPO Ab), soro ou plasma Negativo TSS, tubo de tampa lavanda ou verde $$	A TPO é uma glicoproteína ligada à membrana. Essa enzima atua na oxidação dos íons de iodo e na incorporação de iodo aos resíduos de tirosina da tireoglobulina. Sua síntese é estimulada por TSH. A TPO é o principal antígeno envolvido na citotoxicidade celular dependente de anticorpos antitireoide. Os anticorpos anti-TPO podem ser quantificados por ELISA ou imunoensaio automático.	**Aumentado em:** Tireoidite de Hashimoto (> 99%), mixedema idiopático (> 99%), doença de Graves (75-85%), doença de Addison (50%) e tireoidite de Riedel. Títulos baixos estão presentes em cerca de 10% dos indivíduos normais e em pacientes com doença tireoideana não imune.	O anticorpo anti-TPO é dirigido contra o principal componente autoantigênico dos microssomos. O teste de detecção do anticorpo anti-TPO é mais sensível e específico do que os ensaios de hemaglutinação para detecção de anticorpos antimicrossomo no diagnóstico da doença tireoidiana autoimune. O teste de anticorpos anti-TPO isolado muitas vezes é suficiente para detecção da doença autoimune da tireoide. Os títulos de anticorpos anti-TPO estão correlacionados aos níveis de TSH. A presença desses anticorpos pode predizer o desenvolvimento de uma insuficiência tireoidiana iminente. Ver Distúrbios da tireoide (Figs. 9-13 e 9-16). Brown RS. Autoimmune thyroiditis in childhood. J Clin Res Pediatr Endocrinol 2013;5(Suppl 1):45. [PMID: 23154164] Khan FA et al. Thyroid dysfunction: an autoimmune aspect. Int J Clin Exp Med 2015;8:6677. [PMID: 26221205] Pyzik A et al. Immune disorders in Hashimoto's thyroiditis: what do we know so far? J Immunol Res 2015;2015:979167. [PMID: 26000316]

Tireotrofina

Exame/faixa/coleta	Base fisiológica	Interpretação	Comentários
Hormônio estimulador da tireoide, soro ou plasma (TSH; tireotrofina) 0,35-3,0 mcUI/mL [mUI/L] (ensaio-dependente) TSS, TPP, tubo de tampa verde $$	O TSH é um hormônio oriundo da adeno-hipófise que estimula a glândula tireoide a produzir os hormônios tireoidianos. Sua secreção é estimulada pelo hormônio liberador de tireotrofina que, por sua vez, é liberado pelo hipotálamo. Existe uma retroalimentação negativa do hormônio tireoidiano, a qual regula a secreção do TSH.	**Aumentado em:** Hipotireoidismo, aumentos discretos durante a fase de recuperação da doença aguda, hipotireoidismo subclínico. **Diminuído em:** Hipertireoidismo, hipertireoidismo subclínico, doença cirúrgica ou médica aguda (síndrome do eutireóideo doente), hipotireoidismo hipofisário. Fármacos: dopamina, altas doses de corticosteroides.	Os ensaios de TSH são utilizados no rastreamento da função tireoideana como auxiliar no diagnóstico do hiper e hipotireoidismo e no monitoramento da terapia de substituição da tireoide. Os imunoensaios de TSH em uso são bastante sensíveis e normalmente apresentam uma sensibilidade funcional ≤ 0,02 mUI/L. A determinação dos níveis séricos de TSH constitui o melhor exame laboratorial inicial para avaliação da função tireoidiana. Esse teste deve ser seguido da quantificação da tiroxina livre (FT$_4$), caso os valores de TSH sejam baixos, e da medida dos títulos de anticorpos anti-TPO, se os valores de TSH forem altos. A maioria dos especialistas é contra o rastreamento de rotina de pacientes assintomáticos, recomendando o rastreamento apenas para as populações de alto risco. Ver também provas de função da tireoide e distúrbios da tireoide (Figs. 9-13 e 9-16). Este exame também é útil para fins de seguimento de pacientes que usam medicações antitireoide. Baumgartner C et al. Subclinical hypothyroidism: summary of evidence in 2014. Swiss Med Wkly 2014;144:w14058. [PMID: 25536449] Mullur R et al. Thyroid hormone regulation of metabolism. Physiol Rev 2014;94:355. [PMID: 24692351] Papi G et al. Clinical concepts on thyroid emergencies. Front Endocrinol (Lausanne) 2014;5:102. [PMID: 25071718] Rugge JB et al. Screening for and treatment of thyroid dysfunction: an evidence review for the U.S. Preventive Services Task Force [Internet]. Rockville (MD): Agency for Healthcare Research and Quality (US); 2014 Oct. Report No.: 15-05217-EF-1. [PMID: 25927133]

Exame/faixa/coleta	Base fisiológica	Interpretação	Comentários
Tiroxina livre, soro ou plasma (T₄ livre ou FT₄) 0,8-1,7 ng/dL [10-22 pmol/L] (método-dependente) TSS, TPP (verde-claro), tubo de tampa verde $$	A FT₄ é uma medida direta da concentração de hormônio T₄ livre (hormônio biologicamente disponível). Pode ser medida por diálise de equilíbrio/HPLC- espectrometria de massa, embora os imunoensaios sejam igualmente eficazes.	**Aumentada em:** Hipertireoidismo, doença não tireoidiana (especialmente psiquiátrica). Fármacos: amiodarona, β-bloqueadores (dose alta). **Diminuída em:** Hipotireoidismo, doença não tireoideana. Fármacos: fenitoína.	A tiroxina livre é usada aliada aos ensaios de TSH sensíveis para detecção de hiper e hipotireoidismo clínicos. O ensaio do TSH detecta a disfunção tireoidiana subclínica (FT₄ normal) e monitora melhor o tratamento com levotiroxina. Por outro lado, o teste de detecção de tiroxina livre detecta hipotireoidismo central e monitora melhor o estado funcional em suas mudanças rápidas. Baumgartner C et al. Subclinical hypothyroidism: summary of evidence in 2014. Swiss Med Wkly 2014;144:w14058. [PMID:25536449] Kim YA et al. Prevalence and risk factors of subclinical thyroid disease. Endocrinol Metab (Seoul) 2014;29:20. [PMID: 24741450]
Tiroxina total, soro ou plasma (T₄) 5,0-11,0 mcg/dL [64-142 nmol/L] TSS, TPP (verde-claro), tubo de tampa verde $	Os hormônios da tireoide (T₃, T₄) são essenciais para a sobrevivência devido aos papéis que exercem no desenvolvimento, crescimento e metabolismo. A T₄ total é uma medida da secreção de T₄ pela glândula tireoide, tanto ligada como livre. Por esse motivo, é influenciada pelos níveis de proteínas ligadoras de hormônio da tireoide. Somente a T₄ livre possui atividade biológica.	**Aumentada em:** Hipertireoidismo, níveis aumentados de globulina ligadora da tireoide (TBG) (p. ex., gravidez, fármacos). Fármacos: amiodarona, altas doses de β-bloqueadores (em especial, propranolol). **Diminuída em:** Hipotireoidismo, baixa concentração de TBG decorrente de doença ou fármacos, ausência congênita de TBG. Fármacos: fenitoína, carbamazepina, andrógenos.	A T₄ total deve ser interpretada com os resultados das medidas de TBG, TSH e T₄ livre. Mullur R et al. Thyroid hormone regulation of metabolism. Physiol Rev 2014;94:355. [PMID: 24692351] Papi G et al. Clinical concepts on thyroid emergencies. Front Endocrinol (Lausanne) 2014;5:102. [PMID: 25071718] Rugge JB et al. Screening for and treatment of thyroid dysfunction: an evidence review for the U.S. Preventive Services Task Force [Internet]. Rockville (MD): Agency for Healthcare Research and Quality (US); 2014 Oct. Report No.: 15-05217-EF-1. [PMID: 25927133] Schroeder AC et al. Thyroid hormones, T3 and T4, in the brain. Front Endocrinol (Lausanne) 2014;5:40. [PMID: 24744751]

Tolerância à glicose, teste

Exame/faixa/coleta	Base fisiológica	Interpretação	Comentários
Teste de tolerância à glicose (oral), soro ou plasma Jejum: < 100 mg/dL 1 hora: < 180 mg/dL 2 horas: < 140 mg/dL [Jejum: < 5,6 mmol/L 1 hora: < 10,0 mmol/L 2 horas: < 7,7 mmol/L] TSS, TPP (verde-claro), tubo de tampa cinza $$ Os indivíduos devem receber 150–200 g/dia de uma dieta de carboidratos por um período mínimo de 3 dias antes da realização do exame. Uma dose de 75 g de glicose é dissolvida em 300 mL de água, para adultos (1,75 g/kg para crianças) e fornecida ao paciente em jejum desde o dia anterior. As determinações seriadas dos níveis de glicose no sangue venoso, realizadas em amostras de plasma ou soro, são obtidas no momento basal, em 1 hora e em 2 horas.	O teste de tolerância à glicose oral (TTGO) determina a capacidade de um paciente de responder adequadamente a uma carga de glicose. É 1 dos 3 testes de rastreamento (glicemia de jejum, HbA₁c e TTGO) para diabetes tipo 2 em adultos.	**Tolerância diminuída à glicose em:** Diabetes melito, comprometimento da tolerância à glicose, diabetes gestacional, doença hepática grave, hipertireoidismo, estresse (infecção), aumento da absorção de glicose a partir do trato GI (hipertireoidismo, gastrectomia, gastrenterostomia, vagotomia, ingesta excessiva de glicose), síndrome de Cushing, feocromocitoma. Fármacos: diuréticos, anticoncepcionais orais, glicocorticoides, ácido nicotínico, fenitoína. **Curva de glicose achatada em:** Doença intestinal (espru celíaco, doença de Whipple), insuficiência suprarrenal (doença de Addison, hipopituitarismo), hiperplasia ou tumores de células de ilhota pancreática.	Esse exame não é normalmente necessário para fins de diagnóstico do diabetes melito tipo 2. No rastreamento do diabetes gestacional, o teste de tolerância à glicose é realizado entre 24 e 28 semanas de gestação. Existem duas estratégias usadas nos EUA. Na abordagem em duas etapas, é realizado um TTGO de 50 g sem jejum. Se o limiar de rastreamento for alcançado ou excedido, os pacientes deverão ser submetidos ao TTGO de 100 g após a obtenção dos níveis de glicose em jejum. Os níveis de glicose são avaliados após 1, 2 e 3 horas. Um diagnóstico é estabelecido quando dois ou mais valores de glicose caem nos limiares especificados de glicose ou acima deles. Alternativamente, na abordagem de uma etapa, uma carga de 75 g glicose é administrada em jejum e então os níveis de glicose e no sangue são avaliados após 1 e 2 horas. O diagnóstico de diabetes gestacional é estabelecido quando um valor de glicose cai no limiar especificado de glicose ou acima dele. Laiteerapong N et al. Screening for prediabetes and type 2 diabetes mellitus. JAMA 2016;315:697. [PMID: 26881373] Macaulay S et al. Gestational diabetes mellitus in Africa: a systematic review. PloS One 2014;9:e97871. [PMID: 24892280] McIntyre HD et al. Counterpoint: establishing consensus in the diagnosis of GDM following the HAPO study. Curr Diab Rep 2014;14:497. [PMID: 24777652] Waugh NR et al. Screening for type 2 diabetes: a short report for the National Screening Committee. Health Technol Assess 2013;17:1. [PMID: 23972041]

Toxoplasma, anticorpos

Exame/faixa/coleta	Base fisiológica	Interpretação	Comentários
Anticorpos contra *Toxoplasma*, soro ou LCS IgG: título < 1:16 IgM: Lactente: título < 1:2 Adulto: título < 1:8 TSS (soro) ou LCS $$$ Submeter soros pareados, uma amostra coletada em 1 semana após o aparecimento da doença, e outra, após 2-3 semanas.	O *Toxoplasma gondii* é um protozoário intracelular obrigatório que causa infecção humana via ingestão, transferência transplacentária, produtos do sangue ou transplante de órgão. Os gatos são os hospedeiros definitivos de *T. gondii* e transmitem oocistos através de suas fezes. A infecção humana ocorre por meio da ingesta de oocistos esporulados ou pela via transplacentária. No hospedeiro imunodeficiente (p. ex., infecção pelo HIV/Aids), a infecção aguda pode progredir para meningoencefalite letal, pneumonite ou miocardite. A quimioprofilaxia deve ser considerada para pacientes cuja contagem de células CD4 seja < 200/mcL. Na infecção primária aguda, há desenvolvimento de anticorpos IgM em 1-2 semanas após o aparecimento da doença. Os níveis de IgM atingem pico em 6-8 semanas e, então, declinam. O desenvolvimento de anticorpos IgG segue um curso temporal similar, mas persiste por vários anos. Na infecção do adulto, a doença normalmente representa uma reativação em vez de uma infecção primária. Por esse motivo, o teste de detecção de IgM tem menos utilidade. Cerca de 30% dos adultos vivendo nos EUA têm anticorpos contra *T. gondii*.	**Aumentados em:** Toxoplasmose (IgM) congênita ou aguda, exposição prévia a *Toxoplasma* (IgG) e reações falso-positivas (IgM) (LES, infecção pelo HIV, artrite reumatoide).	A detecção única de títulos de IgG > 1:256 é considerada diagnóstica de infecção ativa. Títulos > 1:128 são considerados suspeitos. Títulos de 1:16 a 1:64 podem meramente representar uma exposição anterior. Se os títulos de IgG aumentarem posteriormente, é provável que representem a existência de uma doença em estágio inicial. Um título de IgM > 1:16 é bastante importante para o diagnóstico de toxoplasmose congênita. Os resultados que demonstram títulos altos de IgG devem levar à imediata realização de um teste para detecção de IgM. Entretanto, a IgM em geral não é detectada em pacientes adultos com Aids, porque a toxoplasmose normalmente representa uma reativação. Há quem recomende a solicitação de exames para determinação dos títulos basais de IgG anti-*Toxoplasma* em todos os casos de indivíduos positivos para HIV assintomáticos, uma vez que a elevação dos títulos de *Toxoplasma* pode ajudar a diagnosticar a toxoplasmose do SNC no futuro. É difícil manter uma cultura de microrganismos de *T. gondii*, e a maioria dos laboratórios não está devidamente equipada para realizar esse procedimento. Para os pacientes imunossuprimidos, o diagnóstico da toxoplasmose aguda pode se basear na demonstração de taquizoítas em líquidos ou tecidos por PCR ou exame microscópico. (Ver também Abscesso cerebral, Cap. 5.) Oz HS. Maternal and congenital toxoplasmosis, currently available and novel therapies in horizon. Front Microbiol 2014;5:385. [PMID: 25104952] Robert-Gangneux F et al. Epidemiology of and diagnostic strategies for toxoplasmosis. Clin Microbiol Rev. 2012; 25:264. [PMID: 22491772] Torgerson PR et al. The global burden of congenital toxoplasmosis: a systematic review. Bull World Health Organ. 2013;91:501 [PMID: 23825877]

Transferrina

Exame/faixa/coleta	Base fisiológica	Interpretação	Comentários
Transferrina (Tf), soro ou plasma 200-400 mg/dL TSS, TPP; tubo de tampa verde	A transferrina é a principal proteína de transporte de ferro existente no plasma. Apenas uma pequena parte da transferrina é necessária à manutenção da homeostase normal. A presença de quantidades moderadas de transferrina insaturada pode ser importante para o controle de infecções e infestações por microrganismos dependentes de ferro. Os ensaios imunoquímicos para transferrina são mais acurados do que os ensaios bioquímicos de determinação da capacidade de ligação ao ferro total (TIBC). Considerando um peso molecular para a transferrina da ordem de 89.000 dáltons, 1 mg de transferrina liga-se a 1,25 mcg de ferro. Portanto, níveis séricos de transferrina de 300 mg/dL equivalem a uma TIBC de 375 mcg/dL. A utilidade da TIBC, além do ferro sérico, reside no cálculo do percentual de saturação da transferrina: $$\% \text{ saturação da Tf} = \frac{\text{ferro sérico}}{\text{TIBC}} \times 100$$ No estado sadio, cerca de 33% dos sítios de ligação ao ferro circulante estão ocupados (intervalo: 20-50%). Esse percentual está reduzido na deficiência de ferro e aumentado na sobrecarga férrica (p. ex., hemocromatose).	**Aumentada em:** Gravidez, anticoncepcionais orais, deficiência de ferro. **Diminuída em:** Antitransferrinemia hereditária (rara), distúrbios associados à inflamação ou necrose, inflamação crônica ou malignidade, desnutrição generalizada, síndrome nefrótica, estados de sobrecarga de ferro.	As indicações para quantificação da transferrina incluem o rastreamento do estado nutricional e o diagnóstico diferencial de anemia. Para controlar os efeitos dos estrogênios e as respostas de fase aguda, outras proteínas reagentes de fase aguda devem ser testadas ao mesmo tempo. A deficiência e a sobrecarga de ferro são melhor diagnosticadas por meio de ensaios que medem os níveis de ferro, transferrina, saturação de transferrina, receptor solúvel de transferrina e ferritina em combinação. A transferrina presente no LCS aparece em sua forma dessialidada – a proteína Tau (β_2-transferrina). Essa forma pode ser identificada eletroforeticamente por imunofixação com anticorpo antitransferrina. A aplicação clínica para identificação da proteína Tau está sendo investigada na rinorreia ou otorreia com suspeita de ser origem liquórica. Miller JL. Iron deficiency anemia: a common and curable disease. Cold Spring Harb Perspect Med 2013;3:a011866. [PMID: 23613366] Urrechaga E et al. Biomarkers of hypochromia: the contemporary assessment of iron status and erythropoiesis. Biomed Res Int. 2013;2013:603786. [PMID: 23355091] Wood JC. Guidelines for quantifying iron overload. Hematology Am Soc Hematol Educ Program. 2014;2014:210. [PMID: 25696857]

Transferrina, receptor, solúvel

Exame/faixa/coleta	Base fisiológica	Interpretação	Comentários
Receptor de transferrina, solúvel (sTf-R), soro ou plasma Homens: 2,2-5 mg/L Mulheres: 1,9-4,4 mg/L (laboratório-específico) TSS ou tubo de tampa verde $$	O receptor de transferrina (Tf-R) é expresso na superfície das células humanas que necessitam de ferro e atua como molécula transportadora de ferro. A expressão do Tf-R depende da concentração de ferro no citoplasma celular. Foi relatado que a concentração de Tf-R solúvel (sTf-R) é proporcional à quantidade de Tf-R total associada à célula. A medida dos níveis de sTf-R é utilizada como marcador substituto do estado das reservas de ferro do corpo. A deficiência de ferro causa elevação de sTfR, enquanto a repleção de ferro resulta em níveis diminuídos de sTfR.	**Aumentado em:** Anemia ferropriva, condições de alta renovação de hemácias (p. ex., anemia hemolítica), talassemia.	O TfR solúvel não é um reagente de fase aguda. O uso do sTf-R melhora o diagnóstico clínico da anemia ferropriva, especialmente na presença de uma doença inflamatória crônica coexistente, infecções ou malignidades gastrintestinais. Um paciente com ferritina ≤ 10 mcg/L é considerado com deficiência de ferro em todos os casos, independentemente dos níveis de sTf-R. Um paciente com níveis de ferritina ≥ 220 mcg/L não é considerado deficiente de ferro. Para valores de ferritina entre 10 e 220 mcg/L, os níveis de sTf-R podem ser utilizados para ajudar a identificar os pacientes com deficiência de ferro. Ao avaliar a deficiência de ferro, o uso combinado dos níveis de ferritina e de sTf-R minimiza a obtenção de resultados falso-positivos decorrentes de anemia hemolítica, que eleva a concentração de sTf-R, bem como dos resultados falso-negativos produzidos pela elevação de fase aguda dos níveis de ferritina. O índice de ferritina (sTfR/ferritina) também pode ser calculado e ajuda a melhorar a eficiência diagnóstica na detecção de reservas de ferro depletadas. Khatami S et al. Evaluation and comparison of soluble transferrin receptor in thalassemia carriers and iron deficient patients. Hemoglobin 2013;37:387. [PMID: 23581600] Lorenz L et al. A review of cord blood concentrations of iron status parameters to define reference ranges for preterm infants. Neonatology 2013;104:194. [PMID: 23989077]

Treponema pallidum, anticorpo

Exame/faixa/coleta	Base fisiológica	Interpretação	Comentários
Anticorpo contra *Treponema pallidum* por TP-PA, soro Não reativo TSS $$	O teste de TP-PA mede a concentração de anticorpos específicos para *T. pallidum* no soro de pacientes via aglutinação de eritrócitos recobertos com o antígeno desse patógeno. Os anticorpos dirigidos aos treponemas não patogênicos são removidos primeiro por meio da ligação aos antígenos treponêmicos não patogênicos.	**Aumentado em:** Sífilis: primária (64-87%), secundária (96-100%), tardia latente (96-100%), terciária (94-100%), mononucleose infecciosa, doenças vasculares do colágeno, hiperglobulinemia e disglobulinemia.	Historicamente, este teste era utilizado para confirmar um teste sorológico de rastreamento não treponêmico reativo para sífilis (RPR ou VDRL). Um novo algoritmo "reverso" para exames de sífilis utilizando testes treponêmicos para rastreamento e testes sorológicos não treponêmicos para confirmação foi adotado (ver Sífilis, testes sorológicos, p. 248). Em comparação ao FTA-ABS (p. 278), o TP-PA é ligeiramente menos sensível no início da sífilis primária (ver Tab. 8-22). Como o teste normalmente permanece positivo durante longos períodos independentemente da administração de uma terapia adequada, não tem utilidade para fins de avaliação da efetividade terapêutica. Em um estudo, decorridos 36 meses do tratamento da sífilis, 13% dos pacientes apresentaram testes de TP-PA não reativos. O TP-PA, assim como o FTA-ABS, não é recomendado para amostras de LCS. O VDLR é o teste preferido para a análise do LCS. Kaur G et al. Syphilis testing in blood donors: an update. Blood Transfus 2015;13:197. [PMID: 25545876] Morshed MG et al. Recent trends in the serologic diagnosis of syphilis. Clin Vaccine Immunol 2015;22:137. [PMID: 25428245]

Treponema pallidum, anticorpo, fluorescente absorvido

Exame/faixa/coleta	Base fisiológica	Interpretação	Comentários
Anticorpo anti-*Treponema pallidum* fluorescente absorvido (FTA-ABS), soro Não reativo TSS $$	Teste de sífilis. Detecta anticorpos específicos contra *Treponema pallidum*. Primeiro, o soro do paciente é diluído com antígenos treponêmicos não patogênicos (para ligação de anticorpos inespecíficos). O soro absorvido é transferido para uma lâmina contendo *T. pallidum* previamente fixado. Em seguida, anticorpos antigamaglobulina humana marcados com fluoresceína são adicionados para se ligarem e permitirem a visualização (sob microscopia de fluorescência) dos anticorpos do paciente ligados aos treponemas.	**Reagente em:** Sífilis: primária (95%), secundária (100%), tardia (96%), tardia latente (100%); também há uma rara positividade em casos de doença vascular do colágeno na presença de fatores antinucleares.	Historicamente, esse teste era utilizado para confirmar um teste sorológico de rastreamento não treponêmico reativo para sífilis, como o RPR ou VDRL. Um novo algoritmo para exames de sífilis, utilizando testes treponêmicos para rastreamento e testes sorológicos não treponêmicos para confirmação, foi proposto (ver também lab. 8-22 e Sífilis, testes sorológicos, p. 248). Uma vez positivo, o FTA-ABS pode permanecer positivo por toda a vida. Entretanto, um estudo constatou que, decorridos 36 meses do tratamento, 24% dos pacientes apresentaram testes de FTA-ABS não reagentes. Seña AC et al. Novel Treponema pallidum serologic tests: a paradigm shift in syphilis screening for the 21st century. Clin Infect Dis 2010;51:700. [PMID: 20687840] Tucker JD et al. Accelerating worldwide syphilis screening through rapid testing: a systematic review. Lancet Infect Dis 2010;10:381. [PMID: 20510278]

Triglicerídeos

Exame/faixa/coleta	Base fisiológica	Interpretação	Comentários
Triglicerídeos soro ou plasma (TG) < 165 mg/dL [< 1,65 g/L] TSS, tubo de tampa verde, TPP ≤ Requer amostras obtidas em jejum.	A gordura originada da dieta é hidrolisada no intestino delgado, absorvida e ressintetizada pelas células mucosas. Em seguida, é secretada internamente como lácteos sob a forma de quilomícrons. Os triglicerídeos presentes nos quilomícrons são depurados do sangue pela lipoproteína lipase tecidual. A produção endógena de triglicerídeos ocorre no fígado. Esses triglicerídeos são transportados em associação com as β-lipoproteínas e lipoproteínas de densidade muito baixa (VLDL).	**Aumentados em:** Hipotireoidismo, diabetes melito (dislipidemia diabética), síndrome nefrótica, alcoolismo crônico (esteatose hepática), obstrução do trato biliar, estresse, deficiência familiar de lipoproteína lipase, disbetalipoproteinemia familiar, hiperlipidemia combinada familiar, obesidade, síndrome metabólica, hepatite viral, cirrose, pancreatite, insuficiência renal crônica, gota, gravidez, doenças de depósito de glicogênio tipos I, III e IV, anorexia nervosa, excesso alimentar. Fármacos: β-bloqueadores, colestiramina, corticosteroides, diazepam, diuréticos, estrogênios, anticoncepcionais orais. **Diminuídos em:** Doença de Tangier (deficiência de α-lipoproteína), hipo e abetalipoproteinemia, desnutrição, má absorção, doença hepática parenquimatosa, hipertireoidismo, linfangiectasia intestinal. Fármacos: ácido ascórbico, clofibrato, ácido nicotínico, genfibrozila.	Se o soro estiver límpido, os níveis séricos de TG em geral são < 350 mg/dL. TGs elevados atualmente são considerados um fator de risco independente para o desenvolvimento de doença arterial coronariana e constituem um fator de risco importante para o desenvolvimento de pancreatite aguda, em particular quando os níveis de TGs no soro são > 1.000 mg/dL. Entretanto, o rastreamento atualmente não é recomendado. Níveis de TGs > 1.000 mg/dL podem ser detectados quando um distúrbio lipídico primário é exacerbado pela ingesta de álcool ou gorduras ou pela terapia à base de corticosteroide ou estrogênios. Berglund L et al. Treatment options for hypertriglyceridemia: from risk reduction to pancreatitis. Best Pract Res Clin Endocrinol Metab. 2014;28:423. [PMID: 24840268] Parhofer KG. Interaction between glucose and lipid metabolism: more than diabetic dyslipidemia. Diabetes Metab J 2015;39:353. [PMID: 26566492] Pirillo A et al. Update on the management of severe hypertriglyceridemia – focus on free fatty acid forms of omega-3. Drug Des Devel Ther 2015;9:2129. [PMID: 25914523]

Tri-iodotironina

Exame/faixa/coleta	Base fisiológica	Interpretação	Comentários
Tri-iodotironina, total, soro ou plasma (T_3) 95-190 ng/dL [1,5-2,9 nmol/L] TSS, TPP (verde-claro), tubo de tampa verde $$	A T_3 é o hormônio ativo primário da tireoide. Cerca de 80% da T_3 é produzida via desiodização extratireoidiana de T_4, e o restante é sintetizado pela glândula tireoide. A T_3 total é influenciada pelos níveis de proteínas ligadoras de tiroxina. Os hormônios da tireoide (T_3, T_4) são essenciais para a sobrevivência devido aos papéis que exercem no desenvolvimento, crescimento e metabolismo.	**Aumentada em:** Hipertireoidismo (alguns), aumento dos níveis de globulina ligadora da tireoide. **Diminuída em:** Hipotireoidismo, doenças não tireoideanas, diminuição dos níveis de globulina ligadora da tireoide. Fármacos: amiodarona.	A T_3 pode estar aumentada em cerca de 5% dos pacientes com hipertireoidismo que apresentam T_4 livre normal (toxicose de T_3). Portanto, o teste é indicado para os casos em que há suspeita de hipertireoidismo e os níveis de T_4 livre permanecem normais. O teste não tem utilidade no diagnóstico e tratamento do hipotireoidismo primário. Os níveis de T_3 são geralmente baixos em pacientes eutireoidianos enfermos ou internados. Mullur R et al. Thyroid hormone regulation of metabolism. Physiol Rev 2014;94:355. [PMID: 24692351] Papi G et al. Clinical concepts on thyroid emergencies. Front Endocrinol (Lausanne) 2014;5:102. [PMID: 25071718] Rugge JB et al. Screening for and treatment of thyroid dysfunction: an evidence review for the U.S. Preventive Services Task Force [Internet]. Rockville (MD): Agency for Healthcare Research and Quality (US); 2014 Oct. Report No.: 15-05217-EF-1. [PMID: 25927133] Schroeder AC et al. Thyroid hormones, T3 and T4, in the brain. Front Endocrinol (Lausanne) 2014;5:40. [PMID: 24744751]

Trombocitopenia induzida por heparina (TIH), anticorpos

Exame/faixa/coleta	Base fisiológica	Interpretação	Comentários
Anticorpos na trombocitopenia induzida por heparina (TIH), soro Negativo TSS, tubo de tampa vermelha $$ Separar o soro das células imediatamente ou dentro de 2 h após a coleta. Congelar e transportar em gelo seco.	A trombocitopenia induzida por heparina (TIH) é uma reação adversa e complicação pró-trombótica da terapia com heparina, a qual está fortemente associada à trombose venosa e arterial, requerendo identificação e tratamento urgentes aliados ao uso de anticoagulante não heparina. Os anticorpos associados à TIH são dirigidos contra a heparina e contra o fator plaquetário 4 (PF4), podendo aparecer com a exposição à heparina. Os imunocomplexos formados propagam a ativação plaquetária, levando à liberação de mais PF4 e ao desenvolvimento de tromboses. Entretanto, somente uma minoria de pacientes que produzem estes anticorpos de fato desenvolve trombocitopenia e/ou trombose (TIH clínica). Um método baseado no ensaio ELISA tipicamente é usado para detectar anticorpos PF4 associados à heparina.	**Positivos em:** Trombocitopenia induzida pela heparina, tipo II.	Existem dois tipos de TIH. A TIH tipo I geralmente é considerada uma condição benigna e não mediada por anticorpos. Na TIH tipo II, que caracteristicamente ocorre entre 5-10 dias de terapia com heparina, a trombocitopenia em geral é mais grave e mediada por anticorpos. Os pacientes com TIH tipo II apresentam risco de desenvolvimento de trombose arterial ou venosa caso a terapia com heparina seja mantida. O ensaio antigênico baseado em ELISA é bastante sensível. Este ensaio é projetado para detectar anticorpos que se ligam ao PF4/heparina (normalmente IgG). Contudo, o teste é relativamente inespecífico, pois também pode detectar anticorpos IgA e IgM não patogênicos. Os resultados devem ser aliados aos achados clínicos, contagens plaquetárias e outros resultados laboratoriais. Quando disponível, o ensaio de ELISA que detecta exclusivamente anticorpos IgG anti-PF4/heparina (os anticorpos patogênicos) deve ser usado. Resultados positivos de ELISA tipicamente se refletem em ensaios funcionais, como o ensaio de liberação de serotonina, estudo de agregação plaquetária heparina-induzido e análise por citometria de fluxo. Os ensaios funcionais são mais específicos, porém são tecnicamente exigentes e, em geral, são realizados em laboratórios de referência. Além do ELISA, poucos ensaios rápidos para anticorpos da TIH (os resultados são disponibilizados em 10-30 minutos) se tornaram disponíveis, como o imunoensaio em gel particulado de PF4/heparina e imunoensaio de fluxo lateral. Suas limitações são a especificidade moderada e o desempenho variável do teste. Bakchoul T et al. Current insights into the laboratory diagnosis of HIT. Int J Lab Hematol 2014;36:296. [PMID: 24750676] Grouzi E. Update on argatroban for the prophylaxis and treatment of heparin-induced thrombocytopenia type II. J Blood Med 2014;5:131. [PMID: 25152637] McKenzie SE. Advances in the pathophysiology and treatment of heparin-induced thrombocytopenia. Curr Opin Hematol 2014;21:380. [PMID: 24992313]

Troponina-I cardíaca

Exame/faixa/coleta	Base fisiológica	Interpretação	Comentários
Troponina-I cardíaca, soro ou plasma (cTnI) < 0,05 ng/mL (método-dependente) TPP, TSS, tubo de tampa vermelha $$	A troponina é a proteína contrátil regulador da musculatura estriada. Contém três subunidades: T, C e I. A subunidade I consiste em três formas, que são encontradas no músculo esquelético de contração espasmódica lenta, músculo esquelético de contração espasmódica rápida e miocárdio, respectivamente. A troponina I é predominantemente uma proteína estrutural e é liberada na circulação após a necrose celular. A troponina-I cardíaca (cTnI) é expressa apenas no miocárdio e, assim, sua presença no soro pode distinguir uma lesão miocárdica de uma lesão na musculatura esquelética. A cTnI é quantificada por ensaios imunométrica, empregando anticorpos monoclonais. Observa-se uma variação intermétodos de 2-5 vezes em decorrência da falta de um padrão de calibração. Na rotina, são utilizados imunoensaios sensíveis para cTnI com limiares diagnósticos de 0,02-0,05 ng/mL. Embora também sejam utilizados, os testes rápidos para cTnI apresentam menor sensibilidade.	**Aumentada em:** IM, traumatismo cardíaco, cirurgia cardíaca, dano cardíaco subsequente à angioplastia coronariana transluminal percutânea e outras intervenções cardíacas, miocardiopatia dilatada não isquêmica, insuficiência cardíaca aguda e crônica, taquicardia supraventricular prolongada, dissecção aguda da aorta ascendente. Elevações discretas (p. ex., < 1,0 ng/mL) às vezes são observadas em pacientes com cirurgias não cardíacas, em pacientes com angina instável agravada recentemente, distúrbios musculares, distúrbios do SNC, infecção por HIV, insuficiência renal crônica, cirrose, sepse, doenças pulmonares e distúrbios endócrinos. **Não aumentada em:** Doença do músculo esquelético (miopatia, miosite, distrofia), cardioversão elétrica externa, cirurgia ou traumatismo não cardíaco, rabdomiólise, esforço muscular intenso, insuficiência renal crônica.	A cTnI é um marcador de IM mais específico do que a CK-MB e é preferida para o diagnóstico dessa condição. A cTnI aparece no soro cerca de 4 horas após a manifestação da dor torácica, atinge o pico em 8-12 horas e persiste por mais 5-7 dias. Essa persistência prolongada confere uma sensibilidade significativamente maior do que a sensibilidade da CK-MB para o diagnóstico do IM após as primeiras 36-48 horas. Dada a sua utilidade para a detecção da síndrome coronariana aguda (SCA), a troponina plasmática é importante na avaliação e estratificação dos pacientes com dor torácica atendidos na sala de emergências. As amostras de sangue devem ser coletadas para teste no momento da chegada do paciente ao hospital e após 6-9 horas. Diante de uma história clínica sugestiva de SCA, a detecção de níveis de cTnI acima de 0,05 ng/mL (método-dependente) em pelo menos uma ocasião durante as primeiras 24 horas subsequentes ao evento clínico é indicativa de necrose miocárdica consistente com IM. Note que as elevações de cTnI não podem ser usadas de modo isolado para estabelecer o diagnóstico de IM. Em casos de pacientes com suspeita de SCA, o uso de um ensaio de alta sensibilidade para cTnI (diminuindo o valor do limiar diagnóstico) intensifica o diagnóstico de IM e reconhece os pacientes que apresentam alto risco de IM recorrente e morte. A elevação cardíaca de cTnI tem valor prognóstico em pacientes que apresentam SCA, e o grau de elevação está correlacionado com o tamanho do infarto. Cada ensaio tem características exclusivas de desempenho, mas as diretrizes recomendam o uso do valor do percentil 99 de uma população de referência normal para um dado ensaio para definir se há lesão do miocárdio. Pacientes com elevação de troponina após uma cirurgia não cardíaca apresentam maior risco a curto e longo prazos de morbidade e mortalidade. Horr S et al. Troponin elevation after noncardiac surgery: significance and management. Cleve Clin J Med 2015;82:595. [PMID: 26366956] Mair J. High-sensitivity cardiac troponins in everyday clinical practice. World J Cardiol 2014;6:175. [PMID: 24772257] Mueller C. Biomarkers and acute coronary syndromes: an update. Eur Heart J 2014;35:552. [PMID: 24357507]

Tularemia, aglutininas

Exame/faixa/coleta	Base fisiológica	Interpretação	Comentários
Aglutininas da tularemia, soro Título < 1:80 TSS $$	*Francisella tularensis* é um microrganismo bacteriano Gram-negativo encontrado em roedores selvagens (coelhos e lebres) que infecta seres humanos (p. ex., caçadores e peleiros) por meio de contato com os tecidos do animal, picada de alguns carrapatos e moscas e consumo de carne mal cozida ou água contaminada. A dose infecciosa é muito baixa. Os anticorpos aglutinantes surgem em 10-14 dias e atingem o pico em 5-10 semanas. Normalmente, é necessário que o título de anticorpos sofra um aumento de 4 vezes para que a infecção aguda seja comprovada. Os títulos diminuem com o passar dos anos.	**Aumentadas em:** Tularemia; reação cruzada com antígenos de *Brucella* e com o antígeno OX-19 de *Proteus* (em títulos baixos).	Títulos isolados > 1:160 são indicativos de infecção. Os títulos máximos são > 1:1.280. Uma história de exposição a coelhos, carrapatos, cães, gatos ou gambás é sugestiva (mas não essencial) do diagnóstico. A manifestação mais comum consiste no aparecimento de área de linfadenopatia dolorosa acompanhada de febre baixa. O tratamento inicial deve ser empírico. É difícil manter culturas do microrganismo, pois requerem meios especiais e são perigosas para a equipe de funcionários do laboratório. Os exames sorológicos constituem a base do diagnóstico. Além dos testes sorológicos, a coloração de imunofluorescência e a PCR também podem ser usadas para fins de diagnóstico. Adalja AA et al. Clinical management of potential bioterrorism-related conditions. N Engl J Med 2015;372:954. [PMID: 25738671] Ellis J et al. Tularemia. Clin Microbiol Rev 2002;15:631. [PMID: 12364373] Jorgensen JH et al (editors): Manual of Clinical Microbiology, 11th ed. ASM Press, 2015.

Ureia

Exame/faixa/coleta	Base fisiológica	Interpretação	Comentários
Ureia, soro ou plasma (BUN, *blood urea nitrogen*)* 8-20 mg/dL [2,9-7,1 mmol/L] TSS, TPP (verde-claro) $	A ureia é o produto final do metabolismo proteico e é excretada pelo rim. Seus valores estão diretamente relacionados à ingestão de proteínas e ao metabolismo do nitrogênio e inversamente relacionados à taxa de excreção da ureia. A concentração de ureia no filtrado glomerular é igual à encontrada no plasma, mas sua reabsorção tubular está inversamente relacionada à taxa de formação de urina. Assim, a ureia tem menos utilidade como medida da taxa de filtração glomerular do que os níveis séricos/plasmáticos de creatinina (Cr).	**Aumentada em:** Insuficiência renal (aguda ou crônica), obstrução do trato urinário, desidratação, choque, queimaduras, IC, sangramento GI, fármacos nefrotóxicos (p. ex., gentamicina). **Diminuída em:** Insuficiência hepática, síndrome nefrótica, caquexia (dietas pobres em proteína e ricas em carboidratos).	A ureia é usada para avaliar a função renal. É testada tipicamente com a creatinina (Cr) sérica. A razão BUN/Cr (normalmente, da ordem de 10:1 a 20:1) está diminuída na necrose tubular aguda, doença hepática em estágio avançado, baixa ingestão proteica e subsequente à hemodiálise. A razão BUN/Cr aumenta na desidratação, no sangramento GI e diante do aumento do catabolismo. Bellomo R et al. Acute kidney injury. Lancet 2012;380:756. [PMID: 22617274] Wang H et al. Urea. Subcell Biochem 2014;73:7. [PMID: 25298336]

*N. de R.T. A ureia é a forma comumente usada no Brasil. A literatura mundial geralmente descreve resultados sob a forma de nitrogênio ureico sanguíneo (BUN, *blood urea nitrogen*), cujos valores correspondem a cerca da metade da ureia. Neste livro, optou-se por manter os valores em BUN, conforme o livro original.

VDRL, soro

Exame/faixa/coleta	Base fisiológica	Interpretação	Comentários
Teste do Venereal Disease Research Laboratory, soro (VDRL) Não reativo TSS $	Este teste para sífilis quantifica os anticorpos não treponêmicos (IgM e IgG) produzidos quando o *Treponema pallidum* interage com os tecidos do hospedeiro. O VDRL normalmente se torna reativo a partir de títulos da ordem de 1:32, dentro de 1-3 semanas após o aparecimento do cancro genital.	**Aumentado em:** Sífilis primária (59-87%), secundária (100%), tardia latente (79-91%), terciária (37-94%), doenças vasculares do colágeno (artrite reumatoide, LES), infecções (mononucleose, hanseníase, malária), gravidez, abuso de drogas.	Historicamente, o teste VDRL tem sido empregado como teste de rastreamento da sífilis e em casos com suspeita de sífilis primária e secundária. Os testes positivos precisam ser confirmados com a realização de testes específicos para treponema (FTA-ABS ou TP-PA). O teste VDRL apresenta uma sensibilidade e especificidade similares às do teste RPR. (Ver Tab. 8-22.) Um novo algoritmo "reverso" para exames de sífilis que utiliza testes treponêmicos para rastreamento e testes sorológicos não treponêmicos para confirmação foi adotado (ver Sífilis, testes sorológicos, p. 248). O teste pode ser usado para monitorar a eficácia do tratamento em pacientes com infecção sifilítica ativa. Kaur G et al. Syphilis testing in blood donors: an update. Blood Transfus 2015;13:197. [PMID: 25545876] Morshed MG et al. Recent trends in the serologic diagnosis of syphilis. Clin Vaccine Immunol 2015;22:137. [PMID: 25428245]

Velocidade de sedimentação globular

Exame/faixa/coleta	Base fisiológica	Interpretação	Comentários
Velocidade de sedimentação globular, velocidade de sedimentação eritrocitária, velocidade de hemossedimentação sangue total (VSG, VSE, VSH) Homens: < 10 mm/h Mulheres: < 15 mm/h (laboratório-específico) $ Tubo com tampa lavanda ou preta O teste deve ser executado dentro de 8 horas após a coleta da amostra.	No plasma, os eritrócitos normalmente se depositam devagar. Entretanto, quando os eritrócitos se agregam por algum motivo (geralmente, por causa das proteínas plasmáticas denominadas reagentes de fase aguda [p. ex., fibrinogênio]), essa deposição é rápida. A sedimentação dos eritrócitos ocorre porque a densidade dessas células é maior do que a densidade do plasma. A VSG mede a distância (em milímetros) da queda dos eritrócitos durante um período de 1 hora.	**Aumentada em:** Infecções (osteomielite, doença inflamatória pélvica [75%]), doenças inflamatórias (arterite de células gigantes [arterite temporal], polimialgia reumática, febre reumática), neoplasias malignas, paraproteinemias, anemia, gravidez, insuficiência renal crônica, doença inflamatória intestinal (colite ulcerativa, ileíte regional). Para os casos de endocardite, a sensibilidade é de aproximadamente 93%. **Diminuída em:** Policitemia, anemia falciforme, esferocitose, anisocitose, poiquilocitose, hipofibrinogenemia, hipogamaglobulinemia, insuficiência cardíaca, microcitose, alguns fármacos (p. ex., altas doses de corticosteroides).	Com frequência, existe uma correlação satisfatória entre a VSG e a proteína C-reativa. Mesmo assim, certa discordância entre VSG e proteína C-reativa tem sido observada em alguns distúrbios inflamatórios. Esse teste é normalmente indicado para o diagnóstico e monitoramento da arterite temporal, vasculite sistêmica e polimialgia reumática. O teste não é sensível nem específico para outras condições, embora uma VSG extremamente alta (p. ex., > 100 mm/h) seja útil para o diagnóstico diferencial de doenças reumáticas. A VSG é mais alta em mulheres, negros e idosos. Um valor baixo não tem significado diagnóstico. A VSG não deve ser utilizada para fins de rastreamento da doença em indivíduos assintomáticos, porque apresenta baixa sensibilidade e especificidade. Menees SB et al. A meta-analysis of the utility of C-reactive protein, erythrocyte sedimentation rate, fecal calprotectin, and fecal lactoferrin to exclude inflammatory bowel disease in adults with IBS. Am J Gastroenterol 2015;110:444. [PMID: 25732419] Weyand CM et al. Clinical practice. Giant-cell arteritis and polymyalgia rheumatica. N Engl J Med 2014;371:50. [PMID: 24988557]

Vírus Epstein-Barr, anticorpos

Exame/faixa/coleta	Base fisiológica	Interpretação	Comentários
Anticorpos antivírus Epstein-Barr, soro (EBV Ab) Negativo TSS $$	Os anticorpos anticapsídeo antivirais (anti-VCA) (IgM) aparecem cedo e persistem por até 3 meses; os anticorpos IgG anti-VCA atingem o pico em 2-4 semanas após o aparecimentos dos sintomas clínicos, declinam significativamente e então persistem por toda a vida. Os anticorpos antiantígeno inicial (anti-EA), que são os próximos a se desenvolver, são mais frequentemente positivos depois de 1 mês da manifestação, normalmente persistem por 2-3 meses e podem durar até 6 meses em baixos títulos. Os anticorpos anti-EA também podem ser encontrados em alguns pacientes com doença de Hodgkin, leucemia linfocítica crônica e outras malignidades. Os anticorpos antiantígeno nuclear EB (anti-EBNA) começam a surgir em uma minoria de pacientes após 2-4 meses do aparecimento dos sintomas, mas estão uniformemente presentes após 6 meses. Persistem pelo resto da vida do indivíduo.	**Positivos/aumentados em:** Infecção pelo EBV, mononucleose infecciosa. Os níveis de anticorpos dirigidos contra a forma difusa (D) do antigeno (detectado no citoplasma e núcleo das células infectadas) estão significativamente elevados no carcinoma de nasofaringe. Os níveis de anticorpos dirigidos contra a forma restrita (R) do antigeno (detectado somente no citoplasma das células infectadas) estão bastante aumentados no linfoma de Burkitt.	Os anticorpos anti-EBV não são comumente necessários para estabelecer o diagnóstico de mononucleose infecciosa, o qual frequentemente é um diagnóstico clínico. Esse teste é mais útil para o diagnóstico da mononucleose infecciosa em pacientes que atendem aos critérios clínicos e hematológicos da doença, mas falham em desenvolver as aglutininas heterófilas (10%) (ver Anticorpos heterófilos, p. 75). A interpretação dos testes de anticorpo anti-EBV requer familiaridade com esses testes e acesso à informação clínica do paciente. Os anticorpos anti-EBV não podem ser utilizados no diagnóstico da mononucleose "crônica". A síndrome da fadiga crônica não é causada pelo EBV. O melhor indicador da infecção primária é a positividade para anticorpos IgM anti-VCA (checar a possibilidade de resultados falso-positivos produzidos pelo fator reumatoide). A presença de IgG anti-VCA e anti-EBNA sugere infecção prévia. A carga viral de EBV poderia ser uma ferramenta útil para o diagnóstico inicial de mononucleose infecciosa em casos com resultados sorológicos inconclusivos. Lennon P et al. Infectious mononucleosis. BMJ 2015; 350:h1825. [PMID: 25899165] Ruf S et al. Determining EBV load: current best practice and future requirements. Expert Rev Clin Immunol 2013;9:139. [PMID: 23390945]

Vitamina B_{12}

Exame/faixa/coleta	Base fisiológica	Interpretação	Comentários
Vitamina B_{12}, soro ou plasma 170-820 pg/mL [121-600 pmol/L] TSS, tubo de tampa vermelha ou verde $$$ As amostras coletadas para o teste da vitamina B_{12} devem ser congeladas caso não sejam analisadas imediatamente.	A vitamina B_{12} é necessária como cofator em três processos bioquímicos importantes: conversão da metilmalonil-CoA em succinil-CoA, metilação da homocisteína em metionina e desmetilação do metiltetra-hidrofolato em tetra-hidrofolato (THF). Toda a vitamina B_{12} é proveniente da ingestão de alimentos de origem animal. A vitamina B_{12} presente no soro está ligada a proteínas (70% à transcobalamina I [TC I] e 30% à transcobalamina II [TC II]). A B_{12} ligada à TC II é fisiologicamente ativa, ao contrário da B_{12} ligada à TC I.	**Aumentada em:** Leucemia (mieloide aguda, mieloide crônica, linfocítica crônica, monocítica), leucocitose marcante, policitemia vera. (Níveis aumentados de B_{12} não têm utilidade diagnóstica.) **Diminuída em:** Anemia perniciosa, gastrectomia, carcinoma gástrico, má absorção (espru, doença celíaca [enteropatia do glúten], esteatorreia, enterite regional, fístulas, ressecção intestinal, doença ileal, infestação por *Diphyllobothrium latum* [tênia de peixe], supercrescimento de bactérias do intestino delgado), gravidez, deficiência dietética, infecção pelo HIV (com ou sem má absorção), hemodiálise de alto fluxo crônica, doença de Alzheimer, fármacos (p. ex., omeprazol, metformina, carbamazepina).	O teste de Schilling não é mais empregado na avaliação da anemia perniciosa. Foram desenvolvidos novos algoritmos de teste que utilizam medidas de B_{12}, ácido metilmalônico (AMM), anticorpos antifator intrínseco, autoanticorpos anticélula parietal e gastrina sérica. Métodos diferentes (imunoensaio de quimioluminescência, radioimunoensaio, etc.) são disponibilizados para quantificação da B_{12}. O teste produz resultados bastante variáveis. Em geral, uma concentração sérica de B_{12} < 170 pg/mL é consistente com a deficiência; níveis de 170-300 pg/mL são limítrofes para insuficiência; e concentrações > 300 pg/mL são apropriadas. Baixos níveis séricos de B_{12} justificam o tratamento; níveis intermediários devem ser seguidos por meio da realização de testes sorológicos repetidos ou exames de urina para detecção de AMM (ver Ácido metilmalônico, p. 53), bem como pela determinação dos níveis séricos de homocisteína. Na ausência de anemia macrocítica ou pancitopenia, podem ocorrer distúrbios neurológicos decorrentes da baixa concentração sérica de B_{12}. Briani C et al. Cobalamin deficiency: clinical picture and radiological findings. Nutrients 2013;5:4521. [PMID: 24248213] Green R. Anemias beyond B12 and iron deficiency: the buzz about other B's, elementary, and nonelementary problems. Hematology Am Soc Hematol Educ Program 2012;2012:492. [PMID: 23233624] Wong CW. Vitamin B12 deficiency in the elderly: is it worth screening? Hong Kong Med J 2015;21:155. [PMID: 25756278]

Vitamina D, 1,25-di-hidróxi

Exame/faixa/coleta	Base fisiológica	Interpretação	Comentários
1,25-di-hidroxivitamina D, (soro ou plasma (1,25 [OH]2D) 20-76 pg/mL TSS ou tubo de tampa verde $$$	A vitamina D, seja produzida na pele ou absorvida da dieta, deve ser primeiro ativada como 25[OH]D, a qual ativa 1,25[OH]$_2$D. A 1,25[OH]$_2$D é o regulador primário da homeostasia de cálcio e fósforo. As principais ações da vitamina D são a aceleração da absorção do cálcio e do fosfato junto ao intestino, bem como a estimulação da reabsorção óssea.	**Aumentada em:** Hiperparatireoidismo primário, hipercalciúria idiopática, sarcoidose, alguns linfomas, raquitismo resistente a 1,25(OH)$_2$D, crescimento normal (crianças), gravidez, lactação, toxicidade por vitamina D. **Diminuída em:** Insuficiência renal crônica, pacientes anéfricos, hipoparatireoidismo, pseudo-hipoparatireoidismo, deficiência de 1-α-hidroxilase, osteoporose pós-menopausa.	Raramente é necessário realizar o teste. A determinação dos níveis de 1,25(OH)$_2$D tem utilidade apenas para distinguir a deficiência de 1-α-hidroxilase dos casos de raquitismo resistente à 1,25(OH)$_2$D, ou no monitoramento do estado da vitamina D de pacientes com insuficiência renal crônica. Este teste não é útil para avaliar casos de intoxicação por vitamina D devido à regulação eficiente da síntese de 1,25(OH)$_2$D pelo mecanismo de retroalimentação. O tecido paratireóideo expressa o receptor da vitamina D. Além disso, acredita-se que a 1,25(OH)$_2$D circulante participe da regulação da proliferação, da diferenciação e da secreção das células paratireoidianas. O hiperparatireoidismo primário normalmente está associado a uma concentração plasmática de 1,25(OH)$_2$D aumentada. Bikle DD. Vitamin D metabolism, mechanism of action, and clinical applications. Chem Biol 2014;21:319. [PMID: 24529992] Vojinovic J et al. Vitamin D – update for the pediatric rheumatologists. Pediatr Rheumatol Online J 2015;13:18. [PMID: 26022196]

Vitamina D, 25-hidróxi

Exame/faixa/coleta	Base fisiológica	Interpretação	Comentários
25-hidroxivitamina D, soro ou plasma (25[OH]D) 20-25 ng/mL [50-125 nmol/L] TSS ou tubo de tampa verde $$$	O sistema da vitamina D atua na manutenção dos níveis séricos de cálcio. A vitamina D é um hormônio esteroide lipossolúvel. Pode ser encontrada sob duas formas moleculares: D_3 (colecalciferol), sintetizado na epiderme; e D_2 (ergocalciferol), de origem vegetal. Para se tornarem ativas, essas duas formas precisam ser novamente metabolizadas. Por isso, ocorrem duas hidroxilações sequenciais: uma no fígado, que resulta em 25(OH)D; seguida de outra, no rim, resultando na formação de 1,25[OH]$_2$D. Além das consequências para a saúde óssea, foi relatado que a deficiência de vitamina D está associada a algumas condições, incluindo a doença cardiovascular, a autoimunidade e o câncer. Entretanto, as relações de causa e efeito baseadas em evidências não foram estabelecidas.	**Aumentada em:** Alto consumo de leite (até 64 ng/mL), intoxicação por vitamina D, exposição solar. **Diminuída em:** Deficiência dietética, má absorção, raquitismo, osteomalácia, cirrose biliar e portal, síndrome nefrótica, insuficiência renal, exposição inadequada ao sol, idade avançada (> 70 anos), hiperparatireoidismo primário. Fármacos: fenitoína, fenobarbital.	A 25(OH)D total sérica ou plasmática consiste em um marcador integrado do estado da vitamina D, incorporando a síntese endógena a partir da exposição solar, ingesta dietética, produtos enriquecidos e/ou suplementos. Não há consenso universal nem baseado em evidências fortes quanto ao nível apropriado de 25(OH)D. Todavia, de acordo com o relatório de 2011 do Institute of Medicine, níveis de 25(OH)D da ordem de 20-30 ng/mL atendem a todas as necessidades de saúde óssea e geral do corpo, e quase todos (97,5%) os indivíduos da população geral estão inclusos nesta faixa. Níveis de 25(OH)D acima de 30 ng/mL não foram consistentemente associados a maiores benefícios para a saúde e, de fato, foram identificados riscos associados a resultados obtidos com níveis acima de 50 ng/mL. O rastreamento de rotina para deficiência de vitamina D é desnecessário. Devem ser considerados para teste os pacientes que apresentam as seguintes condições: osteoporose, osteomalácia, má absorção, doença hepática, insuficiência pancreática, doença renal crônica, DPOC, cirurgia bariátrica, câncer, confinamento ao leito ou em casa, obesidade, uso de anticonvulsivantes ou glicocorticoides por tempo prolongado, fraturas atraumáticas, idosos (> 70 anos de idade) e condições inflamatórias crônicas. A toxicidade pela vitamina D pode ocorrer após o uso de doses excessivas da vitamina em uma condição que se manifesta como hipercalcemia, hiperfosfatemia, calcificação de tecidos moles e insuficiência renal. Bikle DD. Vitamin D metabolism, mechanism of action, and clinical applications. Chem Biol 2014;21:319. [PMID: 24529992] LeBlanc E et al. Screening for vitamin D deficiency: systematic review for the U.S. Preventive Services Task Force Recommendation [Internet]. Rockville (MD): Agency for Healthcare Research and Quality (US); 2014 Nov. [PMID: 25521000]

Volume corpuscular médio

Exame/faixa/coleta	Base fisiológica	Interpretação	Comentários
Volume corpuscular médio. sangue (VCM) 80-100 fL Tubo de tampa lavanda S	O VCM é o volume médio de hemácias. É medido por instrumentos hematológicos automatizados com base na impedância elétrica ou na dispersão da luz frontal.	**Aumentado em:** Doença hepática (alcoólica e não alcoólica), consumo abusivo de bebidas alcoólicas, HIV/Aids, hemocromatose, anemia megaloblástica (deficiências de folato e vitamina B$_{12}$), síndrome mielodisplásica, reticulocitose acentuada (hemorragia ou sangramento agudo), quimioterapia, pós-esplenectomia, hipotireoidismo, recém-nascidos. Falsamente aumentado na autoaglutinação, contagem de leucócitos elevada. Fármacos: metotrexato, fenitoína, zidovudina. **Diminuído em:** Deficiência de ferro, policitemia vera durante terapia de flebotomia, talassemia, anemia sideroblástica, intoxicação por chumbo, esferocitose hereditária e algumas anemias decorrentes de doença crônica.	O VCM pode estar normal na deficiência combinada de ferro e folato. Em pacientes com duas populações de hemácias (macro e microcítica), o VCM pode ser normal. O VCM é um teste insensível para avaliação da anemia. É comum os pacientes com anemia ferropriva em desenvolvimento ou anemia perniciosa apresentarem VCM normal. Um VCM baixo pode ser utilizado como indicador de depleção de ferro em indivíduos que doam sangue com frequência e como guia da terapia de flebotomia para a hemocromatose. Ver Anemias (Fig. 9-2; Tabs. 8-2, 8-3). Briani C et al. Cobalamin deficiency: clinical picture and radiological findings. Nutrients 2013;5:4521. [PMID: 24248213] Brugnara C et al. Red cell indices in classification and treatment of anemias: from M.M. Wintrobe's original 1934 classification to the third millennium. Curr Opin Hematol 2013; 20:222. [PMID: 23449069] Bryan LJ et al. Why is my patient anemic? Hematol Oncol Clin North Am 2012;26:205. [PMID: 22463824] School M et al. Application of innovative hemocytometric parameters and algorithms for improvement of microcytic anemia discrimination. Hematol Rep 2015;7:5843. [PMID: 26331001]

Zinco protoporfirina (ZPP)

Exame/faixa/coleta	Base fisiológica	Interpretação	Comentários
Zinco protoporfirina (ZPP), sangue total 0-69 µmol/mol hem (método-dependente) Tubo de tampa lavanda $$$	A protoporfirina é produzida na última etapa da biossíntese do heme. Na última etapa, o ferro é incorporado à protoporfirina para produzir o heme. As deficiências enzimáticas (inibição ou deficiência de ferroquelatase), falta de ferro ou presença de substâncias interferentes (chumbo) podem romper esse processo. Um íon zinco é alternativamente incorporado, aumentando assim a concentração de zinco protoporfirina (ZPP) nas hemácias.	**Aumentado em:** Diminuição da incorporação de ferro ao heme (deficiência de ferro, anemia por infecção ou inflamação crônica e intoxicação por chumbo crônica), protoporfiria eritropoética.	ZPP pode ser utilizado no rastreamento do envenenamento por chumbo em crianças, contanto que a possibilidade de deficiência de ferro tenha sido excluída. Também é usado para auxiliar o diagnóstico de deficiência de ferro e anemia da inflamação crônica.

4

Monitoramento de fármacos terapêuticos e testes farmacogenéticos: princípios e interpretação dos testes

Diana Nicoll, MD, PhD, MPA, e Chuanyi Mark Lu, MD

PRESSUPOSTOS SUBJACENTES

Os pressupostos básicos subjacentes ao monitoramento farmacológico terapêutico (Tabela 4-1) referem-se ao fato de o metabolismo variar de um paciente para outro e de os níveis plasmáticos de um fármaco estarem mais relacionados ao efeito terapêutico ou à toxicidade desse fármaco do que à dosagem. Para certos fármacos destinados ao uso prolongado (Tabela 4-2), o monitoramento cuidadoso com exames de bioquímica e hematologia rotineiros apropriados pode ser necessário para evitar ou minimizar os eventos adversos associados a fármacos.

Segundo o princípio básico em que se baseiam os testes farmacogenéticos (Tabela 4-3), a identificação dos fatores genéticos que influenciam a absorção, o metabolismo ou a ação dos fármacos ao nível-alvo pode permitir a instituição de uma terapia individualizada e, assim, ajudar a otimizar a eficácia e minimizar a toxicidade dos fármacos.

INDICAÇÕES PARA O MONITORAMENTO FARMACOLÓGICO

O monitoramento farmacológico envolve a medida direta dos níveis plasmáticos de fármaco ou exames laboratoriais de rotina. Os fármacos com **índice terapêutico estreito** (em que os níveis farmacológicos terapêuticos não diferem significativamente dos níveis associados à toxicidade grave) devem ser monitorados. *Exemplo:* lítio.

Os pacientes que apresentam **comprometimento da depuração de um fármaco com índice terapêutico estreito** são candidatos ao monitoramento farmacológico. O mecanismo de depuração do fármaco envolvido deve ser conhecido. *Exemplo:* pacientes com insuficiência renal apresentam depuração reduzida da gentamicina e, portanto, estão em situação de risco aumentado de toxicidade por esse antibiótico.

Os fármacos cuja **toxicidade seja difícil de distinguir de uma doença subjacente apresentada pelo paciente** podem necessitar de monitoramento de seus níveis. *Exemplo:* teofilina em pacientes com doença pulmonar obstrutiva crônica.

Os fármacos cuja **eficácia seja difícil de estabelecer clinicamente** podem requerer monitoramento de seus níveis plasmáticos. *Exemplo:* fenitoína.

Fármacos capazes de causar **efeitos colaterais ou eventos adversos quando usados por períodos prolongados** podem requerer monitoramento com exames laboratoriais de rotina. *Exemplo:* clozapina (pode causar neutropenia grave, com necessidade de monitoramento prolongado da contagem de leucócitos).

SITUAÇÕES EM QUE O MONITORAMENTO FARMACOLÓGICO PODE NÃO SER ÚTIL

Fármacos que podem ser administrados em doses extremamente altas antes de a toxicidade tornar-se evidente não são candidatos ao monitoramento. *Exemplo:* penicilina.

Havendo uma maneira melhor de avaliar os efeitos de um fármaco, o monitoramento dos níveis farmacológicos talvez seja uma ação inapropriada. *Exemplo:* varfarina (costuma ser monitorada pela determinação do tempo de protrombina e do índice internacional normalizado [INR], e não pelos níveis séricos).

O monitoramento dos níveis de um fármaco com o objetivo de avaliar a adesão pelo paciente é limitado pela incapacidade de distinguir entre falta de adesão e metabolismo rápido sem um controle da administração do fármaco com o paciente internado.

A toxicidade não pode ser diagnosticada com base apenas nos níveis de fármaco e constitui um diagnóstico clínico. Níveis de fármaco dentro da faixa terapêutica usual não excluem a possibilidade de toxicidade farmacológica em um determinado paciente. *Exemplo:* digoxina (em que outras variáveis fisiológicas, como a hipopotassemia, afetam a toxicidade do fármaco).

Em resumo, o monitoramento farmacológico terapêutico pode ser útil para orientar o ajuste de dosagem de certos fármacos para determinados pacientes. A adesão do paciente é fundamental para que os dados do monitoramento farmacológico sejam corretamente interpretados.

OUTRAS INFORMAÇÕES NECESSÁRIAS PARA UM MONITORAMENTO FARMACOLÓGICO EFICAZ

Confiabilidade do método analítico

A **sensibilidade** analítica do método de monitoramento farmacológico deve ser adequada. Para alguns fármacos, os níveis plasmáticos são expressos na faixa de ng/mL. *Exemplo:* antidepressivos tricíclicos, digoxina.

A **especificidade** do método deve ser conhecida, porque os metabólitos do fármaco ou a presença de outros fármacos podem causar interferência. A interferência dos metabólitos, que podem ou não ser farmacologicamente ativos, representa uma preocupação, em particular para os métodos com base em imunoensaio que empregam anticorpos dirigidos contra o fármaco original.

A **precisão** do método deve ser conhecida para avaliar se as alterações dos níveis observadas se devem à imprecisão do método ou a alterações clínicas.

Confiabilidade da faixa terapêutica

Estabelecer a faixa terapêutica de um fármaco requer uma avaliação clínica confiável dos efeitos terapêuticos e dos efeitos tóxicos do fármaco, aliada à medida de seus níveis plasmáticos com o uso de um método analítico em particular. Na prática, conforme métodos analíticos mais modernos e específicos são introduzidos, as faixas terapêuticas vão sendo estimadas comparando-se as metodologias antigas com as novas – sem estabelecer correlações clínicas.

PARÂMETROS FARMACOCINÉTICOS

Cinco parâmetros farmacocinéticos importantes para o monitoramento farmacológico incluem:

1. *Biodisponibilidade.* A biodisponibilidade de um fármaco depende em parte de sua formulação. Um fármaco que é significativamente metabolizado em sua primeira passagem pelo fígado exibe um "efeito de primeira passagem" marcante, que reduz a absorção efetiva do fármaco pela via oral. Uma diminuição desse efeito de primeira passagem (p. ex., devido à diminuição do fluxo sanguíneo hepático observada na insuficiência cardíaca) poderia causar um aumento significativo da absorção efetiva do fármaco pela via oral.
2. *Volume de distribuição e fases de distribuição.* O volume de distribuição de um fármaco determina a concentração plasmática alcançada após a administração de uma dose de ataque. A fase de distribuição é o tempo necessário para que o fármaco seja distribuído do plasma para a periferia. Os níveis de fármaco detectados antes da conclusão de uma fase de distribuição longa podem não refletir os níveis de fármaco com atividade farmacológica nos sítios de ação. *Exemplos:* digoxina, lítio.
3. *Depuração.* A depuração pode ser renal ou não renal (em geral, hepática). Se, por um lado, é possível prever as alterações de depuração renal baseando-se na depuração da creatinina ou creatinina sérica, por outro não existe uma prova de função hepática para avaliação do metabolismo farmacológico no fígado. Na maioria dos fármacos terapêuticos medidos, a depuração independe da concentração plasmática do fármaco. Desse modo, uma alteração da dose é refletida em uma alteração similar nos níveis plasmáticos. Entretanto, quando a depuração é dependente da dose, os ajustes de dosagem produzem alterações desproporcionalmente amplas nos níveis plasmáticos e devem ser feitos com cautela. *Exemplo:* fenitoína.
4. *Meia-vida.* A meia-vida de um fármaco depende do seu volume de distribuição e da sua depuração, e determina o tempo necessário para que o fármaco atinja um nível de estado de equilíbrio. Em 3 ou 4 meias-vidas, os níveis de fármaco serão de 87,5 a 93,75% do nível de estado de equilíbrio. Os pacientes com depuração de fármaco diminuída e, portanto, meias-vidas farmacológicas aumentadas, demorarão mais a alcançar um nível mais alto de estado de equilíbrio. Em geral, como os níveis de fármaco fora do estado de equilíbrio são potencialmente confusos e pode ser difícil interpretá-los, recomenda-se que a maior parte do monitoramento clínico seja realizada no estado de equilíbrio.
5. *Ligação proteica dos fármacos.* Todas as análises farmacológicas de rotina envolvem a avaliação tanto do fármaco ligado a proteínas como do fármaco

livre. No entanto, a atividade farmacológica depende apenas dos níveis de fármaco livre. As alterações de ligação a proteínas (p. ex., na uremia ou hipoalbuminemia) podem afetar de modo significativo a interpretação dos níveis relatados para fármacos altamente ligados a proteínas. *Exemplo:* fenitoína. Nos casos em que a proporção de níveis de fármaco livre para níveis totais de fármaco medidos está aumentada, a faixa terapêutica usual baseada nos níveis totais de fármaco não é válida.

Interações farmacológicas

Em casos de pacientes que tomam várias medicações, é preciso considerar a possibilidade de haver interações farmacológicas que afetem a eliminação dos fármacos. *Exemplo:* A quinidina, o verapamil e a amiodarona diminuem a depuração da digoxina.

Quando medir os níveis

Em geral, a amostra deve ser coletada antes que o estado de equilíbrio seja atingido (pelo menos 3-4 meias-vidas após o ajuste da dosagem) e imediatamente antes da próxima dose (nível de vale).

Os níveis de pico e vale podem ser indicados para avaliação da dosagem de fármacos cujas meias-vidas sejam significativamente mais curtas do que o intervalo de dosagem. *Exemplo:* gentamicina.

INFLUÊNCIAS GENÉTICAS SOBRE A RESPOSTA AOS FÁRMACOS TERAPÊUTICOS

As influências genéticas sobre a reposta farmacológica podem ser divididas em quatro categorias:

1. *Farmacocinética alterada (i.e., absorção, distribuição, localização tecidual, biotransformação e excreção do fármaco).* São exemplos: o polimorfismo genético da citocromo P450 oxidase (CYP), a enzima tiopurina-*S*-metiltransferase (TPMT) e a enzima uridina difosfato glicuronosiltransferase (UGT).
2. *Farmacodinâmica alterada (i.e., o efeito de um fármaco sobre seu alvo terapêutico e em outros lugares não alvo).* As variações genéticas podem modular a resposta farmacológica afetando o próprio alvo farmacológico em si ou um dos componentes subsequentes da via do mecanismo-alvo. Um exemplo consiste no efeito dos polimorfismos envolvendo o gene codificador do complexo da vitamina K epóxido redutase (VKORC1) sobre a resposta ao anticoagulante oral varfarina.
3. *Efeito sobre reações farmacológicas idiossincráticas.* Uma reação idiossincrática consiste em uma reação adversa ao fármaco (RAF) que não pode ser prevista com base no alvo farmacológico conhecido. Um exemplo é a associação existente entre o HLA-B*5701 e uma reação de hipersensibilidade ao abacavir, um antirretroviral análogo de nucleosídeo.
4. *Efeito sobre a patogênese da doença (i.e., certas variações genéticas podem influenciar a patogênese da doença, alterando a gravidade da condição ou a resposta à terapia específica).* Um exemplo é o vemurafenibe, um inibidor da quinase B-Raf, que melhora significativamente a sobrevida de pacientes com melanoma não ressecável ou metastático contendo a mutação V600E no gene *BRAF*.

USO CLÍNICO DOS TESTES FARMACOGENÉTICOS

Os testes farmacogenéticos podem ajudar na seleção de certos fármacos e de suas dosagens. Entretanto, a integração dos testes farmacogenéticos no tratamento clínico tem sido lenta, em geral. Além disso, estudos randomizados prospectivos ainda não demonstraram melhora dos resultados clínicos nos casos em que a terapia farmacológica e a dosagem específica foram selecionadas com base em resultados de genotipagem.

A Tabela 4-3 lista os fármacos para os quais o teste genético foi sugerido.

REFERÊNCIAS

NIH Pharmacogenetics Research Network. Pharmacogenomics Knowledge Base. http://www.pharmgkb.org

Kisor DF et al. *Pharmacogenetics, Kinetics, and Dynamics for Personalized Medicine*. Jones & Bartlett Publishers, 2013.

TABELA 4-1. MONITORAMENTO FARMACOLÓGICO TERAPÊUTICO[1]

Fármaco	Concentrações efetivas	Meia-vida (horas)	Ajustes de dosagem	Comentários
Ácido valproico (valproato), total	50-100 mg/L; 50-125 mg/L para transtorno bipolar	Crianças: 6-8 Adulto: 10-12	Contraindicado no comprometimento hepático grave; não recomendado durante a gravidez	Uma fração significativa do fármaco permanece ligado a proteínas *in vivo* (dependente da concentração). Diminuição da ligação na uremia e na hepatopatia. Pode produzir hepatotoxicidade.
Amicacina	**Dosagem convencional:** Pico: 20-30 mg/L; vale: < 10 mg/L **Dose alta 1 vez/dia:** Pico: 60 mg/L; vale: < 5 mg/L	2-3; ↑ na uremia	↓ na disfunção renal	A terapia concomitante com canamicina ou tobramicina pode fornecer resultados falsamente elevados de amicacina por imunoensaio.
Amitriptilina	95-250 ng/mL	9-25		O fármaco é altamente ligado a proteínas. A diminuição paciente-específica da ligação proteica pode invalidar o intervalo terapêutico de referência citado para a concentração efetiva.
Carbamazepina	4-12 mg/L	10-15	↓ na doença grave renal ou hepática	Induz seu próprio metabolismo. O metabólito 10,11-epóxido exibe 13% de reatividade cruzada por imunoensaio e é farmacologicamente ativo. Reações adversas: reações cutâneas, mielossupressão.

(continua)

TABELA 4-1. MONITORAMENTO FARMACOLÓGICO TERAPÊUTICO[1] (Continuação)

Fármaco	Concentrações efetivas	Meia-vida (horas)	Ajustes de dosagem	Comentários
Ciclosporina	100-300 mcg/L (ng/mL), sangue total	6-12	↓ na disfunção renal, doença hepática	A ciclosporina é lipossolúvel (20% ligada a leucócitos; 40% ligada a eritrócitos; 40% no plasma, altamente ligada a lipoproteínas). Sua ligação depende da temperatura *in vitro* e da concentração *in vivo*. Os métodos de HPLC e CL-EM em *tandem* são altamente específicos para o fármaco principal, além de serem considerados ensaios padrão-ouro. O imunoensaio de polarização fluorescente monoclonal (IPF) e o imunoensaio quimioluminescente monoclonal também medem as concentrações de ciclosporina de maneira confiável. Os imunoensaios policlonais são menos específicos devido à reatividade cruzada com os metabólitos do fármaco. Os anticonvulsivantes e a rifampicina aumentam o metabolismo. A eritromicina, o cetoconazol e os bloqueadores dos canais de cálcio diminuem o metabolismo. A principal reação adversa consiste na nefrotoxicidade relacionada à concentração.
Desipramina	100-250 ng/mL	13-23		O fármaco está altamente ligado a proteínas. A diminuição paciente-específica da ligação proteica pode invalidar o intervalo terapêutico de referência citado para a concentração efetiva.
Digoxina	ICC: 0,5-0,9 ng/mL Fibrilação atrial: 0,5-2 ng/mL	36-42; ↑ na uremia, ICC	↓ na disfunção renal, ICC, hipotireoidismo; ↑ no hipertireoidismo	A biodisponibilidade dos comprimidos de digoxina é de 50-90%. A amostra não deve ser coletada dentro de um período de 4 horas após a administração de uma dose por via intravenosa ou em 6 horas após a administração de uma dose por via oral. A diálise não remove uma quantidade significativa. A hipopotassemia potencializa a toxicidade. A toxicidade digitálica constitui um diagnóstico clínico, e *não* laboratorial. A terapia com anticorpos específicos para digoxina para casos de superdosagem de digoxina pode interferir na medida dos níveis de digoxina, dependendo do ensaio da digoxina. A eliminação é reduzida por amiodarona, quinidina e verapamil.

(continua)

TABELA 4-1. MONITORAMENTO FARMACOLÓGICO TERAPÊUTICO¹ (Continuação)

Fármaco	Concentrações efetivas	Meia-vida (horas)	Ajustes de dosagem	Comentários
Etossuximida	40-100 mg/L	Crianças: 30-40 Adultos: 50-60		Os níveis são utilizados primariamente para avaliar a resposta clínica e a adesão. A toxicidade é rara e não apresenta boa correlação com as concentrações plasmáticas.
Fenitoína	10-20 mg/L; 5-10 mg/L na uremia e hipoalbuminemia grave	Dependente da dose/concentração	Ver comentários: disfunção renal, hepática	O metabólito do fármaco apresenta reação cruzada nos imunoensaios; a reatividade cruzada pode ser significativa somente diante da existência de uma doença renal crônica em estágio avançado. O metabolismo é limitado por sua capacidade. A dose deve ser aumentada com cautela quando os níveis se aproximarem do intervalo de referência terapêutico, uma vez que o novo nível de estado de equilíbrio pode ser desproporcionalmente mais alto. O fármaco é altamente ligado a proteínas; a ligação proteica diminui na uremia e na hipoalbuminemia. O monitoramento do nível livre (não ligado) de fármaco (fração farmacologicamente ativa, faixa-alvo: 0,5-2,0 mg/L) é recomendado na insuficiência renal e no comprometimento hepático grave.
Fenobarbital	10-40 mg/L	Crianças: 37-73; Adulto: 53-140; ↑ na cirrose	↓ na doença hepática	Metabolizado principalmente pelo sistema enzimático microssomal hepático. Inúmeras interações farmacológicas.
Gentamicina	**Dosagem convencional:** Pico: 4-8 mg/L; vale: < 2 mg/L **Dose alta 1 vez/dia:** Pico: 20 mg/L; vale: indetectável	2-3; ↑ na uremia (7,3 durante a diálise)	↓ na disfunção renal	Coletar a amostra de pico (dosagem convencional) decorridos 30 minutos do término de uma infusão com duração de 30-60 minutos. Coletar a amostra de nível vale pouco antes da administração da próxima dose. Em pacientes urêmicos, algumas penicilinas (p. ex., carbenicilina, ticarcilina, piperacilina) podem diminuir a meia-vida da gentamicina de 46 horas para 22 horas, impondo um risco de eficácia antibacteriana reduzida. As principais reações adversas são as toxicidades do SNC, ocular e renal.
Imipramina	180-350 ng/mL	10-16		O fármaco é altamente ligado a proteínas. A diminuição paciente-específica da ligação proteica pode invalidar o intervalo de referência terapêutico citado para a concentração efetiva.

(continua)

TABELA 4-1. MONITORAMENTO FARMACOLÓGICO TERAPÊUTICO¹ (Continuação)

Fármaco	Concentrações efetivas	Meia-vida (horas)	Ajustes de dosagem	Comentários
Lidocaína	1-5 mg/L	1-2; inalterada na uremia, ICC; ↑ na cirrose	↓ na ICC, doença hepática	Níveis aumentados com a terapia de cimetidina. A toxicidade do SNC é comum em idosos.
Lítio	0,5-1,2 mmol/L	10-35; ↑ na uremia	↓ na disfunção renal	Os tiazídicos e os diuréticos de alça podem aumentar os níveis séricos de lítio.
Metotrexato	Depende do esquema	3-10 baixa dose; 8-15 alta dose; ↑ na uremia	↓ na disfunção renal	As concentrações terapêuticas dependem do protocolo de tratamento (dose baixa vs. dose alta) e do momento da coleta da amostra. O 7-hidroximetotrexato apresenta 1,5% de reação cruzada no imunoensaio. Para minimizar a toxicidade, a leucovorina ou a glucarpidase devem ser continuadas caso os níveis de metotrexato estejam > 0,1 µmol/L decorridas 48 horas do início da terapia. Uma concentração de metotrexato > 1 µmol/L após um período > 48 horas requer intensificação da terapia de resgate.
Nortriptilina	50-140 ng/mL	18-44	↓ na doença do fígado	O fármaco está altamente ligado a proteínas. A diminuição paciente-específica da ligação proteica pode invalidar o intervalo de referência terapêutico citado para a concentração efetiva.
Sirolimo	Vale: 4-12 ng/mL quando combinado à ciclosporina A; 12-20 ng/mL se usado isoladamente	57-63	↓ na disfunção hepática e com fármacos inibidores da atividade de CYP3A4	O sirolimo é um imunossupressor utilizado de forma combinada com a ciclosporina e os corticosteroides na profilaxia da rejeição de órgãos após o transplante renal. Esse fármaco também tem sido usado em transplantes de fígado e coração. Seu uso combinado à ciclosporina requer o monitoramento da função renal. Uma vez concluída a titulação da dose inicial, parece ser apropriado monitorar as concentrações de nível vale de sirolimo semanalmente durante o primeiro mês e, no segundo mês, a cada 2 semanas. O momento ideal para a coleta da amostra é 24 horas após a administração da dose anterior ou 0,5-1 hora antes da administração da próxima dose (nível vale).

(continua)

TABELA 4-1. MONITORAMENTO FARMACOLÓGICO TERAPÊUTICO[1] (*Continuação*)

Fármaco	Concentrações efetivas	Meia-vida (horas)	Ajustes de dosagem	Comentários
Tacrolimo	Vale: 8-12 ng/mL	8,7-11,3	↓ na disfunção hepática e com fármacos inibidores da atividade da CYP3A4	O tacrolimo é empregado na profilaxia da rejeição de órgãos em casos de pacientes adultos submetidos a transplantes de fígado ou rim, bem como em casos de pacientes pediátricos submetidos ao transplante de fígado. Esse fármaco também tem sido usado na prevenção da rejeição de transplantes de coração, intestino delgado e medula óssea alogênico por pacientes transplantados, bem como no tratamento de doenças autoimunes. A administração de antiácido ou sucralfato deve ser feita à parte da administração de tacrolimo, com um intervalo mínimo de 2 horas entre ambas. O momento ideal para a coleta da amostra é 12 horas após a administração da dose anterior ou 0,5-1 hora antes da administração da próxima dose (nível de vale).
Teofilina	5-15 mg/L	4-9	↓ na ICC, cirrose e com o uso de cimetidina	A cafeína apresenta 10% de reação cruzada. A eliminação é 1,5-2 vezes maior em fumantes. Os níveis do metabólito 1,3-dimetil do ácido úrico estão aumentados na uremia e, devido à reatividade cruzada, podem produzir um leve aumento dos níveis séricos de teofilina.
Tobramicina	**Dosagem convencional:** Pico: 5-10 mg/L; vale: < 2 mg/L **Dose alta 1 vez/dia:** Pico: 20 mg/L; vale: indetectável	2-3; ↑ na uremia	↓ na disfunção renal	A tobramicina, a canamicina e a amicacina podem apresentar reatividade cruzada em imunoensaios. Alguns fármacos podem diminuir a meia-vida da tobramicina em pacientes urêmicos, causando diminuição da eficácia antibacteriana.
Vancomicina	vale: 10-20 mg/L	6; ↑ na uremia	↓ na disfunção renal	Concentrações mínimas recomendadas para monitoramento da eficácia da vancomicina. A ototoxicidade desenvolvida pelos pacientes urêmicos pode levar à surdez irreversível.

[1] O soro coletado em tubo de tampa vermelha simples normalmente é usado no monitoramento farmacológico terapêutico, exceto no caso da ciclosporina, que requer a obtenção de uma amostra de sangue total em um tubo de tampa lavanda (contendo EDTA). Em geral, a amostra deve ser coletada imediatamente antes da administração da próxima dose (nível de vale).
↑, aumentado; ↓, diminuído; SNC, sistema nervoso central; CYP, citocromo P450; ICC, insuficiência cardíaca congestiva; CL-EM, cromatografia líquida-espectrometria de massa; HPLC, cromatografia líquida de alta eficiência.

TABELA 4-2. FÁRMACOS SELECIONADOS QUE REQUEREM MONITORAMENTO LABORATORIAL

Fármacos	Uso principal	Testes	Frequência sugerida
Acarbose	Diabetes melito tipo 2	PFH, PFR	A cada 3 meses durante o primeiro ano e, então, periodicamente de acordo com a indicação clínica
Adalimumabe	Artrite reumatoide, espondilite anquilosante, doença inflamatória intestinal	HC, PFR, PFH	A cada 2 meses
Adefovir	Hepatite B crônica	HC, PFR, PFH	A cada 3 meses
AINEs (uso crônico)	Condições crônicas com inflamação, dor e/ou febre	PFR	Anualmente
Amiodarona	Arritmias cardíacas	TSH, PFH	A cada 6 meses
Anacinra	Doença inflamatória multissistêmica de início neonatal, artrite reumatoide refratária, artrite idiopática juvenil	HC, PFR, PFH	A cada 3 meses
Azatioprina	Imunossupressão em várias condições	HC, PFH	Em semanas alternadas durante as primeiras 8 semanas e, subsequentemente, a cada 3 meses
Ciclosporina	Transplante de órgão (rim, fígado, coração), artrite reumatoide e outras doenças reumatológicas	HC/dif, PMG¹, magnésio	A cada 3 meses
Clozapina e outros antipsicóticos atípicos (risperidona, olanzapina, quetiapina, ziprasidona, aripiprazol)	Esquizofrenia	HC/dif, PFH, HbA$_{1c}$ ou glicose de jejum, perfil lipídico em jejum	Anualmente, exceto o HC/dif, que deve ser feito semanalmente durante os primeiros 6 meses e, então, em semanas alternadas ou mensalmente
Darbepoetina	Anemia (doença renal crônica, quimioterapia, mielodisplasia)	HC	A cada 3 meses
Entecavir	Hepatite B crônica, coinfecção por HIV/HBV	HC, PFR, PFH	A cada 3-6 meses

(*continua*)

TABELA 4-2. FÁRMACOS SELECIONADOS QUE REQUEREM MONITORAMENTO LABORATORIAL (continuação)

Fármacos	Uso principal	Testes	Frequência sugerida
Estatinas	Prevenção da doença cardiovascular, tratamento de hipercolesterolemia e dislipidemia	Perfil lipídico de jejum	A cada 6-12 meses
Etanercepte	Artrite reumatoide, outras doenças reumatológicas	HC, PFR, PFH	A cada 2 meses
Inibidor de α1-antiproteinase (antitripsina)	Enfisema relacionado à deficiência de α1-antiproteinase (antitripsina)	PFH, PFR	Anualmente
Inibidores da ECA	Hipertensão, insuficiência cardíaca	Eletrólitos, PFR	A cada 3-6 meses
β-Interferona 1α	Esclerose múltipla	HC/dif, PFH	A cada 6 meses
Lamivudina	Hepatite B crônica, infecção por HIV (combinada a outros agentes)	HC, PFR, PFH, amilase	A cada 3 meses
Lítio	Transtorno bipolar	TSH, PFR	A cada 3-6 meses
Mercaptopurina	Leucemia linfoblástica aguda (combinada a outros agentes)	HC/dif, PFH	A cada 3 meses
Mesalamina	Colite ulcerativa, doença de Crohn	PFH, PFR, HC	A cada 6 meses
Metformina	Diabetes melito tipo 2	HC, PFR	A cada 6-12 meses
Metotrexato	Leucemia aguda, linfoma, câncer, doenças reumatológicas	HC/dif, PFH, PFR	A cada 3 meses
Oxcarbazepina	Convulsões	Eletrólitos	A cada 6 meses
Prednisona (oral > 10 mg/dia)	Condições alérgicas, dermatite, condições endócrinas, doença inflamatória intestinal, distúrbios autoimunes, leucemia/linfoma, outras condições	HbA$_{1c}$ ou glicose de jejum, eletrólitos	Anualmente
Riluzol	Esclerose lateral amiotrófica	PFH	A cada 3 meses

(continua)

TABELA 4-2. FÁRMACOS SELECIONADOS QUE REQUEREM MONITORAMENTO LABORATORIAL (*continuação*)

Fármacos	Uso principal	Testes	Frequência sugerida
Sirolimo	Transplante de órgão (rim, coração)	HC/dif, PMG, magnésio	A cada 3 meses
Sulfassalazina	Artrite reumatoide, colite ulcerativa	HC, PFR, PFH	A cada 3 meses
Tacrolimo	Transplante de órgão (rim, coração, fígado)	HC/dif, PMG, magnésio	A cada 3 meses
Tenofovir	Infecção pelo HIV	PFR	A cada 3 meses durante 1 ano e, então, a cada 6 meses
Tizanidina	Espasticidade muscular, lombalgia aguda	PFH	A cada 6 meses
Topiramato	Convulsões, enxaqueca	Eletrólitos, PFR	Anualmente
Valproato (ácido valproico)	Profilaxia contra enxaqueca, mania no transtorno bipolar, convulsões	HC, PFH, TP/TTP	A cada 6 meses
Varfarina	Profilaxia e tratamento de distúrbios tromboembólicos	TP/INR	A frequência varia conforme a indicação clínica
Zafirlucaste	Asma, urticária crônica	PFH	A cada 6 meses

[1] N. de R.T. O PMG corresponde a um grupo de exames, normalmente 14 testes que incluem a dosagem de: glicose, cálcio, albumina, proteína total, sódio, potássio, bicarbonato, cloreto, ureia, creatinina, ALT, AST, FA e bilirrubinas.

AINEs, anti-inflamatórios não esteroides; HC/dif, hemograma completo com diferencial de leucócitos; PMG, painel metabólico geral ; PFH, prova de função hepática; PFR, prova de função renal; TP/INR, tempo de protrombina/índice internacional normalizado; TTP, tempo de tromboplastina parcial; TSH, hormônio estimulador da tireoide.

TABELA 4-3. TESTES FARMACOGENÉTICOS SELECIONADOS: RELEVÂNCIA CLÍNICA[1]

Biomarcador farmacogenético	Variantes selecionadas (alelo mutante, atividade da enzima)	Frequência alélica	Fármacos	Relevância clínica
Gene *BRAF*	Mutação *BRAF* V600E	40-60% dos melanomas em estágio avançado	Vemurafenibe	Mutações ativadoras em BRAF (uma serina-treonina proteína quinase) estão presentes em 40-60% dos melanomas avançados. A maioria (80-90%) das mutações consistem na substituição de ácido glutâmico por valina no aminoácido 600 (mutação V600E). Essa mutação está associada a um curso clínico mais agressivo. O vemurafenibe, um potente inibidor de BRAF mutante, apresenta um alto nível de atividade terapêutica contra os melanomas em estágio avançado que contêm a mutação V600E.
Regulador de condutância transmembrana na fibrose cística (CFTR)	CFTR G551D (defeituoso)	CFTR G551D está presente em cerca de 4% dos pacientes com fibrose cística (FC)	Ivacaftor	A proteína CFTR forma um canal que permite que os íons cloreto atravessem a membrana. Em pacientes com FC com mutação CFTR G551D, o canal falha em abrir. O ivacaftor corrige os efeitos desta mutação e é aprovado para indivíduos com FC com idade > 6 anos portadores de pelo menos uma cópia da mutação G551D.
Variantes 2C9 do citocromo P450 (CYP)	2C9*2 (430C > T, ↓); 2C9*3 (1075A > C, ↓↓)	2C9*2 e 2C9*3 estão presentes em 9-20% dos brancos, 1-3% dos negros, e < 1% dos asiáticos	Varfarina	O CYP2C9 é responsável pela inativação metabólica e depuração do anticoagulante varfarina. Os pacientes portadores de 2C9*2 ou 2C9*3 (ou ambos) (heterozigotos, homozigotos ou heterozigotos compostos) necessitam de uma dose de manutenção menor para atingir o INR terapêutico. Embora o INR ainda seja o padrão para monitoramento da terapia com varfarina, a genotipagem do CYP2C9 pode ter um papel auxiliar importante na estratégia de dosagem para pacientes que nunca receberam varfarina, particularmente em brancos.

(continua)

TABELA 4-3. TESTES FARMACOGENÉTICOS SELECIONADOS: RELEVÂNCIA CLÍNICA[1] (Continuação)

Biomarcador farmacogenético	Variantes selecionadas (alelo mutante, atividade da enzima)	Frequência alélica	Fármacos	Relevância clínica
Variantes CYP 2C19	2C19*2 (681G > A, nenhuma); 2C19*3 (636G > A, nenhuma); 2C19*4 (1A > G, nenhuma); 2C19*5 (1297C > T, nenhuma)	As variantes mutantes estão presentes em 12-25% dos asiáticos, e em 2-7% dos brancos e negros	Clopidogrel	O clopidogrel, um fármaco antiplaquetário, deve ser metabolizado no fígado pelas isozimas CYP, sobretudo a CYP2C19, para se tornar ativo. Quando tratados com clopidogrel nas doses recomendadas, os metabolizadores fracos do fármaco exibem taxas maiores de eventos cardiovasculares do que aqueles com função normal de CYP2C19. Fármacos ou estratégias de intervenção alternativos devem ser considerados para pacientes identificados como metabolizadores fracos. O estado de portador de CYP2C19*17 (25% dos brancos) está associado a uma atividade enzimática aumentada e a um risco maior de hemorragia.
Variantes DPD	DPYD*2A (1905+1G > A, nenhuma); DPYD*13 (1679T > G, ↓↓); DPYD rs67376798 (2846A>T, ↓↓)	Essas variantes não funcionais estão presentes em 0,1-1% dos brancos (p. ex., brancos franceses)	5-fluoruracila (5-FU), capecitabina	As fluorpirimidinas (i.e., 5-fluoruracila, capecitabina) são metabolizadas pela enzima di-hidropirimidina desidrogenase (DPD), codificada pelo gene DPYD. Para evitar a toxicidade farmacológica grave ou até fatal, um fármaco alternativo deveria ser selecionado para pacientes homozigotos para variantes não funcionais de DPYD (*2A, *13, ou rs67376798). Considerar uma diminuição de 50% na dose inicial para pacientes heterozigotos com baixa atividade de DPD (30-70% do normal).
HER2	Amplificação do gene HER2	A amplificação do gene HER2 está presente em cerca de 20% dos cânceres de mama	Trastuzumabe	Pacientes com amplificação do gene HER2 são candidatos ao tratamento com trastuzumabe. Pacientes sem amplificação de HER2 não serão beneficiados pelo tratamento adjuvante com trastuzumabe. FISH com sondas de DNA marcadas para a região pericentromérica do cromossomo 17 e para o locus HER2 são usadas para determinar se o câncer de mama de uma paciente tem amplificação do gene HER2. As colorações de IHQ também são usadas para determinar se o tumor exibe superexpressão da proteína HER2.

(continua)

TABELA 4-3. TESTES FARMACOGENÉTICOS SELECIONADOS: RELEVÂNCIA CLÍNICA[1] (Continuação)

Biomarcador farmacogenético	Variantes selecionadas (alelo mutante, atividade da enzima)	Frequência alélica	Fármacos	Relevância clínica
Alelo HLA-B*1502	HLA-B*1502	10-15% dos asiáticos; 1-2% dos brancos	Carbamazepina	A carbamazepina está associada a reações cutâneas idiossincráticas graves e até mesmo fatais (p. ex., síndrome de Stevens-Johnson e necrólise epidérmica tóxica). As reações são significativamente mais comuns em pacientes portadores do alelo HLA-B*1502. Esse alelo ocorre quase exclusivamente em pacientes cujos ancestrais são oriundos da Ásia, incluindo os hindus sul-asiáticos. A genotipagem do HLA-B*1502 pode ser útil para estratificação do risco em casos de pacientes de descendência asiática. Os pacientes portadores do alelo HLA-B*1502 não devem receber carbamazepina, a menos que o benefício esperado supere nitidamente o risco aumentado de desenvolvimento de reações cutâneas graves.
Alelo HLA-B*B5701	HLA-B*5701	6-8% dos brancos e 1-2% dos negros e leste-asiáticos	Abacavir	O abacavir é um análogo de nucleosídeo inibidor de transcriptase reversa empregado no tratamento da infecção pelo HIV. A principal toxicidade limitadora da terapia associada ao uso desse fármaco consiste na hipersensibilidade farmacológica, que é observada em 5-8% dos receptores em um período de 6 semanas após a instituição da terapia. Existe uma associação estabelecida entre o estado de portador do alelo HLA-B*5701 e o desenvolvimento de reações de hipersensibilidade ao abacavir. Os pacientes positivos para HLA-B*5701 não devem receber prescrição de abacavir nem de esquemas que o contenham.
Alelo HLA-B*5801	HLA-B*5801	6-8% dos sudeste-asiáticos; < 1% dos europeus ocidentais	Alopurinol	O fármaco redutor de urato alopurinol está associado a reações de hipersensibilidade (p. ex., necrólise epidérmica tóxica e síndrome Stevens-Johnson) raras, porém graves, que, por sua vez, estão fortemente associadas a alelos HLA-B*5801. Pacientes de origem coreana, chinesa-Han, japonesa ou tailandesa devem passar por rastreamento para alelo HLA-B*5801, e, quando este estiver presente, uma terapia farmacológica alternativa será necessária.

(continua)

TABELA 4-3. TESTES FARMACOGENÉTICOS SELECIONADOS: RELEVÂNCIA CLÍNICA[1] (Continuação)

Biomarcador farmacogenético	Variantes selecionadas (alelo mutante, atividade da enzima)	Frequência alélica	Fármacos	Relevância clínica
Gene K-ras	Mutações K-ras (nos códons 12 e 13)	30-40% dos casos de câncer colorretal; 20-25% dos cânceres não de pequenas células do pulmão	Para câncer colorretal: cetuximabe, panitumumabe. Para câncer não de pequenas células do pulmão: gefitinibe, erlotinibe	O gene K-ras, um proto-oncogene humano, codifica uma das proteínas na via de sinalização do EGFR (receptor do fator de crescimento epidérmico) decisivas no desenvolvimento e progressão do câncer, particularmente o câncer colorretal e câncer não de pequenas células de pulmão. Pacientes com câncer com K-ras mutado não tendem a responder aos fármacos dirigidos para a via do EGFR. Para evitar toxicidade e despesas desnecessárias, todos os pacientes considerados para a terapia anti-EGFR devem ser submetidos a testes para mutação de K-ras em seus tumores.
Variantes da tiopurina metiltransferase (TPMT)	TPMT*2 (238G >C, ↓); TPMT*3A (460G > A e 719A >G, ↓↓); TPMT*3B (460G > A, ↓); TPMT*3C (719A > G, ↓)	Cerca de 10-12% dos brancos e negros apresentam atividade enzimática reduzida por serem heterozigotos para um dos alelos mutados. Cerca de 1 em 300 brancos é homozigoto para o alelo mutado	Azatioprina (AZA), 6-mercaptopurina (6-MP)	A AZA é um profármaco que sofre metabolização e se transforma em 6-MP. A 6-MP passa por metabolização adicional e dá origem à 6-tioguanina (6-TG) ativa e à 6-metilmercaptopurina (6-MMP) inativa, por ação da hipoxantina fosforribosiltransferase e da TPMT, respectivamente. Variações no gene TPMT podem resultar em inativação funcional da enzima e aumento do risco de mielossupressão prejudicial à vida associada à 6-TG. A genotipagem de TPMT antes da instituição da terapia com AZA ou 6-MP pode ajudar a prevenir a toxicidade ao identificar os indivíduos com atividade de TPMT baixa ou nula. Os pacientes com alelos mutados em homozigose ou heterozigose composta ("metabolizadores fracos") não devem receber AZA nem 6-MP. Por outro lado, os indivíduos heterozigotos que possuem apenas um único alelo mutado devem ser tratados com doses menores desses fármacos.

(continua)

TABELA 4-3. TESTES FARMACOGENÉTICOS SELECIONADOS: RELEVÂNCIA CLÍNICA[1] (Continuação)

Biomarcador farmacogenético	Variantes selecionadas (alelo mutante, atividade da enzima)	Frequência alélica	Fármacos	Relevância clínica
Variantes de uridina difosfoglucuronosiltransferase 1A1 (UGT1A1)	UGT1A1*28 (7 repetições TA no promotor, ↓)	Homozigosidade em 9-23% dos brancos e negros, e em 1-2% dos leste-asiáticos	Irinotecano	O irinotecano é utilizado no tratamento do câncer colorretal metastático. É metabolizado em SN-38 ativo, que inibe a topoisomerase I. O SN-38 é adicionalmente glicuronizado em SN-38G inativo por ação da UGT1A1 e excretado. Indivíduos de genótipos heterozigoto e homozigoto para UGT1A1*28 apresentam diminuições de atividade enzimática da ordem de 25 e 70%, respectivamente. A presença do alelo UGT1A1*28 constitui um fator de risco para o desenvolvimento de reações farmacológicas adversas (p. ex., neutropenia, diarreia grave). O teste de detecção do alelo pode prevenir a toxicidade farmacológica causada pelo irinotecano em doses altas.
Variante do complexo vitamina K epóxido redutase (VKORC1)	VKORC1 (−1639G >A)	O alelo homozigoto (−1639G >A) (genótipo −1639AA) está presente em cerca de 15% dos brancos e em 80% dos chineses	Varfarina	O alvo terapêutico primário do anticoagulante varfarina é o VKOR. Os polimorfismos envolvendo o gene codificador de VKOR (VKORC1) explicam cerca de 30% da variabilidade fenotípica apresentada pelo efeito do fármaco. Os pacientes portadores do alelo VKORC1 (−1639G >A) requerem uma dose de manutenção de varfarina menor para alcançarem o INR terapêutico.

[1]O teste desses biomarcadores genéticos antes da instituição da terapia farmacológica atualmente é recomendado nas bulas de fármacos aprovados pela Food and Drug Administration. Note, contudo, que esses testes ainda não são obrigatórios como prática-padrão.
↓, diminuído; ↓↓, acentuadamente diminuído; >, troca isolada de nucleotídeo do tipo selvagem para o tipo variante junto a uma localização genética específica; CYP, citocromo P450 oxidase; FISH, hibridização in situ fluorescente; IHQ, imuno-histoquímica; INR, índice internacional normalizado.

5
Microbiologia: seleção dos exames

Barbara Haller, MD, PhD

COMO USAR ESTA SEÇÃO

Esta seção contém uma tabela na qual são apresentadas informações sobre as doenças infecciosas de importância clínica. Nas colunas dessa tabela foram incluídos os *microrganismos* envolvidos nas doenças/síndromes listadas, *amostras/exames diagnósticos* úteis para avaliação e *comentários* referentes aos testes e diagnósticos discutidos. Os tópicos foram listados por área do corpo/sistema orgânico: sistema nervoso central, olhos, orelhas, seios da face, vias aéreas superiores, pulmões, coração e vasos, abdome, trato geniturinário, ossos, articulações, músculos, pele e sangue.

Na sequência, há uma seção breve que aborda os patógenos (virais e bacterianos) emergentes e reemergentes, bem como a resistência antibiótica de patógenos bacterianos.

Microrganismos

Esta coluna lista os microrganismos comprovadamente causadores das doenças descritas. Os nomes científicos foram abreviados de acordo com o uso habitual (p. ex., *Streptococcus pneumoniae* aparece como *S. pneumoniae* ou pneumococos), quando apropriado. As faixas etárias ou grupos de risco específicos foram listados em ordem crescente de idade ou de frequência (p. ex., lactente, criança, adulto, HIV).

Quando bactérias são listadas, as características de coloração de Gram são descritas entre parênteses após o nome do microrganismo (p. ex., "*S. pneumoniae* (DCGP)"). Foram empregadas as seguintes siglas:

BAAR	Bacilos álcool-ácido-resistentes
BGN	Bastonetes Gram-negativos
BGP	Bastonetes Gram-positivos
CBGN	Cocobacilos Gram-negativos
CBGP	Cocobacilos Gram-positivos
CBGV	Cocobacilos Gram-variáveis
CGN	Cocos Gram-negativos
CGP	Cocos Gram-positivos
DCGN	Diplococos Gram-negativos
DCGP	Diplococos Gram-positivos

Quando conhecida, a frequência de envolvimento do microrganismo específico no processo patológico também é fornecida entre parênteses, p. ex., "*S. pneumoniae* (DCGP) (50%)".

Coleta da amostra/exames diagnósticos

Esta coluna descreve a coleta das amostras, o processamento laboratorial e os procedimentos radiográficos de utilidade, entre outros exames diagnósticos. As sensibilidades das culturas ou dos testes com relação ao diagnóstico em questão são descritas entre parênteses logo após o teste sempre que forem conhecidas, por exemplo, "coloração de Gram (60%)". Os exames sorológicos pertinentes também foram listados. É importante lembrar que poucas infecções podem ser identificadas por meio de exames diagnósticos definitivos, e o julgamento clínico exerce papel decisivo no estabelecimento de diagnósticos difíceis quando os resultados fornecidos pelos exames são duvidosos.

Comentários

Esta coluna inclui informações gerais acerca da utilidade dos exames e pode incluir informações sobre o manejo do paciente. Também são listadas as referências gerais apropriadas.

Nome da síndrome/área do corpo

Nas duas últimas colunas, o nome da síndrome e a área do corpo são dispostos perpendicularmente ao restante da tabela de modo a permitir buscas rápidas.

Organização

A tabela que compõe este capítulo é apresentada em duas partes. A primeira tabela (Parte I, p. 313) está organizada por área corporal e contém informações sobre as infecções comuns associadas a patógenos ou agentes infecciosos estabelecidos. A segunda tabela (Parte II, p. 368) apresenta os patógenos virais e bacterianos emergentes (novos) e reemergentes, bem como a resistência antibiótica de patógenos bacterianos.

PARTE I. INFECÇÕES COMUNS POR PATÓGENOS/AGENTES INFECCIOSOS ESTABELECIDOS

SISTEMA NERVOSO CENTRAL

Abscesso cerebral

Microrganismo	Amostra/exames diagnósticos	Comentários
Abscesso cerebral Frequentemente polimicrobiano (14-28% dos casos). Crianças: estreptococos *viridans* anaeróbios (40%), aeróbios e anaeróbios (GP em cadeias) (88%); *S. aureus* (GP), *S. pneumoniae* (DCGP), *S. pyogenes* (GP em cadeias); menos comum: Enterobacteriaceae (BGN), *P. aeruginosa* (BGN), *H. influenzae* (CBGN), *N. meningitidis* (DCGN). Adultos: estreptococos *viridans* (grupo *Streptococcus anginosus* [*milleri*] anaeróbio) (70%). Enterobacteriaceae (BGN) (23-33%), *S. aureus* (GP) (10-15%), *N. meningitidis*, *Listeria* sp., anaeróbios (20-40%) incluindo bacteroides (BGN), prevotella (BGN), fusobactérias (BGN), eubactérias (BGP) e propionibactérias (BGP). Mais raramente identificados: *S. pneumoniae*, *Rhodococcus* sp., estreptococos do grupo B (GP em cadeias), nocárdia (BGP), actinomices (BGP), parasitas, *T. solium* (cisticercos), *Entamoeba histolytica*, *Schistosoma* sp., e fungos (1%). Imunocomprometidos: *T. gondii*, *Cryptococcus neoformans*, nocárdia (BGP), *Listeria* sp. (BGP), micobactéria (BAAR), *Aspergillus* sp., *C. albicans*, *Coccidioides*, zigomicetos (*Mucor*, *Rhizopus*), *E. histolytica*. Pós-traumáticos: *S. aureus* (CGP), estreptococos *viridans* (CGP em cadeias), Enterobacteriaceae (BGN), estafilococos coagulase-negativos (CGP), *Propionibacterium acnes* (BGP).	Sangue para realização de culturas de bactérias e fungos. Aspirado de abscesso cerebral, para coloração de Gram (82%); culturas de bactérias (88%), BAAR e fungos; e citologia. A punção lombar é um procedimento perigoso e contraindicado. Quando um abscesso cerebral é encontrado, devem ser procuradas fontes de infecção nas orelhas, seios da face, pulmões ou sangue para realização de culturas. A TC e a RM são os procedimentos de imagem mais valiosos (ver Cap. 6) e podem guiar a biópsia cerebral, caso seja necessário obter uma amostra. É possível que não haja positividade de anticorpos antitoxoplasma no soro de pacientes infectados pelo HIV na iniciação da terapia empírica. Havendo uma resposta negativa ou na ausência de resposta à terapia empírica, pode ser necessário obter uma biópsia para excluir a hipótese de linfoma, infecção fúngica ou tuberculose. O material de biópsia deve ser enviado para pesquisa de antígenos de toxoplasma (detectados pelo teste de imunofluorescência direta (DFA)). A detecção de DNA de toxoplasma em amostras de LCS por técnicas de PCR é cerca de 50% sensível e 96-100% específica. Uma vez iniciada a terapia, a análise de PCR deixa de ser útil para a detecção de toxoplasma. Um resultado positivo de PCR deve ser interpretado no contexto da manifestação clínica. Se as culturas forem negativas, o sequenciamento genético de rRNA 16S de uma amostra de aspirado constitui uma ferramenta nova importante. (Ver também *Toxoplasma*, anticorpos, Cap. 3.)	Ocorre a partir da extensão direta de infecção adjacente, semeadura hematogênica, traumatismo ou cirurgia. Em crianças, 50% dos casos são secundários à sinusite, otite média ou infecções dentais. A disseminação hematogênica a partir de endocardite bacteriana ou doença pulmonar crônica ocorrem em 25% dos casos. A maioria ocorre durante as duas primeiras décadas de vida. Fatores predisponentes: imunossupressão, cardiopatia congênita (forame oval patente). Clínica: convulsões em 30-50%. A taxa de mortalidade é de 4-12%. Em adultos, há disseminação por contiguidade em 50% dos casos e disseminação hematogênica em 33% dos pacientes; nos demais casos, o mecanismo responsável é desconhecido. Fatores predisponentes: doença subjacente (infecção por HIV), fármacos imunossupressores, endocardite ou bacteremia, ruptura de barreira protetora num evento de cirurgia do cérebro. Clínica: febre, cefaleia, náusea e vômito, alteração de consciência, déficits neurológicos focais, convulsões. A taxa de mortalidade é de 8-25%. A maioria dos abscessos decorrentes de toxoplasmose são múltiplos e observáveis por RM junto aos gânglios basais, lobos parietal e frontal (lesões com intensificação anelar na TC com contraste). A aspiração de material de abscesso orientada por TC estereotática facilita o diagnóstico microbiológico. Tratamento: terapia antimicrobiana prolongada e drenagem cirúrgica. Bonfield CM et al. Pediatric intracranial abscesses. J Infect 2015;71:S42. [PMID: 25917804] Brouwer MC et al. Brain abscess. N Engl J Med 2014;371:447. [PMID: 25075836] Brouwer MC et al. Clinical characteristics and outcome of brain abscess: systematic review and meta-analysis. Neurology 2014;82:806. [PMID: 24477107]

SISTEMA NERVOSO CENTRAL
Encefalite

Microrganismo	Amostra/exames diagnósticos	Comentários
Encefalite Arbovírus (grupo da encefalite da Califórnia, encefalite de St. Louis, encefalites equinas oriental e ocidental, vírus do Nilo Ocidental, encefalite japonesa do verão e do outono), enterovírus (coxsackie, eco, pólio), HSV (10-20%), *Bartonella henselae*, vírus da coriomeningite linfocítica, vírus da encefalite transmitida por carrapato, sarampo, rubéola, VZV, HHV-6, raiva (Américas Central e do Sul, Índia, África), vírus Nipah (Malásia), vírus Chikungunya (Índia e Nepal), Creutzfeldt-Jakob. Imunocomprometidos: CMV, VZV, EBV, vírus do Nilo Ocidental, vírus JC, HIV, *Toxoplasma gondii*. Note o crescente reconhecimento da encefalite autoimune mediada por anticorpo como causa de encefalite aguda. Em estudos sobre encefalite aguda, 40-50% dos pacientes exibiam causa infecciosa, 20% tinham causa imunomediada (incluindo encefalite por anti-NMDA [receptor de N-metil-D-aspartol] e encefalite por anticanal de potássio dependente de voltagem [CPVG]) e 30% apresentavam causa indeterminada.	A RM é usada para detectar padrões de anormalidades sugestivos de causa infecciosa (p. ex., anormalidades temporais e límbicas para encefalite por HSV ou HHV-6). LCS para medida da pressão (elevada), contagem celular (leucócitos elevados, mas variáveis [10-2.000/mcL], na maioria linfócitos), quantificação de proteínas (elevadas, em especial a fração IgG), níveis de glicose (normal), hemácias (sugestivas de herpes-vírus ou outro vírus necrosante). Repetir os exames de LCS após 24 horas geralmente é um procedimento útil. (Ver Perfis de LCS [enterovírus, HSV-2, caxumba], Tab. 8-18.) Culturas de LCS para vírus ou bactérias fastigiosas, como *Bartonella* sp., têm rendimento baixo e por isso já não são recomendadas. PCR de LCS para CMV (33%), HSV (98%), VZV, EBV, vírus JC, enterovírus e vírus do Nilo Ocidental é recomendada com base na idade e no estado imune do paciente. A identificação de DNA de HSV no LCS com técnicas de PCR em tempo real é atualmente o teste diagnóstico definitivo. O DNA de HSV pode não ser detectável por PCR no início do curso da doença. O novo ensaio de microarranjos por PCR detecta um painel de patógenos virais quando presente no LCS. O diagnóstico de encefalite autoimune consiste na demonstração de anticorpos antineuronais específicos no soro e/ou LCS. Cultura de fezes para enterovírus (2-5 dias), que frequentemente são liberados no decorrer de várias semanas (em especial em crianças) ou na fase tardia da doença. Para casos de raiva: coloração de biópsia de pele (obtida da nuca) por imunofluorescência direta (positividade de 50% na primeira semana) ou RT-PCR de amostras de LCS ou saliva. Amostra única de soro para detecção de IgM e IgG anti-*Bartonella* (doença da arranhadura do gato), ou PCR com LCS. Teste de uma única amostra de soro para detecção de anticorpos IgM antivírus do Nilo Ocidental ou anticorpos IgM do LCS, ou PCR de uma amostra de soro ou LCS. As amostras de soro pareadas para detecção de arbovírus e outros vírus devem ser coletadas imediatamente (amostra aguda) e após 1-3 semanas de doença (amostras de convalescença); enviar para laboratório de referência ou laboratório de saúde pública.	Ocorre com maior frequência em lactentes com menos de 1 ano de idade e em pacientes idosos com mais de 65 anos. Todos os pacientes com suspeita de encefalite devem ser submetidos à RM e à análise de LCS, exceto quando contraindicado. A poliradiculopatia é altamente sugestiva de CMV na Aids. Inicialmente, a terapia com dose alta empírica de aciclovir é necessária para tratar uma potencial encefalite por HSV, enquanto os testes diagnósticos estão pendentes. Consultar o laboratório quanto à disponibilidade de testes sorológicos e de testes para anticorpos associados à encefalite autoimune. A taxa de mortalidade na encefalite é de 5-15%, com acentuada morbidade física e cognitiva para os sobreviventes. Kleinschmidt-DeMasters et al. West Nile virus encephalitis 16 years later. Brain Pathol 2015;25:625. [PMID: 26276026] Singh TD et al. The spectrum of acute encephalitis: causes, management, and predictors of outcome. Neurology 2015;84:359. [PMID: 25540320] Venkatesan A. Epidemiology and outcomes of acute encephalitis. Curr Opin Neurol 2015;28:277. [PMID: 25887770]

SISTEMA NERVOSO CENTRAL
Meningite asséptica

Microrganismo	Amostra/exames diagnósticos	Comentários
Meningite asséptica Aguda: enterovírus (Coxsackie, Echo, Pólio) (90%), caxumba, HSV, HIV (soroconversão primária na infecção pelo HIV), VZV, vírus da coriomeningite linfocítica, adenovírus, vírus parainfluenza 3, vírus do Nilo Ocidental, grupo dos vírus da encefalite de St. Louis e da encefalite da Califórnia (raros). Meningite linfocítica benigna recorrente: HSV-2 (meningite de Mollaret).	LCS para medida da pressão (elevada), contagem celular (leucócitos: 10-100/mcL; neutrófilos polimorfonucleares [PMN no início], linfócitos na fase tardia), quantificação de proteínas (normal ou um pouco aumentada) e nível de glicose (normal). Na repetição da análise do LCS após 24-48 horas, observa-se um aumento do número de linfócitos. (Ver Perfis de LCS, Tab. 8-18.) A cultura de LCS para vírus pode resultar negativa mesmo diante de uma infecção viral ativa. Os enterovírus podem ser isolados do LCS logo nos primeiros dias subsequentes à manifestação da doença (positividade de 40-80%); contudo, raramente são isolados após a primeira semana. Detecção de RNA de enterovírus, DNA de HSV ou DNA de VZV no LCS por PCR, realizada por laboratórios especializados ou de referência. Amostras de soro (agudo e de convalescença) pareadas para determinação dos títulos de anticorpo: caxumba, vírus do Nilo Ocidental e VZV. Recomenda-se consultar o laboratório quanto à disponibilidade de exames sorológicos para detecção de outros vírus. Exames de TC ou RM de crânio devem ser realizados antes da realização de uma punção lombar para avaliar a presença de massas ou hidrocefalia caso haja sinais neurológicos focais ou papiledema.	A meningite asséptica consiste em uma inflamação de meninges que ocorre na ausência de bactérias piogênicas ou fungos. O diagnóstico normalmente é estabelecido com base no exame do LCS, PCR de amostra de LCS ou ensaios sorológicos, bem como pela exclusão da possibilidade de outras causas infecciosas de alteração aguda do estado mental ou convulsões (p. ex., toxoplasmose, doença de Lyme, neurossífilis, tuberculose, febre maculosa das Montanhas Rochosas, eriquiose, infecção fúngica e infecção parasitária). Também devem ser consideradas causas não infecciosas, como o uso de fármacos anti-inflamatórios não esteroides e outras medicações. A meningite asséptica enteroviral raramente ocorre após os 40 anos. Cerca de 10-30% dos pacientes com infecção genital primária pelo HSV-2 podem apresentar pescoço rígido, cefaleia e fotofobia sugestiva de meningite recorrente. De Crom SC et al. Characteristics of pediatric patients with enterovirus meningitis and no cerebral fluid pleocytosis. Eur J Pediatr 2012;171:795. [PMID: 22102153] Patriquin G et al. Clinical presentation of patients with aseptic meningitis: factors influencing treatment and hospitalization, and consequences of enterovirus cerebrospinal fluid polymerase chain reaction testing. Can J Infect Dis Med Microbiol 2012;23:e1. [PMID: 23448849] Putz K et al. Meningitis. Prim Care Clin Office Pract 2013;40:707. [PMID: 23958365]

SISTEMA NERVOSO CENTRAL
Meningite bacteriana

Microrganismo	Amostra/exames diagnósticos	Comentários
Meningite bacteriana Neonatos: estreptococos do grupo B (CGP) (70%), *L. monocytogenes* (BGP) (20%), *S. pneumoniae* (CGP) (10%), *E. coli* (BGN) e *Klebsiella* sp. (BGN) (1%) e outros estreptococos. Lactentes: *S. pneumoniae* (CGP) (47%), *N. meningitidis* (DCGN) (30%), estreptococos do grupo B (CGP) (18%), *H. influenzae* (BGN; atualmente raríssimo graças à vacinação). Crianças: *N. meningitidis* (60%), *S. pneumoniae* (25%), *H. influenzae* (atualmente raríssimo) e outros estreptococos. Adultos: *S. pneumoniae* (60%), *N. meningitidis* (20%), *L. monocytogenes* (6%), estreptococos do grupo B (4%), outras *Hemophillus* sp. e estafilococos (1%), *Ehrlichia chaffeensis* (raro). Pós-neurocirúrgicos: *S. aureus* (CGP), *S. pneumoniae*, *P. acnes* (BGP), Estafilococos coagulase-negativos (CGP), pseudomonas (BGN), *E. coli* (BGN), outras Enterobacteriaceae, *Acinetobacter* (BGN). Pacientes alcoólatras e idosos: Além dos microrganismos encontrados em pacientes adultos, Enterobacteriaceae, pseudomonas, *H. influenzae*. Imunocomprometidos: como mencionado acima, *L. monocytogenes*.	LCS para medida da pressão (>180 mm H$_2$O), contagem celular e diferencial (leucócitos 5.000-20.000/mcL, > 50% PMNs), quantificação de proteínas (150-500 mg/dL), níveis de glicose (baixos < 40 mg/dL). (Ver Perfis de LCS, Tab. 8-9.) LCS para coloração de Gram de material citocentrifugado (positividade de 70-80%). Cultura de LCS para bactérias (positividade de 70-85%). Teste de anticorpo anti-HIV/antígeno de HIV. A hemocultura resulta positiva para 40-60% dos pacientes com meningite pneumocócica, meningocócica ou por *H. influenzae*. Os testes de detecção de antígeno no LCS caíram em desuso devido à baixa sensibilidade e por fornecerem resultados falso-positivos.	A principal prioridade no cuidado do paciente com meningite aguda é o tratamento. O diagnóstico vem em segundo lugar. Inicie um curso de agentes antimicrobianos com base nos resultados da coloração de Gram ou, na ausência de bactérias, institua imediatamente um curso de antibióticos empírico com base na idade do paciente e na existência de qualquer processo patológico subjacente. Foi demonstrado que o tratamento adjunto com dexametasona é benéfico, sobretudo em casos de meningite pneumocócica. Se uma punção lombar for realizada, administre a terapia antimicrobiana com dexametasona imediatamente após a coleta do LCS. A taxa de mortalidade para meningite pneumocócica é de cerca de 20% e 25-50% dos pacientes apresentam complicações neurológicas a longo prazo. Em casos recorrentes de meningite causada por *N. meningitidis*, suspeite da existência de deficiência de um componente terminal do complemento. No caso de outras meningites bacterianas recorrentes, suspeite do vazamento de LCS; *S. pneumoniae* é o patógeno mais provável. A terapia normalmente inclui uma cefalosporina de terceira geração aliada à vancomicina, além de *H. influenzae*. Havendo suspeita de infecção por *L. monocytogenes*, torna-se necessário adicionar ampicilina. É possível especificar a terapia assim que o patógeno seja identificado e os resultados de sensibilidade sejam conhecidos. No caso de *S. pneumoniae*, tem havido um aumento da prevalência de cepas resistentes à penicilina e à cefalosporina, de modo que os testes de sensibilidade para cepas de pneumococos tornam-se bastante importantes para orientar a terapia. As vacinas contra *H. influenzae* e os sorogrupos meningocócicos têm sido decisivas para a prevenção da doença invasiva. A recente aprovação de vacinas para meningococos do sorogrupo B irá conferir proteção adicional às populações de risco, como adultos jovens, militares e funcionários de laboratório. Brouwer MC et al. What's new in bacterial meningitis. Intensive Care Med 2016;42:415. [PMID: 26424682] Putz K et al. Meningitis. Prim Care Clin Office Pract 2013;40:707. [PMID: 23958365] Richie MB et al. A practical approach to meningitis and encephalitis. Semin Neurol 2015;35:611. [PMID: 26595861]

SISTEMA NERVOSO CENTRAL
Meningite fúngica

Microrganismo	Amostra/exames diagnósticos	Comentários
Meningite fúngica *C. neoformans* (leveduras esféricas, em brotamento), *C. immitis* (esférulas), *H. capsulatum*. Imunocomprometidos: *Aspergillus* sp., *Pseudallescheria boydii*, *Candida* sp., *Sporothrix*, blastomicetos.	LCS para medida da pressão (normal ou elevada), contagem celular (leucócitos: 50-1.000/mcL; predominância de linfócitos), quantificação de proteínas (elevada) e nível de glicose (normal ou diminuído). Teste (aglutinação do látex) de detecção do antígeno criptocócico no soro para *C. neoformans* (sensibilidade e especificidade > 90%). (Esse teste pode ser realizado com amostras de LCS.) Para outros fungos, coletar no mínimo 5 mL de LCS para realização de cultura de fungos. As culturas iniciais resultam positivas em 40% dos casos de infecção por *Coccidioides* e em 27-65% dos casos de histoplasmose. A repetição das culturas frequentemente se faz necessária. Culturas de sangue, medula óssea, lesões cutâneas ou de material oriundo de outros órgãos envolvidos, quando houver indicação clínica. A preparação de LCS com tinta da Índia para detecção de criptococos não é recomendada. O procedimento de coloração Gram para amostras citocentrifugadas concentra o LCS e pode mostrar a presença de leveduras arredondadas e em brotamento. A sorologia para soro coccidioideo consiste em um teste de imunodifusão com amostras de soro utilizado para detecção de anticorpos dirigidos contra o patógeno (75-95%). O teste sorológico com LCS raramente é necessário. (Ver *Coccidioides*, Cap. 3.) Testes de fixação de complemento para detecção de anticorpos contra *Coccidioides* ou *Histoplasma* são disponibilizados em laboratórios de referência ou em laboratórios pertencentes ao departamento de saúde pública americano (ver Cap. 3). Esses testes podem fornecer títulos que podem ser utilizados no seguimento do tratamento. O antígeno de *Histoplasma* pode ser detectado na urina (90%), no sangue (70%) ou no LCS (61%), em casos de meningite causada por *Histoplasma*.	A manifestação clínica da meningite fúngica em pacientes sem e com imunocomprometimento é igual à manifestação de uma meningite crônica indolente. Antes da Aids, a meningite criptocócica era observada tanto em pacientes com imunodeficiências celulares como em pacientes sem deficiências evidentes (cerca de 50%). Entre os pacientes com Aids, o criptococos constitui a principal causa de meningite e pode estar presente mesmo com achados de LCS normais. O título de CrAg no LCS pode ser utilizado para monitorar o sucesso terapêutico (título em queda) ou a falha da terapia (título inalterado ou em elevação), ou ainda para prever recidivas durante a terapia supressora (título em elevação) em pacientes imunocompetentes (mas não em pacientes com Aids). Baldwin K et al. Chronic meningitis: simplifying a diagnostic challenge. Curr Neurol Neurosci Rep 2016;16:30. [PMID: 26888190] Baldwin KJ et al. Evaluation and treatment of chronic meningitis. Neurohospitalist 2014;4:185. [PMID: 25360204] Kassis C et al. Role of Coccidioides antigen testing in the cerebrospinal fluid for the diagnosis of coccidioidal meningitis. Clin Infect Dis 2015;61:1521. [PMID: 26209683]

SISTEMA NERVOSO CENTRAL
Meningite/doenças neurológicas por espiroquetas

Microrganismo	Amostra/exames diagnósticos	Comentários
Meningite/doenças neurológicas por espiroquetas *B. burgdorferi* (neuroborreliose), *T. pallidum* (neurossífilis), leptospiras, outras borrélias.	**Neuroborreliose:** LCS para medida da pressão (normal ou elevada), contagem celular (leucócitos elevados; principalmente os linfócitos), quantificação de proteínas (pode ser alta) e nível de glicose (normal). Soro ou LCS para realização de testes sorológicos para detecção de anticorpos por ELISA ou IFA. Os testes sorológicos podem fornecer resultados falso-positivos. A técnica de *Western blot* deve ser utilizada para confirmar resultados limítrofes ou positivos. Sorologia com LCS para IgM anti-*B. burgdorferi* (90%). A PCR é bastante específica para detecção de DNA de *Borrelia*, mas apresenta sensibilidade variável em função do estágio da doença e do tipo de líquido corporal testado. (Ver Doença de Lyme, Cap. 3.) **Meningite sifilítica aguda:** LCS para medida da pressão (elevada), contagem celular (leucócitos: 25-2.000/mL; predominância de linfócitos), quantificação de proteínas (elevada) e nível de glicose (normal ou baixo). (Ver Perfis de LCS, Tab. 8-18.) Teste sorológico de VDRL. (Ver VDRL, soro, Cap. 3.) O teste de VDRL com LCS é o teste preferido (ver Cap. 3), mas apresenta uma sensibilidade de apenas 66% para meningite sifilítica aguda. **Neurossífilis:** LCS para medida da pressão (normal), contagem celular (leucócitos normais ou discretamente aumentados, predominância de linfócitos), quantificação de proteínas (normal ou elevada) e nível de glicose (normal), além de VDRL com LCS positivo. A sorologia de RPR ou VDRL, aliada a testes confirmatórios de FTA-ABS ou TP-PA, deve ser realizada diante de um resultado sorológico positivo antes da realização do VDRL do LCS. Tradicionalmente, os testes sorológicos não treponêmicos (RPR ou VDRL) são empregados como teste de rastreamento para detecção da sífilis. Devido à falta de especificidade desses testes, os resultados de rastreamento positivos precisam ser confirmados com ensaios específicos para treponema (FTA-ABS ou TP-PA). Um novo algoritmo de teste de sífilis (algoritmo reverso; ver Caps. 3 e 9), que utiliza testes treponêmicos para rastreamento seguidos de um teste sorológico não treponêmico, foi implementado em alguns laboratórios. **Leptospirose:** Contagem celular (leucócitos < 500/mcL, predominância de monócitos), quantificação de proteínas (discretamente elevada) e nível de glicose (normal). Urina para realização de exame de sedimento em campo escuro para detecção de leptospiras. O exame de amostras de sangue e LCS em campo escuro fornece resultado positivo somente na fase aguda, anterior à meningite. Soro para sorologia de IgM por EIA (especificidade de 93%).	A neurossífilis é um estágio tardio da infecção e pode se manifestar como uma doença meningovascular (hemiparesia, convulsões, afasia), parenquimatosa (paresia geral, *tabes dorsalis*) ou assintomática (latente). Em pacientes infectados pelo HIV, a neurossífilis pode se manifestar como sífilis secundária. Como não existe nenhum teste isolado altamente sensível ou específico para neurossífilis, o diagnóstico dessa condição deve depender de uma combinação de dados clínicos e laboratoriais. A terapia de um paciente com suspeita de neurossífilis não deve ser suspendida com base em um resultado negativo do teste de VDRL de LCS, caso a suspeita clínica seja forte. Na neurossífilis causada pelo HIV, a falha do tratamento pode ser comum. A doença de Lyme pode se manifestar como meningite linfocítica, paralisia facial ou radiculite dolorosa. A leptospirose ocorre subsequentemente a exposição a urina de roedores, pequenos animais ou gado infectados. Ghanem KG. Management of adult syphilis: key questions to inform the 2015 Centers for Disease Control and Prevention Sexually Transmitted Diseases Treatment Guidelines. Clin Infect Dis 2015;61:S818. [PMID: 26602620] Harding AS et al. The performance of cerebrospinal fluid treponemal-specific antibody tests in neurosyphilis: a systematic review. Sex Transm Dis 2012;39:291. [PMID: 22421696] van Samkar A et al. Suspected leptospiral meningitis in adults report of four cases and review of the literature. Neth J Med 2015;73:464. [PMID: 26687262]

SISTEMA NERVOSO CENTRAL
Meningoencefalite parasitária

Microrganismo	Amostra/exames diagnósticos	Comentários
Meningoencefalite parasitária *T. gondii, Plasmodium falciparum* (malária cerebral), *Naegleria fowleri, T. solium* (cisticercos), *Acanthamoeba* (encefalite amebiana granulomatosa [EAG]), *Balamuthia* sp. (EAG), *Angiostrongylus* (meningoencefalite eosinofílica), *Trypanosoma* sp.	LCS para medida da pressão (normal ou elevada), contagem celular (leucócitos 100-1.000/mcL; principalmente monócitos, linfócitos), quantificação de proteínas (elevada) e nível de glicose (normal a baixo). Soro para sorologia para detecção de anticorpos contra *T. gondii, E. chaffeensis, A. phagocytophilum*. **Toxoplasmose:** TC ou RM do cérebro, sorologia, preparação de toque de tecido cerebral corado por Giemsa, PCR de LCS. ***Plasmodium falciparum:*** lâminas de esfregaço de sangue espesso e camada delgada corados com Giemsa mostram o parasita *P. falciparum*. LCS para contagem celular (pleiocitose leve) e proteína (elevada). TC e RM anormais em 15-20% dos pacientes infectados. ***Naegleria:*** preparação a fresco de LCS para observação dos trofozoítas, ou coloração de hematoxilina-eosina do tecido cerebral. Os testes sorológicos não têm utilidade. **Neurocisticercose:** achados característicos obtidos por TC ou RM são diagnósticos. A sorologia é menos sensível. **Balamuthia:** A cultura não tem utilidade. Imunofluorescência indireta ou PCR do tecido cerebral para detecção de microrganismo. **Angioestrongilose:** LCS para medida da pressão (normal ou elevada), contagem celular (leucócitos: pleiocitose eosinofílica), quantificação de proteínas (elevada) e nível de glicose (normal). Preparação a fresco de LCS, sorologia por ELISA. **Tripanossomíase:** Coloração hematológica de Giemsa de esfregaços em camada delgada ou gota espessa. Preparação a fresco de LCS. Testes sorológicos por ELISA, IFA apresentam sensibilidade de 93-98% e especificidade de 99% durante os estágios agudos. Os testes sorológicos podem resultar negativos durante os estágios crônicos.	Toxoplasmose em pacientes infectados por HIV: clinicamente, cefaleia, déficit neurológico focal, convulsões e estado mental alterado. A TC mostra lesões anelares com intensificação no cérebro. Malária cerebral: clinicamente, 5-28% das crianças desenvolvem déficits neurológicos permanentes, incluindo epilepsia, hipertonia, cegueira cortical e ataxia. A infecção por *Naegleria* ocorre após a exposição à água aquecida, doce e poluída (p. ex., piscinas, tubulações de esgoto, lagos de água doce). Neurocisticercose: a prevalência mundial estimada para 2010 era de 1,4 milhão de casos. O maior risco em áreas de criação de porcos com condições sanitárias precárias. Capewell LG et al. Diagnosis, clinical course, and treatment of primary amoebic meningoencephalitis in the United States, 1937–2013. J Pediatric Infect Dis Soc 2015;4:e68. [PMID: 26582886] Garcia HH et al. Clinical symptoms, diagnosis, and treatment of neurocysticercosis. Lancet Neurol 2014;13:1202. [PMID: 25453460] John CC et al. Global research priorities for infections that affect the nervous system. Nature 2015;527:S178. [PMID: 26580325] Kodym P et al. Incidence, immunological and clinical characteristics of reactivation of latent Toxoplasma gondii infection in HIV-infected patients. Epidemiol Infect 2015;143:600. [PMID: 24850323] Misra UK et al. Cerebral malaria and bacterial meningitis. Ann Indian Acad Neurol 2011;14:S35. [PMID: 21847328]

SISTEMA NERVOSO CENTRAL

Meningite tuberculosa

Microrganismo	Amostra/exames diagnósticos	Comentários
Meningite tuberculosa *M. tuberculosis* (MTb)	LCS para medida da pressão (elevada), contagem celular (leucócitos: 100-500/mcL; PMNs no início, linfócitos tardiamente), quantificação de proteínas (elevada) e nível de glicose (diminuída). (Ver Perfis de LCS, Tab. 8-18.) LCS para coloração de BAAR. A coloração resulta positiva em apenas 10-30%; a cultura pode resultar negativa em 15-25% dos casos. Citocentrifugação e repetição dos esfregaços podem se fazer necessárias para aumentar o rendimento. LCS para cultura de BAAR (sensibilidade 60-70%). Recomenda-se repetir a amostragem de LCS durante a primeira semana de terapia. De modo ideal, devem ser obtidas 3-4 amostras de 5-10 mL cada (rendimento de 87% com 4 amostras). É essencial examinar e cultivar amplos volumes de LCS. Há disponibilidade de ensaio de PCR para LCS, mas a sensibilidade da maioria dos ensaios é baixa (50%). Os ensaios de PCR em tempo real mais modernos alegam 60-90% de sensibilidade nos casos em que a cultura de LCS é positiva para MTb. Um resultado positivo de PCR de LCS é útil diante de um quadro clínico condizente, mas um resultado de PCR negativo não exclui a hipótese de meningite tuberculosa. O teste de tuberculina ou os ensaios de liberação de γ-interferona de LCS podem ser úteis para o diagnóstico se positivos. As imagens (p. ex., RM) podem mostrar lesões.	A forma mais grave de tuberculose; cerca de um terço dos pacientes morrem logo após a manifestação e muitos sobreviventes ficam com sequelas neurológicas graves. Crianças com tuberculose apresentam o risco mais alto de terem sequelas e de mortalidade. O diagnóstico e tratamento precoce da meningite tuberculosa é o melhor fator preditivo de sobrevida. A meningite tuberculosa normalmente é secundária à ruptura de um granuloma tuberculoso subependimal para o interior do espaço subaracnoide, ou pode ser uma consequência da tuberculose miliar. Como a coloração do LCS e a cultura não são sensíveis para detecção da meningite tuberculosa, o diagnóstico e o tratamento devem basear-se na combinação de dados clínicos e microbiológicos. Evidências de tuberculose extrameníngea inativa ou ativa, especialmente pulmonar, são encontradas em 75% dos pacientes. A terapia empírica é recomendada para febre alta e para o rápido declínio da consciência em grupos de alto risco (imigrantes, exposições domiciliares). Miftode EG et al. Tuberculous meningitis in children and adults: a 10-year retrospective comparative analysis. PLoS One 2015;10:e0133477. [PMID: 26186004] Nhu NT et al. Evaluation of GeneXpert MTB/RIF for diagnosis of tuberculous meningitis. J Clin Microbiol 2014;52:226. [PMID: 24197880] Qin L et al. Diagnostic value of T-cell Interferon-γ Release assays on cerebrospinal fluid for tuberculous meningitis. PLoS One 2015;10 (11): e014 1814. [PMID: 26545256] Thwaites GE et al. Tuberculous meningitis: more questions, still too few answers. Lancet Neurol 2013;12:999. [PMID: 23972913]

OLHOS
Conjuntivite

Microrganismo	Amostra/exames diagnósticos	Comentários
Conjuntivite Neonatos (oftalmia neonatal): *C. trachomatis* (15-50%), *N. gonorrhoeae* (DCGN), HSV. Crianças e adultos: adenovírus, estafilococos (CGP), HSV, *H. influenzae* (CBGN), *S. pneumoniae* (DCGP), *S. pyogenes* (CGP), VZV, *N. gonorrhoeae* (DCGN), *M. lacunata* (CBGN), *M. catarrhalis*, *Bartonella* sp. (síndrome oculoglandular de Parinaud). Conjuntivite de inclusão do adulto/tracoma: *C. trachomatis*. Conjuntivite hemorrágica aguda (ceratoconjuntivite epidêmica aguda): enterovírus, vírus coxsackie.	A coloração de Gram da conjuntiva é especialmente útil quando há suspeita de infecção gonocócica. Cultura bacteriana para casos graves (cultura para bactérias de rotina) ou suspeita de infecção gonocócica. Raspados ou esfregaços de conjuntiva corados com anticorpos monoclonais por imunofluorescência direta para detecção de *C. trachomatis*. Cultura de células para clamídia. A detecção do DNA de clamídia em material coletado com *swabs* oculares empregando técnicas de PCR pode estar disponível em laboratórios de pesquisa. A PCR para VZV e HSV ocular pode estar disponível em laboratórios de referência. Conjuntivite por adenovírus: cultura celular, detecção de antígeno, detecção de DNA. O teste rápido foi aprovado para uso na detecção de antígeno de adenovírus em amostra de lágrima na clínica.	As causas da conjuntivite mudam com a estação do ano. A infecção por adenovírus ocorre principalmente durante o outono, e a infecção por *H. influenzae* é mais frequente no inverno. A conjuntivite gonocócica constitui uma emergência oftalmológica. A realização de culturas geralmente é desnecessária, a menos que haja suspeita de infecção por clamídia ou gonococos, ou quando se tratam de casos graves. Causas não infecciosas devem ser consideradas (p. ex., alergia, depósitos de lentes de contato, traumatismo). Alfonso SA et al. Conjunctivitis. Prim Care 2015;42:325. [PMID: 26319341] Narayana S et al. Bedside diagnosis of the 'red eye': a systematic review. Am J Med 2015;128:1220. [PMID: 26169885]

OLHOS

Ceratite

Microrganismo	Amostra/exames diagnósticos	Comentários
Ceratite Bactérias: *P. aeruginosa* (BGN), estafilococos (CGP), *S. pneumoniae* (DGP), *Haemophilus* sp. (CBGN), *Moraxella* sp. Vírus: HSV (padrão dendrítico ao exame sob lâmpada de fenda com fluoresceína), VZV. Lentes de contato: *Acanthamoeba*, Enterobacteriaceae (BGN). Fungos: *Candida, Fusarium, Aspergillus, Rhodotorula,* entre outros fungos filamentosos. Parasitas: *O. volvulus* (cegueira de rio), microsporídios (HIV).	Raspados de córnea para coloração de Gram, KOH e cultura. A cultura bacteriana de rotina é utilizada para a identificação da maioria das causas bacterianas; a cultura viral é utilizada para detecção de herpes; meios de cultura especiais são empregados para detecção de Acanthamoeba. O tratamento depende do aspecto observado com a coloração de Gram e da cultura. Pode ser necessário obter uma biópsia de córnea caso as culturas iniciais resultem negativas. DFA ocular viral para HSV e VZV.	A consulta oftalmológica imediata é obrigatória. A infecção por *Acanthamoeba* ocorre em usuários de lentes de contato (uso prolongado) maleáveis e pode ser semelhante à infecção por HSV ao exame com fluoresceína (úlcera dendrítica ["ramificada"]). A ceratite bacteriana normalmente é causada pelo uso de lentes de contato ou traumatismos. A ceratite fúngica (p. ex., *Fusarium* sp.) costuma ser causada por traumatismos. Entre todos os isolados bacterianos (p. ex., estafilococos coagulase-negativos), foi observada uma resistência aumentada ao ciprofloxacino (20-38%) e à cefazolina (19-40%). A resistência a bacitracina, sulfametoxazol-trimetoprima e vancomicina permanece inalterada. Ghebremedhin B. Human adenovirus: viral pathogen with increasing importance. Eur J Microbiol Immunol 2014;4:26. [PMID: 24678403] Ong HS et al. Corneal infections in the 21st century. Postgrad Med J 2015;91:565. [PMID: 26354125] Slowik M et al. Mycotic infections of the eye. Adv Clin Exp Med 2015;24:1113. [PMID: 26771986]

OLHOS
Endoftalmite

Microrganismo	Amostra/exames diagnósticos	Comentários
Endoftalmite Espontânea ou pós-operatória: estafilococos coagulase-negativos (70%) (CGP), *S. aureus* (10%) (CGP), estreptococos do grupo *viridans* (5%) (CGP em cadeias), *S. pneumoniae* (5%) (DCGP), bastonetes Gram-negativos (6%) (p. ex., *E. coli, Klebsiella* sp., *Pseudomonas* sp.) e outros microrganismos Gram-positivos (4%) (p. ex., estreptococos do grupo B, *Listeria* sp.). Traumatismo: *Bacillus* sp. (bGP), fungos, estafilococos coagulase negativos (CGP), estretococos (CGP) e bastonetes Gram-negativos. Bolha pós-filtragem criada para controlar glaucomas: estreptococos do grupo *viridans* (57%) (CGP em cadeias), *S. pneumoniae* (DCGP), *H. influenzae* (CBGN), *M. catarrhalis* (CBGN), *S. aureus* (CGP), *S. epidermidis* (CGP), enterococos (CGP), bastonetes Gram-negativos. Uso abusivo de drogas IV: acrescentar *Bacillus cereus*.	Cultura de material obtido junto à câmara anterior, cavidade vítrea e abscesso da ferida para detecção de bactérias, micobactérias e fungos. Os casos traumáticos e pós-operatórios requerem aspiração de material aquoso e vítreo para realização de cultura e esfregaço (56%). As culturas de conjuntiva são inadequadas e levam ao erro.	A endoftalmite é um processo inflamatório da cavidade ocular e estruturas adjacentes causado por uma infecção bacteriana ou fúngica. O diagnóstico rápido é decisivo, caso contrário pode haver comprometimento da visão. A endoftalmite bacteriana em geral é consequente a cirurgias oculares (cirurgia de catarata); 75% dos casos ocorrem durante a primeira semana de pós-operatório. O uso profilático de antibióticos proporciona benefícios ainda não comprovados, ainda que os antibióticos tópicos sejam amplamente utilizados. Considerar também a hipótese de retinite em casos de pacientes imunocomprometidos, causada por CMV, HSV, VZV e toxoplasma (retinocoroidite), que é diagnosticada pelo exame da retina. Assaad D et al. Bacterial endophthalmitis: 10-year review of the culture and sensitivity patterns of bacterial isolates. Can J Ophthalmol 2015;50:433. [PMID: 2665 1302] Durand ML. Endophthalmitis. Clin Microbiol Infect 2013;19:227. [PMID: 23438028] Vaziri K et al. Endophthalmitis: state of the art. Clin Ophthalmol 2015;9:95. [PMID: 25609911]

ORELHAS

Otite média

Microrganismo	Amostra/exames diagnósticos	Comentários
Otite média Lactentes, crianças e adultos: *S. pneumoniae* (23%) (DCGP), *H. influenzae* (36%) (CBGN), *M. catarrhalis* (3%) (DCGN), *S. aureus* (CGP), *S. pyogenes* (CGP em cadeias), vírus (p. ex., vírus sincicial respiratório [VSR], vírus influenza, rinovírus, enterovírus, metapneumovírus humano), *M. pneumoniae*, *C. trachomatis* ou *pneumoniae*, anaeróbios, fungos (p. ex., *Blastomyces dermatitidis*, *Candida* sp., *Aspergillus* sp.). Neonatos: idem ao anterior, incluindo Enterobacteriaceae (BGN), estreptococos do grupo B (CGP). Intubação endotraqueal: *Pseudomonas* sp. (BGN), *Klebsiella* (BGN), Enterobacteriaceae (BGN). Crônica: *P. aeruginosa* (BGN), anaeróbios, *M. tuberculosis* (BAAR).	Aspirado de timpanocentese para coloração de Gram e cultura de bactérias em casos de pacientes exibindo aspecto infeccioso. Nos demais casos, os exames microbiológicos de efusões são tão consistentes que o tratamento empírico torna-se aceitável. Exame do LCS se houver indicação clínica. O *swab* nasofaríngeo pode ser substituído pela timpanocentese. Hemocultura em casos de pacientes sépticos.	O pico de incidência da otite média ocorre nos primeiros 3 anos de vida, especialmente entre 6 e 24 meses de idade. Em neonatos, os fatores predisponentes incluem a fenda palatina, a hipotonia, o retardo mental (síndrome de Down). A timpanocentese é indicada para os casos em que o paciente falha em melhorar após 48 horas ou desenvolve febre. Esse procedimento pode acelerar a resolução e diminuir a efusão. A existência de um derrame persistente na orelha média pode requerer a instalação de tubos de ventilação ou timpanostomia. A miringite bolhosa é sugestiva da presença de micoplasma. A resistência emergente aos antibióticos deve ser considerada na seleção da terapia antibiótica empírica. Existe uma resistência emergente de *S. pneumoniae* aos macrolídeos, eritromicina e penicilina, de modo que a terapia apropriada deve ser baseada nos antibiogramas locais. Os microrganismos de *M. catarrhalis* produzem β-lactamase (90%), assim como os microrganismos de *H. influenza* (~33-50%). Essa característica diminui a utilidade da amoxilina, que constitui o fármaco de escolha habitual. Ngo CC et al. Predominant bacteria detected from the middle ear fluid of children experiencing otitis media: a systematic review. PLoS One 2016;11(3):e0150949. [PMID: 26953891] Rosenfeld RM et al. Clinical practice guideline: otitis media with effusion (update). Otolaryngol Head Neck Surg 2016;154:S1. [PMID: 26832942]

ORELHAS
Otite externa

Microrganismo	Amostra/exames diagnósticos	Comentários
Otite externa Localizada aguda: *S. aureus* (15%) (CGP), anaeróbios (32%), *S. pyogenes* (CGP em cadeias), *H. influenzae*, outros cocos Gram-positivos. "Orelha do nadador": *Pseudomonas* sp. (40%) (BGN), fungos (6%) (p. ex., *Aspergillus* sp., *Candida* sp.). Crônica: normalmente secundária a seborreia ou eczema. Diabetes melito, Aids ("otite externa maligna"): *P. aeruginosa* (BGN), *Aspergillus* sp., *Candida* sp. Furúnculo no canal externo: *S. aureus*.	Drenagem da orelha para coloração de Gram e cultura bacteriana, especialmente na otite externa maligna. A TC ou RM podem ser úteis no diagnóstico ao demonstrarem a erosão óssea cortical ou a intensificação meníngea.	A infecção do canal auditivo externo é similar à infecção da pele e tecidos moles em outras partes do corpo. Havendo otite externa maligna, pode ser necessário excluir a hipótese de osteomielite associada, e a drenagem cirúrgica pode ser necessária. Hobson CE et al. Malignant otitis externa: evolving pathogens and implications for diagnosis and treatment. Otolaryngol Head Neck Surg 2014;151:112. [PMID: 24675790] Rosenfeld RM et al. Clinical practice guideline: acute otitis externa. Otolaryngol Head Neck Surg 2014;150:S1. [PMID: 24491310]

SEIOS DA FACE

Sinusite

Microrganismo	Amostra/exames diagnósticos	Comentários
Sinusite Aguda: *S. pneumoniae* (DCGP) (20-43%), *H. influenzae* (BGN) (21-35%), *M. catarrhalis* (DCGN) (2-10%), outros estreptococos (3-9%) (CGP), anaeróbios (1-9%), vírus (4%) (adenovírus, influenza, parainfluenza), *S. aureus* (CGP) (1-8%). Crônica (crianças): estreptococos *viridans* e anaeróbios (CGP em cadeias) (23%), *S. aureus* (19%), *S. pneumoniae*, *H. influenzae*, *M. catarrhalis*, *P. aeruginosa* (BGN) na fibrose cística. Crônica (adultos): estafilococos coagulase-negativo (CGP) (36%), *S. aureus* (CGP) (25%), estreptococos *viridans* (CGP em cadeias) (8%), corinebactérias (BGP) (5%), anaeróbios (6%), incluindo *Bacteroides* sp., *Prevotella* sp. (BGN), peptostreptococos (CGP), *Fusobacterium* sp. (BGN). Hospitalizados com sonda nasogástrica ou intubação nasotraqueal: Enterobacteriaceae (BGN), *Pseudomonas* sp. (BGN). Fungos: zigomicetos (*Rhizopus*), *Aspergillus*, *P. boydii*, outros fungos dematiáceos. Imunocomprometidos: *P. aeruginosa* (BGN), CMV, *Aspergillus* sp. e outros fungos filamentosos, acrescentando-se microsporídios, *Cryptosporidium parvum*, *Acanthamoeba* em pacientes infectados pelo HIV.	Diagnóstico clínico. O aspirado nasal para realização de cultura bacteriana não costuma ser útil devido à contaminação com microrganismos aeróbios e anaeróbios da flora respiratória. O aspirado do seio maxilar para realização de cultura bacteriana pode ser útil em casos graves ou atípicos.	O diagnóstico e o tratamento da sinusite normalmente se baseiam em aspectos clínicos e radiológicos. Os exames microbiológicos podem ser úteis em casos graves ou atípicos. A TC (ou a RM) é melhor do que a radiografia plana para fins de diagnóstico da sinusite, em particular quando há suspeita de sinusite esfenoide. Entretanto, a TC sinusal deve ser interpretada com cautela porque existem anormalidades que também são observadas em pacientes com resfriado comum. As sinusites aguda e crônica são frequentes em pacientes infectados pelo HIV, podendo ser recorrentes ou refratárias e envolver múltiplos seios (especialmente quando a contagem de células CD4 é < 200/mL). A sinusite aguda muitas vezes resulta da superinfecção bacteriana subsequente à infecção viral das vias respiratórias superiores. Chen PG et al. A golden experience: fifty years of experience managing the frontal sinus. Laryngoscope 2016;126:802. [PMID: 26393824] Rosenfeld RM et al. Clinical practice guideline (update): adult sinusitis. Otolaryngol Head Neck Surg 2015;152:S1. [PMID: 25832968]

VIAS AÉREAS SUPERIORES

Faringite

Microrganismo	Amostra/exames diagnósticos	Comentários
Faringite Exsudativa: *S. pyogenes* (CGP) (15-30%), vírus (rinovírus, coronavírus, adenovírus) (30%), estreptococos dos grupos C e G (CGP) (5%), herpes-vírus simples (HSV) (4%), vírus parainfluenza e influenza A e B (2-4%), vírus Epstein-Barr (mononucleose) (1%), HIV (1%), *N. gonorrhoeae* (DCGN) (1%), *C. diphtheriae* (BGP) (≤ 1%), *Arcanobacterium haemolyticum* (BGP) (≤ 1%) *M. pneumoniae*, *C. pneumoniae*. Membranosa: *C. diphtheriae* (BGP), *C. pseudodiphtheriticum* (BGP), HSV, vírus Epstein-Barr.	*Swab* de garganta para cultura. Colocar a amostra em um tubo ou meio de transporte estéril. Diante da suspeita de infecção por *N. gonorrhoeae*, usar ágar chocolate ou meio de Thayer-Martin. Havendo suspeita de infecção por *C. diphtheriae*, usar ágar Tinsdale ou ágar-sangue. Os *swabs* de garganta costumam ser utilizados para realização de culturas apenas de estreptococos do grupo A. Se houver suspeita de infecção por outros microrganismos, é preciso relatá-la. A cultura de garganta apresenta uma sensibilidade aproximada de 70-90% e uma especificidade de 95% para estreptococos do grupo A. Os testes "rápidos" para detecção de estreptococos do grupo A podem acelerar o diagnóstico e auxiliar o tratamento de familiares. Entretanto, os resultados falso-negativos podem levar a subdiagnóstico e falha do tratamento. Culturas de garganta "de reserva" são recomendadas para evitar que os estreptococos do grupo A não sejam detectados. As sequelas da infecção causada por estreptococos do grupo A podem ser graves (p. ex., febre reumática, glomerulonefrite pós-estreptocócica). Novos ensaios moleculares rápidos para estreptococos do grupo A estão disponíveis e são altamente sensíveis e específicos.	Há controvérsias sobre o modo como devem ser avaliados os pacientes com dor de garganta, embora alguns pesquisadores sugiram a realização de culturas em todos os casos, seguida do tratamento apenas dos pacientes com culturas positivas. A maioria dos laboratórios relata somente os estreptococos do grupo A como resultado de culturas de garganta. Muitos testes aprovados pelo CLIA atualmente estão disponíveis para uso em consultórios médicos. Em casos de pacientes com histórias compatíveis, assegure-se de considerar a hipótese de abscesso faríngeo ou epiglotite, ambas condições com risco de vida. As complicações incluem abscesso faríngeo e síndrome de Lemierre (infecção por *Fusobacterium* sp.), que podem progredir para sepse e falência de múltiplos órgãos. Herath VC et al. Sore throat: is it such a big deal anymore? J Infect 2015;71:S101. [PMID: 25917806] Lean WL et al. Rapid diagnostic tests for group A streptococcal pharyngitis: a meta-analysis. Pediatrics 2014;134:771. [PMID: 25201792] Van Brusselen D et al. Streptococcal pharyngitis in children: to treat or not to treat? Eur J Pediatr 2014;173:1275. [PMID: 25113742]

VIAS AÉREAS SUPERIORES

Laringite

Microrganismo	Amostra/exames diagnósticos	Comentários
Laringite Vírus (90%) (influenza, rinovírus, adenovírus, parainfluenza, vírus Epstein-Barr), *S. pyogenes* (CGP) (10%), *M. catarrhalis* (DCGN), *H. influenzae* (CBGN), *M. tuberculosis*, fungos (criptococose, histoplasmose). Imunocomprometidos: *Candida* sp., CMV, HSV.	O diagnóstico é estabelecido com base no quadro clínico da infecção do trato respiratório superior com rouquidão.	A laringite normalmente acompanha o resfriado comum ou as síndromes de influenza. As infecções fúngicas de laringe são mais comuns em pacientes imunocomprometidos (Aids, câncer, transplante de órgão, terapia com corticosteroides, diabetes melito). A laringite crônica está associada a um ou mais irritantes crônicos, como ácido gástrico, sinusite crônica, consumo crônico de bebida alcoólica e inalação de toxinas. Hah JH et al. Evaluation of the prevalence of and factors associated with laryngeal diseases among the general population. Laryngoscope 2015;125:2536. [PMID: 26154733] Wood JM et al. Laryngitis. BMJ 2014;349:g5827. [PMID: 25300640]

VIAS AÉREAS SUPERIORES
Laringotraqueobronquite

Microrganismo	Amostra/exames diagnósticos	Comentários
Laringotraqueobronquite Lactentes/crianças: VSR (50-75%) (bronquiolite), adenovírus, vírus parainfluenza (HPIV tipos 1, 2, 3) (80%) (crupe), *B. pertussis* (BGN) (coqueluche, pertússis), outros vírus, incluindo rinovírus, coronavírus, influenza, bocavírus, metapneumovírus humano. Adolescentes/adultos: normalmente vírus, *M. pneumoniae*, *C. pneumoniae*, *B. pertussis*. Crônica, adultos: *S. pneumoniae* (DCGP), *H. influenzae* (BGN), *M. catarrhalis* (DCGN), *Klebsiella* (BGN), outras Enterobacteriaceae (BGN), vírus (p. ex., influenza), *Aspergillus* (aspergilose broncopulmonar alérgica). Doença obstrutiva crônica das vias aéreas: viral (25-50%), *S. pneumoniae* (CGP), *H. influenzae* (BGN), *S. aureus* (CGP), Enterobacteriaceae (BGN), anaeróbios (< 10%).	Aspirado ou *swab* nasofaríngeo para DFA do vírus respiratório, para cultura viral (raramente indicada) e para PCR para detecção de *B. pertussis*. A PCR para pertússis é o teste de escolha; a cultura e o teste de DFA são menos sensíveis. O exame celular de uma amostra de escarro obtida no início da manhã mostrará a presença de inúmeros PMNs em casos de bronquite crônica. Coloração de Gram de amostras de escarro e cultura para todos os pacientes adultos doentes. Na bronquite crônica, a flora mista normalmente é observada com a flora oral ou *H. influenzae* colonizado, ou ainda com *S. pneumoniae* em cultura. O uso de soros pareados em ensaios de detecção de anticorpos antimicoplasma pode ajudar a estabelecer o diagnóstico de maneira retrospectiva, em casos de lactentes e crianças. Todavia, esses soros não têm utilidade clínica, exceto no caso de pacientes gravemente doentes.	A bronquite crônica é diagnosticada quando catarro é expectorado na maioria dos dias durante pelo menos 3 meses consecutivos no decorrer de mais de 2 anos sucessivos. As infecções bacterianas costumam ser infecções secundárias de uma inflamação inicial induzida por vírus ou micoplasma. A endoscopia de vias aéreas pode ser útil no diagnóstico da traqueíte bacteriana em crianças. Delany DR et al. Role of direct laryngoscopy and bronchoscopy in recurrent croup. Otolaryngol Head Neck Surg 2015;152:159. [PMID: 25389322] Tibballs J et al. Symptoms and signs differentiating croup and epiglottitis. J Paediatr Child Health 2011;47:77. [PMID: 21091577]

VIAS AÉREAS SUPERIORES

Epiglotite

Microrganismo	Amostra/exames diagnósticos	Comentários
Epiglotite Crianças: *H. influenzae* do tipo B (BGN), *H. parainfluenzae* (BGN), *S. pneumoniae* (CGP), *S. aureus* (CGP), outros estreptococos (grupos A, B, C) Adultos: *S. pyogenes* (CGP), *S. pneumoniae* (CGP), *Klebsiella* sp. (BGN), *H. influenzae* (BGN), *Pseudomonas* sp. (BGN), HSV, vírus (parainfluenza e influenza). HIV: *Candida* (fungos) e *Pseudomonas* sp. (BGN).	Sangue para cultura bacteriana: resultado positivo em 50-100% das crianças infectadas por *H. influenzae*. A radiografia cervical lateral pode mostrar uma epiglote aumentada, mas apresenta baixa sensibilidade (31%).	A epiglotite aguda consiste em uma celulite de evolução rápida envolvendo a epiglote e constitui uma emergência de vias respiratórias. A epiglotite pode ser confundida com crupe, uma infecção viral de aparecimento gradual que afeta lactentes e causa estridores inspiratórios e expiratórios. O manejo das vias aéreas representa a preocupação primária, sendo necessário instalar um tubo endotraqueal ou realizar uma traqueostomia assim que o diagnóstico de epiglotite for estabelecido quando o paciente é uma criança. No caso de pacientes adultos, um conjunto de traqueostomia deve ser deixado à beira do leito. Chroboczek T et al. Long-term outcome of critically ill adult patients with acute epiglottitis. PLoS One 2015;10:e125736. [PMID: 25945804] Richards AM. Pediatric respiratory emergencies. Emerg Med Clin North Am 2016;34:77. [PMID: 26614243] Westerhuis B et al. Acute epiglottitis in adults: an under-recognized and life-threatening condition. S D Med 2013;66:309. [PMID: 24175495]

PULMÕES

Pneumonia adquirida na comunidade

Microrganismo	Amostra/exames diagnósticos	Comentários
Pneumonia adquirida na comunidade Neonatos: *E. coli* (BGN), estreptococos dos grupo A ou B (CGP), *S. aureus* (CGP), *Pseudomonas* sp. (BGN), *C. trachomatis*. Lactentes/crianças (< 5 anos): vírus, *S. pneumoniae* (CGP), *H. influenzae* (CBGN), *S. aureus*. Idade 5–40 anos: vírus, *M. pneumoniae*, *C. pneumoniae* (antiga cepa TWAR), *C. psittaci*, *S. pneumoniae*, *Legionella* sp. Idade > 40 sem outra doença: *S. pneumoniae* (DCGP), *H. influenzae* (CBGN), *S. aureus* (CGP), *M. catarrhalis* (DCGN), *C. pneumoniae*, *Legionella* sp. (BGN), *S. pyogenes* (CGP), *K. pneumoniae* (BGN), Enterobacteriaceae (BGN), vírus (p. ex., influenza). Fibrose cística: *P. aeruginosa* (BGN), *Burkholderia cepacia*. Idosos: *S. pneumoniae* (DCGP), *H. influenzae* (CBGN), *S. aureus* (CGP), Enterobacteriaceae (BGN), *M. catarrhalis* (DCGN), estreptococos do grupo B (CGP), *Legionella* (BGN), nocárdia (BGP), influenza. Aspiração: *S. pneumoniae* (DCGP), *K. pneumoniae* (BGN), Enterobacteriaceae (BGN), *Bacteroides* sp. e outros anaeróbios orais. Fungos: *H. capsulatum*, *C. immitis*, *B. dermatitidis* sp. em trabalho de parto. Exposição a animais em trabalho de parto, ovelhas: *C. burnetii* (febre Q); coelhos: *F. tularensis* (tularemia); rato-veadeiro: hantavírus; aves: *C. psittaci*.	A obtenção de amostras de escarro para coloração de Gram é desejável; cultura em caso de falha da terapia empírica ou doença grave. Uma amostra adequada deve conter < 10 células epiteliais e > 25 PMNs por campo de menor aumento. Existem culturas de escarro especiais para *Legionella*. O exame de urina para detecção do antígeno de *Legionella* possui uma sensibilidade de 70-80%, mas detecta apenas *Legionella pneumophila* do sorogrupo 1 (90% dos casos de doença do legionário). Por isso, esse teste pode fornecer resultados falso-negativos. Culturas hematológicas bacterianas (2 conjuntos); obter antes do início do tratamento antibiótico, especialmente se o paciente estiver se sentindo mal. Líquido pleural para cultura bacteriana caso haja derrame significativo. Lavado ou escovados broncoalveolares para realização de testes de detecção de antígenos bacterianos, fúngicos e virais, bem como cultura de BAAR para pacientes imunocomprometidos e casos atípicos. Soros pareados para EIA para *M. pneumoniae* permitem diagnosticar a infecção de maneira retrospectiva. Existem exames sorológicos para febre Q e hantavírose (IgM e IgG) disponíveis. Cultura de amostras respiratórias para detecção de cepas de *C. pneumoniae*, *C. psittaci*. Outras técnicas especiais (broncoscopia via cateter e escovado protegido, aspiração transtraqueal, aspiração transtorácica por agulha fina ou, em casos raros, biópsia aberta de pulmão) podem ser empregadas para obter amostras para cultura em casos graves, pacientes imunocomprometidos ou casos em que as culturas convencionais resultam negativas e há progressão mesmo com a terapia antibiótica empírica.	Cerca de 60% dos casos de pneumonia adquirida na comunidade possuem uma causa microbiana identificável. A existência de pneumatoceles sugere uma infecção por *S. aureus*, embora também seja descrita nas infecções por pneumococos, estreptococos do grupo A, *H. influenzae* e Enterobacteriaceae (em neonatos). Uma manifestação de "pneumonia atípica" (radiografia torácica com padrão difuso e falta de microrganismos observáveis em amostras de escarro corado por Gram) deve levar à suspeita de infecção por micoplasma, *Legionella* ou *Chlamydia*. Considere a hipótese de hantavírose pulmonar caso o paciente apresente sintomas pulmonares subsequentes a uma doença afebril. As pneumonias por aspiração estão mais associadas ao acidente vascular encefálico, alcoolismo, uso abusivo de drogas, sedação e doença periodontal. Aprovação e uso amplamente disseminado da vacina pneumocócica conjugada (PCV13) para populações de risco têm sido eficazes como estratégia de prevenção. Irfan M et al. Community-acquired pneumonia. Curr Opin Pulm Med 2013;19:198. [PMID: 23422417] Sharma D et al. Pneumococcal carriage and invasive disease in children before introduction of the 13-valent conjugate vaccine: comparison with the era before 7-valent conjugate vaccine. Pediatr Infect Dis J 2013;32:e45. [PMID: 23080290] Viasus D et al. Community-acquired Legionella pneumophila pneumonia: a single-center experience with 214 hospitalized sporadic cases over 15 years. Medicine (Baltimore) 2013;92:51. [PMID: 23266795]

PULMÕES

Pneumonia anaeróbia

Microrganismo	Amostra/exames diagnósticos	Comentários
Pneumonia anaeróbia/abscesso pulmonar Normalmente polimicrobiana: anaeróbios: *Bacteroides* sp. (15% *B. fragilis*), *Peptostreptococcus*, *Prevotella* sp., *Porphyromonas* sp. *Fusobacterium* sp., estreptococos microaerofílico, *Veillonella* e anaeróbios facultativos; *S. aureus*, *P. aeruginosa*, *S. pneumoniae* (rara), *Klebsiella* (rara), *H. influenzae* tipo B, *Legionella*, nocárdia, *Actinomyces*, fungos, parasitas.	A coloração de Gram e a cultura de amostras de escarro para detecção de microrganismos anaeróbios têm pouca utilidade devido à contaminação pela flora oral. A obtenção de amostras broncoalveolares (por escovado, aspirado ou biópsia) para coloração de Gram e culturas geralmente permite estabelecer um diagnóstico acurado. A aspiração transtorácica percutânea por agulha pode ser útil para realização de cultura e citologia, para fins de demonstração da coexistência de um carcinoma subjacente. As hemoculturas costumam resultar negativas (80%).	A aspiração é a mais importante das causas subjacentes de abscesso pulmonar. Na ausência de fatores de risco evidentes, como alcoolismo, coma ou convulsões, a broncoscopia frequentemente é realizada para excluir a hipótese de neoplasia. Bartlett JG. Anaerobic bacterial infection of the lung. Anaerobe 2012;18:235. [PMID: 22209937] Bartlett JG. How important are anaerobic bacteria in aspiration pneumonia: when should they be treated and what is optimal therapy. Infect Dis Clin North Am 2013;27:149. [PMID: 23398871] DiBardino DM et al. Aspiration pneumonia: a review of modern trends. J Crit Care 2015;30:40. [PMID: 25129577]

PULMÕES

Pneumonia nosocomial

Microrganismo	Amostra/exames diagnósticos	Comentários
Pneumonia nosocomial (adquirida no hospital) *P. aeruginosa* (BGN), *Klebsiella* (BGN), *S. aureus* (CGP), *Acinetobacter* (BGN), Enterobacteriaceae (BGN), *S. pneumoniae* (DCGP), *H. influenzae* (CBGN), vírus influenza, VSR, vírus parainfluenza, adenovírus, anaeróbios orais, *S. maltophilia* (BGN), *B. cepacia* (BGN). Síndrome de Mendelson (ver Comentários): Ausência inicial de microrganismos, seguida da observação de *Pseudomonas*, Enterobacteriaceae, *S. aureus*, *S. pneumoniae*.	Coloração de Gram e cultura de amostras de escarro para detecção de bactérias (aeróbias e anaeróbias) e fungos (se houver suspeita). As culturas hematológicas costumam resultar negativas (80%). Aspirado endotraqueal ou amostra broncoalveolar para realização de culturas bacterianas e fúngicas em casos de pacientes selecionados. É difícil diagnosticar a pneumonia associada à ventilação mecânica (PAV). A suspeita de PAV deve ser levantada em casos de pacientes com febre, leucocitose, secreções respiratórias purulentas ou infiltrado pulmonar radiográfico progressivo.	A maioria dos casos está relacionada à aspiração. A pneumonia nosocomial por aspiração está associada à intubação e ao uso de antibióticos de amplo espectro. A existência de uma forte associação entre a pneumonia por aspiração e a disfunção da deglutição é demonstrável por videofluoroscopia. A síndrome de Mendelson é devida à aspiração aguda de conteúdos gástricos (p. ex., durante a anestesia ou afogamentos). A pneumonia nosocomial constitui a segunda causa mais comum de infecção nosocomial, responsável por 25% de todas as ocorrências de infecção na unidade de tratamento intensivo (UTI). Além disso, tem havido um aumento no número de bactérias resistentes a múltiplos fármacos. Montravers P et al. Current and future considerations for the treatment of hospital-acquired pneumonia. Adv Ther 2016;33:151. [PMID: 26861846] Nair GB et al. Ventilator-associated pneumonia: present understanding and ongoing debates. Intensive Care Med 2015;41:34. [PMID: 25427866] Quartin AA et al. A comparison of microbiology and demographics among patients with healthcare-associated, hospital-acquired, and ventilator-associated pneumonia: a retrospective analysis of 1184 patients from a large, international study. BMC Infect Dis 2013;13:561. [PMID: 24279701]

PULMÕES

Pneumonia no hospedeiro imunocomprometido

Microrganismo	Amostra/exames diagnósticos	Comentários
Pneumonia no hospedeiro imunocomprometido **Aids:** *M. avium* (31%), *P. jiroveci* (13%), CMV (11%), *H. capsulatum* (7%), *S. pneumoniae* (DCGP), *H. influenzae* (CBGN), *P. aeruginosa* (BGN), Enterobacteriaceae (BGN), *C. neoformans*, *M. tuberculosis* (BAAR), outras micobactérias, *C. immitis*, *P. marneffei*, *Rhodococcus equi* (BGP). **Neutropênicos:** *S. aureus* (CGP), *Pseudomonas* sp. (BGN), *Klebsiella* sp., *Enterobacter* (BGN), *Bacteroides* sp. e outros anaeróbios orais, *Legionella*, *Candida*, *Aspergillus*, *Mucor*. **Transplantados:** CMV (60-70%), *P. aeruginosa* (BGN), *S. aureus* (CGP), *S. pneumoniae* (DCGP), *Legionella* (BGN), VSR, vírus influenza, *P. jiroveci*, *Aspergillus*, *P. boydii*, nocárdia, *Strongyloides*.	Escarro para coloração de Gram e cultura de bactérias se a amostra estiver purulenta. Culturas de BAAR e fungos de amostras respiratórias. Indução de escarro ou lavado brônquico para coloração por Giemsa ou metenamina de prata ou teste de DFA para detecção de trofozoítas ou cistos de *P. jiroveci*; para coloração e culturas de micobactérias e fungos, para cultura de *Legionella* e de CMV. Lavados ou *swabs* nasais para teste de DFA para vírus respiratório, bem como cultura viral ou ensaios moleculares. Urina para testes de detecção de antígeno de *Legionella* e de *Histoplasma*. Sangue para PCR quantitativa de CMV, ou teste de detecção do antígeno galactomanana fúngica, ou ainda para realização do ensaio de β-D-glucana. Sangue, amostras respiratórias ou medula óssea para realização de culturas fúngicas para detecção de histoplasmose (positiva em 50%), coccidioidomicose (positiva em 30%). Hemocultura para bactérias. As hemoculturas resultam mais frequentemente positivas em casos de pacientes infectados pelo HIV com pneumonia bacteriana. Essas culturas muitas vezes representam a única fonte que permite a identificação de um microrganismo específico. Os pacientes bacterêmicos apresentam taxas de mortalidade mais altas. O exame de urina para antígeno de *Histoplasma* resulta positivo em 90% dos casos de pacientes com Aids com histoplasmose disseminada. A imunodifusão é útil como teste de rastreamento de anticorpos. A fixação de complemento é útil para quantificação de títulos de anticorpos diante da suspeita de histoplasmose ou coccidioidomicose. Antígeno criptocócico sérico ou cultura de amostras respiratórias quando houver suspeita de criptococose pulmonar. Os níveis séricos de lactato desidrogenase (LDH) estão elevados em 63% dos casos. A hipoxemia durante o exercício (PaO_2 < 75 mmHg) ocorre em 57% dos casos de PCP.	Na pneumonia por *Pneumocystis* (PPC), as sensibilidades de vários exames diagnósticos são: 80% para indução de escarro (em laboratórios experientes); 90-97% para broncoscopia com lavado; 94-97% para biópsia transbrônquica. Na PPC, a radiografia torácica pode mostrar a presença de infiltrados intersticiais (36%) ou alveolares (25%), ou pode ser normal (39%), particularmente se houver leucopenia. Os episódios recorrentes de pneumonia bacteriana são comuns. O sarcoma de Kaposi do pulmão consiste em um processo neoplásico comum, que pode imitar a infecção em pacientes homossexuais e africanos infectados pelo HIV. Crotty MP et al. Epidemiology, co-infections, and outcomes of viral pneumonia in adults: an observational cohort study. Medicine (Baltimore) 2015;94:e2332. [PMID: 26683973] Schmiedel Y et al. Common invasive fungal diseases: an overview of invasive candidiasis, aspergillosis cryptococcosis, and *Pneumocystis* pneumonia. Swiss Med Wkly 2016;146:w14281. [PMID: 26901377]

PULMÕES

Pneumonia micobacteriana

Microrganismo	Amostra/exames diagnósticos	Comentários
Pneumonia micobacteriana *M. tuberculosis* (MTb; BAAR, bacilos filamentosos álcool-ácido-resistentes), complexo *M. kansasii, M. avium-intracellulare* (MAC), outras micobactérias (*M. abscessus, M. xenopi, M. fortuitum, M. chelonei*).	Escarro para coloração de BAAR e cultura. As primeiras amostras coletadas pela manhã são as melhores, e é necessário obter pelo menos três amostras. Os sistemas de cultura detectam o crescimento micobacteriano a partir de alguns dias a até 8 semanas. O lavado broncoalveolar para coloração de BAAR e cultura ou os lavados gástricos para cultura de BAAR podem ser utilizados nos casos em que os testes com amostras de escarro resultarem negativos ou diante da impossibilidade de obter amostras de escarro (crianças). Escarro para ensaios de amplificação empregados na detecção de MTb e disponibilizados para confirmação de resultados positivos (99%) de esfregaços; menor sensibilidade para esfregaços negativos (75%). Uma vez detectados os BAARs em meio sólido ou caldo de cultura, é possível utilizar sondas de hibridização de ácido nucleico ou cromatografia líquida de alta eficiência para identificar as espécies de micobactéria. A citologia de amostras obtidas por aspiração transtorácica com agulha fina guiadas por TC ou ultrassonografia pode ser realizada quando os aspectos clínicos ou radiográficos forem inespecíficos ou diante da suspeita de malignidade. Hemocultura para MTb (15%) ou MAC. Cultura de líquido pleural para MTb (25%).	Os BAARs encontrados nas amostras de escarro coradas não necessariamente estabelecem o diagnóstico de tuberculose, porque podem representar micobactérias não patogênicas. A tuberculose é bastante comum em pacientes infectados pelo HIV, cujo aspecto da radiografia torácica pode ser atípico e ocasionalmente (4%) pode mimetizar a PCP (em especial em pacientes com contagens de células CD4 < 200/mcL). Considere a realização de um teste de detecção de HIV diante do diagnóstico de MTb. O diagnóstico tardio de tuberculose pulmonar é comum (até 20% dos casos), especialmente entre pacientes de idade mais avançada ou que não apresentam sintomas respiratórios. O isolamento respiratório é necessário em todos os casos de pacientes com suspeita de tuberculose. A tuberculose resistente a múltiplos fármacos e extensivamente resistente a fármacos são hoje uma das principais preocupações em muitos países. Aksamit TR et al. Nontuberculosis mycobacteria (NTM) lung disease: the top ten essentials. Respir Med 2014;108:47. [PMID: 24484653] Horsburgh CR Jr et al. Treatment of tuberculosis. N Engl J Med 2015;373:2149. [PMID: 26605929]

PULMÕES

Empiema

Microrganismo	Amostra/exames diagnósticos	Comentários
Empiema Neonatos: *E. coli* (BGN), estreptococos de grupos A ou B (CGP), *S. aureus* (CGP), *Pseudomonas* sp. (BGN). Lactentes/crianças (< 5 anos): *S. aureus* (60%) (CGP), *S. pneumoniae* (27%) (CGP), *H. influenzae* (CBGN), anaeróbios. Crianças (> 5 anos)/adultos, agudo: *S. pneumoniae* (CGP), estreptococos do grupo A (CGP), *S. aureus* (CGP), *H. influenzae* (CBGN), *Legionella*, estafilococos coagulase-negativo, estreptococos *viridans* (CGP em cadeias). Crianças (> 5 anos)/adultos, crônico: estreptococos anaeróbios, *Bacteroides* sp., *Prevotella* sp., *Porphyromonas* sp., *Fusobacterium* sp. (anaeróbios 36-76%), Enterobacteriaceae, *E. coli*, *Klebsiella pneumoniae*, *M. tuberculosis*, *Actinomyces* sp.	Líquido pleural para contagem celular (leucócitos: 25.000-100.000/mcL, principalmente PMNs), proteínas (> 50% do soro), glicose (< soro, frequentemente muito baixa), pH (< 7,2), LDH (> 60% do soro). (Ver Perfis de líquido pleural, Tab. 8-9.) Hemoculturas para bactérias. Escarro para coloração de Gram e cultura de bactérias. Também é possível realizar culturas especiais para detecção de *Legionella* caso haja suspeita de infecção. Líquido pleural para coloração de Gram e cultura de bactérias (aeróbia e anaeróbia).	A colocação de dreno de tórax é fundamental. A manifestação clínica do empiema é inespecífica. A TC do tórax com contraste é útil para demonstrar acúmulos de líquido pleural decorrentes de processos mediastinais ou subdiafragmáticos. Essa técnica pode identificar efusões loculadas, fístulas broncopleurais e abscessos pulmonares. Cerca de 40-60% dos empiemas desenvolvem-se após a pneumonia. Cerca de 25% dos casos resultam de traumatismo ou cirurgia. A broncoscopia é indicada para casos de infecção inexplicável. Ocasionalmente, pode ser necessário realizar múltiplas toracocenteses para diagnosticar o empiema. Bender MT et al. Current surgical management of empyema thoracis in children: a single-center experience. Am Surg 2015;81:849. [PMID: 26350659] McCauley L et al. Pneumonia and empyema: causal, casual or unknown. J Thorac Dis 2015;7:992. [PMID: 26150912]

CORAÇÃO E VASOS
Pericardite

Microrganismo	Amostra/exames diagnósticos	Comentários
Pericardite Vírus: enterovírus (coxsackie A e B, ecovírus), influenza, Epstein-Barr, HSV, caxumba, HIV, CMV, varicela-zóster, rubéola, hepatite B. Bactérias: *S. aureus* (GPC), *S. pneumoniae* (GPC), micoplasma, *S. pyogenes* (GPC), Enterobacteriaceae (BGN), *N. meningitidis* (DGN), *N. gonorrhoeae* (DGN), *Haemophilus* sp, bactérias anaeróbias, micobactéria (infecção pelo HIV e Aids). Fungos: *Aspergillus* sp., *Candida* sp., *Histoplasma*, *Coccidioides*, *Blastomyces*, *Cryptococcus* (imunocomprometidos). Parasitas: *E. histolytica*, *T. gondii*, *Schistosoma* sp.	Na pericardite aguda, o diagnóstico bacteriano específico é estabelecido em apenas 19% dos casos. Aspirado de líquido pericárdico para coloração de Gram e cultura bacteriana (aeróbia e anaeróbia). Na pericardite aguda, apenas 54% dos pacientes apresentam derrame pericárdico. É possível tentar isolar o vírus a partir das fezes e da garganta, mas essa técnica frequentemente falha em identificar o agente patogênico. A PCR pode estar disponível em laboratórios de referência. Drenagem pericárdica cirúrgica com biópsia do pericárdio para cultura (22%) e exame histológico. Amostras de soro de fase aguda e convalescente podem ser testadas para detecção de anticorpos (vírus coxsackie B, além de outros enterovírus e micoplasma).	A pericardite viral em geral é diagnosticada clinicamente (dor precordial, sons cardíacos abafados, atrito pericárdico, cardiomegalia). O diagnóstico raramente é auxiliado por exames microbiológicos. A TC e RM podem mostrar espessamento pericárdico. A pericardite bacteriana costuma ser secundária à cirurgia, imunossupressão (incluindo a infecção por HIV), ruptura esofágica, endocardite com rompimento de abscesso anular, a partir de abscessos pulmonares, pneumonia por aspiração ou empiema, ou sepse com pericardite. Imazio M et al. Evaluation and treatment of pericarditis: a systematic review. JAMA 2015;314:1498. [PMID: 26461998] Yusuf SW et al. Pericardial disease: a clinical review. Expert Rev Cardiovasc Ther 2016;14:525. [PMID: 26691443]

CORAÇÃO E VASOS

Pericardite tuberculosa

Microrganismo	Amostra/exames diagnósticos	Comentários
Pericardite tuberculosa *Mycobacterium tuberculosis* (MTb), MAC, *M. kansasii* (BAAR filamentosos).	O teste cutâneo com PPD (derivado proteico purificado) ou o ensaio de liberação de γ-interferona devem ser realizados (resultam negativos em uma minoria relativamente ampla). Os ensaios de liberação de γ-interferona não são afetados pela vacina BCG. O líquido pericárdico obtido por aspiração com agulha pode mostrar a presença de BAARs em esfregaços (raro) ou culturas (baixo rendimento). A biópsia de pericárdio para cultura e exame histológico para detecção de inflamação granulomatosa apresenta o maior rendimento diagnóstico. O líquido pericárdico pode apresentar níveis notavelmente elevados de adenosina desaminase (ADA). Líquido pericárdico para contagem de células, proteína (elevada), PMNs (elevadas).	É a principal causa de doença cardíaca na África e entre pacientes com Aids. A disseminação a partir dos linfonodos mediastinais caseosos próximos ou por pleurisia representa a via mais comum de infecção. Um derrame pericárdico serofibrinoso desenvolve-se de maneira aguda, acompanhada de dor, febre e atrito. Pode haver tamponamento. A tuberculose responde por 4% dos casos de pericardite aguda, 7% dos casos de tamponamento cardíaco e 6% dos casos de pericardite constritiva. De um terço à metade dos pacientes desenvolvem pericardite constritiva mesmo que recebam terapia farmacológica. A pericardite constritiva pode ocorrer após 2-4 anos de infecção aguda. Lazaros G et al. Tuberculous pericarditis: a complex puzzle to put together. EBioMedicine 2015;2:1570. [PMID: 26870768] Ntsekhe M et al. Tuberculous pericarditis with and without HIV. Heart Fail Rev 2013;18:367. [PMID: 22427006]

CORAÇÃO E VASOS
Miocardite infecciosa

Microrganismo	Amostra/exames diagnósticos	Comentários
Miocardite infecciosa Vírus: enterovírus (principalmente os vírus coxsackie A e B), epstein-Barr, adenovírus, vírus influenza, HIV, CMV. Bactérias: *Borrelia burgdorferi* (doença de Lyme), tifo rural, *Rickettsia rickettsii* (febre maculosa das Montanhas Rochosas), *Coxiella burnetii* (febre Q), *Mycoplasma pneumoniae*, *Chlamydophila pneumoniae*, *C. diphtheriae* (BGP). Parasitas: *Trichinella spiralis* (triquinose), *Trypanosoma cruzi* (doença de Chagas), *T. gondii*.	Biópsia endomiocárdica para exame patológico, PCR e cultura em casos selecionados. O exame de imagem com anticorpos antimiosina marcados com indio-111 é mais sensível do que a biópsia endomiocárdica. As técnicas de RM estão sendo aprimoradas. Swab de fezes ou de garganta para cultura de enterovírus. Soros de fases aguda e convalescente para detecção de coxsackie B, *M. pneumoniae*, *C. pneumoniae*, tifo rural, *R. rickettsii*, *C. burnetii*, toxoplasma. Soro para detecção de anticorpos contra HIV, *B. burgdorferi*.	Na maioria dos casos, nenhuma causa definitiva é estabelecida. Os vírus são mais importantes como causa de infecção nos EUA e na Europa Ocidental. A suspeita de miocardite infecciosa aguda deve ser considerada em casos de pacientes que apresentem alterações dinâmicas no ECG, ecocardiografia e níveis séricos de CK, bem como sintomas de infecção. Nesses casos, o valor da biópsia endomiocárdica é indeterminado. Em contraste, uma biópsia endomiocárdica é necessária ao diagnóstico da resposta inflamatória linfocítica com necrose ou miocardite de células gigantes. A incidência da miocardite na Aids pode chegar a 46%. Muitos pacientes com miocardite aguda evoluem para miocardiopatia dilatada. Fung G et al. Myocarditis. Circ Res 2016;118:496. [PMID: 26846643] Kindermann I et al. Update on myocarditis. J Am Coll Cardiol 2012;59:779. [PMID: 22361396]

CORAÇÃO E VASOS
Endocardite infecciosa

Microrganismo	Amostra/exames diagnósticos	Comentários
Endocardite infecciosa *S. aureus* (CGP), estafilococos coagulase-negativos (CGP), estreptococos do grupo *viridans* (GP em cadeia), enterococos (CGP), *Abiotrophia* sp., estreptococos com deficiência nutricional (CGP), *S. pneumoniae* (CGP), outros estreptococos β-hemolíticos (CGP), *Erysipelothrix rhusiopathiae* (BGP), *Brucella* (CBGV), outros bacilos Gram-negativos, *Coxiella burnetii*, *C. pneumoniae*, *Bartonella*, leveduras. BGNs fastidiosos e de crescimento lento: HACEK (*H. aphrophilus, Aggregatibacter actinomycetemcomitans, Cardiobacterium hominis, Eikenella corrodens, Kingella kingae*).	As hemoculturas para bactérias resultam positivas em 97% dos casos, quando 2-3 conjuntos venosos periféricos e antes do início da terapia antibiótica. As hemoculturas frequentemente são positivas diante da presença de microrganismos Gram-positivos, mas podem ser negativas (5%) para amostras contendo microrganismos Gram-negativos ou anaeróbios, fungos, HACEK e microrganismos de crescimento lento. Solicite ao laboratório para manter as culturas hematológicas por 10-14 dias a fim de detectar os microrganismos de crescimento lento. A ecocardiografia pode identificar vegetações valvulares em 50% dos casos. A ecocardiografia transesofágica (ETE) pode ser útil para fins diagnósticos ao demonstrar a presença de vegetações valvares (sensibilidade > 90%), disfunção de prótese valvar, regurgitação valvar, lesões vegetantes prolapsadas secundárias e abscessos paravalvulares. A ETE apresenta maior sensibilidade do que a ecocardiografia transtorácica (ETT) (ver Cap. 7).	Os pacientes com doença cardíaca congênita ou valvar, ou aqueles com próteses valvares, devem receber profilaxia antes de serem submetidos a procedimentos odontológicos ou cirurgias do trato respiratório superior, trato geniturinário ou trato gastrintestinal. Na endocardite de lado esquerdo, os pacientes devem permanecer sob observação atenta quanto ao desenvolvimento de regurgitação valvar ou abscessos anulares. O tamanho e a mobilidade das vegetações valvulares demonstrados pela ETE são informações que podem ajudar a prever o risco de desenvolvimento de embolia arterial. Os estreptococos contribuem para 60-80% dos casos de endocardite infecciosa, ao passo que a infecção concomitante por *S. aureus* e estafilococos coagulase-negativos responde por 20-35% dos casos. Os fungos (2-4%) e as infecções mistas (1-2%) também podem atuar como agentes etiológicos. Qualquer doença estrutural pode predispor ao desenvolvimento de endocardite infecciosa, em especial se o fluxo sanguíneo apresentar turbulência aumentada. A incidência de endocardite associada a próteses valvares e de infecções intravasculares decorrentes do uso de dispositivos cardíacos (marca-passo, desfibriladores) tem aumentado. Colville T et al. Infective endocarditis in intravenous drug users: a review article. Postgrad Med J 2016;92:105. [PMID: 26719453] El Rafei A et al. Beta-haemolytic streptococcal endocarditis: clinical presentation management and outcomes. Infect Dis 2016;48:373. [PMID: 26950685] Keynan Y et al. Infective endocarditis in the intensive care unit. Crit Care Clin 2013;29:923. [PMID: 24094385] Pierce D et al. Infectious endocarditis: diagnosis and treatment. Am Fam Physician 2012;85:981. [PMID: 22612050]

CORAÇÃO E VASOS
Tromboflebite infecciosa

Microrganismo	Amostra/exames diagnósticos	Comentários
Tromboflebite infecciosa Associada ao uso de cateteres venosos: *S. aureus* (GPP) (65-78%), estafilococos coagulase-negativos (GPP), *Candida* sp. (leveduras), *Pseudomonas* sp. (BGN), Enterobacteriaceae (BGN), estreptococos (GPP), enterococos (GPP), anaeróbios. Nutrição parenteral: *Candida* sp., *Malassezia furfur* (levedura). Uso de cateter intravenoso (p. ex., Broviac, Hickman): *S. aureus*, estafilococos coagulase-negativos, difterioides (BGP), *Pseudomonas* sp., Enterobacteriaceae, *Candida* sp. Tromboflebite pélvica pós-parto ou pós-aborto: *Bacteroides* (BGN), Enterobacteriaceae, *Clostridium* (BGP), estreptococos (GPP).	As hemoculturas bacterianas resultam positivas em 97% dos casos, quando 3 conjuntos de amostra são coletados a partir de sítios venosos periféricos e antes do início da terapia antibiótica. Use a ponta do cateter para realização de cultura bacteriana a fim de documentar a etiologia. A observação de mais de 15 colônias (UFCs) sugere colonização ou infecção. A TC e a RM são os exames de escolha para a avaliação da tromboflebite pélvica séptica do puerpério.	A tromboflebite consiste em uma inflamação da parede venosa. A tromboflebite infecciosa com invasão microbiana do vaso está associada à bacteremia e à trombose. O risco de infecção a partir de um cateter venoso periférico interno aumenta significativamente com a manutenção do cateter por mais de 4 dias. Heit JA. Epidemiology of venous thromboembolism. Nat Rev Cardiol 2015;12:464. [PMID: 26076949] Heit JA et al. Predictors of venous thromboembolism recurrence, adjusted for treatments and interim exposures: a population-based case-cohort study. Thromb Res 2015;136:298. [PMID: 26143712] Wong AP et al. Internal jugular vein septic thrombophlebitis (Lemierre syndrome) as a complication of pharyngitis. J Am Board Fam Med 2015;28:425. [PMID: 25957375]

ABDOME		
Gastrite		
Microrganismo	Amostra/exames diagnósticos	Comentários
Gastrite *Helicobacter pylori*.	Sorologia: soro para testes de anticorpo usados no rastreamento inicial, uma vez que o teste é não invasivo e não apresenta resultados falso-negativos para pacientes sob tratamento (56-100% sensibilidade; 60-98% especificidade). Fezes para detecção de antígeno: teste não invasivo (94% de sensibilidade, 97% de especificidade), pode ser usado para monitorar a terapia. Testes respiratórios de ureia com [^{13}C] ou [^{14}C]: testes (88-95% sensíveis, 95-100% específicos) relativamente não invasivos, seguros e acurados para o diagnóstico inicial. Desempenho em crianças indeterminado. Endoscopia: biópsia de mucosa gástrica para detecção de *H. pylori* com histologia (91% sensibilidade, 100% especificidade). Teste rápido de urease baseado na produção de amplas quantidades de enzima urease por *H. pylori* (85-95% sensibilidade, 95-100% especificidade). Cultura (bastante difícil, dada a natureza fastidiosa das bactérias, mas pode ser testado para avaliar uma potencial resistência antibiótica em pacientes cuja terapia tenha falhado).	Também está associada a úlcera duodenal, carcinoma gástrico e doença do refluxo gastresofágico. Os inibidores de bomba de prótons podem acarretar resultados falso-negativos no teste respiratório de ureia e no teste de antígeno fecal. Por isso, o uso deve ser suspenso por um período mínimo de 2 dias antes da realização dos exames. Lopes AI et al. Helicobacter pylori infection – recent developments in diagnosis. World J Gastroenterol 2014;20:9299. [PMID: 25071324] Mentis A et al. Epidemiology and diagnosis of Helicobacter pylori infection. Helicobacter 2015;20(Suppl 1):1. [PMID: 26372818] Wang YK et al. Diagnosis of Helicobacter pylori infection: current options and developments. World J Gastroenterol 2015;21:11221. [PMID: 26523098]

ABDOME
Esofagite infecciosa

Microrganismo	Amostra/exames diagnósticos	Comentários
Esofagite infecciosa Fungos: *Candida albicans*, *Candida glabrata*, (microrganismos raros incluem *Aspergillus*, *Blastomyces*, *Cryptococcus*). Vírus: CMV, HSV, (vírus mais raros incluem HPV, VZV, Epstein-Barr). Bactérias: estreptococos *viridans*, estafilococos, micobactérias.	Excluir causas não infecciosas de esofagite, especialmente o refluxo gastresofágico. O diagnóstico definitivo requer esofagoscopia com biópsia para exames histológicos e microbiológicos. O esofagograma contrastado com bário pode revelar anormalidades em casos de esofagite por candida.	Mais comum em indivíduos imunossuprimidos. A causa mais comum é a infecção por *Candida albicans*. A moniliase (25%) e a odinofagia (50%) em pacientes imunocomprometidos requerem terapia empírica para *Candida*. Os fatores predisponentes ao desenvolvimento de esofagite infecciosa incluem a infecção por HIV, exposição à radiação, quimioterapia citotóxica, terapia antibiótica recente, terapia com corticosteroides e neutropenia. Ahuja NK et al. Evaluation and management of infectious esophagitis in immunocompromised and immunocompetent individuals. Curr Treat Options Gastroenterol 2016;14:28. [PMID: 26847359] O'Rourke A. Infective oesophagitis: epidemiology, cause, diagnosis and treatment options. Curr Opin Otolaryngol Head Neck Surg 2015;23:459. [PMID: 26371605] Patel NC et al. Esophageal infections: an update. Curr Opin Pediatr 2015;27:642. [PMID: 26208233]

ABDOME

Colite infecciosa/disenteria

Microrganismo	Amostra/exames diagnósticos	Comentários
Colite infecciosa/disenteria Lactente: *E. coli* (enteropatogênica), rotavírus. Crianças/adultos não viajantes, afebris, com diarreia não sanguinolenta fezes sem leucócitos: rotavírus, norovírus e outros calicivírus, *E. coli* (BGN). Crianças/adultos com diarreia aquosa, febre baixa: *E. coli* (BGN) (enterotoxigênica [ETEC], enteroinvasiva [EIEC], *Clostridium difficile* (BGP), norovírus. Crianças/adultos com febre e disenteria (leucócitos nas fezes): *E. coli* (EIEC), *Shigella* (BGN), *Campylobacter* sp. (BGN). Crianças/adultos com diarreia, fezes sanguinolentas ou história de viagem para regiões subtropicais/tropicais (ou para outros lugares) (varia com a epidemiologia): *E. coli* (EHEC), *E. coli* êntero-hemorrágica (EHEC, BGN), *E. coli* O157:H7, STEC, O104:H4) e outros sorotipos de *E. coli* produtores de toxina de shiga). Outras causas de diarreia aguda: *Salmonella* (BGN), *Yersinia enterocolitica* (BGN), *Aeromonas* (BGN), *Plesiomonas* (BGN), *Vibrio* (BGN), *Cryptosporidium*, *Entamoeba histolytica*, *Giardia lamblia*, *Cyclospora*, *Strongyloides*, microsporídios (na infecção pelo HIV). Crianças/adultos com diarreia e vômitos: *E. coli* (EPEC, enteropatogênica), norovírus.	A cultura de fezes é um procedimento de rotina para detecção de infecções por *Salmonella*, *Shigella* e *Campylobacter*. Técnicas especiais de cultura de fezes são necessárias para a detecção de infecções por *Yersinia*, *E. coli* O157:H7, *Vibrio*, *Aeromonas*, *Plesiomonas*. As culturas de fezes para *Salmonella*, *Shigella* e *Campylobacter* não têm utilidade em casos de pacientes internados por mais de 3 dias. A sensibilidade da cultura de fezes é de 72%, e sua especificidade é de 100%. Em casos de pacientes internados por mais de 3 dias, devem ser realizados testes para detecção de *C. difficile* toxicogênico ou de suas toxinas. Pesquisa de ovos ou parasitas nas fezes ou EIAs para antígenos (pelo menos 3 amostras de fezes coletadas em 10 dias) para detecção dos parasitas. Coloração de tricromo modificada para detecção de microsporídios. EIA para toxina de shiga, para casos com suspeita de infecção por EHEC, RT-PCR de fezes para diagnóstico da infecção por norovírus. Altamente contagiosa. A retossigmoidoscopia é indicada para pacientes com diarreia crônica ou recorrente, ou em casos de diarreia de causa desconhecida para aspirados e biópsia. A cultura de amostra de biópsia apresenta sensibilidade um pouco maior do que a cultura de fezes de rotina. Obter biópsias de reto e jejuno de pacientes infectados pelo HIV, realizar cultura para detecção de patógenos bacterianos e *Mycobacteria* (p. ex., MAC) e realizar colorações álcool-ácido-resistentes modificadas para detecção de *Cryptosporidium*, *Isospora* e *Cyclospora*.	A disenteria aguda é uma diarreia com fezes sanguinolentas e muco, tenesmo e dor à defecação. A disenteria implica a invasão inflamatória da mucosa colônica. A quantificação da ureia e dos eletrólitos séricos pode ser indicada para o tratamento de suporte. A desidratação grave constitui uma emergência médica. A enterocolite necrosante é uma doença fulminante de recém-nascidos prematuros. Sua causa é desconhecida, mas o leite materno humano tem papel protetor. A presença de ar na parede intestinal (pneumatose intestinal) no sistema venoso portal ou na cavidade peritoneal observada em radiografias planas, confirma o diagnóstico. 30-50% desses lactentes desenvolvem bacteremia ou peritonite. Os fatores de risco para colite infecciosa incluem higiene precária e imunocomprometimento (lactância, idade avançada, terapia com corticosteroides ou imunossupressora, infecção pelo HIV). Aboutaleb N et al. Emerging infectious colitis. Curr Opin Gastroenterol 2014;30:106. [PMID: 24275672] Ayukekbong JA et al. Role of noroviruses as aetiological agents of diarrhoea in developing countries. J Gen Virol 2015;96:1983. [PMID: 26002299] Lübbert C. Antimicrobial therapy of acute diarrhoea: a clinical review. Expert Rev Anti Infect Ther 2016;14:193. [PMID: 26641310] Steffen R et al. Traveler's diarrhea: a clinical review. JAMA 2015;313:71. [PMID: 25562268]

ABDOME
Colite pseudomembranosa associada a antibiótico

Microrganismo	Amostra/exames diagnósticos	Comentários
Colite pseudomembranosa associada a antibiótico *Clostridium difficile* (BGP) (90%), *Clostridium perfringens* (BGP) (8%), *Candida albicans* (levedura) em idosos, pacientes internados.	*C. difficile* produz duas toxinas: a toxina A, uma enterotoxina, e a toxina B, uma citotoxina. Enviar as fezes do paciente para detecção da citotoxina B de *C. difficile* por cultura tecidual (o teste demora mais de 48 horas, apresenta sensibilidade de 60-80% e especificidade de 99%). O exame de fezes por EIA rápido para detecção da toxina A ou de ambas as toxinas demora apenas 2-4 horas (sensibilidade 70-90%, especificidade de 99%). Entretanto, esses ensaios já não são mais recomendados para uso como testes primários. Os modernos ensaios moleculares (sensibilidade > 90%) que detectam o gene codificador da toxina B são mais sensíveis e específicos, além de fornecerem resultados com maior rapidez para auxiliar os procedimentos de isolamento de contato do paciente. Apenas uma amostra de fezes aquosas deve ser testada, e o exame não deve ser repetido, a menos que haja suspeita de infecção recidivante. A colonoscopia e a visualização das características placas amarelas proeminentes (1-5 mm) conferem o diagnóstico definitivo. A diarreia associada ao uso de antibiótico pode incluir a diarreia sem complicações, a colite ou a colite pseudomembranosa. Apenas 10-20% dos casos são decorrentes da infecção por *C. difficile*. A maioria dos casos clinicamente leves se deve a distúrbios funcionais envolvendo o metabolismo de ácidos biliares ou de carboidratos intestinais, a efeitos alérgicos e tóxicos dos antibióticos sobre a mucosa intestinal; ou a efeitos farmacológicos desses agentes sobre a motilidade.	Os antibióticos causam alterações na flora intestinal normal, permitindo o supercrescimento de *C. difficile* e a produção de suas toxinas. Outros fatores de risco para o desenvolvimento da colite induzida por *C. difficile* são as manipulações do trato gastrintestinal, idade avançada, sexo feminino, doença inflamatória intestinal, HIV, quimioterapia e doença renal. Ao longo dos últimos 10 anos, a incidência e a gravidade da doença causada por *C. difficile* aumentaram. A infecção por *C. difficile* nosocomial pode ser controlada com a lavagem das mãos usando sabão e água. Note que o álcool em gel não mata os esporos de *C. difficile* presentes nas mãos ou no ambiente. Campanhas em prol do uso mais controlado de antibióticos, uso de novos ensaios moleculares e práticas de controle de infecção mais rigorosas têm sido conduzidas para prevenir a disseminação e as epidemias da doença causada por *C. difficile*. Entre as opções emergentes de tratamento da infecção por *C. difficile*, estão um novo fármaco (fidaxomicina) e o transplante de microbiota fecal para restauração da microbiota intestinal. Kociolek LK et al. Breakthroughs in the treatment and prevention of Clostridium difficile infection. Nat Rev Gastroenterol Hepatol 2016;13:150. [PMID: 26860266] Rao K et al. Fecal microbiota transplantation for the management of Clostridium difficile infection. Infect Dis Clin North Am 2015;29:109. [PMID: 25677705] Zhanel GG et al. Fidaxomicin: a novel agent for the treatment of Clostridium difficile infection. Can J Infect Dis Med Microbiol 2015;26:305. [PMID: 26744587]

ABDOME

Diarreia no hospedeiro infectado por HIV

Microrganismo	Amostra/exames diagnósticos	Comentários
Diarreia no hospedeiro infectado por HIV Idêntica à colite infecciosa de crianças e adultos, somada a infecção por CMV, adenovirus, *Cryptosporidium*, *Isospora belli*, microspóridios (*Enterocytozoon bieneusi* e *E. intestinalis*), *C. difficile*, *Giardia intestinalis*, complexo *M. avium-intracellulare* (MAC, [BAAR]), HSV, *Entamoeba histolytica*, *Balantidium coli*, *Sarcocystis* sp.	Fezes para cultura (especialmente para *Salmonella*, *Shigella*, *Yersinia* e *Campylobacter*), cultura de tecidos para *C. difficile* ou ensaios moleculares, pesquisa de ovos e parasitas. Frequentemente, múltiplas amostras são necessárias. A retossigmoidoscopia com aspiração de líquido e biópsia é indicada para pacientes com diarreia crônica ou recorrente, ou em casos de diarreia de causa desconhecida para esfregaços (pode mostrar os microrganismos), exame histológico e cultura de tecido. Pode ser necessário obter biópsias de reto e jejuno, especialmente em casos de pacientes com tenesmo ou fezes sanguinolentas. Requer coloração álcool-ácido-resistente modificada para detecção de *Cryptosporidium*, *Isospora* e *Cyclospora*. A observação histológica de corpúsculos de inclusão intranucleares é sugestiva de infecção por CMV. O imunodiagnóstico de *Giardia*, *Cryptosporidium* e cistos de *E. histolytica* nas fezes é altamente sensível e específico.	A maioria dos pacientes infectados pelo HIV desenvolve diarreia em algum momento. Essa diarreia pode ser difícil de diagnosticar e tratar. A terapia antirretroviral diminui a incidência da doença. *Cryptosporidium* causa uma infecção diarreica crônica e debilitante que raramente é resolvida de maneira espontânea e continua sem nenhum tratamento eficaz disponível. A diarreia parece resultar de uma má absorção e produz uma síndrome do tipo cólera. Ente 15 e 50% dos pacientes infectados pelo HIV que apresentam diarreia não possuem nenhum patógeno identificável. De A. Current laboratory diagnosis of opportunistic enteric parasites in human immunodeficiency virus-infected patients. Trop Parasitol 2013;3:7. [PMID: 23961436] Dikman AE et al. Human immunodeficiency virus-associated diarrhea: still an issue in the era of antiretroviral therapy. Dig Dis Sci 2015;60:2236. [PMID: 25772777] Haines CF et al. Clostridium difficile in a HIV-infected cohort: incidence, risk factors, and clinical outcomes. AIDS 2013;27:2799. [PMID: 23842125] Pavlinac PB et al. High-risk enteric pathogens associated with HIV infection and HIV exposure in Kenyan children with acute diarrhoea. AIDS 2014;28:2287. [PMID: 25028987]

ABDOME

Peritonite

Microrganismo	Amostra/exames diagnósticos	Comentários
Peritonite Primária ou espontânea (associada a nefrose ou cirrose) (PBE): Enterobacteriaceae (BGN) (69%), enterococos (GPP), estreptococos viridans (CGP em cadeias), *S. pneumoniae* (CGP), estreptococos do grupo A (CGP), *S. aureus* (CGP), anaeróbios (5%). Secundária (perfuração intestinal, nosocomial ou terapia antibiótica prévia): Enterobacteriaceae, enterococos (CGP), grupo do *Bacteroides fragilis* (BGN), *Pseudomonas aeruginosa* (BGN) (3-15%). Diálise peritoneal ambulatorial crônica (CAPD): Estafilococos coagulase-negativo (CGP) (43%), *S. aureus* (14%), *Streptococcus* sp. (12%), Enterobacteriaceae (14%), *Pseudomonas aeruginosa*, *Corynebacterium* sp. (BGP), *Candida* (2%), *Aspergillus* (rara), *Cryptococcus* (rara).	Líquido peritoneal enviado para contagem de leucócitos (> 1.000/mcL na PBE; > 100/mcL na CAPD) com PMNs (> 250/mcL na PBE e peritonite secundária; 50% de PMNs na DPAC); proteína total (> 1 g/dL); glicose (< 0 mg/dL); e LDH (> 225 unidades/mL) na forma secundária; pH (< 7,35 em 57% dos casos de PBE). A coloração de Gram (sensibilidade de 22-77% para PBE); enviar grandes volumes de líquido peritoneal para realização de culturas bacterianas. (Ver Perfis de líquido ascítico, Tab. 8-6.) As hemoculturas para bactérias resultam positivas em 85% dos casos de PBE. A infecção relacionada ao uso de cateter está associada a uma contagem de leucócitos > 500/mcL.	Em pacientes com nefrose, Enterobacteriaceae e *S. aureus* são mais comuns. Em pacientes com cirrose, 69% dos casos são devidos a Enterobacteriaceae. Os pacientes com cirrose (40%) que apresentam baixos níveis de proteína no líquido ascítico (≤ 1 g/dL) e níveis altos de bilirrubina ou contagem de plaquetas baixa estão sujeitos a um risco aumentado de desenvolvimento de PBE. A "bacterioascite", um líquido ascítico positivo sem contagem de PMNs elevada, é encontrada em 8% dos casos de PBE e provavelmente representa uma infecção em estágio inicial. A ascite neutrofílica pode produzir uma cultura negativa em 10-30% dos casos. Na peritonite secundária, os fatores que influenciam a incidência de complicações pós-operatórias e morte incluem a idade, a existência de certas doenças concomitantes, o sítio de origem da peritonite, o tipo de internação e a habilidade do cirurgião de eliminar a fonte de infecção (apendicite [com ou sem ruptura], diverticulite, úlcera perfurada, vesícula biliar perfurada). Alfa-Wali M et al. Treatment of uncomplicated acute appendicitis. JAMA 2015;314:1402. [PMID: 26441190] Walker A et al. KHA-CARI Guideline: peritonitis treatment and prophylaxis. Nephrology 2014;19:69. [PMID: 23944845] Wenzel RP et al. Antibiotics for abdominal sepsis. N Engl J Med 2015;372:2062. [PMID: 25992751]

ABDOME

Enterocolite/peritonite tuberculosa

Microrganismo	Amostra/exames diagnósticos	Comentários
Enterocolite/peritonite tuberculosa *Mycobacterium tuberculosis* (MTb, BAAR, bacilos álcool-ácido-resistentes filamentosos).	Líquido ascítico para avaliação do aspecto (límpido, hemorrágico ou quiloso), HES (podem estar aumentadas), leucócitos (> 1.000/mcL, > 70% linfócitos), proteína (> 3,5 g/dL), gradiente de albumina no soro/ascite (GASA) (< 1,1), LDH (> 90 unidades/L), cultura de BAAR (positividade < 50%). (Ver Perfis de líquido ascítico, Tab. 8-6.) Com uma doença hepática crônica coexistente, os níveis de proteína e o GASA normalmente são inúteis, mas níveis de LDH > 90 unidades/L são úteis como fator preditivo. A cultura ou esfregaço para BAAR com material oriundo de outras fontes (especialmente o trato respiratório) pode ajudar a confirmar o diagnóstico. A ultrassonografia abdominal pode mostrar a presença de líquido intrabdominal livre ou loculado, abscesso intrabdominal, massa ileocecal e linfadenopatia retroperitoneal. A ascite com septações delgadas e móveis revelada por ultrassonografia e o espessamento peritoneal e omental detectado por TC são fortemente sugestivos de peritonite tuberculosa. Elevações marcantes dos níveis séricos de CA 125 foram observadas; esses níveis declinam e voltam ao normal com a terapia antituberculosa. O diagnóstico da enterocolite baseia-se no exame de biópsia das lesões colônicas por endoscopia diante da impossibilidade de documentar a infecção pulmonar ou outras infecções extrapulmonares. O diagnóstico é melhor confirmado por laparoscopia com biópsia e cultura. O procedimento operatório pode ser necessário para aliviar a obstrução ou para fins diagnósticos.	A infecção intestinal pode ocorrer em qualquer parte do trato GI. Entretanto, esse tipo de infecção é mais frequente na área ileocecal ou junto aos linfonodos mesentéricos. A infecção intestinal muitas vezes complica a infecção pulmonar. A infecção peritoneal geralmente constitui uma extensão da doença intestinal. Os sintomas podem ser mínimos mesmo que a doença seja extensa. Nos Estados Unidos, 29% dos pacientes com tuberculose abdominal apresentam radiografia torácica normal. A presença de BAARs nas fezes não está correlacionada com o envolvimento intestinal. Akhan SE et al. A deceiving disease in women for clinicians: peritoneal tuberculosis. Clin Exp Obstet Gynecol 2014;41:132. [PMID: 24779236] Bolognesi M et al. Complicated and delayed diagnosis of tuberculous peritonitis. Am J Case Rep 2013;14:109. [PMID: 23826447] Burke KA et al. Diagnosing abdominal tuberculosis in the acute abdomen. Int J Surg 2014;12:494. [PMID: 24560849] Masood I et al. Multiple, pan-enteric perforation secondary to intestinal tuberculosis. Case Rep Surg 2015;2015:318678. [PMID: 26798540]

ABDOME
Diverticulite

Microrganismo	Amostra/exames diagnósticos	Comentários
Diverticulite Polimicrobiana Enterobacteriaceae (BGN), *Bacteroides* sp. (BGN), *Peptostreptococcus* (CGP), enterococos (CGP em cadeias), estreptococos *viridans* (CGP em cadeias).	A identificação do microrganismo não costuma ser considerada. A ultrassonografia ou o exame de raio X abdominal em posição ortostática podem excluir a hipótese de perfuração (ar livre sob o diafragma) e localizar um abscesso (coleções de ar-líquido). A TC é o procedimento diagnóstico de escolha. A drenagem percutânea orientada por TC dos abscessos pode ser realizada.	A dor normalmente é localizada junto ao quadrante inferior esquerdo, porque o cólon sigmoide e o cólon descendente são as localizações mais comuns dos divertículos. Pode haver febre, náusea, vômitos e alterações dos hábitos intestinais. É importante excluir a existência de outra doença abdominal (p. ex., carcinoma de cólon, doença de Crohn, colite isquêmica, colite associada ao *C. difficile*, apendicite) e de distúrbios ginecológicos (p. ex., gravidez ectópica, cisto ovariano ou torção). Collins D et al. Modern concepts in diverticular disease. J Clin Gastroenterol 2015;49:358. [PMID: 25811113] Jackson JD et al. Systematic review: outpatient management of acute uncomplicated diverticulitis. Int J Colorectal Dis 2014;29:775. [PMID: 24859874] Regenbogen SE et al. Surgery for diverticulitis in the 21st century: a systematic review. JAMA Surg 2014;149:292. [PMID: 24430164] Stollman N et al. American Gastroenterological Association Institute Guideline on the management of acute diverticulitis. Gastroenterology 2015;149:1944. [PMID: 26453777]

ABDOME

Abscesso hepático

Microrganismo	Amostra/exames diagnósticos	Comentários
Abscesso hepático Normalmente polimicrobiano: Enterobacteriaceae, em especial *E. coli*, *Enterobacter* sp., *Proteus* sp., *Klebsiella* sp. (BGN), enterococos (GPC em cadeias), *Bacteroides* sp. (BGN), *Actinomyces* (BGP), *S. aureus* (CGP) (MRSA), estreptococos *viridans* (CGP), *Candida* sp., *Entamoeba histolytica*.	A TC com contraste e a ultrassonografia são os exames mais acurados para o diagnóstico do abscesso hepático. Todos os pacientes devem ser submetidos a um teste de detecção de anticorpos contra *E. histolytica* (95%). Os abscessos hepáticos amebianos sem complicação podem receber tratamento médico sem drenagem. *E. histolytica* invade a parede intestinal e pode ser transportada para o fígado por meio do sangue, onde pode produzir abscessos. A remoção completa do material do abscesso por meio de cirurgia ou aspiração percutânea é recomendada para abscessos amplos, bem como para realização de cultura e exame direto com o intuito de distinguir um abscesso piogênico de um abscesso produzido por *E. histolytica*. As complicações da drenagem ou remoção de abscesos de *E. histolytica* são ruptura, peritonite amebiana e morte.	Viajar a partir de uma área endêmica ou para uma representa um fator de risco importante para o desenvolvimento de abscessos hepáticos amebianos. Cerca de 60% dos pacientes apresentam uma única lesão; e 40% dos pacientes desenvolvem múltiplas lesões. A doença do trato biliar é a mais comum entre as doenças subjacentes, contribuindo para 40-60% dos casos, seguida pela malignidade (do trato biliar ou pancreática), doença colônica (diverticulite), diabetes melito, doença hepática e alcoolismo. Em meados da década de 1980, uma síndrome de abscessos hepáticos piogênicos monomicrobiana causada por *K. pneumoniae*, na maioria das vezes em diabéticos, foi descrita em Taiwan. As infecções foram causadas por cepas hipermucoides do sorotipo capsular K1 de *K. pneumonia*. Atualmente, a condição é um dos principais problemas de saúde na Ásia. Jha AK et al. Clinicopathological study and management of liver abscess in a tertiary care center. J Nat Sci Biol Med 2015;6:71. [PMID: 25810638] Shon AS et al. Hypervirulent (hypermucoviscous) *Klebsiella pneumonia*: a new and dangerous breed. Virulence. 2013;4:107. [PMID: 23302790]

ABDOME

Colangite/colecistite

Microrganismo	Amostra/exames diagnósticos	Comentários
Colangite/colecistite Enterobacteriaceae (BGN) (68%), enterococos (CGP em cadeias) (14%), *Pseudomonas aeruginosa* (BGN), *Bacteroides* (BGN) (10%), *Clostridium* sp. (BGP) (7%), *Fusobacterium*, complexo *M. avium-intracellulare* (MAC) em pacientes com Aids. Parasitas: microsporídios (*Enterocytozoon bieneusi*), criptosporídios, *Ascaris lumbricoides*, *Opisthorchis viverrini*, *O. felineus*, *Clonorchis sinensis*, *Fasciola hepatica*, *Echinococcus granulosus*, *E. multilocularis*. Vírus: CMV na Aids.	A US é o melhor exame para demonstrar rapidamente a presença de cálculos biliares ou flegmão ao redor da vesícula biliar, ou ainda a dilatação da árvore biliar. (Ver Ultrassonografia abdominal, Cap. 6.) A TC é útil em casos de colangite para detecção do sítio e da causa da obstrução. (Ver TC abdominal, Cap. 6.) Hemoculturas para bactérias. Elevada contagem de leucócitos (12.000-15.000/mcL). Concentração sérica de bilirrubina total elevada (1-4 mg/dL). Os níveis séricos de aminotransferase e fosfatase alcalina podem estar elevados.	Nos casos de colecistite aguda, 90% envolvem cálculos, ao passo que nos 10% restantes os cálculos estão ausentes. Os fatores de risco para o desenvolvimento da doença sem cálculos incluem doença prolongada, traumatismo, queimaduras, sepse, imunossupressão, diabetes melito, infecção pelo HIV e adenocarcinoma de vesícula ou de ducto biliar (colangiocarcinoma). A obstrução biliar e a colangite (inflamação ou infecção do ducto biliar comum) podem se desenvolver antes de a dilatação biliar ser detectada. A obstrução do ducto biliar comum secundária a um tumor ou pancreatite raramente resulta em infecção (0-15%). Na era das poderosas terapias antirretrovirais, a colangiopatia da Aids tornou-se rara. O patógeno mais encontrado na colangite da Aids é o criptosporídio. Halibasic E et al. Therapy of primary sclerosing cholangitis – today and tomorrow. Dig Dis 2015;33(Suppl 2):149. [PMID: 26641242] Kochar R et al. Infections of the biliary tract. Gastrointest Endosc Clin N Am 2013;23:199. [PMID: 23540957] Patel PP et al. Training vs practice: a tale of opposition in acute cholecystitis. World J Hepatol 2015;7:2470. [PMID: 26483868]

GENITURINÁRIO

Infecção do trato urinário

Microrganismo	Amostra/exames diagnósticos	Comentários
Infecção do trato urinário (ITU)/cistite/síndrome da piúria-disúria Enterobacteriaceae (BGN, especialmente *E. coli* [80%]), *Chlamydia trachomatis*, *Staphylococcus saprophyticus* (GP) (em mulheres jovens), enterococos (GP), estreptococos do grupo B (GP), *Candida* sp. (levedura), *N. gonorrhoeae* (CBGN), *Corynebacterium urealyticum* (BGP), *Aerococcus urinae* (GP), *Ureaplasma urealyticum* (a ausência de paredes celulares impede a coloração por Gram), HSV, adenovirus.	A urinálise e a cultura revelam os dois sinais mais importantes: bacteriúria e piúria (> 10 leucócitos/mcL). Dos pacientes, 30% apresentam hematúria. A cistite é diagnosticada mediante a detecção de uma concentração de bactérias > 10^2 UFC/mL; outras infecções urinárias (90%) são diagnosticadas por concentrações > 10^5 UFC/mL. A cultura geralmente é desnecessária para os casos de cistite sem complicação em mulheres. A combinação dos sintomas vigentes (p. ex., disúria, frequência e hematúria) a uma história anterior resulta em uma probabilidade de ITU > 90%. Entretanto, as gestantes devem passar por um rastreamento para detecção de bacteriúria assintomática e tratamento imediato. A coloração de Gram para bactérias e a análise de fita reagente para nitrito e esterase leucocitária apresentam desempenhos similares em termos de detecção de ITU em crianças e são superiores à análise microscópica na detecção da piúria. A concentração de nitrito e de esterase leucocitária pode ser negativa em 19% dos pacientes com bacteremia causada por enterococos e estafilococos. Existem testes de amplificação de DNA disponíveis para detecção de infecção por clamídia e gonorreia.	A maioria dos homens com ITU apresenta uma anormalidade genituninária funcional ou anatômica. Na ITU relacionada ao uso de cateter, a cura somente é possível se o cateter for removido. Nos casos assintomáticos de ITU relacionada ao uso de cateter, os antibióticos devem ser administrados somente em pacientes com risco de sepse (idade avançada, doença subjacente, diabetes melito, gravidez). Em até um terço dos casos de cistite aguda, há envolvimento "silencioso" do trato superior. A resistência crescente das bactérias entéricas causadoras de infecção no trato urinário ao sulfametoxazol-trimetoprima e às fluoroquinolonas e o aparecimento de bactérias produtoras de β-lactamase de amplo espectro (ESBL) são as principais preocupações. Cardwell SM et al. Epidemiology and economics of adult patients hospitalized with urinary tract infections. Hosp Pract (1995) 2016;44:33. [PMID: 26673518] Fan NC et al. Rise of community-onset urinary tract infection caused by extended-spectrum β-lactamase-producing Escherichia coli in children. J Microbiol Immunol Infect 2014;47:399. [PMID: 23834784] Lakeman MM et al. Urinary tract infections in women with urogynaecological symptoms. Curr Opin Infect Dis 2016;29:92. [PMID: 26658649] Tandogdu Z et al. Global epidemiology of urinary tract infections. Curr Opin Infect Dis 2016;29:73. [PMID: 26694621]

GENITURINÁRIO

Prostatite

Microrganismo	Amostra/exames diagnósticos	Comentários
Prostatite Aguda e crônica: *E. coli* (80%) (BGN), outras Enterobacteriaceae (BGN), *Pseudomonas* sp. (BGN), enterococos (CGP em cadeias), CMV, *Staphylococcus* sp. (CGP), *Chlamydia*, micoplasma, ureaplasma. HIV: *M. tuberculosis*, *Candida* sp., *Coccidioides*, *Criptococos*, *Histoplasma*.	A urinálise mostra piúria, bacteriúria e hematúria (variável). A cultura de urina normalmente identifica o microrganismo causador. A massagem prostática é útil em casos de prostatite crônica para aumentar a obtenção de microrganismos causadores. Entretanto, a técnica é contraindicada para casos de prostatite aguda (pode causar bacteremia). A bacteriúria é primeiramente depurada pelo tratamento antibiótico. Em seguida, são obtidas culturas de urina realizadas com amostras da primeira micção, de bexiga e de massagem pós-prostática. Uma contagem de microrganismos mais alta nas amostras de massagem pós-prostática localiza a infecção junto à próstata (91%) (teste de Meares-Stamey em três lâminas de vidro).	A prostatite aguda é uma doença grave caracterizada por febre, disúria e próstata de aspecto "esponjoso" ou sensível. A prostatite crônica em geral não está associada a sintomas de disúria, mas pode ser acompanhada de dor perineal ou pélvica e desconforto. A prostatite não bacteriana (prostatodinia) representa 90% dos casos de prostatite. Sua causa é desconhecida, embora o antígeno de clamídia possa ser encontrado em até 25% dos pacientes. Coker TJ et al. Acute bacterial prostatitis: diagnosis and management. Am Fam Physician 2016;93:114. [PMID: 26926407] Gujadhur R et al. Careful assessment key in managing prostatitis. Practitioner 2015;259:15. [PMID: 26529825] Holt JD et al. Common questions about chronic prostatitis. Am Fam Physician 2016;93:290. [PMID: 26926816] Rees J et al. Diagnosis and treatment of chronic bacterial prostatitis and chronic prostatitis/chronic pelvic pain syndrome: a consensus guideline. BJU Int 2015;116:509. [PMID: 25711488]

GENITURINÁRIO

Pielonefrite

Microrganismo	Amostra/exames diagnósticos	Comentários
Pielonefrite Aguda, sem complicação (normalmente, mulheres jovens): Enterobacteriaceae (em especial *E. coli*) (BGN), enterococos (CGP em cadeias), *Staphylococcus saprophyticus* (CGP), *S. aureus* (CGP). Complicada (homens, mulheres de idade mais avançada; pós-cateterismo, obstrução, pós-transplante renal): Enterobacteriaceae (em especial *E. coli*) (BGN), *Pseudomonas aeruginosa* (BGN), enterococos (CGP), *S. aureus* (CGP).	A cultura de urina é indicada para os casos com suspeita de pielonefrite. A urinálise geralmente revela a piúria (> 5 leucócitos/campo de maior aumento) e pode mostrar a presença de cilindros de leucócitos. Hemoculturas para bactérias se houver suspeita de sepse. Na pielonefrite sem complicação, a ultrassonografia é desnecessária. Em casos graves, todavia, a ultrassonografia é o procedimento ideal para excluir a hipótese de obstrução do trato urinário, pionefrose e cálculos. A ultrassonografia com Doppler (88%) apresenta uma especificidade de 100% para a detecção de pielonefrite aguda.	Os pacientes normalmente apresentam febre, calafrios, náusea, vômitos e sensibilidade junto ao ângulo costovertebral. Das gestantes com bacteriúria não tratada, 20-30% desenvolvem pielonefrite. A principal preocupação é a resistência a antibióticos dos uropatógenos. Os hospitais devem rever os padrões de resistência locais e fazer recomendações para a terapia empírica com base nesses padrões. Prabhu A et al. Pyelonephritis: what are the present day causative organisms and antibiotic susceptibilities? Nephrology (Carlton) 2013;18:463. [PMID: 23573984] Schneeberger C et al. Febrile urinary tract infections: pyelonephritis and urosepsis. Curr Opin Infect Dis 2016;29:80. [PMID: 26658652]

GENITURINÁRIO
Abscesso perirrenal

Microrganismo	Amostra/exames diagnósticos	Comentários
Abscesso perirrenal Associado à bacteremia estafilocócica: *S. aureus* (CGP). Associado à pielonefrite: Enterobacteriaceae (BGN), *Candida* sp. (levedura), estafilococos coagulase-negativos (CGP).	A TC com contraste é mais sensível do que a ultrassonografia como exame de imagem para abscessos e para confirmação do diagnóstico. (Ver TC abdominal, Cap. 6.) As radiografias planas do abdome e a ultrassonografia podem detectar cálculos e abscessos. A urinálise pode resultar normal ou mostrar piúria. Cultura de urina (positividade de 60-72%). Hemoculturas para bactérias (positividade de 20-40%). Cultura bacteriana de líquido de abscesso obtido com agulha por aspiração ou drenagem (percutânea ou cirúrgica).	Complicação incomum de infecções no trato urinário. Os fatores predisponentes incluem a presença de cálculos no trato urinário e diabetes melito. A maioria dos abscessos perirrenais resulta da extensão de uma infecção no trato urinário ascendente. Muitas vezes, é difícil diagnosticar esses abscessos. Os abscessos perirrenais devem ser considerados em casos de pacientes que falham em responder à terapia antibiótica, pacientes com anormalidades anatômicas de trato urinário e indivíduos com diabetes melito. Gardiner RA et al. Perinephric abscess. BJU Int 2011;107(Suppl 3):20. [PMID: 21492371] Jacobson D et al. Perinephric abscesses in the pediatric population: case presentation and review of the literature. Pediatr Nephrol 2014;29:919. [PMID: 24389603] Rubilotta E et al. Current clinical management of renal and perinephric abscesses: a literature review. Urologia 2014;81:144. [PMID: 24474535]

GENITURINÁRIO

Uretrite

Microrganismo	Amostra/exames diagnósticos	Comentários
Uretrite (gonocócica e não gonocócica) Gonocócica (GC): *Neisseria gonorrhoeae* (DGCN). Não gonocócica (UNG): *Chlamydia trachomatis* (50%), *Ureaplasma urealyticum*, *Trichomonas vaginalis*, HSV, *Mycoplasma genitalium*, adenovírus, *Gardnerella vaginalis*.	A secreção uretral coletada por *swab* uretral normalmente mostra > 4 leucócitos/campo de imersão em óleo; coloração de Gram (identifica microrganismos gonocócicos como diplococos intracelulares Gram-negativos), PMNs (na uretrite GC, > 95% dos leucócitos são PMNs, ao passo que na UNG os PMNs em geral representam < 80% dos leucócitos). Secreção uretral para cultura de GC (80%). Cultura bacteriana. A detecção de *Ureaplasma urealyticum* requer cultura especial. Os ensaios de amplificação molecular para gonorreia e clamídia são o método diagnóstico preferido (urina ou *swab* uretral para homens; *swab* vaginal [coletado pelo médico ou autocoletado], amostra endocervical ou urina para mulheres). Montagem a fresco para *T. vaginalis*. RPR ou VDRL devem ser checados em todos os pacientes devido à alta incidência de sífilis associada.	Cerca de 50% dos pacientes com uretrite GC apresentam UNG concomitante. Os parceiros sexuais devem ser sempre tratados. A recorrência pode ser secundária à falha em tratar os parceiros. Frequentemente, nenhum patógeno pode ser isolado. A ocorrência de episódios persistentes ou recorrentes em pacientes e parceiros de pacientes devidamente tratados pode justificar avaliações adicionais para identificação de outras causas (p. ex., prostatite). Couldwell DL et al. *Mycoplasma genitalium* infection: current treatment options, therapeutic failure, and resistance-associated mutations. Infect Drug Resist 2015;8:147. [PMID: 26060411] Moi H et al. Management of non-gonococcal urethritis. BMC Infect Dis 2015;15:294. [PMID: 26220178] Workowski KA et al. Sexually transmitted diseases treatment guidelines, 2015. MMWR Recomm Rep 2015;64(RR-03):1. [PMID: 26042815]

GENITURINÁRIO
Epididimite/orquite

Microrganismo	Amostra/exames diagnósticos	Comentários
Epididimite/orquite Idade < 35 anos, homens homossexuais: *Chlamydia trachomatis*, *U. urealyticum*, *E. coli* (BGN), *Enterococcus faecalis* (CGP), *P. aeruginosa* (BGN), *Brucella* (CBGV). Idade > 35 anos ou crianças: Enterobacteriaceae (especialmente *E. coli*) (BGN), *Pseudomonas* sp. (BGN), *Salmonella* (BGN), *Haemophilus influenzae* (BGN), VZV, caxumba. Imunossupressão: *H. influenzae*, *Mycobacterium tuberculosis* (BAAR), *Candida* sp. (levedura), CMV.	A urinálise pode revelar a piúria. Pacientes com mais de 35 anos frequentemente apresentam piúria de jato médio, além de dor e edema escrotais. Cultura de urina e secreção uretral expressível, quando presente. As secreções prostáticas para coloração de Gram e cultura bacteriana são úteis em casos de pacientes idosos. Quando a torção testicular é considerada, a ultrassonografia com Doppler ou a cintilografia com radionuclídeo podem ser úteis para estabelecer o diagnóstico.	A torção testicular constitui uma emergência cirúrgica que muitas vezes é confundida com orquite ou epididimite. Os parceiros sexuais dos pacientes devem ser examinados quanto à presença de sinais de infecções sexualmente transmissíveis. Nos casos de infecções não sexualmente transmissíveis, é recomendável realizar uma avaliação para identificação de doença subjacente ou defeito estrutural no trato urinário. Redshaw JD et al. Epididymitis: a 21-year retrospective review of presentations to an outpatient urology clinic. J Urol 2014;192:1203. [PMID: 24735936] Taylor SN. Epididymitis. Clin Infect Dis 2015;61 (Suppl 8):S770. [PMID: 26602616] Walker NA et al. Managing epididymo-orchitis in general practice. Practitioner 2013;257:21. [PMID: 23724748]

GENITURINÁRIO

Vaginite/vaginose

Microrganismo	Amostra/exames diagnósticos	Comentários
Vaginite/vaginose *Candida* sp. (levedura), *Trichomonas vaginalis*, *Gardnerella vaginalis* (BGP), *Bacteroides* (não *fragilis*) (BGN), *Mobiluncus* (BGP), *Peptostreptococcus* (CGP), *Mycoplasma hominis*, estreptococos de grupos A e B (CGP), HSV.	Apresentação como secreção vaginal (na candidíase, a área é pruriginosa, e a secreção é espessa e de aspecto "caseoso"; na tricomoníase, observa-se uma secreção copiosa, espumosa e amarelo-esverdeada ou descolorida), pH (em torno de 4,5 para *Candida*; 5,0-7,0 para *Trichomonas*; 5,0-6,0 com bactérias), preparação em salina ("a fresco") (microrganismos móveis são observados na infecção por *Trichomonas*; células recobertas com microrganismos – *clue cells* – são encontradas na infecção por *Gardnerella*; leveduras e hifas estão presentes na candidíase; além disso, na infecção por *Gardnerella* nota-se um odor de peixe mediante a adição de KOH). A medida do pH do líquido vaginal como teste de rastreamento para vaginose bacteriana apresenta uma sensibilidade de 74,3% que, todavia, mediante a combinação aos sinais e sintomas clínicos, sobe para 81,3%. A vaginite atrófica é observada em pacientes pós-menopáusicas, muitas vezes acompanhada de hemorragia, secreção escassa e pH 6,0-7,0. As culturas para *Gardnerella* não são úteis nem recomendadas. A cultura para *T. vaginalis* apresenta maior sensibilidade do que a preparação a fresco. A cultura para estreptococos dos grupos A e B, bem como para as raras causas de vaginose bacteriana, pode ser indicada. A coloração de Gram da secreção é mais confiável do que o exame de uma preparação a fresco para fins de diagnóstico de vaginose bacteriana (93 vs. 70%, respectivamente).	A vaginose bacteriana resulta do supercrescimento maciço de bactérias anaeróbias da flora vaginal (especialmente *Gardnerella*). Pesquisas novas sugerem que a vaginose bacteriana resulta da formação de biofilme. As sequelas infecciosas graves associadas à vaginose bacteriana incluem abscessos, endometrite e doença inflamatória pélvica. Há também o risco de aborto, ruptura precoce de membranas e parto prematuro. Kenyon CR et al. Recent progress in understanding the epidemiology of bacterial vaginosis. Curr Opin Obstet Gynecol 2014;26:448. [PMID: 25304606] Machado A et al. Influence of biofilm formation by Gardnerella vaginalis and other anaerobes on bacterial vaginosis. J Infect Dis 2015;212:1856. [PMID: 26080369] Meites E et al. A review of evidence-based care of symptomatic Trichomoniasis and asymptomatic Trichomonas vaginalis infections. Clin Infect Dis 2015;61(Suppl 8):S837. [PMID: 26602621] van Schalkwyk J et al. Vulvovaginitis: screening for and management of trichomoniasis, vulvovaginal candidiasis, and bacterial vaginosis. J Obstet Gynaecol Can 2015;37:266. [PMID: 26001874]

GENITURINÁRIO

Cervicite

Microrganismo	Amostra/exames diagnósticos	Comentários
Cervicite mucopurulenta Chlamydia trachomatis (50%), N. gonorrhoeae (DCGN) (8%), HSV, Mycoplasma genitalium.	Amostra de *swab* cervical, quanto ao aspecto (material purulento, de cor amarela ou verde), contagem celular (> 10 leucócitos/campo de imersão em óleo) e cultura (58-80%) ou ensaio de ácido nucleico (93%) para GC; urina para ensaio de ácido nucleico (93%) para GC; urina (80-92%), *swab* vaginal (97%) ou *swab* cervical (97%) para detecção de *C. trachomatis* por amplificação de ácido nucleico. A cultura (52%) ou os ensaios não amplificados (50-80%) são consideravelmente menos sensíveis para fins de diagnóstico da infecção por *C. trachomatis*.	Devido ao perigo de obter resultados falso-positivos nos ensaios de amplificação de ácido nucleico, a cultura é o método preferido em casos de suspeita de abuso infantil. No exame de gestantes, uma preparação a fresco de secreções endocervicais contendo < 10 PMNs por campo de maior aumento apresentou um valor preditivo negativo de 99% para cervicite induzida por gonococos e de 96% para cervicite induzida por *C. trachomatis*. Nas clínicas de planejamento familiar, contudo, uma secreção mucopurulenta contendo > 10 PMNs por campo de maior aumento apresentou baixo valor preditivo positivo (29,2%) para cervicite associada a *C. trachomatis*. A secreção mucopurulenta pode persistir durante 3 meses ou mais, até mesmo após a instituição de uma terapia apropriada. Lusk MJ et al. Cervicitis aetiology and case definition: a study in Australian women attending sexually transmitted infection clinics. Sex Transm Infect 2016;92:175. [PMID: 26586777] Taylor SN. Cervicitis of unknown etiology. Curr Infect Dis Rep 2014;16:409. [PMID: 24859465] Workowski KA et al. Sexually transmitted diseases treatment guidelines, 2015. MMWR Recomm Rep 2015;64 (RR-03):1. [PMID: 26042815]

GENITURINÁRIO

Salpingite

Microrganismo	Amostra/exames diagnósticos	Comentários
Salpingite/doença inflamatória pélvica (DIP) Normalmente polimicrobiana: *N. gonorrhoeae* (DCGN), *Chlamydia trachomatis*, *Bacteroides*, *Peptostreptococcus*, *G. vaginalis* e outros anaeróbios, Enterobacteriaceae (BGN), estreptococos (CGP em cadeias), *Mycoplasma hominis* (discutível).	Coloração de Gram e cultura ou ensaio de amplificação de ácido nucleico utilizando exsudato uretral ou endocervical. Os achados de ultrassonografia incluem trompas espessadas e repletas de líquido, ovários do tipo policísticos e líquido livre na pelve. Entre os achados dos exames de RM para DIP (95%) estão a trompa repleta de líquido, a piossalpinge, o abscesso tubo-ovariano ou os ovários do tipo policísticos e líquido livre. A laparoscopia suplementada pelos exames microbiológicos e pelo exame de biópsia de fímbrias constitui o padrão diagnóstico para casos de DIP. A ultrassonografia transvaginal (81%) apresenta menor especificidade do que a RM. A laparoscopia é o exame mais específico para fins de confirmação do diagnóstico de DIP. RPR e VDRL devem ser checados em todos os pacientes devido à alta incidência de sífilis associada.	A DIP normalmente evolui de uma cervicite para endometrite e, então, para salpingite. É uma infecção sexualmente transmissível em alguns casos, não em todos. Todos os parceiros sexuais devem ser examinados. Todos os DIUs devem ser removidos. Uma estratégia para identificar, testar e tratar mulheres que apresentam menor risco de infecção cervical por clamídias pode levar a uma menor incidência de DIP. Todos os pacientes com diagnóstico de DIP aguda também devem ser testados quanto a uma possível infecção pelo HIV. Brunham RC et al. Pelvic inflammatory disease. N Engl J Med 2015;372:2039. [PMID: 25992748] Häfner LM. Pathogenesis of fallopian tube damage caused by *Chlamydia trachomatis* infections. Contraception 2015;92:108. [PMID: 25592078]

GENITURINÁRIO
Corioamnionite/Endometrite

Microrganismo	Amostra/exames diagnósticos	Comentários
Corioamnionite/endometrite Estreptococos do grupo B (CGP), *E. coli* (BGN), *Listeria monocytogenes* (BGP), *Mycoplasma hominis, M. genitalium, Ureaplasma urealyticum, Gardnerella vaginalis,* enterococos (CGP), estreptococos viridans (CGP em cadeias), *N. gonorrhoeae* (DCGN), *Bacteroides* (BGN), *Prevotella* (BGN) e outros anaeróbios da flora, *Chlamydia trachomatis,* estreptococos do grupo A (CGP).	O diagnóstico baseia-se principalmente nos achados clínicos. Líquido amniótico para coloração de Gram, glicose (níveis < 10-20 mg/dL) e cultura para microrganismos aeróbios e anaeróbios, além de sangue para cultura (10-20%). A avaliação fetal por ultrassonografia pode ser útil, mas fornece achados inespecíficos.	Entre os fatores de risco estão a vaginose bacteriana, o parto prematuro, a duração do parto, a paridade e a monitorização fetal interna. Ericson JE et al. Chorioamnionitis: implications for the neonate. Clin Perinatol 2015;42:155. [PMID: 25678002] Johnson CT et al. Current management and long-term outcomes following chorioamnionitis. Obstet Gynecol Clin North Am 2014;41:649. [PMID: 25454996] Kim CJ et al. Acute chorioamnionitis and funisitis: definition, pathologic features, and clinical significance. Am J Obstet Gynecol 2015;213(Suppl 4):S29. [PMID: 26428501] Kitaya K et al. Chronic endometritis: potential cause of infertility and obstetric and neonatal complications. Am J Reprod Immunol 2016;75:13. [PMID: 26478517]

OSSO

Osteomielite

Microrganismo	Amostra/exames diagnósticos	Comentários
Osteomielite *Staphylococcus aureus* (CGP) (60%). Lactentes: *S. aureus*, Enterobacteriaceae (BGN), estreptococos dos grupos A e B (CGP). Crianças (< 3 anos): *H. influenzae* (CBGN), *S. aureus*, estreptococos. Crianças (> 3 anos) a adultos: *S. aureus*, estafilococos coagulase-negativos, estreptococos do grupo A, *Pseudomonas aeruginosa*. Pós-operatório: *S. aureus*, Enterobacteriaceae, *Pseudomonas* sp. (BGN), *Bartonella henselae* (BGN). Prótese articular: estafilococos coagulase-negativos, *Peptostreptococcus* (CGP), *Propionibacterium acnes* (BGP), estreptococos *viridans* (CGP em cadeias). Pacientes imunocomprometidos (p. ex., idosos, infectados pelo HIV): *M. tuberculosis, M. avium-intracellulare* (MAC), *Candida* sp., *Cryptococcus, Coccidioides*, histoplasma.	As hemoculturas para bactérias resultam positivas em cerca de 60% dos casos. É necessário realizar culturas de biópsia óssea aberta ou de biópsia percutânea por agulha se as culturas hematológicas resultarem negativas e houver suspeita de osteomielite. Os exames de imagem com cintilografia óssea ou cintilografia utilizando gálio e índio (sensibilidade de 95%, especificidade de 60-97%) podem localizar áreas-alvo suspeitas. A cintilografia óssea com tecnécio e metilenodifosfonato pode sugerir a existência de osteomielite em alguns dias ou semanas antes da obtenção das radiografias planas de osso. Essas radiografias fornecem achados anormais em casos agudos, decorridas cerca de 2 semanas do aparecimento da doença (33%). A cintilografia com leucócitos marcados com índio é útil na detecção de abscessos. A ultrassonografia para detecção de abscessos subperiósteos e a aspiração guiada por ultrassonografia podem auxiliar no diagnóstico e no manejo da osteomielite. A ultrassonografia pode diferenciar a osteomielite aguda de uma crise vaso-oclusiva em pacientes com anemia falciforme. A TC é útil, mas a RM é mais sensível e atualmente constitui o padrão de investigação. Quando o exame de raio X e a cintilografia são negativas, a RM (98%) é útil para detectar a osteomielite em estágio inicial (especificidade de 89%), definir a extensão e distinguir entre osteomielite e celulite.	A infecção hematogênica ou contígua (p. ex., articulação protética infectada, úlcera cutânea crônica) pode levar ao desenvolvimento de osteomielite em crianças (metáfises dos ossos longos) ou adultos (vértebras, metáfises de ossos longos). A osteomielite hematogênica em viciados em drogas ocorre em locais inusitados (vértebras, clavícula, costelas). Em crianças, a osteomielite frequentemente está associada ao envolvimento de articulações contíguas. Berbari EF et al. 2015 Infectious Diseases Society of America (IDSA) Clinical Practice Guidelines for the Diagnosis and Treatment of native vertebral osteomyelitis in adults. Clin Infect Dis 2015;61:e26. [PMID: 26229122] Malhotra R et al. Osteomyelitis in the diabetic foot. Diabet Foot Ankle 2014;5:24445. [PMID: 25147627] Martin AC et al. Predictors of outcome in pediatric osteomyelitis: five years' experience in a single tertiary center. Pediatr Infect Dis J 2016;35:387. [PMID: 26669740]

ARTICULAÇÃO

Artrite séptica/bacteriana

Microrganismo	Amostra/exames diagnósticos	Comentários
Artrite séptica/bacteriana Lactentes (< 3 meses): *S. aureus* (CGP), estreptococos do grupo A (CGP), Enterobacteriaceae (BGN), *Kingella kingae* (BGN), *Haemophilus influenzae* (BGN). Crianças (3 meses a 6 anos): *S. aureus* (35%), *H. influenzae*, estreptococos do grupo A (CGP) (10%), Enterobacteriaceae (6%), *Borrelia burgdorferi* (Lyme), *S. pneumoniae* (CGP), *K. kingae*. Adultos, IST improvável: *S. aureus* (40%), estreptococos do grupo A (27%), Enterobacteriaceae (23%), *Streptobacillus moniliformis* (BGN) (febre da mordida do rato), *Brucella* (CBGV) (*Neisseria* sp.), *Mycobacterium marinum* (BAAR). Adultos, IST provável: *N. gonorrhoeae* (DCGN) (infecção gonocócica disseminada [IGD]). Prótese articular, pós-operatório ou após injeção intra-articular: estafilococos coagulase-negativos (40%), *S. aureus* (20%), estreptococos *viridans* (CGP em cadeias), enterococos (CGP), *Peptostreptococcus* (CGP), *Propionibacterium acnes* (BGP), Enterobacteriaceae, *Pseudomonas* sp.	Aspiração do líquido articular (sinovial) para determinação de leucócitos (na infecção não gonocócica, a média de leucócitos é 100.000/mcL), coloração de Gram (melhor em amostra concentrada por centrifugação, positiva em um terço dos casos), cultura (infecção não gonocócica em adultos [85-95%], infecção gonocócica disseminada [IGD] [25%]). (Ver Artrite: exame e classificação do líquido sinovial, Tab. 8-5.) O rendimento da cultura é maior quando 10 mL de líquido sinovial são inoculados em uma placa ou no meio de cultura. As hemoculturas para bactérias podem ser úteis, especialmente para lactentes, adultos com infecção não gonocócica (50%), IGD (13%). Sorologia para *B. burgdorferi* para doença de Lyme. Cultura de material do trato geniturinário, garganta ou reto: a IGD pode ser diagnosticada pelo resultado positivo de uma cultura realizada com material de uma fonte não articular e também por um quadro clínico compatível. Em casos difíceis, a RM pode ajudar a diferenciar entre artrite séptica e sinovite transitória.	A artrite séptica é considerada uma emergência reumatológica devido ao potencial de rápida destruição articular e perda de função. É importante obter líquido sinovial e sangue para realização de culturas antes de iniciar o tratamento antimicrobiano. A artrite séptica normalmente é adquirida pela via hematogênica. A articulação protética e a diminuição das defesas do hospedeiro secundária ao câncer, infecção por HIV, doença hepática ou hipogamaglobulinemia são fatores predisponentes comuns. A artrite não gonocócica bacteriana costuma ser monoarticular (e comumente afeta uma articulação do joelho). A IGD é a causa mais comum de artrite séptica em centros urbanos e em geral é poliarticular, estando associada à tenossinovite. Lin WT et al. High prevalence of methicillin-resistant *Staphylococcus aureus* among patients with septic arthritis caused by *Staphylococcus aureus*. PLoS One 2015;10:e127150. [PMID: 25996145] Lin WT et al. Clinical manifestations and bacteriological features of culture-proven gram-negative bacterial arthritis. J Microbiol Immunol Infect 2015 Sept 18. [Epub ahead of print] [PMID: 26455489] Peterson TC et al. Septic arthritis in intravenous drug abusers: a historical comparison of habits and pathogens, J Emerg Med 2014;47:723. [PMID: 25282119]

MÚSCULO

Gangrena gasosa

Microrganismo	Amostra/exames diagnósticos	Comentários
Gangrena gasosa *Clostridium perfringens* (BGP) (80-95%), outras *Clostridium* sp.: *C. ramosum, C. bifermentans, C. histolyticum, C. septicum, C. sordellii, C. tertium.*	A suspeita diagnóstica deve ser considerada diante da observação de áreas teciduais desvitalizadas quando a presença de gases é descoberta à apalpação (crepitação subcutânea) ou por exame de raio X. A coloração de Gram de amostras de exsudato (aquoso, de cor marrom ou tingido de sangue e cheirando a podre, oriundo de lesões ou abscessos, quando existentes) pode ser diagnóstica, mostrando a presença de bastonetes Gram-positivos (podem ser Gram-variáveis) e uma notável ausência de neutrófilos. A cultura anaeróbia da secreção é confirmatória.	A gangrena gasosa ocorre em uma ferida contaminada. *C. perfringens* produz exotoxinas potentes, incluindo as toxinas α e θ, que diminuem a contratilidade miocárdica, induzem ao choque e causam lesão vascular direta no sítio de infeção. As infecções causadas por Enterobacteriaceae, outros bastonetes Gram-negativos, *S. aureus* e estreptococos, além das infecções mistas aeróbias e anaeróbias, também podem acarretar a formação de gases. Esses agentes causam celulite em vez de mionecrose. Kitterer D et al. Gas gangrene caused by *Clostridium perfringens* involving the liver, spleen, and heart in a man 20 years after an orthotopic liver transplant: a case report. Exp Clin Transplant 2014;12:165. [PMID: 23962047] Shindo Y et al. Epidemiological and pathobiologial profiles of *Clostridium perfringens* infections: review of consecutive series of 33 cases over a 13-year period. Int J Clin Exp Pathol 2015;8:569. [PMID: 25755747] Simon TG et al. Massive intravascular hemolysis from *Clostridium perfringens* septicemia: a review. J Intensive Care Med 2014;29:327. [PMID: 24019300]

PELE

Impetigo

Microrganismo	Amostra/exames diagnósticos	Comentários
Impetigo Lactentes (impetigo do recém-nascido): *Staphylococcus* (GPC). Não bolhoso ou "vesicular" (70% dos casos): *S. pyogenes* (CGP), *S. aureus* (CGP), anaeróbios. Bolhoso (30% dos casos): *S. aureus*.	A coloração de Gram, cultura e esfregaço para detecção dos antígenos de HSV e VZV por DFA de raspados das lesões pode ser útil para diferenciar o impetigo de outras lesões vesiculares ou pustulares (HSV, VZV, dermatite de contato). A DFA de esfregaço pode ser realizada por meio da raspagem do conteúdo, da base e do teto da vesícula, seguida da aplicação do material em uma lâmina de vidro. Após a fixação, a lâmina é corada com reagentes de DFA para identificação de HSV ou VZV.	O impetigo do recém-nascido requer tratamento imediato e proteção dos outros lactentes (isolamento). As infecções aeróbias-anaeróbias polimicrobianas estão presentes em alguns pacientes. Em casos de pacientes com impetigo recorrente, é necessário realizar culturas de material oriundo das narinas anteriores para identificar e tratar o carreador de *S. aureus*. Hartman-Adams H et al. Impetigo: diagnosis and treatment. Am Fam Physician 2014;90:229. [PMID: 25250996] Ibrahim F et al. Bacterial skin infections. Prim Care 2015;42:485. [PMID: 26612370] Rush J et al. Childhood skin and soft tissue infections: new discoveries and guidelines regarding the management of bacterial soft tissue infections, molluscum contagiosum, and warts. Curr Opin Pediatr 2016;28:250. [PMID: 26900921]

PELE

Celulite

Microrganismo	Amostra/exames diagnósticos	Comentários
Celulite Ferida espontânea, traumática: polimicrobiana: *S. aureus* (CGP), estreptococos dos grupos A, C e G (CGP), enterococos (CGP), Enterobacteriaceae (BGN), *Clostridium perfringens* (BGP), *Clostridium tetani*, *Pseudomonas* sp. (BGN) (em caso de exposição à água). Ferida pós-operatória (não GI nem GU): *S. aureus*, estreptococos do grupo A, Enterobacteriaceae, *Pseudomonas* sp. Ferida pós-operatória (GI ou GU): devem ser adicionados *Bacteroides* sp., anaeróbios, enterococos (CGP), estreptococos dos grupos B ou C. Diabetes melito: Polimicrobiana: *S. pyogenes*, enterococos, *S. aureus*, Enterobacteriaceae, anaeróbios. Lesões bolhosas, escoriação contaminada pela água do mar, após o consumo de frutos do mar crus: *Vibrio vulnificus* (BGN). Sítio de doação de enxerto venoso: estreptococos β-hemolítico. Úlceras de decúbito: polimicrobiana: *S. aureus*, estreptococos anaeróbios, Enterobacteriaceae, *Pseudomonas* sp., *Bacteroides* sp., outros anaeróbios. Fascite necrosante, tipo 1: estreptococos, anaeróbios, Enterobacteriaceae; tipo 2: estreptococos do grupo A (gangrena estreptocócica hemolítica). Imunocomprometidos, incluindo indivíduos infectados por HIV: celulite por *Helicobacter cinaedi* associada com bacteremia.	Cultura de pele: na celulite espontânea, é difícil isolar o microrganismo causador. Em feridas traumáticas e pós-operatórias, a coloração de Gram pode possibilitar o rápido diagnóstico de infecções produzidas por estafilococos ou *Clostridium*. A cultura de material oriundo de feridas ou abscessos após a desinfecção do sítio de coleta na pele quase sempre fornece o diagnóstico. A RM pode auxiliar a diagnosticar a formação de abscesso secundário, fascite necrosante ou piomiosite. O exame de cortes de biópsia por congelação pode ser útil.	Há muito tempo, a celulite é considerada o resultado de uma invasão bacteriana antiga com subsequente proliferação bacteriana. Entretanto, a dificuldade para isolar os patógenos putativos a partir da pele celulítica tem colocado essa teoria em dúvida. Os fatores predisponentes para o desenvolvimento de celulite incluem diabetes melito, edema, doença vascular periférica, insuficiência venosa, ferida ou úlcera na perna, *Tinea pedis*, pele ressecada, obesidade e história de celulite. Considere a atualização da profilaxia antitetânica para todas as feridas. No caso do paciente diabético, e também em casos de feridas pós-operatória e traumática, considere o pronto desbridamento cirúrgico da fascite necrosante. Com a formação de abscessos, a drenagem cirúrgica passa a ser a base da terapia e pode ser suficiente. A gangrena estreptocócica hemolítica pode ser subsequente a traumatismos sutis e envolve cepas específicas de estreptococos. Bruun T et al. Etiology of cellulitis and clinical prediction of streptococcal disease: a prospective study. Open Forum Infect Dis 2015;3:ofv181. [PMID: 26734653] Gunderson CG et al. A systematic review of bacteremias in cellulitis and erysipelas. J Infect 2012;64:148. [PMID: 22101078] Kawamura Y et al. Clinical and bacteriological characteristics of *Helicobacter cinaedi* infection. J Infect Chemother 2014;20:517. [PMID: 25022901]

SANGUE

Bacteremia de origem desconhecida

Microrganismo	Amostra/exames diagnósticos	Comentários
Bacteremia de origem desconhecida Neonatos (< 4 dias): estreptococos do grupo B (CGP), *E. coli* (BGN), *Klebsiella* (BGN), *Enterobacter* (BGN), *S. aureus* (CGP), estafilococos coagulase-negativos (CGP), *Candida* sp. Neonatos (> 5 dias): acrescentar *H. influenzae* (CBGN). Crianças (sem imunocomprometimento): *S. pneumoniae* (DCGP), *N. meningitidis* (DCGN), *S. aureus* (CGP), enterococos (CGP). Adultos (uso de fármaco IV): *S. aureus* ou estreptococos *viridans* (CGP em cadeias), enterococos (CGP). Adultos (relacionada ao uso de cateter, sepse "em via de acesso"): estafilococos coagulase-negativos (30%), *S. aureus* (12%), *Candida* sp. (11%), enterococos (9%), outros estreptococos (9%), *Klebsiella pneumoniae* (9%), *Enterobacter* sp. (4%), *Serratia* sp. (4%), *Pseudomonas* sp. (4%), *Acinetobacter baumanii* (1-4%), *Corynebacterium jeikeium* (1%), outras leveduras (1%). Adultos (esplenectomizados): *S. pneumoniae*, *H. influenzae*, *N. meningitidis*. Neutropenia (< 500 PMN/mcL): Enterobacteriaceae, *Pseudomonas* sp., *S. aureus*, estafilococos coagulase-negativos, estreptococos *viridans* (CGP em cadeias). Imunocomprometidos: *Bartonella* sp. (BGN), *Mycobacterium avium/intracellulare* (BAAR).	As hemoculturas são obrigatórias para todos os pacientes com febre e sem fonte evidente de infecção. Essas culturas muitas vezes resultam negativas, especialmente quando o paciente é recém-nascido. As culturas (2-3 amostras) devem ser produzidas com material coletado de diferentes sítios e antes do início da terapia antibiótica. O material para cultura não deve ser coletado de um acesso IV ou de um sítio femoral sempre que possível. A cultura e a coloração de Gram de amostras de urina, feridas e outros sítios potencialmente infectados podem fornecer um diagnóstico mais rapidamente do que as hemoculturas. Estas últimas são incubadas por 5 dias. Estão sendo introduzidos novos métodos capazes de identificar rapidamente (em 3-5 horas) gêneros e espécies de bactérias e leveduras a partir de uma garrafa de hemocultura positiva (p. ex., hibridização *in situ* fluorescente de peptídeo-ácido nucleico [PNA-FISH], ensaios de PCR em tempo real e ensaios de microarranjo).	A bacteremia oculta afeta cerca de 5% das crianças febris na faixa etária de 2 a 36 meses. Em lactentes, os achados de contagem total de leucócitos elevada (> 15.000/mcL) e de contagem absoluta de PMNs também alta (CAN > 10.000/mcL) são igualmente sensíveis em termos de predição da bacteremia. Contudo, a CAN é mais específica. Os fatores predisponentes apresentados por indivíduos adultos incluem uso de fármacos IV, neutropenia, infecção do trato urinário, câncer, diabetes melito, cateterismo venoso, hemodiálise e plasmaférese. A infecção relacionada ao uso de cateter em pacientes com acesso venoso por tempo prolongado (Broviac, Hickman, etc.) pode ser tratada com sucesso sem necessidade de remover o cateter. Entretanto, a recorrência da bacteremia nesses casos é frequente. Belhassen-Garcia M et al. Fever of unknown origin as the first manifestation of colonic pathology. Clin Med (Lond) 2013;13:141. [PMID: 23681860] Gil-Diaz A et al. Fever of unknown origin in a young man. Ir J Med Sci 2014;183:461. [PMID: 24852662] Manzano S et al. Markers for bacterial infection in children with fever without source. Arch Dis Child 2011;96:440. [PMID: 21278424] Ruiz-Giardin JM et al. Clinical diagnostic accuracy of suspected sources of bacteremia and its effect on mortality. Eur J Intern Med 2013;24:541. [PMID: 23768564]

PARTE II. PATÓGENOS/AGENTES INFECCIOSOS EMERGENTES (NOVOS) E REEMERGENTES[1]

Microrganismo	Amostra/exames diagnósticos	Comentários
Acinetobacter As espécies de *Acinetobacter* são bastonetes Gram-negativos importantes como patógenos causadores de infecções relacionadas à assistência à saúde.	Culturas de fezes, exames respiratórios ou hemocultura. A infecção é mais comum em pacientes de UTI debilitados. O patógeno pode sobreviver por longos períodos no meio ambiente e nas mãos dos profissionais de saúde.	A infecção relacionada à assistência à saúde causada por *Acinetobacter* tornou-se mais frequente na última década, quando a cepa desenvolveu resistência a múltiplos fármacos. As cepas resistentes a múltiplos fármacos são universalmente sensíveis às polimixinas (colisina, polimixina B); entretanto, esses fármacos apresentam efeitos adversos significativos. A terapia alternativa é a tigeciclina. São altas as taxas de morbidade e mortalidade associadas a infecções por *Acinetobacter*. Kaye KS et al. Infections caused by resistant gram-negative bacteria: epidemiology and management. Pharmacotherapy 2015;35:949. [PMID: 26497481] Park SY et al. Risk factors for mortality in patients with *Acinetobacter baumannii* bacteremia. Infect Chemother 2013;45:325. [PMID: 24396634] Protic D et al. Nosocomial infections caused by *Acinetobacter baumannii*: are we losing the battle? Surg Infect (Larchmt) 2016;17:236. [PMID: 26885722] Zhou HY et al. Prior use of four invasive procedures increases the risk of *Acinetobacter baumannii* nosocomial bacteremia among patients in intensive care units: a systematic review and meta-analysis. Int J Infect Dis 2014;22:25. [PMID: 24607429]

(continua)

---

[1] *Quase 70% das epidemias de doenças infecciosas emergentes ocorridas nos últimos 10 anos foram doenças zoonóticas transmitidas de animais aos seres humanos. É difícil controlar as doenças causadas por agentes infecciosos novos/reemergentes devido à diversidade das fontes geográficas, ao potencial de rápida disseminação global a partir da fonte e a influências ecológicas e socioeconômicas.*

Microrganismo	Amostra/exames diagnósticos	Comentários
Anaplasmose granulocítica humana (AGH) O agente causador é uma bactéria intracelular. Carrapatos *Ixodes* são os vetores de *Anaplasma phagocytophilum*.	Hemograma, testes hepáticos. Entre as anormalidades sanguíneas, podem existir leucopenia e trombocitopenia. As transaminases podem estar aumentadas. Erliquiose monocítica humana (EMH): raramente, mórulas (aglomerados de bactéria *Ehrlichia*) podem ser vistas nos citoplasmas de monócitos no sangue periférico. AGH: 20-80% dos pacientes têm mórulas erliquiais identificadas em neutrófilos no sangue periférico.	Entre as complicações graves (raras), estão meningoencefalite e choque tóxico com falência de múltiplos órgãos. Essas complicações são mais comuns em pacientes imunocomprometidos. *E. chaffeensis* é encontrada primariamente nos estados do Atlântico Norte e Centro-Sul dos EUA. *A. phagocytophilum* é encontrado primariamente no Nordeste e nas áreas do Meio-Oeste superior dos EUA. Atif FA. *Anaplasma marginale* and *Anaplasma phagocytophilum*: Rickettsiales pathogens of veterinary and public health significance. Parasitol Res 2015;114:3941. [PMID: 26346451] Centers for Disease Control and Prevention (CDC). Human Ehrlichiosis. http://www.cdc.gov/ehrlichiosis/ Lotrič-Furlan S et al. Comparison of clinical and laboratory characteristics of patients fulfilling criteria for proven and probable human granulocytic anaplasmosis. Microbes Infect 2015;17:829. [PMID: 26432519] Nichols HK et al. Increasing incidence of ehrlichiosis in the United States: a summary of national surveillance of *Ehrlichia chaffeensis* and *Ehrlichia ewingii* infections in the United States, 2008–2012. Am J Trop Med Hyg 2016;94:52. [PMID: 26621561] Rikihisa Y. Molecular pathogenesis of *Ehrlichia chaffeensis* infection. Annu Rev Microbiol 2015;69:283. [PMID: 26488275]

(continua)

Microrganismo	Amostra/exames diagnósticos	Comentários
Caxumba O vírus da caxumba pertence à família dos paramixovírus. A doença é disseminada por gotículas respiratórias. A infectividade precede o sintoma em 1 dia e pode durar 1 semana. O período de incubação é de 14-21 dias (média de 18 dias).	*Swab* bucal/oral para cultura viral (padrão-ouro) ou detecção do RNA viral por RT-PCR. Sangue para realização de exames sorológicos para detecção da infecção aguda pelo vírus da caxumba (IgM) e testes de imunidade humoral (IgG) por EIA. Sangue para realização de exames sorológicos para caxumba, incluindo a detecção de IgM vírus-específica em uma amostra isolada ou de um aumento de pelo menos 4 vezes dos níveis de anticorpos IgG entre as amostras de fase aguda e convalescença, por EIA indireto. Para indivíduos previamente vacinados, os exames sorológicos possuem utilidade limitada. Em uma epidemia recente, anticorpos IgM antivírus da caxumba foram detectados em menos de 15% dos indivíduos infectados previamente vacinados, sendo que 95% tinham anticorpos IgG contra o vírus. A detecção do vírus da caxumba também pode sofrer variações, porque os indivíduos imunizados apresentam baixa carga viral.	Sinais e sintomas clínicos: aparecimento agudo de edema uni ou bilateral, sensível e autolimitado, nas parótidas (75%) ou nas glândulas salivares. Esse edema dura pelo menos 2 dias e não possui causas evidentes, é acompanhado de febre, mal-estar, rigidez cervical e cefaleia. As complicações incluem meningite (30%), orquite, pancreatite, ooforite, tireoidite, neurite, hepatite, miocardite, trombocitopenia, artralgias e nefrite. Barsky AE et al. Mumps outbreak in Orthodox Jewish communities in the United States. N Engl J Med 2012;367:1704. [PMID: 23113481] Gouma S et al. Severity of mumps disease is related to MMR vaccination status and viral shedding. Vaccine 2016;34:1868. [PMID: 26954106] Rubin S et al. Molecular biology, pathogenesis and pathology of mumps virus. J Pathol 2015;235:242. [PMID: 25229387]

(continua)

Microrganismo	Amostra/exames diagnósticos	Comentários
Clostridium difficile *Clostridium difficile* é um bastonete anaeróbio Gram-positivo. *C. difficile* produz duas toxinas: toxina A (enterotoxina) e toxina B (citotoxina). *C. difficile* é encontrado nas fezes de 15-25% dos pacientes com diarreia associada ao uso de antibióticos, 10% dos pacientes tratados com antibióticos sem diarreia e em 95% dos pacientes com diarreia associada à colite pseudomembranosa.	A cultura de fezes é um teste sensível (89-100%). Contudo, 25% dos isolados recuperados são não patogênicos, e o exame demora 72 horas. É necessário também realizar um ensaio para detecção de toxina com os microrganismos isolados. O uso de fezes para um ensaio de citotoxicidade (toxina B) em cultura é considerado um teste satisfatório. Entretanto, relatos recentes sugerem que esse teste apresenta menor especificidade (60-80%) para detecção de toxinas. Além disso, sua execução demora 48 horas. A cultura de fezes toxigênica (demonstra a produção de toxina pelo isolado de *C. difficile*) tornou-se o novo "padrão-ouro". Entretanto, o teste também demora vários dias. O exame fecal por EIA para detecção das toxinas A e B apresenta uma sensibilidade de 70-80%; também há testes rápidos disponíveis. Entretanto, os EIAs deixaram de ser recomendados como testes de rotina para detecção de toxinas. Um ensaio de fluxo lateral rápido que detecta ambas as toxinas (A e B) e uma enzima (glutamato desidrogenase [GDH]) por EIA é útil para rastreamento da presença de *C. difficile* toxigênico nas fezes. Os ensaios moleculares que detectam o gene codificador da toxina B são bastante sensíveis (95%) e específicos. Esses ensaios estão se tornando o padrão de tratamento em muitos laboratórios. A colonoscopia ou sigmoidoscopia flexível podem ser realizadas em pacientes com sintomatologia grave com o objetivo de detectar placas de colite pseudomembranosa diante da necessidade de um diagnóstico rápido; a sensibilidade é de 51%.	Sinais e sintomas clínicos: diarreia aquosa, febre e anorexia, além de dor e sensibilidade abdominal. A diarreia pode ser leve a grave. A diarreia grave pode acarretar ulceração e sangramento no cólon (colite), bem como perfuração intestinal (peritonite). Um novo tipo emergente de *C. difficile* é o ribotipo 027, também conhecido como NAP-1, que produz 16-23 vezes mais toxinas A e B, além de ser resistente às fluoroquinolonas. Essa cepa emergente de *C. difficile* produz uma doença mais grave, com aumento da necessidade de procedimentos cirúrgicos e possível morte. As opções de tratamento incluem metronidazol, vancomicina ou um novo fármaco caro, a fidaxomicina. Nos casos de doença grave e recorrente, o transplante fecal tem sido bem-sucedido. Kociolek LK et al. Breakthroughs in the treatment and prevention of *Clostridium difficile* infection. Nat Rev Gastroenterol Hepatol 2016;13:150. [PMID: 26860266] Leffler DA et al. *Clostridium difficile* infection. N Engl J Med 2015;373:287. [PMID: 26176396] Lessa FC et al. Burden of *Clostridium difficile* infection in the United States. N Engl J Med 2015;372:2369. [PMID: 26081850] Zanella Terrier MC et al. Recurrent *Clostridium difficile* infections: the importance of the intestinal microbiota. World J Gastroenterol 2014;20:7416. [PMID: 24966611]

(continua)

Microrganismo	Amostra/exames diagnósticos	Comentários
Cryptococcus gattii Apesar de ser encontrada nas áreas tropicais e subtropicais do globo, essa levedura emergiu como patógeno humano e animal em 2000, no Noroeste do Pacífico, depois de ter sido reconhecida em Vancouver Island, British Columbia. Diferentemente de *Cryptococcus neoformans*, que causa doença principalmente em indivíduos imunocomprometidos, *C. gattii* pode causar doença em indivíduos sadios e em imunocomprometidos (infectados por HIV, receptor de transplante de órgão, indivíduos com malignidade hematológica).	Diagnosticado via isolamento de *C. gattii* a partir de cultura realizada com amostras clínicas. As características bioquímicas são iguais às de *C. neoformans*, exceto quanto à reação em meio especial, o meio contendo L-canvanina-glicina-azul de bromotimol (GBB). *C. gattii* produz uma coloração azul nesse ágar CGB.	*C. gattii* está associado a fontes ambientais, é isolado a partir de árvores, solo, ar, água doce e água do mar junto às zonas climáticas de Coastal Douglas Fir em British Columbia. A transmissão parece se dar por inalação de esporos a partir do meio ambiente, causando pneumonia ou meningite. A infecção requer tratamento mais prolongado e agressivo do que na infecção por *C. neoformans*. Espinel-Ingroff A et al. Current trends in the prevalence of *Cryptococcus gattii* in the United States and Canada. Infect Drug Resist 2015;8:89. [PMID: 25999744] Harris J et al. *Cryptococcus gattii*: where do we go from here? Med Mycol 2012;50:113. [PMID: 21993943] Harris JR et al. *Cryptococcus gattii* infections in multiple states outside the US Pacific Northwest. Emerg Infect Dis 2013;19:1620. [PMID: 24050410]

(continua)

Microrganismo	Amostra/exames diagnósticos	Comentários
Doença de Lyme Agente causador: *Borrelia burgdorferi*. Encontrada primariamente no Nordeste, áreas costeiras do Meio-Atlântico e Centro-Norte dos EUA. *B. burgdorferi* é transmitida primariamente pela picada do carrapato de veados (espécies de *Ixodes*), depois que permanece fixo no hospedeiro por mais de 24 horas.	Soro para detecção de anticorpos IgM e IgG por ELISA; requer confirmação por *Western immunoblot* (recomendação do CDC).	Sinais e sintomas clínicos: *Estágio agudo*: eritema migratório (eritema em expansão com área de clareamento central) no sítio de picada do carrapato em 10 dias em 70-80%. Outros sintomas: febre baixa, cefaleia, mialgia, artralgia e linfadenopatia regional por 3-4 semanas. *Sintomas musculoesqueléticos*: artrite assimétrica; a resolução pode demorar 3-4 anos (independentemente do tratamento). *Envolvimento neurológico inicial*: neurite craniana, meningite e encefalite. *Doença neurológica crônica*: encefalopatia subaguda, polineuropatia axonal e leucoencefalopatia. Choi E et al. Tick-borne illnesses. Curr Sports Med Rep 2016;15:98. [PMID: 26963018] Chomel B. Lyme disease. Rev Sci Tech 2015;34:569. [PMID: 26601457] Koedel U et al. Lyme neuroborreliosis-epidemiology, diagnosis and management. Nat Rev Neurol 2015;11:446. [PMID: 26215621] Sanchez JL. Clinical manifestations and treatment of Lyme disease. Clin Lab Med 2015;35:765. [PMID 26593256]

(continua)

Microrganismo	Amostra/exames diagnósticos	Comentários
Escherichia coli, diarreagênica *Escherichia coli* é membro do gênero Escherichia, pertencente à família Enterobacteriaceae. *E. coli* pode ser caracterizada pelo lipopolissacarídeo (O) e por antígenos flagelares (H) compartilhados que definem os sorogrupos (apenas o antígeno O) ou sorotipos (antígenos O e H). Mais de 175 antígenos O e 53 antígenos H foram identificados, mas somente algumas combinações de sorotipo estão associadas às doenças diarreicas.	Cultura de fezes com exames especiais (ver as entradas a seguir). *E. coli* utiliza ao menos seis mecanismos diferentes para causar diarreia. Cada um desses mecanismos está associado a um tipo patológico diferente e a determinantes de virulência distintos. Os seis tipos patológicos são: *E. coli* difusamente aderente (**ECDA**), *E. coli* enteroagregativa (**ECEA**), *E. coli* êntero-hemorrágica (**EHEC**) (também conhecida como *E. coli* produtora de toxina Shiga, **ECTS**), *E. coli* enteroinvasiva (**ECEI**), *E. coli* enteropatogênica (**ECEP**) e *E. coli* enterotoxigênica (**ECET**). Mais de 200 tipos de *E. coli* comprovadamente produzem toxina Shiga. Cerca de 1% das amostras de fezes examinadas em laboratórios clínicos contêm toxina Shiga (ECTS). Há EIAs disponíveis para detecção de toxina Shiga.	O principal reservatório de ECEH/ECTS é o trato intestinal do gado e de animais herbívoros (p. ex., ovelha, veado, cabra, aves). As cepas de ECEH/ECTS são as mais frequentemente identificadas como sorotipos de *E. coli* diarreagênica. Mais de 60 sorotipos de ECTS estão associados a doenças humanas. *E. coli* O157:H7 é o sorotipo de STEC mais comum, mas houve uma epidemia de vários milhares de casos de infecção por *E. coli* O104:H4 na Europa Ocidental em 2011. Parece que a fonte de infecção foram brotos contaminados não processados oriundos de uma fazenda localizada na Alemanha, rastreados até o Egito. Essa epidemia estava associada a mais de 800 casos de síndrome hemolítico-urêmica (SHU) e a mais de 30 mortes. Vários casos foram relatados nos EUA e houve um caso de morte por SHU. Sinais e sintomas clínicos: diarreia, disenteria (diarreia sanguinolenta). Jandhyala DM et al. Shiga toxin-producing *Escherichia coli* O104:H4: an emerging pathogen with enhanced virulence. Infect Dis Clin North Am 2013;27:631. [PMID: 24011834] Kalita A et al. Recent advances in adherence and invasion of pathogenic *Escherichia coli*. Curr Opin Infect Dis 2014;27:459. [PMID: 25023740] Smith JL et al. Shiga toxin-producing *Escherichia coli*. Adv Appl Microbiol 2014;86:145. [PMID: 24377855] Centers for Disease Control and Prevention (CDC). Diarrheagenic *Escherichia coli*. http://www.cdc.gov/ecoli/diarrheagenic-ecoli.html
***E. coli* difusamente aderente (ECDA)** O patógeno deflagra um característico padrão agregativo difuso de aderência a células HEP-2.	Fezes para o ensaio de adesão difusa em cultura de tecido; teste é realizado por laboratórios de saúde pública estaduais nos EUA.	

(continua)

Microrganismo	Amostra/exames diagnósticos	Comentários
E. coli enteroagregativa (ECEA) O patógeno adere às células epiteliais do intestino delgado e do intestino grosso, além de expressar citotoxinas e enterotoxinas secretórias.	Fezes para ensaio de adesão em cultura de tecido; o teste é realizado por laboratórios de saúde pública estaduais nos EUA. Os testes de DNA e PCR não possuem sensibilidade e especificidade suficientes.	Sinais e sintomas clínicos: cólicas intestinais, fezes sanguinolentas e muco. Diarreia persistente em crianças. Diarreia crônica em pacientes infectados pelo HIV/imunocomprometidos. Correlação com a produção de interleucina-8. Estrada-Garcia T et al. Enteroaggregative *Escherichia coli* pathotype: a genetically heterogeneous emerging foodborne enteropathogen. FEMS Immunol Med Microbiol 2012;66:281. [PMID: 22775224] Jandhyala DM et al. Shiga toxin–producing *Escherichia coli* O104:H4: an emerging pathogen with enhanced virulence. Infect Dis Clin North Am 2013;27:631. [PMID: 24011834]
E. coli êntero-hemorrágica/E. coli produtora de toxina Shiga (ECEH/ECTS) O patógeno coloniza os enterócitos do intestino grosso e causa lesão em pedestal característica na histopatologia. Produz a toxina Shiga (Stx) 1 ou 2, que inibem a síntese proteica.	Fezes para cultura bacteriana, meio especial para teste de O157:H7 e O104:H4. Fezes para detecção da toxina Shiga por EIA.	Sinais e sintomas clínicos: diarreia sanguinolenta (embora também possa haver diarreia sem sangue), dor abdominal, vômitos, geralmente ausência de febre. A SHU desenvolve-se em até 10% dos casos. *E. coli* O157:H7 e O104:H4. EHEC/ECTS causam > 80% dos casos de SHU. Entre os pacientes com a síndrome, de 30-50% sofrem dano renal em longo prazo e 5-10% morrem. A recomendação é não usar antibióticos no tratamento desses pacientes infectados, porque isso poderia aumentar o risco de progressão para SHU. Gould LH et al. Increased recognition of non-O157 Shiga toxin–producing *Escherichia coli* infections in the United States during 2000–2010: epidemiologic features and comparison with *E. coli* O157 infections. Foodborne Pathol Dis 2013;10:453. [PMID: 23560425] Smith JL et al. Shiga toxin-producing *Escherichia coli*. Adv Appl Microbiol 2014;86:145. [PMID: 24377855]

(continua)

Microrganismo	Amostra/exames diagnósticos	Comentários
E. coli enteroinvasiva (ECEI) O patógeno invade as células epiteliais do cólon, lisa o fagossomo, multiplica-se intracelularmente e desloca-se dentro da célula, saindo e reentrando através da membrana plasmática basolateral. Esse microrganismo apresenta uma estreita correlação genética, bioquímica e patogenética com as espécies de *Shigella*.	Fezes para PCR ou análise com sondas de DNA para detecção dos genes *inv*. Nos EUA, o teste é realizado por laboratórios de saúde pública estaduais ou laboratórios de pesquisa.	Sinais e sintomas clínicos: diarreia aquosa envolvendo um mecanismo similar ao da diarreia associada a *Shigella*, além de estar relacionada à indução de apoptose em macrófagos infectados, febre e cólicas abdominais. Sinais e sintomas clínicos: diarreia leve a grave. Martinez-Medina M et al. *Escherichia coli* in chronic inflammatory bowel diseases: an update on adherent invasive *Escherichia coli* pathogenicity. World J Gastrointest Pathophysiol 2014;5:213. [PMID: 25133024]
E. coli enteropatogênica (ECEP) O patógeno adere-se aos enterócitos do intestino delgado e destrói a estrutura de microvilosidades normal.	Exame de fezes com PCR para detecção de ECEP ou análise com sondas de DNA podem ser oferecidos em laboratórios de saúde pública ou laboratórios de pesquisa nos EUA.	Principal causa de diarreia em pediatria em países em desenvolvimento. Sinais e sintomas clínicos: diarreia grave, febre baixa, vômitos. A diarreia prolongada resulta em perda de peso, desnutrição e morte. Diarreia infantil, desidratação. Hu J et al. Enteropathogenic *Escherichia coli*: foe or innocent bystander? Clin Microbiol Infect 2015;21:729. [PMID: 25726041]
E. coli enterotoxigênica (ECET) O patógeno adere-se aos enterócitos do intestino delgado, e a enterotoxina causa uma diarreia aquosa leve a grave. Produz dois tipos de toxina: toxina termossensível (TS) e toxina termoestável (TE).	Fezes para detecção de *E. coli* produtora de toxinas; o teste é realizado por laboratórios de saúde pública nos EUA. As fezes não contêm leucócitos, muco ou hemácias.	Sinais e sintomas clínicos: diarreia aquosa geralmente com duração de 3-7 dias, podendo ser prolongada ou recidivante no decorrer de vários meses; cólicas abdominais; náusea ocasional; febre normalmente ausente. Causa frequente da diarreia do viajante. Bourgeois AL et al. Status of vaccine research and development for enterotoxigenic *Escherichia coli*. Vaccine 2016 Jun 3;34:2880. [PMID: 26988259]

(continua)

Microrganismo	Amostra/exames diagnósticos	Comentários
Encefalopatia espongiforme transmissível (EET) A EET é uma doença priônica neurodegenerativa incurável, progressiva e fatal, que ocorre tanto em animais como nos seres humanos. As EETs incluem a encefalopatia espongiforme bovina (EEB) que afeta o gado; *scrapie* em ovinos; doença consumptiva crônica em veados e alces; *kuru* em seres humanos; doença de Creutzfeld-Jakob (DCJ) em seres humanos; e certos distúrbios geneticamente determinados ou familiares (p. ex., insônia familiar fatal e síndrome de Gerstmann-Straussler-Scheinker). Existe o potencial de transmissão da EEB para seres humanos a partir da ingesta de carne ou derivados de carne contaminados. Outra questão de saúde pública envolve a potencial transmissão via transfusões sanguíneas ou transplantes de córnea, dura-máter e outros.	Tecidos oriundos do cérebro, medula espinal, olhos, tonsilas, tecidos linfoides, baço, pâncreas e nervos para análise imuno-histoquímica (IHQ); e para imunoensaio dependente de conformação (IDC), que é mais rápido e emprega anticorpos específicos que se ligam a todos os príons causadores de doença no cérebro. A manipulação de tecido cerebral ou medula espinal de pacientes potencialmente com EET requer extrema cautela.	Sinais e sintomas clínicos: demência de progressão rápida, fasciculações miotônicas, ataxia, tremor, sintomas psiquiátricos. Diack AB et al. Variant CJD. 18 years of research and surveillance. Prion 2014;8:286. [PMID: 25495404] Huang WJ et al. Prions mediated neurodegenerative disorders. Eur Rev Med Pharmacol Sci 2015;19:4028. [PMID: 26592824] Manix M et al. Creutzfeldt-Jakob disease: updated diagnostic criteria, treatment algorithm, and the utility of brain biopsy. Neurosurg Focus 2015;39:E2. [PMID: 26646926]

(continua)

Microrganismo	Amostra/exames diagnósticos	Comentários
Enterobacteriaceae resistentes a carbapenêmicos (ERC) A produção de carbapenemase nas Enterobacteriaceae somente se tornou conhecida no início dos anos 2000. Quase todos os isolados resistentes a carbapenêmicos eram casos esporádicos de hiperprodução de uma β-lactamase (AmpC ou ESBL) combinada com perda de porina. Em 2001, houve o primeiro relato de *Klebsiella pneumoniae* resistente a carbapenêmicos, a qual trazia uma nova carbapenemase, a enzima KPC. A New Delhi metalo-β-lactamase (NDM1) foi descrita em pacientes infectados com *Escherichia coli* ou *Klebsiella pneumoniae* durante cirurgias na Índia e no Paquistão. Epidemias de OXA-48 carbapenemase em *K. pneumoniae* foram observadas no mundo inteiro a partir de 2003, resultando em resistência a todos os β-lactâmicos.	A detecção precisa e oportuna de ERC é muito importante para guiar as decisões terapêuticas e iniciar medidas de controle de infecção adequadas. Os testes de sensibilidade são feitos em isolados de Enterobacteriaceae com o método de concentração inibitória mínima (CIM alta para certos carbapenêmicos) ou detecção de hidrólise de carbapenêmico pelo teste de Hodge modificado ou teste Carba NP. O teste de CIM é usado com frequência como primeiro rastreamento. Os testes genotípicos envolvem amplificação e detecção de genes de β-lactamase específicos (*bla*) pelo ensaio de PCR (altamente sensíveis e específicos). O ensaio de ágar cromogênico e o moderno ensaio de PCR estão disponíveis para o rastreamento com *swabs* retais de grupos de alto risco (p. ex., residentes de clínicas de repouso).	Pacientes infectados com ERC têm maior morbidade e mortalidade do que indivíduos não infectados. ERC pode causar infecção do trato urinário, infecção abdominal, bacteremia, pneumonia e infecção de tecidos moles e de pele. A infecção por ERC é disseminada por via fecal-oral e de um paciente a outro por meio das mãos contaminadas de profissionais da saúde; mais recentemente, foi observada a transmissão por endoscópios contaminados, pias e drenos. Além da maioria dos β-lactâmicos, os microrganismos ERC costumam ser resistentes a outras classes de fármacos antimicrobianos. Restam poucas opções de tratamento: colistina, polimixina B e tigeciclina têm atividade comprovada *in vitro*, mas podem produzir efeitos colaterais (p. ex., nefrotoxicidade com o uso de colistina). Duas combinações inibitórias recentemente lançadas, de β-lactâmico/β-lactamase, mostram-se promissoras na luta contra infecções por ERC: ceftolozana/tazobactama e ceftazidima/avibactam. Há necessidade de mais fármacos e de estudos adicionais. Kaye KS et al. Infection caused by resistant Gram-negative bacteria: epidemiology and management. Pharmacotherapy 2015;35:949. [PMID: 26497481] Temkin E et al. Carbapenem-resistant Enterobacteriaceae: biology, epidemiology, and management. Ann NY Acad Sci 2014;1323:22. [PMID: 25195939] Yamamoto M et al. Treatment for infections with carbapenem-resistant Enterobacteriaceae: what options do we still have? Crit Care 2014;18:229. [PMID: 25041592]

(continua)

Microrganismo	Amostra/exames diagnósticos	Comentários
Enterococcus resistente à vancomicina (ERV) A emergência da resistência à vancomina é observada em *E. faecalis* e *E. faecium* (mais comum), bem como em pelo menos 7 fenótipos (van A a van G). Os ERV, especialmente *E. faecium*, em geral demonstram a resistência intrínseca a cefalosporinas, aminoglicosídeos e antibióticos β-lactâmicos. Os enterococos que adquirem o gene van A são altamente resistentes à vancomicina e à teicoplanina. A localização desse gene em um plasmídeo implica a possibilidade de sua disseminação entre as cepas. Desse modo, a identificação de ERV pode requerer o isolamento de contato no hospital pelo controle de infecções. Os enterococos também podem passar o agrupamento do gene van A para *S. aureus*, com consequente geração de *S. aureus* resistente à vancomicina.	Culturas de fezes, sangue, feridas, abscessos, LCS.	De Angelis G et al. Infection control and prevention measures to reduce the spread of vancomycin-resistant enterococci in hospitalized patients: a systemic review and metaanalysis. J Antimicrob Chemother 2014;69:1185. [PMID: 24458513] Toner L et al. Vancomycin resistant enterococci in urine cultures: antibiotic susceptibility trends over a decade at a tertiary hospital in the United Kingdom. Investig Clin Urol 2016;57:129. [PMID: 26981595]
Erliquiose monocítica humana (EMH) O agente causador é *Ehrlichia chaffeensis*. É transmitida a pessoas e animais por diversos carrapatos: espécies de *Dermacentor*, *Ixodes* e *Amblyomma*.	EMH e AGH podem ser diagnosticadas por sorologia ou testes de PCR. Sangue/soro para detecção de anticorpos IgM ou IgG por IFA ou ELISA. Sangue/soro/medula óssea para detecção de DNA erliquial por PCR.	Sinais e sintomas clínicos (similar entre EMH e AGH): a doença é leve a fatal; a maioria dos pacientes se recupera sem tratamento. A doença pode ser semelhante à febre maculosa das Montanhas Rochosas, com duração de 1-2 semanas e manifestações de exantema (20%), febre, cefaleia, calafrios, náusea, vômitos, anorexia, mialgias, tosse, diarreia e linfadenopatia.

(continua)

Microrganismo	Amostra/exames diagnósticos	Comentários
Influenza A aviária/H5N1, influenza A aviária/H7N9 e o novo influenza A H1N1 O subtipo H5N1 do vírus influenza A apresenta maior virulência, é mais facilmente transmitido (de forma mais eficiente) entre seres humanos e possui resistência contra fármacos antivirais, comparativamente aos vírus influenza A sazonais e a outros vírus influenza aviários. O novo vírus influenza A H1N1 foi o causador da pandemia ocorrida em 2009.	Amostras de *swab* nasofaríngeo para cultura viral (amostras de pacientes com suspeita de influenza aviária não devem ser cultivadas em laboratório de rotina; as amostras devem ser enviadas para o CDC ou para um laboratório do departamento de saúde pública, e o grupo local/estadual de doenças transmissíveis deve ser contatado). O CDC e os laboratórios de saúde pública empregam métodos moleculares de tipagem de cepas. Os ensaios moleculares para influenza de tipos A e B com identificação da cepa H1N1 atualmente são comercializados para laboratórios clínicos. Esses ensaios identificarão o influenza A e não o subtipo, por isso as amostras devem ser enviadas ao CDC ou ao laboratório de saúde pública para identificação do subtipo H5N1. Os profissionais de saúde que entram em contato próximo com pacientes apresentando sintomas semelhantes aos da gripe devem seguir as diretrizes do CDC e usar equipamentos de proteção pessoal (máscaras, etc.) a fim de prevenir infecções.	O primeiro caso documentado de transmissão de ave para ser humano da gripe aviária tipo A (H5N1) ocorreu em 1997 em Hong Kong. O vírus H5N1 é transportado pelas aves, que o liberam na saliva, secreções nasais e fezes. Outras aves são infectadas por transmissão fecal-oral através do contato com superfícies, ração, água, rebocos de parede contaminados etc. Em 2006, quase todos os países do mundo relataram pelo menos um caso de gripe H5N1. Sinais e sintomas clínicos: sintomas respiratórios leves a graves e febre. Alta mortalidade entre seres humanos. Teme-se a possibilidade de uma futura pandemia de gripe do tipo A H5N1. Como os vírus influenza A podem recombinar segmentos genéticos, novos vírus podem surgir com potencial de causar doença humana. Uma recente cepa viral de influenza A viral – vírus influenza A aviária (H7N9) – com potencial pandêmico causou muitos casos de influenza grave na China. O novo influenza A H1N1 causou principalmente uma doença leve, exceto nos casos de doença grave em crianças pequenas, gestantes e pacientes obesos. Gautret P et al. Emerging viral respiratory tract infections – environmental risk factors and transmission. Lancet Infect Dis 2014;14:1113. [PMID: 25189350] Mubareka S et al. Influenza virus emitted by naturally-infected hosts in a healthcare setting. J Clin Virol 2015;73:105. [PMID: 26590688] Tanner WD et al. The pandemic potential of avian influenza A(H7N9) virus: a review. Epidemiol Infect 2015;143:3359. [PMID: 26205078] Trombetta C et al. Emerging influenza strains in the last two decades: a threat of a new pandemic? Vaccines (Basel) 2015;3:172. [PMID: 26344952]

(continua)

Microrganismo	Amostra/exames diagnósticos	Comentários
Metapneumovírus humano (huMPV) O huMPV é o agente causador da bronquiolite em lactentes em 5-15% dos casos. É responsável por 1-5% das infecções das vias aéreas na infância e por 10-15% das internações por infecções do trato respiratório inferior. Membro da família Paramyxoviridae, esse vírus de RNA é um novo metapneumovírus relacionado ao vírus da traqueíte do peru e ao vírus sincicial respiratório (VSR). O primeiro caso documentado de infecção pelo huMPV ocorreu em 2001 nos EUA.	O isolamento de huMPV em cultura tecidual viral é difícil, porque o vírus se replica lentamente. A PCR com transcriptase reversa de amostras nasofaríngeas é o método mais favorável para a identificação de huMPV. A detecção direta de antígenos virais em amostras respiratórias por IFA é comercialmente disponível, ainda que menos usada; e, assim como para o VSR, os métodos de IFA são insensíveis em adultos devido à baixa carga viral nas secreções.	O huMPV é um patógeno respiratório causador de infecções que variam de resfriados à bronquiolite e pneumonia graves. Sinais e sintomas clínicos: Cerca de 70-80% dos indivíduos infectados são assintomáticos; 20% dos indivíduos infectados manifestam sintomas leves, semelhantes aos de um resfriado; 6% dos indivíduos infectados pelo vírus apresentam sintomas indistinguíveis daqueles observados na infecção por VSR, bronquiolite, crupe, asma ou pneumonia. A sorologia mostra que as infecções com huMPV são quase universais por volta dos 5 anos de idade e que a reinfecção pode ocorrer ao longo da vida, provavelmente devido ao comprometimento da resposta de célula T CD8+. Causa mais comumente infecções dos tratos respiratórios superior e inferior em crianças pequenas, mas também em idosos e pacientes imunocomprometidos. Haas LE et al. Human metapneumovirus in adults. Viruses 2013;5:87. [PMID: 23299785] Panda S et al. Human metapneumovirus: review of an important respiratory pathogen. Int J Infect Dis 2014;25:45. [PMID: 24841931] Schuster JE et al. Human metapneumovirus. Pediatr Rev 2013;34:558. [PMID: 24295817]

(continua)

Microrganismo	Amostra/exames diagnósticos	Comentários
Síndrome respiratória aguda grave – coronavírus A (SARS-CoA) O primeiro caso foi relatado no Sudeste da China em 2002. Na metade do ano de 2003, mais de 8.500 casos já haviam sido relatados com aproximadamente 800 mortes. Foi identificada em 2003 como uma infecção causada por coronavírus. Tem origem na vida selvagem (p. ex., gato-de-algália e outros mamíferos). Altamente infecciosa, é disseminada pelo contato próximo interpessoal. A infecção pelo vírus SARS-CoA rapidamente se disseminou pelo mundo antes de ser controlada pelas estratégias de intervenção de saúde pública.	Obter hemograma, TTPa, testes sorológicos e hepáticos, creatina quinase (CK), lactato desidrogenase (LDH), radiografia torácica, hemocultura, cultura de líquido pleural, expectoração para culturas bacterianas e perfil de vírus respiratórios (excluir a hipótese de infecção pelos vírus influenza A e B e por VSR). A cultura viral de amostras respiratórias não é recomendada. Amostras respiratórias, bem como de fezes e plasma/soro, podem ser enviadas para o CDC para realização do ensaio de RT-PCR para SARS-CoA. Sangue ou soro para realização de EIA para detecção de anticorpos anti-SARS-CoA, realizado por laboratórios de saúde pública estaduais americanos. Anormalidades laboratoriais: contagem de leucócitos normal ou baixa com diminuição do número de linfócitos, TTPa prolongado, aumento dos níveis de transaminases, CK aumentada, LDH aumentada.	Sinais e sintomas clínicos: entre os sintomas iniciais estão febre, calafrios, rigidez, mialgia e cefaleias. Os sintomas respiratórios surgem em 2-7 dias após a manifestação da condição, com falta de ar e/ou tosse seca; 60-100% dos pacientes desenvolvem pneumonia. Os profissionais de saúde que entram em contato com pacientes apresentando sintomas consistentes com infecção respiratória viral devem seguir as diretrizes do CDC e usar equipamentos de proteção pessoal (máscaras etc.) a fim de prevenir infecções. Al-Tawfiq JA et al. Coronaviruses: severe acute respiratory syndrome coronavirus and Middle East respiratory syndrome coronavirus in travelers. Curr Opin Infect Dis 2014;27:411. [PMID: 25033169] Peck KM et al. Coronavirus host range expansion and Middle East respiratory syndrome coronavirus emergence: biochemical mechanisms and evolutionary perspectives. Annu Rev Virol 2015;2:95. [PMID: 26958908]

(continua)

Microrganismo	Amostra/exames diagnósticos	Comentários
Síndrome respiratória do Oriente Médio – coronavirus (MERS-CoV) Causa síndrome respiratória do Oriente Médio (MERS). Em 2012, a primeira infecção humana por MERS-CoV foi relatada na Arábia Saudita. Emergiu a partir de um reservatório zoonótico e continua sendo o coronavírus dominante atualmente, circulando na população humana e causando doença grave.	Detecção molecular por PCR com transcriptase reversa em tempo real para detectar a doença ativa e o RNA viral em amostras clínicas (realizado por laboratórios de saúde pública ou pelo CDC). Recomendável obter múltiplas amostras: LBA, escarro, aspirado traqueal, *swabs* nasofaríngeos e orofaríngeos, soro, fezes. A sorologia para anticorpos pode detectar infecção prévia.	MERS-CoV enzoótico em camelos dromedários ao longo da península Arábica e em partes da África, causando doença leve no trato respiratório superior no reservatório do camelo e infecções raras e esporádicas em seres humanos. MERS-CoV pode causar doenças semelhantes a gripes leves, mas é mais conhecido como patógeno do trato respiratório inferior, causador de febre, tosse, dispneia e pneumonia. Pode progredir para síndrome respiratória aguda grave (SARS), falência de múltiplos órgãos e morte em 20-40% dos indivíduos infectados. Em comparação à SARS, que basicamente desapareceu, a MERS progride mais rápido para falência respiratória e lesão renal aguda, é mais comumente relatada em pacientes com doença subjacente e é mais frequentemente fatal. Como com a SARS, os profissionais de saúde têm sido infectados devido aos lapsos de controle de infecção e procedimentos preventivos. Os casos de MERS atualmente se restringem aos países do Oriente Médio, com alguns casos relatados na Europa, Ásia e Estados Unidos associados a viagens para o Oriente Médio. Al-Tawfiq JA et al. Coronaviruses: severe acute respiratory syndrome coronavirus and Middle East respiratory syndrome coronavirus in travelers. Curr Opin Infect Dis 2014;27:411. [PMID: 25033169] Hui DS et al. Severe acute respiratory syndrome vs. the Middle East respiratory syndrome. Curr Opin Pulm Med 2014;20:233. [PMID: 24626235] Mackay IM et al. MERS coronavirus: diagnostics, epidemiology and transmission. Virol J 2015;12:222. [PMID: 26695637]

(continua)

Microrganismo	Amostra/exames diagnósticos	Comentários
Staphylococcus aureus resistente à meticilina (MRSA) As infecções por MRSA são divididas em duas categorias de acordo com a fonte: (1) adquirida no hospital (MRSA-AH), que é secundária a internação, cirurgia, tratamento prolongado, diálise, uso de dispositivo invasivo, etc.; (2) adquirida na comunidade (MRSA-AC). A resistência à meticilina está associada à aquisição do gene *mecA*, que codifica a proteína ligadora de penicilina mutante, PBP 2a.	Culturas de pele, tecidos moles e sangue, com isolamento de *S. aureus* e teste de sensibilidade para detecção da resistência à meticilina. *Swab* das narinas anteriores como exame de rastreamento de infecção por MRSA, empregando ensaios moleculares, placas cromogênicas de ágar (as colônias de MRSA são rosas ou azuis em meio cromogênico); ou cultura bacteriana padrão e teste de sensibilidade.	Sinais e sintomas clínicos: celulite, erisipela, bacteremia, endocardite, pneumonia, morte. A prevalência crescente da MRSA-AC, que pode causar doença grave em indivíduos imunocompetentes, tem levado à recomendação do teste de rastreamento de colonização de MRSA em populações de pacientes vulneráveis. Esses incluem os pacientes de UTI, centros de diálise ou estabelecimentos de terapia prolongada, pacientes internados para cirurgia eletiva ou indivíduos com história de internação recente. Carrel M et al. USA300 Methicillin-resistant *Staphylococcus aureus*, United States, 2000–2013. Emerg Infect Dis 2015;21:1973. [PMID: 26484389] Esposito S et al. Epidemiology and microbiology of skin and soft tissue infections. Curr Opin Infect Dis 2016;29:109. [PMID: 26779772] Rhee Y et al. Evolving epidemiology of *Staphylococcus aureus* bacteremia. Infect Control Hosp Epidemiol 2015;36:1417. [PMID: 26372679]

(continua)

Microrganismo	Amostra/exames diagnósticos	Comentários
Streptococcus pneumoniae resistente Streptococcus pneumoniae é um diplococo Gram-positivo que, na década de 1970, costumava ser sensível a todas as classes de agentes antimicrobianos. Com a intensificação do uso dos antibióticos por pacientes com infecção viral, S. pneumoniae adquiriu material genético codificador de resistência a numerosos antibióticos comumente utilizados. Esse patógeno desenvolveu resistência às β-lactamases (45%) em sítios alterados de proteínas de ligação à penicilina; aos macrolídeos (40%), na bomba de efluxo de macrolídeos (genes *mef*) e sítios de metilases ribossômicas da eritromicina (genes *erm*); às lincosaminas (14%); à tetraciclina; aos inibidores de folato (14-21%); e às fluoroquinolonas (1-2%) com mutações em genes codificadores de DNA girase e em sítios da topoisomerase IV. A emergência do sorotipo 19A de *S. pneumoniae*, que é resistente a múltiplos fármacos, deve-se em parte ao uso rotineiro da vacina pneumocócica conjugada a proteínas nos EUA, pois esse sorotipo não está incluído na vacina.	Culturas de escarro, sangue e LCS.	Cilloniz C et al. What is the clinical relevance of drug-resistant pneumococcus? Curr Opin Pulm Med 2016;22:227. [PMID: 26901109] Marom T et al. The effect of immunization with pneumococcal conjugated vaccines on *Streptococcus pneumoniae* resistance patterns in acute otitis media. J Microbiol Immunol Infect 2015;15:832. [PMID: 26507672] Ubukata K et al. Serotype changes and drug resistance in invasive pneumococcal diseases in adults after vaccinations in children, Japan, 2010–2013. Emerg Infect Dis 2015;21:1956. [PMID: 26485679]

(continua)

Microrganismo	Amostra/exames diagnósticos	Comentários
Vírus Chikungunya Alfavírus da família Togaviridae transmitido por mosquito. Doença caracterizada por febre, cefaleia, mialgia, exantema e artralgia (ambas aguda e persistente).	Apresentação clínica (febre de aparecimento agudo com grave artralgia ou artrite) e viagem para área endêmica/epidêmica levariam à suspeita de um caso. A confirmação do diagnóstico na fase aguda da doença poderia envolver RT-PCR com amostras de soro. Sorologia para detectar IgM e IgG disponível na maioria dos laboratórios de referência.	Transmitido por mosquitos *Aedes* spp. A partir de 2005, ocorrem epidemias globais de infecção pelo vírus Chikungunya associadas a uma grave morbidade crônica e a mortes. É endêmico em regiões tropicais e uma infecção emergente na Europa, Oriente Médio, ilhas do oceano Índico e ilhas caribenhas. A poliartralgia pode ser grave e debilitante. Não há nenhuma vacina nem tratamento. Burt FJ et al. Chikungunya: a re-emerging virus. Lancet 2012;379:662. [PMID: 22100854] Morrison TE. Reemergence of chikungunya virus. J Virol 2014;88:11644. [PMID: 25078691] Rougeron V et al. Chikungunya, a paradigm of neglected tropical disease that emerged to be a new health global risk. J Clin Virol 2015;64:144. [PMID: 25453326]

(continua)

Microrganismo	Amostra/exames diagnósticos	Comentários
Vírus da dengue Vírus de RNA de fita simples da família Flaviviridae, gênero *Flavivirus*, que têm cinco sorotipos conhecidos. Vírus (arbovírus) transmitido por artrópodes e disseminado por mosquitos do gênero *Aedes*, especificamente *A. aegypti* e *A. albopictus*.	Durante a manifestação inicial, há trombocitopenia e leves complicações hemorrágicas (petéquias e sangramento nasal). Os testes diagnósticos incluem: Testes de ELISA para anticorpos IgM e IgG (não sorotipo-específico) no início da doença (mais comum). Soros agudo e convalescente para anticorpos IgG pelo teste de ELISA possibilitam o diagnóstico tardio. A detecção do antígeno NS1 do vírus da dengue por ELISA é disponibilizada em alguns laboratórios de referência. Os métodos de PCR com transcriptase reversa, PCR em tempo real, ou amplificação isotérmica para detecção de ácido nucleico viral são disponibilizados em laboratórios de referência.	A maioria das infecções pelo vírus da dengue leva a uma doença autolimitada, ainda que seja necessário um monitoramento mais rígido do que nas infecções pelo vírus Chikungunya devido ao potencial de morbidade e mortalidade significativas associadas à dengue. A infecção com um sorotipo de vírus da dengue confere imunidade duradoura a esse sorotipo particular, mas somente uma imunidade de curta duração aos demais sorotipos; infecções subsequentes com um sorotipo diferente aumentam o risco de complicações graves, como a febre da dengue hemorrágica (complicações hemorrágicas e/ou comprometimento grave de órgãos). Endêmica em regiões tropicais e subtropicais, de modo que turistas correm risco de contrair infecção. L'Azou M et al. Symptomatic dengue in children in 10 Asian and Latin American countries. N Engl J Med 2016;374:1155. [PMID: 27007959] Mardekian SK et al. Diagnostic options and challenges for dengue and chikungunya viruses. Biomed Res Int 2015;2015 [PMID: 26509163] Simmons CP et al. Dengue. N Engl J Med 2012;366:1423. [PMID: 22494122]

(continua)

Microrganismo	Amostra/exames diagnósticos	Comentários
Vírus do Nilo Ocidental (WNV) Embora tenha surgido nos EUA apenas em 1999, o WNV estabeleceu-se como vírus endêmico no país dentro de 5 anos. O agente responsável pela doença é um vírus RNA de fita simples, pertencente à família dos flavivírus. Seu ciclo enzoótico envolve diversas espécies de mosquitos e aves antes da infecção dos seres humanos; entretanto, a transmissão para as pessoas ocorre via picada de mosquitos da espécie *Culex*. O período de incubação é de 2-14 dias.	Soro, LCS ou tecido coletado dentro de um período de 8 dias de doença para realização de ELISA para detecção de anticorpos IgM; os exames são realizados por laboratórios de saúde pública estaduais ou de referência americanos. Os testes de PCR moleculares são disponibilizados em laboratórios de saúde pública e em laboratórios de referência.	Sinais e sintomas clínicos: 80% dos indivíduos infectados são assintomáticos; em 20% dos casos, são observados sintomas do tipo gripe – febre, cefaleia, mialgias, exantema e linfadenopatia. Em pacientes imunocompetentes, a doença é autolimitada, com duração de 3-6 dias. A infecção do SNC (encefalite, meningite ou paralisia flácida) desenvolve-se em 1% dos casos, observando-se alteração do estado mental, distúrbios do movimento e déficits neurológicos focais (mais comuns com a idade avançada). Também podem haver sintomas GI. McVey DS et al. West Nile virus. Rev Sci Tech 2015;34:431. [PMID: 26601446] Montgomery RR et al. Risk factors for West Nile virus infection and disease in populations and individuals. Expert Rev Anti Infect Ther 2015;13:317. [PMID: 25637260] Tyler KL. Current developments in understanding of West Nile virus central nervous system disease. Curr Opin Neurol 2014;27:342. [PMID: 24722324]

(continua)

Microbiologia: seleção dos exames 389

Microrganismo	Amostra/exames diagnósticos	Comentários
Vírus Ebola Doença pelo vírus Ebola (DVE) causada pela infecção por vírus de RNA de fita simples do gênero *Ebolavírus*. O vírus Ebola Zaire (EBOV) foi identificado pela primeira vez em seres humanos em uma epidemia ocorrida em 1976 nas proximidades do Rio Ebola na República Democrática do Congo (RDC, antiga Zaire). A infecção pelo EBOV tem a maior taxa de casos fatais entre as infecções causadas por todas as demais espécies de vírus Ebola.	A DVE é diagnosticada por testes de amplificação de ácido nucleico (NAAT). Vários grupos desenvolveram testes rápidos de antígeno empregando ensaios imunocromatográficos capazes de detectar antígeno em 15-25 minutos. Um ensaio detecta o antígeno VP40 de EBOV no soro, plasma ou no sangue total obtido de uma picada no dedo com 92% de sensibilidade e 85% de especificidade. Um resultado positivo pode guiar as decisões relacionadas com o isolamento para prevenção da disseminação para a comunidade, bem como acerca do tratamento de suporte (reidratação, eletrólitos, antibióticos, fármacos antimaláricos). Posteriormente, no final do curso da doença ou após a recuperação, é possível realizar testes para anticorpos IgM e IgG. De modo retrospectivo, em pacientes falecidos, também é possível realizar imuno-histoquímica, PCR e isolamento viral. O teste de Ebola deve ser realizado apenas no caso de pacientes que apresentam sinais ou sintomas consistentes e que atendam os critérios de risco epidemiológico. Nos Estados Unidos, o teste para vírus Ebola geralmente é realizado em laboratórios designados no contexto da rede de resposta nacional. Os estabelecimentos de assistência médica devem seguir os procedimentos do departamento de saúde estadual e/ou local para notificação e consulta acerca dos requerimentos para os testes de vírus Ebola.	O vírus Ebola causa uma doença febril inespecífica associada a mialgia e sintomas gastrintestinais progressivos (dor abdominal, náusea, vômito e diarreia). Na segunda semana, pode haver desenvolvimento de sintomas hemorrágicos e sepse. A mortalidade associada à doença causada pelo vírus Ebola varia de 40 a 88%. A transmissão humano-humano de DVE se dá primariamente pelo contato direto com líquidos corporais de um indivíduo infectado depois de a febre ter se desenvolvido ou com o corpo de um indivíduo que tenha morrido recentemente. Em 2014-2015, a maior epidemia de DVE já ocorrida na história causada pelo vírus Ebola Zaire aconteceu na África Ocidental. Em abril de 2016, foram relatados 28.616 casos de DVE e 11.310 mortes em Guiné, Serra Leoa e Libéria. O reservatório natural do vírus Ebola ainda não foi estabelecido de forma definitiva, mas alguns dados indicam a presença do vírus em morcegos frugívoros e insetívoros. Beeching NJ et al. Clinical care of two patients with Ebola virus disease in the United States. BMJ 2014;349:g7348. [PMID: 25497512] Benzine JW et al. Molecular diagnostic field test for point-of-care detection of Ebola virus directly from blood. J Infect Dis. 2016 Oct 15;214(suppl):S234. [PMID: 27638947] Lyon GM et al. Clinical care of two patients with Ebola virus disease in the United States. N Engl J Med 2014;371:2402. [PMID: 25390460] Martinez MJ et al. Ebola virus infection: overview and update on prevention and treatment. Infect Dis Ther 2015;4:365. [PMID: 26363787] Semper AE et al. Performance of the GeneXpert Ebola assay for diagnosis of Ebola virus disease in Sierra Leone: a field evaluation study. PLoS Med. 2016 Mar 29;13(3):e1001980. [PMID: 27023868] Stamm LV. Ebola virus disease: rapid diagnosis and timely case reporting are critical to the early response for outbreak control. Am J Trop Med Hyg 2015;93:438. [PMID: 26175026]

(continua)

Microrganismo	Amostra/exames diagnósticos	Comentários
Vírus humano da varíola do macaco O vírus da varíola do macaco pertence à família dos ortopoxvirus, que estão incluídos no mesmo gênero do vírus da varíola. A varíola do macaco é uma zoonose endêmica na África Central e África Ocidental, onde constitui um importante problema de saúde pública. O primeiro caso relatado nos EUA ocorreu em junho de 2003. As pessoas infectadas tiveram contato com cães-da-pradaria que haviam sido abrigados com ratos gigantes da Gâmbia infectados, originários de Gana. Essa epidemia de 72 casos, segundo relatado ao CDC, envolveu pacientes oriundos de seis estados americanos.	Amostras respiratórias e de lesões cutâneas devem ser enviadas para realização de culturas virais. Amostras de sangue e/ou LCS para detecção do DNA do vírus da varíola do macaco por PCR, bem como de anticorpos IgM por ELISA. Amostras de tecido para exame de imuno-histoquímica ou demonstração da presença de vírus morfologicamente consistentes com os ortopoxvirus por microscopia eletrônica.	História: exposição a mamíferos selvagens de estimação ou a animais exóticos. Sinais e sintomas clínicos: febre, calafrios ou sudorese, cefaleia, lombalgias, dor de garganta, tosse, falta de ar, linfadenopatia, exantema (macular, papular, vesicular ou pustular, generalizada ou localizada, separada ou confluente), encefalite. Taxa de mortalidade na África: aproximadamente 10% maior entre pacientes imunocomprometidos. Centers for Disease Control and Prevention (CDC). Monkeypox Homepage http://www.cdc.gov/poxvirus/monkeypox/ McCollum AM et al. Human monkeypox. Clin Infect Dis 2014;58:260. [PMID: 24158414] Ramdass P et al. Viral skin diseases. Prim Care 2015;42:517. [PMID: 26612372] Shchelkunov SN. An increasing danger of zoonotic orthopoxvirus infections. PLoS Pathog 2013;9:e1003756. [PMID: 24339772]

(continua)

Microrganismo	Amostra/exames diagnósticos	Comentários
Vírus Zika Um flavivírus transmitido por mosquitos *Aedes*. O vírus Zika foi identificado pela primeira vez em 1947, na Floresta Zika, na Uganda. O vírus se disseminou lentamente da África para o Sudeste Asiático e então para a Polinésia Francesa, com amplas epidemias. A partir de 2015, teve início uma explosiva epidemia de casos de microcefalia e outras anomalias congênitas em lactentes de gestantes infectadas. Há infecção por vírus Zika e casos de síndrome de Guillain-Barré subsequente à infecção pelo vírus Zika ao longo da América do Sul, América Central e Caribe.	A reação em cadeia da polimerase com transcriptase reversa (RT-PCR) é usada para detectar RNA viral durante o período de viremia. O teste de RT-PCR é indicado para amostras de soro e urina coletadas de pacientes sintomáticos dentro de 2 semanas após o aparecimento dos sintomas, ou de gestantes assintomáticas que se apresentem dentro de 2 semanas da exposição, caso os critérios epidemiológicos sejam atendidos. Se o teste de PCR for negativo, o soro deve ser testado para IgM anti-Zika. Os testes sorológicos para IgM anti-Zika são indicados para amostras de soro coletadas de pacientes que se apresentem em 2-12 semanas após o aparecimento dos sintomas, ou de gestantes assintomáticas que se apresentem em 2-12 semanas da exposição, caso os critérios epidemiológicos sejam atendidos. Em caso de positividade ou resultado equivocado para IgM anti-Zika, então deverá ser realizado o teste de neutralização por redução de placas sérico (TNRP) para confirmar o resultado de IgM (para pacientes não gestantes sintomáticos) ou um teste de RT-PCR com amostras de soro e urina (para gestantes, sintomáticas ou assintomáticas). Para este último, se o teste de RT-PCR resultar negativo, o TNRP deve ser realizado para confirmar o resultado de IgM. Ocasionalmente, o LCS ou líquido amniótico também podem ser usados no teste de RT-PCR quando houver indicação clínica; porém, o tempo de demora é decisivo.	A maioria das infecções são leves ou até assintomáticas. A principal preocupação é a potencial associação entre a infecção por vírus Zika em gestantes e a ocorrência de microcefalia e outras anormalidades neurológicas (p. ex., perda da audição, cegueira) nos recém-nascidos. Dois estudos detectaram vírus Zika em tecidos de cérebro fetal e tecidos de lactentes com microcefalia, fortalecendo essa associação. Casos de síndrome de Guillain-Barré também foram associados à infecção por vírus Zika. A transmissão sexual masculino-feminino e feminino-masculino foi comprovada até mesmo entre indivíduos assintomáticos. A atual epidemia de infecção pelo vírus Zika foi reconhecida pela primeira vez no Nordeste do Brasil no início de 2015. Em setembro de 2015, houve um aumento pronunciado do número de casos relatados de microcefalia em lactentes. Em janeiro de 2016, um total de 3.530 casos suspeitos de microcefalia foram relatados no Brasil, muitos dos quais envolviam lactentes nascidos de mulheres que viviam ou tinham visitado áreas onde a transmissão do vírus Zika estava ocorrendo. Exantema e febre durante o primeiro trimestre de gestação estão associadas a risco aumentado de microcefalia. Nos EUA, em setembro de 2016, mais de 2.300 casos confirmados e prováveis foram relatados ao CDC e aos laboratórios de saúde pública. Em fevereiro de 2016, a OMS declarou a epidemia atual de infecção pelo vírus Zika uma emergência de saúde pública, e então foram lançadas diretrizes para restrições de viagens e combate aos mosquitos. CDC. Zika Virus for Health Care Providers. https://www.cdc.gov/zika/hc-providers/index.html Petersen EE et al. Update: Interim guidance for preconception counseling and prevention of sexual transmission of Zika virus for persons with possible Zika virus exposure – United States, September 2016. MMWR 2016 Oct 7;65:1077. [PMID: 27711033] Rubin EJ et al. Zika virus and microcephaly. N Engl J Med 2016;374:984. [PMID: 26862812]

6

Diagnóstico por imagem: seleção e interpretação dos exames

Zhen Jane Wang, MD, e Benjamin M. Yeh, MD

COMO USAR ESTA SEÇÃO

As informações contidas neste capítulo estão organizadas anatomicamente, em ordem decrescente (superior para inferior). Seria inviável incluir todos os exames de imagem em um único capítulo de um livro deste porte, mas tentamos resumir os aspectos essenciais dos exames solicitados com mais frequência na prática clínica moderna ou aqueles que possam estar associados a dificuldades ou riscos. O capítulo apresenta as indicações, as vantagens e as desvantagens, as contraindicações e a preparação do paciente. Os custos* dos exames são fornecidos em valores aproximados, que representam as médias relatadas por diversos centros médicos de grande porte.

$$\$ = < \$250$$
$$\$\$ = \$250\text{-}\$750$$
$$\$\$\$ = \$750\text{-}\$1.000$$
$$\$\$\$\$ = > \$1.000$$

RISCOS ASSOCIADOS AO USO DE CONTRASTE IODADO INTRAVENOSO PARA TC

Embora o contraste iodado intravenoso para tomografia computadorizada (TC) seja importante como ferramenta na radiologia, seu uso não está isento de riscos. A incidência geral das reações menores (náusea, vômito, urticária) é de 1-12%. As reações maiores (edema de laringe, broncospasmo, parada cardíaca) ocorrem com uma frequência de 0,16-1 caso a cada 1.000 pacientes. Os relatos de morte variam de 1 caso a cada 40.000 pacientes a 1 caso a cada 170.000 pacientes. Os indivíduos com história de alergia (asma, rinite alérgica, alergia a alimentos ou fármacos) apresentam um risco um pouco maior. Uma história de reação do tipo alérgica ao material de contraste está associada a um risco aumentado de desenvolvimento subsequente de reação grave.

---

* N. de T. Os valores são apresentados em dólares americanos, o que possibilitará ao leitor uma estimativa dos valores em reais.

Entre as medidas profiláticas que podem ser necessárias nesses casos está a administração de corticosteroides e anti-histamínicos bloqueadores H_1 e H_2.

Além disso, há o risco de nefropatia induzida por contraste iodado, que geralmente é leve e reversível. Dados recentes sugerem que o risco de nefropatia induzida por contraste é menor do que o apresentado em estimativas prévias. Os pacientes que apresentam risco aumentado de sofrerem danos renais potencialmente irreversíveis são aqueles com doença renal preexistente (em particular, diabéticos com disfunção renal), mieloma múltiplo e hiperuricemia grave. Os contrastes iodados usados na TC geralmente são contraindicados para pacientes com insuficiência renal grave (i.e., taxa de filtração glomerular estimada < 30 mL/min/1,73 m^2). Para pacientes com insuficiência renal leve a moderada (i.e., taxa de filtração glomerular entre 30 e 60 mL/min/1,73 m^2), a sugestão é minimizar a dose de contraste e aumentar a hidratação.

RISCOS ASSOCIADOS AO USO DE CONTRASTE À BASE DE GADOLÍNIO INTRAVENOSO PARA RM

Os agentes de contraste empregados no exame de ressonância magnética (RM) diferem daqueles utilizados na maioria dos outros exames radiológicos. A maioria dos agentes de contraste à base de gadolínio para RM são teratogênicos e, portanto, contraindicados durante a gravidez. Em casos raros, os pacientes com disfunção renal grave, em particular aqueles sob tratamento com diálise, ou os pacientes com insuficiência renal aguda podem desenvolver fibrose nefrogênica sistêmica irreversível após receberem contraste intravenoso à base de gadolínio. O contraste à base de gadolínio é contraindicado para esses pacientes. Em pacientes com insuficiência renal leve a moderada, a dose de material de contraste à base de gadolínio deve ser minimizada. As reações imediatas ao contraste são raras (reações menores em cerca de 0,07% dos casos e reações maiores em 0,001%). A insuficiência renal induzida por contraste não está associada ao uso do contraste intravenoso de RM.

Em resumo, o contraste intravenoso deve ser visto do mesmo modo que outros medicamentos – ou seja, os riscos e os benefícios devem ser ponderados antes da solicitação de um exame que utilize esse agente farmacológico.

Exame	Indicações	Vantagens	Desvantagens/contraindicações	Preparação
CRÂNIO				
		TC		
CRÂNIO **Tomografia computadorizada** (TC) $$$	Avaliação de traumatismo craniofacial agudo, disfunção neurológica aguda (<72 horas) decorrente da suspeita de hemorragia intracraniana ou subaracnóidea. Caracterização adicional de massas intracranianas identificadas por RM (presença ou ausência de cálcio ou envolvimento da calota óssea). Avaliação da doença sinusal e da doença óssea temporal.	A aquisição rápida faz desta a modalidade de escolha para casos de traumatismo. Resolução espacial excelente. É superior à RM na detecção de hemorragia durante as primeiras 24-48 horas.	Os artefatos oriundos do osso podem interferir na detecção da doença junto à base do crânio e junto à fossa posterior. Geralmente limitada aos cortes transaxiais. As imagens coronais diretas dos seios paranasais e ossos temporais são obtidas como parte da rotina, quando o paciente é capaz de deitar em decúbito ventral. **Contraindicações e riscos:** usar com cautela durante a gravidez devido ao dano potencial da radiação ionizante ao feto. Ver também Riscos associados ao uso de contraste iodado intravenoso para TC, p. 393.	Hidratação normal. Sedação de pacientes agitados. Determinação recente da taxa de filtração glomerular estimada, caso seja necessário usar contraste intravenoso.
CÉREBRO				
		ATC		
CÉREBRO **Angiografia por TC** (angiotomografia) $$$	Avaliação de malformações arteriovenosas cerebrais, aneurisma intracraniano e, em casos de suspeita de acidente vascular encefálico (AVE), avaliação de vasos intracranianos para dissecações ou oclusões.	A aquisição rápida faz do exame uma excelente escolha para avaliação dos vasos sanguíneos em casos de AVE. Pode cobrir um território amplo, que vai até o coração. Resolução espacial excelente.	Os artefatos oriundos do osso podem interferir na detecção da doença junto à base do crânio e junto à fossa posterior. **Contraindicações e riscos:** usar com cautela durante a gravidez devido ao dano potencial da radiação ionizante ao feto. Riscos associados ao uso de contraste iodado intravenoso para TC, p. 393.	Hidratação normal. Sedação de pacientes agitados. Determinação recente da taxa de filtração glomerular estimada antes da administração de contraste por via intravenosa.

CÉREBRO

RM

Exame	Indicações	Vantagens	Desvantagens/contraindicações	Preparação
CÉREBRO **Ressonância magnética** (RM) $$$$	Avaliação de essencialmente toda doença intracraniana, exceto no contexto de traumatismo agudo ou suspeita de sangramento agudo, em que a TC é preferida.	Fornece excelente resolução de contraste tecidual, capacidade multiplanar. Pode detectar o fluxo sanguíneo e hemangiomas cavernosos. Pode detectar doenças desmielinizantes e de desmielinização. Ausência de radiação ionizante.	Sujeita a artefatos de movimentação. Inferior à TC no contexto do traumatismo agudo, por ser insensível à hemorragia aguda, incompatível com dispositivos de tração, inferior em termos de detecção de lesão óssea e corpos estranhos, e requerer um tempo de aquisição de imagens maior. Requer uso de instrumentação especial para pacientes mantidos com medidas de suporte à vida. **Contraindicações:** pacientes com marca-passo cardíaco, corpos estranhos metálicos intraoculares, clipes de aneurisma intracranianos, implantes cocleares e algumas valvas cardíacas artificiais.	Sedação de pacientes agitados. Fazer TC ou radiografia plana das órbitas se a história for sugestiva de presença de corpo estranho metálico no olho.

	CÉREBRO			
	ARM/VRM		**Cintilografia**	
Exame	**Indicações**	**Vantagens**	**Desvantagens/contraindicações**	**Preparação**
CÉREBRO **Angiografia/ venografia por RM (angio/ venorressonância)** $$$$	Avaliação de malformações arteriovenosas cerebrais, aneurisma intracraniano e suprimento sanguíneo de tumores vasculares, como ferramenta auxiliar no planejamento operatório (ARM). Avaliação de estenose/oclusão/dissecação vascular intracraniana em pacientes com sintomas de doença vascular cerebral ou acidente isquêmico transitório. Avaliação de trombose de seio dural (VRM).	Ausência de radiação ionizante. Não requer contraste iodado.	Sujeita a artefatos decorrentes dos movimentos do paciente. Requer uso de instrumentação especial para pacientes mantidos com medidas de suporte da vida. **Contraindicações:** pacientes com marca-passo cardíaco, corpos estranhos metálicos intraoculares, clipes de aneurisma intracraniano, implantes cocleares e algumas valvas cardíacas artificiais.	Sedação de pacientes agitados. Fazer TC ou radiografia plana das órbitas se a história for sugestiva de presença de corpo estranho metálico no olho.
CÉREBRO **Cintilografia cerebral** (radionuclídeo) $$	Confirmação de morte cerebral.	Confirmação de morte cerebral não dificultada pela hipotermia nem pelo coma por barbitúrico. Pode ser portátil.	Resolução limitada. A obtenção de imagem tardia é necessária com o uso de alguns agentes. Não pode ser utilizada de modo isolado para estabelecer o diagnóstico de morte cerebral. Seu uso deve ser aliado ao exame clínico ou à angiografia cerebral a fim de poder estabelecer o diagnóstico. **Contraindicações e riscos:** usar com cautela durante a gravidez devido ao dano potencial da radiação ionizante ao feto.	Pré-medicar o paciente com perclorato de potássio ao usar TcO_4 para bloquear a captação pelo plexo corióideo.

CÉREBRO

PET/SPECT

Exame	Indicações	Vantagens	Desvantagens/contraindicações	Preparação
CÉREBRO **TC por emissão de pósitrons (PET)/ TC por emissão de fótons únicos (SPECT) com ¹⁸F-fluorodesoxi-glicose (FDG)** $$$	Avaliação de suspeita de demência. Avaliação de convulsões refratárias ao tratamento medicamentoso.	Fornece informações funcionais. Pode localizar o foco das convulsões antes da ressecção cirúrgica. Pode melhorar o diagnóstico inicial da doença de Alzheimer e o diagnóstico diferencial de demência. Fornece imagens de secção transversal e, portanto, melhor localização da lesão em comparação às técnicas de imagem planar.	A PET tem resolução limitada em comparação à RM e à TC. O exame de PET/TC ou PET/RM combinado pode melhorar a resolução anatômica. Aplicação limitada na avaliação da demência devido à baixa especificidade das imagens e ao fato de os resultados não alterarem o manejo clínico. **Contraindicações e riscos:** usar com cautela durante a gravidez devido ao dano potencial da radiação ionizante ao feto.	NPO por 6 horas. Sedação de pacientes agitados. Pacientes diabéticos podem necessitar ajustar as doses de insulina ou de outras medicações para garantir um nível apropriado de glicose de jejum no momento do exame.

Cisternografia

Exame	Indicações	Vantagens	Desvantagens/contraindicações	Preparação
CÉREBRO **Mielografia e cisternografia** $$$$	Avaliação de vazamento de líquido cerebrospinal (LCS), sintomas de hipotensão intracraniana espontânea, planejamento cirúrgico, especialmente para abordagem próximo às raízes nervosas.	Fornece informações anatômicas e funcionais. Pode detectar vazamento de LCS.	**Contraindicações:** pacientes com pressão intracraniana aumentada, coagulopatia e história de reação adversa a meio de contraste iodado e/ou contraste à base de gadolínio para RM. Usar com cautela durante a gravidez devido ao dano potencial da radiação ionizante ao feto.	Checar os testes de coagulação antes do procedimento. É necessário adotar rígidas precauções estéreis ao realizar injeções intratecais.

PESCOÇO

Exame	Indicações	Vantagens	Desvantagens/contraindicações	Preparação
PESCOÇO **Ressonância magnética** (RM) $$$$ — RM	Avaliação de vias aéreas e trato digestório superior. Estadiamento de massas cervicais. Diferenciação entre linfadenopatia e vasos sanguíneos. Avaliação de malignidades da cabeça e pescoço, nódulos da tireoide, adenoma da paratireoide, linfadenopatia, abscesso retrofaríngeo, doença do plexo braquial.	Fornece excelente resolução de contraste tecidual. A diferenciação tecidual entre malignidade ou abscesso e tumor benigno frequentemente é possível. Possibilidade de obtenção de imagem planar coronal e sagital. A capacidade multiplanar é especialmente vantajosa com relação ao plexo braquial. Dispensa o uso de contraste iodado para distinguir a linfadenopatia dos vasos sanguíneos.	Sujeita a artefatos de movimento, principalmente devido à pulsação carotídea e movimentos da deglutição. Requer uso de instrumentação especial para pacientes mantidos com medidas de suporte da vida. **Contraindicações:** pacientes com marca-passo cardíaco, corpos estranhos metálicos intraoculares, clipes de aneurisma intracranianos, implantes cocleares e algumas valvas cardíacas artificiais.	Sedação de pacientes agitados. Fazer TC ou radiografia plana das órbitas se a história for sugestiva de presença de corpo estranho metálico no olho.
PESCOÇO **Angiografia por RM** (angiorressonância) $$$$ — ARM	Avaliação de aterosclerose na bifurcação carotídea, dissecção de artérias cervicais e intracranianas.	Ausência de radiação ionizante. Não requer contraste iodado. A ARM das artérias carótidas pode ser suficiente como avaliação pré-operatória e planejamento cirúrgico, com relação à estenose grave, por equipe especializada.	Sujeita a artefatos de movimento, principalmente devido à pulsação carotídea e movimentos da deglutição. Requer uso de instrumentação especial para pacientes mantidos com medidas de suporte da vida. **Contraindicações:** pacientes com marca-passo cardíaco, corpos estranhos metálicos intraoculares, clipes de aneurisma intracranianos, implantes cocleares e algumas valvas cardíacas artificiais.	Sedação de pacientes agitados. Fazer TC ou radiografia plana das órbitas se a história for sugestiva de presença de corpo estranho metálico no olho.

	PESCOÇO		TIREOIDE
	TC	**US**	**US**

Exame	Indicações	Vantagens	Desvantagens/contraindicações	Preparação
PESCOÇO **Tomografia computadorizada** (TC) $$$	Avaliação do vias aéreas e trato digestório superior. Estadiamento de massas cervicais para pacientes que não sejam candidatos ao exame de RM. Avaliação na suspeita de abscessos.	Rapidez. Resolução espacial excelente. Pode guiar a aspiração com agulha fina percutânea de possíveis tumores ou abscessos.	O contraste para tecidos moles é inferior em comparação à RM. **Contraindicações e riscos:** usar com cautela durante a gravidez devido ao dano potencial da radiação ionizante ao feto. Ver Riscos associados ao uso de contraste iodado intravenoso para TC, p. 393.	Hidratação normal. Sedação de pacientes agitados. Determinação recente da taxa de filtração glomerular estimada.
PESCOÇO **Ultrassonografia** (US) $$	Patência e morfologia de artérias e veias. Avaliação da tireoide e da paratireoide. Orientação para a obtenção de biópsia de lesões cervicais por aspiração percutânea com agulha fina.	Pode detectar e monitorar a estenose aterosclerótica das artérias carótidas de modo não invasivo e sem uso de contraste iodado. Pode guiar a aspiração percutânea com agulha fina.	Dependente do operador. **Contraindicações e riscos:** nenhum(a).	Nenhuma.
TIREOIDE **Ultrassonografia** (US) $$	Avaliação de nódulos na tireoide. Avaliação da resposta à terapia supressora. Rastreamento de pacientes com história de exposição radioativa da cabeça e do pescoço. Guia para obtenção da biópsia.	Não invasiva. Ausência de radiação ionizante. Pode ser portátil. Pode fornecer imagens em todos os planos. Pode guiar a aspiração percutânea com agulha fina.	Dependente do operador. **Contraindicações e riscos:** nenhum(a).	Nenhuma.

TIREOIDE

Cintilografia

Exame	Indicações	Vantagens	Desvantagens/contraindicações	Preparação
TIREOIDE **Cintilografia da tireoide** (radionuclídeo) $$	Avaliação de casos clínicos de hipotireoidismo, hipertireoidismo, tireoidite, efeitos de medicamentos estimulantes e supressores da tireoide, bem como para o cálculo da dosagem de radiação terapêutica. Avaliação de nódulos palpáveis, massa mediastinal. A cintilografia de corpo total é utilizada para avaliação pós-operatória de metástases de câncer da tireoide.	Demonstra a morfologia e a função. Pode identificar a existência de tecido tireoidiano ectópico e de nódulos "frios" que apresentam maior risco de malignidade. Imagem de corpo total com uma dose (I^{131}).	As substâncias que interferem no exame são os iodetos presentes nas vitaminas e fármacos, fármacos antitireoide, corticosteroides e agentes de contraste intravenoso. É necessário obter imagem tardia com iodetos (I^{131}, 6 horas e 24 horas; corpo total com I^{131}, 72 horas). O exame pode não fornecer a visualização da glândula tireoide na tireoidite subaguda. **Contraindicações e riscos:** uso não recomendado durante a gravidez, devido ao risco ao feto pela radiação ionizante (os iodetos atravessam a placenta e se concentram na tireoide fetal). Uma significativa exposição à radiação ocorre durante a cintilografia de corpo inteiro com I^{131}; os pacientes devem ser esclarecidos pela equipe de medicina nuclear acerca das medidas preventivas adotadas.	A administração da dose após um período de 4-6 horas de jejum auxilia na absorção. O uso de todas as substâncias com interação deve ser suspenso antes da realização do exame, em especial os medicamentos supressores da tireoide: T_3 (1 semana), T_4 (4-6 semanas), propiltiouracila (2 semanas).

TIREOIDE

Terapia com radionuclídeo

Exame	Indicações	Vantagens	Desvantagens/contraindicações	Preparação
TIREOIDE **Terapia da tireoide** (radionuclídeo) $$$	Hipertireoidismo e alguns carcinomas de tireoide (os tipos papilar e folicular respondem à iodoterapia, ao contrário dos tipos medular e anaplásico).	Alternativa não invasiva à cirurgia.	Em casos raros, pode haver desenvolvimento de tireoidite por exposição à radiação decorridos 1-3 dias da terapia. O hipotireoidismo geralmente surge como complicação a longo prazo. As doses mais altas necessárias ao tratamento do carcinoma de tireoide podem resultar em fibrose pulmonar. **Contraindicações e riscos:** contraindicada durante a gravidez e lactação. Também para pacientes com câncer de tireoide com metástases para o cérebro, pois o tratamento pode resultar em edema cerebral e subsequente herniação. Contraindicada também para pacientes com idade < 20 anos que tenham hipertireoidismo, devido ao risco aumentado de desenvolvimento de câncer de tireoide em fases tardias da vida. Após o tratamento, as atividades do paciente são restringidas para limitar a exposição total ao público em geral até que o nível de radiação seja ≤ 0,5 rem.	Após o tratamento, os pacientes devem isolar todas as secreções corporais, evitando contato com as pessoas do mesmo domicílio. As altas doses utilizadas no tratamento do carcinoma de tireoide podem requerer internação.

Exame	Indicações	Vantagens	Desvantagens/contraindicações	Preparação
PARATIREOIDE		**PARATIREOIDE**		
		Cintilografia		
Cintilografia da paratireoide (radionuclídeo) $$	Avaliação de suspeita de adenoma da paratireoide.	Identifica tecido hipercaptante e é útil para o planejamento cirúrgico.	Adenomas pequenos (< 500 mg) podem escapar à detecção. **Contraindicações e riscos:** usar com cautela durante a gravidez, devido ao potencial da radiação ionizante ao feto.	Requer a permanência do paciente rigidamente imobilizado durante a cintilografia.
TÓRAX		**TÓRAX**		
		Radiografia		
Radiografia torácica $	Avaliação de doença pleural e pulmonar parenquimatosa, doença mediastinal, edema pulmonar cardiogênico e não cardiogênico, doença cardíaca congênita e adquirida. Rastreamento para detecção de ruptura aórtica traumática (embora a TC esteja exercendo papel cada vez mais significativo). Avaliação de possível pneumotórax (filme expiratório em ortostatismo) ou derrame pleural.	Econômica. Ampla disponibilidade.	Dificuldade para distinguir as causas de aumento do hilo pulmonar e mediastino (i.e., vasculatura vs. adenopatia). Baixa sensibilidade para avaliação de nódulos pulmonares pequenos. **Contraindicações e riscos:** usar com cautela durante a gravidez devido ao dano potencial da radiação ionizante ao feto.	Nenhuma.

TÓRAX
TC

Exame	Indicações	Vantagens	Desvantagens/contraindicações	Preparação
TÓRAX **Tomografia computadorizada** (TC) $$$	Avaliação de traumatismo torácico. Avaliação de tumores mediastinais ou hilares. Avaliação e estadiamento de neoplasia pulmonar primária e metastática. Caracterização de nódulos pulmonares. Diferenciação de processos parenquimatosos vs. pleurais (i.e., abscesso pulmonar vs. empiema). Avaliação de doença pulmonar intersticial (cortes finos de 1 mm), dissecção ou aneurisma de aorta. Rastreamento de câncer de pulmão em populações de alto risco (pode usar técnicas com dose baixa de radiação).	Rapidez. Resolução espacial excelente. Pode guiar a aspiração com agulha fina percutânea de possíveis tumores ou abscessos.	Requer a cooperação do paciente, que deve realizar apneia. **Contraindicações e riscos:** usar com cautela durante a gravidez, devido ao dano potencial da radiação ionizante ao feto. Ver Riscos associados ao uso de contraste iodado intravenoso para TC, p. 393.	Hidratação normal. Sedação de pacientes agitados. Determinação recente da taxa de filtração glomerular estimada caso seja feita a administração de contraste por via intravenosa. O contraste intravenoso é desnecessário para avaliação de parênquima pulmonar.

TÓRAX

Exame	Indicações	Vantagens	Desvantagens/contraindicações	Preparação
RM				
TÓRAX **Ressonância magnética (RM)** $$$$	Avaliação de massas mediastinais. Discriminação entre vasos hilares e linfonodos aumentados. Estadiamento tumoral (especialmente quando houver suspeita de invasão de vasos ou do pericárdio). Avaliação de dissecção ou aneurisma de aorta, doença cardíaca congênita e adquirida.	Excelente contraste tecidual e capacidade multiplanar. Ausência de radiação ionizante.	Sujeita a artefatos de movimentação. **Contraindicações e riscos:** pacientes com marca-passo cardíaco, corpos estranhos metálicos intraoculares, clipes de aneurisma intracranianos, implantes cocleares e algumas valvas cardíacas artificiais.	Sedação de pacientes agitados. Fazer TC das órbitas a história for sugestiva de presença de corpo estranho metálico no olho.
PET/TC				
TÓRAX **TC por emissão de pósitrons (PET/TC) com** [18F]**fluorodesoxiglicose (FDG)** $$$$	Avaliação de massas mediastinais e metástases. Discriminação de linfonodos benignos vs. malignos. Estadiamento e monitoramento do tratamento de tumores.	Combina informações metabólicas e anatômicas. Ampla área de cobertura (pode fornecer imagens de corpo inteiro).	Requer a cooperação do paciente, que deve realizar apneia. **Contraindicações e riscos:** contraindicada durante a gravidez devido ao dano potencial da radiação ionizante ao feto. Ver Riscos associados ao uso de contraste iodado intravenoso para TC, p. 393.	Hidratação normal. Determinação recente dos níveis séricos de creatinina. NPO por 4-6 horas. Pacientes diabéticos podem necessitar ajustar as doses de insulina ou de outras medicações para diabetes, para garantir um nível apropriado de glicose de jejum no momento do exame.

PULMÕES

Cintilografia de ventilação-perfusão

Exame	Indicações	Vantagens	Desvantagens/contraindicações	Preparação
PULMÕES **Cintilografia de ventilação-perfusão** (radionuclídeo) $\dot{V}$ = $$ $\dot{Q}$ = $$ $\dot{V}+\dot{Q}$ = $$$ - $$$$	Avaliação de embolia pulmonar ou lesão de queimadura por inalação. Entretanto, a avaliação de embolia pulmonar foi amplamente substituída pela angiografia por TC de tórax. As cintilografias podem ser apropriadas para a avaliação de embolia pulmonar em pacientes com radiografias torácicas normais e, em pacientes jovens do sexo feminino, para evitar a dose maior de radiação oriunda da angiografia por TC pulmonar. Avaliação pré-operatória de pacientes com doença pulmonar obstrutiva crônica e de indivíduos candidatos à pneumonectomia.	Não invasiva. Fornece informações funcionais durante a avaliação pré-operatória. Permite determinar a função pulmonar diferencial e regional durante a avaliação pré-operatória. Dose de radiação menor em comparação à angiografia por TC para avaliação de embolia pulmonar.	Os pacientes devem ser capazes de cooperar com a parte do exame que envolve ventilação. Existe uma alta proporção de exames de probabilidade intermediária em pacientes com doença pulmonar subjacente. Nesses casos, a probabilidade de embolia pulmonar varia de 20-80%. Um paciente com cintilografia de baixa probabilidade ainda possui chances de 0-19% de ter embolia pulmonar. **Contraindicações e riscos:** deve ser injetada uma concentração menor de partículas em pacientes com hipertensão arterial pulmonar grave ou *shunt* direita-esquerda significativo. Usar com cautela durante a gravidez devido ao dano potencial da radiação ionizante ao feto.	É obrigatório obter uma radiografia torácica atual para fins de interpretação.

PULMÕES
TC

Exame	Indicações	Vantagens	Desvantagens/contraindicações	Preparação
PULMÕES **Angiografia por TC** (angiotomografia) (ATC) $$$	Avaliação de suspeita clínica de embolia pulmonar.	Rapidez. Alta sensibilidade e especificidade para êmbolos clinicamente relevantes. Permite a determinação de outras causas de dispneia que não a embolia pulmonar. Avaliar a anatomia da veia pulmonar antes de realizar a ablação por cateter de radiofrequência.	Os artefatos produzidos pela movimentação respiratória podem ser problemáticos em casos de pacientes com dispneia e quando são utilizados tomógrafos mais antigos. Os exames de alta qualidade requerem que o paciente prenda a respiração por cerca de 10-20 segundos. **Contraindicações e riscos:** usar com cautela durante a gravidez devido ao dano potencial da radiação ionizante ao feto. Ver Riscos associados ao uso de contraste iodado intravenoso para TC, p. 393.	Requer o uso de um acesso intravenoso de grande calibre (no mínimo calibre 20). A pré-oxigenação pode ajudar os pacientes com dispneia a prenderem a respiração adequadamente. Hidratação normal. De preferência, NPO por 4 horas antes de realizar o exame. Determinação recente da taxa de filtração glomerular estimada.

MAMA

Mamografia

Exame	Indicações	Vantagens	Desvantagens/contraindicações	Preparação
MAMA **Mamografia e tomossíntese** (mamografia 3D) $	A US Preventive Services Task Force recomenda o rastreamento de câncer de mama em mulheres assintomáticas, usando mamografias: (1) com base na preferência individual em mulheres com 40-49 anos de idade; e (2) a cada 2 anos, entre 50 e 74 anos de idade. Em mulheres com 75 anos de idade ou mais, concluiu-se que há evidência insuficiente para avaliar os benefícios das mamografias de rastreio. Havendo história de câncer de mama, a mamografia deve ser realizada anualmente em qualquer faixa etária. Indicada para mulheres de qualquer idade para avaliação de sintomas (nódulo palpável, descarga mamilar sanguinolenta) ou antes da cirurgia de mama.	As modernas técnicas de rastreamento digital e por filmes geram doses de radiação menores (0,1-0,2 cGy/filme, dose glandular média). A tomossíntese digital da mama é uma nova técnica de mamografia que fornece imagens de projeções múltiplas mamárias em comparação às mamografias convencionais. Uma redução na taxa de mortalidade de 23% foi demonstrada entre as pacientes submetidas ao rastreamento combinado por mamografia e exame físico em comparação ao rastreamento apenas por exame físico. Em uma população submetida ao rastreamento, mais de 40% dos cânceres são detectados apenas por mamografia e não podem ser palpados durante o exame físico.	A detecção de nódulos na mama é mais difícil em pacientes com mamas densas. A compressão da mama pode causar desconforto à paciente. Em uma população submetida ao rastreamento, 9% dos cânceres são detectados apenas por exame físico e não são detectáveis por mamografia. **Contraindicações e riscos:** a radiação oriunda de repetidas mamografias teoricamente pode causar câncer de mama. Entretanto, os benefícios proporcionados pelas mamografias de rastreamento superam consideravelmente os riscos.	Nenhuma.

MAMA

Exame	Indicações	Vantagens	Desvantagens/contraindicações	Preparação
US				
MAMA Ultrassonografia $$	Avaliação de massas palpáveis. Avaliação de anormalidades detectadas na mamografia. Avaliação inicial de massas palpáveis em mulheres com menos de 30 anos de idade e que não apresentam risco de câncer de mama. Guia para obtenção da biópsia.	Ausência de radiação ionizante. As características ultrassonográficas e a avaliação da rigidez tecidual são úteis na caracterização de nódulos mamários.	Dependente do operador. **Contraindicações e riscos:** Nenhum(a).	Nenhuma.
RM				
MAMA RM $$$$	Rastreamento de câncer de mama em mulheres de alto risco. Rastreio da mama contralateral para câncer oculto em pacientes com novo diagnóstico de câncer de mama. Rastreio em pacientes com aumento da mama, nas quais a mamografia é difícil. Avaliação da extensão do câncer de mama. Avaliação da terapia neoadjuvante para câncer de mama. Pode ser utilizada para guiar a biópsia de mama das alterações detectadas por RM.	Detecção aprimorada do câncer em comparação às mamografias, em particular no caso de mulheres com mamas radiograficamente densas. Melhor avaliação da extensão do câncer em comparação com a mamografia. Ausência de radiação ionizante.	Maior taxa de resultados falso-positivos em comparação à mamografia. Utiliza material de contraste intravenoso. **Contraindicações:** pacientes com marca-passo cardíaco, corpos estranhos metálicos intraoculares, clipes de aneurisma intracranianos, implantes cocleares e algumas valvas cardíacas artificiais.	Fazer TC das órbitas se a história for sugestiva de presença de corpo estranho metálico no olho. Ocorre aumento da intensificação do parênquima mamário, normalmente durante a fase secretora do ciclo menstrual, por isso a RM deve ser realizada durante a segunda semana do ciclo menstrual em pacientes submetidas ao rastreamento mamário por RM.

CORAÇÃO

Cintilografia de perfusão miocárdica

Exame	Indicações	Vantagens	Desvantagens/contraindicações	Preparação
CORAÇÃO **Cintilografia miocárdica** (cintilografia com tálio, cintilografia com metóxi-isobutil-isonitrila-tecnécio-99m [sestamibi], outros) $-$$-$$$ (faixa ampla)	Avaliação de dor torácica atípica. Detecção da presença, da localização e da extensão da isquemia do miocárdio.	Altamente sensível para detectar estenose coronariana fisiologicamente significativa. Não invasiva. Capaz de estratificar os pacientes de acordo com o risco de infarto do miocárdio. Exame normal associado a um risco médio de morte cardíaca ou de infarto do miocárdio não fatal de < 1% ao ano.	O paciente deve ser monitorado durante os exames de estresse em esteira ou farmacológico – de preferência sob a supervisão de um cardiologista. Resultados falso-positivos podem ser produzidos por espasmos induzidos pelo exercício, estenose aórtica ou bloqueio de ramo esquerdo; os resultados falso-negativos podem ser causados por exercícios inadequados, doença leve ou distal, ou isquemia difusa balanceada. **Contraindicações e riscos:** a aminofilina (inibidor de dipiridamol) constitui uma contraindicação ao uso de dipiridamol. O estresse em esteira ou farmacológico está associado ao risco de arritmia, isquemia, infarto e, raramente, de morte. Usar com cautela durante a gravidez devido ao dano potencial da radiação ionizante ao feto.	Em casos de doença vascular periférica grave, doença pulmonar grave ou distúrbio musculoesquelético, o estresse farmacológico pode ser provocado com dipiridamol ou outros agentes. Os exames devem ser realizados com o paciente em jejum. O paciente não deve se exercitar entre as cintilografias de estresse e redistribuição.

CORAÇÃO

Escore de cálcio/angiografia por TC de artérias coronárias

Exame	Indicações	Vantagens	Desvantagens/contraindicações	Preparação
CORAÇÃO **Angiografia por TC de artérias coronárias com escore de cálcio** $$-$$$	Rastreamento de calcificação da artéria coronária. Avaliação para detecção de anormalidades congênitas e estenoses da artéria coronária.	Não invasiva. Escores de cálcio de artéria coronária mais altos estão correlacionados a risco aumentado de estenose arterial coronariana significativa.	Pode ser difícil realizar a aquisição de dados em casos de pacientes com arritmias graves ou frequência cardíaca alta. Em caso de escore de cálcio alto ou detecção de estenose de artéria coronária, o paciente pode necessitar de tratamento adicional (para diminuir o risco de infarto do miocárdio). **Contraindicações e riscos:** usar com cautela durante a gravidez devido ao dano potencial da radiação ionizante ao feto. Ver Riscos associados ao uso de contraste iodado intravenoso para TC, p. 393.	Pode requerer medicação com β-bloqueadores para diminuição da frequência cardíaca.

CORAÇÃO

Exame	Indicações	Vantagens	Desvantagens/contraindicações	Preparação
Ventriculografia com radionuclídeo				
CORAÇÃO **Ventriculografia com radionuclídeo** (aquisição multicanais [MUGA]) $$-$$$-$$$$	Avaliação de pacientes com doença cardíaca isquêmica ou outras miocardiopatias. Avaliação da resposta à terapia farmacológica e dos efeitos de fármacos cardiotóxicos.	Não invasiva. A fração de ejeção constitui um índice reprodutível, que pode ser utilizado no seguimento do curso da doença e da resposta à terapia.	Pode ser difícil realizar a aquisição de dados em casos de pacientes com arritmias graves. **Contraindicações e riscos:** um infarto recente constitui uma contraindicação à realização da ventriculografia com estresse (o exercício pode acarretar arritmia, isquemia, infarto e, em raros casos, morte). Usar com cautela durante a gravidez devido ao dano potencial da radiação ionizante ao feto.	Requer coleta, identificação e reinoculação de hemácias do próprio paciente. A manipulação das hemácias requer o uso de uma técnica estéril.
CORAÇÃO **RM cardíaca** $$$$	Avaliação da anatomia cardíaca dinâmica e função ventricular. Avaliação de miocardiopatias, fibrose miocárdica e infarto. Avaliação de viabilidade e isquemia miocárdica crônica por meio do uso de agentes farmacológicos. Caracterização de massas cardíacas, doenças pericárdicas e doença valvar. Avaliação de cardiopatia congênita.	Fornece excelente informação anatômica e funcional em várias cardiopatias. Ausência de radiação ionizante.	**Contraindicações:** pacientes com marca-passo cardíaco, corpos estranhos metálicos intraoculares, clipes de aneurisma intracranianos, implantes cocleares e algumas valvas cardíacas artificiais. Os pacientes devem ser cuidadosamente monitorados quando o estresse farmacológico é realizado.	Sedação de pacientes agitados. Fazer TC das órbitas se a história for sugestiva de presença de corpo estranho metálico no olho.

ABDOME

Exame	Indicações	Vantagens	Desvantagens/contraindicações	Preparação
Radiografia				
ABDOME Radiografia plana abdominal (exame de raio X de RUB [rins, ureteres e bexiga]) $	Avaliação dos padrões de gases intestinais (p. ex., para avaliar uma obstrução intestinal). Para excluir a hipótese de pneumoperitônio, solicitar radiografia torácica e abdominal em ortostatismo (série abdome agudo).	Econômica. Ampla disponibilidade.	A obtenção de apenas um filme em decúbito dorsal é inadequada para excluir a hipótese de pneumoperitônio (ver Indicações). A constipação pode obscurecer as lesões. **Contraindicações e riscos:** usar com cautela durante a gravidez devido ao dano potencial da radiação ionizante ao feto.	Nenhuma.
US				
ABDOME Ultrassonografia (US) $$	Diferenciação entre lesões císticas vs. lesões sólidas junto ao fígado e rins. Detecção de dilatação ductal biliar intra- e extra-hepática, colelitíase, espessamento da parede da vesícula biliar, líquido pericolecístico, líquido peripancreático e pseudocisto, hidronefrose, aneurisma de aorta abdominal, apendicite (em paciente pediátrico ou jovem), ascite, hepatocarcinoma primário e metastático.	Não invasiva. Ausência de radiação ionizante. Pode ser portátil. Imagem em todos os planos. Pode guiar a aspiração percutânea com agulha fina de possível tumor ou abscesso.	Técnica bastante dependente do operador. Os órgãos (em particular, o pâncreas e a aorta distal) podem não ser visualizados devido à presença de gases nas alças intestinais. **Contraindicações e riscos:** nenhum(a).	NPO por 6 horas.

ABDOME

TC

Exame	Indicações	Vantagens	Desvantagens/contraindicações	Preparação
ABDOME **Tomografia computadorizada** (TC) $$$–$$$$	Avaliação morfológica de todos os órgãos abdominais e pélvicos. Avaliação de abscesso, traumatismo, linfadenopatia mesentérica e retroperitoneal, obstrução intestinal, doença biliar obstrutiva, pancreatite, apendicite, peritonite, infarto visceral e hemorragia retroperitoneal. Caracterização de massas no abdome. Estadiamento e monitoramento de malignidades no fígado, pâncreas, rins e outros espaços e órgãos abdominopélvicos. Determinação da ressecabilidade tumoral. Excelente ferramenta de rastreamento para avaliação de suspeita de cálculos renais e ureterais ou outra causa de hemorragia no trato urinário superior. A angiografia por TC avalia a aorta e seus ramos. Pode fornecer informações para planejamento cirúrgico de aneurismas da aorta abdominal e avaliação do tamanho de dissecções, extensão proximal e distal, relação com as artérias renais, e presença de anormalidades anatômicas. A colonografia por TC é útil para casos de falha da colonoscopia ou para pacientes impossibilitados de se submeterem à colonoscopia.	Rapidez. Cobertura completa do abdome e da pelve. Resolução espacial excelente. Ao contrário da ultrassonografia, não é limitada pelos gases intestinais. Pode guiar a aspiração com agulha fina e a drenagem percutânea. Não há nenhum contraste padrão de referência para determinação da extensão e da localização da doença de cálculos do trato urinário.	Bário denso, clipes cirúrgicos e próteses metálicas podem produzir artefatos e degradar a qualidade da imagem. **Contraindicações e riscos:** em geral, contraindicada durante a gravidez devido ao dano potencial da radiação ionizante ao feto. Ver Riscos associados ao uso de contraste iodado intravenoso para TC, p. 393.	De preferência, NPO por 4-6 horas. Hidratação normal. Distensão do trato gastrintestinal com água ou material de contraste oral positivo. Sedação de pacientes agitados. Determinação recente da taxa de filtração glomerular estimada, caso seja feita a administração de contraste por via intravenosa.

ABDOME

Exame	Indicações	Vantagens	Desvantagens/contraindicações	Preparação
RM				
ABDOME **Ressonância magnética (RM)** $$$$	Avaliação e estadiamento pré-operatório de cânceres intra-abdominais. Diferenciação de massas benignas e malignas no fígado, pâncreas, suprarrenais, rim, baço. Uso complementar ao da TC na avaliação de lesões hepáticas (especialmente doença metastática e possível invasão tumoral de veias hepáticas ou portal).	Fornece excelente resolução de contraste tecidual que melhora a caracterização da lesão, capacidade multiplanar. Ausência de radiação ionizante.	Requer a cooperação do paciente, que deve realizar apneia. Sujeita à movimentação e outros artefatos, degradando a qualidade da imagem. Tempo de imagem bem mais prolongado em comparação ao de TC abdominal. Requer uso de instrumentação especial para pacientes mantidos com medidas de suporte da vida. **Contraindicações:** pacientes com marca-passo cardíaco, corpos estranhos metálicos intraoculares, clipes de aneurisma intracranianos, implantes cocleares e algumas valvas cardíacas artificiais.	De preferência, NPO por 4 horas. Sedação de pacientes agitados. Fazer TC ou radiografia das órbitas se a história for sugestiva de presença de corpo estranho metálico no olho.
PET/TC				
ABDOME/PELVE **TC por emissão de pósitrons (PET/TC) com** [18F]**fluorodesoxiglicose (FDG)** $$$$	Avaliação para detecção de malignidades e metástases abdominopélvicas. Discriminação entre massas benignas e malignas no abdome e na pelve. Estadiamento e monitoramento do tratamento de tumores.	Combina informações metabólicas e anatômicas. Ampla área de cobertura (pode fornecer imagens de corpo inteiro).	**Contraindicações e riscos:** contraindicada durante a gravidez devido ao dano potencial da radiação ionizante ao feto. Ver Riscos associados ao uso de contraste iodado intravenoso para TC, p. 393.	NPO por 4-6 horas antes de realizar o exame. Hidratação normal. Sedação de pacientes agitados. Determinação recente da taxa de filtração glomerular estimada. Em pacientes diabéticos, o ajuste da insulina e de outras medicações para o diabetes é necessário para garantir níveis adequados de glicose no momento da injeção de FDG.

ABDOME

Angiografia mesentérica

Exame	Indicações	Vantagens	Desvantagens/contraindicações	Preparação
ABDOME **Angiografia mesentérica** $$$$	Hemorragia gastrintestinal refratária ao tratamento conservador e que não pode ser tratada por endoscopia. Localização do sítio de hemorragia gastrintestinal. Avaliação de possível vasculite (p. ex., poliarterite nodosa). Detecção de tumores de células de ilhotas pancreáticas que não tenham sido identificados por outros exames. Traumatismo abdominal.	A embolização terapêutica de vasos gastrintestinais durante a hemorragia frequentemente é possível.	Invasiva. Após o procedimento, é recomendado repouso em decúbito dorsal, sem fletir a perna puncionada por 6 horas, para proteger a artéria femoral comum no sítio de inserção do cateter. **Contraindicações e riscos:** a alergia ao material de contraste iodado pode requerer a pré-medicação com corticosteroide e bloqueador H_1 ou H_2. Contraindicada durante a gravidez devido ao dano potencial da radiação ionizante ao feto. Pode haver nefrotoxicidade, especialmente diante de um comprometimento preexistente da função renal decorrente de diabetes melito ou mieloma múltiplo. Entretanto, qualquer elevação dos níveis de creatinina subsequente a esse procedimento geralmente é reversível (ver Riscos associados ao uso de contraste iodado intravenoso para TC, p. 393).	NPO por 4-6 horas. Uma boa hidratação para limitar a possibilidade de lesão renal por ação do meio de contraste iodado. Determinação recente da taxa de filtração glomerular estimada, avaliação de parâmetros de coagulação, reversão da anticoagulação. Realizado com o paciente sob sedação consciente. Requer monitoramento cardíaco, respiratório, da pressão arterial e de oximetria de pulso.

GASTRINTESTINAL

Exame	Indicações	Vantagens	Desvantagens/contraindicações	Preparação
GASTRINTESTINAL **Exame do trato GI superior** (GIS) $$	A técnica com duplo contraste de bário mostra as mucosas esofágica, gástrica e duodenal, para avaliação de doença inflamatória e outras anormalidades da mucosa. A técnica com contraste único avalia a motilidade intestinal, o peristaltismo, a possível obstrução do fluxo de saída, o refluxo gastresofágico e a hérnia de hiato, o câncer esofágico e as varizes. O contraste hidrossolúvel é adequado para avaliação de fístulas anastomóticas ou perfuração gastrintestinal.	O exame com contraste duplo proporciona uma boa avaliação da mucosa. Dispensa sedação. É mais econômico do que a endoscopia.	Pode ocorrer aspiração de material de contraste hidrossolúvel, resultando em edema pulmonar grave. O extravazamento de bário a partir de uma perfuração pode provocar uma reação inflamatória granulomatosa. A administração de bário atrasa a subsequente endoscopia e a TC corporal. **Contraindicações e riscos:** usar com cautela durante a gravidez devido ao dano potencial da radiação ionizante ao feto.	NPO por 8 horas.
GASTRINTESTINAL **Enterografia por TC** $$$	Diagnosticar e avaliar a extensão da doença inflamatória intestinal. Avaliar tumores do intestino delgado.	Não invasiva. Visualização total do intestino delgado. Avalia doenças extraluminais, incluindo a extensão de abscessos e fístulas intrabdominais.	Requer que o paciente beba grandes quantidades de material de contraste oral de sulfato de bário. **Contraindicações e riscos:** usar com cautela durante a gravidez devido ao dano potencial da radiação ionizante ao feto. Ter cautela ao submeter pacientes jovens a repetidos exames, devido à dose de radiação cumulativa.	NPO por 4-6 horas. Distensão do trato gastrintestinal causada por 1-1,5 L de material de contraste oral neutro (sulfato de bário) 45 minutos antes do exame. Injeção intravenosa ou intramuscular de glucagon para redução do peristaltismo intestinal.

GASTRINTESTINAL

Exame	Indicações	Vantagens	Desvantagens/contraindicações	Preparação
GASTRINTESTINAL **Fluoroscopia do intestino delgado** $$	Exame fluoroscópico com bário para localização do sítio de obstrução intermitente do intestino delgado. Avaliação de doenças inflamatórias do intestino delgado.	Mais econômico do que a TC ou a RM. Pode ser combinado ao exame do trato GIS.	Menos acurácia para detecção de patologia no intestino delgado em comparação à TC ou à RM. Avaliação muito limitada de doenças extraluminais. **Contraindicações e riscos:** contraindicado durante a gravidez devido ao dano potencial da radiação ionizante ao feto.	NPO por 8 horas.
GASTRINTESTINAL **Enterografia por RM** $$$$	Diagnosticar e avaliar a extensão da doença inflamatória intestinal. Avaliar tumores do intestino delgado.	Fornece excelente resolução de contraste de tecido mole, capacidade multiplanar. Avalia doenças extraluminais, incluindo a extensão de abscessos e fístulas intrabdominais. Ausência de radiação ionizante.	Requer a cooperação do paciente, que deve realizar apneia. Sujeita a artefatos devido a movimentação, degradando a qualidade da imagem. Tempo de imagem mais prolongado em comparação à TC. Requer uso de instrumentação especial para pacientes mantidos com medidas de suporte da vida. **Contraindicações:** pacientes com marca-passo cardíaco, corpos estranhos metálicos intraoculares, clipes de aneurisma intracranianos, implantes cocleares e algumas valvas cardíacas artificiais.	NPO por 4-6 horas. Distensão do trato gastrintestinal com 1-1,5 L de material de contraste oral neutro (sulfato de bário) 45 minutos antes do exame. Injeção intravenosa ou intramuscular de glucagon para redução do peristaltismo intestinal. Sedação de pacientes agitados.

GASTRINTESTINAL
Enema baritado

Exame	Indicações	Vantagens	Desvantagens/contraindicações	Preparação
GASTRINTESTINAL **Enema baritado** (EB) $$	A técnica de duplo contraste é utilizada para avaliar a mucosa colônica em casos de suspeita de doença inflamatória intestinal ou neoplasia. A técnica com único contraste é usada na investigação de tratos possivelmente fistulosos, extravasamento em anastomoses cirúrgicas, obstrução intestinal e exame de pacientes debilitados.	Mais econômica do que a colonoscopia convencional (porém menos ideal). Dispensa sedação.	O material fecal retido limita a avaliação da mucosa. Requer a cooperação e mobilidade do paciente. A existência de diverticulose significativa impede a avaliação de uma possível neoplasia na área envolvida. A avaliação do cólon direito ocasionalmente é incompleta ou limitada pelo refluxo de bário através da valva ileocecal e pela sobreposição do intestino delgado opacificado. O uso de bário atrasa a colonoscopia subsequente e a TC corporal. **Contraindicações e riscos:** pacientes com megacólon tóxico e imediatamente após a obtenção de biópsia de espessura total da parede intestinal, guiada por colonoscopia.	Limpeza do cólon com enemas, catártico e dieta à base de líquidos (1 dia para pacientes jovens; 2 dias para pacientes idosos).

GASTRINTESTINAL

Exame	Indicações	Vantagens	Desvantagens/contraindicações	Preparação
GASTRINTESTINAL **Colonografia por TC** $$	TC de secção delgada para avaliação de possíveis pólipos e massas colônicas.	Habilidade de avaliar doenças intrabdominais extracolônicas (i.e., aneurisma da aorta abdominal, carcinoma de células renais, cálculos renais). Não necessita de contraste IV. É mais bem tolerada do que a colonoscopia. Técnica que usa dose baixa de radiação.	O material fecal retido pode limitar o exame. Requer a cooperação do paciente. Quando pólipos ou massas são encontrados, o paciente ainda deve submeter-se à colonoscopia ou sigmoidoscopia para diagnóstico tecidual. **Contraindicações e riscos:** usar com cautela durante a gravidez devido ao dano potencial da radiação ionizante ao feto.	Requer preparação colônica que varia de acordo com a instituição.
GASTRINTESTINAL **Enema contrastado com Hypaque** $$	Contraste hidrossolúvel para avaliação fluoroscópica da anatomia colônica, extravasamento anastomótico ou outra perfuração. Diferenciação entre obstrução colônica e obstrução do intestino delgado. Terapia para obstipação.	Mais seguro do que os agentes à base de bário em casos com suspeita de vazamento intestinal.	Mostra apenas os aspectos anatômicos colônicos, sem demonstrar as alterações ocorridas na mucosa. **Contraindicações e riscos:** pacientes com megacólon tóxico. A solução hipertônica pode causar desidratação em pacientes debilitados e crianças.	A limpeza colônica é desejável, mas nem sempre necessária.

	GASTRINTESTINAL			
Exame	Indicações	Vantagens	Desvantagens/contraindicações	Preparação
Exame para pesquisa de refluxo esofágico				
GASTRINTESTINAL **Exame para pesquisa de refluxo esofágico** (cintilografia com radionuclídeo) $$	Avaliação de pirose, regurgitação, pneumonia por aspiração recorrente.	Não invasiva e bem tolerada. Mais sensível para refluxo do que a fluoroscopia, endoscopia e manometria. Sensibilidade similar ao do exame de refluxo ácido. Permite quantificar o refluxo. Pode identificar a aspiração para dentro do pulmão.	O esvaziamento incompleto do esôfago pode mimetizar o refluxo. Faixa abdominal – usada para aumentar a pressão junto ao esôfago inferior – pode não ser tolerado por pacientes recém-submetidos a uma cirurgia abdominal. **Contraindicações e riscos:** usar com cautela durante a gravidez, devido ao dano potencial da radiação ionizante ao feto.	NPO por 4 horas. Durante o exame, o paciente deve ingerir 300 mL de líquido.
GASTRINTESTINAL **Exame de esvaziamento gástrico** (cintilografia com radionuclídeo) $$	Avaliação da síndrome do esvaziamento rápido, vagotomia, obstrução do fluxo de saída gástrico em decorrência de doença inflamatória ou neoplásica, efeitos de fármacos, entre outras causas de gastroparesia (p. ex., diabetes melito).	Fornece informações funcionais que não podem ser obtidas de outro modo.	O relato de dados significativos requer a adesão de um protocolo-padrão e o estabelecimento de valores normais. **Contraindicações e riscos:** contraindicada durante a gravidez devido ao dano potencial da radiação ionizante ao feto.	NPO por 4 horas. Durante o exame, o paciente deve ingerir 300 g de um alimento constituído de líquidos e sólidos.

GASTRINTESTINAL

Cintilografia para hemorragia GI

Exame	Indicações	Vantagens	Desvantagens/contraindicações	Preparação
GASTRINTESTINAL **Cintilografia para hemorragia GI** (cintilografia com hemácias marcadas; radionuclídeo) $$-$$$	Avaliação de perda de sangue no trato gastrintestinal superior ou inferior. Distinção entre hemangioma hepático e outros nódulos hepáticos.	Não invasiva se comparada à angiografia. Período de aquisição de imagem possivelmente mais longo, que ajuda na detecção de hemorragia intermitente. As hemácias marcadas e o coloide de enxofre podem detectar velocidades de hemorragia da ordem de 0,05-0,10 mL/min (a angiografia pode detectar velocidades de hemorragia de cerca de 0,5 mL/min). Sensibilidade de 90% para perdas de sangue > 500 mL/24 h.	A hemorragia deve estar ativa durante a aquisição das imagens. A presença de TcO$_4$ (baixa eficiência de marcação) pode promover atividade gástrica, renal e de bexiga, que pode ser confundida com sítios de hemorragia. A captação em hemangiomas hepáticos, varizes, deformação arteriovenosa, aneurisma de aorta abdominal e presença de inflamação na parede intestinal também pode levar a um exame falso-positivo. **Contraindicações e riscos:** contraindicada durante a gravidez devido ao dano potencial da radiação ionizante ao feto.	É necessária uma técnica estéril para marcação das hemácias *in vitro*.

SANGUE

Cintilografia com leucócitos

Exame	Indicações	Vantagens	Desvantagens/contraindicações	Preparação
SANGUE **Cintilografia com leucócitos** (cintilografia com índio, cintilografia com leucócitos sanguíneos marcados, cintilografia com leucócitos marcados com tecnécio-99m-hexametilpropileno-amina-oxima [Tc99m-HMPAO]; radionuclídeo) $$-$$$	Avaliação da febre de origem obscura, suspeita de abscesso, pielonefrite, osteomielite, doença inflamatória intestinal. Exame de escolha para avaliação de suspeita de infecção de enxerto vascular.	Alta especificidade (98%) para infecção (contraste com gálio). Altamente sensível para detecção de fontes abdominais de infecção. Em pacientes com febre de origem obscura, a imagem de corpo inteiro é mais vantajosa do que TC ou ultrassonografia. A cintilografia com índio permite obter imagens preliminares com até 4 horas de antecedência, porém com uma menor sensibilidade (30-50% dos abscessos são detectados em 24 horas).	A imagem tardia de 24 horas pode limitar a utilidade da cintilografia com índio em casos de pacientes com doença grave. Cintilografia falso-negativas podem ser produzidas com a administração de antibiótico ou diante de uma infecção crônica. A infecção peri-hepática ou esplênica pode não ser detectada devido ao acúmulo de leucócitos que ocorre normalmente nesses órgãos. Nesses casos, a cintilografia do fígado e do baço se faz necessária como procedimento auxiliar. Cintilografias falso-positivas são produzidas diante da presença de leucócitos tumefeitos, hemorragia, tubos e cateteres internos, captação em ferida cirúrgica cutânea e atividade intestinal devida a processos inflamatórios. A captação pulmonar é inespecífica e possui baixo valor preditivo para a infecção. Os pacientes devem permanecer imóveis durante os períodos de aquisição relativamente longos (5-10 minutos). A técnica com leucócitos Tc99m-HMPAO pode ser subótima para fins de detecção de infecção com envolvimento dos tratos geniturinário e gastrintestinal, devido à distribuição normal do agente a esses órgãos. **Contraindicações e riscos:** contraindicado durante a gravidez devido ao dano potencial da radiação ionizante ao feto. Dose alta de radiação no baço.	Os leucócitos do paciente são coletados e marcados *in vitro*, para em seguida serem reinjetados no paciente. Esse processo leva 12 horas. A cintilografia é iniciada decorridas 24 horas da injeção dos leucócitos marcados com índio e após 1-2 horas da injeção de leucócitos Tc99m-HMPAO. Em casos de pacientes neutropênicos, devem ser utilizados leucócitos de doadores homólogos.

VESÍCULA BILIAR

Exame	Indicações	Vantagens	Desvantagens/contraindicações	Preparação
VESÍCULA BILIAR **Ultrassonografia** (US) $ *Ultrassonografia*	Avaliação de dor no quadrante superior direito e suspeita de doença da vesícula biliar. Demonstra colelitíase (sensibilidade de 95%), sinal de Murphy, espessamento da parede da vesícula biliar, líquido pericolecístico, dilatação biliar intra e extra-hepática.	Não invasiva. Ausência de radiação ionizante. Pode ser portátil. Imagem em todos os planos. Pode guiar os procedimentos de aspiração com agulha fina, colangiografia trans-hepática percutânea e drenagem biliar.	Dependente do operador. Execução difícil em pacientes obesos. A administração excessiva de medicação para dor antes do exame limita a acurácia do diagnóstico de colecistite aguda. **Contraindicações e riscos:** Nenhum(a).	De preferência, NPO por 6 horas para intensificar a visualização da vesícula biliar.
VESÍCULA BILIAR **Cintilografia com ácido iminodiacético hepatobiliar** (HIDA) $$ *Cintilografia com HIDA*	A US geralmente é o primeiro exame a ser realizado para avaliar doenças de vesícula biliar. Entretanto, em pacientes com suspeita de doença de vesícula biliar cujo resultado da US não seja significativo, pode ser obtida uma cintilografia com HIDA. **As indicações para HIDA incluem:** Avaliação de suspeita de colecistite ou obstrução do ducto colédoco. Avaliação de extravasamento de bile, atresia biliar e patência de *bypass* entérico biliar.	Sensibilidade de 95% e especificidade de 99% para o diagnóstico de colecistite aguda. A função hepatobiliar é avaliada. Define a fisiopatologia da colecistite aguda subjacente. Pode ser realizada em pacientes com níveis séricos de bilirrubina elevados. Não usa contraste intravenoso.	Não revela a causa da obstrução (p. ex., tumor ou cálculo na vesícula biliar). Não avalia a excreção biliar, em casos de comprometimento grave da função hepatobiliar. Pode apresentar menor sensibilidade em casos de colecistite acalculosa. Pode haver resultados falso-positivos em casos de colecistite acalculosa, hiperalimentação, jejum prolongado e pancreatite aguda. **Contraindicações e riscos:** contraindicada durante a gravidez devido ao dano potencial da radiação ionizante ao feto.	NPO por no mínimo 4 horas, mas preferencialmente menos de 24 horas. A pré-medicação com colecistocinina pode prevenir resultados falso-positivos em exames de pacientes que estejam recebendo hiperalimentação ou tenham permanecido em jejum por mais de 24 horas. Evitar a administração de morfina antes do exame, quando possível.

PÂNCREAS/ÁRVORE BILIAR				
CPRE				
Exame	Indicações	Vantagens	Desvantagens/contraindicações	Preparação
PÂNCREAS/ÁRVORE BILIAR Colangiopancreatografia retrógrada endoscópica (CPRE) $$$$	Demonstra a causa, a localização e a extensão da obstrução biliar extra-hepática (p. ex., coledocolitíase). Pode diagnosticar a pancreatite crônica. Colangite esclerosante primária, colangite associada a Aids e colangiocarcinomas. Permite a colocação de *stents* biliares para aliviar a obstrução biliar. Permite a obtenção de biópsia do trato biliar em casos com suspeita de colangiocarcinoma.	Menos invasiva do que a cirurgia. Proporciona potencial terapêutico (esfincterectomia e extração de cálculo no ducto colédoco, dilatação com balão de estenoses, colocação de *stents*). Detecta cálculos na vesícula biliar em até 14% dos pacientes sintomáticos com ultrassonografia negativa.	Requer endoscopia. Pode causar pancreatite (1%), colangite (<1%), peritonite, hemorragia (quando a esfincterectomia é realizada). **Contraindicações e riscos:** relativamente contraindicada para pacientes com pancreatite aguda (<6 semanas) recente ou concomitante, ou para casos com suspeita de pseudocisto pancreático. Contraindicada durante a gravidez devido ao dano potencial da radiação ionizante ao feto.	NPO por 6 horas. Requer sedação. Os sinais vitais devem ser monitorados pela equipe de enfermagem. Não pode ser realizada em pacientes submetidos à hepatojejunostomia Y de Roux.
PÂNCREAS/ÁRVORE BILIAR Colangiopancreatografia por ressonância magnética (CPRM) $$$$	Avaliação de dilatação dos ductos pancreático e biliar, intra e extra-hepáticos, bem como da causa da obstrução. Avaliação da anatomia biliar e variantes em potenciais doadores de fígado.	Não invasiva. Ausência de radiação ionizante. Imagem em todos os planos. Pode fornecer imagens de ductos situados além do ponto de obstrução. Avalia a doença extraluminal.	Requer colaboração do paciente, que deve realizar apneia. Artefato de movimento pode degradar a qualidade da imagem. Requer uso de instrumentação especial para pacientes mantidos com medidas de suporte da vida. **Contraindicações:** pacientes com marca-passo cardíaco, corpos estranhos metálicos intraoculares, clipes de aneurisma intracranianos, implantes cocleares e algumas valvas cardíacas artificiais.	De preferência, NPO por 6 horas.

FÍGADO

Exame	Indicações	Vantagens	Desvantagens/contraindicações	Preparação
US				
FÍGADO **Ultrassonografia (US)** $	Diferenciação de lesões hepáticas císticas vs. sólidas. Avaliação de dilatação biliar intra e extra-hepática, tumores hepáticos primários e metastático, e ascite. Avaliação da patência e velocidade de fluxo junto à veia porta, artérias hepáticas e veias hepáticas.	Não invasiva. Não usa radiação. Pode ser portátil. Imagem em todos os planos. Pode guiar os procedimentos de aspiração com agulha fina, colangiografia trans-hepática percutânea e drenagem biliar.	Dependente do operador. Menos sensível para lesão hepática e caracterização, em comparação à TC ou à RM. Pode falhar em detectar lesões hepáticas sólidas, incluindo o carcinoma hepatocelular. Execução mais difícil em pacientes obesos. A presença de fígado gorduroso ou cirrose pode limitar a sensibilidade da ultrassonografia para detecção de lesões focais de massa. **Contraindicações e riscos:** nenhum(a).	De preferência, NPO por 6 horas.
TC				
FÍGADO **Tomografia computadorizada (TC)** $$$-$$$$	Suspeita de tumor hepático primário ou metastático, carcinoma de vesícula biliar, obstrução biliar, abscesso.	Resolução espacial excelente. Permite a caracterização da maioria das massas hepáticas. Pode guiar a aspiração para obtenção de biópsia com agulha fina percutânea direta. Excelente avaliação da vasculatura hepática.	Requer material de contraste iodado, administrado por via intravenosa. **Contraindicações e riscos:** contraindicada durante a gravidez devido ao dano potencial da radiação ionizante ao feto. Ver Riscos associados ao uso de contraste iodado intravenoso para TC, p. 393.	De preferência, NPO por 4-6 horas. Determinação recente da taxa de filtração glomerular estimada. Protocolo hepático específico, com imagens arteriais, venosas porta e tardias utilizadas para avaliação de neoplasia.

		FÍGADO			FÍGADO/ÁRVORE BILIAR	
		RM			CTP	
Exame	Indicações	Vantagens	Desvantagens/contraindicações	Preparação		
FÍGADO **Ressonância magnética** (RM) $$$$	Caracterização de lesões hepáticas, incluindo suspeita de cisto, carcinoma hepatocelular, hiperplasia nodular focal e metástases. Suspeita de tumor primário ou metastático. Diferenciação das formas benigna e maligna de tumores. Avaliação de hepatopatia difusa, incluindo hemocromatose, hemossiderose, fígado gorduroso e suspeita de infiltração gordurosa focal.	Não necessita contraste iodado. Fornece excelente resolução de contraste tecidual, capacidade multiplanar. Excelente caracterização de lesões hepáticas em comparação à TC. Material de contraste hepatobiliar mais recente (i.e., gadoxetato dissódico) pode melhorar ainda mais a detecção e caracterização de lesão focal.	Sujeita a artefatos de movimentação, em especial dos movimentos respiratórios. Requer uso de instrumentação especial para pacientes mantidos com medidas de suporte da vida. **Contraindicações** pacientes com marca-passo cardíaco, corpos estranhos metálicos intraoculares, clipes de aneurisma intracranianos, implantes cocleares e algumas valvas cardíacas artificiais.	Fazer TC ou radiografia plana das órbitas, se a história for sugestiva de presença de corpo estranho metálico no olho.		
FÍGADO/ÁRVORE BILIAR **Colangiografia trans-hepática percutânea** (CTP) $$$	Avaliação de obstrução biliar em pacientes nos quais a CPRE tenha falhado ou pacientes submetidos à hepatojejunostomia com Y de Roux, nos quais a CPRE não seja possível.	Pode caracterizar a natureza de doenças biliares intra-hepáticas difusas, como colangite esclerosante. Proporciona orientação e acesso para drenagem biliar trans-hepática percutânea e possível colocação de *stent* para tratamento de obstrução. Avaliar o sítio e a morfologia da obstrução biliar.	Procedimento invasivo; requer treinamento especial. Realizado com o paciente sob sedação consciente. **Contraindicações e riscos:** a presença de ascite pode representar uma contraindicação.	NPO por 4-6 horas. Usar técnica estéril, avaliação de parâmetros de coagulação, correção da coagulopatia. Realizada com o paciente sob sedação consciente.		

FÍGADO

Angiografia hepática

Exame	Indicações	Vantagens	Desvantagens/contraindicações	Preparação
FÍGADO **Angiografia hepática** $$$$	Confirmação e potencial embolização de sinais detectados por TC de lesão vascular hepática em pacientes hemodinamicamente estáveis. Avaliação de neoplasia hepática previamente à emboloterapia transcateter de malignidade hepática.	Fornece orientação e acesso para embolização em casos de lesão à vasculatura hepática e em casos de malignidades hepáticas.	Invasiva. Após o procedimento, o paciente deve permanecer em decúbito dorsal e com a perna estendida durante 6 horas, para proteger a artéria femoral comum no sítio de inserção do cateter. **Contraindicações e riscos**: a alergia ao material de contraste iodado pode requerer a pré-medicação com corticosteroide e bloqueador H_1 ou H_2. Contraindicada durante a gravidez devido ao dano potencial da radiação ionizante ao feto. Pode haver nefrotoxicidade, especialmente diante de um comprometimento preexistente da função renal decorrente de diabetes melito ou mieloma múltiplo. Entretanto, qualquer elevação dos níveis de creatinina subsequente a esse procedimento costuma ser reversível.	NPO por 4-6 horas. Boa hidratação para limitar a possibilidade de lesão renal pelo meio de contraste iodado. Determinação recente da taxa de filtração glomerular estimada, avaliação de parâmetros de coagulação, reversão da anticoagulação. Realizado com o paciente sob sedação consciente. Requer monitoramento cardíaco, respiratório, da pressão arterial e de oximetria de pulso.

Diagnóstico por imagem: seleção e interpretação dos exames 429

| | FÍGADO/BAÇO | | | PÂNCREAS |
| | Cintilografia | | | TC |
Exame	Indicações	Vantagens	Desvantagens/contraindicações	Preparação
FÍGADO/BAÇO **Cintilografia de fígado, baço** (radionuclídeo) $$	Identificação de tecido esplênico funcional para localizar baço auxiliar ou avaliar suspeita de asplenia funcional. Avaliação do tamanho, da forma e da posição do fígado e do baço. Diferenciação de hemangiomas hepáticos e hiperplasia nodular focal a partir de outras lesões hepáticas.	Pode detectar lesões isodensas não detectadas pela TC. É útil para localizar a hemorragias GIs (ver Cintilografia para hemorragia GI, p. 422).	Sensibilidade reduzida para lesões pequenas (medindo menos de 1,5–2,0 cm) e lesões profundas. A SPECT aumenta a sensibilidade (pode detectar lesões de 1,0–1,5 cm). Inespecífica; incapaz de distinguir tecidos sólidos vs. císticos ou inflamatórios vs. neoplásicos. Sensibilidade menor para tumores hepáticos difusos. **Contraindicações e riscos:** usar com cautela durante a gravidez devido ao dano potencial da radiação ionizante ao feto.	Nenhuma.
PÂNCREAS **Tomografia computadorizada** (TC) $$$–$$$$	Avaliação de obstrução pancreática e biliar, bem como de um possível adenocarcinoma. Estadiamento de carcinoma pancreático. Avaliação de complicações e causas de pancreatite aguda.	Resolução espacial excelente. Permite a caracterização da maioria das lesões pancreáticas, bem como o estadiamento de cânceres de pâncreas. Pode guiar a aspiração para biópsia com agulha fina ou a colocação de um cateter de drenagem.	**Contraindicações e riscos:** contraindicada durante a gravidez devido ao perigo potencial oferecido pela radiação ionizante ao feto. Ver Riscos associados ao uso de contraste iodado intravenoso para TC, p. 393.	De preferência, NPO por 4-6 horas. Hidratação normal. Determinação recente da taxa de filtração glomerular estimada. A obtenção de imagens ideais requer uso de protocolo especial, incluindo a intensificação das imagens com pré-contraste acrescido de contrate de fase arterial e venosa.

SUPRARRENAL

Cintilografia com MIBG

Exame	Indicações	Vantagens	Desvantagens/contraindicações	Preparação
SUPRARRENAL **Cintilografia com MIBG** (meta-iodobenzil-guanidina) (radionuclídeo) $$$	Suspeita de feocromocitoma, quando a TC resulta negativa ou equivocada. Também é útil na avaliação de neuroblastoma, carcinoide e carcinoma medular da tireoide.	Teste útil para localização de feocromocitomas. Cintilografias positivas podem indicar pacientes que são potenciais candidatos à terapia com I^{131} MIBG.	Aplicação de altas doses de radiação na glândula suprarrenal. Imagens tardias (obtidas em 1, 2 e 3 dias) que necessitam do retorno do paciente. **Contraindicações e riscos:** contraindicada durante a gravidez devido ao dano potencial da radiação ionizante ao feto. Devido à dose relativamente alta de I^{131}, os pacientes devem ser instruídos pela equipe de medicina nuclear a respeito das medidas de precaução.	Administração de solução de iodo (lugol) (para bloquear a captação tireoidiana) antes da administração de MIBG.

GENITURINÁRIO

Exame	Indicações	Vantagens	Desvantagens/contraindicações	Preparação
GENITURINÁRIO **Tomografia computadorizada** (TC) $$$	Avaliação de possíveis cálculos presentes no rim ou ureter. Avaliação do estadiamento de tumores de parênquima renal, hidronefrose, pielonefrite e abscesso perirrenal. O urograma por TC é o exame de escolha para avaliação do uroepitélio do trato superior.	Rapidez. Excelente sensibilidade para nefroureterolitíase. Pode guiar procedimentos percutâneos. Resolução espacial excelente. O urograma por TC substituiu a pielografia intravenosa na avaliação do uroepitélio do trato superior.	**Contraindicações e riscos:** usar com cautela durante a gravidez devido ao dano potencial da radiação ionizante ao feto. Ver Riscos associados ao uso de contraste iodado intravenoso para TC, p. 393.	Sedação de pacientes agitados. Hidratação ou administração de furosemida para promover distensão dos ureteres quando se deseja realizar uma avaliação uroepitelial.
GENITURINÁRIO **Ultrassonografia** (US) $$	Avaliação da morfologia renal, hidronefrose, tamanho da próstata e volume de urina residual. Diferenciação de lesões renais císticas vs. sólidas.	Não invasiva. Não usa radiação. Pode ser portátil. Imagem em todos os planos. Pode guiar os procedimentos de aspiração com agulha fina ou a colocação de um cateter de drenagem.	Dependente do operador. Execução mais difícil em pacientes obesos. **Contraindicações e riscos:** nenhum(a).	De preferência, NPO por 6 horas. Requer a repleção da bexiga urinária para realização dos exames pélvicos.

GENITURINÁRIO

Exame	Indicações	Vantagens	Desvantagens/contraindicações	Preparação
GENITURINÁRIO – RM **Ressonância magnética (RM)** $$$$	Estadiamento de cânceres de útero, cervical e de próstata. Pode fornecer informações adicionais àquelas obtidas por TC em certos casos de carcinoma de bexiga e de células renais.	Fornece excelente resolução de contraste tecidual, capacidade multiplanar. Ausência de radiação ionizante.	Sujeita a artefatos de movimentação. Requer uso de instrumentação especial para pacientes mantidos com medidas de suporte da vida. Tempo de imagem prolongado em comparação à TC; mais sensível ao artefato de movimentação. **Contraindicações:** pacientes com marca-passo cardíaco, corpos estranhos metálicos intraoculares, clipes de aneurisma intracranianos, implantes cocleares e algumas valvas cardíacas artificiais.	Sedação de pacientes agitados. Fazer TC ou radiografia plana das órbitas se a história for sugestiva de presença de corpo estranho metálico no olho.
GENITURINÁRIO – Cintilografia **Cintilografia renal** (radionuclídeo) $$	Determinação da função renal relativa. Avaliação de suspeita de hipertensão vascular. Diferenciação entre um sistema dilatado (porém desobstruído) e outro que apresente uma obstrução urodinamicamente significativa. Avaliação sanguínea e da função renal em casos de insuficiência renal aguda ou crônica. Avaliação de complicações médicas e cirúrgicas de um transplante renal. Estimativa da taxa de filtração glomerular e do fluxo plasmático renal efetivo.	Fornece informações da função renal. Estimativa da taxa de filtração glomerular e do fluxo plasmático renal.	O achado de fluxo sanguíneo renal precário não aponta um diagnóstico etiológico. Utilidade limitada quando a função renal está extremamente precária. A estimativa da taxa de filtração glomerular e do fluxo plasmático renal muitas vezes é inexata. **Contraindicações e riscos:** usar com cautela durante a gravidez devido ao dano potencial da radiação ionizante ao feto.	É necessário promover uma hidratação normal para avaliação de suspeita de uropatia obstrutiva, uma vez que a desidratação pode resultar em um resultado falso-positivo. A pressão sanguínea deve ser monitorada e deve ser providenciado um acesso intravenoso quando um inibidor da enzima conversora de angiotensina (ECA) é utilizado na avaliação da hipertensão vascular renal. O paciente deve suspender o uso de inibidor da ECA com uma antecedência mínima de 48 horas em relação ao início do exame, quando possível.

Exame	Indicações	Vantagens	Desvantagens/contraindicações	Preparação
PELVE **Ultrassonografia** (US) $$	Avaliação de massa ovariana, útero aumentado, hemorragia vaginal, dor pélvica, possível gravidez ectópica e infertilidade. Monitoramento do desenvolvimento folicular. Localização de dispositivo intrauterino.	O uso de sonda vaginal proporciona excelente visualização dos órgãos pélvicos femininos e suas patologias, sem radiação ionizante. Econômica se comparada à RM e à TC.	Dependente do operador. A sensibilidade do exame transabdominal é limitada pela patologia uterina ou ovariana. O exame via vaginal possui campo de visão limitado e, por isso, pode não detectar massas amplas presentes fora da pelve. **Contraindicações e riscos:** nenhum(a).	Requer distensão da bexiga (somente para o exame transabdominal).
PELVE **Ressonância magnética** (RM) $$$$	Avaliação de malignidades ginecológicas, em particular de carcinomas endometriais, cervicais e vaginais. Avaliação de carcinoma de próstata, bexiga e reto. Avaliação de anormalidades congênitas do trato geniturinário. Útil para distinguir entre uma linfadenopatia e a vasculatura.	Fornece excelente resolução de contraste tecidual, capacidade multiplanar. Ausência de radiação ionizante. É o melhor exame de imagem para avaliação de carcinomas de útero, cervical, de próstata e de bexiga. Pode fornecer informações metabólicas e funcionais sobre o câncer de próstata.	Sujeita a artefatos de movimentação. Requer uso de instrumentação especial para pacientes mantidos com medidas de suporte da vida. **Contraindicações:** pacientes com marca-passo cardíaco, corpos estranhos metálicos intraoculares, clipes de aneurisma intracranianos, implantes cocleares e algumas valvas cardíacas artificiais.	Sedação de pacientes agitados. Fazer TC ou radiografia plana das órbitas se a história for sugestiva de presença de corpo estranho metálico no olho. Uso de dispositivo endorretal é preferido para o exame de RM da próstata.

OSSO

Cintilografia

Exame	Indicações	Vantagens	Desvantagens/contraindicações	Preparação
OSSO **Cintilografia óssea**, corpo inteiro (radionuclídeo; 99mTc-metil-difosfonato [MDP]) $$-$$$	Avaliação de neoplasias primárias ou metastáticas, osteomielite, artrite, distúrbios metabólicos, traumatismo, necrose avascular, prótese articular e distrofia de reflexo simpático. Avaliação de fraturas com suspeita clínica e radiograficamente inconclusivas. Identificação de fraturas por estresse.	Pode examinar todo o esqueleto ósseo ou apenas as áreas de interesse específicas. Altamente sensível, em comparação à radiografia plana, para detecção de neoplasia óssea. Na osteomielite, a cintilografia óssea pode resultar positiva muito antes (24 horas) da radiografia plana (10-14 dias).	Inespecífica. Muitas vezes, é necessário estabelecer uma correlação com as radiografias planas. Utilidade limitada para pacientes com função renal comprometida. Imagem de má resolução na porção distal dos membros, cabeça e coluna vertebral. Nesses casos, a SPECT costuma ser útil. Às vezes, é difícil distinguir osteomielite de celulite ou artrite séptica. Nesses casos, a imagem dupla com leucócitos marcados com gálio ou índio pode ser útil. Resultados falso-negativos para osteomielite podem ser produzidos após a terapia antibiótica e durante as primeiras 24 horas subsequentes ao traumatismo. **Contraindicações e riscos:** usar com cautela durante a gravidez devido ao dano potencial da radiação ionizante ao feto.	O paciente deve ser bem hidratado e urinar frequentemente após o procedimento.

Exame	Indicações	Vantagens	Desvantagens/contraindicações	Preparação
OSSO				
PET/TC com Na¹⁸F				
OSSO **Tomografia por emissão de pósitrons (PET/TC), corpo inteiro, com ¹⁸fluoreto de sódio (Na¹⁸F)** $$$$	Detecção e avaliação de metástases ósseas a partir de próstata, mama, pulmão, rim e tireoide.	Resolução espacial e de contraste melhorada em comparação às cintilografias ósseas convencionais com 99mTc-MDP. Acurácia melhorada em comparação às cintilografias ósseas convencionais com 99mTc-MDP. Tempo de exame menor em comparação às cintilografias ósseas convencionais com 99mTc-MDP.	**Contraindicações e riscos:** usar com cautela durante a gravidez devido ao dano potencial da radiação ionizante ao feto.	O paciente deve ser bem hidratado e urinar frequentemente após o procedimento.
COLUNA VERTEBRAL				
TC				
COLUNA VERTEBRAL **Tomografia computadorizada (TC)** $$$	Avaliação de estruturas que não são bem visualizadas por RM, incluindo ossificação do ligamento longitudinal posterior, calcificação tumoral, formação de esporão osteofítico, fragmentos ósseos retropulsados após traumatismo. Também é utilizada em casos de pacientes com contraindicação para RM.	Rapidez. Resolução espacial excelente. Pode guiar a aspiração com agulha fina percutânea de possíveis tumores ou abscessos.	A RM sem dúvida é superior na avaliação medular e das raízes dos nervos espinais, exceto nas condições mencionadas nas Indicações. Os artefatos produzidos pelas próteses metálicas degradam as imagens. **Contraindicações e riscos:** contraindicada durante a gravidez, devido ao dano potencial da radiação ionizante ao feto. Ver Riscos associados ao uso de contraste iodado intravenoso para TC, p. 393.	Hidratação normal. Sedação de pacientes agitados.

COLUNA VERTEBRAL
RM

Exame	Indicações	Vantagens	Desvantagens/contraindicações	Preparação
COLUNA VERTEBRAL **Ressonância magnética** (RM) $$$$	Doenças envolvendo a coluna vertebral e a medula espinal, exceto nos casos em que a TC é superior (ossificação do ligamento longitudinal posterior, calcificação tumoral, formação de esporão osteofítico, fragmentos ósseos retropulsados após traumatismo).	Fornece excelente resolução de contraste tecidual, capacidade multiplanar. Ausência de radiação ionizante.	Menor utilidade na detecção de calcificação, pequenas malformações vasculares espinais, traumatismo vertebral agudo (devido ao tempo de aquisição mais longo e pior detecção em lesões ósseas). Sujeita a artefatos de movimentação. Requer uso de instrumentação especial para pacientes mantidos com medidas de suporte da vida. **Contraindicações:** pacientes com marca-passo cardíaco, corpos estranhos metálicos intraoculares, clipes de aneurisma intracranianos, implantes cocleares e algumas valvas cardíacas artificiais.	Sedação de pacientes agitados. Fazer TC ou radiografia plana das órbitas se a história for sugestiva de presença de corpo estranho metálico no olho.

	MUSCULOESQUELÉTICO			VASCULATURA	
	RM			**US**	
Exame	**Indicações**	**Vantagens**	**Desvantagens/contraindicações**	**Preparação**	
SISTEMA MUSCULO-ESQUELÉTICO **Ressonância magnética** (RM) $$$$	Avaliação das articulações, exceto nos locais com próteses instaladas. Extensão de tumor (ossos e tecidos moles) primário ou maligno. Avaliação de necrose asséptica, infecções ósseas e teciduais, doença do espaço medular e distúrbio traumático.	Fornece excelente resolução de contraste tecidual, capacidade multiplanar. Ausência de radiação ionizante.	Sujeita a artefatos de movimentação. Comparada à TC, apresenta menor capacidade de detecção de calcificações, ossificações e reação perióstea. Requer uso de instrumentação especial para pacientes mantidos com medidas de suporte da vida. **Contraindicações:** pacientes com marca-passo cardíaco, corpos estranhos metálicos intraoculares, clipes de aneurisma intracranianos, implantes cocleares e algumas valvas cardíacas artificiais.	Sedação de pacientes agitados. Fazer TC ou radiografia plana das órbitas se a história for sugestiva de presença de corpo estranho metálico no olho.	
VASCULATURA **Ultrassonografia** (US) $$	Avaliação de trombose venosa profunda, enxertos em membros, patência da veia cava inferior, veia porta e veias hepáticas. O Doppler da carótida é indicado para casos de sopro carotídeo sintomático, acidente isquêmico transitório atípico, monitoramento subsequente à endarterectomia e avaliação pré-operatória de cirurgias vasculares maiores. Vigilância de patência e fluxo de TIPS.	Não invasiva. Não usa radiação. Pode ser portátil. Imagem em todos os planos.	Técnica dependente do operador. Pode ser difícil diagnosticar a estenose apertada vs. oclusão (pode ser necessário uma angiografia por cateter). **Contraindicações e riscos:** nenhum(a).	Nenhuma.	

AORTA

Angiografia

Exame	Indicações	Vantagens	Desvantagens/contraindicações	Preparação
AORTA E SEUS RAMOS **Angiografia** $$$	A angiografia por TC/RM e a angiorressonância magnética não invasiva substituiu em grande parte a angiografia por cateterismo convencional no diagnóstico de doenças da aorta e de seus ramos. Entretanto, a angiografia por cateterismo ainda é indicada para avaliação da anatomia vascular e de doenças diagnosticadas por outros exames de imagem; avaliação de doenças de vasos de pequeno calibre (p. ex., vasculite, malformações vasculares) nos casos em que outros exames de imagem não invasivos fornecem resolução espacial insuficiente; e avaliação de vascularização de tumores.	Resolução espacial excelente. Fornece acesso e pode guiar a intervenção.	Invasiva. Após o procedimento, o paciente deve permanecer em decúbito dorsal e com a perna estendida durante 6 horas para proteger a artéria femoral comum no sítio de inserção do cateter. **Contraindicações e riscos:** a alergia ao material de contraste iodado pode requerer pré-medicação com corticosteroide e bloqueador H_1 ou H_2. Contraindicada durante a gravidez devido ao dano potencial da radiação ionizante ao feto. Pode haver nefrotoxicidade, especialmente diante de um comprometimento preexistente da função renal decorrente de diabetes melito ou mieloma múltiplo. Entretanto, qualquer elevação dos níveis de creatinina subsequente a esse procedimento costuma ser reversível.	NPO por 4-6 horas. Boa hidratação para limitar a possibilidade de lesão renal por ação do meio de contraste iodado. Determinação recente da taxa de filtração glomerular estimada, avaliação de parâmetros de coagulação, reversão da anticoagulação. Realizada com o paciente sob sedação consciente. Requer monitoramento cardíaco, respiratório, da pressão arterial e de oximetria de pulso.

Exame	Indicações	Vantagens	Desvantagens/contraindicações	Preparação
AORTA E SEUS RAMOS — **AORTA / ATC**				
Angiografia por TC (ATC) $$$	Avaliação pré-operatória de aneurismas e dissecções da aorta ou de seus ramos. Avaliação de traumatismo toracoabdominal. Avaliação de possível lesão aórtica. Avaliação de isquemia mesentérica.	Rapidez. Excelente resolução espacial e cobertura de um amplo território. Avalia placas vasculares calcificadas.	Avaliação funcional e hemodinâmica limitada. **Contraindicações e riscos:** contraindicada durante a gravidez devido ao dano potencial da radiação ionizante ao feto. Ver Riscos associados ao uso de contraste iodado intravenoso para TC, p. 393.	Sedação de pacientes agitados. Hidratação.
AORTA E SEUS RAMOS — **AORTA / ARM**				
Angiografia por RM (ARM) $$$$	Mais custo-efetiva e segura do que a angiografia baseada em cateterismo convencional. Pode fornecer avaliação pré-operatória de dissecções e aneurismas aórticos toracoabdominais, para determinar o tamanho da lesão arterial, a extensão proximal e distal, a relação com os principais ramos da artéria e a presença de anormalidades anatômicas.	Ausência de radiação ionizante. Não requer contraste iodado. Há opções de ARM sem gadolínio para pacientes com insuficiência renal.	Sujeita a artefatos de movimentação. Requer uso de instrumentação especial para pacientes mantidos com medidas de suporte da vida. **Contraindicações:** pacientes com marca-passo cardíaco, corpos estranhos metálicos intraoculares, clipes de aneurisma intracranianos, implantes cocleares e algumas valvas cardíacas artificiais.	Sedação de pacientes agitados. Fazer TC ou radiografia plana das órbitas se a história for sugestiva de presença de corpo estranho metálico no olho.

7

Eletrocardiograma e ecocardiografia

Fred M. Kusumoto, MD

I. PRINCÍPIOS DO ELETROCARDIOGRAMA[1]

Como usar esta seção

Este capítulo inclui os critérios para o diagnóstico de perfis de onda eletrocardiográficos básicos e de arritmias cardíacas. Foi planejado para ser utilizado como referência e pressupõe uma compreensão básica acerca do eletrocardiograma (ECG).

A interpretação eletrocardiográfica é um procedimento "em etapas", em que as primeiras etapas consistem em estudo e caracterização do ritmo cardíaco.

Etapa 1 (ritmo)

Classificar aquilo que é visto no ECG de 12 derivações ou no traçado de registro, empregando os três parâmetros principais que permitem a análise sistemática e subsequente diagnóstico do ritmo:

1. Frequência média de complexos QRS (baixa, normal ou alta).
2. Largura dos complexos QRS (largo ou estreito).
3. Ritmicidade dos complexos QRS (caracterização dos espaços entre os complexos QRS) (regular ou irregular).

Etapa 2 (morfologia)

A segunda etapa consiste no exame e na caracterização da morfologia dos perfis de onda cardíacos:

1. Examinar anormalidades atriais e bloqueios de ramos (BRs) (p. 458-460).
2. Avaliar o eixo QRS e as causas dos desvios de eixo (p. 461-463).
3. Examinar os sinais de hipertrofia ventricular esquerda (p. 463).
4. Examinar os sinais de hipertrofia ventricular direita (p. 464-465).
5. Examinar os sinais de infarto do miocárdio, quando houver (p. 466-467).

---

[1] Várias partes desta seção sobre eletrocardiograma se baseiam no trabalho de G. T. Evans, MD, que foi o autor deste capítulo na primeira edição do livro.

6. Considerar condições que podem alterar a capacidade do ECG de diagnosticar um infarto do miocárdio (p. 474).
7. Examinar anormalidades do segmento ST ou da onda T (p. 475-478).
8. Avaliar o intervalo QT (p. 479-480).
9. Examinar condições diversas (p. 480-483).

(bpm, batimentos por minuto, s, segundo, ms, milissegundo, m/s, metros por segundo, cm/s, centímetros por segundo)

Etapa 1: Diagnóstico do ritmo cardíaco
A. Abordagem diagnóstica do ritmo cardíaco

A maioria dos aparelhos de eletrocardiografia exibem 10 s de dados em um traçado-padrão. O registro é definido por três ou mais ondas P ou complexos QRS sucessivos.

Deve-se classificar os padrões observados no traçado seguindo um método sistemático. Esse método compreende três etapas que conduzem ao diagnóstico, com base no ritmo que mais provavelmente esteja produzindo um padrão em particular:

1. Qual é a frequência média de complexos QRS?

    Baixa (< 60 bpm): a forma mais fácil de determinar essa frequência é contar o número total de complexos QRS formados em um período de 10 s. Havendo até nove complexos, a frequência é baixa.

    Outro método utilizado para determinar a frequência consiste em contar o número de quadrados grandes (0,20 s) entre os complexos QRS e, em seguida, aplicar a seguinte fórmula:

    $$\text{Frequência} = 300 \div (\text{número de quadrados grandes entre os complexos QRS})$$

    Uma frequência cardíaca baixa (< 60 bpm) possui mais de cinco quadrados grandes entre os complexos QRS.

    Normal (60-100 bpm): se houver 10-16 complexos em um período de 10 s, a frequência será normal.

    Nas frequências cardíacas normais, os complexos QRS estão separados por 3-5 quadrados grandes.

    Alta (> 100 bpm): havendo ≥ 17 complexos dentro de um período de 10 s, a frequência é classificada como alta.

    As frequências cardíacas altas possuem menos de três quadrados grandes entre os complexos QRS.
2. A duração da morfologia QRS dominante é estreita (< 0,12 s) ou larga (≥ 0,12 s)? (Consulte a seção sobre duração de QRS.)
3. Qual é a "ritmicidade" dos complexos QRS (definida como o espaçamento existente entre os complexos QRS)? Regular ou irregular? (Qualquer alteração no espaçamento dos intervalos R-R define um ritmo irregular.)

Usando a classificação descrita, consultar as Tabelas 7-1 e 7-2 para selecionar um diagnóstico específico para o ritmo cardíaco.

TABELA 7-1. RITMOS REGULARES CONTÍNUOS

Frequência	Alta	Normal	Baixa
Duração de QRS estreito	Taquicardia sinusal Taquicardia atrial *Flutter* atrial (condução AV 2:1) Taquicardia juncional Taquicardia por reentrada atrioventricular ortodrômica (TRAVO)	Ritmo sinusal Ritmo atrial ectópico *Flutter* atrial (condução 4:1) Ritmo juncional acelerado	Bradicardia sinusal Bradicardia atrial ectópica Ritmo juncional
Duração de QRS largo	Todos os ritmos listados para duração de QRS estreito, porém com padrões de BR ou RCIV		
	Taquicardia ventricular Taquicardia por reentrada atrioventricular antidrômica (TRAVA)	Ritmo ventricular acelerado	Ritmo de escape ventricular

AV, atrioventricular; **BR**, bloqueio de ramo; **RCIV**, retardo de condução intraventricular.

TABELA 7-2. RITMOS IRREGULARES CONTÍNUOS

Frequência	Alta	Normal	Baixa
Duração de QRS estreito	Fibrilação atrial *Flutter* atrial (condução AV variável) Taquicardia atrial multifocal Taquicardia atrial com bloqueio AV (rara)	Fibrilação atrial *Flutter* atrial (condução AV variável) Ritmo atrial multifocal Taquicardia atrial com bloqueio AV (rara)	Fibrilação atrial *Flutter* atrial (condução AV variável) Ritmo atrial multifocal Ritmo sinusal com bloqueio AV de 2º grau
Duração de QRS largo	Todos os ritmos listados para duração de QRS estreito, porém com padrões de BR ou RCIV		
	Torsades de pointes Em casos raros, condução anterógrada da fibrilação atrial através da via acessória em pacientes com síndrome de WPW		

AV, atrioventricular; **BR**, bloqueio de ramo; **RCIV**, retardo de condução intraventricular; **WPW**, Wolff-Parkinson-White.

B. Frequência cardíaca normal

Ritmo sinusal

O nó sinusal atua como marca-passo primário do coração. Como o nó sinusal está localizado na junção da veia cava superior com o átrio direito, no **ritmo sinusal**, os átrios são ativados "da direita para esquerda" e "de cima para baixo". A onda P no ritmo sinusal é positiva na derivação II e invertida em aVR. A onda P em V_1 é normalmente bifásica, apresentando uma pequena deflexão positiva inicial, decorrente da ativação atrial direita, e uma pequena deflexão negativa terminal, decorrente da ativação atrial esquerda.

A frequência sinusal normal em geral está entre 60 e 100 bpm, mas pode variar de maneira significativa. Durante o sono, quando o tônus parassimpático é alto, a **bradicardia sinusal** (frequências sinusais < 60 bpm) constitui um achado normal. Durante as condições associadas ao tônus simpático aumentado (exercício, estresse), a **taquicardia sinusal** (frequências sinusais > 100 bpm) também é comum. Em crianças e adultos jovens, a **arritmia sinusal** (frequências sinusais que variam em mais de 10% em um período de 10 s) devido à respiração é observada com frequência.

Ritmo atrial ectópico

Em algumas situações, os átrios são ativados por um foco atrial ectópico, em vez do nó sinusal. Quando isso ocorre, a onda P apresenta um formato não sinusal, dependendo da localização do foco ectópico. Por exemplo, se o foco surge do átrio esquerdo, a onda P é invertida nas derivações I e aVL. Se a frequência de despolarização do foco ectópico estiver entre 60 e 100 bpm, o paciente apresenta **ritmo atrial ectópico**. Se a frequência for < 60 bpm, o ritmo é definido como bradicardia atrial ectópica.

Flutter atrial com condução atrioventricular 4:1

No *flutter* **atrial**, os átrios são ativados rapidamente (em geral, 300 bpm) em decorrência de um circuito reentrante estável. Esse circuito costuma girar em sentido anti-horário ao redor da valva tricúspide. Como o átrio esquerdo e o septo interatrial são ativados de baixo para cima, geralmente são observadas ondas de *flutter* "serrilhadas" que sofrem inversão nas derivações inferiores (II, III e aVF). Se 1 a cada 4 batimentos atriais for conduzido para os ventrículos (devido à condução lenta no nó atrioventricular [AV]) será observada uma frequência ventricular relativamente normal de 75 bpm.

Ritmo juncional acelerado (p. 456)

Atividade QRS prematura

Batimentos prematuros ou atividades QRS prematuras e isoladas são comuns e provocam uma discreta irregularidade no ritmo cardíaco. Um complexo QRS estreito prematuro decorre mais frequentemente de um **complexo atrial prematuro (CAP)** conduzido de forma normal ou, em casos mais raros, de um **complexo juncional prematuro (CJP)**. Um complexo prematuro com QRS largo normalmente se deve a um **complexo ventricular prematuro (CVP)** ou a um complexo supraventricular prematuro (CAP ou CJP) que conduz para o ventrículo, com a condução aberrante produzida pelo bloqueio de um dos ramos (p. 458-459). Os complexos supraventriculares prematuros (com ou sem condução aberrante) constituem fenômenos que não estão associados à doença cardíaca. Embora os CVPs sejam observados em indivíduos normais, costumam estar associados a um risco aumentado em pacientes com doença cardíaca.

C. Taquicardia

As **taquicardias** normalmente são classificadas de acordo com o complexo QRS – que pode ser estreito ou largo – e com o ritmo – que é regular ou irregular. Uma taquicardia de QRS estreito indica a ativação normal do tecido ventricular, independentemente do mecanismo da taquicardia. As taquicardias de QRS estreito costumam ser agrupadas como taquicardias supraventriculares (TSV) e podem ser devidas aos vários mecanismos que são descritos adiante. Esse agrupamento também tem utilidade clínica, porque as TSV em geral não ameaçam a vida. Além da largura do complexo QRS, é útil considerar o sítio anatômico de onde surge a taquicardia: átrio, junção AV, ventrículo ou uso de uma via acessória (Figura 7-1).

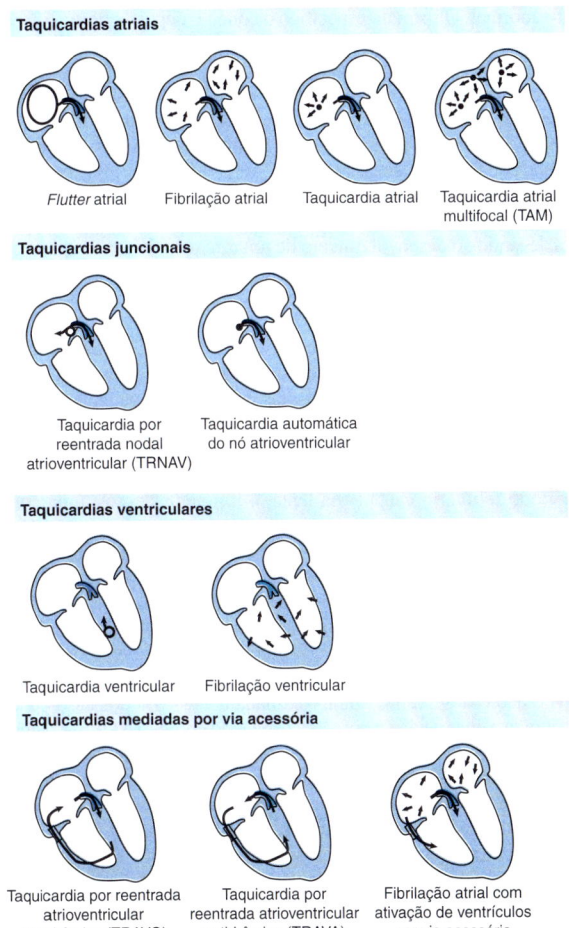

Figura 7-1. Classifcação anatômica das taquicardias. (*Adaptada, com permissão, de Kusumoto FM; Arrhythmias. In*: Cardiovascular Pathophysiology, *FM Kusumoto [editor], Hayes Barton Press, 2004.*)

Taquicardia com QRS estreito e ritmo regular: TSV regular (Figura 7-2)

A. Taquicardia sinusal: Em condições fisiológicas, o nó sinusal dispara a uma frequência > 100 bpm. Na **taquicardia sinusal**, uma onda P vertical pode ser observada em II e aVF, ao passo que uma onda P invertida é observada em aVR. O intervalo PR em geral é normal, porque as condições associadas à taquicardia sinusal (comumente a ativação simpática) também causam uma condução AV mais rápida.

B. Taquicardia atrial: Em casos raros, um único sítio atrial que não o nó sinusal é capaz de disparar rapidamente. Isso gera uma onda P com formato anormal. O formato específico da onda P depende do sítio específico da **taquicardia atrial**. O intervalo PR depende da rapidez que ocorre a condução atrioventricular. Conforme a frequência da taquicardia atrial aumenta, a condução no nó AV torna-se mais lenta (condução diminuída) e o intervalo PR aumenta. As propriedades da condução lentificada junto ao nó AV previnem o desenvolvimento de frequências ventriculares altas na presença de frequências atriais altas.

C. *Flutter* atrial: O mecanismo do *flutter* **atrial** já foi descrito. A condução atrioventricular costuma ocorrer em ondas de *flutter* alternadas (condução 2:1), levando ao desenvolvimento de uma frequência cardíaca aproximada de 150 bpm. Em algumas situações, é possível observar frequências ventriculares bastante altas, decorrentes de uma condução 1:1, ou frequências mais baixas geradas por uma condução 3:1.

D. Taquicardia juncional: O tipo mais comum de taquicardia oriunda do tecido próximo da junção atrioventricular é a **taquicardia por reentrada nodal AV (TRNAV)**. Na TRNAV, duas vias de condução paralelas e separadas estão presentes nos tecidos juncional e perijuncional. Em geral, uma dessas vias apresenta propriedades de condução relativamente rápida, porém um período refratário maior ("via rápida"). A outra via apresenta condução lenta e período refratário curto ("via lenta"). Em alguns casos, uma contração atrial prematura pode bloquear uma das vias (em geral, a via rápida), conduzir para a via lenta e ativar a via rápida de maneira retrógrada, iniciando o circuito reentrante. Em circunstâncias raras, um sítio junto ao nó AV dispara rapidamente, como resultado de uma automaticidade aumentada.

Seja qual for o mecanismo, como a taquicardia tem origem na junção AV, os átrios e ventrículos são ativados todos ao mesmo tempo. Na situação mais comum (cerca de 50% dos casos), a onda P se oculta no complexo QRS e não é observada. Em aproximadamente 40% dos casos, a onda P retrógrada é observada na porção terminal do complexo QRS. O local onde é mais fácil observar a onda P retrógrada é a derivação V_1, em que se observa uma deflexão positiva (onda pseudo-R') terminal de baixa amplitude (Figura 7-2). Além disso, uma deflexão negativa terminal (onda pseudo-S) é observada nas derivações inferiores (II, III e aVF). Por fim, em cerca de 10% dos casos, a onda P é observada na porção inicial do complexo QRS. A localização da onda P depende das velocidades relativas de ativação retrógrada dos átrios e da ativação anterógrada dos ventrículos por meio do sistema de His-Purkinje.

E. Taquicardia mediada por via acessória: Normalmente, o nó AV e o feixe de His fornecem a única via de condução AV. Em aproximadamente 1 a cada 1.000 indivíduos, existe uma conexão AV adicional denominada **via acessória**. A existência de duas vias paralelas (a via acessória e a via nodal

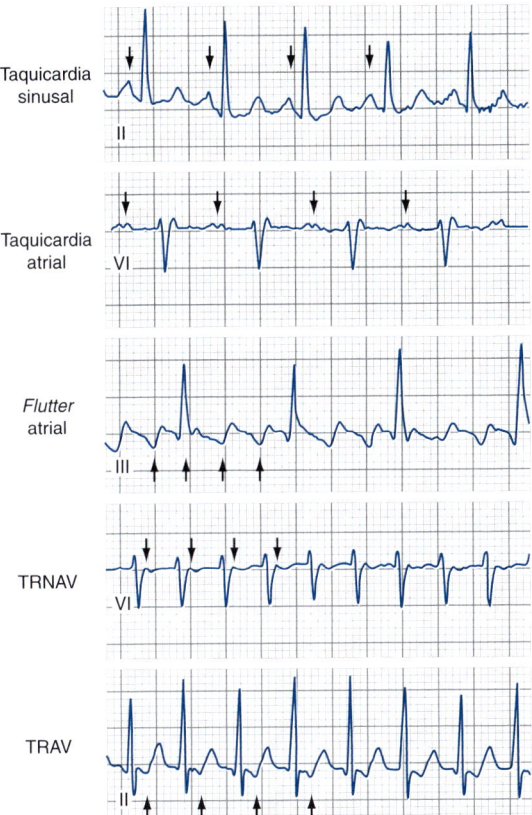

Figura 7-2. Aparência do ECG de diferentes formas de taquicardias supraventriculares (TSV) regulares distintas. As setas mostram as primeiras deflexões atriais em cada TSV. Na *taquicardia sinusal*, a onda P exibe uma morfologia normal e o intervalo PR também é normal. Na *taquicardia atrial*, a onda P é anormal (positiva em V_1, e o intervalo PR é prolongado devido à condução diminuída no nó AV). No flutter *atrial*, são observadas ondas "serrilhadas" invertidas na terceira derivação (DIII). Na *taquicardia por reentrada nodal AV* (*TRNAV*), uma onda pseudo-R decorrente da ativação retrógrada atrial é observada na derivação V_1. Na *taquicardia por reentrada atrioventricular antidrômica* (*TRAV*), uma onda P retrógrada é observada no segmento ST, porque os átrios e ventrículos são ativados sequencialmente. A onda P em geral localiza-se relativamente perto do complexo QRS precedente, porque a condução pela via acessória é rápida.

AV-feixe de His) para condução AV aumenta a probabilidade de desenvolvimento de taquicardia por reentrada. A taquicardia mais comum é a taquicardia de complexo QRS estreito reentrante, em que os ventrículos são ativados por meio do sistema de His-Purkinje e os átrios são ativados por ativação retrógrada da via acessória (Figura 7-3). Esse tipo de taquicardia

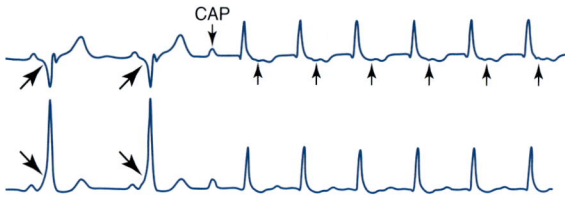

Figura 7-3. Início de TSV em um paciente com via acessória. Durante o ritmo sinusal, os ventrículos são ativados pela via acessória e nó AV-feixe de His. Como a via acessória conduz rapidamente e se insere no miocárdio ventricular regular, o intervalo PR é curto e a onda delta é observada (*setas grandes*). Um complexo atrial prematuro (CAP) exerce bloqueio na via acessória e propaga-se somente abaixo do nó AV-feixe de His, levando a um complexo QRS estreito. Os átrios são ativados de maneira retrógrada pela via acessória (*setas pequenas*) e a TRAVO ortodrômica é iniciada. *(Adaptada, com permissão, de Kusumoto FM; Cardiovascular disorders: Heart disease. In:* Pathophysiology of Disease: An Introduction to Clinical Medicine, *7th ed. Hammer G, McPhee SJ [editors], McGraw-Hill, 2014.)*

frequentemente é denominado **taquicardia por reentrada atrioventricular ortodrômica (TRAVO)**, pois a condução através do nó AV e das fibras de His-Purkinje acontece normalmente (em grego, *ortho* significa "reto" ou "normal"). A TRAVO é uma das causas de TSV. Os complexos QRS são estreitos e aparentemente normais, porque os ventrículos são ativados via nó AV sistema de His-Purkinje, tecido ventricular, via acessória e tecido atrial. Como os ventrículos e os átrios são ativados de modo sequencial, a onda P é observada com mais frequência junto ao segmento ST (Figura 7-2). Conforme discutido, as vias acessórias também podem estar associadas a taquicardias de complexo largo regular e irregular.

Taquicardias com QRS estreito e ritmo irregular: TSV irregular (Figura 7-4)

A. Fibrilação atrial: A fibrilação atrial constitui o ritmo cardíaco rápido anormal mais observado (Figura 7-4). A fibrilação atrial é resultante, na maioria dos casos, da presença de múltiplas ondas errantes caóticas de reentrada, que provocam ativação irregular dos átrios. Como o nó AV também é ativado de maneira irregular, a condução AV varia e um ritmo ventricular irregular é observado. Na fibrilação atrial, o ritmo frequentemente é denominado "irregularmente irregular", dada a inexistência de atividade atrial organizada. No ECG, ondas de fibrilação contínuas de baixa amplitude e apresentando morfologia variável são observadas na ausência de um período isoelétrico facilmente identificável. As ondas de fibrilação em geral são melhor visualizadas nas derivações V_1, V_2, II, III e aVF.

B. Taquicardia atrial multifocal: Na **taquicardia atrial multifocal (TAM)**, vários sítios atriais pulsam em decorrência de uma automaticidade anormal. Em consequência, são geradas ondas P apresentando pelo menos três morfologias diferentes. O ritmo costuma ser irregular. Os diferentes sítios disparam em frequências distintas. A TAM pode ser distinguida da fibrilação atrial pela presença de ondas P discretas e períodos isoelétricos entre as ondas T e P. A causa mais comum de TAM é a doença pulmonar obstrutiva crônica (cerca de 60% dos casos).

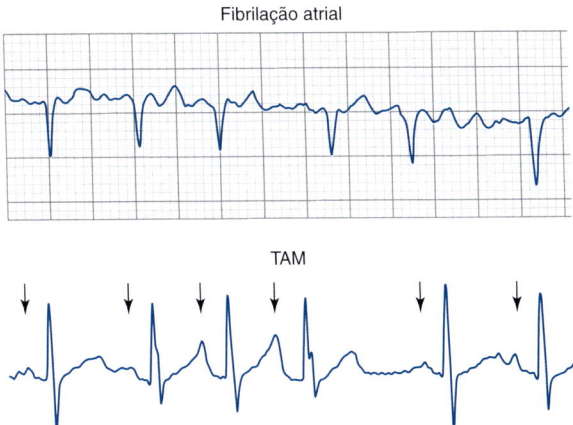

Figura 7-4. Aparência do ECG na fibrilação atrial e na taquicardia atrial multifocal (TAM). Na fibrilação atrial, a ativação caótica contínua dos átrios resulta em ondas de fibrilação de baixa amplitude contínuas. Na TAM, são observadas ondas P discretas (*setas*) e um segmento T-P isoelétrico.

C. **Flutter atrial com bloqueio variável:** Às vezes, o *flutter* atrial pode ocorrer como um ritmo irregular, devido ao bloqueio AV variável. Nesse caso, embora o ritmo ventricular seja irregular, com frequência existem intervalos relativamente constantes entre os complexos QRS. Por exemplo, se o *flutter* atrial é de 300 bpm, as possíveis frequências ventriculares serão 300 bpm, 150 bpm, 100 bpm ou 75 bpm para conduções AV de 1:1, 2:1, 3:1 e 4:1, respectivamente.

Taquicardia com complexo QRS largo e ritmo regular

A causa mais comum de **taquicardia de complexo QRS largo e ritmo regular (TCL-RR)** é a taquicardia sinusal com bloqueio de ramo direito (BRD) ou bloqueio de ramo esquerdo (BRE). Entretanto, se um paciente com doença cardíaca estrutural apresenta TCL-RR, considera-se que esse seja o pior cenário, e o diagnóstico provável passa a ser o de **taquicardia ventricular (TV)**. Geralmente, a TV origina-se a partir de um circuito reentrante rápido localizado próximo do miocárdio infartado e normal. Como os ventrículos não são ativados por meio dos ramos nem via sistema de Purkinje, observa-se um complexo QRS anormalmente largo. Quaisquer taquicardias atrial ou juncional associadas a uma condução aberrante também podem causar uma TCL-RR. Por fim, em circunstâncias bastante raras, os pacientes com vias acessórias apresentam **taquicardia por reentrada AV antidrômica (TRAVA)**, em que os ventrículos são ativados pela via acessória (levando a um complexo QRS largo e bizarro), e a ativação dos átrios ocorre de maneira retrógrada via feixe de His-nó AV (em grego, *anti* significa "contra").

A diferenciação no ECG entre TSV regulares com condução aberrante (taquicardia sinusal, taquicardia atrial, *flutter* atrial, taquicardia juncional, TRAV ortodrômica) e TV às vezes pode ser difícil. O diagnóstico acurado de TV é decisivo, porque esse ritmo frequentemente é de alto risco à vida. As duas técnicas principais utilizadas na identificação da TV são a presença de dissociação AV e a morfologia QRS anormal.

A. **Dissociação atrioventricular:** Na **dissociação AV**, os átrios e os ventrículos não estão relacionados de modo 1:1. A dissociação AV pode ocorrer devido a várias condições:

1. Bloqueio de condução atrioventricular (p. 456-457).
2. Baixa frequência do marca-passo primário, mais comum em decorrência da bradicardia sinusal ou de pausas sinusais com ritmo de escape juncional (p. 457).
3. Aceleração de um marca-passo acessório, mais comum em consequência de uma TV ou, com menos frequência, devido a uma taquicardia juncional.

O motivo mais importante para identificar uma dissociação AV reside na taquicardia de complexo largo para diferenciação da TSV com aberrações oriundas da TV. Nela, a frequência ventricular rápida muitas vezes está associada ao bloqueio retrógrado junto ao sistema de His-Purkinje (bloqueio AV). Isso leva à formação de ondas P (a partir da despolarização do nó sinusal) que não estão associadas de modo 1:1 aos complexos QRS (Figura 7-5). A existência de dissociação AV faz o diagnóstico mais provável ser o de um paciente com taquicardia de complexo largo e regular. Em alguns casos, a dissociação AV pode ser identificada pela presença de **batimentos de captura**, ou **batimentos de fusão**. Às vezes, uma onda P no tempo devido é conduzida para os ventrículos, e uma parte (batimento de fusão) ou todo (batimento de captura) o tecido ventricular é ativado pelo tecido de His-Purkinje para gerar um complexo QRS. É mais fácil identificar a dissociação AV do que a associação AV. As ondas T muitas vezes podem ser confundidas com as ondas P. É preciso examinar sempre todo o ECG quanto à presença de deflexões inesperadas no complexo QRS, segmento ST e ondas T dissociadas das ondas P. As ondas P normalmente são mais evidentes nas derivações inferiores (II, III e aVF) ou em V_1.

Algoritmos de morfologia para identificação de TV

1. Método 1: método rápido para diagnóstico de TV (requer as derivações I, V_1 e V_2)

Este método deriva de uma análise das formas de onda típicas de BRD ou BRE, do modo como se observa nas derivações I, V_1 e V_2. Se as formas de onda não estiverem em conformidade com os padrões morfológicos típicos comuns ou incomuns, o diagnóstico será TV.

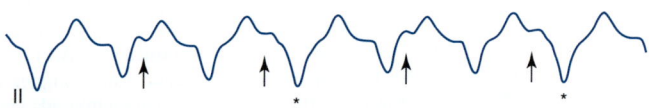

Figura 7-5. Derivação II na taquicardia de complexo largo. As setas marcam as ondas P que não estão associadas a cada complexo QRS (dissociação AV). Os complexos QRS marcados com (*) são discretamente mais estreitos em decorrência da ativação parcial a partir da onda P precedente (complexo de fusão).

Etapa 1

Determinar a classificação morfológica dos complexos QRS largos (tipo RD ou tipo RE), utilizando os critérios a seguir:

A. **Determinação do tipo morfológico dos complexos QRS largos:** usar a derivação V_1 apenas para determinar o tipo de morfologia de bloqueio de ramo dos complexos QRS anormalmente largos.
   1. **Complexos QRS do tipo RD ou BRD, conforme se observa na derivação V_1:** um complexo QRS largo predominantemente positivo é denominado QRS do "tipo" ramo direito. Isso não significa que o QRS está exatamente de acordo com os critérios morfológicos de BRD. As morfologias normalmente observadas no BRD são mostradas no quadro, a seguir. As morfologias atípicas mostradas à direita são mais observadas em CVPs ou durante a TV.

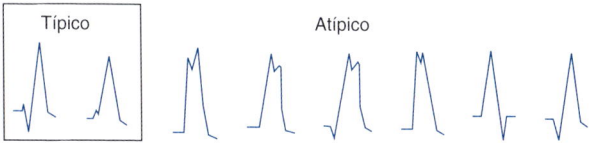

   2. **Complexos QRS do tipo RE ou BRE conforme se observa na derivação V_1:** um complexo QRS largo predominantemente negativo é denominado QRS do "tipo" ramo esquerdo. Isso não significa que o QRS está exatamente de acordo com os critérios morfológicos de BRE. As morfologias normalmente observadas no BRE são mostradas no quadro, a seguir. As morfologias atípicas mostradas à direita são mais observadas em CVPs ou durante a TV.

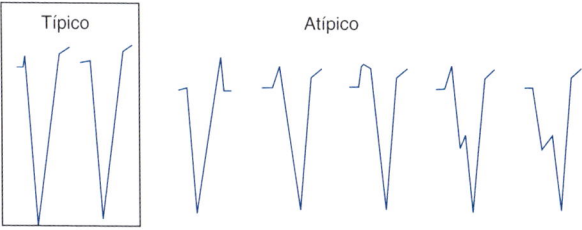

Etapa 2

Aplicar os critérios para as formas comum e incomum normais de BRD e BRE, conforme descrito adiante. As formas de onda podem não ser idênticas, porém as descrições morfológicas devem ser compatíveis. Se os complexos QRS forem incompatíveis, é provável que o ritmo seja uma TV.

A. **BRD: a derivação I deve apresentar uma ampla onda S terminal, contudo a razão R/S pode ser < 1.**

Derivação I

Na derivação V_1, o complexo QRS normalmente é trifásico, mas às vezes pode ser nodular e monofásico. O monofásico deve apresentar uma chanfradura na porção ascendente da onda R, normalmente na porção inferior esquerda.

Derivação V_1

B. BRE: a derivação I deve ter uma onda R monofásica e normalmente chanfrada, sem ondas Q nem S.

Derivação I

Ambas as derivações, V_1 e V_2, devem apresentar uma onda S dominante, normalmente com uma onda R pequena e estreita. A porção descendente deve ser rápida e lisa, sem chanfraduras.

Derivações V_1 e V_2

67%   33%

2. Método 2: o algoritmo de Brugada para diagnóstico de TV

(Requer todas as seis derivações precordiais.)
Brugada e colaboradores relataram um total de 554 pacientes com TCL-RR, cujo mecanismo foi diagnosticado no laboratório de eletrofisiologia. Entre os pacientes, 384 (69%) tinham TV e 170 (31%) apresentavam TSV com condução ventricular aberrante.

1. **O complexo RS está ausente em TODAS as derivações precordiais?**
   Se a resposta for SIM ($n = 83$), a TV é o diagnóstico a ser estabelecido (sensibilidade de 21%, especificidade de 100%).
   Nota: Estão presentes apenas QR, Qr, qR, QS, QRS, R monofásico ou rSR'. Os complexos qRs não foram mencionados no estudo de Brugada.
   Se a resposta for NÃO ($n = 471$), siga para a próxima etapa.
2. **O intervalo RS é > 100 ms em QUALQUER UMA das derivações precordiais?**
   Se a resposta for SIM ($n = 175$), a TV é o diagnóstico a ser estabelecido (sensibilidade de 66%, especificidade de 98%).
   Nota: O início de R até o nadir de S é > 100 ms (> 2,5 quadrados pequenos) em uma derivação contendo um complexo RS.

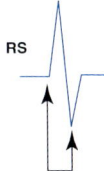

Se a resposta for NÃO ($n = 296$), siga para a próxima etapa.

3. **Há dissociação AV?**
Se a resposta for SIM ($n = 59$), a TV é o diagnóstico a ser estabelecido (sensibilidade de 82%, especificidade de 98%).
Nota: O bloqueio AV também implica o mesmo diagnóstico.
Se a resposta for NÃO ($n = 237$), siga para a próxima etapa. *Nota:* Os fármacos antiarrítmicos foram suspendidos para os pacientes que participaram desse estudo. Clinicamente, os fármacos que prolongam a duração de QRS podem produzir um diagnóstico falso-positivo de TV quando o critério é adotado.

4. **Os critérios morfológicos para TV estão presentes?**
Se a resposta for SIM ($n = 59$), a TV é o diagnóstico a ser estabelecido (sensibilidade de 99%, especificidade de 97%).
Nota: É preciso avaliar o QRS do tipo BRD na derivação V_1 *versus* o QRS do tipo BRE na mesma derivação, conforme ilustra o quadro a seguir.
Se a resposta for NÃO ($n = 169$) – e se não houver correspondências para TV nos quadros mostrados adiante – o diagnóstico é o de TSV com aberração (sensibilidade de 97%, especificidade de 99%).

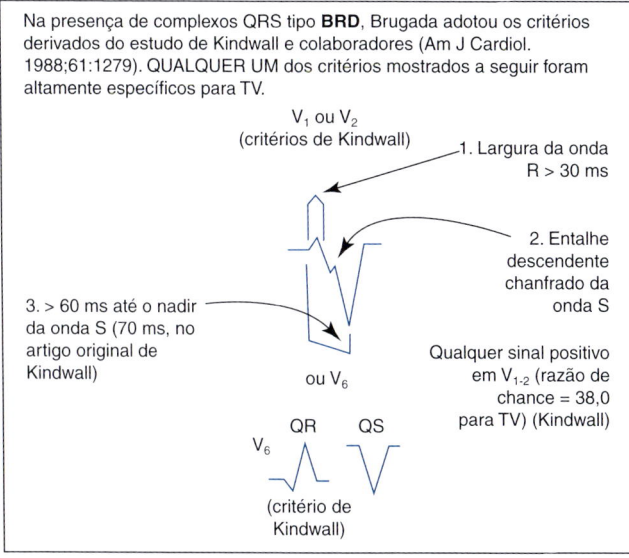

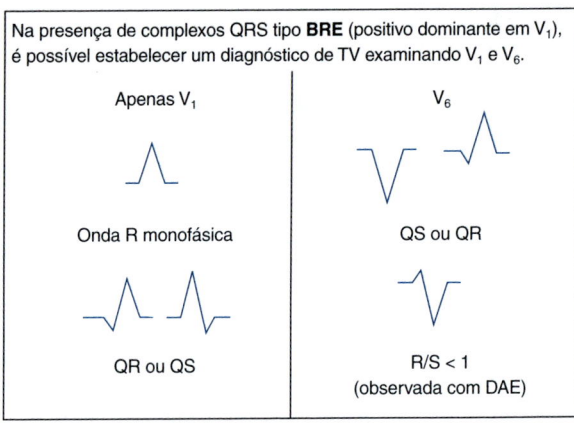

3. Método 3: método de Griffith para diagnóstico de TV (requer derivações V_1 e V_6)

Esse método deriva da análise de formas de onda típicas de BRD ou BRE, como observado nas derivações V_1 e V_6. Quando as formas de onda não correspondem aos padrões morfológicos típicos, o diagnóstico não sugere TV.

Etapa 1

Determinar a classificação morfológica dos complexos QRS largos (tipo RD ou tipo RE), adotando os critérios já descritos.

Etapa 2

Aplicar os critérios para as formas normais de BRD ou BRE, conforme descrito adiante. Uma resposta negativa a qualquer uma destas perguntas é inconsistente com BRD ou BRE, e o diagnóstico não irá sugerir TV.

A. Para complexos QRS com classificação BRD:
1. Há uma morfologia rSR' na derivação V_1?

2. Há um complexo RS em V_6 (pode ter uma pequena onda Q septal)?

3. A razão R/S na derivação V_6 é > 1?

B. Para complexos QRS com classificação BRE:
1. Há rS ou complexo QS nas derivações V_1 e V_2?

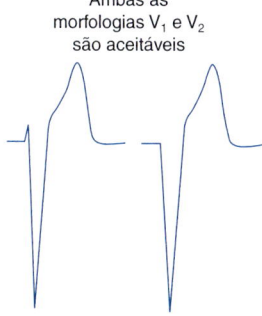

Ambas as morfologias V_1 e V_2 são aceitáveis

2. O aparecimento de QRS até o nadir da onda S na derivação V_1 é < 70 ms?
3. Há uma onda R na derivação V_6, na ausência de uma onda Q?

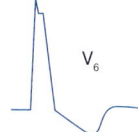

V_6

Taquicardia com QRS largo e ritmo irregular

A. **Taquicardia ventricular polimórfica e fibrilação ventricular:** Na **taquicardia ventricular polimórfica** e na **fibrilação ventricular**, os ventrículos frequentemente são ativados de modo contínuo e caótico por ondas de ativação que produzem complexos QRS irregulares, na ausência de períodos isoelétricos. Tanto a fibrilação ventricular como a taquicardia ventricular polimórfica são condições de alto risco à vida e requerem desfibrilação elétrica imediata. A distinção entre fibrilação ventricular e taquicardia ventricular polimórfica baseia-se na amplitude dos complexos QRS, e sua utilidade clínica é insignificante. A causa mais comum das condições é a isquemia miocárdica decorrente de oclusão da artéria coronária.

B. *Torsades de pointes*: O *torsades de pointes* ("torção de pontas") é uma forma específica de TV polimórfica que frequentemente depende de pausa; apresenta a típica morfologia de deslocamento do complexo QRS; e ocorre no contexto de um intervalo QT prolongado. O *torsades de pointes* está associado a estados fármaco-induzidos, síndrome do QT longo congênita e hipopotassemia (p. 479).

C. **Fibrilação atrial com ativação de via acessória anterógrada:** Se um paciente com via acessória desenvolve fibrilação atrial, os ventrículos são ativados pelo eixo nó AV-feixe de His normal e pela via acessória. Como a via acessória não apresenta propriedades de diminuir a condução, permite que ocorra uma ativação bastante rápida dos ventrículos. A combinação de um ritmo de complexo largo irregular a frequências bastante rápidas

(250-300 bpm) deve ser considerada suspeita nesse contexto, particularmente em um paciente jovem e saudável.
D. A **bradicardia**, ou frequências cardíacas baixas, pode ser causada por uma falha de formação de impulso (disfunção do nó sinusal) ou pelo bloqueio da condução AV.

Disfunção do nó sinusal

A **disfunção do nó sinusal** manifesta-se em vários achados no ECG. Mais comumente, há uma pausa sinusal com batimento de escape juncional. Alternativamente, a bradicardia sinusal pode estar associada à disfunção do nó sinusal.

A. **Bradicardia sinusal:** A faixa normal de frequências sinusais muda com a idade. Em bebês com menos de 12 meses, a frequência cardíaca média é de 140 bpm e a faixa normal é de 100-190 bpm. Em contraste, é provável que a faixa normal para adultos seja de 50-90 bpm. Frequências sinusais abaixo de 60 bpm são classificadas como **bradicardia sinusal**. Entretanto, é preciso lembrar que as frequências sinusais inferiores a 60 bpm são comuns (durante o sono, em atletas). O tratamento da bradicardia sinusal (normalmente com marca-passo) é indicado apenas quando a condição está associada a sintomas, e não devido a uma frequência cardíaca específica.

B. **Pausas sinusais:** Em alguns indivíduos, o nó sinusal cessa os disparos abruptamente e dá origem às **pausas sinusais**. Em geral, um ritmo de escape a partir de um foco atrial ectópico ou um ritmo juncional previne a assistolia. As pausas sinusais de até 2 s são observadas em adultos normais. Os pacientes com pausas sinusais > 3 s devem ser avaliados quanto à existência de disfunção do nó sinusal.

C. **Ritmo juncional:** Quando a frequência do nó sinusal é baixa demais, às vezes é possível observar um **ritmo juncional contínuo**. No ritmo juncional, o QRS não é precedido de uma onda P. Uma onda P retrógrada às vezes pode ser observada na porção inicial ou na porção terminal do complexo QRS, contudo está mais frequentemente oculta no complexo QRS. Em geral, os ritmos juncionais são < 60 bpm. O ritmo juncional transitório pode ser observado em indivíduos normais durante o sono, porém a suspeita de disfunção do nó sinusal deve ser considerada diante da observação do ritmo juncional no paciente acordado.

Em circunstâncias raras, os **ritmos juncionais acelerados** na faixa de 60 a 100 bpm são observados como consequência de uma despolarização mais rápida das células do nó AV. Se a frequência juncional for mais alta do que a frequência sinusal, o nó sinusal será suprimido pela ativação atrial retrógrada, devido à despolarização repetitiva a partir da junção. Os ritmos juncionais acelerados podem surgir na intoxicação digitálica, na febre reumática e após a cirurgia cardíaca.

Bloqueio AV

Como a condução AV em geral ocorre ao longo de um único eixo – o nó AV e o feixe de His –, o **bloqueio atrioventricular (AV)** é mais comum devido ao bloqueio que ocorre em um desses dois sítios. O bloqueio junto ao feixe de His está associado a um prognóstico pior e deve ser suspeitado diante de qualquer forma de bloqueio AV associada a um complexo QRS largo.

Em termos de ECG, o bloqueio AV costuma ser descrito como um bloqueio AV de primeiro, segundo ou terceiro grau. **No bloqueio AV de primeiro grau (1º)**, cada onda P é conduzida até os ventrículos, mas existe um retardo anormal entre a ativação atrial e a ativação ventricular (intervalo PR > 0,2 segundo). No bloqueio AV de 1º, a frequência ventricular não é baixa, a menos que também haja bradicardia sinusal.

No **bloqueio AV de segundo grau (2º)**, algumas (e não todas) ondas P são conduzidas para os ventrículos. Isso acarreta o desenvolvimento de um ritmo ventricular irregular. O bloqueio AV de 2º normalmente é subclassificado como **bloqueio de Mobitz tipo I**, **bloqueio de Wenckebach** ou **bloqueio de Mobitz tipo II**. No bloqueio AV de 2º tipo I, observa-se o prolongamento progressivo do intervalo PR. No bloqueio AV de 2º tipo II, o intervalo PR permanece relativamente constante antes da onda P bloqueada. A importância dessa distinção reside no seguinte aspecto: o bloqueio AV de 2º tipo I normalmente indica o bloqueio da condução junto ao nó AV, e o bloqueio AV tipo II sugere que a condução está sendo bloqueada junto ao feixe de His (seja qual for a largura do complexo QRS). O modo mais simples de diferenciar os tipos I e II de bloqueio AV de 2º consiste em comparar os intervalos PR antes e após a onda P do bloqueio. No bloqueio AV de 2º tipo I, o intervalo PR após a onda P bloqueada é mais curto do que o intervalo PR antes da onda. No bloqueio AV de 2º tipo II, os intervalos PR são iguais.

No bloqueio AV de terceiro grau (3º) ou **bloqueio AV total**, não há condução de ondas P para os ventrículos. Os intervalos P-P e QRS-QRS são constantes e não relacionados (dissociação AV). A frequência e a morfologia de QRS dependem do sítio do marca-passo intrínseco acessório. Quando o bloqueio ocorre junto ao nó AV, um marca-passo nodal AV inferior assume o comando e a frequência é de 40-50 bpm com um complexo QRS aparentemente normal (ritmo juncional). Quando o bloqueio ocorre junto ao feixe de His, observa-se um marca-passo ventricular com frequência de 20-40 bpm e um QRS largo (**ritmo de escape ventricular**).

Etapa 2: Diagnóstico morfológico das ondas cardíacas
A. O ECG normal: dois padrões básicos de QRST

O padrão mais comum é ilustrado a seguir. Esse padrão é comumente observado nas derivações I, II e V$_6$. Existe uma pequena onda Q "septal" com duração < 30 ms. A onda T é vertical. O segmento ST normal, que em geral nunca é isoelétrico (exceto algumas vezes, a baixas frequências [< 60 bpm]), inclina-se para cima em uma onda T vertical, cujo ângulo proximal é mais obtuso do que o ângulo distal. A onda T normal nunca é simétrica.

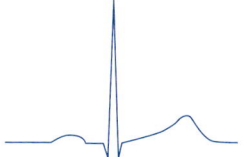

O padrão observado nas derivações precordiais direitas, normalmente em V$_{1-3}$, é ilustrado a seguir. Observa-se uma onda S dominante. O ponto J – a junção entre o fim do complexo QRS e o segmento ST – em geral se encontra discretamente elevada e a onda T é vertical. A onda T em V_1 invertida constitui um achado normal em até 50% das mulheres jovens e 25% dos homens jovens, porém representa um achado anormal em indivíduos adultos do sexo masculino. V_2 costuma apresentar o maior QRS absoluto e a maior magnitude de onda T, em comparação a todas as outras 12 derivações de ECG.

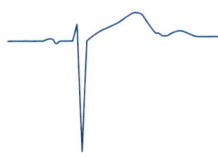

B. Anormalidades atriais

Aumento atrial direito (AAD)

Os critérios diagnósticos incluem um componente positivo da onda P na derivação V_1 ou $V_2 \geq 1,5$ mm. Outro critério é uma amplitude de onda P em D II > 2,5 mm.

Nota: Uma onda P alta e em forma de pico na derivação II pode representar um AAD, contudo é mais comum devida à doença pulmonar obstrutiva crônica (DPOC) ou ao aumento do tônus simpático.

Correlação clínica: a AAD é observada na hipertrofia ventricular direita (HVD).

Aumento atrial esquerdo (AAE)

A derivação mais sensível para o diagnóstico de AAE é V_1, porém os critérios para D II são mais específicos. Os critérios incluem uma onda negativa terminal com profundidade ≥ 1 mm e largura ≥ 40 ms (área equivalente a 1 quadrado pequeno × 1 quadrado pequeno) para a derivação V_1, bem como um intervalo > 40 ms entre o primeiro (direita) e o segundo (esquerda) componentes atriais da onda P em DII, ou uma duração de onda P > 110 ms em D II.

Correlações clínicas: hipertrofia ventricular esquerda (HVE), doença arterial coronariana, doença valvar mitral ou miocardiopatia.

C. Bloqueio de ramo

A duração normal do QRS em adultos varia de 67 a 114 ms (coorte de Glasgow). Quando a duração de QRS é ≥ 120 ms (3 ou mais quadrados pequenos no papel de ECG), geralmente existe uma alteração de condução do impulso ventricular. As causas mais comuns são o BRD ou BRE (ver adiante). Entretanto, outras condições também podem prolongar a duração de QRS.

O BRD é definido por forças de QRS terminal tardio dirigidas para a direita e anteriormente, que produzem ondas positivas terminais amplas nas derivações V_1 e aVR, além de uma ampla onda negativa terminal em D I.

O BRE é definido por forças de QRS terminal tardio dirigidos para a esquerda e posteriormente, que produzem ondas R amplas nas derivações voltadas para a parede livre ventricular esquerda, bem como ondas S amplas junto às derivações precordiais direitas.

Bloqueio de ramo direito
Critérios diagnósticos
O diagnóstico de BRD completo é estabelecido quando os seguintes critérios são atendidos:

1. Prolongamento da duração de QRS para 120 ms ou mais.
2. Um padrão rsr', rsR' ou rSR' na derivação V_1 ou V_2. A onda R' costuma ser maior do que a onda R inicial. Na minoria dos casos, é possível observar um padrão R amplo e chanfrado.
3. As derivações V_6 e D I apresentam um complexo QRS com onda S ampla (a duração de S é mais prolongada do que a duração de R ou > 40 ms em indivíduos adultos).

(Ver ondas comuns e incomuns para BRD em Etapa 2, p. 451-452.)

Alterações ST-T no BRD
No BRD sem complicação, o segmento ST-T é deprimido e a onda T é invertida nas derivações precordiais da direita, com uma onda R' (em geral, somente na derivação V_1, mas, às vezes, em V_2). A onda T é vertical nas derivações D I, V_5 e V_6.

Bloqueio de ramo esquerdo
Critérios diagnósticos
O diagnóstico de BRE completo sem complicação é estabelecido quando os seguintes critérios são atendidos:
1. Prolongamento da duração de QRS para 120 ms ou mais.
2. Presença de ondas R amplas e chanfradas ou indistintas nas derivações precordiais do lado esquerdo (V_5 e V_6), bem como nas derivações D I e aVL. Ocasionalmente, um padrão RS pode ocorrer nas derivações V_5 e V_6 em casos de BRE descomplicado associado ao deslocamento posterior do ventrículo esquerdo.
3. Exceto possivelmente na derivação aVL, as ondas Q estão ausentes nas derivações de lado esquerdo, especificamente nas derivações V_5, V_6 e D I.
4. O pico da onda R é prolongado para > 60 ms na derivação V_5 ou V_6, mas permanece normal nas derivações V_1 e V_2 onde pode ser determinado.
5. Nas derivações precordiais direitas (V_1 e V_3), existem pequenas ondas r iniciais na grande maioria dos casos. Essas ondas são seguidas por ondas S amplas e profundas. A zona de transição junto às derivações precordiais é deslocada para a esquerda. Os complexos QS amplos podem estar presentes nas derivações V_1, V_2 e, mais raramente, V_3.

(Ver ondas comuns e incomuns para BRE em Etapa 2, p. 451-452.)

Alterações ST-T no BRE
No BRE descomplicado, o segmento ST normalmente está deprimido e as ondas T sofrem inversão nas derivações precordiais esquerdas (V_5 e V_6), bem como nas derivações I e aVL. Por outro lado, as elevações do segmento ST e as ondas T positivas são descritas nas derivações V_1 e V_2. Somente em casos raros, a onda T é vertical junto às derivações precordiais esquerdas. Como regra

geral, as alterações ST-T observadas no BRE costuma estar na direção oposta à direção do complexo QRS (ondas T invertidas e depressão do segmento ST, quando QRS é vertical).

D. Bloqueios de ramo incompletos

BRE incompleto

As formas de onda são semelhantes àquelas observadas no BRE completo, porém a duração de QRS é < 120 ms. As ondas Q septais estão ausentes em D I e V_6. O BRE incompleto é sinônimo de HVE e comumente mimetiza uma onda delta nas derivações V_5 e V_6.

BRD incompleto

As formas de onda são semelhantes àquelas observadas no BRD completo, porém a duração de QRS é < 120 ms. Este diagnóstico sugere a existência de HVD. Ocasionalmente, em um padrão variante normal, existe uma ondulação rSr' na derivação V_1. Nesse caso, r' normalmente é menor do que a onda r inicial. Esse padrão não é indicativo de BRD incompleto.

Retardo ou distúrbio de condução intraventricular (RCIV)

Se a duração de QRS for ≥ 120 ms, porém as formas de onda típicas de BRD ou BRE estiverem ausentes, existe um retardo ou distúrbio de condução intraventricular (RCIV). Esse padrão é comum na miocardiopatia dilatada. Um RCIV com duração de QRS ≥ 170 ms é altamente preditivo de miocardiopatia dilatada.

E. Bloqueios fasciculares (hemibloqueios)

1. Bloqueio divisional anterossuperior esquerdo (BDASE)

Critérios diagnósticos

1. Eixo QRS médio variando de −45 a −90 graus (possivelmente, −31 a −44 graus).
2. Um padrão qR na derivação aVL, com o pico da onda R (ou seja, o início da onda Q até o pico da onda R) ≥ 45 ms (largura um pouco maior que 1 quadrado pequeno), conforme a ilustração.

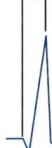

Correlações clínicas: doença cardíaca hipertensiva, doença arterial coronariana ou doença idiopática do sistema condutor.

2. Bloqueio divisional posteroinferior esquerdo (BDPIE)

Critérios diagnósticos

1. Eixo QRS médio variando de +90 a +180 graus.

2. Um complexo qR nas derivações D III e aVF; um complexo rS nas derivações aVL e D I, com uma onda Q ≥ 40 ms nas derivações inferiores.

Correlações clínicas: BDPIE é um diagnóstico de exclusão. Pode ser observado na fase aguda de um infarto ou lesão do miocárdio inferior, ou pode resultar de uma doença idiopática do sistema de condução.

F. Determinação do eixo QRS médio

O eixo elétrico médio consiste na direção média do processo de ativação ou repolarização durante o ciclo cardíaco. Os eixos elétricos instantâneos e médios podem ser determinados para qualquer deflexão (P, QRS, ST-T) nos três planos (frontal, transversal e sagital). A determinação do eixo elétrico de um complexo QRS é útil para estabelecer o diagnóstico de algumas condições cardíacas patológicas.

O eixo QRS médio no plano frontal (derivações periféricas nos membros)

Arzbaecher desenvolveu o **sistema de referência hexaxial,** que permitiu exibir as relações existentes entre as seis derivações de plano frontal (membros).

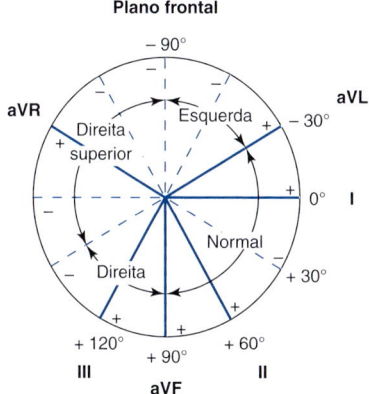

A faixa normal do eixo QRS em adultos é −30 a +90 graus.

Raramente é importante determinar com precisão os graus de QRS médio. No entanto, o reconhecimento de desvios de eixo anormais é decisivo, porque conduz à suposição da doença. O eixo QRS médio é derivado a partir da área da região sob as curvas QRS. O método mais eficiente de determinar o eixo QRS médio emprega o método de Grant, que necessita apenas das derivações D I e D II (ver abaixo). Se a área sob as curvas QRS for positiva nessas derivações, o eixo cai entre −30 e +90 graus, que corresponde à faixa normal do eixo para adultos. (A única exceção a essa regra reside no BRD, em que são utilizados os primeiros 60 ms do QRS. Alternativamente, é possível usar a amplitude máxima das ondas R e S nas derivações D I e D II para avaliar o eixo no BRD.) O diagrama a seguir mostra eixos anormais.

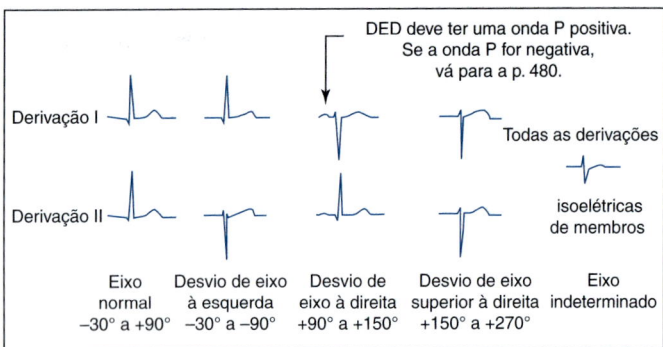

Desvio de eixo à esquerda (DEE)

As quatro principais causas de desvio de eixo à esquerda são as seguintes:

A. Bloqueio divisional anterossuperior esquerdo (BDASE): Ver os critérios já descritos.
B. Infarto do miocárdio inferior: Existe uma onda Q patológica com duração ≥ 30 ms, seja na derivação aVF ou na derivação II, na ausência de pré-excitação ventricular.
C. Pré-excitação ventricular (padrão WPW): O DEE é observado em localizações da via acessória parasseptal inferior. Pode imitar um infarto do miocárdio inferoposterior. A definição clássica do padrão de Wolf-Parkinson-White (WPW) inclui um intervalo PR curto (< 120 ms); uma lentificação inicial do complexo QRS, denominado onda delta; e um prolongamento do complexo QRS para mais de 120 ms. Entretanto, como esse padrão pode nem sempre estar presente, mesmo havendo pré-excitação ventricular, uma definição mais prática consiste em um segmento PR ausente e uma lentificação inicial do complexo QRS em qualquer derivação. O diagnóstico do padrão WPW normalmente requer ritmo sinusal.
D. DPOC: O DEE é observado em 10% dos pacientes com DPOC.

Desvio de eixo à direita (DED)

As quatro principais causas de desvio de eixo à direita (DED) são as seguintes:

A. Hipertrofia ventricular direita: Esta é a causa mais comum (ver Critérios diagnósticos, p. 464). No entanto, primeiro é preciso excluir a hipótese de oclusão aguda da artéria coronária descendente posterior, causando BDPIE, além de excluir os itens B e C descritos a seguir.
B. Infarto do miocárdio apical e lateral extenso: Os critérios incluem os padrões QS ou Qr nas derivações I e aVL, e ainda nas derivações V_{4-6}.
C. Pré-excitação ventricular (padrão WPW): O DED é observado em localizações da via acessória lateral esquerda. Isso pode mimetizar um infarto do miocárdio lateral.
D. Bloqueio divisional posteroinferior esquerdo (BDPIE): Este é um diagnóstico de exclusão (ver os critérios já descritos).

Desvio de eixo superior à direita

Essa categoria é rara. Entre suas causas estão HVD, infarto do miocárdio apical, TV e hiperpotossemia. O desvio de eixo superior à direita, em casos raros, pode ser visto como uma forma atípica de BASE.

G. Hipertrofia ventricular
1. Hipertrofia ventricular esquerda (HVE)

O ECG é bastante insensível como ferramenta de rastreamento para HVE, porém os critérios eletrocardiográficos costumam ser específicos. A ecocardiografia é a principal fonte para esse diagnóstico.

O melhor critério eletrocardiográfico para o diagnóstico de HVE é a voltagem de Cornell, que consiste na soma da amplitude da onda R na derivação aVL e a profundidade da onda S na derivação V_3, ajustada de acordo com o sexo:

1. R aVL + SV_3 > 20 mm (mulheres), > 25 mm (homens). A altura da onda R apenas em aVL é um bom ponto de partida.
2. R aVL > 9 mm (mulheres), > 11 mm (homens).

Alternativamente, a aplicação dos critérios descritos a seguir permitirá diagnosticar a maioria dos casos de HVE.

3. Critérios de Sokolow-Lyon: S V_1 + R V_5 ou R V_6 (seja qual for a onda R mais alta) > 35 mm (em pacientes com > 35 anos).
4. Critérios de Romhilt-Estes: pontos são atribuídos para voltagem de QRS (1 ponto), presença de AAE (1 ponto) e anormalidades de repolarização típicas na ausência de digitálico (1 ponto), além de mais alguns achados. A combinação de AAE (ver anteriormente) com anormalidades de repolarização típicas (ver adiante) (escore ≥ 5 pontos) é suficiente para estabelecer o diagnóstico de HVE, mesmo quando os critérios de voltagem não são atendidos.
5. R V_6 > R V_5 (normalmente ocorre com o VE dilatado). Primeiro, deve ser excluída a hipótese de infarto do miocárdio anterior e estabelecido que as ondas R têm altura > 7 mm em V_5 e > 6 mm em V_6, antes de adotar esse critério.

Anormalidades de repolarização

As anormalidades de repolarização típicas observadas na presença de HVE constituem um importante sinal de dano em órgão-alvo. Nas anormalidades de repolarização associadas à HVE, o segmento ST e a onda T são direcionados no sentido oposto ao do complexo QRS dominante em todas as derivações. Entretanto, esse papel direcionador não se aplica à derivação transicional (definida como a derivação cuja onda R tem altura igual à profundidade da onda S), à zona de transição (definida pelas derivações adjacentes à derivação transicional) nem a uma derivação situada à esquerda das derivações precordiais.

Espectro de anormalidades de repolarização

As formas de onda representadas a seguir, normalmente observadas nas derivações DI, aVL, V_5 e V_6, porém mais especificamente nas derivações com ondas R dominantes, representam estágios hipotéticos na progressão da HVE.

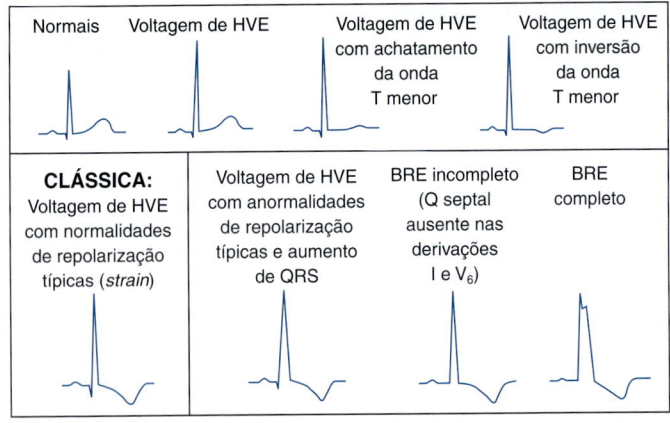

2. Hipertrofia ventricular direita (HVD)

O ECG é insensível como ferramenta diagnóstica de HVD. Em 100 casos de HVD em um laboratório de ecocardiografia, apenas 33% tinham DED, devido aos efeitos sobrepostos da doença VE. Os critérios eletrocardiográficos publicados para HVD são listados a seguir e todos apresentam especificidade ≥ 97%.

Exceto em casos raros, o aumento atrial direito é sinônimo de HVD.

Critérios diagnósticos

Os critérios recomendados para o diagnóstico eletrocardiográfico da HVD são:

1. Desvio de eixo para direita (> 90 graus); ou
2. Uma razão R/S ≥ 1 na derivação V_1 (BRD ou infarto do miocárdio [IM] posterior ausente); ou
3. Uma onda R com altura > 7 mm em V_1 (em vez de R' do BRD); ou
4. Um complexo rsR' em V_1 (R' ≥ 10 mm), com duração de QRS < 0,12 s (BRD incompleto); ou
5. Uma onda S com profundidade > 7 mm nas derivações V_5 ou V_6 (na ausência de um eixo QRS mais negativo do +30 graus); ou
6. BRD com DED (eixo derivado dos primeiros 60 ms do QRS). (Considerar a possibilidade de HVD na BRD, se a razão R/S na derivação DI for < 0,5.)

Uma variante de HVD (alça do tipo C) pode produzir um sinal falso-positivo de IM anterior.

Anormalidades de repolarização

A morfologia das anormalidades de repolarização na HVD é idêntica às anormalidades observadas na HVE, quando uma determinada derivação contém ondas R altas refletindo um VD ou VE hipertrófico. Na HVD, isso normalmente ocorre nas derivações V_{1-2} ou V_3, bem como nas derivações aVF e D III.

Essa morfologia de anormalidades de repolarização decorrente de hipertrofia ventricular foi ilustrada anteriormente (p. 464). Nos casos de HVD com dilatação maciça, é possível que todas as derivações precordiais estejam sobre o VD doente e exibam anormalidades de repolarização.

H. Baixa voltagem do complexo QRS

Derivações de baixa voltagem exclusivas nos membros

Definidas por uma voltagem de QRS pico a pico < 5 mm em todas as derivações de membro.

Derivações de baixa voltagem nos membros e precordiais

Definidas por uma voltagem QRS pico a pico < 5 mm em todas as derivações nos membros e < 10 mm em todas as derivações precordiais. As causas miocárdicas primárias incluem infartos múltiplos ou extensos; doenças infiltrativas (p. ex., amiloidose, sarcoidose ou hemocromatose); e mixedema. As causas extracardíacas incluem derrame pericárdico, DPOC, derrame pleural, obesidade, anasarca e enfisema subcutâneo. Havendo DPOC, espera-se encontrar baixa voltagem nas derivações nos membros, bem como nas derivações V_5 e V_6.

I. Progressão da onda R nas derivações precordiais

A altura da onda R normal aumenta de V_1 para V_5. A altura da onda R normal em V_5 é sempre maior do que em V_6, devido ao efeito atenuador dos pulmões. A altura da onda R normal na derivação V_3 costuma ser > 2 mm.

Progressão lenta da onda R

O termo "progressão lenta da onda R" (PLOR) não é a denominação de preferência, pois a maioria dos médicos a emprega para implicar a existência de um infarto do miocárdio anterior, mesmo na ausência dessa condição. Outras causas de ondas R pequenas nas derivações precordiais da direita incluem HVE, BDASE, BRE, *cor pulmonale* (com a alça de tipo C da HVD) e DPOC.

Progressão da onda R invertida (PORI)

A progressão da onda R invertida é definida pela perda de altura da onda R entre as derivações V_1 e V_2, entre V_2 e V_3 ou entre V_3 e V_4. Na ausência de HVE, esse achado sugere um infarto do miocárdio anterior ou a inversão da derivação precordial.

J. Ondas R altas nas derivações precordiais da direita

Etiologia

As causas de onda R nas derivações precordiais direitas incluem:

A. **Hipertrofia ventricular direita:** Esta é a causa mais comum. Existe uma razão R/S ≥ 1 ou uma onda R de altura > 7 mm na derivação V_1.
B. **Infarto do miocárdio posterior:** Observa-se uma onda R ≥ 6 mm na derivação V_1 ou ≥ 15 mm na derivação V_2. É preciso distinguir a onda R alta

da HVD da onda R alta do infarto do miocárdio posterior na derivação V_1. Na HVD, observa-se diminuição do segmento ST e onda T invertida, geralmente com desvio de eixo à direita. Em contraste, no infarto do miocárdio posterior costuma existir uma onda T alta e positiva e, como o infarto do miocárdio posterior em geral está associado a um infarto do miocárdio inferior concomitante, também ocorre desvio de eixo à esquerda.

C. **Bloqueio de ramo direito:** a duração de QRS é prolongada e há ondas típicas (ver p. 450-452).

D. **O padrão de WPW:** As localizações de via acessória de lado esquerdo produzem ondas R proeminentes com razão R/S ≥ 1 na derivação V_1, ausência do segmento PR e entalhe inicial do complexo QRS, que em geral é mais bem visualizado na derivação V_4.

E. **Causas raras ou incomuns:** Padrão variante normal da transição QRS precordial inicial (não é incomum); efeito recíproco de uma onda Q profunda nas derivações V_{5-6} (bastante raro); distrofia muscular de Duchenne; dextrocardia (bastante rara); pericardite constritiva crônica (bastante rara); e reversão das derivações precordiais da direita.

K. Lesão, isquemia e infarto do miocárdio

Definições

A. **Infarto do miocárdio:** As alterações patológicas no complexo QRS refletem a ativação ventricular distante da área de infarto.

B. **Lesão do miocárdio:** A lesão sempre se direciona à *parte externa* da superfície lesada.
   1. **Lesão epicárdica:** Elevação de ST decorrente da obstrução aguda de uma artéria.
   2. **Lesão endocárdica:** Depressão difusa do segmento ST, imagem em espelho do evento primário. Apenas em aVR apresenta-se refletida como elevação de ST.

C. **Isquemia do miocárdio:** Depressão difusa do segmento ST, normalmente associada à inversão da onda T. Em geral, reflete uma lesão subendocárdica, em espelho à elevação de ST na derivação aVR. Na isquemia, pode haver apenas ondas T invertidas apresentando um nadir pronunciado e simétrico.

D. **Imagens em reflexo:** Reflexos elétricos passivos de um evento primário, vistas a partir do lado oposto do coração, como na lesão epicárdica, ou a partir do outro lado da parede ventricular, como na lesão subendocárdica.

Etapas do diagnóstico de infarto do miocárdio

A seguir, descreve-se um método sistemático para diagnóstico de lesão ou infarto do miocárdio, que foi organizado em sete etapas. Quando essas etapas são seguidas, o diagnóstico é estabelecido na maioria dos casos.

> **Etapa 1:** Identificar a presença de lesão miocárdica por meio das alterações do segmento ST.
> **Etapa 2:** Identificar as áreas de lesão miocárdica por meio da avaliação de derivações contíguas.
> **Etapa 3:** Definir a área primária de envolvimento e identificar a artéria responsável pela produção da lesão.

Etapa 4: Identificar a localização da lesão junto à artéria, para estratificar o risco apresentado pelo paciente.
Etapa 5: Identificar quaisquer sinais eletrocardiográficos de infarto encontrados nos complexos QRS.
Etapa 6: Determinar a idade do infarto avaliando a localização do segmento ST nas derivações que apresentam anormalidades de QRS patológicas.
Etapa 7: Combinar todas as observações em um diagnóstico final.

Etapas 1 e 2

Identificar a presença e as áreas de lesão miocárdica.

O estudo GUSTO, sobre pacientes com elevação do segmento ST em duas derivações consecutivas, definiu quatro áreas afetadas que são descritas na Tabela 7-3.

TABELA 7-3. DEFINIÇÕES DO ESTUDO GUSTO

Área de elevação do segmento S-T	Derivações definidoras da área
Anterior (Ant)	V_{1-4}
Apical (Ap)	V_{5-6}
Lateral (Lat)	I, aVL
Inferior (Inf)	II, aVF, III

As duas outras áreas principais de possível lesão ou infarto não foram incluídas na classificação GUSTO porque não produzem elevação de ST em duas derivações contínuas padrão. São elas:

1. **Lesão posterior:** o sinal mais utilizado de lesão posterior é uma depressão de ST nas derivações V_{1-3}, contudo a lesão posterior pode ser mais bem diagnosticada por meio da obtenção das derivações posteriores V_7, V_8 e V_9.
2. **Lesão ou infarto de ventrículo direito (VD):** o sinal mais sensível de lesão ou infarto de VD – a elevação do segmento ST ≥ 1 mm – é observado na derivação V_4R. Um sinal bastante específico (porém insensível) de lesão ou infarto de VD consiste na elevação de ST na derivação V_1, com depressão concomitante do segmento ST na derivação V_2, no contexto da elevação de ST junto às derivações inferiores.

Etapa 3

Identificar a área primária de envolvimento e a artéria responsável.

Área anterior primária

A elevação de ST em duas derivações V_{1-4} contíguas define uma área anterior primária de envolvimento. A artéria coronária descendente anterior esquerda (ADA) é a artéria responsável. As áreas lateral (I e aVL) e apical (V_5 e V_6) são contínuas à área anterior (V_{1-4}), de modo que a elevação de ST nessas derivações implica risco miocárdico maior e piores desfechos.

Área inferior primária

A elevação do segmento ST em duas derivações consecutivas (II, aVF ou III) define uma área inferior primária de envolvimento. A artéria coronária direita (ACD) geralmente é a artéria comprometida. As áreas apical (V_5 e V_6), posterior (V_{1-3} ou V_{7-9}) e também a área de VD (V4R) estão em continuidade com a área inferior (II, aVF ou III), de modo que a elevação de ST nestas derivações consecutivas implica risco miocárdico maior e piores desfechos.

A artéria comprometida

No estudo GUSTO, 98% dos pacientes com elevação do segmento ST em duas derivações V_{1-4} consecutivas quaisquer, seja isolada ou acompanhada das alterações associadas nas derivações V_{5-6} ou I e aVL, apresentaram obstrução da ADA. Em pacientes com elevação do segmento ST apenas nas derivações II, aVF e III, a obstrução da ACD estava presente em 86% dos casos.

Processo anterior primário

A obstrução aguda da ADA produz uma sequência de alterações nas derivações anteriores (V_{1-4}).

Primeiros achados

A. Alterações "hiperagudas": elevação de ST com perda da concavidade do segmento ST normal, comumente com ondas T altas e em forma de pico.

Complexo rS V_2

B. Lesão aguda: elevação de ST, com o segmento ST aparecendo como se um dedo polegar tivesse sido empurrado para cima e no seu interior.

Complexo rS V_2

Evolução das alterações

Um paciente que chega à emergência apresentando dor torácica e inversão de onda T nas derivações com ondas Q patológicas é mais propenso a estar com infarto em evolução ou completo. Uma revascularização bem-sucedida geralmente promove a imediata resolução dos sinais agudos da lesão ou infarto e resulta em sinais eletrocardiográficos de um infarto completo. O traçado a seguir mostra complexos QS na derivação V_2.

A. Desenvolvimento de ondas Q patológicas (infarto): as ondas Q patológicas desenvolvem-se durante a primeira hora subsequente ao aparecimento dos sintomas em pelo menos 30% dos pacientes.

Complexos QS
V₂ mostrada

Dia 1

B. Diminuição da elevação do segmento ST: a inversão da onda T normalmente ocorre durante o segundo período de 24 horas subsequente ao infarto.

Dia 2

C. Padrão completo: ondas Q patológicas, segmento ST arredondado para cima, ondas T invertidas.

Crônico

Processo inferior primário

O infarto inferior agudo geralmente se desenvolve após a obstrução aguda da ACD, produzindo alterações nas derivações inferiores (II, III e aVF).

Primeiros achados

Os primeiros achados são aqueles associados à lesão aguda (elevação do segmento ST). O ponto J pode se "elevar junto à parte posterior" da onda R (a). Alternativamente, o segmento ST pode ficar supradesnivelado em relação à onda T (b).

aVF

a   b

Evolução das alterações

A elevação do segmento ST diminui e as ondas Q patológicas se desenvolvem. A inversão da onda T pode ocorrer durante as primeiras 12 horas de um infarto do miocárdio inferior – em contraste com o que ocorre no infarto do miocárdio anterior.

aVF

Infarto ou lesão de ventrículo direito (VD)

Na lesão de VD, ocorre elevação do segmento ST, que é mais bem observada na derivação V_4R. No infarto de VD, observa-se um complexo QS.

Para fins de comparação, a morfologia normal do complexo QRS na derivação V_4R é mostrada a seguir. O ponto J normal é de aproximadamente +0,2 mm.

Infarto ou lesão posterior

O infarto ou lesão posterior comumente se deve à oclusão aguda da artéria coronária circunflexa esquerda, produzindo alterações nas derivações posteriores (V_7, V_8, V_9) ou depressão recíproca do segmento ST nas derivações V_{1-3}.

Padrão agudo

O infarto ou lesão posterior aguda é mostrado pela depressão do segmento ST em V_{1-3} e, talvez, também em V_4, normalmente acompanhado de ondas T verticais (muitas vezes proeminentes).

Padrão crônico

O infarto ou lesão posterior crônica é demonstrado por ondas R patológicas com ondas T altas e proeminentes nas derivações V_{1-3}.

Etapa 4

Identificar a localização da lesão junto à artéria para estratificar os riscos apresentados pelo paciente.

Processo anterior primário

À parte da oclusão aguda do tronco da coronária esquerda, a oclusão da ADA proximal significa pior prognóstico. Existem quatro sinais eletrocardiográficos que indicam a obstrução da ADA proximal:

1. Elevação de ST > 1 mm na derivação I, na derivação aVL ou em ambas.
2. Novo BRD.
3. Novo BDASE.
4. Novo bloqueio AV de primeiro grau.

Quando a oclusão ocorre em uma porção mais distal da ADA (após o primeiro ramo diagonal e a primeira septal), observa-se a elevação do segmento ST nas derivações anteriores, porém os quatro critérios descritos estão ausentes. Em pacientes com obstrução do tronco da artéria coronária esquerda, uma lesão endocárdica difusa acarreta elevação do segmento ST em aVR, pois ela é a única derivação que "olha" diretamente para o endocárdio ventricular. Ainda, uma depressão difusa do segmento ST é observada nas derivações anterior e inferior.

Processo inferior primário

Quase 50% dos pacientes com infarto do miocárdio inferior apresentam aspectos distintos, que podem causar complicações ou piores desfechos, a menos que sejam manejados com sucesso:

1. Depressão do segmento ST precordial em V_{1-3} (sugestiva de envolvimento concomitante da parede posterior);
2. Infarto ou lesão ventricular direita (identifica uma lesão na ACD proximal);
3. Bloqueio AV (implica o envolvimento de uma área maior de miocárdio);
4. Soma das depressões de segmento ST nas derivações V_{4-6} excede a soma de depressões do segmento ST nas derivações V_{1-3} (sugestiva de doença multivascular).

Alterações recíprocas no contexto de infarto agudo do miocárdio

As depressões de ST nas derivações distantes do sítio de lesão são percebidas como puramente uma alteração reflexa. Com uma reperfusão bem-sucedida, as depressões de ST normalmente são resolvidas. Quando persistem, os pacientes tendem mais a desenvolver uma doença trivascular significativa e a isquemia a distância. As taxas de mortalidade são maiores nesses pacientes.

Etapa 5

Identificando os sinais eletrocardiográficos de infarto em complexos QRS

O ECG de 12 derivações mostrado a seguir contém números que correspondem às amplitudes patológicas das ondas Q e R para derivações selecionadas (ver na Tabela 7-4 os critérios completos).

É possível memorizar os critérios mencionados com auxílio de um esquema simples de números que representam as durações das ondas

TABELA 7-4. DIAGNÓSTICO DE INFARTO DO MIOCÁRDIO

Localização do infarto	Derivação ECG	Critério	Sensibilidade	Especificidade	Razão de probabilidade (+)	Razão de probabilidade (−)
Inferior	II	Q ≥ 30 ms	45	98	22,5	0,6
	aVF	Q ≥ 30 ms	70	94	11,7	0,3
		Q ≥ 40 ms	40	98	20,0	0,6
		R/Q ≤ 1	50	98	25,0	0,5
Anterior	V_1	Qualquer Q	50	97	16,7	0,5
	V_2	Qualquer Q, ou R ≤ 0,1 mV e R ≤ 10 ms, ou $RV_2 \leq RV_1$	80	94	13,3	0,2
	V_3	Qualquer Q, ou R ≤ 0,2 mV, ou R ≤ 20 ms	70	93	10,0	0,3
	V_4	Q ≥ 20 ms	40	92	5,0	0,9
		R/Q ≤ 0,5, ou R/S ≤ 0,5	40	97	13,3	0,6
Anterolateral (lateral)						
	I	Q ≥ 30 ms	10	98	5,0	0,9
		R/Q ≤ 1, ou R ≤ 2 mm	10	97	3,3	0,9
	aVL	Q ≥ 30 ms	7	97	0,7	1,0
		R/Q ≤ 1	2			
Apical	V_5	Q ≥ 30	5	99	5,0	1,0
		R/Q ≤ 2, ou R ≤ 7 mm, ou R/S ≤ 2, ou R chanfrado	60	91	6,7	0,4
		R/Q ≤ 1, ou R/S ≤ 1	25	98	12,5	0,8
	V_6	Q ≤ 30	3	98	1,5	1,0
		R/Q ≤ 3, ou R ≤ 6 mm, ou R/S ≤ 3, ou R chanfrado	40	92	25,0	0,7
		R/Q ≤ 1, ou R/S ≤ 1	10	99	10,0	0,9
Posterolateral						
	V_1	R/S ≤ 1	15	97	5,0	0,9
		R ≥ 6 mm, ou R ≥ 40 ms	20	93	2,9	0,9
		S ≤ 3 mm	8	97	2,7	0,9
	V_2	R ≥ 15 mm, ou R ≥ 50 ms	15	95	3,0	0,9
		R/S ≥ 1,5	10	96	2,5	0,9
		S ≤ 4 mm	2	97	0,7	1,0

R chanfrado, uma chanfradura que começa nos primeiros 40 ms da onda R; **Q**, onda Q; **R/Q**, razão altura da onda R/profundidade da onda Q; **R**, onda R; **R/S**, razão altura da onda R/profundidade da onda S; $RV_2 \leq RV_1$, altura da onda R em V_2 menor ou igual à altura em V_1; **S**, onda S. (Reproduzida, com permissão, de Haisty WK Jr et al. Performance of the automated complete Selvester QRS scoring system in normal subjects and patients with single and multiple myocardial infarctions. *J Am Coll Cardiol* 1992;19:341.)

patológicas Q ou R. Comece com a derivação V_1 e repita os números que estão no quadro seguindo a ordem descrita. Os números aumentam de "qualquer" até 50.

Qualquer onda Q na derivação V_1, para IM anterior
Qualquer onda Q na derivação V_2, para IM anterior
Qualquer onda Q na derivação V_3, para IM anterior
20 onda Q ≥ 20 ms na derivação V_4, para IM anterior
30 onda Q ≥ 30 ms na derivação V_5, para IM apical
30 onda Q ≥ 30 ms na derivação V_6, para IM apical
30 onda Q ≥ 30 ms na derivação I, para IM lateral
30 onda Q ≥ 30 ms na derivação aVL, para IM lateral
30 onda Q ≥ 30 ms na derivação II, para IM inferior
30 onda Q ≥ 30 ms na derivação aVF, para IM inferior
R40 onda R ≥ 40 ms na derivação V_1, para IM posterior
R50 onda R ≥ 50 ms na derivação V_2, para IM posterior

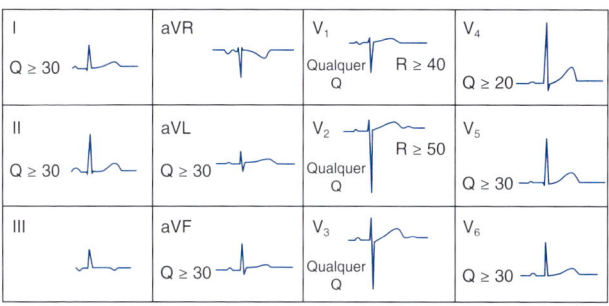

Características de desempenho do exame quanto aos critérios eletrocardiográficos no diagnóstico do infarto do miocárdio

Haisty e colaboradores estudaram 1.344 pacientes cujos corações eram normais, conforme documentado por angiografia coronariana, e 837 pacientes com infarto do miocárdio comprovado (366, inferior; 277, anterior; 63, posterior; e 131, inferior e anterior) (Tabela 7-4). (Os pacientes com HVE, BDASE, BDPIE, HVD, BRE, BRD, DPOC ou padrões de WPW foram excluídos da análise, pois essas condições produzem resultados falso-positivos para infarto do miocárdio.) Foram fornecidos os critérios de sensibilidade, especificidade e razões de probabilidade para melhor desempenho no infarto. Observe que as derivações D III e aVR não foram listadas: a derivação D III pode ter uma onda Q que é ampla e profunda, e a derivação aVR em geral apresenta uma onda Q ampla.

Situações que simulam o infarto do miocárdio

As condições que produzem ondas Q patológicas, elevação do segmento ST ou perda de altura da onda R na ausência de infarto são listadas na Tabela 7-5.

TABELA 7-5. SITUAÇÕES QUE SIMULAM O INFARTO DO MIOCÁRDIO

Condição	Localização do pseudoinfarto
Padrão de WPW	Qualquer, mais comumente inferoposterior ou lateral
Miocardiopatia hipertrófica	Lateral apical (18%), inferior (11%)
BRE	Anterosseptal, anterolateral, inferior
BRD	Inferior, posterior (usando critérios das derivações V_1 e V_2), anterior
HVE	Anterior, inferior
BDASE	Anterior (pode causar uma onda Q minúscula em V_2)
DPOC	Inferior, posterior, anterior
HVD	Inferior, posterior (usando critérios das derivações V_1 e V_2), anterior ou apical (usando critérios para proporções R/S das derivações V_{4-6})
Cor pulmonale agudo	Inferior, possivelmente anterior
Miocardiopatia (não isquêmica)	Qualquer, mais comumente inferior (com padrão de RCIV), menos comumente anterior
Deformação torácica	Qualquer
Pneumotórax à esquerda	Anterior, anterolateral
Hiperpotossemia	Qualquer
Corações normais	Posterior, anterior

DPOC, doença pulmonar obstrutiva crônica; **BDASE**, bloqueio divisional anterosuperior esquerdo; **BRE**, bloqueio de ramo esquerdo; **HVE**, hipertrofia ventricular esquerda; **BRD**, bloqueio de ramo direito; **HVD**, hipertrofia ventricular direita; **RCLIV**, retardo de condução intraventricular.

Etapa 6

Determinando a idade do infarto

O **infarto agudo** manifesta-se como elevação do segmento ST em uma derivação com onda Q patológica. As ondas T podem ser positivas (verticais) ou invertidas.

O **infarto antigo** ou **de idade indeterminada** manifesta-se como uma onda Q patológica, com ou sem elevação discreta do segmento ST ou anormalidades de onda T.

A **elevação persistente do segmento ST** ≥ 1 mm após um infarto do miocárdio sinaliza a movimentação discinética da parede na área do infarto. Metade dos pacientes apresenta aneurismas ventriculares.

Etapa 7

Combinando as observações em um diagnóstico final

Existem duas possibilidades principais de diagnóstico eletrocardiográfico: infarto do miocárdio ou lesão aguda. Havendo alterações patológicas no complexo QRS deve ser estabelecido o diagnóstico de infarto do miocárdio – começando na área primária, seguida de quaisquer áreas contíguas – e determinando a idade do infarto. Na ausência de alterações patológicas no complexo QRS deve ser estabelecido o diagnóstico de lesão aguda dos segmentos afetados – começando na área primária, seguida de quaisquer áreas contíguas.

L. Segmentos ST

A Tabela 7-6 resume as principais causas de elevação de segmento ST. A Tabela 7-7 resume as principais causas de depressão de segmento ST ou inversão de onda T. As várias classes e morfologias de ST-T, como observadas na derivação V_2, são mostradas na Tabela 7-8.

TABELA 7-6. PRINCIPAIS CAUSAS DE ELEVAÇÃO DO SEGMENTO ST

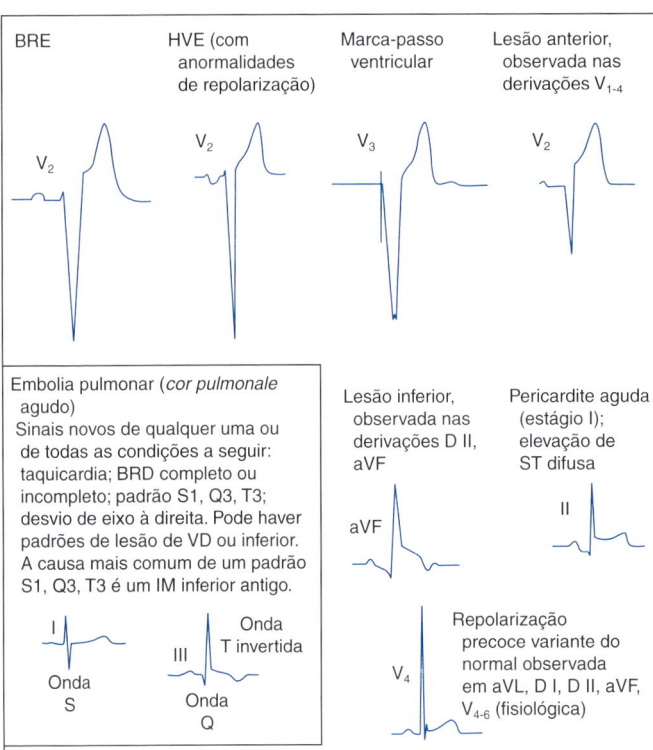

TABELA 7-7. PRINCIPAIS CAUSAS DE DEPRESSÃO DO SEGMENTO ST OU DE INVERSÃO DA ONDA T

Sempre que o segmento ST ou a onda T estiverem opostamente dirigidos a uma anormalidade de repolarização esperada, considere a hipótese de isquemia, IM antigo ou efeito de fármaco ou eletrólito.	No BRD, há uma onda T invertida obrigatória nas derivações precordiais da direita, com uma R' (geralmente apenas em V_1) ou sua equivalente (um complexo qR no IM septal). Uma onda T positiva nestas derivações sugere um IM posterior ou dorsal antigo.	Alteração da despolarização em BRD

BRE — V_5

HVE (com anormalidade de repolarização) — V_6

Hemorragia subaracnóidea — V_4

HVD — V_{1-3}

Lesão subendocárdica inferior — II

Lesão subepicárdica posterior — V_2

Lesão subendocárdica anterior ou IM sem onda Q — V_5, V_4

Hipopotassemia — V_4
Quando $K^+ \leq 2,8$, 80% apresentam alterações de ECG

Digitálicos — V_4

Antiarrítmicos — V_4

Depressão do ponto J secundária ao uso de catecolaminas — II
O intervalo PR e o segmento ST ocupam a mesma curva

M. Ondas U

Ondas U normais

Em muitos corações normais, as ondas U positivas de baixa amplitude e altura < 1,5 mm, cuja duração varia de 160 a 200 ms, são observadas nas derivações V_2 ou V_3. As derivações V_2 e V_3 estão próximas à massa ventricular e os sinais de baixa amplitude podem ser mais bem observados nestas derivações.

Causa: bradicardias.

TABELA 7-8. VÁRIAS CLASSES E MORFOLOGIAS DE ONDAS ST-T VISTAS NA DERIVAÇÃO V_2

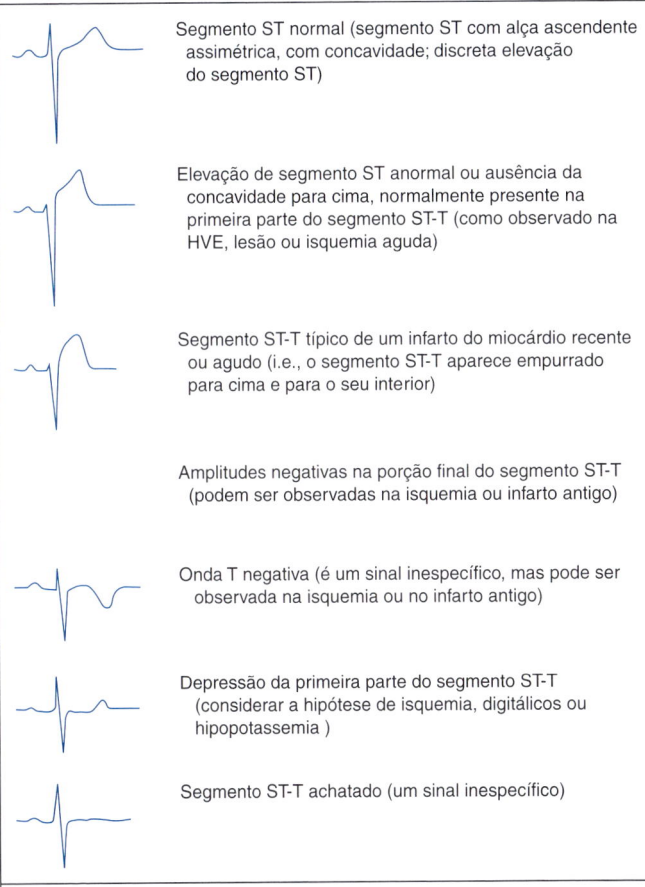

	Segmento ST normal (segmento ST com alça ascendente assimétrica, com concavidade; discreta elevação do segmento ST)
	Elevação de segmento ST anormal ou ausência da concavidade para cima, normalmente presente na primeira parte do segmento ST-T (como observado na HVE, lesão ou isquemia aguda)
	Segmento ST-T típico de um infarto do miocárdio recente ou agudo (i.e., o segmento ST-T aparece empurrado para cima e para o seu interior)
	Amplitudes negativas na porção final do segmento ST-T (podem ser observadas na isquemia ou infarto antigo)
	Onda T negativa (é um sinal inespecífico, mas pode ser observada na isquemia ou no infarto antigo)
	Depressão da primeira parte do segmento ST-T (considerar a hipótese de isquemia, digitálicos ou hipopotassemia)
	Segmento ST-T achatado (um sinal inespecífico)

Anormalidades inespecíficas de segmento ST ou onda T
Por definição, as anormalidades inespecíficas do segmento ST (aquelas que somente em casos raros são discretamente deprimidas ou exibem contorno anormal) ou da onda T (aquelas que correspondem a 10% da altura da onda R que as produziu, ou que são achatadas ou levemente invertidas) não estão em conformidade com as formas de onda características descritas.

Ondas U anormais

As ondas U anormais apresentam amplitude aumentada ou fundem-se a ondas T anormais e produzem a fusão T-U. Os critérios incluem uma amplitude ≥ 1,5 mm ou uma onda U tão alta quanto a onda T imediatamente anterior.

Causas: hipopotassemia, digitálicos, antiarrítmicos.

Ondas U invertidas

Essas ondas podem ser mais bem observadas nas derivações V_{4-6}.
Causas: HVE, isquemia aguda.
A Tabela 7-9 resume as várias classes e morfologias das anormalidades ST-T-U, como observadas na derivação V_4.

TABELA 7-9. VÁRIAS CLASSES E MORFOLOGIAS DE AMORMALIDADES ST-T-U VISTAS NA DERIVAÇÃO V_4

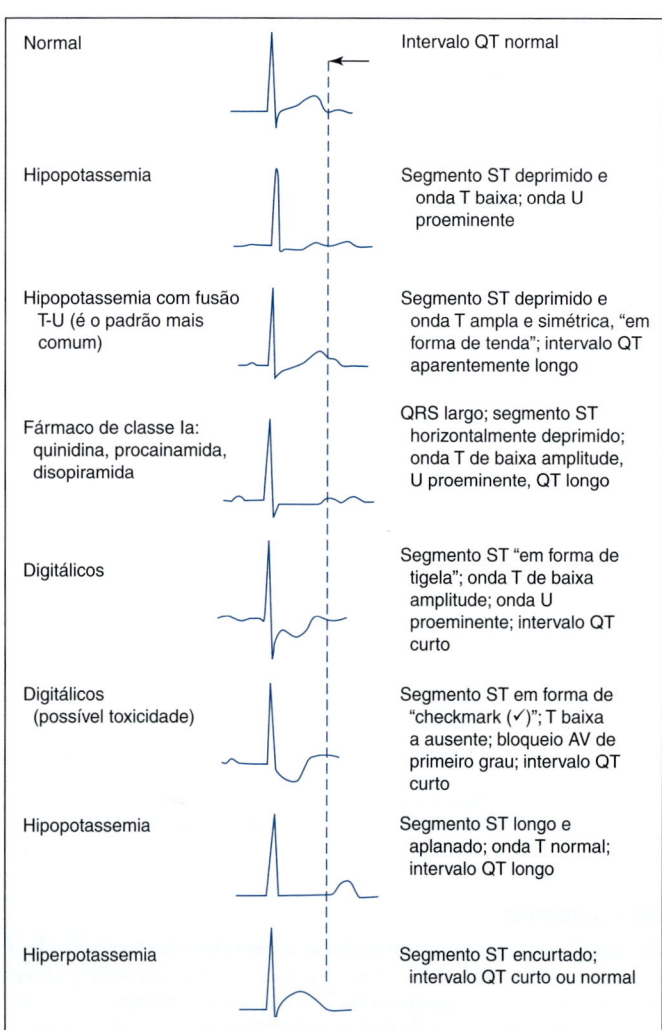

Normal		Intervalo QT normal
Hipopotassemia		Segmento ST deprimido e onda T baixa; onda U proeminente
Hipopotassemia com fusão T-U (é o padrão mais comum)		Segmento ST deprimido e onda T ampla e simétrica, "em forma de tenda"; intervalo QT aparentemente longo
Fármaco de classe Ia: quinidina, procainamida, disopiramida		QRS largo; segmento ST horizontalmente deprimido; onda T de baixa amplitude, U proeminente, QT longo
Digitálicos		Segmento ST "em forma de tigela"; onda T de baixa amplitude; onda U proeminente; intervalo QT curto
Digitálicos (possível toxicidade)		Segmento ST em forma de "checkmark (✓)"; T baixa a ausente; bloqueio AV de primeiro grau; intervalo QT curto
Hipopotassemia		Segmento ST longo e aplanado; onda T normal; intervalo QT longo
Hiperpotassemia		Segmento ST encurtado; intervalo QT curto ou normal

N. Intervalo QT

Um intervalo QT prolongado pode produzir piores desfechos. O intervalo QT está inversamente relacionado à frequência cardíaca. As correções do intervalo QT para frequência cardíaca muitas vezes empregam a fórmula de Bazett, definida como a divisão do intervalo QT observado pela raiz quadrada do intervalo R-R e expressa em segundos. Um intervalo QT corrigido ≥ 440 ms é anormal.

Uso do nomograma de QT (correção de Hodges)

Determinar o intervalo QT nas derivações V_2 ou V_3, onde em geral é possível distinguir nitidamente o término da onda T e o início da onda U. Se a frequência estiver regular, usar a frequência média dos complexos QRS. Se a frequência for irregular, calcular a frequência a partir do ciclo R-R imediatamente anterior, pois este ciclo determina o intervalo QT subsequente. Usar os números que tiver obtido para classificar o intervalo QT empregando o nomograma representado adiante. Lembre-se que, com frequência cardíaca ≥ 40 bpm, um intervalo QT ≥ 480 ms é anormal.

Intervalo QT prolongado

As quatro causas principais de um intervalo QT prolongado são as seguintes:

A. **Anormalidades eletrolíticas:** hipopotassemia, hipocalcemia.
B. **Fármacos associados com intervalo QT prolongado e *torsades de pointes***
   Antiarrítmicos:
      Agentes de classe Ia: quinidina, procainamida, disopiramida
      Agente de classe Ic: flecainida
      Agentes de classe III: amiodarona, N-acetilprocainamida, dofetilida, ibutilida, sotalol
   Anticonvulsivantes: fosfenitoína, felbamato
   Anti-histamínicos: azelastina, clemastina
   Anti-infecciosos: amantadina, claritromicina, cloroquina, foscarnete, eritromicina, itraconazol, halofantrina, cetoconazol, mefloquina, moxifloxacino, pentamidina, quinina, sulfametoxazol-trimetoprima
   Bloqueadores do canal de cálcio: bepridil, israpidino, nicardipino
   Quimioterápicos: pentamidina, tamoxifeno (talvez antraciclinas)
   Diuréticos: indapamida, moexipril/HCTZ
   Hormônios: octreotida, vasopressina
   Imunossupressor: tacrolimo
   Agonistas do receptor de serotonina para enxaqueca: naratriptana, sumatriptana, zolmitriptana
   Relaxante muscular: tizanidina
   Agentes psicotrópicos: amitriptilina, clorpromazina, desipramina, doxepina, fluoxetina, haloperidol, imipramina, lítio, pimozida, risperidona, tioridazina, quietiapina, venlafaxina,
   Simpaticomiméticos: salmeterol
   Sedativos/hipnóticos: hidrato de cloral
   Toxinas e venenos: inseticidas organofosforados
   Diversos: metadona, prednisona, probucol

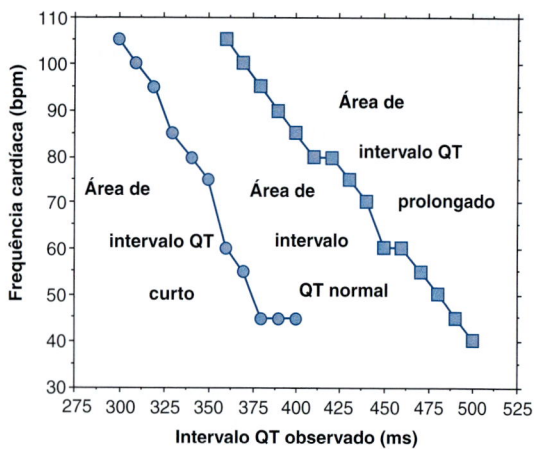

C. Síndromes do QT longo congênitas: embora rara, a síndrome do QT longo congênita deve ser considerada sempre que um paciente jovem apresentar pré-síncope ou síncope.

D. Causas diversas:
Bloqueio AV de terceiro e, às vezes, de segundo grau
Na interrupção do marca-passo ventricular
HVE (normalmente, graus menores de extensão)
Infarto do miocárdio (durante a evolução, quando ocorrem anormalidades de repolarização acentuadas)
Isquemia miocárdica aguda significativa
Acidente vascular encefálico (hemorragia subaracnóidea)
Hipotermia

Intervalo QT curto

As cinco causas de intervalo QT curto são hipercalcemia, uso de digitálicos, tireotoxicose, tônus simpático aumentado e anormalidades genéticas.

O. Anormalidades diversas

Inversão de cabo de braço direito-esquerdo *versus* dextrocardia de imagem em espelho

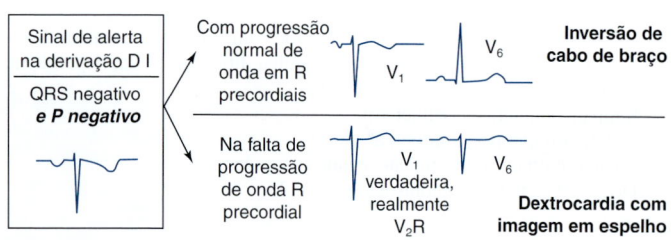

Colocação errada do cabo de perna direita

Embora não devesse, este erro ocorre mesmo assim. Ele produz sinal de "campo distante", quando uma das derivações bipolares (I, II ou III) registra o sinal entre as pernas esquerda e direita. A derivação parece estar sem sinal, exceto por uma minúscula deflexão representando o complexo QRS. Geralmente, não há ondas P nem T discerníveis. A inversão de cabo RL-RA (perna direita-braço direito) é representada a seguir.

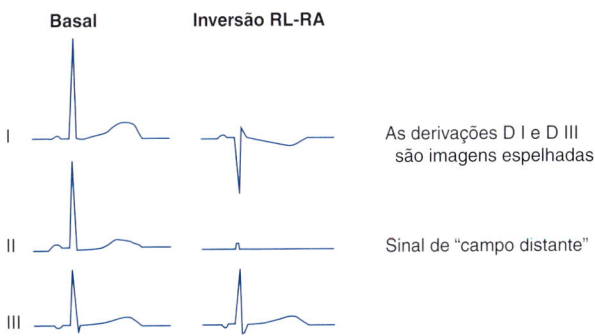

Anormalidade ST-T repolarização precoce variante do normal

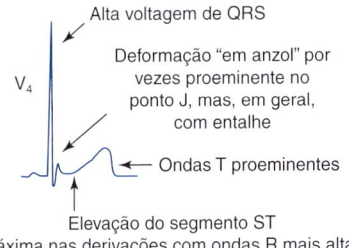

Hipotermia

A hipotermia em geral é caracterizada no ECG por uma frequência lenta, um QT longo e artefatos de tremor muscular. Uma onda de Osborn normalmente está presente.

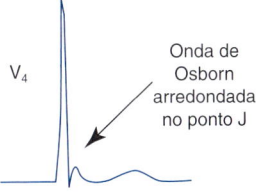

Pericardite aguda: estágio I (com anormalidades de segmento PR)

Em geral, observa-se uma elevação difusa do segmento ST, com concomitante depressão do segmento PR nas mesmas derivações. O segmento PR em aVR projeta-se acima da linha basal, de modo semelhante às articulações dos dedos das mãos, refletindo a lesão atrial.

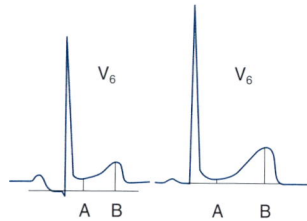

Diferenciação entre pericardite e repolarização precoce

Apenas a derivação V_6 é utilizada. Suspeitar pericardite (mostrada à esquerda), se a amplitude indicada da proporção A/B for ≥ 25%. Quando a proporção A/B for < 25%, suspeitar repolarização precoce (mostrada à direita).

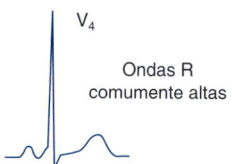

Padrão de Wolff-Parkinson-White

O padrão de WPW manifesta-se mais comumente como um segmento PR ausente e um entalhe inicial do complexo QRS em qualquer derivação. A derivação com melhor sensibilidade é V_4.

V_4

Ondas R comumente altas

A. Via acessória lateral esquerda: Este padrão de WPW típico simula o infarto do miocárdio lateral ou posterior.

I, aVL

V1

B. **Via acessória posterosseptal:** Este padrão de WPW típico simula o infarto do miocárdio inferoposterior.

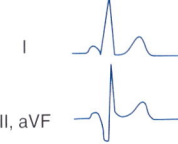

Padrão da DPOC, derivação II

A amplitude da onda P nas derivações inferiores é igual à amplitude dos complexos QRS.

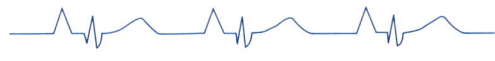

Ondas P proeminentes com baixa voltagem de QRS

II. PRINCÍPIOS DA ECOCARDIOGRAFIA

Ao longo dos últimos 30 anos, a ecocardiografia possivelmente transformou a cardiologia de maneira mais drástica do que qualquer outro exame diagnóstico desde o desenvolvimento do eletrocardiograma. A ecocardiografia tornou possível a visualização direta das estruturas cardíacas, como átrios, ventrículos, valvas, grandes vasos e pericárdio. Com a aplicação adicional dos princípios do Doppler, além de informações estruturais, a ecocardiografia atualmente é capaz de fornecer estimativas acuradas do fluxo sanguíneo e das pressões intracardíacas.

Princípios físicos e imagens-padrão da ecocardiografia

Na ecocardiografia, são produzidos sinais de baixa intensidade e alta frequência. Como tecidos diferentes possuem propriedades refletivas distintas, a análise dos sinais de retorno pode ser intercalada a uma imagem em tempo real que, por sua vez, pode ser avaliada pelo clínico (Figura 7-6). Além de fornecer uma imagem bidimensional do coração, a aplicação dos princípios de Doppler (assim chamado em homenagem a Christian Johann Doppler, que originalmente descreveu esses princípios há mais de 150 anos) fornece informações adicionais sobre o fluxo sanguíneo. Quando uma fonte sonora é estacionária, o comprimento de onda e a frequência do som refletido são constantes. Entretanto, quando a fonte sonora se move, o comprimento de onda e a frequência mudam. O melhor exemplo do cotidiano é uma sirene ou o apito de trem, que aumentam de volume à medida que se aproximam de você e, então, diminuem de volume conforme se afastam. A avaliação das alterações ocorridas na frequência do sinal sonoro do ultrassom fornece informações sobre a movimentação do sangue junto às câmaras cardíacas.

Na ecocardiografia transtorácica, utiliza-se uma sonda portátil que emite e recebe os sinais ecocardiográficos. Como os ossos não permitem a passagem eficaz dos sinais, o coração é melhor visualizado quando o transdutor é colocado entre as costelas. Como mostra a Figura 7-7, duas posições gerais

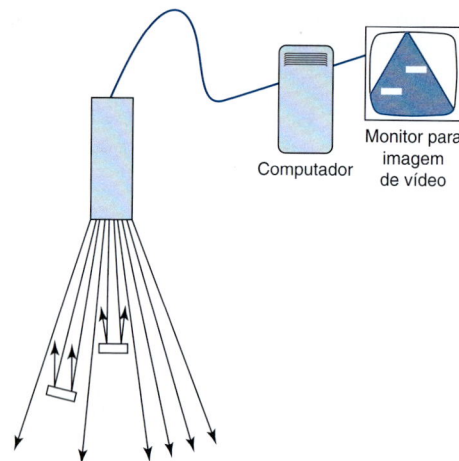

Figura 7-6. Representação esquemática do modo de obtenção das imagens ecocardiográficas. Um transdutor emite sinais sonoros em padrão de "fatia de pizza". Diferentes tipos de tecido refletem o sinal com intensidades variadas (p. ex., o sangue permite a transmissão total do sinal; os tecidos calcificados refletem quase todo o sinal; e o miocárdio apresenta valor intermediário) e o sinal de retorno é processado para, em seguida, ser exibido em um monitor. (*Adaptada, com permissão, de Kusumoto FM. Cardiovascular Pathophysiology. Hayes Barton Press, 2004.*)

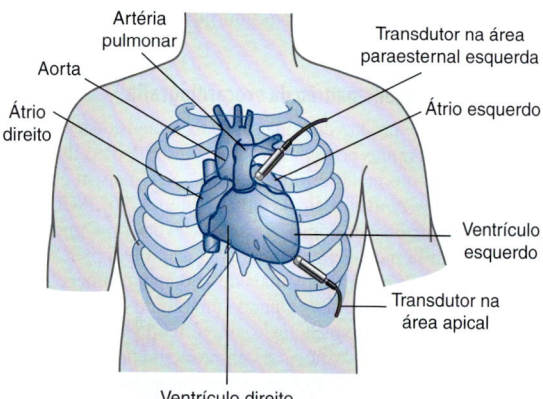

Figura 7-7. Na ecocardiografia transtorácica, são empregadas duas janelas ou posições de transdutor padrão. Na vista paraesternal esquerda, o transdutor é colocado logo à esquerda do esterno, no terceiro ou quarto espaço intercostal, dependendo de qual interespaço fornece a melhor visualização. Na vista apical, o transdutor é posicionado na região anterior esquerda do tórax, abaixo do mamilo, no ponto em que o coração pode ser melhor palpado (impulso apical). (*Adaptada, com permissão, de Kusumoto FM. Cardiovascular Pathophysiology. Hayes Barton Press, 2004.*)

são utilizadas: a primeira está situada sobre a porção anterior do tórax e ao longo da borda esquerda do esterno (vista paraesternal esquerda); a segunda localiza-se inferior e mais lateralmente, logo abaixo do mamilo esquerdo (denominada vista apical porque o ápice ventricular, ao ser corretamente alinhado, é a primeira estrutura cardíaca a ser visualizada). As duas imagens são complementares, pois fornecem planos de imagem do coração grosseiramente perpendiculares.

A Figura 7-8 ilustra como a imagem ecocardiográfica transtorácica é adquirida a partir da posição apical. A sonda emite o sinal em um plano em forma de "fatia de pizza", que é dirigido ao coração. Quando o plano é orientado horizontalmente, são fornecidas imagens das câmaras dos lados esquerdo e direito. Esta imagem é chamada imagem das quatro câmaras, porque todas as quatro câmaras cardíacas são observadas. O plano também pode ser orientado verticalmente (Figura 7-9). Nesse caso, o plano "corta" as paredes anterior e inferior. Essa imagem com frequência é denominada imagem de duas

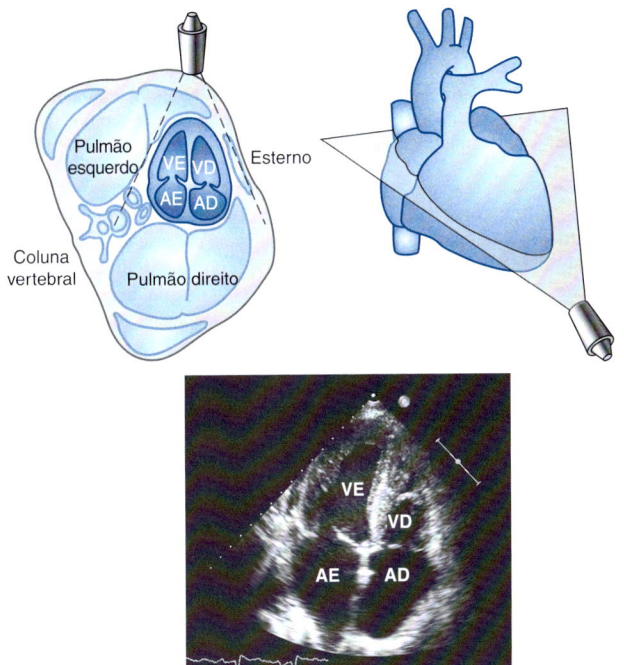

Figura 7-8. Representação esquemática mostrando a aquisição de uma imagem de quatro câmaras. O transdutor é orientado horizontalmente, a partir da posição apical (em cima, à direita). O plano de imagem abrange todas as quatro câmaras cardíacas (topo, à esquerda) e pode ser exibido como imagem ecocardiográfica (embaixo). **AE**, átrio esquerdo; **VE**, ventrículo esquerdo; **AD**, átrio direito; **VD**, ventrículo direito. (*Adaptada, com permissão, de Kusumoto FM. Cardiovascular Pathophysiology. Hayes Barton Press, 2004.*)

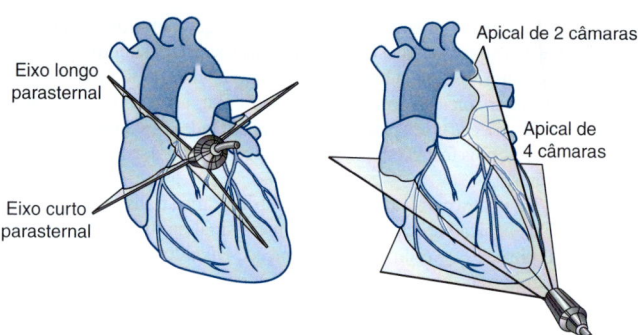

Figura 7-9. A partir das janelas paraesternal ou apical, o transdutor pode ser orientado com o plano de imagem em ângulos de 90 graus. A partir da vista paraesternal, o plano pode ser orientado para avaliar simultaneamente o átrio esquerdo e o ventrículo esquerdo (visualização do eixo longo paraesternal) ou para "cortar" o coração como se fosse uma "fatia de pão" (visualização do eixo curto). A partir da posição apical, o plano pode ser horizontal e fornecer a imagem de todas as quatro câmaras cardíacas simultaneamente (também chamada visualização quatro câmaras), ou pode ser vertical e fornecer a imagem apenas do ventrículo e do átrio esquerdos (também chamada visualização de duas câmaras). (*Reproduzida, com permissão, de Armstrong WF, Ryan T. Feigenbaum's Echocardiography, 7th edition. Lea & Febiger, 2009.*)

câmaras, porque fornece imagem do átrio e do ventrículo esquerdos. O átrio e o ventrículo direitos saem do plano de imagem e por isso não são vistos. De modo similar, a partir da posição paraesternal, o plano de imagem pode ser orientado para abranger o ápice (imagem do eixo longo paraesternal, porque segue o eixo formado pela valva mitral e pelo ápice ventricular esquerdo) ou perpendicularmente, para "cortar" o coração como se fosse uma fatia de pão (vista do eixo curto). Na imagem do eixo curto, o ventrículo esquerdo fica parecido com uma "rosquinha".

Uma discussão extensiva sobre o fluxo de Doppler junto ao coração foge do escopo dessa introdução à ecocardiografia, mas um exemplo é ilustrado na Figura 7-10. Nesse exemplo, o fluxo na valva mitral é avaliado e exibido em relação ao tempo. A valva mitral permanece aberta somente durante a diástole, de modo que nenhum sinal é registrado durante a sístole. Durante a diástole, o fluxo mitral apresenta dois picos. O primeiro pico é denominado onda E (enchimento inicial) e se deve ao primeiro afluxo de sangue seguindo do átrio para o ventrículo esquerdo. (Lembre-se de que o átrio esquerdo enche durante a sístole, em vez de esvaziar.) Uma segunda onda de sangue que flui para dentro do ventrículo esquerdo é produzida pela contração atrial esquerda. O segundo pico é denominado onda A porque é produzido pela contração atrial. O formato e o tamanho relativo das ondas E e A podem ser usados na avaliação das propriedades de enchimento do ventrículo esquerdo e para estimar a pressão atrial esquerda.

Normalmente, a onda E é maior do que a onda A, porém os pacientes com ventrículo esquerdo não complacente e pressões atriais esquerdas mais altas que dependem do preenchimento atrial esquerdo muitas vezes apresentam

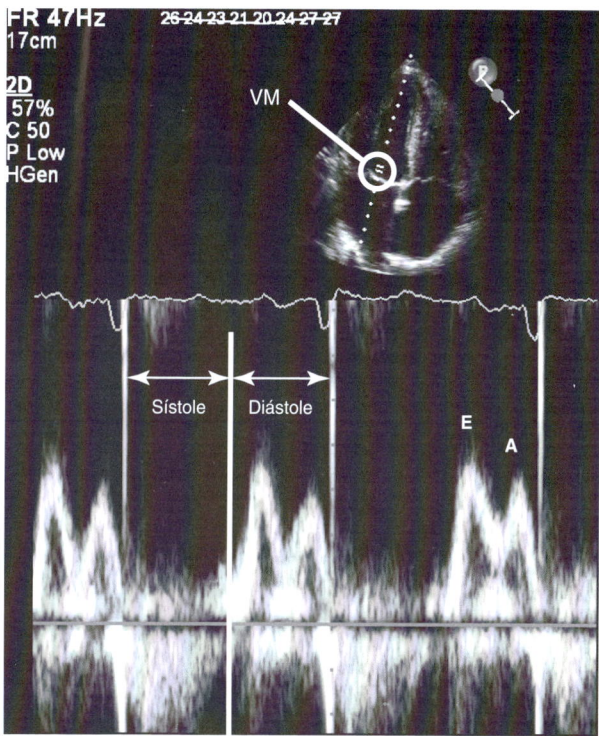

Figura 7-10. Imagem de Doppler do fluxo de entrada mitral normal. Durante a sístole, a valva mitral (VM) é fechada e, deste modo, enquanto o átrio esquerdo continua a ser preenchido pelo fluxo venoso pulmonar, nenhum sangue flui para dentro do ventrículo esquerdo. Durante a diástole, a VM abre e o fluxo sanguíneo surge de repente, seguindo para dentro do ventrículo esquerdo e produzindo uma onda E. O enchimento do ventrículo esquerdo torna-se mais lento, até que a contração atrial esquerda leva ao aparecimento de um segundo fluxo sanguíneo e produz uma onda A. (*Reproduzida, com permissão, de Mayo Foundation for Medical Education and Research.*)

uma onda E menor e uma onda A maior. Embora apenas o fluxo de Doppler através da valva mitral tenha sido aqui descrito, é importante lembrar que o Doppler pode ser utilizado para avaliar o fluxo através de qualquer uma das valvas cardíacas.

Anatomia e função ventricular

A ecocardiografia transtorácica é extremamente útil para avaliar a geometria e a função ventricular esquerda. A Figura 7-11 mostra imagens do eixo curto paraesternal e das quatro câmaras durante a sístole e a diástole em um coração normal. Durante a sístole, o ventrículo esquerdo torna-se menor, e as paredes, espessas. A comparação entre sístole e diástole fornece uma estimativa visual da função ventricular esquerda e também permite identificar qualquer tipo de anormalidade de movimentação de parede regional que possa ser decorrente de doença arterial coronariana. A função cardíaca geral normalmente é expressa como fração de ejeção (i.e., a porção do sangue bombeado pelo ventrículo cardíaco esquerdo a cada batimento cardíaco). Embora tenham sido desenvolvidos métodos para quantificação da fração de ejeção, a maioria dos laboratórios estima a fração de ejeção visualmente, examinando o ventrículo esquerdo em diferentes projeções.

Nos Estados Unidos, a disfunção ventricular esquerda é mais frequentemente devida ao infarto do miocárdio por doença arterial coronariana. No infarto do miocárdio, a diminuição do fluxo sanguíneo faz uma parte do coração deixar de receber suprimento sanguíneo suficiente e isso provoca diminuição da função muscular. Há desenvolvimento de uma anormalidade de movimentação regional da parede, que pode ser identificada como uma região do ventrículo esquerdo onde não ocorre contração nem há espessamento normal da parede.

Em alguns casos, o infarto do miocárdio pode levar ao desenvolvimento de aneurisma ventricular esquerdo. A Figura 7-12 mostra uma imagem de duas câmaras de um paciente com grande aneurisma ventricular esquerdo de parede inferior, consequência de um infarto do miocárdio inferior prévio.

Quando a estrutura ou a função ventricular esquerda são anormais, costuma-se usar o termo **miocardiopatia**. Como mencionado, o infarto do miocárdio

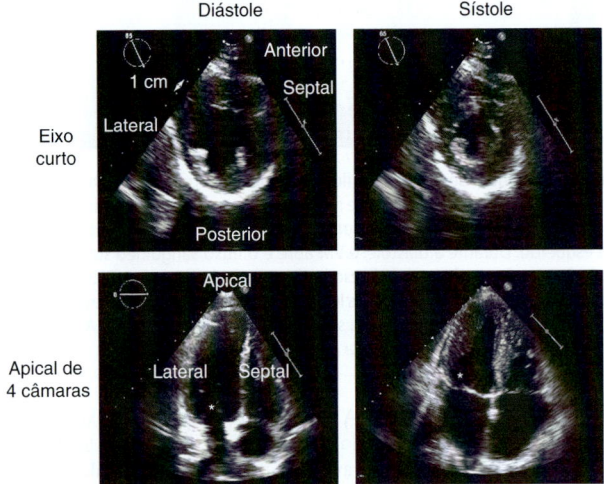

Figura 7-11. Imagens de eixo curto e apical de quatro câmaras durante a sístole e a diástole obtidas de um paciente com coração normal. Durante a sístole, a cavidade ventricular esquerda encolhe e as paredes do ventrículo esquerdo se tornam mais espessas. A imagem de quatro câmaras durante a sístole mostra que a valva mitral (*) está fechada, e na diástole a valva mitral está aberta. Todas as imagens ecocardiográficas mostram marcas de 1 cm ao lado da imagem, que permitem ao clínico estimar o tamanho ventricular. (*Reproduzida, com permissão, de Mayo Foundation for Medical Education and Research.*)

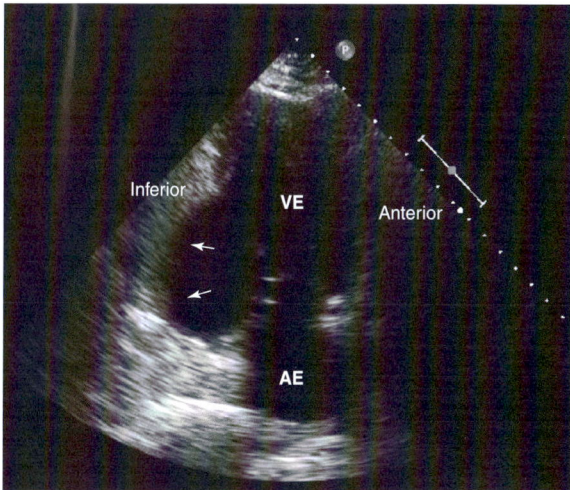

Figura 7-12. Imagem de duas câmaras de um paciente com aneurisma de parede ventricular esquerda inferior. Para obter uma imagem de duas câmaras, o plano de imagem é verticalmente orientado (Fig. 7-9), de modo que as paredes anterior e inferior do ventrículo esquerdo sejam incluídas na imagem. As câmaras do lado direito não são observadas porque ficaram fora do plano de imagem. Nesse paciente, um infarto do miocárdio de parede inferior resultou no desenvolvimento de um aneurisma ventricular esquerdo (*setas*). Em um aneurisma, o desenvolvimento de tecido cicatricial leva ao aparecimento de uma região saliente no ventrículo esquerdo, onde não há contração. **AE**, átrio esquerdo; **VE**, ventrículo esquerdo. (*Reproduzida, com permissão, de Mayo Foundation for Medical Education and Research.*)

decorrente de doença arterial coronariana é a causa mais comum de função ventricular esquerda reduzida nos Estados Unidos, sendo uma condição especificamente descrita como miocardiopatia isquêmica. Em alguns casos, a função ventricular esquerda diminuída tem outras causas, como infecção viral ou toxicidade farmacológica, embora mais frequentemente nenhuma causa específica possa ser identificada (essa condição com frequência é denominada **miocardiopatia dilatada idiopática**). Quando o coração está aumentado e apresenta redução funcional, mas o paciente não mostra evidências de doença arterial coronariana, o termo **miocardiopatia não isquêmica** é usado. Nos casos de miocardiopatia não isquêmica em estágio avançado, o ventrículo esquerdo muitas vezes está aumentado e exibe um formato mais esférico (Figura 7-13).

Na miocardiopatia hipertrófica, uma anormalidade genética (normalmente envolvendo um dos componentes do sarcômero) leva ao espessamento anormal do ventrículo esquerdo (Figura 7-14). Embora a fração de ejeção geralmente seja normal em pacientes com miocardiopatia hipertrófica, o enchimento anormal do ventrículo esquerdo pode levar ao acúmulo de líquido nos pulmões e falta de ar. Em geral, a espessura do ventrículo esquerdo é < 1 cm. Como mostra a Figura 7-14, a ecocardiografia é útil para identificar os pacientes que apresentam paredes ventriculares anormalmente espessas.

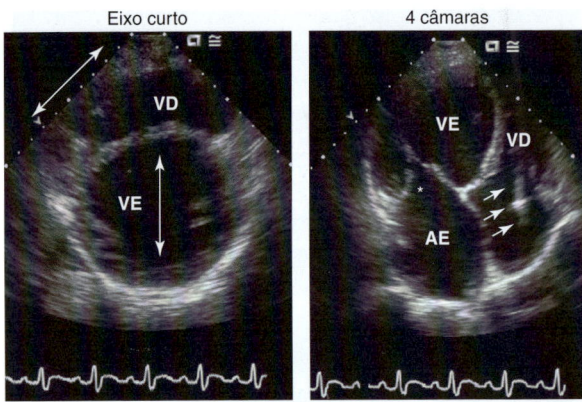

Figura 7-13. Imagens de eixo curto e de quatro câmaras de um paciente com miocardiopatia não isquêmica. As setas duplas na imagem de eixo curto destacam o tamanho aumentado da câmara ventricular esquerda (quase 6 cm de diâmetro). Na imagem de quatro câmaras, é possível observar o formato esférico do ventrículo esquerdo (VE) (compare com a Fig. 7-11). Ainda na imagem de quatro câmaras, é possível notar uma derivação de desfibrilador junto ao ventrículo direito (VD; *setas*). O (*) marca a valva mitral. **AE**, átrio esquerdo. (*Reproduzida, com permissão, de Mayo Foundation for Medical Education and Research.*)

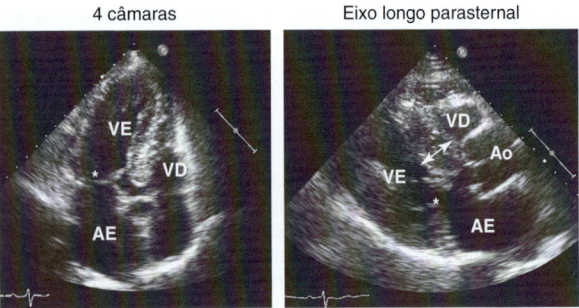

Figura 7-14. Ecocardiografia (visualizações de quatro câmaras e eixo longo paraesternal) de um paciente com miocardiopatia hipertrófica. O septo interventricular que separa os ventrículos esquerdo (VE) e direito (VD) está anormalmente espesso (*seta dupla*). O (*) marca a valva mitral. **AE**, átrio esquerdo; **Ao**, aorta. (*Reproduzida, com permissão, de Mayo Foundation for Medical Education and Research.*)

A ecocardiografia também pode ser usada para identificar um derrame pericárdico – uma condição em que há acúmulo de líquido no espaço pericárdico (Figura 7-15). Quando os derrames são grandes ou acumulam líquido rapidamente, a pressão intrapericárdica elevada pode diminuir o enchimento normal dos ventrículos esquerdo e direito. Essa condição é denominada **tamponamento pericárdico**. Mesmo quando os ventrículos se contraem normalmente,

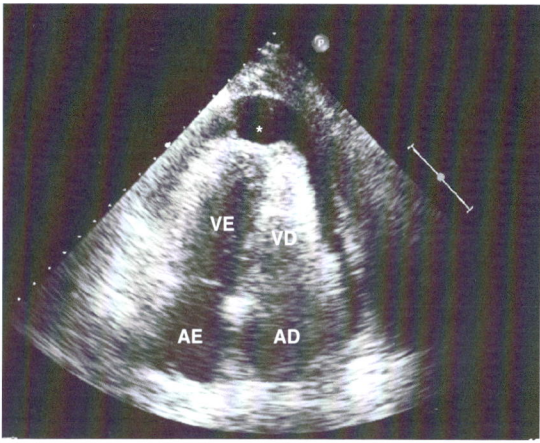

Figura 7-15. Visualização de quatro câmaras obtida de um paciente com derrame pericárdico. O derrame pericárdico (*) é identificado como uma área escura e livre de eco situada ao redor do coração, cujo aparecimento se deve a um acúmulo anormal de líquido. **AE**, átrio esquerdo; **VE**, ventrículo esquerdo; **AD**, átrio direito; **VD**, ventrículo direito. (*Reproduzida, com permissão, de Mayo Foundation for Medical Education and Research.*)

o enchimento inadequado pode acarretar uma extrema diminuição da quantidade de sangue expelida pelos ventrículos a cada batimento cardíaco (volume sistólico). Isso pode resultar em hipotensão marcada. A ecocardiografia se tornou o melhor exame para determinar rapidamente a existência de derrames pericárdicos significativos.

Anatomia e função valvar

A ecocardiografia é um excelente exame diagnóstico para avaliar as valvas do coração. Em geral, a função de uma valva anormal pode ser classificada como **estenose**, em que o fluxo sanguíneo para frente através da valva é restringido, ou **regurgitação** (ou insuficiência), em que o sangue retorna (regurgita) "para trás", porque os folhetos valvares não se unem e a valva não fecha normalmente. A gravidade da estenose ou da regurgitação da valva geralmente é avaliada por ecocardiografia com Doppler. A regurgitação valvar produz um jato de alta velocidade que pode ser identificado junto à câmara para onde o sangue retorna (regurgita). Por exemplo, a **regurgitação mitral** pode ser identificada por um jato de alta velocidade junto ao átrio esquerdo, sendo que a área desse jato apresenta uma correlação grosseira com a gravidade da alteração valvar.

Valva aórtica

O estreitamento da valva aórtica é uma das anormalidades valvares mais encontradas na clínica. A valva aórtica normalmente possui três folhetos, mas em alguns pacientes somente dois folhetos estão presentes. Durante a infância e no início da fase adulta, a valva funciona de maneira normal, porém um sopro resultante do fluxo sanguíneo turbulento durante a contração ventricular (sístole) é ouvido com frequência. Entretanto, na quinta e sexta década de vida, o fluxo progressivamente turbulento muitas vezes acarreta espessamento dos folhetos da valva aórtica, estenose da valva aórtica e diminuição do volume sistólico.

A **estenose aórtica** também pode se desenvolver em pacientes cujas valvas aórticas possuem três folhetos. Nesse caso, a calcificação progressiva dos folhetos manifesta-se como estenose aórtica na sétima ou oitava década de vida. Na ecocardiografia, a valva aórtica aparece "brilhante" ou ecogênica, como resultado de uma deposição de cálcio que reflete quase totalmente o sinal de ultrassom (Figura 7-16). A estenose aórtica produz um jato de alta velocidade que passa através da valva aórtica e entra na aorta (resultante da expulsão forçada do sangue através de uma abertura estreita). Esse jato pode ser identificado pela ecocardiografia com Doppler. A velocidade do jato pode ser usada para estimar a severidade do gradiente. A velocidade normal do sangue na valva aórtica é de 1 m/s, porém na estenose aórtica grave é possível medir velocidades de 4-5 m/s na valva aórtica. De uma forma geral, quanto maior é a velocidade registrada através da valva aórtica, maior é o gradiente de pressão entre o ventrículo esquerdo e a aorta e mais grave é a estenose aórtica.

Quando a valva aórtica não fecha normalmente, o sangue oriundo da aorta pode regurgitar para dentro do ventrículo. Essa condição é denominada **regurgitação aórtica** e consiste no fluxo do sangue para trás, a partir da aorta e para dentro do ventrículo esquerdo. O desenvolvimento de regurgitação aórtica pode ocorrer com a infecção da valva aórtica (endocardite), na presença de uma valva aórtica bicúspide ou diante de qualquer processo que cause aumento da raiz aórtica (e consequente alargamento do anel que sustenta os folhetos valvares). O fluxo turbulento gerado pela regurgitação aórtica ocorre durante a diástole e, como consequência, um sopro é ouvido também durante a diástole. A ecocardiografia com Doppler é útil para avaliar a gravidade da regurgitação aórtica. A regurgitação aórtica é registrada como um jato turbulento junto ao ventrículo esquerdo, emanando da valva aórtica durante a diástole (Figura 7-17).

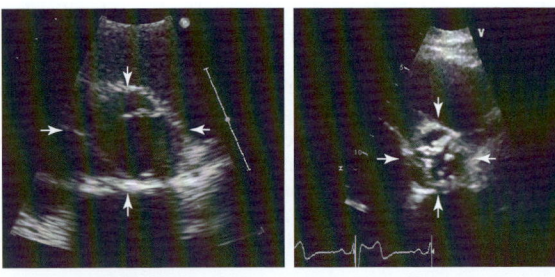

Normal   Estenose aórtica

Figura 7-16. Imagens ecocardiográficas de uma valva aórtica normal e de uma valva aórtica associada à estenose aórtica grave. Embora ambas as valvas aórticas tenham três folhetos, estes estão calcificados no paciente com estenose aórtica. Nos dois exemplos, a valva aórtica é destacada pelas quatro setas. (*Reproduzida, com permissão, de Mayo Foundation for Medical Education and Research.*)

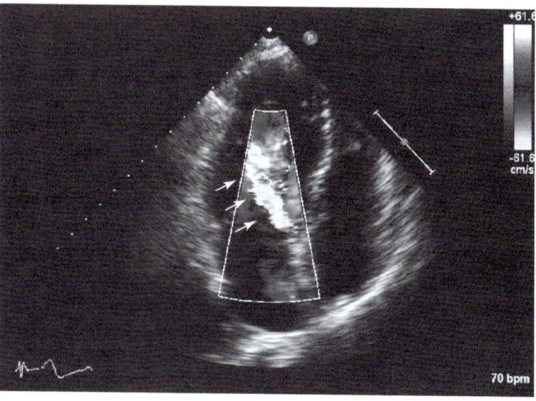

Figura 7-17. Imagem de quatro câmaras obtida de um paciente com regurgitação aórtica grave. Durante a diástole, observa-se um amplo jato turbulento (*setas*) emanando da valva aórtica. (*Reproduzida, com permissão, de Mayo Foundation for Medical Education and Research.*)

Valva mitral

A valva mitral pode ser facilmente avaliada por ecocardiografia transtorácica. A função anormal pode ser resultante de estenose mitral ou de regurgitação mitral.

A **estenose mitral** quase sempre se deve a doença cardíaca reumática relacionada a infecções estreptocócicas não tratadas (ver Capítulo 5) e pode ser identificada pela abertura limitada dos folhetos da valva mitral, observada na ecocardiografia (Figura 7-18). Entre todas as lesões valvares, a estenose mitral é a menos encontrada nos países desenvolvidos, mas ainda representa um problema comum em muitos países em desenvolvimento.

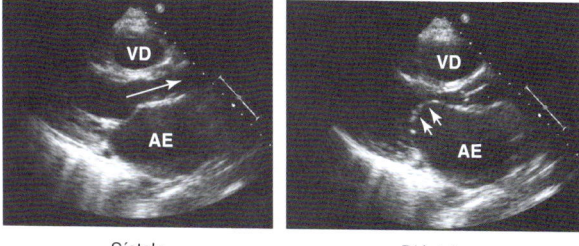

Figura 7-18. Imagem de eixo longo paraesternal obtida de um paciente com estenose mitral grave decorrente de doença cardíaca reumática. Durante a sístole, a valva mitral é fechada e o sangue é expelido através da valva aórtica aberta (*seta única*). Durante a diástole, a abertura da valva mitral é limitada e é possível observar o arredondamento característico dessa valva (*setas*). **AE**, átrio esquerdo; **VD**, ventrículo direito. (*Reproduzida, com permissão, de Mayo Foundation for Medical Education and Research.*)

A **regurgitação mitral** é mais comum do que a estenose mitral. Pode ser causada pelo prolapso grave da valva mitral, endocardite da valva mitral, isquemia miocárdica ou doença valvar reumática. Assim como na regurgitação aórtica, as técnicas com Doppler são empregadas na identificação do jato turbulento de alta velocidade. Contudo, na regurgitação mitral, o jato de alta velocidade é observado no átrio esquerdo, originado da valva mitral e ocorre durante a contração ventricular (sístole). Um exemplo de ecocardiografia de um paciente com regurgitação mitral é mostrado na Figura 7-19. Um jato amplo que abrange uma porção maior do átrio esquerdo é característico da regurgitação mitral grave.

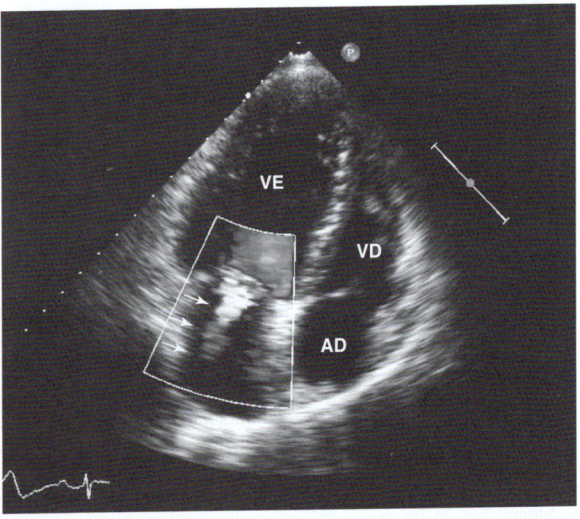

Figura 7-19. Imagem de quatro câmaras de um paciente com regurgitação mitral. Um jato de alta velocidade é observado no átrio esquerdo (*setas*), originado da valva mitral. Um jato amplo preenchendo uma grande parte do átrio esquerdo é sugestivo de regurgitação mitral grave. **VE**, ventrículo esquerdo; **AD**, átrio direito; **VD**, ventrículo direito.(*Reproduzida, com permissão, de Mayo Foundation for Medical Education and Research.*)

Valva tricúspide

Na regurgitação tricúspide, um jato regurgitante está presente no átrio direito, originado da valva tricúspide (Figura 7-20). Assim como na regurgitação mitral, o jato é observado durante a sístole. A avaliação com Doppler da valva tricúspide é bastante utilizada para avaliar as pressões cardíacas de lado direito. A diferença de pressão relativa entre duas câmaras pode ser estimada utilizando-se uma fórmula simplificada da equação de Bernoulli:

$$\Delta P = 4V^2$$

onde ΔP é a diferença de pressão expressa em mmHg e V é a velocidade entre duas câmaras cardíacas expressa em m/s. A Figura 7-21 mostra um sinal de Doppler oriundo da valva tricúspide em um paciente com regurgitação

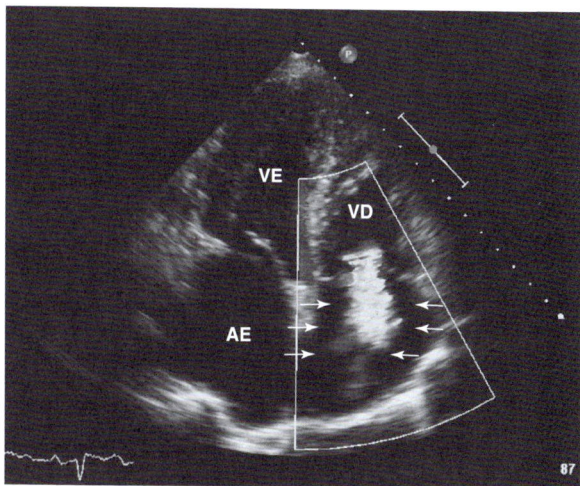

Figura 7-20. Imagem de quatro câmaras obtida de um paciente com regurgitação tricúspide grave. O jato de alta velocidade (*setas*) emana da valva tricúspide. **AE**, átrio esquerdo; **VE**, ventrículo esquerdo; **VD**, ventrículo direito. (*Reproduzida, com permissão, de Mayo Foundation for Medical Education and Research.*)

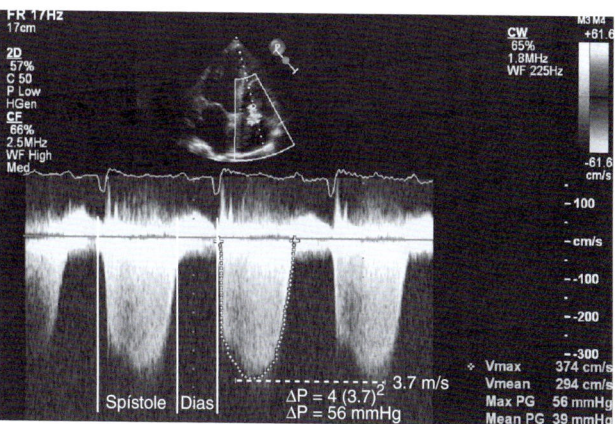

Figura 7-21. O sinal de Doppler gerado por regurgitação tricúspide grave é mostrado na Figura 7-20. Na regurgitação tricúspide, o fluxo de alta velocidade é registrado durante a sístole, em vez de na diástole (Dias). Como o jato de regurgitação tricúspide flui para longe do transdutor, um sinal negativo é registrado (contrastando este sinal em relação àquele gerado pelo fluxo de entrada mitral normal mostrado na Fig. 7-10). A equação de Bernoulli simplificada pode ser usada para estimar a diferença de pressão entre o ventrículo e o átrio direitos a partir da velocidade de pico registrada com o sinal da regurgitação tricúspide (3,74 m/s ou 374 cm/s).

tricúspide grave. Usando a equação de Bernoulli simplificada, constata-se que a diferença entre a pressão atrial direita e a pressão ventricular direita atinge 56 mmHg durante a sístole. Como o pico de pressão sistólica ventricular direita normal varia de 15 a 30 mmHg, a existência de uma alta pressão cardíaca de lado direito pode, então, ser facilmente identificada.

Ecocardiografia transesofágica e ecocardiografia intracardíaca

Na ecocardiografia transtorácica, os transdutores de ultrassom são instalados em uma sonda portátil que é manipulada na superfície torácica para obter as imagens desejadas. Na ecocardiografia transesofágica, o transdutor pode ser instalado em uma sonda projetada para ser inserida no esôfago (Figura 7-22). Na ecocardiografia intracardíaca, o transdutor pode ser colocado em um cateter projetado para ser inserido no próprio coração. Isso é feito por meio de uma das veias centrais (normalmente, a veia femoral), avançando pela veia cava inferior para dentro do coração. A obtenção de imagens a partir de um transdutor posicionado nas adjacências do coração (ecocardiografia transesofágica) ou de dentro do coração (ecocardiografia intracardíaca) produz imagens com detalhamento e resolução extraordinários. A Figura 7-23 é uma ecocardiografia transesofágica mostrando um grande trombo no apêndice atrial esquerdo, em um paciente com fibrilação atrial.

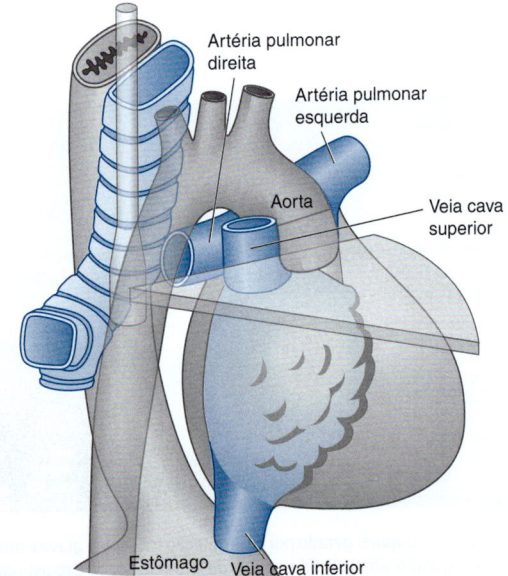

Figura 7-22. Ilustração esquemática de ecocardiografia transesofágica. Como o esôfago repousa diretamente atrás do átrio esquerdo, as estruturas relativamente posteriores, como átrio esquerdo, átrio direito, veias pulmonares, veia cava e as valvas, podem ser vistas nitidamente. (*Reproduzida, com permissão, de Kusumoto FM. Cardiovascular Pathophysiology. Hayes Barton Press, 1999.*)

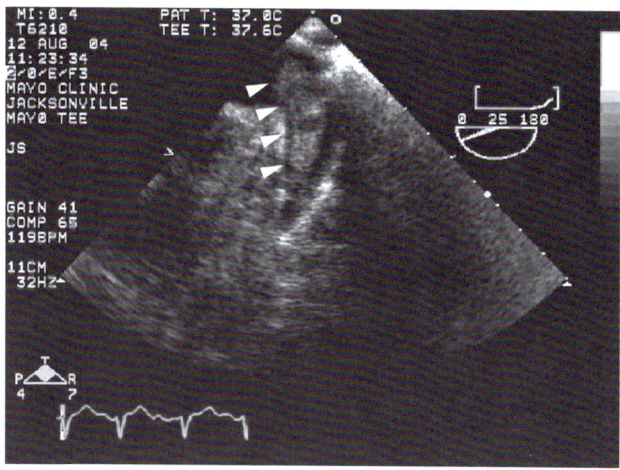

Figura 7-23. Ecocardiografia transesofágica mostrando um coágulo amplo no apêndice atrial esquerdo (*pontas de seta*) em um paciente com fibrilação atrial. (*Reproduzida, com permissão, de Mayo Foundation for Medical Education and Research.*)

REFERÊNCIAS

Bernath P, Kusumoto FM. *ECG Interpretation for Everyone: An On-The-Spot Guide*. Wiley-Blackwell, 2014.

Boyd AC et al. Principles of transthoracic echocardiographic evaluation. Nat Rev Cardiol 2015;12:426. [PMID: 25917151]

Chan KH et al. Tachycardia, both narrow and broad complex: what are the mechanisms? How to treat? J Cardiovasc Electrophysiol 2015 Apr 29. [Epub ahead of print] [PMID: 25929746]

Collins NA et al. Reconsidering the effectiveness and safety of carotid sinus massage as a therapeutic intervention in patients with supraventricular tachycardia. Am J Emerg Med 2015;33:807. [PMID: 25907500]

Colucci RA et al. Common types of supraventricular tachycardia: diagnosis and management. Am Fam Physician 2010;82:942. [PMID: 20949888]

Couderc JP et al. Short and long QT syndromes: does QT length really matter? J Electrocardiol 2010;43:396. [PMID: 20728018]

deSouza IS et al. Differentiating types of wide-complex tachycardia to determine appropriate treatment in the emergency department. Emerg Med Pract 2015;17:1. [PMID: 26308484]

Estes EH Jr et al. The electrocardiogram in left ventricular hypertrophy: past and future. J Electrocardiol 2009;42:589. [PMID: 19643433]

Haqqani HM et al. Using the 12-lead ECG to localize the origin of atrial and ventricular tachycardias: part 2 – ventricular tachycardia. J Cardiovasc Electrophysiol 2009;20:825. [PMID: 19302478]

Hudaverdi M et al. Echocardiography for the clinician: a practical update. Intern Med J 2010;40:476. [PMID: 20059600]

Jacobson JT et al. Management of ventricular arrhythmias in structural heart disease. Postgrad Med 2015;127:549. [PMID: 25971427]

Johnson JN et al. QTc: how long is too long? Br J Sports Med 2009;43:657. [PMID: 19734499]

Kumar A et al. Acute coronary syndromes: diagnosis and management, part I. Mayo Clin Proc 2009;84:917. [PMID: 19797781]

Kumar A et al. Acute coronary syndromes: diagnosis and management, part II. Mayo Clin Proc 2009;84:1021. [PMID: 19880693]

Kusumoto FM. *ECG Interpretation: From Pathophysiology to Clinical Application.* Springer Science, 2009.

Littrell R et al. Implications for your practice: important changes in the 2014 guideline for the management of patients with atrial fibrillation. Postgrad Med. 2015;127:535. [PMID: 25812591]

Moukabary T et al. Management of atrial fibrillation. Med Clin North Am 2015;99:781. [PMID: 26042882]

Nikus K et al. Electrocardiographic classification of acute coronary syndromes: a review by a committee of the International Society for Holter and Non-Invasive Electrocardiology. J Electrocardiol 2010;43:91. [PMID: 19913800]

Oh JK, Seward JB, Tajik AJ. *The Echo Manual*, 3rd ed. Wolters Kluwer, 2006.

Sawhney NS et al. Diagnosis and management of typical atrial flutter. Cardiol Clin 2009;27:55. [PMID: 19111764]

Smith GD et al. Effectiveness of the Valsalva manoeuvre for reversion of supraventricular tachycardia. Cochrane Database Syst Rev 2015;2:CD009502. [PMID: 25922864]

8

Exames diagnósticos no diagnóstico diferencial

Stephen J. McPhee, MD, Chuanyi Mark Lu, MD, e Diana Nicoll, MD, PhD, MPA

COMO USAR ESTA SEÇÃO

Esta seção mostra como os exames diagnósticos podem ser empregados no diagnóstico diferencial e em casos de desafios diagnósticos. Para isso, foi adotado o formato de tabelas, e o conteúdo está listado em ordem alfabética, por tópico de doença.

As abreviações utilizadas na seção incluem as seguintes:

N = normal
Pos = positivo
Neg = negativo
↑ = aumentado ou alto
↓ = diminuído ou baixo
Oc = ocasional

Sumário — Página

Tabela 8-1.	Acidose tubular renal (ATR): diagnóstico laboratorial	501
Tabela 8-2.	Anemia: avaliação laboratorial das anemias hipocrômicas microcíticas	502
Tabela 8-3.	Anemia: diagnóstico das anemias comuns com base nos índices eritrocitários	503
Tabela 8-4.	Anticoagulantes: mecanismo de ação, indicações clínicas e monitoramento laboratorial	505
Tabela 8-5.	Artrite: exame e classificação do líquido sinovial (articular)	509
Tabela 8-6.	Ascite: perfis de líquido ascítico em diversas condições patológicas	511
Tabela 8-7.	Autoanticorpos: frequência (%) de autoanticorpos nas doenças reumáticas	513

Tabela 8-8.	Cirrose: estágios de Child-Pugh e o sistema de escore MELD (Model for End-Stage Liver Disease)	514
Tabela 8-9.	Derrame pleural: perfis de líquido pleural em várias condições patológicas	515
Tabela 8-10.	Diagnóstico pré-natal: amniocentese, amostra de vilosidade coriônica e cordocentese	517
Tabela 8-11.	Distúrbios acidobásicos: características laboratoriais do distúrbio acidobásico primário ou isolado	519
Tabela 8-12.	Distúrbios hemorrágicos: avaliação laboratorial	520
Tabela 8-13.	Doença cardíaca valvar: avaliação diagnóstica	521
Tabela 8-14.	Doenças genéticas: testes diagnósticos moleculares	527
Tabela 8-15.	Hepatite B: padrões de testes sorológicos comuns e suas interpretações	537
Tabela 8-16.	Insuficiência renal: classificação e diagnóstico diferencial	538
Tabela 8-17.	Leucemias e linfomas: classificação e imunofenotipagem	539
Tabela 8-18.	Líquido cerebrospinal (LCS): perfis de LCS na doença do sistema nervoso central	549
Tabela 8-19.	*Osmolal gap*: cálculo e aplicação em toxicologia clínica	552
Tabela 8-20.	Pancreatite aguda: critérios de Ranson para avaliação da gravidade	553
Tabela 8-21.	Provas de função pulmonar: interpretação nas doenças pulmonares obstrutiva e restritiva	554
Tabela 8-22.	Sífilis: diagnóstico clínico e laboratorial em pacientes não tratados	555
Tabela 8-23.	Síndromes talassêmicas: características genéticas e laboratoriais	556
Tabela 8-24.	Transfusão: resumo sobre terapia com hemocomponentes	557

TABELA 8-1. ACIDOSE TUBULAR RENAL (ATR): DIAGNÓSTICO LABORATORIAL

Condição clínica	Mecanismo	TFG	HCO_3^- sérico (mEq/L)	pH urinário mínimo	K^+ sérico (mEq/L)	Excreção de cálcio	Condições patológicas associadas	Tratamento
Normal	Nenhum	N	24-28	4,8-5,2	3,5-5	100-300 mg/24h	Nenhuma	Nenhum
ATR distal (tipo I)	Secreção defeituosa de H^+ pelo ducto coletor	N	20-23	>5,5	↓	↑	Vários distúrbios genéticos, doenças autoimunes, paraproteinemias, nefrocalcinose, nefrolitíase, fármacos (anfotericina), toxinas, doenças tubulointersticiais	$NaHCO_3$ (1-3 mEq/kg/dia)
ATR proximal (tipo II)	Absorção defeituosa de HCO_3^- pelo tubo proximal	N	15-18	<5,5	↓	↑	Fármacos, síndrome de Fanconi, vários distúrbios genéticos, estados disproteinêmicos, hiperparatireoidismo secundário, toxinas (metais pesados), doenças tubulointersticiais, síndrome nefrótica, hemoglobinúria paroxística noturna	$NaHCO_3$ ou $KHCO_3$ (10-15 mEq/kg/dia), tiazídicos.
ATR hipoaldosteronêmica hiporreninêmica (tipo IV)	Reabsorção de Na^+/secreção de K^+ defeituosa no ducto coletor	↓	24-28	<5,5	↑	N	Hipoaldosteronismo hiporreninêmico (diabetes melito, doenças tubulointersticiais, nefroesclerose hipertensiva, Aids, fármacos [inibidores da ECA, espironolactona, AINEs]), deficiência mineralocorticoide primária (p. ex., doença de Addison), hiperpotassemia resistente a mineralocorticoides perdedora de sal.	Fludrocortisona (0,1-0,5 mg/dia), restrição dietética ao K^+, furosemida (40-160 mg/dia), $NaHCO_3$ (1-3 mEq/kg/dia).

TFG, taxa de filtração glomerular; ECA, enzima conversora de angiotensina; AINEs, anti-inflamatórios não esteroides.
Modificada, com permissão, de Lerma EV et al. Current Diagnosis & Treatment: Nephrology & Hypertension, McGraw-Hill, 2009.

TABELA 8-2. ANEMIA: AVALIAÇÃO LABORATORIAL DAS ANEMIAS HIPOCRÔMICAS MICROCÍTICAS

Diagnóstico	VCM (fL)	Ferro sérico (mcg/dL)	Capacidade de ligação ao ferro (mcg/dL)	Saturação da transferrina (%)	Ferritina sérica (mcg/L)	Receptor solúvel de transferrina (mg/L)	Reservas de ferro na medula óssea
Normal	80-100	50-175	250-460	16-55	30-300	2,0-4,5	Presente
Anemia ferropriva	↓	<30	↑	<16	<45[1]	↑	Ausente
Anemia da doença crônica[2]	N ou ↓	↓	N ou ↓	N ou ↓	N ou ↑	2,0-4,5	Presente
Talassemia	↓	N	N	N	N	↑	Presente

VCM, volume corpuscular médio.
[1] Níveis de ferritina de 25-45 estão associados a uma razão de probabilidade de 2,0 para anemia ferropriva.
[2] Pode ser normocrômica, normocítica.

TABELA 8-3. ANEMIA: DIAGNÓSTICO DAS ANEMIAS COMUNS COM BASE NOS ÍNDICES ERITROCITÁRIOS

Tipo de anemia	VCM (fL)	CHCM (g/dL)	Causas comuns	Anormalidades laboratoriais comuns	Achados clínicos
Microcítica, hipocrômica	< 80	< 32	Deficiência de ferro	Hemácias hipocrômicas, eliptócitos, contagem de reticulócitos baixa, níveis séricos de ferritina baixos, baixa concentração de ferro no soro ou ausência de ferro na medula, TIBC alta, razão soro/plasma de receptor solúvel de transferrina (sTfR) elevada.	Mucosite, unhas quebradiças, hemorragia (p. ex., positivo para sangue oculto nas fezes, menorragia), alterações na mucosa esofágica, pica.
		Variável, mas geralmente < 32	Talassemias	Morfologia eritrocitária anormal, contagem de hemácias normal a alta, contagem de reticulócitos elevada, parâmetros de ferro sérico normais, eletroforese de hemoglobina anormal, alta concentração de hemoglobina A₂ na β-talassemia *minor*.	Descendência asiática, africana ou mediterrânea. Esplenomegalia, falha do desenvolvimento, deformações ósseas.
		< 32	Intoxicação crônica por chumbo	Pontilhado basofílico nas hemácias, níveis elevados de chumbo e protoporfirina livre no sangue.	Neuropatia periférica (p. ex., punho caído), dor abdominal, distúrbios de aprendizagem (em crianças), cefaleia, história de exposição ao chumbo.
		Variável, mas geralmente < 32	Anemia sideroblástica	Concentração sérica de ferro elevada, alta saturação da transferrina, hiperplasia eritroide com sideroblastos em anel na medula óssea.	População eritrocitária dismórfica, com presença de hemácias hipocrômicas no esfregaço de sangue, história familiar.
Normocítica, normocrômica	80-100	32-36	Perda de sangue aguda	Pesquisa de sangue oculto positivo nas fezes, quando a hemorragia GI é a causa subjacente. Contagem de reticulócitos elevada, trombocitose (variável).	Perda de sangue recente.
		32-36	Hemólise	Haptoglobina em baixa concentração ou ausente, contagem de reticulócitos elevada, altos níveis de bilirrubina indireta, níveis séricos de LDH elevados; presença de esferócitos, esquizócitos ou células "mordidas" no esfregaço.	Hemoglobinúria, esplenomegalia.
		32-36	Doença crônica[1]	Baixa concentração sérica de ferro, TIBC baixa ou normal baixa, sTfR normal, níveis de ferritina normais ou altos, contagem de reticulócitos baixa, estoques de ferro medulares normais ou altos, com sideroblastos raros ou ausentes.	Depende da causa, em geral condições inflamatórias crônicas.

(continua)

TABELA 8-3. ANEMIA: DIAGNÓSTICO DAS ANEMIAS COMUNS COM BASE NOS ÍNDICES ERITROCITÁRIOS (*Continuação*)

Tipo de anemia	VCM (fL)	CHCM (g/dL)	Causas comuns	Anormalidades laboratoriais comuns	Achados clínicos
Macrocítica, normocrômica	> 101[2]	32-36	Deficiência de vitamina B_{12}	PMNs hipersegmentadas, macro-ovalócitos, neutropenia e/ou trombocitopenia, baixos níveis séricos de vitamina B_{12}, alta concentração de AMM no soro/urina, acloridria e altos níveis séricos de gastrina, níveis elevados de LDH no soro.	Neuropatia periférica, glossite, anorexia e diarreia.
		32-36	Deficiência de folato	PMNs hipersegmentadas, macro-ovalócitos, neutropenia e/ou trombocitopenia, baixos níveis de folato no soro e nas hemácias, elevada concentração de homocisteína.	Alcoolismo, espru tropical, desnutrição, agentes antifolato (p. ex., sulfametoxazol-trimetoprima, metotrexato, entre outros).
		32-36	Doença hepática	Diminuição de plaquetas; geralmente, VCM < 120 fL; níveis séricos normais de vitamina B_{12} e folato; provas de função hepática anormais	Sinais de doença hepática, uso abusivo de álcool.
		Geralmente, 32-36	Síndrome mielodisplásica	Geralmente, VCM < 120 fL; contagem de reticulócitos baixa, possibilidade de neutropenia e/ou trombocitopenia, neutrófilos pseudopelgeroides, displasia medular de uma ou mais linhagens, possível aumento do número de blastos na medula óssea, citogenética anormal.	Anemia crônica com ou sem pancitopenia.
		32-36 ou > 36	Reticulocitose	Reticulocitose acentuada (> 15%).	Variáveis, incluindo hemólise ou hemorragia aguda.

[1] Pode ser microcítica, hipocrômica.
[2] Quando VCM > 120-130 fL, é provável que haja deficiência de vitamina B_{12} ou de folato.

CHCM, concentração de hemoglobina corpuscular média; **LDH**, lactato desidrogenase; **VCM**, volume corpuscular médio; **AMM**, ácido metilmalônico; **PMN**, célula polimorfonuclear; **TIBC**, capacidade de ligação ao ferro total, soro.

Modificado, com permissão, de Stone CK, Humphries RL (editors). Current Diagnosis & Treatment: Emergency Medicine, 7th ed. Copyright © 2011 by The McGraw-Hill Companies, Inc.

TABELA 8-4. ANTICOAGULANTES: MECANISMO DE AÇÃO, INDICAÇÕES CLÍNICAS E MONITORAMENTO LABORATORIAL

Via de administração de anticoagulante	Mecanismo de ação	Via de eliminação	Indicações clínicas e usos	Monitoramento laboratorial
Varfarina Oral	A varfarina inibe a vitamina K epóxido redutase (VKOR) (especificamente, a subunidade VKORC1) e, desse modo, diminui a disponibilidade da vitamina K nos tecidos. Como resultado, a varfarina inibe a síntese vitamina K-dependente dos fatores de coagulação II, VII, IX e X, bem como dos fatores de regulação proteína C e proteína S. A varfarina tem ação lenta e meia-vida longa. Sua atividade é determinada parcialmente por fatores genéticos (p. ex., polimorfismos em VKORC1 e nos genes CYP2C9).	Metabolizada no fígado (CYP2C9); excretada na urina e nas fezes $t_{1/2}$: 20-60 horas (média 40 horas)	Profilaxia ou tratamento prolongados de trombose venosa e embolia sistêmica em pacientes com: • Fibrilação atrial ou valvas cardíacas artificiais • TVP e/ou EP • Síndrome antifosfolipídeo A varfarina é contraindicada para gestantes.	• PT/INR (mais comumente usada) • Ensaios de fator (p. ex., FVII, FX) • Ensaio do fator cromogênico Xa O ensaio do fator cromogênico Xa é útil quando os pacientes têm interferência comprovada de anticoagulante lúpico (LAC).
Heparina não fracionada (HNF) Intravenosa (infusão); Subcutânea (injeção)	A heparina é uma glicosaminoglicana composta por cadeias de resíduos alternantes de D-glucosamina e ácido idurônico. A heparina se liga à antitrombina (AT) e intensifica sua função de inativação de fatores de coagulação, incluindo trombina e fator Xa. Para a inibição da trombina, a heparina deve se ligar tanto à enzima de coagulação como à AT, entretanto a ligação ao fator enzimático não é requerida para a inibição de FXa.	Metabolizada no fígado; pode ser parcialmente metabolizada no sistema reticuloendotelial $t_{1/2}$: 1-2 horas	Uso (profilaxia e tratamento) à curto prazo de anticoagulação em pacientes internados com: • Síndrome coronariana aguda (p. ex., angina estável/ IMSEST) • Distúrbios tromboembólicos venosos (TVP e/ou EP) • *Bypass* cardiopulmonar para cirurgia cardíaca aberta • Procedimento de hemodiálise • Fibrilação atrial • Acidente vascular encefálico (isquêmico) • Circuito de ECMO para suporte vital extracorpóreo • Cateterismo venoso periférico ou central interno (manutenção da patência)	• TTPa (mais comumente usada) • Ensaio de anti-Xa cromogênico Deve ser usado o intervalo terapêutico de heparina baseado na TTPa. O ensaio anti-Xa cromogênico deve ser usado em caso de TTPa for não confiável (p. ex., interferência de LAC, deficiência de FXII, doença aguda com níveis elevados de FVIII e/ou fibrinogênio, disfunção hepática, coagulopatia de consumo).

(continua)

Exames diagnósticos no diagnóstico diferencial **505**

TABELA 8-4. ANTICOAGULANTES: MECANISMO DE AÇÃO, INDICAÇÕES CLÍNICAS E MONITORAMENTO LABORATORIAL (Continuação)

Via de administração de anticoagulante	Mecanismo de ação	Via de eliminação	Indicações clínicas e usos	Monitoramento laboratorial
Heparina de baixo peso molecular (HBPM) (p. ex., enoxaparina, dalteparina) Subcutânea (injeção), ocasionalmente intravenosa (*bolus*)	A HBPM consiste em fragmentos derivados da heparina (cerca de um terço do tamanho da heparina), que principalmente inativam FXa via AT. Tem habilidade diminuída de inativar a trombina, porque os fragmentos menores não podem se ligar simultaneamente à AT e à trombina.	Metabolizada no fígado (60-90%); excretada na urina (10-40%) $t_{1/2}$: 4-7 horas	• Profilaxia da TVP e da tromboembolia em pacientes internados submetidos à cirurgia abdominal, à cirurgia de substituição do quadril ou joelho, bem como em pacientes com doença aguda apresentando grave restrição da mobilidade • Tratamento de internação para TVP aguda com ou sem EP • Tratamento ambulatorial para TVP aguda com ou sem EP • Profilaxia de complicações isquêmicas na angina instável e IM sem onda Q • Tratamento de IMEST, com ou sem intervenção coronariana percutânea (ICP) subsequente	• Ensaio de anti-Xa cromogênico (4 horas após a administração subcutânea) O monitoramento somente é requerido para pacientes com pesos extremos (obesidade mórbida ou caquexia), gravidez, idade avançada, recém-nascidos, insuficiência renal, sangramento ou trombose durante a administração da terapia.
Fondaparinux Subcutânea (injeção)	O fondaparinux é um pentassacarídeo sintético idêntico a uma sequência de cinco unidades monoméricas de açúcar presente na heparina. Assim como a HBPM, o fondaparinux inativa FXa via AT. Não inativa a trombina.	Excretada inalterada na urina $t_{1/2}$: 17-21 horas	• Profilaxia de pacientes com TVP que passaram por cirurgia ortopédica (fratura de quadril, substituição de quadril ou joelho) ou cirurgia abdominal • Tratamento de TVP aguda e EP, quando administrada em conjunto com a varfarina • Tratamento de TIH aguda (uso não descrito na bula) O fondaparinux é contraindicado em pacientes com comprometimento renal grave ou peso corporal inferior a 50 kg.	• Ensaio de anti-Xa cromogênico (3 horas após a administração subcutânea) O monitoramento somente é requerido para pacientes com pesos extremos (obesidade mórbida ou caquexia), gravidez, idade avançada, recém-nascidos, insuficiência renal, sangramento ou trombose durante a administração da terapia.

(*continua*)

TABELA 8-4. ANTICOAGULANTES: MECANISMO DE AÇÃO, INDICAÇÕES CLÍNICAS E MONITORAMENTO LABORATORIAL (Continuação)

Via de administração de anticoagulante	Mecanismo de ação	Via de eliminação	Indicações clínicas e usos	Monitoramento laboratorial
Argatrobana Intravenosa (infusão)	A argatrobana é uma molécula pequena IDT. Interage com o sítio ativo de trombina, mas não faz contato com os exossítios de trombina I ou II.	Metabolizada no fígado $t_{1/2}$: 40-50 minutos. Por causa de seu metabolismo hepático, pode ser usada em pacientes com disfunção renal	• Profilaxia e tratamento de trombose em pacientes com TIH • Uso de anticoagulação durante a ICP em pacientes com TIH ou que apresentam risco de desenvolvimento de TIH	• TTPa Obter TTPa basal, monitorar TTPa a cada 2 horas até a faixa terapêutica de 1,5-3,0 vezes a TTPa basal ser alcançada.
Bivalirudina Intravenosa (injeção e infusão)	A bivalirudina é um análogo sintético da hirudina, que atua como IDT específico e reversível. Liga-se à trombina por interações diretas com o sítio ativo e o exossítio da trombina. Inibe ambas as formas de trombina, circulante e ligada ao coágulo.	Predominantemente proteólise (eliminação não orgânica) mais excreção renal $t_{1/2}$: cerca de 25 minutos	• Anticoagulação em pacientes com angina instável submetidos à angioplastia coronariana transluminal percutânea (ACTP) • Anticoagulação em pacientes com TIH ou que apresentam risco de TIH submetidos à ICP. • Profilaxia e tratamento de trombose em pacientes com TIH (uso não descrito na bula)	• TCA O TCA deve ser usado em pacientes com comprometimento renal. TCA > 300 segundos indica anticoagulação adequada.
Dabigatrana Oral	A dabigatrana é um IDT oralmente ativo. O etexilato de dabigatrana é um profármaco que precisa ser convertido no fígado no composto ativo. Este então se liga diretamente à trombina, com alta afinidade e especificidade.	Excretada inalterada pela via renal. $t_{1/2}$: 12-17 horas. (O fármaco não é recomendado para uso em pacientes com TFG menor que 15 mL/min nem para pacientes dependentes de hemodiálise.)	• Profilaxia do acidente vascular encefálico em pacientes com fibrilação atrial não valvar • Tratamento prolongado da TVP com ou sem EP para diminuir o risco de recorrência • Tratamento agudo da TVP aguda com ou sem EP (somente após um tratamento inicial de 5 dias com anticoagulante parenteral) • Profilaxia da doença tromboembólica após a cirurgia de substituição do quadril ou do joelho (somente União Europeia e Canadá)	Monitoramento em geral desnecessário. Quando houver indicação de monitoramento, obter os níveis plasmáticos do fármaco. A TPa é insensível à dabigatrana em níveis mais altos. O TT é muito sensível à dabigatrana, e um TT normal exclui o efeito significativo da dabigatrana, mas é inútil para fins de monitoramento ou ajuste da dose.

(continua)

TABELA 8-4. ANTICOAGULANTES: MECANISMO DE AÇÃO, INDICAÇÕES CLÍNICAS E MONITORAMENTO LABORATORIAL (Continuação)

Via de administração de anticoagulante	Mecanismo de ação	Via de eliminação	Indicações clínicas e usos	Monitoramento laboratorial
Rivaroxabana Oral	A rivaroxabana é um derivado de oxazolidinona otimizado para a inibição tanto de FXa livre como de FXa ligado no complexo protrombinase. É um inibidor de FXa direto e altamente seletivo, com biodisponibilidade oral e rápido início de ação. Bloqueia o sítio ativo de FXa e dispensa um cofator.	Cerca de dois terços são metabolizados no fígado e um terço é excretado inalterado pelos rins $t_{1/2}$: 5-9 horas	• Profilaxia do acidente vascular encefálico e embolia sistêmica em pacientes com fibrilação atrial não valvar • Tratamento de TVP aguda com ou sem EP • Tratamento prolongado da TVP com ou sem EP para diminuir o risco de recorrência • Profilaxia de TVP subsequente à cirurgia de substituição do quadril ou do joelho	• Ensaio de anti-Xa cromogênico O monitoramento de rotina é desnecessário. O monitoramento pode ser útil sob certas condições (p. ex., insuficiência renal, idade avançada, doença aguda, durante episódios hemorrágicos ou trombóticos, ou para verificar a adesão à terapia).
Apixabana Oral	Apixabana é um inibidor de sítio ativo oral, reversível e seletivo de FXa. Dispensa um cofator. A apixabana inibe ambas as formas de FXa, livre e ligada ao coágulo, bem como a atividade de protrombinase.	Metabolizada no fígado. Cerca de 75% dos metabólitos são eliminados nas fezes (excreção biliar e intestinal direta) e cerca de 25% são eliminados por excreção urinária. $t_{1/2}$: 12 horas	• Profilaxia do acidente vascular encefálico e embolia sistêmica na fibrilação atrial não valvar • Tratamento de tromboembolia venosa • Profilaxia de TVP subsequente à cirurgia de substituição do quadril ou do joelho	• Ensaio de anti-Xa cromogênico O monitoramento de rotina é desnecessário.
Edoxabana Oral	Edoxabana é um inibidor oral, direto e seletivo de FXa. Inibe FXa livre e a atividade de protrombinase. Também inibe a agregação plaquetária induzida por trombina.	Eliminada como fármaco inalterado na urina. A depuração renal representa ~50% da depuração total, enquanto o metabolismo hepático e a excreção renal representam o restante. $t_{1/2}$: 10-14 horas	• Profilaxia do acidente vascular encefálico e embolia sistêmica na fibrilação atrial não valvar • Tratamento agudo da TVP aguda com ou sem EP (somente após um tratamento inicial de 5 dias com anticoagulante parenteral)	• Ensaio de anti-Xa cromogênico O monitoramento de rotina é desnecessário.

TTPa, tempo de tromboplastina parcial ativada; AT, antitrombina; IDT, inibidor direto da trombina; TVP, trombose venosa profunda; ECMO, oxigenação por membrana extracorpórea; FXa, fator Xa; TFG, taxa de filtração glomerular; TIH, trombocitopenia induzida por heparina; ICP, intervenção coronariana percutânea; EP, embolia pulmonar; IMEST, infarto do miocárdio com elevação de ST; IMCEST, infarto do miocárdio sem elevação de ST; $t_{1/2}$, meia-vida; TT, tempo de trombina; TCA, tempo de coagulação ativada.
Adaptado das respectivas bulas.

TABELA 8-5. ARTRITE: EXAME E CLASSIFICAÇÃO DO LÍQUIDO SINOVIAL (ARTICULAR)

Tipo de líquido articular	Volume (mL)	Limpidez, cor	Leucócitos (por mcL)	PMNs	Cultura e coloração de Gram	Glicose no líquido (mg/dL)	Diagnóstico diferencial	Comentários
Normal	<3,5	Transparente, límpido	<200	<25%	Neg	Igual à glicose sérica		
Não inflamatório (Grupo I)	Com frequência, >3,5	Transparente, amarelado	<2.000	<25%	Neg	Igual à glicose sérica	Doença articular degenerativa, traumatismo, necrose avascular, osteocondrite dissecante, osteocondromatose, artropatia neuropática, inflamação em resolução ou ainda inicial, osteoartropatia hipertrófica, sinovite vilonodular pigmentada.	
Inflamatório (Grupo II)	Com frequência, >3,5	Translúcido a opaco, amarelo a opalescente	2.000-75.000 (ocasionalmente, >75.000; em casos raros, >100.000)	≥50%	Neg	>25, porém menor do que a glicose sérica	Artrite reumatoide, sinovite induzida por cristais (gota, pseudogota), artrite reativa, espondilite anquilosante, artrite psoriásica, sarcoidose, doença de Crohn e colite ulcerativa acompanhada de artrite, febre reumática, lúpus eritematoso sistêmico, esclerodermia; infecções tuberculosa, viral ou micótica.	Os cristais são diagnósticos de gota ou pseudogota: os cristais da gota (urato) têm formato de agulha e apresentam birrefringência negativa; os cristais da pseudogota (fosfato de cálcio) são mais retangulares e mostram birrefringência positiva com o uso do filtro do compensador vermelho na microscopia de luz polarizada. As inclusões fagocíticas nas PMNs sugerem a ocorrência de artrite reumatoide (células AR).

(continua)

TABELA 8-5. ARTRITE: EXAME E CLASSIFICAÇÃO DO LÍQUIDO SINOVIAL (ARTICULAR) (Continuação)

Tipo de líquido articular	Volume (mL)	Limpidez, cor	Leucócitos (por mcL)	PMNs	Cultura e coloração de Gram	Glicose no líquido (mg/dL)	Diagnóstico diferencial	Comentários
Purulento (Grupo III)	Com frequência, > 3,5	Opaco, amarelo a verde	> 100.000	≥ 75%	Geralmente positiva (gonococos observados apenas em 25% dos casos)	< 25, bem menor do que a glicose sérica	Principalmente infecções por bactérias piogênicas (p. ex., *Staphylococcus aureus*, *Neisseria gonorrhoeae*).	A contagem de leucócitos e a % de PMNs são menores nas infecções causadas por microrganismos de baixa virulência (p. ex., *N. gonorrhoeae*), ou quando a terapia antibiótica já foi iniciada.
Hemorrágico (Grupo IV)	Com frequência, > 3,5	Turvo, rosa a vermelho	Geralmente > 2.000; muitas hemácias	< 30%	Neg	Igual à glicose sérica	Traumatismo com ou sem fratura, hemofilia ou outra diátese hemorrágica, artropatia neuropática, sinovite vilonodular pigmentada, sinovinoma, hemangioma e outras neoplasias benignas.	A presença de glóbulos de gordura é sugestiva de fratura intrarticular.

Modificada, com permissão, de Papadakis MA, McPhee SJ, Rabow MW (editores). Current Medical Diagnosis & Treatment 2016, 55th ed. McGraw-Hill, 2016.

TABELA 8-6. ASCITE: PERFIS DE LÍQUIDO ASCÍTICO EM DIVERSAS CONDIÇÕES PATOLÓGICAS

Diagnóstico	Aspecto	Proteínas no líquido (g/dL)	Gradiente de albumina no soro-ascite (GASA[1])	Glicose no líquido (mg/dL)	Leucócitos (por mcL); diferencial	Hemácias (por mcL)	Cultura e coloração de Gram	Citologia	Comentários
Normal	Límpido	< 3,0		Igual à glicose plasmática	< 250	Poucas ou nenhuma	Neg	Neg	
GASA ALTO[1]									
Cirrose	Límpido	< 3,0	≥ 1,1	N	< 250; MN	Poucas	Neg	Neg	Ocasionalmente turvo; em casos raros, sanguinolento.
Insuficiência cardíaca	Límpido	< 2,5	≥ 1,1	N	< 250; MN	Poucas	Neg	Neg	
GASA BAIXO[1]									
Síndrome nefrótica	Límpido	< 2,5	< 1,1	N	< 250; MN	Poucas	Neg	Neg	
Peritonite bacteriana	Turvo	> 3,0	< 1,1	< 50, em caso de perfuração visceral	> 500; PMN	Poucas	Pos	Neg	Hemoculturas frequentemente positivas.
Peritonite tuberculosa	Límpido, ocasionalmente sanguinolento	> 3,0	< 1,1	< 60	> 500; MN	Poucas, às vezes muitas	Coloração Pos em 25%; cultura Pos em 65%.	Neg	Ocasionalmente quiloso. Biópsia peritoneal positiva em 65% dos casos.

(continua)

TABELA 8-6. ASCITE: PERFIS DE LÍQUIDO ASCÍTICO EM DIVERSAS CONDIÇÕES PATOLÓGICAS (continuação)

Diagnóstico	Aspecto	Proteínas no líquido (g/dL)	Gradiente de albumina no soro-ascite (GASA[1])	Glicose no líquido (mg/dL)	Leucócitos (por mcL); diferencial	Hemácias (por mcL)	Cultura e coloração de Gram	Citologia	Comentários
Malignidade	Límpido ou sanguinolento	> 3,0	< 1,1	< 60	> 500; MN, PMN	Muitas	Neg	Pos em 60-90%	Ocasionalmente quiloso. Biópsia peritoneal diagnóstica.
Pancreatite	Límpido ou sanguinolento	> 2,5	< 1,1	N	> 500; MN, PMN	Muitas	Neg	Neg	Ocasionalmente quiloso. Níveis de amilase no líquido > 1.000 UI/L, às vezes > 10.000 UI/L. Amilase no líquido > amilase no soro.
OUTRO									
Ascite quilosa	Turvo	Variável, com frequência > 2,5		N	Poucos	Poucas	Neg	Neg	TG no líquido > 400 mg/dL (turvo). TG no líquido > TG no soro.
Pseudomixoma peritoneal	Gelatinoso	< 2,5		N	< 250	Poucas	Neg	Oc Pos	

[1] GASA: gradiente de albumina no soro-ascite, calculado como albumina sérica menos a albumina no líquido ascítico.
UI, unidades internacionais; **MN**, células mononucleares; **PMN**, células polimorfonucleares; **TG**, triglicerídeos.

TABELA 8-7. AUTOANTICORPOS: FREQUÊNCIA (%) DE AUTOANTICORPOS NAS DOENÇAS REUMÁTICAS[1]

	FAN	Anti-dsDNA	Fator reumatoide	Anti-Sm	Anti-SS-A	Anti-SS-B	Anti-SCL-70	Anti-centrômero	Anti-Jo-1	ANCA	Anti-CCP
Artrite reumatoide	30-60	0-5	70	0	0-5	0-2	0	0	0	0	70-80
Lúpus eritematoso sistêmico	95-100	60	20	10-25	15-20	5-20	0	0	0	0-1	30-70[2]
Síndrome de Sjögren	95	0	75	0	65	65	0	0	0	0	0
Esclerodermia difusa	80-95	0	30	0	0	0	33	1	0	0	0
Esclerodermia limitada (síndrome CREST)	80-95	0	30	0	0	0	20	50	0	0	0
Polimiosite/dermatomiosite	80-95	0	33	0	0	0	0	0	20-30	0	0
Granulomatose com poliangeíte	0-15	0	50	0	0	0	0	0	0	93-96[1]	0

[1]Frequência para a doença ativa generalizada. [2]Frequência para LES com artrite erosiva deformante.
Anti-dsDNA, anticorpo anti-DNA de fita dupla; **FAN**, fatores antinucleares; **ANCA**, anticorpo anticitoplasma de neutrófilo; **Anti-CCP**, anticorpos antipeptídeo citrulinado cíclico; **Anti-Jo-1**, anticorpos dirigidos contra a histidil-tRNA sintetase; **Anti-Sm**, anticorpo anti-Smith; **Anti-SCL-70**, anticorpo antiesclerodermia; **Anti-SSA**, anticorpos contra complexos de ribonucleoproteína celular Ro (SSA) de dois tipos (52 kDa e 60 kDa); **Anti-SSB**, anticorpos contra complexos de ribonucleoproteína celular La (SSB); **CREST**, **C**alcinose cutânea, fenômeno de **R**aynaud, distúrbio de motilidade **E**sofágiana, **ES**clerodactilia e **T**elangiectasia.
Reproduzida, com permissão, de Papadakis MA, McPhee SJ, Rabow MW (editores). Current Medical Diagnosis & Treatment 2016, 55th ed., McGraw-Hill, 2016.

TABELA 8-8. CIRROSE: ESTÁGIOS DE CHILD-PUGH E O SISTEMA DE ESCORE MELD (MODEL FOR END-STAGE LIVER DISEASE)

Parâmetro	Sistema de escore de Child-Pugh		
	1	2	3
Ascite	Nenhuma	Leve	Moderada a grave
Encefalopatia	Nenhuma	Leve a moderada	Moderada a grave
Bilirrubina, mg/dL (µmol/L)	<2,0 (<34,2)	2-3 (34,2-51,3)	>3,0 (>51,3)
Albumina, g/dL (g/L)	>3,5 (>35)	2,8-3,5 (28-35)	<2,8 (<28)
Tempo de protrombina (segundos a mais)	1-3	4-6	>6,0

Escore numérico total e classe de Child correspondente

Escore	Classe
5-6	A
7-9	B
10-15	C

Sistema de escore MELD

MELD = $11,2 \times \log_e$ (INR) + $3,78 \times \log_e$ (bilirrubina [mg/dL]) + $9,57 \times \log_e$ (creatinina [mg/dL]) + 6,43. (Faixa: 6-40).

INR, índice internacional normalizado.

Reproduzida, com permissão, de Papadakis MA, McPhee SJ, Rabow MW (editores), Current Medical Diagnosis & Treatment 2016, 55th ed. McGraw-Hill, 2016.

TABELA 8-9. DERRAME PLEURAL: PERFIS DE LÍQUIDO PLEURAL EM VÁRIAS CONDIÇÕES PATOLÓGICAS

Diagnóstico	Aparência geral	Proteína (g/dL)	Glicose[1] (mg/dL)	Leucócitos (por mcL); diferencial	Hemácias (por mcL)	Exame microscópico	Cultura	Comentários
Normal	Límpido	1,0-1,5	Igual ao soro	≤ 1.000, na maioria MN	0 ou poucas	Neg	Neg	
TRANSUDATOS[2]								
Insuficiência cardíaca	Seroso	< 3; às vezes ≥ 3	Igual ao soro	< 1.000	< 10.000	Neg	Neg	Causa mais comum de derrame pleural. Derrame de lado direito em 55-70% dos pacientes.
Síndrome nefrótica	Seroso	< 3	Igual ao soro	< 1.000	< 1.000	Neg	Neg	Ocorre em 20% dos pacientes. É causada pela baixa pressão osmótica proteica.
Cirrose com ascite	Seroso	< 3	Igual ao soro	< 1.000	< 1.000	Neg	Neg	A partir da movimentação da ascite através do diafragma. O tratamento da ascite subjacente costuma ser suficiente.
EXSUDATOS[3,4]								
Tuberculose	Seroso a serossanguinolento	>3 (em 90%); pode exceder 5 g/dL	< 60 (em 60%)	1.000-10.000, principalmente MN	< 10.000	Concentrado BAAR Pos em < 50%; cristais de colesterol	Pode evidenciar MTb	QuantiFERON positivo; PPD geralmente positivo; biópsia pleural positiva; eosinófilos (> 10%) ou células mesoteliais (> 5%) tornam o diagnóstico improvável.
Malignidade	Turvo a hemorrágico; Oc seroso	≥ 3 em 90%	Igual ao soro; < 60 em 15% dos casos	1.000 a < 100.000 principalmente MN	100 a > 100.000	Citologia Pos em > 50%	Neg	A presença de eosinófilos é incomum; há tendência ao reacúmulo de líquido após a remoção.
Empiema	Turvo a purulento	≥ 3	Menos do que no soro; frequentemente < 20	25.000-100.000, principalmente PMN	< 5.000	Pos	Pos	Requer drenagem; um odor fétido sugere infecção anaeróbia.

(continua)

TABELA 8-9. DERRAME PLEURAL: PERFIS DE LÍQUIDO PLEURAL EM VÁRIAS CONDIÇÕES PATOLÓGICAS (Continuação)

Diagnóstico	Aparência geral	Proteína (g/dL)	Glicose[1] (mg/dL)	Leucócitos (por mcL); diferencial	Hemácias (por mcL)	Exame microscópico	Cultura	Comentários
Derrame parapneumônico, sem complicação	Límpido a turvo	≥ 3	Igual ao soro; Oc < 60	5.000-25.000, principalmente PMN	< 5.000	Neg	Neg	A colocação de um tubo de toracotomia é desnecessária; infiltração ao exame de raio X torácico; pH do líquido ≥ 7,2.
Embolia pulmonar, infarto	Seroso a grosseiramente sanguinolento	≥ 3	Igual ao soro	1.000-50.000, MN ou PMN	100 a > 100.000	Neg	Neg	Achados variáveis; sem aspectos patognomônicos; 25% são transudatos.
Artrite reumatoide, outras doenças do colágeno vascular	Turvo ou amarelo-esverdeado	≥ 3	Muito baixa (< 40 na maioria dos casos)	1.000-20.000, principalmente MN	< 1.000	Neg	Neg	É comum haver empiema secundário; níveis de LDH elevados, baixos níveis de complemento, alta concentração de fator reumatoide e presença de cristais de colesterol são achados característicos.
Pancreatite	Turvo a serossanguinolento	≥ 3	Igual ao soro	1.000-50.000, principalmente PMN	1.000-10.000	Neg	Neg	Derrame geralmente do lado esquerdo; níveis altos de amilase.
Ruptura esofágica	Turvo a purulento; marrom-avermelhado	≥ 3	Igual ao soro	< 5.000 a > 50.000, principalmente PMN	1000-10.000	Pos	Pos	Geralmente de lado esquerdo; nível alto de amilase (salivar); pneumotórax em 25% dos casos; pH < 6,0 sugere o diagnóstico.

[1]Glicose no líquido pleural, em comparação aos níveis séricos de glicose.
[2]Os derrames transudativos também ocorrem em diálise peritoneal; mixedema; atelectasia aguda; pericardite constritiva; obstrução VCS; e embolia pulmonar (alguns).
[3]Os derrames pleurais exsudativos atendem a pelo menos 1 dos seguintes critérios: (1) proporção de proteínas no líquido pleural/proteínas no soro > 0,5; (2) proporção de LDH no líquido pleural/LDH no soro > 0,6; e (3) LDH no líquido pleural > dois terços do limite normal superior de LDH sérica. Os derrames pleurais transudativos não atendem a nenhum destes critérios.
[4]Os derrames pleurais exsudativos ocorrem nas infecções virais, fúngicas, por riquétsias e por parasitas; amianto; sindrome de Meigs; uremia; atelectasia crônica; pulmão aprisionado; quilotórax; sarcoidose; síndrome da lesão pós-IM; e reação farmacológica.

BAAR, bacilo álcool-ácido-resistente; **LDH**, lactato desidrogenase; **MN**, células mononucleares (linfócitos ou monócitos); **MTb**, *Mycobacterium tuberculosis*; **PMN**, células polimorfonucleares.
Dados de Therapy of pleural effusion. A statement by the Committee on Therapy. Am Rev Respir Dis 1968;97:479; Doherty GM (editor). Current Diagnosis & Treatment: Surgery 14th ed. McGraw-Hill 2015; e Papadakis MA, McPhee SJ, Rabow MW (editors). Current Medical Diagnosis & Treatment 2016, 55th ed. McGraw-Hill, 2016.

TABELA 8-10. DIAGNÓSTICO PRÉ-NATAL: AMNIOCENTESE, AMOSTRA DE VILOSIDADE CORIÔNICA E CORDOCENTESE

Método	Procedimento	Análise laboratorial	Tempo de espera pelos resultados	Vantagens	Desvantagens
Amniocentese	Entre a 15ª e a 20ª semana, empregando uma abordagem transabdominal, 20-30 mL de líquido amniótico são coletados para análise. O exame de ultrassonografia prévia localiza a placenta e identifica casos de gêmeos e abortos não percebidos.	**1. Líquido amniótico** • α-fetoproteína, acetilcolinesterase • Análise bioquímica (doenças metabólicas) • Exames de isolamento viral **2. Cultura de células amnióticas** • Análise cromossômica (citogenética [cariotipagem], molecular, análise de algumas mutações genéticas)	7-10 dias	Mais de 55 anos de experiência	O aborto terapêutico, quando indicado, deve ser feito no segundo trimestre. (Administrar RhoGam às mães Rh-negativas para prevenir a sensibilização.) Riscos: • Fetal: aborto (0,06–0,3%). • Materno: manchas transitórias do líquido vaginal ou vazamento de líquido amniótico (1,2%) ou corioamnionite (< 0,1 %). Os riscos às vezes são mais altos quando a amniocentese é realizada mais cedo (11ª a 14ª semana).
Amostra de vilosidade coriônica (AVIC)	Entre a 9ª e a 13ª semana, sob orientação constante por ultrassonografia, as células trofoblásticas das vilosidades coriônicas são obtidas por aspiração ou biópsia com agulha endoscópica transcervical ou transabdominal.	**1. Análise celular direta** • Análise cromossômica e de DNA (citogenética, algumas mutações genéticas) **2. Cultura celular** • Análises bioquímicas (conforme já descrito)	7-10 dias	Mais de 45 anos de experiência O aborto terapêutico, quando indicado, pode ser realizado durante o primeiro trimestre.	As anormalidades cromossômicas detectadas por essa técnica podem estar confinadas na placenta (mosaicismo de placenta confinado) e, deste modo, a AVIC pode ser menos informativa do que a amniocentese. Não permite o diagnóstico de defeitos de tubo neural. Riscos: • Fetal: aborto (0,06–0,3%). • Materno: vazamento ou infecção (< 0,5%)

(continua)

TABELA 8-10. DIAGNÓSTICO PRÉ-NATAL: AMNIOCENTESE, AMOSTRA DE VILOSIDADE CORIÔNICA E CORDOCENTESE (*Continuação*)

Método	Procedimento	Análise laboratorial	Tempo de espera pelos resultados	Vantagens	Desvantagens
Cordocentese (amostragem de sangue umbilical percutânea [sangue fetal], ASUP)	A ASUP pode ser realizada no 2º e 3º trimestres (após 17 semanas). Em geral, é realizada diante da impossibilidade de obter informação diagnóstica via amniocentese, AVlC ou ultrassom, ou se os resultados desses testes forem inconclusivos.	**1. Análise celular direta** • Análise cromossômica (citogenética) **2. Cultura celular** • Análise bioquímica (doenças metabólicas) **3. Análises de sangue** • Sensibilização Rh • Trombocitopenia aloimune • Avaliação de anemia fetal	< 1 dia (1-2 dias para cariotipagem)	Resposta rápida	Realizada no 2º e 3º trimestres; o aborto terapêutico, quando indicado, deve ser feito no segundo trimestre. Riscos: • Fetal: aborto (1,4-2%), pode variar com a condição fetal; bradicardia (5%). • Materno: hemorragia a partir de vaso do cordão (20-30%). • Fetal-materna: hemorragia (40%), se a placenta for transpassada.

TABELA 8-11. DISTÚRBIOS ACIDOBÁSICOS: CARACTERÍSTICAS LABORATORIAIS DO DISTÚRBIO ACIDOBÁSICO PRIMÁRIO OU ISOLADO

Distúrbio	Alteração primária aguda	Resposta compensatória parcial	pH arterial	$[K^+]$ sérica (mEq/L)	Anion gap[1] (ânions não quantificados) (mEq/L)	Aspectos clínicos
Normal	Nenhuma	Nenhuma	7,35-7,45	3,5-5,0	6-12	Nenhum
Acidose respiratória	PCO_2 ↑ (retenção de CO_2)	↑ HCO_3^-	↓	↑	N	Dispneia, polipneia, obstrução do fluxo de saída respiratório, ↑ diâmetro torácico anteroposterior, estertores, sibilos. Em casos graves, letargia, desorientação, coma.
Alcalose respiratória	PCO_2 ↓ (depleção de CO_2)	↓ HCO_3^-	↑	↓	N ou ↓	Ansiedade, queixas ocasionais de falta de ar, suspiros frequentes, pulmões geralmente limpos ao exame, sinais de Chvostek e Trousseau presentes.
Acidose metabólica	Depleção de HCO_3^-	↓ PCO_2	↓	↑ ou ↓	N ou ↑	Fraqueza, taquipneia, respiração de Kussmaul, ressecamento da pele e membranas mucosas, turgor cutâneo diminuído. Em casos graves, coma, hipotensão, morte.
Alcalose metabólica	Retenção de HCO_3^-	↑ PCO_2	↑	↓	N	Fraqueza, sinais de Chvostek e Trousseau presentes, hiporreflexia.

[1] Anion gap = $Na^+ - (HCO_3^- + Cl^-)$ = 6-12. As faixas de referência para anion gap podem variar com base em diferentes métodos laboratoriais. Na hipoalbuminemia, ocorrerá uma diminuição de 2 mEq/L no anion gap para cada 1 g/dL de declínio na albumina sérica.

Reproduzida, com permissão, de Papadakis MA, McPhee SJ, Rabow MW. Current Medical Diagnosis & Treatment 2017. 56th ed. McGraw-Hill, 2017.

TABELA 8-12. DISTÚRBIOS HEMORRÁGICOS: AVALIAÇÃO LABORATORIAL

Suspeita diagnóstica	Contagem de plaquetas	TP	TTP	TT	Exames diagnósticos adicionais
Púrpura trombocitopênica idiopática (PTI), efeito de fármaco, supressão da medula óssea	↓	N	N	N	Anticorpos contra plaquetas (anticorpos antiplaquetas), exame de medula óssea.
Coagulação intravascular disseminada (CIVD)	↓	↑	↑	↑	Fibrinogênio (funcional), D-dímeros (um valor de corte de 8,2 mcg/mL tem sensibilidade e especificidade de 80% para CIVD aguda).
Defeito de função plaquetária, salicilatos ou uremia	N	N	N	N	Tempo de hemorragia ou PFA-100 TO, agregação plaquetária, provas de função renal (ureia, creatinina, TFGe).
Doença de von Willebrand	N	N	↑ ou N	N	Tempo de hemorragia ou PFA-100 TO, ensaio de fator VIII, atividade e antígeno de FvW, análise de multímero de FvW.
Inibidor ou deficiência de fator VII	N	↑	N	N	Ensaio de fator VII, rastreamento de inibidor (teste de mistura).
Deficiências de fatores V, X, II, I, como na doença hepática ou uso de anticoagulantes	N	↑	↑	N ou ↑	Provas de função hepática.
Inibidores ou deficiências de fatores VIII (hemofilia), IX, XI	N	N	↑	N	Rastreamento de inibidor (teste de mistura), ensaios para fatores individuais, ensaio Bethesda.
Deficiência de fator XIII	N	N	N	N	Teste de solubilidade da ureia 5M (teste de rastreamento), ensaio de atividade de fator XIII.
Aumento da atividade fibrinolítica	N	N	N	N	Tempo de lise do coágulo de euglobulina (teste de rastreamento), α$_2$-antiplasmina, inibidor do ativador de plasminogênio-1 (PAI-1), prova de função renal (p. ex., ureia, creatinina, TFGe).

Nota: Na abordagem de pacientes com distúrbios hemorrágicos, fazer a distinção clínica entre distúrbios plaquetários (p. ex., paciente com petéquias, contusões, sangramento gengival, sangramento nasal) e estados de deficiência de fator (p. ex., paciente com hematoma em tecido profundo e/ou hemartrose).
PFA-100 TO, analisador de função plaquetária-100 tempo de oclusão; **TP**, tempo de protrombina; **TTP**, tempo de tromboplastina parcial ativada; **TT**, tempo de trombina.
TFGe, taxa de filtração glomerular estimada.

TABELA 8-13. DOENÇA CARDÍACA VALVAR: AVALIAÇÃO DIAGNÓSTICA

	Estenose mitral	Regurgitação mitral	Estenose aórtica	Regurgitação aórtica	Estenose tricúspide	Regurgitação tricúspide
Inspeção	Rubor malar, ictus visível no precórdio e pulsação difusa em pacientes jovens.	Em geral, um impulso apical hiperdinâmico e proeminente à esquerda da LMC.	PIM contínuo, onda de enchimento atrial proeminente.	PIM hiperdinâmico à esquerda da LMC e inferiormente. Pulsações carotídeas visíveis. Leitos ungueais pulsáteis (Quincke), oscilação da cabeça (de Musset).	Onda a gigante no pulso jugular, com ritmo sinusal. Edema periférico ou ascite, ou ambos.	Onda v ampla no pulso jugular; tempo com pulso carotídeo. Ascite ou edema periférico, ou ambos.
Palpação	Sensação de "vibração" sobre a área de PIM esperado. Pulsação ventricular direita junto ao 3º-5º EIC esquerdo, paraesternal, diante da presença de hipertensão pulmonar. P_2 pode ser palpável.	PIM forçado e rápido; frêmito sistólico sobre o PIM. Pulso normal, curto ou em colapso discreto.	PIM forte, potente, à esquerda e um pouco abaixo da LMC. Frêmito sistólico sobre a área aórtica, pulsação esternal ou de artérias carótidas na doença grave. Pulso carotídeo curto e em elevação lenta. Havendo uma EA bicúspide, checar quanto à ocorrência de atraso de pulso das artérias femorais para exclusão de coarctação.	Ictus amplo e deslocado significativamente para a esquerda e para baixo. Pulsos carotídeos proeminentes. Pulsos que se elevam rapidamente e colapsam (pulso de Corrigan).	Fígado pulsátil e aumentado na sístole ventricular.	Pulsação ventricular direita. Pulsação sistólica do fígado.

(continua)

TABELA 8-13. DOENÇA CARDÍACA VALVAR: AVALIAÇÃO DIAGNÓSTICA *(continuação)*

	Estenose mitral	Regurgitação mitral	Estenose aórtica	Regurgitação aórtica	Estenose tricúspide	Regurgitação tricúspide
Bulhas cardíacas, ritmo e pressão arterial	B_1 hiperfonética, quando a valva é móvel. Estalido de abertura subsequente a B_2. Quanto pior for a doença, mais estreito será o intervalo entre B_2 e o estalido de abertura.	B_1 normal ou diminuída e audível na fase inicial do sopro (exceto no prolapso mitral, em que o sopro pode ser tardio). Terceira bulha cardíaca proeminente em caso de RM grave. Fibrilação atrial comum. Pressão sanguínea normal. Cliques mesossistólicos podem estar presentes e serem múltiplos.	A_2 normal, suave ou ausente. B_4 proeminente. Pressão sanguínea normal ou pressão sistólica normal com pressão diastólica alta.	B_1 normal ou reduzida, A_2 alta. Pressão de pulso ampla com pressão diastólica < 60 mmHg. Em casos graves, a compressão suave sobre a artéria femoral com auxílio do diafragma do estetoscópio pode revelar a existência de fluxo diastólico (Duroziez) e pressão na perna à palpação > 40 mmHg, em comparação ao observado no braço (Hill).	B_1 frequentemente é hiperfonética.	Pode haver fibrilação atrial.

(continua)

Exames diagnósticos no diagnóstico diferencial **523**

TABELA 8-13. DOENÇA CARDÍACA VALVAR: AVALIAÇÃO DIAGNÓSTICA (Continuação)

	Estenose mitral	Regurgitação mitral	Estenose aórtica	Regurgitação aórtica	Estenose tricúspide	Regurgitação tricúspide
Sopros						
Localização e transmissão	Localizada junto ou próximo ao ictus. Ronco diastólico melhor ouvido em posição lateral esquerda; pode ser acentuado se o paciente sentar e levantar repetidas vezes. Em casos raros, há um sopro diastólico curto ao longo da margem esquerda inferior do esterno (Graham-Steell) na hipertensão pulmonar grave.	É mais alto sobre o PIM; jato dirigido posteriormente (i.e., prolapso mitral anterior) e irradiado para a axila esquerda, área infraescapular esquerda; jato dirigido anteriormente (i.e., prolapso mitral posterior) ouvido sobre o precórdio anterior. Sopro inalterado após extrassístole.	Segundo EIC direito, paraesternalmente ou no ictus, ouvido junto às artérias carótideas e às vezes na área interescapular superior. Pode ser semelhante à RM no ápice (fenômeno de Gallaverdin), porém o sopro ocorre após B$_1$ e cessa antes de B$_2$. Quanto mais tardio for o pico no sopro, mais grave será a EA.	Diastólico: é mais alto ao longo da borda esternal esquerda, junto ao 3º-4º interespaço. É ouvido sobre a área aórtica e o ictus. Pode estar associado a um sopro mesodiastólico de baixa intensidade (Austin Flint), decorrente de estenose mitral funcional. Quando é consequência de uma aorta dilatada, o sopro pode irradiar para a margem direita do esterno.	3º–5º EIC ao longo da borda esternal esquerda até o ápice. O sopro aumenta com a inspiração.	3º–5º EIC ao longo da borda esternal esquerda. Embora seja difícil de ouvir, o sopro aumenta com a inspiração. Movimentos de sentar-levantar podem elevar o débito cardíaco e acentuá-lo.
Cronologia dos eventos à ausculta	A relação entre o estalido de abertura e A$_2$ é importante. Quanto maior for a pressão no AE, mais cedo ocorrerá o estalido de abertura. Acentuação pré-sistólica antes de B$_1$, quando em ritmo sinusal. O Graham-Steell começa com P$_2$ (início da diástole), quando associado à hipertensão pulmonar.	Pansistólico: começa com B$_1$ e termina em ou após A$_2$. Pode ser sistólico tardio no prolapso da valva mitral.	Começa após B$_1$, termina antes de A$_2$. Quanto mais grave for a estenose, mais tarde ocorrerá o pico de sopro.	Começa imediatamente após a segunda bulha aórtica e termina antes da primeira bulha (diminuída); ajuda a distinguir da RM.	Ronca frequentemente subsequente a um estalido de abertura audível.	É sempre difícil de ouvir. Começa com B$_1$ e permanece toda sístole. Aumenta com a inspiração.

(continua)

TABELA 8-13. DOENÇA CARDÍACA VALVAR: AVALIAÇÃO DIAGNÓSTICA *(Continuação)*

	Estenose mitral	Regurgitação mitral	Estenose aórtica	Regurgitação aórtica	Estenose tricúspide	Regurgitação tricúspide
Caráter	É de baixa intensidade e do tipo ronco. Um sopro pré-sistólico se junta a uma B₁ hiperfonética.	Em sopro, de alta intensidade; ocasionalmente áspero ou musical.	Áspero, grosseiro.	Sopro, muitas vezes abafado.	Do mesmo modo como na estenose mitral.	Sopro, grosseiro ou musical.
Condições de ausculta ideais	Após o exercício, em decúbito lateral esquerdo. A campânula deve ser colocada levemente.	Após o exercício; usar o diafragma do estetoscópio. Em casos de prolapso, os achados podem ser mais evidentes com o paciente em pé (ortostatismo).	Usar o diafragma do estetoscópio. O paciente em repouso inclina-se para frente e prende a respiração em expiração.	Usar o diafragma do estetoscópio. O paciente inclina-se para frente e prende a respiração na expiração.	Usar a campânula do estetoscópio. O sopro costuma ser mais alto e atinge o pico durante a inspiração. O paciente deve permanecer deitado.	Usar o diafragma do estetoscópio. O sopro em geral se torna mais alto durante a inspiração.
Radiografia	Margem cardíaca esquerda reta a partir do apêndice AE aumentado. Elevação do brônquio esquerdo principal. Ventrículo direito e artéria pulmonar dilatados, na presença de hipertensão pulmonar. Calcificação da valva mitral na estenose mitral reumática ou junto ao anel valvar, na estenose mitral calcificada.	Ventrículo esquerdo e AE aumentados.	Hipertrofia ventricular esquerda concêntrica. Aorta ascendente proeminente. Valva aórtica calcificada.	Dilatação ventricular esquerda de grau moderado a grave. Raiz aórtica frequentemente dilatada.	Átrio direito aumentado, com VCS proeminente e sombra da veia ázigos.	Átrio e ventrículo direito aumentados.

(continua)

TABELA 8-13. DOENÇA CARDÍACA VALVAR: AVALIAÇÃO DIAGNÓSTICA (Continuação)

	Estenose mitral	Regurgitação mitral	Estenose aórtica	Regurgitação aórtica	Estenose tricúspide	Regurgitação tricúspide
ECG	Ondas P amplas nas derivações-padrão; ampla fase negativa de P bifásica em V_1. Havendo hipertensão pulmonar, surgem ondas P apiculadas, desvio do eixo para direita ou hipertrofia ventricular direita.	Desvio de eixo à esquerda ou hipertrofia ventricular esquerda franca. Ondas P amplas apiculadas ou em entalhe junto às derivações-padrão. Ampla fase negativa de P bifásico em V_1.	Hipertrofia ventricular esquerda.	Hipertrofia ventricular esquerda.	Ondas P altas e apiculadas. Possível hipertrofia ventricular direita.	Eixo em geral para direita.
Ecocardiografia						
Ecocardiografia bidimensional	Valva mitral espessada e imóvel, com folhetos anterior e posterior movendo-se juntos. Formato em "bastão de hóquei" do folheto anterior aberto, na estenose mitral reumática. Calcificação do anel mitral com folhetos delgados na estenose mitral calcificada. Dilatação do AE; ventrículo esquerdo de tamanho normal ou pequeno. É possível delinear o orifício para estimar a área do anel valvar mitral.	Valva mitral espessada na doença reumática; prolapso da valva mitral. É possível observar um folheto frágil ou a presença de vegetações. Dilatação ventricular esquerda na sobrecarga de volume. Operar quando o ventrículo esquerdo tiver dimensão sistólica > 4,5 cm.	Ecos densos e persistentes na valva aórtica com folhetos de precária excursão. Hipertrofia ventricular esquerda em fase tardia da doença. Valva bicúspide em pacientes mais jovens.	Valva aórtica anormal ou raiz aórtica dilatada. Vibrações diastólicas do folheto anterior da valva mitral e no septo. Na regurgitação aórtica aguda, ocorre fechamento prematuro da valva mitral, antes do QRS. Em casos graves, observa-se um ventrículo esquerdo dilatado apresentando contratilidade normal ou reduzida. Operar quando a dimensão sistólica final do ventrículo esquerdo for > 5,0 cm.	Na doença reumática, observa-se espessamento da valva tricúspide, curva de enchimento diastólico da valva tricúspide inicialmente diminuída. Na síndrome carcinoide, os folhetos estão fixos e sem espessamento significativo.	Ventrículo direito aumentado, com movimentação septal paradoxal. A valva tricúspide permanece aberta com frequência por ser puxada pelas cordoalhas deslocadas.

(continua)

TABELA 8-13. DOENÇA CARDÍACA VALVAR: AVALIAÇÃO DIAGNÓSTICA (Continuação)

	Estenose mitral	Regurgitação mitral	Estenose aórtica	Regurgitação aórtica	Estenose tricúspide	Regurgitação tricúspide
ETE e fluxo de Doppler contínuo e colorido	Tempo de meia pressão prolongado através da valva mitral permite estimar o gradiente. A AVM é estimada a partir do tempo de meia pressão. Evidências indiretas de hipertensão pulmonar são dadas pela observação de uma pressão sistólica ventricular direita elevada, que é medida a partir do jato de regurgitação tricúspide.	Fluxo de regurgitação mapeado no AE. O uso da ASIP é útil na avaliação da gravidade da RM. A ETE é importante em casos de regurgitação em prótese de valva mitral.	Velocidade de fluxo transvalvar aumentada; EA grave diante de jatos de pico > 4 m/s (64 mmHg). A área da valva estimada por uma equação de continuidade é pouco reproduzível.	Apresenta regurgitação e fornece a estimativa qualitativa da gravidade, com base no fluxo de saída do ventrículo esquerdo enchido com um jato e a distância penetrada pelo jato dentro do ventrículo esquerdo. A ETE é importante na endocardite de valva aórtica, para excluir a hipótese de abscesso. O padrão de influxo mitral demonstra disfunção diastólica.	Tempo de meia pressão prolongado através da valva tricúspide pode ser usado para estimar o gradiente médio. Pode haver estenose tricúspide grave diante de um gradiente médio > 5 mmHg.	Fluxo regurgitante mapeado dentro do átrio direito e da veia cava. Pressão sistólica ventricular direita estimada pela velocidade da regurgitação tricúspide.

A$_2$, segunda bulha aórtica; **EA**, estenose aórtica; **EIC**, espaço intercostal; **AE**, átrio esquerdo; **LMC**, linha média clavicular; **RM**, regurgitação mitral; **AVM**, área valvar medida; **P$_2$**, segunda bulha pulmonar; **ASIP**, área de superfície de isovelocidade proximal; **PIM**, ponto de impulso máximo; **B$_1$**, primeira bulha cardíaca; **B$_2$**, segunda bulha cardíaca; **B$_4$**, quarta bulha cardíaca; **VCS**, veia cava superior; **ETE**, ecocardiografia transesofágica; **V$_1$**, derivação de ECG torácico 1.

Reproduzida, com permissão, de Papadakis MA, McPhee SJ, Rabow MW (editores). Current Medical Diagnosis & Treatment 2016, 55th ed. McGraw-Hill, 2016.

TABELA 8-14. DOENÇAS GENÉTICAS: TESTES DIAGNÓSTICOS MOLECULARES

Teste/faixa/coleta	Base fisiológica	Interpretação	Comentários e referências
Câncer colorretal não poliposo hereditário PCR, sequenciamento de DNA Sangue (EDTA) e bloco de tecido tumoral $$$$	O câncer colorretal não poliposo hereditário (HNPCC) (também chamado síndrome de Lynch) contribui para 3-4% de todos os cânceres colorretais. É causado pela inativação dos genes de reparo de pareamento incorreto (MMR) do DNA (p. ex., *MLH1*, *MSH2*, *MSH6*), que resulta no acúmulo de mutações espontâneas em sequências de DNA curtas e repetitivas denominadas microssatélites.	O rastreamento inicial inclui instabilidade de microssatélite (IMS) ou análise de imuno-histoquímica (IHQ) para detectar perda de expressão proteica em um dos genes MMR. Quando os escores de IMS são altos (IMS-A) e/ou a IHQ revela a ausência de 1 das 3 proteínas MMR no tecido tumoral, então é realizado o sequenciamento direto de *MLH1*, *MSH2* ou *MSH6* para identificar a(s) mutação(ões) na linhagem germinativa.	O teste é utilizado para confirmar o diagnóstico clínico de indivíduos com câncer colorretal que atendem aos critérios de Amsterdam e/ou Bethesda para diagnóstico de HNPCC. Uma vez identificada a mutação familiar, é possível testar os membros da família que apresentam alto risco para a mutação específica. Brosens LA et al. Hereditary colorectal cancer: genetics and screening. Surg Clin North Am 2015;95:1067. [PMID: 26315524] Carethers JM et al. Lynch syndrome and Lynch syndrome mimics: the growing complex landscape of hereditary colon cancer. World J Gastroenterol 2015;21:9253. [PMID: 26309352]
Câncer de mama, mutações em *BRCA1* e *BRCA2* Sequenciamento de DNA Sangue Tubo de tampa lavanda $$$$	As mutações nesses dois genes, *BRCA1* e *BRCA2*, constituem a principal causa de câncer de ovário e mama familiar de início precoce. Centenas de mutações deletérias diferentes na linhagem germinativa foram identificadas em *BRCA1* e *BRCA2*. Uma mutação em qualquer um desses genes confere um risco aumentado de desenvolvimento de câncer de mama e de ovário, bem como de câncer de próstata e câncer de mama masculino. Na população geral, a prevalência de mutações em *BRCA1/2* é de 1 em 400-800. Há uma prevalência aumentada em certos grupos étnicos, como os descendentes dos judeus asquenazis e islandeses, com prevalência de 1 em 40 e 1 em 160, respectivamente. O teste de *BRCA1* e *BRCA2* também pode usar amostras de saliva ou da mucosa bucal para análise.	Para a população geral, o sequenciamento de DNA de nova geração é usado para identificar mutações em *BRCA1* e *BRCA2*. Para avaliar o risco em familiares diante da existência comprovada de mutação familiar em *BRCA1* ou *BRCA2*, deve ser selecionado um teste de detecção limitado de mutações. Para os judeus asquenazis, usar o teste de rastreamento de primeiro nível que detecta algumas mutações comuns (p. ex., as mutações 185 del AG e 5382 ins C em *BRCA1* e a mutação 6174 del T em *BRCA2*). Se o resultado for negativo, então realizar sequenciamento de DNA de segundo nível.	Os pacientes candidatos ao teste genético devem ser encaminhados a um profissional credenciado para receberem aconselhamento pré e pós-exame. É necessário conhecimento especializado para garantir que o teste mais apropriado seja selecionado e corretamente interpretado, bem como para determinar se os resultados serão úteis no diagnóstico ou influenciarão o manejo do paciente ou dos familiares com risco de câncer hereditário. Couch FJ et al. Two decades after *BRCA*: setting paradigms in personalized cancer care and prevention. Science 2014;343:1466. [PMID: 24675953] Stuckey AR et al. Hereditary breast cancer: an update on risk assessment and genetic testing in 2015. Am J Obstet Gynecol 2015;213:161. [PMID: 25747548]

(continua)

TABELA 8-14. DOENÇAS GENÉTICAS: TESTES DIAGNÓSTICOS MOLECULARES (continuação)

Teste/faixa/coleta	Bases fisiológicas	Interpretação	Comentários e referências
Distrofia miotônica (DM) PCR, Southern blot, sequenciamento Tubo de tampa lavanda. $$$$	Essa doença é causada por expansões de repetições de microssatélite. A mutação mais comumente associada à DM1 é a expansão da repetição do trinucleotídeo CTG no gene DMPK. No caso da DM2, esta mutação consiste na expansão da repetição CCTG no gene ZNF9.	Os indivíduos afetados têm 50 a 3.000 repetições CTG em DMPK, e > 1.000 repetições CCTG em ZNF9, respectivamente.	É preciso ter cuidado ao usar o tamanho da repetição CTG/CCTG para prever futuros sintomas. Thornton CA. Myotonic dystrophy. Neurol Clin 2014;32:705. [PMID: 25037086] Turner C et al. Myotonic dystrophy: diagnosis, management and new therapies. Curr Opin Neurol 2014;27:599. [PMID: 25121518]
Distrofia muscular de Duchenne (DMD) PCR, sequenciamento de DNA Sangue Tubo de tampa lavanda $$$$	A DMD é uma doença rara ligada ao X. Resulta de mutações (em grande parte deleções) que ocorrem no gene da distrofina, junto ao locus Xp21.2. Essas mutações levam à ausência de distrofina ou à produção de uma distrofina defeituosa, causando degeneração muscular progressiva e perda da deambulação independente ao redor dos 13-16 anos.	O teste genético com base na PCR múltipla pode não detectar todas as mutações. Pode ser necessário sequenciar o gene. Como o gene da distrofina é um gene grande e os métodos tradicionais de detecção de mutações pontuais e outras variantes de sequência são onerosos e demorados, o uso do sequenciamento de nova geração se tornou uma ferramenta útil para confirmar o diagnóstico.	É necessário realizar testes de detecção de DMD para confirmar o diagnóstico, mesmo que o exame de biópsia de músculo demonstre a ausência de expressão da proteína distrofina. Falzarano MS et al. Duchenne muscular dystrophy: from diagnosis to therapy. Molecules 2015;20:18168. [PMID: 26457695] Theadom A et al. Prevalence of muscular dystrophies: a systematic literature review. Neuroepidemiology 2014;43:259. [PMID: 25532075]
Doença de Tay-Sachs PCR, sequenciamento de DNA Tubo de tampa lavanda $$$$	A doença de Tay-Sachs é uma condição autossômica recessiva causada pela deficiência de β-hexosaminidase A. As mutações que afetam a subunidade α da hexosaminidase A são responsáveis pela deficiência enzimática. Mais de 75 mutações no gene codificador da subunidade α já foram descritas.	As mutações testadas por análise de DNA são dependentes do laboratório. A combinação de análises de DNA e análises bioquímicas melhora a taxa de detecção da doença.	Chen H et al. Beyond the cherry-red spot: ocular manifestations of sphingolipid-mediated neurodegenerative and inflammatory disorders. Surv Ophthalmol 2014;59:64. [PMID: 24011710]

(continua)

TABELA 8-14. DOENÇAS GENÉTICAS: TESTES DIAGNÓSTICOS MOLECULARES (Continuação)

Teste/faixa/coleta	Bases fisiológicas	Interpretação	Comentários e referências
Doença de Huntington PCR, *Southern blot* Sangue, cultura de amniócitos ou células bucais Tubo de tampa lavanda $$$$	A doença de Huntington é um distúrbio neurodegenerativo hereditário que está associado a uma mutação autossômica dominante no cromossomo 4. A doença é altamente penetrante, porém os sintomas (movimentos desordenados, declínio cognitivo e perturbação emocional) muitas vezes não se manifestam antes da meia-idade. A mutação resulta na expansão de uma sequência repetitiva de trinucleotídeo CAG junto ao gene codificador da proteína de Huntington, levando a uma proteína de Huntington mutante.	Os pacientes normais possuem menos de 34 repetições CAG; os pacientes com doença em geral apresentam mais de 37 repetições, podendo ter 80 ou mais repetições. Ocasionalmente, os pacientes afetados podem apresentar um número de repetições "normal alto" (32-34). Os testes que mostram a presença de 34-37 repetições são indeterminados.	A doença de Huntington é um distúrbio neurodegenerativo hereditário que pode afetar o funcionamento motor, cognitivo e psiquiátrico. O teste para doença de Huntington envolve dilemas éticos para pacientes e familiares. Recomenda-se buscar aconselhamento genético antes de realizar o teste. Agrawal M et al. Molecular diagnostics of neurodegenerative disorders. Front Mol Biosci 2015;2:54. [PMID: 26442283] Dayalu P et al. Huntington disease: pathogenesis and treatment. Neurol Clin 2015;33:101. [PMID: 25432725]
Doença de Kennedy/atrofia muscular espinobulbar (DK/AMEB) PCR, *Southern blot*, sequenciamento Tubo de tampa lavanda $$$$	A doença consiste em um distúrbio neuromuscular degenerativo de progressão lenta. Os casos familiares e esporádicos são decorrentes da expansão de uma repetição em *tandem* de trinucleotídeo CAG junto ao éxon 1 do gene codificador do receptor de androgênio, localizado no cromossomo Xq11-12. A mutação de expansão patogênica de CAG confere um ganho de função tóxico ao receptor de androgênio.	Indivíduos normais possuem até 30 repetições CAG; pacientes com DK/AMEB têm ≥ 40 repetições CAG (sensibilidade > 99%).	A doença é clinicamente caracterizada por atrofia progressiva e enfraquecimento da musculatura proximal nos membros e distribuição bulbar. Os sintomas resultantes incluem disartria, fasciculações, tremor e distúrbios da marcha. Chua JP et al. Pathogenic mechanisms and therapeutic strategies in spinobulbar muscular atrophy. CNS Neurol Disord Drug Targets 2013;12:1146. [PMID: 24040817]

(continua)

TABELA 8-14. DOENÇAS GENÉTICAS: TESTES DIAGNÓSTICOS MOLECULARES (Continuação)

Teste/faixa/coleta	Bases fisiológicas	Interpretação	Comentários e referências
Doença de Niemann-Pick PCR, sequenciamento de DNA Tubo de tampa lavanda $$$$	A doença é um raro distúrbio autossômico recessivo de armazenamento lisossômico, causado pela deficiência da enzima esfingomielinase ácida. Existem três mutações (c.911T > C, c.996delC, c.1493G > T) no gene da esfingomielinase ácida (*SMPD1*) responsáveis por > 94% dos casos de doença tipo A, que resulta no desenvolvimento de um grave comprometimento neurológico durante a fase de lactação e na infância. O tipo B tem manifestações viscerais. Para casos de doença do tipo C, também é disponibilizada uma análise mutacional (gene *NPC1* ou *NPC2/HE1*).	A combinação da análise de DNA à análise bioquímica (atividade de esfingomielinase, espectroscopia de massa para produtos do metabolismo do colesterol) melhora o índice de detecção da doença.	A doença é mais comumente observada na população de judeus asquenazis. McKay Bounford K et al. Genetic and laboratory diagnostic approach in Niemann Pick disease type C. J Neurol 2014;261 (Suppl 2):S569. [PMID: 25145893] Vanier MT. Niemann-Pick diseases. Handb Clin Neurol 2013;113:1717. [PMID: 23622394]
Fenilcetonúria (FCN) PCR, sequenciamento de DNA, *Southern blot* Tubo de tampa lavanda $$$$	A gravidade da doença está correlacionada com a extensão das mutações ocorridas no gene da fenilalanina hidroxilase (*PAH*). Essa mutação resulta em pouca ou nenhuma atividade enzimática na FCN clássica. A atividade da fenilalanina hidroxilase determina o tipo de terapia de reposição.	Mais de 400 mutações pontuais no gene *PAH* foram relatadas. Assim, pode ser necessário realizar o sequenciamento direto de regiões codificadoras inteiras deste gene.	O rastreamento universal de recém-nascidos para fenilcetonúria permite implementar facilmente à dieta com restrição de fenilalanina, eliminando o grave comprometimento neurocognitivo e neuromotor associado à fenilcetonúria não tratada. Berry SA et al. Newborn screening 50 years later: access issues faced by adults with PKU. Genet Med 2013;15:591. [PMID: 23470838] Ney DM et al. Advances in the nutritional and pharmacological management of phenylketonuria. Curr Opin Clin Nutr Metab Care 2014;17:61. [PMID: 24136088]

(continua)

TABELA 8-14. DOENÇAS GENÉTICAS: TESTES DIAGNÓSTICOS MOLECULARES (Continuação)

Teste/faixa/coleta	Bases fisiológicas	Interpretação	Comentários e referências
Fibrose cística, mutação PCR, sequenciamento de DNA Sangue Tubo de tampa lavanda $$$$	A fibrose cística é causada por uma mutação no gene do regulador transmembrana da fibrose cística (*CFTR*). Mais de 800 mutações foram encontradas, com a mais comum sendo ΔF508, presente em 70% dos casos. Cerca de 90% dos indivíduos com fibrose cística são portadores de pelo menos uma mutação ΔF508. Outra mutação, G551D, contribui para 5% das mutações em *CFTR* e identifica um subgrupo seleto de pacientes que devem ser tratados com um agente aprovado pela FDA (ivacaftor) dirigido especificamente à proteína mutante.	A especificidade do teste é de quase 100%. Por isso, um resultado positivo deve ser considerado diagnóstico positivo da fibrose cística. Devido à ampla gama de mutações, um painel-padrão constituído por 23 mutações, ou um painel expandido oferecido por vários laboratórios) é normalmente obtido primeiro. Se a mutação ΔF508 ou R117H for detectada, a amostra é então testada para certas mutações, como parte de um teste reflexo de segundo nível. Se houver indicação, uma análise de sequenciamento integral do gene *CFTR* também pode ser realizada para identificar outras mutações raras.	A fibrose cística é a doença hereditária mais comum entre os brancos norte-americanos (1 em cada 2.500 nascimentos). A frequência de portadores entre os brancos é de 1 em 25. A doença é autossômica recessiva. O rastreamento de portadores pode ser oferecido a indivíduos ou casais pertencentes aos grupos de alto risco (p. ex., judeus asquenazis, europeus da Europa Central ou Norte da Europa, um parceiro com fibrose cística e indivíduos com história familiar de fibrose cística), que procuram aconselhamento pré-concepção, tratamento de infertilidade ou acompanhamento pré-natal. Kapoor H et al. Ivacaftor: a novel mutation modulating drug. J Clin Diagn Res 2014;8:SE01. [PMID: 25584290] Tsui LC et al. The cystic fibrosis gene: a molecular genetic perspective. Cold Spring Harb Perspect Med 2013;3:a009472. [PMID: 23378595]
Hemocromatose hereditária PCR, sequenciamento de DNA Sangue Tubo de tampa lavanda $$$$	A hemocromatose hereditária é um distúrbio autossômico recessivo do metabolismo do ferro, que varia quanto à gravidade clínica. Foram descritas três mutações no gene *HFE* (C282Y, H63D e S65C), encontradas na maioria dos pacientes com hemocromatose. As mutações nos genes codificadores das proteínas reguladoras do ferro (hepcidina, ferroportina, hemojuvelina [HJV], receptor da transferrina-2 [TfR2]) contribuem para os casos raros de hemocromatose hereditária.	A homozigosidade para a C282Y é responsável por até 90% dos casos de hemocromatose. A penetrância estimada para os homens é de 80%. Para as mulheres com mais de 40 anos de idade, a penetrância estimada é de 35%. A heterozigosidade composta (C282Y/H63D ou C282Y/S65C) pode causar hemocromatose, porém a penetrância é muito baixa. Os pacientes com genótipo homozigoto para H63D (H63D/H63D) raramente apresentam sintomas de hemocromatose. Os genótipos heterozigotos para C282Y (C282Y/WT), H63D (H63D/WT) ou S65C (S65C/WT) não apresentam associação significativa com a hemocromatose.	A deficiência de hepcidina é a causa patológica de sobrecarga de ferro na maioria dos casos de hemocromatose hereditária. A insuficiência de hepcidina resulta de mutações deletérias nos genes codificadores dos reguladores de hepcidina (HFE, TfR2 e HJV) ou da própria hepcidina. Ruchala P et al. The pathophysiology and pharmacology of hepcidin. Trends Pharmacol Sci 2014;35:155. [PMID: 24552640] Vujić M. Molecular basis of HFE-hemochromatosis. Front Pharmacol 2014;5:42. [PMID: 24653703]

(continua)

TABELA 8-14. DOENÇAS GENÉTICAS: TESTES DIAGNÓSTICOS MOLECULARES (Continuação)

Teste/faixa/coleta	Bases fisiológicas	Interpretação	Comentários e referências
Hemofilia A Southern blot, PCR Sangue, cultura de amniócitos Tubo de tampa lavanda $$$$	Cerca da metade dos casos de hemofilia A grave é causada por uma mutação recorrente (i.e., mutações de inversão junto ao intron 22 do gene codificador do fator VIII). Existem métodos que detectam rapidamente as inversões do intron 22.	A especificidade do teste é de quase 100%. Por isso, um resultado positivo deve ser considerado diagnóstico de mutação de inversão da hemofilia A. Devido à ampla gama de mutações, o ensaio apresenta sensibilidade de apenas 50% para detecção de hemofilia A.	As células endoteliais vasculares são a principal (e, possivelmente, exclusiva) fonte de fator VIII plasmático. A hemofilia A é uma das doenças ligadas ao X mais comuns em seres humanos, afetando 1 em cada 5.000 homens. de Brasi C et al. Genetic testing in bleeding disorders. Haemophilia 2014;20(Suppl 4):54. [PMID: 24762276] Gouw SC et al. F8 gene mutation type and inhibitor development in patients with severe hemophilia A: systematic review and meta-analysis. Blood 2012;119:2922. [PMID: 22825501]
Neurofibromatose (NF); doença de von Recklinghausen (NF1) e NF acústica bilateral (NF2) PCR, Southern blot, sequenciamento de DNA Tubo de tampa lavanda $$$$	A neurofibromatose tipo I (NF1) é uma doença associada à presença de neurofibromas benignos e tumores malignos no sistema nervoso central e no sistema nervoso periférico. O gene NF1 está localizado na região cromossômica 17q11.2 e codifica a proteína neurofibromina. Mais de 1.485 mutações diferentes foram identificadas no gene NF1 até o momento, a maioria das quais levam à síntese de proteína truncada não funcional. Mutações no gene merlin são responsáveis pela NF2, que é caracterizada pelo desenvolvimento de neoplasias do sistema nervoso, mais notavelmente schwanomas vestibulares bilaterais. O gene NF2/merlin está localizado no cromossomo 22q12.	As mutações testadas por análise de DNA são dependentes do laboratório. A correlação clínica é importante.	Abramowicz A et al. Neurofibromin in neurofibromatosis type 1 – mutations in NF1 gene as a cause of disease. Dev Period Med 2014;18:297. [PMID: 25182393] Hirbe AC et al. Neurofibromatosis type 1: a multidisciplinary approach to care. Lancet Neurol 2014;13:834. [PMID: 25030515] Schroeder RD et al. NF2/merlin in hereditary neurofibromatosis 2 versus cancer: biologic mechanisms and clinical associations. Oncotarget 2014;5:67. [PMID: 24393766]

(continua)

TABELA 8-14. DOENÇAS GENÉTICAS: TESTES DIAGNÓSTICOS MOLECULARES (Continuação)

Teste/faixa/coleta	Bases fisiológicas	Interpretação	Comentários e referências
Polipose adenomatosa familiar (POAF) PCR, sequenciamento de DNA Tubo de tampa lavanda $$$$	A POAF é uma condição autossômica dominante, que predispõe o portador da mutação ao desenvolvimento de câncer colorretal no início da fase adulta. A condição é caracterizada pela presença de centenas a milhares de pólipos adenomatosos no cólon, que, em geral, desenvolvem-se durante a segunda a terceira décadas da vida. Uma condição mais leve – denominada POAF atenuada (POAFA) – não exibe os aspectos clássicos da POAF, de modo que os pacientes desenvolvem menos pólipos e a doença surge em uma fase mais tardia da vida. A POAFA foi associada a mutações na linhagem germinativa do gene *APC*.	Um ensaio baseado em PCR é usado para amplificar todos os éxons do gene *APC*, e a análise direta da sequência de todos os produtos de PCR correspondentes à região codificadora inteira desse gene. O teste é empregado apenas para confirmar o diagnóstico clínico de POAF e POAFA, bem como para identificar membros afetados assintomáticos de famílias de indivíduos com POAF/POAFA em que uma mutação familiar foi identificada.	Inúmeras mutações na linhagem germinativa foram localizadas entre os códons 156 e 2011 do gene *APC*. As mutações que abrangem a região entre os códons 543 e 1309 estão fortemente associadas à hipertrofia congênita do epitélio pigmentar da retina. As mutações situadas entre os códons 1310 e 2011 estão associadas ao risco aumentado de desenvolvimento de tumores desmoides. As mutações no códon 1309 estão associadas ao desenvolvimento precoce de câncer colorretal. As mutações entre os códons 976 e 1067 estão associadas ao risco aumentado de adenomas duodenais. A frequência cumulativa das manifestações extracolônicas é mais alta para as mutações que ocorrem entre os códons 976 e 1067. Leoz ML et al. The genetic basis of familial adenomatous polyposis and its implications for clinical practice and risk management. Appl Clin Genet 2015;8:95. [PMID: 25931827]

(continua)

534 Manual de exames diagnósticos

TABELA 8-14. DOENÇAS GENÉTICAS: TESTES DIAGNÓSTICOS MOLECULARES (Continuação)

Teste/faixa/coleta	Bases fisiológicas	Interpretação	Comentários e referências
Síndrome de Prader-Willi (SPW), síndrome de Angelman (SA) FISH, análise cromossômica Sangue Tubo de tampa verde $$$$	A SPW e a SA são doenças clinicamente distintas que estão relacionadas ao nível molecular. São causadas pela ocorrência de mutações determinantes de perda funcional em duas regiões próximas entre si no cromossomo 15. Uma deleção intersticial de 15q11-13 é encontrada em cerca de 70% dos pacientes com SPW ou SA. A SPW surge quando a deleção afeta o cromossomo paterno, e a SA se desenvolve quando o cromossomo materno é afetado. Uma sonda de DNA obtida a partir da região afetada é utilizada para determinar a origem da deleção por análise de *Southern blot*. Em cerca de 33% dos pacientes com SPW e em 20-30% dos casos de SA, nenhuma deleção é encontrada. Em vez disso, pode ser observada dissomia uniparental (DUP) que resulta em duas cópias maternas ou paternas do cromossomo 15. Em 1-2% dos pacientes com SPW ou em 20% dos indivíduos com SA, não é possível observar nem a deleção nem a DUP.	O teste detecta a deleção e os defeitos de DUP em casos de SPW e SA.	O tratamento com hormônio do crescimento humano recombinante deve ser considerado para pacientes com SPW geneticamente confirmada, aliado a intervenções dietéticas, ambientais e no estilo de vida. Aycan Z et al. Prader-Willi syndrome and growth hormone deficiency. J Clin Res Pediatr Endocrinol 2014;6:62. [PMID: 24932597] Deal CL et al. Growth Hormone Research Society workshop summary: consensus guidelines for recombinant human growth hormone therapy in Prader-Willi syndrome. J Clin Endocrinol Metab 2013;98:E1072. [PMID: 23543664]
Síndrome do X frágil PCR, *Southern blot* Sangue, cultura de amniócitos Tubo de tampa lavanda $$$$	A síndrome do X frágil resulta de uma mutação no gene determinante da deficiência intelectual familiar-1 (*FMRI*), localizado em Xq27.3. Nos pacientes totalmente sintomáticos, o gene (que bloqueia a transcrição) sofre metilação anormal durante a oogênese. O gene contém algumas sequências CGC repetidas e, conforme o número de sequências repetidas aumenta, a probabilidade de haver metilação anormal também se torna maior. O número de cópias aumenta nas gerações subsequentes, de modo que as mulheres portadoras não afetadas dão origem a uma descendência afetada.	Os pacientes normais apresentam 6-52 sequências CGC repetidas. Pacientes com 52-200 sequências repetidas são portadores assintomáticos (prémutação). Pacientes com mais de 200 sequências repetidas (mutação integral) são bastante propensos a apresentarem metilação anormal e a serem sintomáticos.	A síndrome do X frágil constitui a causa mais comum de deficiência intelectual hereditária. A incidência da síndrome é de 1 em 1.000-1.500 homens e 1 em 2.000-2.500 mulheres. As mutações integrais podem apresentar penetrância variável nas mulheres, mas a maioria destas apresentará no mínimo deficiência intelectual discreta. A triagem de portador geralmente é feita no contexto da assistência médica reprodutiva, em que o resultado do teste pode informar os pais sobre as opções reprodutivas e de planejamento familiar. Tassone F. Newborn screening for fragile X syndrome. JAMA Neurol 2014;71:355. [PMID: 24395328] Usdin K et al. Repeat-mediated epigenetic dysregulation of the *FMR1* gene in the fragile X-related disorders. Front Genet 2015;6:192. [PMID: 26089834]

(continua)

TABELA 8-14. DOENÇAS GENÉTICAS: TESTES DIAGNÓSTICOS MOLECULARES (Continuação)

Teste/faixa/coleta	Bases fisiológicas	Interpretação	Comentários e referências
α-talassemia PCR, *Southern blot* Sangue, cultura de amniócitos ou vilosidades coriônicas Tubo de tampa lavanda $$$$	Uma deleção na região do gene codificador da α-globina, junto ao cromossomo 16, em decorrência de eventos de *crossing-over* desiguais, pode levar à síntese defeituosa da cadeia de α-globina da hemoglobina. Normalmente, existem duas cópias do gene da α-globina em cada cromossomo 16. A gravidade da doença aumenta com o número de genes defeituosos.	Esse ensaio é altamente específico (quase 100%). A sensibilidade, contudo, pode ser variável, pois a detecção de mutações distintas pode requerer o uso de sondas diferentes. A α-talassemia decorrente de mutações pontuais pode não ser detectada.	Os pacientes com deleção de 1 gene em geral são normais ou apresentam uma anemia bastante discreta. Os pacientes com duas deleções costumam apresentar anemia microcítica hipocrômica. Os indivíduos com três deleções possuem níveis elevados de hemoglobina H e uma anemia hemolítica moderadamente grave (doença da hemoglobina H). Por fim, aqueles que apresentam quatro deleções geralmente morrem ainda no útero, em consequência de hidropsia fetal. As situações clinicamente mais significativas surgem quando ambos os pais são portadores de uma deleção que abrange ambos os genes da α-globina (deleção *cis*). Esse tipo de mutação é observado com mais frequência nas populações do Sudeste Asiático e das Filipinas. Cada descendente desses pais portadores apresenta um risco de 25% de desenvolvimento de hidropsia fetal. Efeitos menos deletérios surgem de cromossomos oriundos de ancestrais mediterrâneos e negros. Esses cromossomos em geral apresentam uma deleção no gene da α-globina/cromossomo. Os descendentes dos portadores de uma deleção em ambos os genes de α-globina ou em apenas um gene de α-globina apresentam risco de desenvolvimento de doença da Hb H. Piel FB et al. The α-thalassemias. N Engl J Med 2014;371:1908. [PMID: 25390741] Vichinsky EP. Clinical manifestations of α-thalassemia. Cold Spring Harb Perspect Med 2013;3:a011742. [PMID: 23543077]

(continua)

TABELA 8-14. DOENÇAS GENÉTICAS: TESTES DIAGNÓSTICOS MOLECULARES (*continuação*)

Teste/faixa/coleta	Bases fisiológicas	Interpretação	Comentários e referências
β-talassemia PCR + *dot blot* reverso Sangue, cultura de amniócitos ou vilosidades coriônicas Tubo de tampa lavanda $$$$	A β-talassemia resulta de uma mutação no gene codificador da subunidade β-globina da hemoglobina A (que é composta por um par de cadeias α e um par de cadeias β). Um excesso relativo de cadeias de α-globina precipita junto às hemácias, causando hemólise e anemia. Foram descritas mais de 300 mutações diferentes. O teste costuma abranger um painel das mutações mais comuns. O teste pode distinguir indivíduos hétero e homozigotos.	A especificidade do teste é de quase 100%. Por isso, um resultado positivo deve ser considerado diagnóstico de mutação de talassemia. Como as mutações são inúmeras, a sensibilidade pode ser baixa. Um painel abrangendo 43 das mutações mais comuns apresenta uma sensibilidade aproximada de 95%.	A β-talassemia é bastante comum. Cerca de 3% de toda a população mundial é portadora. A incidência da doença é maior entre os descendentes de mediterrâneos, africanos e asiáticos. As mutações podem variar de população para população, podendo ser necessário usar painéis de teste diferentes para pacientes de etnias distintas. Mettananda S et al. α-Globin as a molecular target in the treatment of β-thalassemia. Blood 2015;125:3694. [PMID: 25869286] Rivella S. β-thalassemias: paradigmatic diseases for scientific discoveries and development of innovative therapies. Haematologica 2015;100:418. [PMID: 25828088]

A **PCR (reação em cadeia da polimerase)** consiste em um método de amplificação de uma sequência de DNA em particular presente em uma amostra, com o intuito de facilitar a detecção da mutação por ensaio de hibridização (p. ex., *Southern blot*, *dot blot* reverso, FISH) e sequenciamento direto do DNA. O **Southern blot** é uma técnica de hibridização molecular, em que o DNA é extraído da amostra e digerido por diferentes enzimas de restrição, e os fragmentos resultantes são separados por eletroforese e identificados por sondas marcadas. O **dot blot reverso** é outra técnica de hibridização molecular em que uma sonda oligonucleotídica específica é ligada a uma membrana sólida antes da reação com o DNA amplificado por PCR. O **sequenciamento de DNA** é o processo de determinação da ordem precisa de nucleotídeos junto a uma molécula de DNA, usando os métodos de sequenciamento de Sanger ou de nova geração.

TABELA 8-15. HEPATITE B: PADRÕES DE TESTES SOROLÓGICOS COMUNS E SUAS INTERPRETAÇÕES

HBsAg	Anti-HBs	Anti-HBc	HBeAg	Anti-HBe	Interpretação
+	–	IgM	+	–	Hepatite B aguda
+	–	IgG[1]	+	–	Hepatite B crônica com replicação viral ativa
+	–	IgG	–	+	Estado de portador de HBV inativo (baixo nível de DNA de HBV) ou hepatite B crônica HBeAg-negativa com replicação viral ativa (alto nível de DNA de HBV)
+	+	IgG	+ ou –	+ ou –	Hepatite B crônica com anti-HBs heterotípico (cerca de 10% dos casos)
–	–	IgM	+ ou –	–	Hepatite B aguda
–	+	IgG	–	+ ou –	Recuperação da hepatite B (imunidade)
–	+	–	–	–	Estado pós-vacinação (imunidade)
–	–	IgG	–	–	Falso-positivo; menos comum, infecção em um passado distante

[1]Baixos níveis de IgM anti-HBc também podem ser detectados.

Anti-HBc, anticorpo antiantígeno do *core* da hepatite B; **Anti-HBe**, anticorpo antiantígeno e da hepatite B; **Anti-HBs**, anticorpo antiantígeno de superfície da hepatite B; **HBeAg**, antígeno e da hepatite B ; **HBsAg**, antígeno de superfície da hepatite B; **HBV**, vírus da hepatite B.

Revisada, com permissão, de Papadakis MA, McPhee SJ, Rabow MW (editors). Current Medical Diagnosis & Treatment 2016, 55th ed. McGraw-Hill, 2016.

TABELA 8-16. INSUFICIÊNCIA RENAL: CLASSIFICAÇÃO E DIAGNÓSTICO DIFERENCIAL

	Azotemia pré-renal	Azotemia pós-renal	Necrose tubular aguda (oligúrica ou poliúrica)	Doença renal intrínseca		Nefrite intersticial aguda
				Glomerulonefrite aguda		
Etiologia	Perfusão renal precária (p. ex., hipovolemia [vômitos, diarreia], hipotensão, insuficiência cardíaca grave)	Obstrução do trato urinário	Isquemia; nefrotoxinas	Mediada por imunocomplexo; pauci-imune; relacionada a anti-MBG		Reação alérgica; reação farmacológica; infecção; doença do colágeno vascular
BUN:Cr	> 20:1	> 20:1	< 20:1	> 20:1		< 20:1
Índices urinários						
U_{Na+} (mEq/L)	< 20	Variável	> 20	< 20		Variável
FE_{Na+} (%)	< 1	Variável	> 1 (quando oligúrica)	< 1		< 1; > 1
Osmolalidade da urina (mOsm/kg)	> 500	< 400	250-300	Variável		Variável
Sedimento urinário	Benigno, ou cilindros hialinos	Normal, ou hemácias, leucócitos, cristais	Cilindros granulosos (marrom-turvo), cilindros tubulares renais	Hemácias, hemácias dismórficas e cilindros hemáticos		Leucócitos, cilindros de leucócitos, com ou sem eosinófilos

BUN:Cr, razão nitrogênio ureico sanguíneo*: creatinina; MBG, membrana basal glomerular

$$FE_{Na^+} = \left(\frac{Na^+\ urinário}{Na^+\ plasmático} \bigg/ \frac{creatinina\ urinária}{creatinina\ plasmática} \right) \times 100$$

U_{Na^+} = sódio urinário

Reproduzida, com permissão, de Papadakis MA, McPhee SJ, Rabow MW (editores). Current Medical Diagnosis & Treatment 2016, 55th ed. McGraw-Hill 2016.
* N. de R.T. A ureia sérica é a forma comumente utilizada no Brasil. A literatura mundial geralmente descreve resultados sob a forma de nitrogênio ureico sanguíneo (BUN, *blood urea nitrogen*), cujos valores correspondem a cerca de metade da ureia. Neste livro, optou-se por manter os valores em BUN, conforme o livro original.

TABELA 8-17. LEUCEMIAS E LINFOMAS: CLASSIFICAÇÃO E IMUNOFENOTIPAGEM

Leucemias mieloides agudas (LMAs)

Doença	Imunofenótipo típico	Comentários
LMA com t(8;21) (q22;q22), (*AML1/ETO*)	Blastos expressam CD34, HLA-DR, CD13, CD33, CD15, MPO e CD117. CD19 é expresso com frequência.	A LMA com t(8;21) costuma estar associada a uma boa resposta à quimioterapia e a uma alta taxa de remissão completa com sobrevida livre de doença de longo prazo.
LMA com inv(16) (p13;q22) ou t(16;16) (p13;q22), (CBFβ/*MYH11*)	Blastos expressam CD13, CD33, MPO, CD117, bem como CD14, CD4, CD11b, CD11c, CD64 e CD36.	A LMA com inv(16) ou t(16;16) apresenta diferenciação mieloide e monocítica na presença de eosinofilia, referida como LMMA-Eo. A doença em geral responde bem à quimioterapia com uma alta taxa de remissão completa. Pacientes com LMA e trissomia do 22 como única anormalidade cariotípica precisam ser testados para inv (16) oculta por PCR ou FISH.
LMA com (15;17) (q22;q12), (*PML/RAR*a) e variantes	Células leucêmicas expressam CD13, CD33, MPO e CD117, mas não expressam CD34 nem HLA-DR.	A LMA com (15;17), conhecida como leucemia promielocítica aguda (LPA), é responsiva ao tratamento com ácido all-*trans*-retinoico (ATRA). A LPA frequentemente está associada à CIVD.
LMA com t(9;11) (p22;q23), (*MLLT3/MLL*)	As células leucêmicas apresentam expressão variável de HLA-DR, CD33, CD117, MPO e marcadores monocíticos (CD4, CD14, CD11b, CD11c, CD64 e lisozima). CD34 com frequência está ausente.	As LMAs acompanhadas de anormalidades em 11q23 (MLL) costumam estar associadas a características monocíticas. Na LMA com anormalidades em 11q23, a sobrevida é intermediária.
LMA com t(6;9)(p23;q34) (*DEK/NUP214*)	Blastos com frequência expressam MPO, CD13, CD33, HLA-DR, CD117, CD34 e CD15. Em certos casos, também há expressão de CD64 ou TdT.	A LMA com t(6;9) pode apresentar características monocíticas e muitas vezes está associada a basofilia e displasia de linhagens múltiplas. A doença, tanto em adultos como em crianças, está associada a um prognóstico ruim.
LMA com inv(3) ou t(3;3) (q21;q26), (*RPN1/EVI1*)	Blastos com frequência expressam CD13, CD33, HLA-DR, CD34. Em certos casos, também pode haver expressão de CD7 (aberrante), CD41 ou CD61.	A LMA com inv(3) ou t(3;3) é uma doença agressiva com prognóstico ruim.
LMA com t(1;22)(p13;q13) (RBM15/MKL1) (megacariocítica)	Blastos com frequência expressam CD41, CD61 e CD36. Em certos casos, também pode haver expressão de CD13 e CD33.	A doença é mais comum em bebês sem síndrome de Down. O resultado em geral é ruim, mas a condição pode responder à quimioterapia intensiva com uma sobrevida longa.

(*continua*)

TABELA 8-17. LEUCEMIAS E LINFOMAS: CLASSIFICAÇÃO E IMUNOFENOTIPAGEM (Continuação)

Doença	Imunofenótipo típico	Comentários
LMA com alterações relacionadas a mielodisplasia	Blastos com frequência expressam CD34, HLA-DR, CD13, CD33, MPO, CD117. Pode haver expressão aberrante de CD7 e/ou CD56.	A LMA com alterações relacionadas à mielodisplasia, incluindo a LMA decorrente de SMD ou de SMD/NMP/LMA com anormalidade citogenética relacionada à SMD, bem como LMA com displasia de múltiplas linhagens. O prognóstico da doença é ruim, e o índice de remissão é baixo.
LMA relacionada à terapia (t-LMA)	Relacionada a agente alquilante/radiação: blastos expressam CD34, HLA-DR, CD13, CD33, MPO e CD117. Relacionada ao inibidor de topoisomerase II: idêntica à LMA com anormalidades 11q23.	A LMA relacionada a agente alquilante/radiação geralmente é refratária à quimioterapia e está associada a um tempo de sobrevida curto. A LMA relacionada ao inibidor de topoisomerase II muitas vezes apresenta diferenciação monocítica. O prognóstico da SMD relacionada à terapia (t-SMD) é similar ao da t-LMA. Conjuntamente, são chamados neoplasias mieloides relacionadas à terapia.
LMA minimamente diferenciada (também conhecida como LMA-M0)	Blastos expressam CD13, CD33, CD117, CD34, HLA-DR, mas não expressam MPO.	A confirmação da diferenciação mieloide requer uma imunofenotipagem por citometria de fluxo.
LMA sem maturação (também conhecida como LMA-M1)	Blastos expressam CD13, CD33, CD117 e MPO. CD34 frequentemente é positivo.	Os blastos constituem > 90% das células nucleadas não eritroides presentes na medula, e pelo menos 3% dos blastos são positivos para MPO.
LMA com maturação (também conhecida como LMA-M2)	Blastos expressam CD13, CD33, CD15, CD117 e MPO. CD34 e HLA-DR frequentemente são positivos.	Os blastos constituem 20-89% das células não eritroides, e os monócitos representam < 20% das células presentes na medula óssea.
Leucemia mielomonocítica aguda (também conhecida como LMA-M4)	As células leucêmicas apresentam expressão variável de CD13, CD33, CD117, HLADR, CD14, CD4, CD11b, CD11c e CD64. CD34 pode ser positivo.	O componente monocítico (monoblastos em relação aos monócitos) representa 20-79% das células da medula óssea. Os neutrófilos e seus precursores, e os monócitos e seus precursores representam, cada um, pelo menos 20% das células da medula óssea nucleadas.

(continua)

TABELA 8-17. LEUCEMIAS E LINFOMAS: CLASSIFICAÇÃO E IMUNOFENOTIPAGEM (Continuação)

Doença	Imunofenótipo típico	Comentários
Leucemia monocítica/monoblástica aguda (também conhecida como LMA-M5)	As células leucêmicas apresentam expressão variável de CD13, CD33, CD117, HLADR, CD14, CD4, CD11b, CD11c, CD64 e CD68. CD34 geralmente é negativo.	O componente monocítico (monoblastos em relação aos monócitos) representa > 80% das células nucleadas da medula óssea.
Leucemia eritroide aguda (também conhecida como LMA-M6) e leucemia eritroide pura	Os eritroblastos em geral não apresentam marcadores mieloides, mas são positivos para CD36 e glicoforina A (CD235). Mieloblastos expressam CD13, CD33, CD117 e MPO com ou sem CD34 e HLA-DR. Na leucemia eritroide pura, as células eritroides expressam CD36 e glicoforina A, com as formas mais imaturas expressando CD34 e HLA-DR.	Critérios diagnósticos para leucemia eritroide aguda: os eritroblastos constituem > 50% das células da medula, e os mieloblastos constituem > 20% das células não eritroides. A leucemia eritroide pura é uma proliferação neoplásica de precursores eritroides (> 80% das células medulares nucleadas) sem nenhum componente mieloblástico significativo.
Leucemia megacariocítica aguda (também conhecida como LMA-M7)	Blastos expressam uma ou mais das glicoproteínas proteicas (CD41, CD61, CD42), além de apresentarem expressão variável de HLA-DR, CD34, CD117, CD13 e CD33.	A imunofenotipagem por citometria de fluxo é necessária para confirmação da diferenciação megacariocítica.
Neoplasia blástica de células dendríticas plasmacitoides (antigo linfoma de células NK blásticas)	As células neoplásicas expressam CD4, CD43, CD45RA, CD56 e antígenos CD123, CD303 e TCL1 associados à célula dendrítica plasmacitoide. Também podem expressar CD68 e TdT.	A doença também é denominada tumor hematodérmico CD4+/CD56+ agranular. Além do envolvimento da medula, há lesões cutâneas. A doença é agressiva e com um tempo de sobrevida curto.
Leucemia aguda de linhagem ambígua	Leucemia aguda indiferenciada: blastos expressam HLA-DR, CD34, CD38 e podem expressar TdT, porém não expressam marcadores específicos de linhagem, como CD79a, CD22, CD19 forte, IgM, CD3 e MPO. Leucemia aguda bilinhagem: apresenta uma dupla população de blastos e cada uma expressa marcadores de uma linhagem distinta, como mieloide e linfoide, ou B e T. Leucemia aguda bifenotípica: os blastos coexpressam antígenos específicos das linhagens mieloide e T ou B, ou expressam antígenos B e T ao mesmo tempo.	Os casos de leucemia aguda bifenotípica e bilinhagem em geral apresentam anormalidades citogenéticas. As anormalidades comuns incluem o cromossomo Philadelphia, t(4;11) (q 21;q23) ou outras anormalidades em 11q23. O prognóstico da leucemia aguda de linhagem ambígua é ruim.

(continua)

TABELA 8-17. LEUCEMIAS E LINFOMAS: CLASSIFICAÇÃO E IMUNOFENOTIPAGEM (Continuação)

Doença	Imunofenótipo típico	Comentários
Leucemia/linfoma linfoblástico agudo (LLA/LLB)		
Leucemia linfoblástica/linfoma linfoblástico de precursor B (LLA/LLB-B) (também conhecida como leucemia linfoblástica aguda de células B)	LLA/LLB de precursor B inicial: TdT+, HLA-DR+, CD34(−/+), CD10−, CD45(−/+), CD19+, cCD22+, CD20−, CD15+, cIg−, sIg−. LLA/LLB-B comum: TdT+, HLA-DR+, CD34+, CD10+, CD45+(fraco), CD19+, CD20+, cIg−, sIg−. Pré-LLA/LLB-B: TdT(−/+), CD34(−/+), HLA-DR+, CD45+(fraco), CD19+, CD20+, cIgM+, sIg−.	As anormalidades citogenéticas encontradas na LLA-B/LLB incluem vários grupos: hipodiploide, hiperdiploide baixo (< 50), hiperdiploide alto (> 50), translocações e pseudodiploide. As translocações comumente observadas incluem t(9;22), t(12;21), t(5;14), t(1;19), t(17;19), t(4;11) e outras translocações envolvendo 11q23. Os achados citogenéticos têm importância prognóstica.
Leucemia linfoblástica/linfoma linfoblástico de precursor T (LLA/LLB-T)	A LLA/LLB-T frequentemente apresenta um imunofenótipo que corresponde ao estágio de diferenciação do timócito comum. Os blastos são positivos para TdT e frequentemente para CD10, além de apresentarem expressão variável de CD1a, CD2, CD3, CD4, CD5, CD7 e CD8. A expressão de CD4 e CD8 é observada com frequência nos blastos. Algumas LLA/LLB-T apresentam um imunofenótipo que corresponde ao estágio de diferenciação de pró-timócito. Os blastos são negativos para CD4 e CD8.	Foi constatado que cerca de um terço das translocações LLA/LLB-T envolvem os *locus* α e δ do receptor da célula T (TCR) em 14q11.2; o *locus* β em 7q35; e o *locus* γ em 7p14-15, com uma variedade de genes parceiros. A LLA-T/LLB pode ser parte de uma entidade patológica única conhecida como síndrome mieloproliferativa 8p11, causada pela ativação constitutiva de FGFR1. A anormalidade cariotípica mais comumente observada é a t(8;13)(p11;q12). A doença é caracterizada por um distúrbio mieloproliferativo crônico, que frequentemente se manifesta sob a forma de eosinofilia e linfoma linfoblástico de célula T associado.
Neoplasias de células B maduras		
Leucemia linfocítica crônica/linfoma linfocítico de pequenas células (LLC/LLP)	As células do linfoma têm restrição de cadeia leve e expressam CD5, CD19, CD20 (fraco), CD22 (fraco), CD79a, CD23 e CD43, sendo negativas para CD10, Bcl-1 (ciclina D1) e FMC-7. Um subgrupo de casos expressa CD11c (fraco). Há relatos de casos sem genes de região variável de Ig sem mutação que são positivos para CD38 e ZAP-70.	O curso clínico muitas vezes é indolente, porém incurável. A doença pode progredir/ transformar-se em leucemia prolinfocítica (LPL) ou em linfoma de grandes células B (síndrome de Richter). A positividade para CD38 e/ou ZAP-70 está associada a um pior prognóstico, e essas duas moléculas têm sido utilizadas como marcadores prognósticos da doença. A trissomia do 12 é descrita em ~20% dos casos, e as deleções em 13q14 ocorrem em até 50% dos pacientes. A trissomia do 12 na LLC/LLP está correlacionada a um pior prognóstico.

(continua)

TABELA 8-17. LEUCEMIAS E LINFOMAS: CLASSIFICAÇÃO E IMUNOFENOTIPAGEM (Continuação)

Doença	Imunofenótipo típico	Comentários
Leucemia prolinfocítica de células B (LPL-B)	As células da LPL-B exibem uma forte expressão de IgM e de antígenos de célula B (CD19, CD20, CD22, CD79a, CD79b e FMC-7). CD5 está presente em cerca de um terço dos casos e CD23 geralmente é negativo.	LPL-B pode ser classificada em LPL-B CD5+ (que surge na LLC/LLP) e LPL-B CD5– (LLP de novo). A LPL-B CD5+ está associada a um tempo de sobrevida maior do que a LPL-B CD5–.
Linfoma linfoplasmocítico/macroglobulinemia de Waldenström (LLPM)	As células exibem uma forte expressão de imunoglobulina de superfície, em geral do tipo IgM, e expressam antígenos de célula B (CD19, CD20, CD22, CD79a). Essas células também são CD5–, CD10–, CD23–, CD43± e CD38+. A falta de CD5 e a intensa expressão de imunoglobulina são úteis para fins de distinção da LLC/LLP.	Os aspectos característicos incluem gamopatia monoclonal de IgM; espectro de pequenos linfócitos, linfócitos plasmacitoides e plasmócitos; padrão de envolvimento da medula óssea intersticial, nodular ou difuso; e imunofenótipo típico (sIgM+, cIg19+, CD20+, CD5–, CD23–, CD10–). A mutação MYD88 L265P está presente em > 90% dos casos de LLP.
Linfoma da zona marginal esplênico (LZME)	As células tumorais expressam IgM de superfície e são positivas para CD19, CD20, CD79a. Essas células são negativas para CD5, CD10, CD23, CD25, CD43, CD103 e Bcl-1 (ciclina D1).	As células de linfoma circulantes costumam ser caracterizadas pela presença de vilos polares curtos (linfócitos vilosos). O curso clínico é indolente, porém a doença é incurável.
Leucemia de células pilosas (tricoleucemia) (LCP)	As células leucêmicas expressam imunoglobulina de superfície e marcadores de células B (CD19, CD20, CD22, CD79a), além de frequentemente serem positivas para CD11c, CD25, FMC-7 e CD103, porém negativas para CD5, CD10 e CD23.	Os pacientes com frequência desenvolvem esplenomegalia, pancitopenia (a monocitopenia é característica) e podem apresentar células pilosas leucêmicas circulantes. O número de fibras de reticulina encontradas na medula óssea costuma estar aumentado, resultando em uma "punção medular seca" durante o procedimento de obtenção do aspirado. A mutação BRAFV600E está presente em todos os casos. A alfainterferona, desoxicoformicina (pentostatina) ou 2-clorodesoxiadenosina (2-CdA, cladribina) podem induzir remissões a longo prazo.
Plasmacitoma/mieloma plasmocítico	As células malignas expressam imunoglobulina citoplasmática monoclonal, não expressam CD45 nem antígenos pan-células B (CD19, CD20, CD22), mas frequentemente são positivas para CD79. As células costumam ser positivas para CD38, CD138 e com frequência expressam CD56, CD43 e, em raros casos, CD10. O fenótipo da leucemia plasmocítica é similar ao do mieloma, porém é negativo para CD56.	Os plasmócitos não expressam imunoglobulina de superfície. Para determinação da clonalidade (ou restrição de cadeia leve) por análise de citometria de fluxo, é necessário realizar o procedimento de permeabilização da célula. Esse procedimento permite o acesso dos anticorpos às estruturas/moléculas intracelulares. As anormalidades cariotípicas desfavoráveis incluem a del(17p), t(4;14), t(14;16), t(14;20) e anormalidades complexas. A presença de t(11;14) está associada à aparência morfológica linfoplasmacítica e a um prognóstico mais favorável.

(continua)

TABELA 8-17. LEUCEMIAS E LINFOMAS: CLASSIFICAÇÃO E IMUNOFENOTIPAGEM (*continuação*)

Doença	Imunofenótipo típico	Comentários
Linfoma de células B de zona marginal extranodal de tecido linfoide associado à mucosa (linfoma de MALT)	As células do linfoma costumam expressar imunoglobulina de superfície com restrição de cadeia leve. As células são positivas para CD19, CD20, CD79a e CD43, mas são negativas para CD5, CD10, CD23 e Bcl-1.	A trissomia do 3 é encontrada em ~60% dos casos, e a t(11;18) (q21;q21) foi detectada em 25-50% dos casos de linfoma MALT. Nem t(14;18) nem t(11;14) estão presentes. Os casos com t(11;18) parecem ser resistentes à terapia de erradicação de *H. pylori*.
Linfoma de células B de zona marginal nodal (LZMN)	O imunofenótipo, na maioria dos casos, é similar àquele observado no linfoma de MALT extranodal.	LZMN é uma neoplasia de células B ganglionar primária, morfologicamente semelhante aos linfonodos afetados pelos linfomas de zona marginal dos tipos extranodal ou esplênico, porém sem evidências de doença extranodal ou esplênica.
Linfoma folicular (LF)	As células do linfoma em geral são positivas para os antígenos celulares pan-B (CD19, CD20), imunoglobulina de superfície, CD10, Bcl-2 e Bcl-6. Essas células são negativas para CD5. Bcl-2 é expressa na maioria dos casos, variando de quase 100% no LF de grau 1 a 75% no LF de grau 3.	Todos os casos apresentam anormalidades citogenéticas. A mutação t(14;18) (q32;q21), que envolve o rearranjo do gene *Bcl-2* e do gene *IgH*, está presente em 80-95% dos casos de LF. O LF pode transformar-se em um linfoma de célula B de alto grau com características intermediárias entre LDGCB e linfoma de Burkitt. Nesses casos, frequentemente, há envolvimento do rearranjo *c-myc* (8q24). Bcl-2 é útil para distinguir entre hiperplasia folicular reativa (Bcl-2-negativo) e LF (Bcl-2-positivo).
Linfoma de células do manto (LCM)	As células do linfoma expressam imunoglobulina de superfície, antígenos celulares pan-B (CD19, CD20), Bcl-1, FMC-7, CD5 e CD43. Entretanto, essas células costumam ser negativas para CD10, CD23 e Bcl-6. A expressão de Bcl-1 (ciclina D1) é requerida para o diagnóstico.	LCM e LLC/LLP são dois distúrbios linfoproliferativos de célula B positivos para CD5. Entretanto, diferente do LLC/LLP, as células do LCM apresentam expressão brilhante de imunoglobulina, CD20 brilhante e expressão de FMC-7, mas são negativas para CD23. Praticamente em todos os casos há expressão de Bcl-1 (ciclina D1) em decorrência do rearranjo gênico.
Linfoma difuso de grande células B (LDGCB)	As células do LDGCB geralmente expressam vários antígenos celulares pan-B (CD19, CD20, CD22, CD79a), imunoglobulina de superfície e/ou citoplasmática com restrição de cadeia leve, Bcl-6 e CD10. A Bcl-2 é positiva em 30-50% dos casos.	As variantes morfológicas de LDGCB são centroblástica, imunoblástica, rica em célula T/histiócitos, anaplásica e plasmablástica. Foi relatado que a expressão de Bcl-2 está associada a uma pior sobrevida livre de doença, e a expressão de Bcl-6 parece estar associada a um prognóstico melhor. Os linfomas de grandes células B não classificáveis com características intermediárias entre LDGCB e linfoma de Burkitt (p. ex., linfomas de grandes células B *double-hit* ou *double-expressor*) exigem terapia mais intensiva.

(*continua*)

TABELA 8-17. LEUCEMIAS E LINFOMAS: CLASSIFICAÇÃO E IMUNOFENOTIPAGEM (Continuação)

Doença	Imunofenótipo típico	Comentários
Linfoma de grandes células B mediastinal (tímico) (LDGCB-Med)	As células do linfoma expressam CD45 e antígeno de célula B (CD19-CD20). A imunoglobulina e o HLA-DR frequentemente estão ausentes. As células não expressam CD5 nem CD10, ao passo que os rearranjos de Bcl-2, Bcl-6 e c-myc estão faltando.	LDGCB-Med é um subtipo de LDGCB que surge no mediastino de origem presumida nas células B tímicas, exibindo características clínicas, imunofenotípicas e genotípicas distintivas. Os cortes de tecido em geral apresentam proliferação linfoide difusa, compartimentalizada em grupos por estrias fibróticas finas/delicadas.
Linfoma de grandes células B intravascular	As células do linfoma expressam antígenos celulares pan-B (CD19, CD20).	A doença constitui um subtipo raro de LDGCB extranodal. É caracterizada pela presença de células de linfoma apenas nos lúmens de pequenos vasos, em particular nos capilares. O cérebro e a pele são os sítios de envolvimento usuais.
Linfoma de efusão primário (LEP)	As células do linfoma expressam CD45, mas geralmente são negativas para os marcadores celulares pan-B (CD19, CD20). As imunoglobulinas de superfície e citoplasmática com frequência estão ausentes. Os marcadores de ativação e relacionados aos plasmócitos, como CD30, CD38 e CD138, geralmente são positivos.	A LEP é uma neoplasia de células B grandes, que em geral se manifesta como derrame seroso e sem massas tumorais detectáveis. Está universalmente associada à infecção pelo herpes-vírus humano 8 (HHV-8), sendo mais frequente no contexto da imunodeficiência (p. ex., HIV/Aids).
Granulomatose linfomatoide (GLI)	As células do linfoma expressam CD20 e são variavelmente positivas para CD30, porém são negativas para CD15. As células não expressam imunoglobulina. Os pequenos linfócitos de fundo são células T CD3+.	A GLI é uma doença linfoproliferativa angiocêntrica e angiodestrutiva, com envolvimento de sítios extraganglionares. É composta por células B positivas para o vírus Epstein-Barr (EBV) misturadas com células T reativas, que, por sua vez, costumam predominar. A GLI pode progredir para um LDGCB EBV-positivo. Os sítios de envolvimento comuns são pulmões, rins, cérebro, fígado e pele.
Linfoma de Burkitt (LB)	As células do linfoma expressam imunoglobulina de superfície com restrição de cadeia leve, antígenos celulares pan-B (CD19, CD20), CD10 e Bcl-6. As células são negativas para CD5, CD23, CD34 e TdT. Quase 100% das células são positivas para Ki-67, um marcador de proliferação.	Todos os casos de LB apresentam translocação do gene c-myc no cromossomo 8q24 para o gene IgH em 14q32 ou, menos frequentemente, para os loci de cadeia leve em 2p12 ou 22q11. As anormalidades genéticas envolvendo o gene c-myc exercem papel essencial na patogênese do LB. A expressão de CD10 e Bcl-6 aponta a origem das células tumorais em um centro germinativo. O LB é muito agressivo, mas potencialmente curável.

(continua)

TABELA 8-17. LEUCEMIAS E LINFOMAS: CLASSIFICAÇÃO E IMUNOFENOTIPAGEM (continuação)

Doença	Imunofenótipo típico	Comentários
Neoplasias de células T maduras e de células NK		
Leucemia prolinfocítica de células T (LPL-T)	As células leucêmicas expressam CD2, CD3 e CD7, mas não expressam TdT nem CD1a. Essas células podem ser CD4+/CD8− (60%), CD4+/CD8+ (25%) ou CD4−/CD8+ (15%).	A LPL-T é uma leucemia de células T agressiva, caracterizada pela proliferação de prolinfócitos de tamanho pequeno a médio, apresentando fenótipo de célula T pós-tímica madura, em que há envolvimento de sangue, medula óssea, linfonodos, baço e pele.
Leucemia de grandes linfócitos granulares de célula T (LGL-T)	As células LGL-T exibem imunofenótipo de células T maduras. Em cerca de 80% dos casos, são CD3+, TCR αβ +, CD4− e CD8+.	A LGL-T é um distúrbio heterogêneo, caracterizado por um aumento persistente (> 6 meses) da população de linfócitos grandes granulares (LGGs) do sangue periférico. A neutropenia grave com ou sem anemia é um achado clínico típico. Esplenomegalia, artrite reumatoide e presença de autoanticorpos são observadas comumente em pacientes com LGL-T.
Leucemia de células NK agressivas	As células leucêmicas são CD2+, negativas para CD3 de superfície, positivas para CD3ε citoplasmático, CD56+ e positivas para moléculas citotóxicas (TIA-1, granzima B e/ou perforina). Esse imunofenótipo é idêntico ao imunofenótipo do linfoma de célula T/NK extranodal, tipo nasal.	A leucemia de células NK agressiva é caracterizada pela proliferação sistêmica das células NK. A doença segue um curso clínico agressivo. Os genes codificadores do receptor de célula T (TCR) encontram-se na configuração de linhagem germinativa.
Linfoma/leucemia de células T do adulto (LLTA)	As células tumorais expressam antígenos da célula T (CD2, CD3, CD5), mas em geral não expressam CD7. Na maioria dos casos, são CD4+ e CD8−. Em raros casos, são CD4−, CD8+ ou duplo negativas para CD4 e CD8. CD25 é quase sempre expresso, em todos os casos.	A LLTA consiste em uma neoplasia de células T periféricas, mais frequentemente composta por células linfoides apresentando alto grau de pleomorfismo. A doença em geral apresenta ampla disseminação e é causada pelo vírus da leucemia de células T humanas do tipo 1 (HTLV-1). A LLTA é endêmica no Japão, na Bacia do Caribe e em partes da África Central.

(continua)

TABELA 8-17. LEUCEMIAS E LINFOMAS: CLASSIFICAÇÃO E IMUNOFENOTIPAGEM (Continuação)

Doença	Imunofenótipo típico	Comentários
Linfoma de células T/NK extranodal – tipo nasal	O imunofenótipo típico é CD2+, CD56+, CD3 de superfície negativo e CD3ε citoplasmático positivo. Na maioria dos casos, as células são positivas para fatores citotóxicos (TIA-1, granzima B, perforina).	A doença é denominada linfoma de células NK/T (em vez de linfoma de células NK), porque embora a maioria dos casos pareça ser neoplasias de células NK (EBV+, CD56+), em raros casos observa-se um fenótipo de células T citotóxicas EBV+, CD56–. Os genes codificadores do receptor da célula T e das imunoglobulinas apresentam configuração de linhagem germinativa, na maioria dos casos. O EBV pode ser demonstrado nas células tumorais em quase todos os casos. O prognóstico é variável.
Linfoma de células T associado a enteropatia	As células tumorais são CD3+, CD5–, CD7+, CD8±, CD4– e CD103+, além de conterem moléculas citotóxicas.	O tumor ocorre com maior frequência no jejuno ou no íleo e apresenta uma associação nítida com a doença celíaca (enteropatia do glúten). O prognóstico costuma ser ruim.
Linfoma de células T hepatoesplênico	As células tumorais são CD3+, CD4–, CD8–, CD5–, CD56±. Em geral, as células são TCRγδ+ e TCRαβ–.	O linfoma de células T hepatoesplênico consiste em uma neoplasia extraganglionar e sistêmica, derivada de células T citotóxicas, geralmente do tipo TCRγδ. Nesse linfoma, observa-se uma acentuada infiltração sinusoidal no baço, no fígado e na medula óssea. O curso clínico é agressivo.
Linfoma subcutâneo de célula T semelhante à paniculite (LTSP)	As células tumorais geralmente são CD3+, TCRαβ+, CD5–, CD4–, CD8– e expressam moléculas citotóxicas.	O LTSP é um linfoma de células T citotóxicas que preferencialmente infiltra o tecido subcutâneo. Alguns pacientes podem desenvolver uma síndrome hemofagocítica com pancitopenia. O curso clínico é agressivo.
Micose fungoide e síndrome de Sézary (MF/SS)	O fenótipo típico é CD2+, CD3+, TCRβ+, CD5+, CD4+/CD8– (em raros casos, CD4–/CD8+). Quase todos os casos são negativos para CD26 (um marcador para monitoramento terapêutico). CD7 costuma ser negativo.	A MF consiste em um linfoma de célula T que se manifesta na pele sob a forma de manchas/placas e é caracterizado pela infiltração epidérmica e dérmica de células T de tamanho pequeno a médio contendo núcleos cerebriformes. A SS é um linfoma de células T maduras generalizado, caracterizado pela presença de eritrodermia, linfadenopatia e linfócitos T neoplásicos no sangue.

(continua)

TABELA 8-17. LEUCEMIAS E LINFOMAS: CLASSIFICAÇÃO E IMUNOFENOTIPAGEM (Continuação)

Doença	Imunofenótipo típico	Comentários
Distúrbios linfoproliferativos cutâneos primários de células T CD30+	Linfoma cutâneo primário anaplásico de grandes células (LCGCA): As células tumorais expressam antígenos de célula T (CD2, CD3, CD5, CD7) e em geral são positivas para CD4. CD30 é expresso em > 75% das células. É comum observar o fenótipo de célula T aberrante com perda de um ou mais antígenos de célula T. Papulose linfomatoide (PLi): As células T atípicas são CD4+, CD8−. As células frequentemente expressam fenótipos aberrantes com perda variável de antígenos celulares pan-T (p. ex., CD2, CD5 ou CD7). CD30 é positivo em um subtipo de PLi (tipo A).	PLi e LCGCA constituem um espectro de condições correlatas que têm origem em linfócitos T CD30-positivo ativados ou transformados. Essas condições podem coexistir em pacientes individuais, podem estar clonalmente relacionadas e muitas vezes apresentam aspectos clínicos e histológicos sobrepostos.
Linfoma de células T angioimunoblástico (LTAI)	As células neoplásicas expressam antígenos da célula T (CD2, CD3, CD5, CD7), em geral sem perda aberrante de antígeno, e são também CD4+ e CD8−. As células T neoplásicas são positivas para CD10 e/ou Bcl-6. A coloração de CD21 destaca a rede dendrítica folicular intacta ou comprometida.	O LTAI é um linfoma de célula T caracterizado por uma doença sistêmica e infiltração polimórfica envolvendo os linfonodos. Os genes do TCR sofrem rearranjo na maioria dos casos (> 75%). Pode haver desenvolvimento de linfoma de célula B associado à infecção por EBV. Quase todos os casos são positivos para CD10 e/ou Bcl-6, sugerindo a derivação das células tumorais a partir de um centro germinativo. O curso clínico é bastante agressivo.
Linfoma de células T periférico, não especificado	As células neoplásicas expressam antígenos da célula T (CD2, CD3, CD5, CD7), porém os fenótipos de célula T aberrante com perda de antígeno são frequentes. A maioria dos casos são ganglionares é CD4+, CD8−, sendo que CD30 e CD56 podem ser positivos.	As doenças estão entre as formas mais agressivas de linfomas não Hodgkin.
Linfoma de grandes células anaplásico (LGCA)	As células tumorais expressam um ou mais antígenos da célula T (CD2, CD3, CD5, CD7). As células costumam expressar CD30 (membrana e na região do Golgi), ALK (citoplasmático e/ou nuclear), EMA, moléculas citotóxicas, CD43 e CD45.	A expressão de ALK no LGCA se deve a alterações genéticas envolvendo o *locus* ALK no cromossomo 2. A alteração mais comum é a t(2;5)(p23;q35), que resulta na fusão dos genes ALK e da nucleofosmina (NPM) em 5q35. O LGCA positivo para ALK apresenta prognóstico favorável.

Para detalhes, consulte Swerdlow SH, et al. (editores). *WHO Classification of Tumours of Haematopoietic and Lymphoid Tissues*. IARC Press: Lyon 2008.

ALK, quinase do linfoma de grandes células anaplásico; **CD**, "*cluster of differentiation*" ou grupamento de diferenciação; **CIVD**, coagulação intravascular disseminada; **EBV**, vírus Epstein-Barr; **EMA**, antígeno de membrana epitelial; **FISH**, hibridização *in situ* fluorescente; **MPO**, mieloperoxidase; **NMP**, neoplasia mieloproliferativa; **PCR**, reação em cadeia da polimerase; **SMD**, síndrome mielodisplásica.

TABELA 8-18. LÍQUIDO CEREBROSPINAL (LCS): PERFIS DE LCS NA DOENÇA DO SISTEMA NERVOSO CENTRAL

Diagnóstico	Aspecto	Pressão de abertura (mmH₂O)	Hemácias (por mcL)	Leucócitos (por mcL); diferencial	Glicose no LCS (mg/dL)	Proteínas no LCS (mg/dL)	Esfregaços	Cultura	Comentários
Normal	Límpido, incolor	70-200	0	≤ 5 MN; 0 PMN	45-85	15-45	Neg	Neg	
Meningite bacteriana	Turvo	↑↑↑	0	200-20.000, principalmente PMN	< 45	> 50	Coloração de Gram Pos	Pos	
Meningite tuberculosa	N ou turvo	↑↑↑	0	100-1.000, principalmente MN	< 45	> 50	Coloração para bacilo álcool-ácido-resistente Pos	±	A predominância de PMNs pode ser observada no início da evolução.
Meningite fúngica	N ou turvo	N ou ↑	0	100-1.000, principalmente MN	< 45	> 50		±	A contraimunoeletroforese ou o ensaio de aglutinação do látex podem ser diagnósticos. O LCS e o soro são positivos para o antígeno criptocócico em casos de meningite criptocócica.
Meningite viral (asséptica)	N	N ou ↑	0	100-1.000, principalmente MN	45-85	N ou ↑	Neg	Neg	A contagem de hemácias pode estar alta na encefalite associada ao herpes simples. A concentração de glicose pode estar diminuída no herpes simples ou na caxumba. As culturas virais podem ser úteis.

(continua)

TABELA 8-18. LÍQUIDO CEREBROSPINAL (LCS): PERFIS DE LCS NA DOENÇA DO SISTEMA NERVOSO CENTRAL (Continuação)

Diagnóstico	Aspecto	Pressão de abertura (mmH$_2$O)	Hemácias (por mcL)	Leucócitos (por mcL); diferencial	Glicose no LCS (mg/dL)	Proteínas no LCS (mg/dL)	Esfregaços	Cultura	Comentários
Meningite parasitária	N ou turvo	N ou ↑	0	100-1.000, principalmente MN, E	<45	N ou ↑	É possível ver amebas na preparação a fresco	±	
Meningite carcinomatosa	N ou turvo	N ou ↑	0	N ou 100-1.000, principalmente MN	<45	N ou ↑	Citologia Pos	Neg	
Lúpus eritematoso cerebral	N	N ou ↑	0	N ou ↑, principalmente MN	N	N ou ↑	Neg	Neg	
Hemorragia subaracnóidea	Rosa-vermelho, sobrenadante amarelo	↑	↑ crenadas ou frescas	N ou 100-1.000, principalmente PMN	N ou ↓	N ou ↑	Neg	Neg	Sangue igualmente presente em todos os tubos. Pleiocitose e baixa concentração de glicose por vezes observadas decorridos vários dias da hemorragia subaracnóidea, refletindo meningite química decorrente do sangue subaracnóideo.
Drenagem "traumática"	Sanguinolento, sobrenadante límpido	N	↑↑↑ frescas	↑	N	↑	Neg	Neg	Mais sangue no tubo n° 1; menos sangue no tubo n° 4.

(continua)

TABELA 8-18. LÍQUIDO CEREBROSPINAL (LCS): PERFIS DE LCS NA DOENÇA DO SISTEMA NERVOSO CENTRAL (Continuação)

Diagnóstico	Aspecto	Pressão de abertura (mmH$_2$O)	Hemácias (por mcL)	Leucócitos (por mcL); diferencial	Glicose no LCS (mg/dL)	Proteínas no LCS (mg/dL)	Esfregaços	Cultura	Comentários
Meningite sifilítica aguda inicial (espiroquetas)	Límpido a turvo	↑	0	25-2.000, principalmente MN	15-75	> 50	Neg	Neg	As PMNs podem predominar no início. Soro positivo para RPR, VDRL. VDRL do LCS tem baixa sensibilidade. Havendo suspeita clínica forte, instituir o tratamento mesmo que o VDRL do LCS resulte negativo.
Sífilis do SNC tardia	Límpido	Geralmente N	0	N ou ↑	N	N ou ↑	Neg	Neg	VDRL do LCS tem baixa sensibilidade. Havendo suspeita clínica forte, instituir o tratamento mesmo que o VDRL do LCS resulte negativo.
Reação meníngea nas "adjacências"	Límpido ou turvo, muitas vezes xantocrômico	Variável, geralmente N	Variável	↑	N	N ou ↑	Neg	Geralmente Neg	Pode ocorrer em mastoidite, abscesso cerebral, sinusite, tromboflebite séptica, tumor cerebral, terapia farmacológica intratecal.
Encefalopatia hepática	N	N	0	≤ 5	N	N	Neg	Neg	Glutamina no LCS > 15 mg/dL.
Uremia	N	Geralmente ↑	0	N ou ↑	N ou ↑	N ou ↑	Neg	Neg	
Coma diabético	N	Baixa	0	N ou ↑	↑	N	Neg	Neg	

SNC, sistema nervoso central; **E**, eosinófilos; **MN**, células mononucleares (linfócito ou monócitos); **PMN**, células polimorfonucleares; **VDRL**, Venereal Disease Research Laboratory (teste).

TABELA 8-19. *OSMOLAL GAP*: CÁLCULO E APLICAÇÃO EM TOXICOLOGIA CLÍNICA

O *osmolal gap* (Δosm) é determinado subtraindo-se a osmolalidade sérica calculada da osmolalidade sérica medida.

$$\text{Osmolalidade calculada (osm)} = 2(Na^+ [mEq/L]) + \frac{\text{Glicose (mg/dL)}}{18} + \frac{\text{BUN* (mg/dL)}}{2,8}$$

Osmolal gap (Δosm) = osmolalidade medida − osmolalidade calculada

A osmolalidade sérica pode ser aumentada pelas contribuições dos álcoois circulantes e outras substâncias de baixo peso molecular. Como essas substâncias não estão incluídas na osmolalidade calculada, haverá um *gap* proporcional às suas concentrações séricas e inversamente proporcional aos seus pesos moleculares:

$$\text{Concentração sérica (mg/dL)} = (\Delta osm) \times \frac{\text{Peso molecular da toxina}}{10}$$

No caso do etanol (que é a causa mais comum de Δosm), um *gap* de 30 mOsm/L indica níveis de etanol iguais a:

$$30 \times \frac{46}{10} = 138 \text{ mg/dL}$$

Ver a seguir as concentrações tóxicas dos álcoois e seus *osmolal gaps* correspondentes.

CONCENTRAÇÕES TÓXICAS DE ÁLCOOIS E SEUS *OSMOLAL GAPS* CORRESPONDENTES

	Peso molecular	Concentração tóxica (mg/dL)	Δosm correspondente aproximado (mOsm/L)
Etanol	46	300	65
Metanol	32	100	16
Etilenoglicol	60	100	16
Isopropanol	60	150	25

Nota: O *osmolal gap* normal pode apresentar uma variação de até ±10 mOsm/L; assim, *osmolal gaps* pequenos podem não ser confiáveis para fins de diagnóstico de intoxicação. **BUN**, nitrogênio ureico sanguíneo; **Na⁺**, sódio.
Modificada, com permissão, de Stone CK, Humphries RL (editors): Current Emergency Diagnosis & Treatment, 7th ed. McGraw-Hill, 2011; e Tintinalli J, Stapczynski J: Tintinalli's Emergency Medicine: A Comprehensive Study Guide, 8th ed. McGraw-Hill, 2015.
* N. de R.T. A ureia sérica é a forma comumente utilizada no Brasil. A literatura mundial geralmente descreve resultados sob a forma de nitrogênio ureico sanguíneo (BUN, *blood urea nitrogen*), cujos valores correspondem a cerca de metade da ureia. Neste livro, optou-se por manter os valores em BUN, conforme o livro original.

TABELA 8-20. PANCREATITE AGUDA: CRITÉRIOS DE RANSON PARA AVALIAÇÃO DA GRAVIDADE

A observação de três ou mais dos seguintes critérios é prognóstica de um curso grave complicado por necrose pancreática, com uma sensibilidade de 60-80%:

Idade > 55 anos
Contagem de leucócitos > 16×10^3/mcL (16×10^9/L)
Glicemia > 200 mg/dL (11 mmol/L)
Lactato desidrogenase sérica > 350 unidades/L (7 mkat/L)
Aspartato aminotransferase sérica > 250 unidades/L (5 mkat/L)

O desenvolvimento das condições listadas a seguir durante as primeiras 48 horas indica um prognóstico ruim:

Queda do hematócrito > 10 pontos percentuais
Elevação do nitrogênio ureico sanguíneo > 5 mg/dL (1,8 mmol/L)
Po_2 arterial < 60 mmHg (7,8 kPa)
Cálcio sérico < 8 mg/dL (0,2 mmol/L)
Déficit de base > 4 mEq/L
Sequestro de líquido estimado em > 6 L

TAXAS DE MORTALIDADE CORRELACIONADAS COM O NÚMERO DE CRITÉRIOS ATENDIDOS[1]

Número de critérios	Taxa de mortalidade
0-2	1%
3-4	16%
5-6	40%
7-8	100%

[1] Escores de Apache (Acute Physiology and Chronic Health Evaluation) II ≥ 8 também estão correlacionados com mortalidade.

TABELA 8-21. PROVAS DE FUNÇÃO PULMONAR: INTERPRETAÇÃO NAS DOENÇAS PULMONARES OBSTRUTIVA E RESTRITIVA

Testes	Unidades	Definição	Doença obstrutiva	Doença restritiva
Espirometria				
Capacidade vital forçada (CVF)	L	O volume pode ser expelido forçado a partir dos pulmões após a inspiração máxima.	N ou ↓	↓
Volume expiratório forçado em 1 segundo (VEF_1)	L	Volume expelido no primeiro segundo da manobra de CVF.	↓	N ou ↓
VEF_1/CVF[1]	%		↓	N ou ↑
Fluxo expiratório forçado a partir de 25-75% da CVF (FEF 25-75%)	L/s	Velocidade máxima do fluxo de ar expiratório médio.	↓	N ou ↓
Velocidade de pico de fluxo expiratório (PFE)	L/s	Velocidade máxima do fluxo de ar alcançada na manobra de CVF.	↓	N ou ↓
Ventilação voluntária máxima (VVM)	L/min	Volume máximo que pode ser respirado em 1 minuto (em geral, medido durante 15 segundos e multiplicado por 4).	↓	N ou ↓
Volumes pulmonares				
Capacidade vital (CV)	L	O volume que pode ser lentamente exalado após a inspiração máxima.	N ou ↓	↓
Capacidade pulmonar total (CPT)	L	Volume presente nos pulmões após uma inspiração máxima.	N ou ↑	↓
Capacidade residual funcional (CRF)	L	Volume presente nos pulmões ao final de uma expiração corrente normal.	↑	N ou ↑
Volume de reserva expiratória (VRE)	L	Volume que representa a diferença entre a CRF e o VR.	N ou ↓	N ou ↓
Volume residual (VR)	L	Volume restante nos pulmões após a expiração máxima.	↑	N ou ↑
Proporção VR/CPT			↑	N ou ↑

N, normal; ↓, inferior ao previsto; ↑, acima do previsto. Os valores normais variam de acordo com o sexo, idade, tamanho do corpo e etnia do indivíduo.
[1]Talvez este seja o parâmetro isolado mais útil para diferenciação das formas obstrutiva e restritiva de doença pulmonar.
Modificada, com permissão, de Tierney LM Jr, McPhee SJ, Papadakis MA (editores). Current Medical Diagnosis & Treatment 2001, *40th ed. McGraw-Hill, 2001*.

TABELA 8-22. SÍFILIS: DIAGNÓSTICO CLÍNICO E LABORATORIAL EM PACIENTES NÃO TRATADOS

	Estágio primário	Estágio secundário	Estágio latente	Estágio tardio (terciário)	
CLÍNICO					
Manifestação pós-exposição	21 dias (faixa 10-90)	6 semanas-6 meses	Precoce: < 1 ano Tardio: > 1 ano	1 ano até a morte	
Persistência	2-12 semanas	1-3 meses	Precoce: até 1 ano Tardio: toda a vida, exceto surgimento de sífilis terciária	Até a morte	
Achados clínicos	Cancro	Exantema, condiloma plano, placas mucosas, febre, linfadenopatia, alopecia irregular	Precoce: recidivas de sífilis secundária Tardio: clinicamente silenciosa	Demência, *tabes dorsalis*, aortite, aneurisma aórtico, goma	
LABORATORIAL	Sensibilidade do teste por estágio da infecção, % (faixa)				Especificidade do teste, % (faixa)
Testes não treponêmicos					
VDRL	78 (74-87)	100	96 (88-100)	71 (37-94)	98 (96-99)
RPR	86 (77-99)	100	98 (95-100)	73	98 (93-99)
Testes treponêmicos iniciais					
TP-PA	88 (86-100)	100	100	ND	96 (95-100)
FTA-ABS	84 (70-100)	100	100	96	97 (94-100)
Imunoensaios enzimáticos					
IgG-ELISA	100	100	100	ND	100
IgM-EIA	93	85	64	ND	ND
EIA-IC	77	100	100	100	99
Ensaios de imunoquimioluminescência					
CLIA	98	100	100	100	99

CLIA, ensaio de quimioluminescência; **EIA,** imunoensaio enzimático; **ELISA,** enzimaimunoensaio; **FTA-ABS,** teste de absorção com anticorpo antitreponema fluorescente; **EIA-IC,** EIA de imunocaptura; **IgG,** imunoglobulina G; **IgM,** imunoglobulina M; **ND,** não disponível; **RPR,** teste da reagina plasmática rápida; **TP-PA,** aglutinação de partículas de *Treponema pallidum*; **VDRL,** teste do Venereal Disease Research Laboratories.
Dados de Sena AC et al. Novel Treponema pallidum *serologic tests: a paradigm shift in syphilis screening for the 21st century.* Clin Infect Dis *2010;51:700.*

TABELA 8-23. SÍNDROMES TALASSÊMICAS: CARACTERÍSTICAS GENÉTICAS E LABORATORIAIS

α-talassemia[1]			
Síndrome	Genes de α-globina (funcional)	Hematócrito	VCM (fL)
Normal	4	N	N
Portador silencioso	3	N	N
Talassemia *minor* (ou traço)	2	28-40%	60-75
Doença da hemoglobina H	1	22-32%	60-70
Hidropsia fetal	0	18%; morte fetal *in utero*	< 60

VCM, volume corpuscular médio.
[1]As α-talassemias são decorrentes primariamente da deleção dos genes da α-globina no cromossomo 16.

β-talassemia[1]					
Síndrome	Genes de β-globina (funcional)	HbA[2]	HbA$_2$[3]	HbF[4]	Necessidade de transfusão
Normal	β homozigoto	97-99%	1-3%	< 1%	Nenhuma
Talassemia *minor*	β^{0} [5] heterozigoto	80-95%	4-8%	1-5%	Nenhuma
	β^{+} [6] heterozigoto	80-95%	4-8%	1-5%	Nenhuma
Talassemia *intermedia*	β^{+} homozigoto (leve)	0-30%	0-10%	6-100%	Ocasional
Talassemia *major*	β^{0} homozigoto	0%	4-10%	90-96%	Dependente
	β^{+} homozigoto	0-10%	4-10%	90-96%	Dependente

Hb, hemoglobina; **VCM**, volume corpuscular médio.
[1]As β-talassemias geralmente são causadas por mutações pontuais no gene da β-globina, localizado no cromossomo 11, que resultam em terminações precoces de cadeias ou transcrição defeituosa do RNA, levando à síntese reduzida ou ausência de síntese da cadeia de β-globina.
[2]HbA é composta por duas cadeias α e duas cadeias β: $α_2β_2$.
[3]HbA$_2$ é composta por duas cadeias α e duas cadeias δ: $α_2δ_2$.
[4]HbF é composta por duas cadeias α e duas cadeias γ: $α_2γ_2$.
[5]β^{0} refere-se aos defeitos que resultam na ausência de síntese da cadeia de globina.
[6]β^{+} refere-se aos defeitos que causam diminuição da síntese da cadeia de globina.
Modificada, com permissão, de Papadakis MA, McPhee SJ, Rabow MW (editores). Current Medical Diagnosis & Treatment 2016, 55th ed. McGraw-Hill, 2016.

TABELA 8-24. TRANSFUSÃO: RESUMO SOBRE TERAPIA COM HEMOCOMPONENTES[1]

Componente	Indicação principal	Ação/benefício	Contraindicado para	Cuidados especiais	Riscos[1]	Velocidade/duração da infusão
Sangue total	Anemia sintomática com déficit de volume significativo	Aumenta a capacidade de transporte de oxigênio. Aumenta o volume de sangue.	Condição responsiva ao componente específico; tratamento de coagulopatia.	O grupo ABO deve ser idêntico.	Doenças infecciosas; reações hemolíticas, sépticas/tóxicas, alérgicas, febris; SCAT, LPAAT, DEVH-AT.	O mais rápido possível considerando a tolerância do paciente, mas inferior a 4 horas.
Hemácias; hemácias, volume pequeno; hemácias de aférese	Anemia sintomática	Aumenta a capacidade de transporte de oxigênio.	Anemia farmacologicamente tratável; deficiência de coagulação; expansão de volume.	Deve ser ABO-compatível.	Doenças infecciosas; reações hemolíticas, sépticas/tóxicas, alérgicas, febris; SCAT, LPAAT, DEVH-AT.	O mais rápido possível considerando a tolerância do paciente, mas inferior a 4 horas.
Hemácias, leucorreduzidas[4]	Anemia sintomática; minimização de reações febris	Aumenta a capacidade de transporte de oxigênio. Diminuição dos riscos de reações febris; aloimunização HLA e infecção por CMV (equivalente a componente CMV-negativo).	Anemia farmacologicamente tratável; deficiência de coagulação; expansão de volume; prevenção de DEVH-AT.	Deve ser ABO-compatível.	Doenças infecciosas; reações hemolíticas, sépticas/tóxicas, alérgicas, febris; SCAT, LPAAT, DEVH-AT. Pode haver reação hipotensiva, caso o filtro de redução de leucócitos à beira do leito seja utilizado.	O mais rápido possível considerando a tolerância do paciente, mas inferior a 4 horas.

(continua)

TABELA 8-24. TRANSFUSÃO: TABELA RESUMO SOBRE TERAPIA COM HEMOCOMPONENTES[1] (*Continuação*)

Componente	Indicação principal	Ação/benefício	Contraindicado para	Cuidados especiais	Riscos[1]	Velocidade/duração da infusão
Hemácias, lavadas	Anemia sintomática; deficiência de IgA com reação anafilactoide; reações alérgicas graves recorrentes aos produtos de hemácias não lavadas; hemoglobinúria paroxística noturna.	Aumenta a capacidade de transporte de oxigênio. A lavagem reduz as proteínas plasmáticas. O risco de reações alérgicas pode ser reduzido.	Anemia farmacologicamente tratável; deficiência de coagulação; expansão de volume.	Deve ser ABO-compatível.	Doenças infecciosas; reações hemolíticas, sépticas/tóxicas, alérgicas, febris; SCAT, LPAAT, DEVH-AT.	O mais rápido possível considerando a tolerância do paciente, mas inferior a 4 horas.
Plasma fresco congelado (PFC)[2]	Deficiências de proteínas plasmáticas clinicamente significativas, diante da indisponibilidade de fatores de coagulação específicos; PTT	Fonte de proteínas plasmáticas, incluindo todos os fatores de coagulação.	Expansão de volume; a coagulopatia pode ser mais efetivamente tratada com terapia específica.	Deve ser ABO-compatível.	Doenças infecciosas, reações alérgicas, SCAT, LPAAT.	Menos de 4 horas.
FAH crioprecipitado; *pool* de FAH crioprecipitado	Hemofilia A[3], doença de von Willebrand[3], hipofibrinogenemia, deficiência de fator XIII.	Fornece fator VIII, fibrinogênio, fator de von Willebrand, fator XIII.	Déficit de qualquer proteína plasmática, que não aquelas enriquecidas no AFH crioprecipitado.		Doenças infecciosas, reações alérgicas.	Menos de 4 horas.
Plaquetas de aférese;[4] concentrados de *pool* de plaquetas	Hemorragia decorrente de trombocitopenia ou anomalidade de função plaquetária; prevenção da hemorragia a partir da hipoplasia da medula.	Melhora a hemostasia. Pode ser selecionada com base no HLA (ou outro antígeno) selecionado.	Déficits de coagulação plasmática, algumas condições em que há destruição rápida de plaquetas (p. ex., PTI, PTT), exceto em casos de hemorragia com risco de vida.	Alguns filtros não devem ser usados (checar as instruções do fabricante).	Doenças infecciosas; reações sépticas/tóxicas, alérgicas, febris; SCAT, LPAAT, DEVH-AT.	Menos de 4 horas.

(*continua*)

TABELA 8-24. TRANSFUSÃO: TABELA RESUMO SOBRE TERAPIA COM HEMOCOMPONENTES[1] (Continuação)

Componente	Indicação principal	Ação/benefício	Contraindicado para	Cuidados especiais	Riscos[1]	Velocidade/duração da infusão
Granulócitos de aférese	Neutropenia com infecção, irresponsiva aos antibióticos apropriados.	Fornece granulócitos com ou sem plaquetas.	Infecção responsiva aos antibióticos; recuperação da medula não esperada.	Deve ser ABO-compatível. Alguns filtros não devem ser usados (checar as instruções do fabricante).	Doenças infecciosas; reações hemolíticas, alérgicas, febris; SCAT, LPAAT, DEVH-AT.	1 unidade ao longo de 2-4 horas. Observar atentamente as reações.
Componentes irradiados (p. ex., hemácias leucorreduzidas, plaquetas de aférese)	Risco aumentado de DEVH-AT (p. ex., transplante de células-tronco, TIU e imunodeficiências selecionadas, plaquetas HLA-compatíveis ou transfusões aparentadas)	Os linfócitos do doador são inativados, diminuindo o risco de DEVH-AT.	Ver componente relevante (p. ex., hemácias leucorreduzidas, plaquetas de aférese).	Ver componente relevante (p. ex., hemácias leucorreduzidas, plaquetas de aférese).	Ver componente relevante (p. ex., hemácias leucorreduzidas, plaquetas de aférese).	Ver componente relevante (p. ex., hemácias leucorreduzidas, plaquetas de aférese).

[1] Para todos os componentes celulares, há um risco de que o receptor pode se tornar aloimunizado e sofrer destruição rápida de certos tipos de produtos do sangue. Das hemácias aos componentes constituintes e o plasma congelado devem ser armazenados a 1-6 °C. As plaquetas, os granulócitos e os crioprecipitados congelados devem ser armazenados a 20-24 °C.

[2] O pool de plasma tratado com detergente solvente constitui uma alternativa em que alguns vírus são inativados, porém a composição em termos de fatores de coagulação é alterada.

[3] Diante da indisponibilidade de concentrados submetidos à inativação viral.

[4] As hemácias e plaquetas podem ser processadas de modo a fornecer componentes reduzidos de leucócitos. As principais indicações para o uso desses componentes são a prevenção de reações transfusionais febris não hemolíticas e a prevenção de aloimunização de leucócitos. Os riscos são os mesmos associados ao uso dos componentes-padrão, exceto quanto ao risco reduzido de reações febris, aloimunização HLA e infecção por CMV. 1 unidade de plaquetas de aférese equivale a 68 unidades de concentrados de plaqueta.

FAH, fator anti-hemofílico; **PTI**, púrpura trombocitopênica idiopática; **TIU**, transfusão intrauterina; **SCAT**, sobrecarga circulatória associada à transfusão; **DEVH-AT**, doença do enxerto versus hospedeiro associada à transfusão; **LPAAT**, lesão pulmonar aguda associada à transfusão; **PTT**, púrpura trombocitopênica trombótica; **HLA**, antígeno leucocitário humano; **CMV**, citomegalovírus.

Adaptada de American Association of Blood Banks, American Red Cross, America's Blood Centers. *Circulars of information for the use of human blood and blood components*. Revisada em 2013 (disponível em http://www.aabb.org).

9
Algoritmos diagnósticos

Chuanyi Mark Lu, MD, Stephen J. McPhee, MD,
e Diana Nicoll, MD, PhD, MPA

COMO USAR ESTA SEÇÃO

Esta seção mostra como os exames diagnósticos podem ser empregados no diagnóstico diferencial e em casos de desafios diagnósticos. As informações são apresentadas em forma de algoritmos e os conteúdos são listados em ordem alfabética, por condição.

As abreviações utilizadas incluem: N, normal; ↑, aumentado ou alto; ↓, diminuído ou baixo.

Cada algoritmo adota as seguintes convenções:

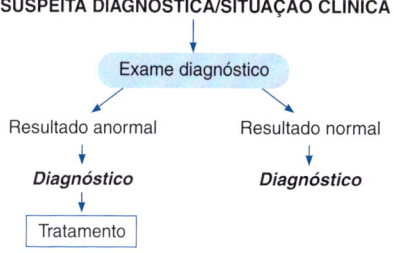

Sumário (Figuras)

		Página
Figura 9-1.	Amenorreia ou oligomenorreia: avaliação laboratorial diagnóstica	564
Figura 9-2.	Anemia: considerações gerais e avaliação inicial	565
Figura 9-3.	Ascite: avaliação diagnóstica	566
Figura 9-4.	Bócio: avaliação diagnóstica e estratégia de tratamento	567
Figura 9-5.	Distúrbios acidobásicos: abordagem diagnóstica	568
Figura 9-6.	Distúrbios do sono: avaliação diagnóstica	569
Figura 9-7.	Distúrbios hemorrágicos hereditários: avaliação diagnóstica	570
Figura 9-8.	Embolia pulmonar: estratégia diagnóstica	571
Figura 9-9.	Feocromocitoma: avaliação e localização de um possível feocromocitoma	572
Figura 9-10.	Hemocromatose: avaliação diagnóstica	573
Figura 9-11.	Hiperaldosteronismo: avaliação laboratorial	574
Figura 9-12.	Hipercalcemia: abordagem diagnóstica	575
Figura 9-13.	Hipertireoidismo: avaliação laboratorial	576
Figura 9-14.	Hipocalcemia: abordagem diagnóstica	577
Figura 9-15.	Hiponatremia: avaliação	578
Figura 9-16.	Hipotireoidismo: abordagem diagnóstica	579
Figura 9-17.	Hirsutismo: avaliação do hirsutismo em mulheres	580
Figura 9-18.	Icterícia: considerações gerais e avaliação laboratorial inicial	581
Figura 9-19.	Infecção pelo HCV: estratégia diagnóstica	582
Figura 9-20.	Infecção pelo HIV: estratégia diagnóstica	583
Figura 9-21.	Infertilidade feminina: avaliação	584
Figura 9-22.	Infertilidade masculina: avaliação	585
Figura 9-23	Insuficiência suprarrenal (hipocortisolismo): avaliação laboratorial	586
Figura 9-24.	Linfocitose: abordagem geral para linfocitose estabelecida	587
Figura 9-25.	Massa suprarrenal: avaliação diagnóstica	588
Figura 9-26.	Monoartrite aguda: avaliação	589
Figura 9-27.	Policitemia: avaliação diagnóstica	590
Figura 9-28.	Porfiria aguda: avaliação laboratorial de suspeita de porfiria neurocutânea ou neurovisceral aguda	591
Figura 9-29.	Prolongamento do TTPa isolado: avaliação laboratorial	592
Figura 9-30.	Sífilis: duas abordagens comumente adotadas para o diagnóstico sorológico de sífilis	593
Figura 9-31.	Síndrome de Cushing (hipercortisolismo): avaliação diagnóstica	594

Figura 9-32. Tireoide: avaliação diagnóstica de nódulo tireoidiano 595
Figura 9-33. Transfusão: doação de sangue e preparação de componentes sanguíneos 596
Figura 9-34. Trombocitopenia adquirida: abordagem diagnóstica 597
Figura 9-35. Trombocitose sustentada: avaliação diagnóstica 598
Figura 9-36. Trombose venosa: avaliação de possível hipercoagulabilidade (trombofilia) na trombose venosa estabelecida. 599

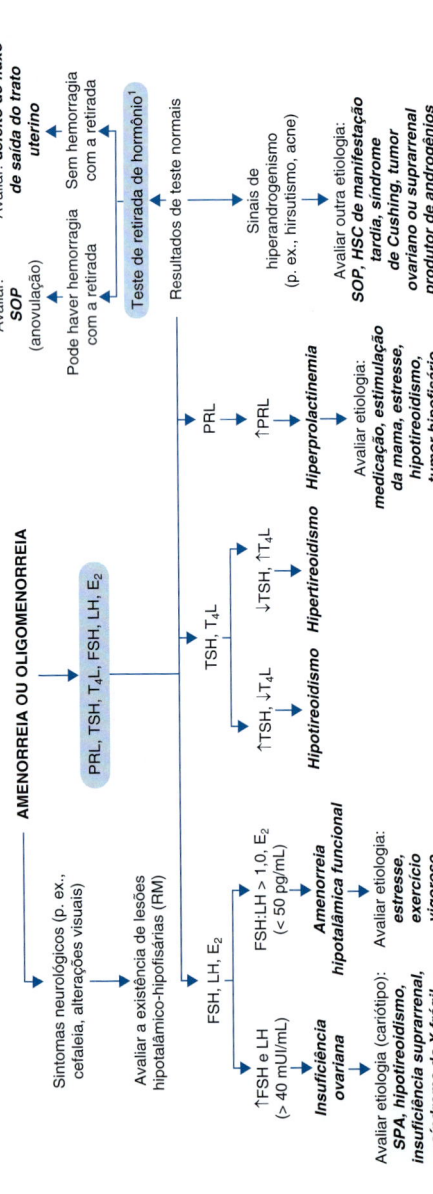

Figura 9-1. AMENORREIA OU OLIGOMENORREIA: avaliação laboratorial diagnóstica. A amenorreia primária é definida pela não ocorrência da menstruação até os 16 anos. A amenorreia secundária é definida como a amenorreia que ocorre em mulheres com características sexuais secundárias, que já passaram pela menarca e nas quais as menstruações estão consistentemente ausentes (há mais de 3 meses consecutivos). A oligomenorreia é definida por menstruações escassas ou que ocorrem a intervalos > 35 dias, com apenas 4-9 menstruações em 1 ano. A hipótese de gravidez deve ser excluída antes de se prosseguir com a realização dos exames descritos no algoritmo. **SPA,** síndrome poliglandular autoimune; **HSC,** hiperplasia suprarrenal congênita; **E₂,** estradiol; **FSH,** hormônio folículo-estimulante; **T₄L,** tiroxina livre; **LH,** hormônio luteinizante; **RM,** ressonância magnética; **SOP,** síndrome dos ovários policísticos; **PRL,** prolactina; **TSH,** hormônio estimulador da tireoide. (Modificada, com permissão, de Gardner DG, Shoback D [editor]: Greenspan's Basic & Clinical Endocrinology, 9th ed. McGraw-Hill, 2011.)

[1] Administrar medroxiprogesterona (5-10 mg/dia, por via oral, durante 5 dias). Se houver hemorragia com a retirada, o estrogênio endógeno estará adequado (p. ex., está havendo anovulação).

Algoritmos diagnósticos

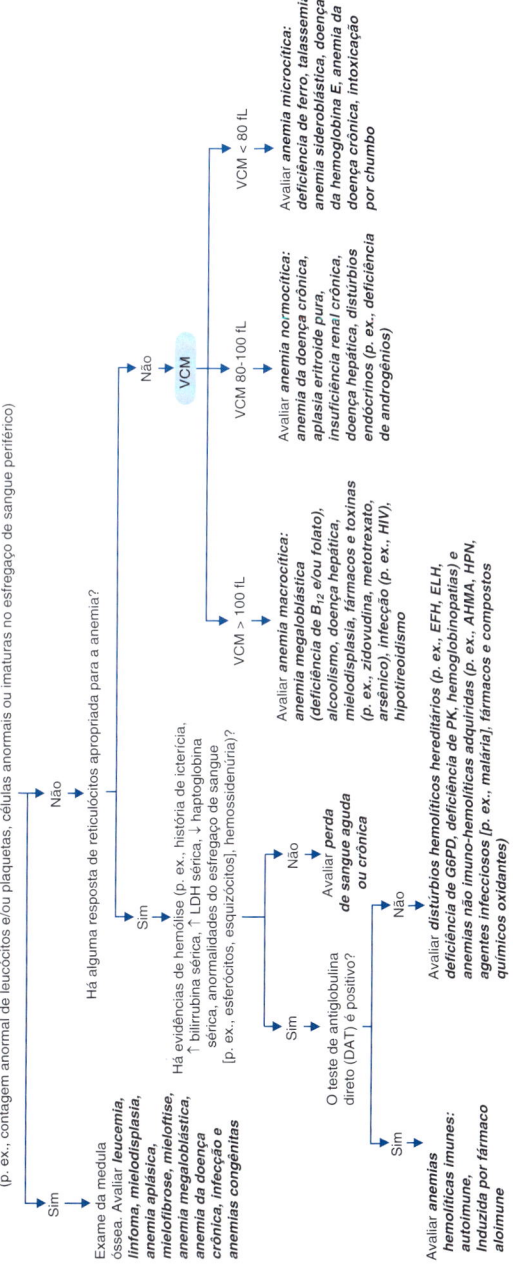

Figura 9-2. ANEMIA: considerações gerais e avaliação inicial. A avaliação inicial da anemia deve incluir hemograma completo, contagem de reticulócitos e análise do esfregaço de sangue periférico. **G6PD**, glicose-6-fosfato desidrogenase; **ELH**, eliptocitose hereditária; **EFH**, esferocitose hereditária; **LDH**, lactato desidrogenase; **AHMA**, anemia hemolítica microangiopática; **VCM**, volume corpuscular médio; **PK**, piruvato quinase; **HPN**, hemoglobinúria paroxística noturna.

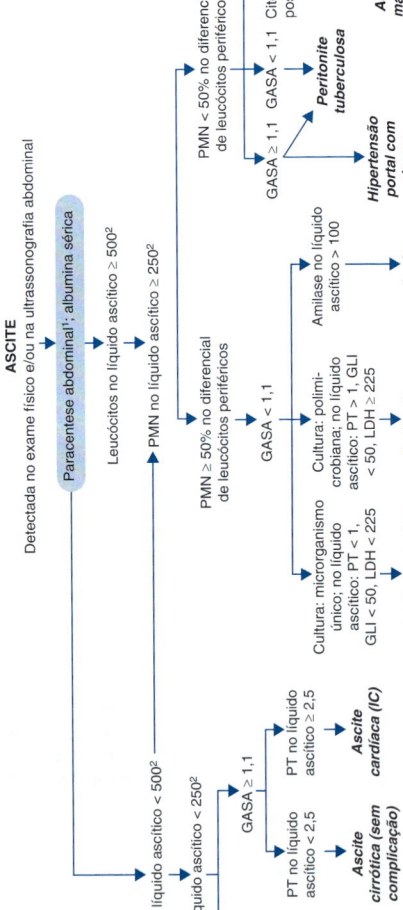

Figura 9-3. ASCITE: avaliação diagnóstica. **GLI,** glicose (mg/dL); **IC,** insuficiência cardíaca; **LDH,** lactato desidrogenase (UI/L); **PMN,** neutrófilo polimorfonuclear (células/mm³); **BAAR,** bacilo álcool-ácido-resistente; **GASA,** gradiente de albumina soro-ascite (g/dL); **PT,** proteína total (g/dL). (Modificada, com permissão, de Feldman M, Friedman LS, Brandt LJ [editors]. Sleisenger and Fordtran's gastrointestinal and Liver Disease: *Pathophysiology, Diagnosis, Management.* 9th ed. Saunders, 2010.)

[1] Observe o aspecto do líquido (límpido/cristalino, transparente ou amarelado/turvo, sanguinolento, leitoso ou marrom-escuro) e envie o líquido ascítico para realização de contagem celular e contagem diferencial; determinação dos níveis de proteínas totais, albumina, glicose, LDH e amilase; coloração de Gram e coloração BAAR; culturas bacterianas e de outros tipos; e citologia, conforme indicação. Envie também amostras para determinação da concentração de triglicerídeos (líquido de aspecto leitoso) e bilirrubina (líquido marrom-escuro). (Ver Tab. 8-6.)

[2] Para líquidos sanguinolentos, subtrair 1 leucócito a cada 750 hemácias e subtrair 1 PMN a cada 250 hemácias (células/mm³).

[3] Células malignas presentes.

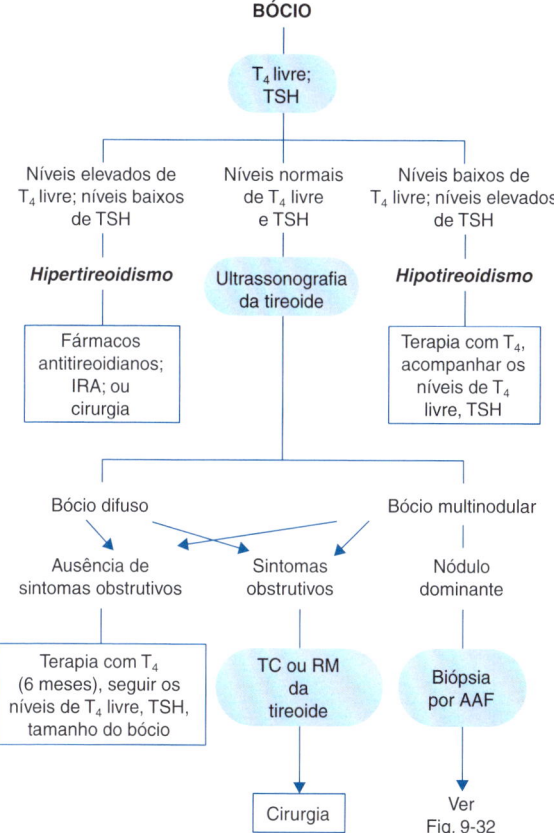

Figura 9-4. BÓCIO: avaliação diagnóstica e estratégia de tratamento. **TC**, tomografia computadorizada; **AAF**, aspiração por agulha fina; **RM**, ressonância magnética; **IRA**, iodo radioativo; T_4, L-tiroxina; **TSH**, hormônio estimulador da tireoide. (*Modificada, com permissão, de Goldman L, Bennett JC [editors]. Cecil's Textbook of Medicine, 22nd ed. Saunders, 2004.*)

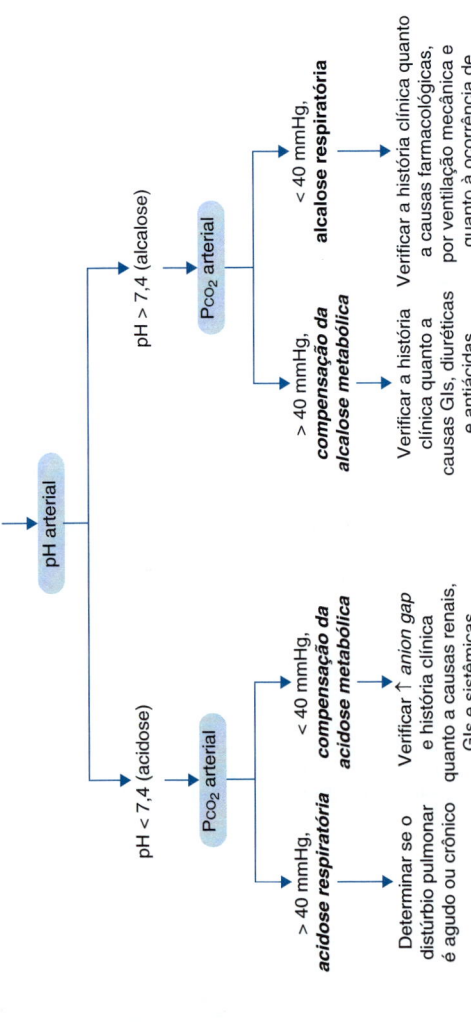

Figura 9-5. **DISTÚRBIOS ACIDOBÁSICOS:** abordagem diagnóstica. **GI,** gastrintestinal.

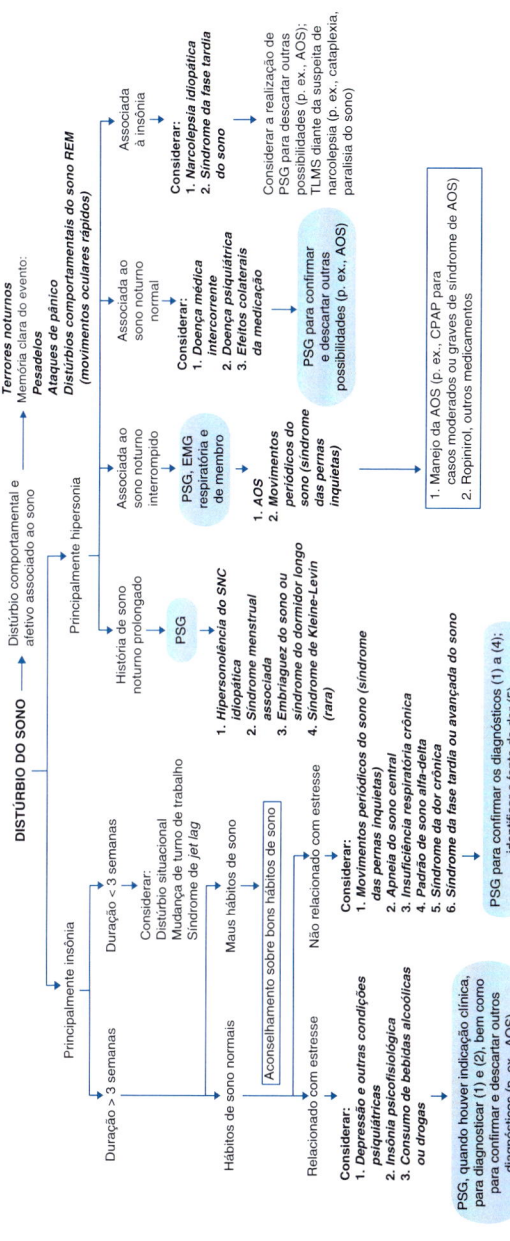

Figura 9-6. DISTÚRBIOS DO SONO: avaliação diagnóstica. Hábitos de sono precários estão associados à ingestão de produtos (como cafeína, álcool e tabaco) ou a comportamentos que podem interferir no sono (como exercício intenso à noite e horários de dormir irregulares). **AOS**, apneia obstrutiva do sono; **SNC**, sistema nervoso central; **CPAP**, pressão positiva contínua nas vias aéreas; **EMG**, eletromielografia; **TLMS**, teste de latência múltipla do sono (nota: para submeter-se a este teste, é necessário que o paciente não esteja usando agentes antidepressivos nem estimulantes); **PSG**, polissonografia.

570 Manual de exames diagnósticos

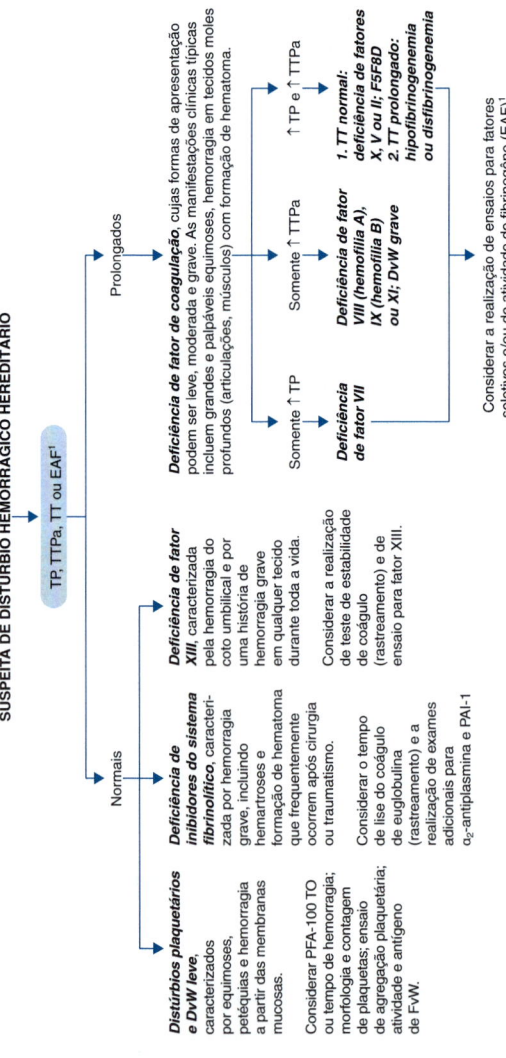

Figura 9-7. DISTÚRBIOS HEMORRÁGICOS HEREDITÁRIOS: avaliação diagnóstica. **F5F8D**, deficiência combinada de fatores V e VIII; **PAI-1**, inibidor do ativador de plasminogênio-1; **PFA-100 TO**, Platelet Function Analyzer-100 – tempo de oclusão; **TP**, tempo de protrombina; **TTPa**, tempo de tromboplastina parcial ativada; **TT**, tempo de trombina; **DvW**, doença de von Willebrand; **FvW**, fator de von Willebrand.

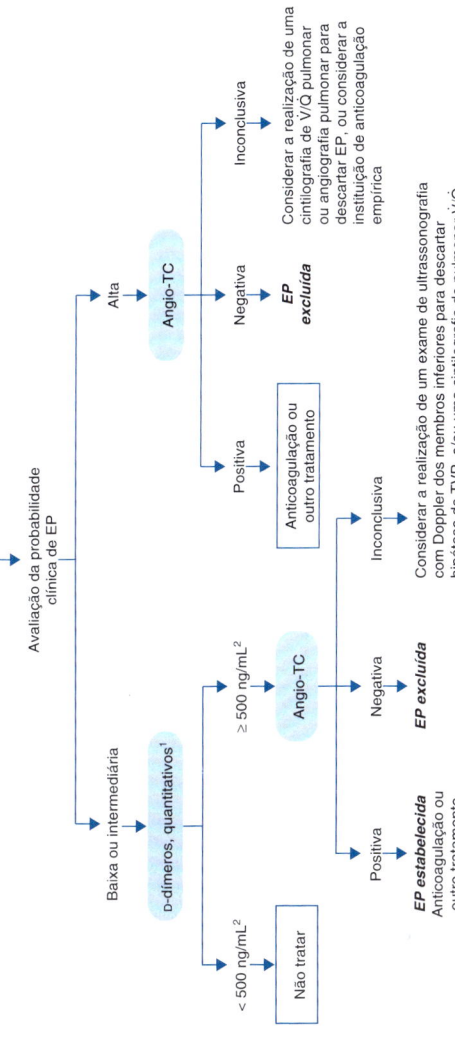

Figura 9-8. EMBOLIA PULMONAR: estratégia diagnóstica. **TC**, tomografia computadorizada; **TVP**, trombose venosa profunda; **EP**, embolia pulmonar; **cintilografia V̇/Q̇**, cintilografia de ventilação-perfusão. (Modificada de Le Gal et al. *Prediction of pulmonary embolism in the emergency department: the revised Geneva score.* Ann Intern Med 2006;144:165. [PMID: 16461960])

[1] O teste de D-dímeros é geralmente usado no contexto de paciente não hospitalizado (p. ex., departamento de emergência) para excluir a hipótese de EP.
[2] O valor de corte depende do método, porém 500 ng/mL (unidades equivalentes de fibrinogênio ou UEF) é o mais comumente usado. Um nível de D-dímeros abaixo do valor de corte de 500 ng/mL (ou [idade × 10] ng/mL em pacientes com 50 anos de idade ou mais) exclui a possibilidade de EP.

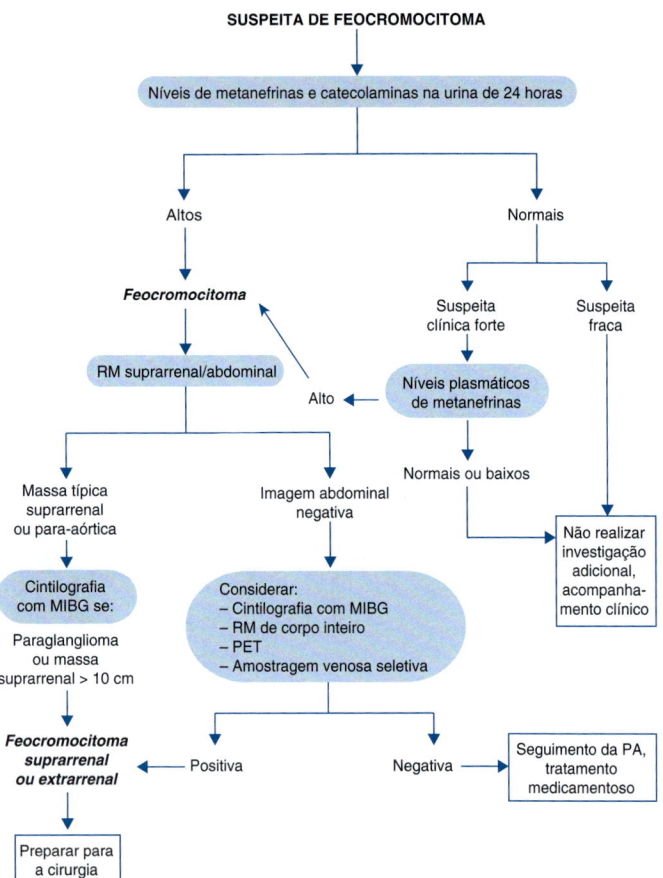

Figura 9-9. FEOCROMOCITOMA: avaliação e localização de um possível feocromocitoma. A suspeita clínica é desencadeada por sintomas paroxísticos (em especial, hipertensão); hipertensão que é intermitente, incomumente lábil ou resistente ao tratamento; história familiar de feocromocitoma ou condições associadas; ou descoberta incidental de massa suprarrenal. **PA**, pressão arterial; **MIBG**, metaiodobenzilguanidina marcada com I^{131} ou I^{123}; **RM**, ressonância magnética; **PET**, tomografia por emissão de pósitrons.

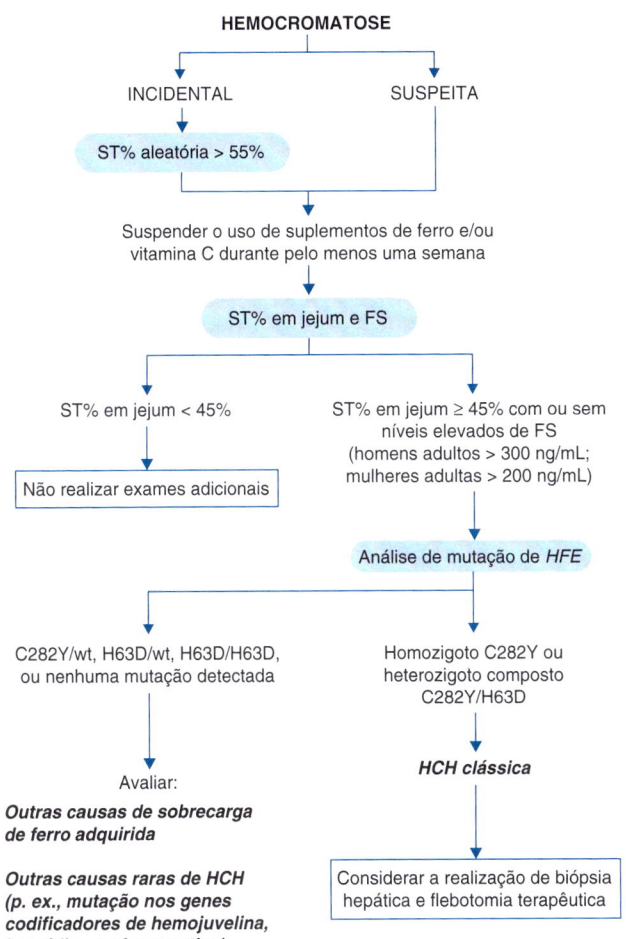

Figura 9-10. **HEMOCROMATOSE:** avaliação diagnóstica. **HCH**, hemocromatose hereditária; **FS**, ferritina sérica; **ST%**, porcentagem de saturação de transferrina-ferro (ferro sérico total/capacidade de ligação ao ferro total × 100%).

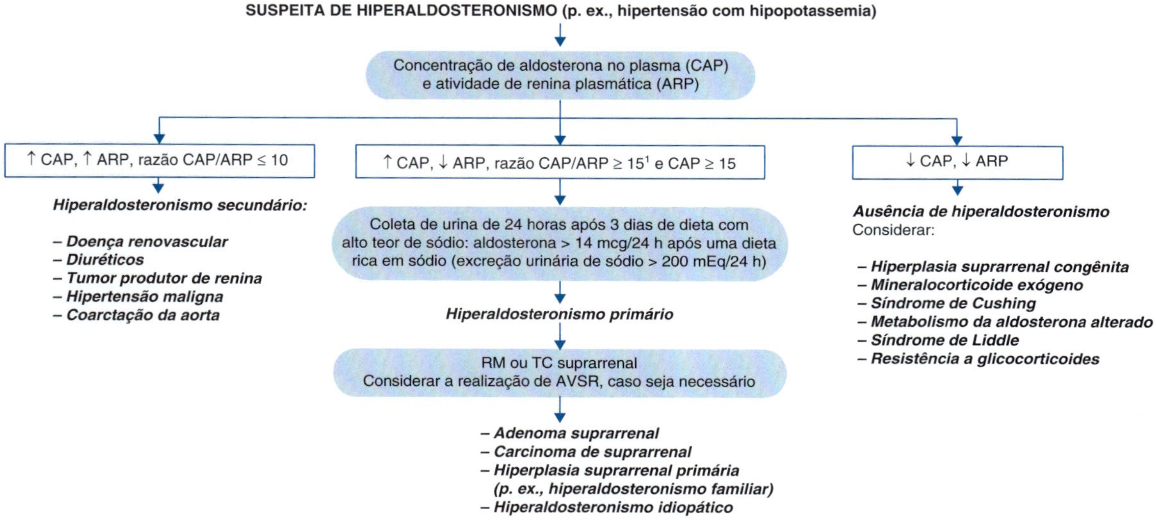

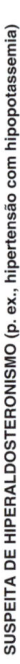

Figura 9-11. HIPERALDOSTERONISMO: avaliação laboratorial. **AVSR**, amostragem venosa suprarrenal; **TC**, tomografia computadorizada; **RM**, ressonância magnética; **CAP**, concentração de aldosterona no plasma (ng/dL); **ARP**, atividade de renina plasmática (ng/mL/h); **razão CAP/ARP**, razão concentração de aldosterona no plasma: atividade de renina plasmática.

[1]O valor de corte para uma razão CAP/ARP "alta" depende do laboratório e, mais especificamente, depende do ensaio de ARP. Por isso, o diagnóstico requer o aumento da CAP.

SUSPEITA DE HIPERALDOSTERONISMO (p. ex., hipertensão com hipopotassemia)

Concentração de aldosterona no plasma (CAP) e atividade de renina plasmática (ARP)

↑ CAP, ↑ ARP, razão CAP/ARP ≤ 10

Hiperaldosteronismo secundário:
- *Doença renovascular*
- *Diuréticos*
- *Tumor produtor de renina*
- *Hipertensão maligna*
- *Coarctação da aorta*

↑ CAP, ↓ ARP, razão CAP/ARP ≥ 15[1] e CAP ≥ 15

Coleta de urina de 24 horas após 3 dias de dieta com alto teor de sódio: aldosterona > 14 mcg/24 h após uma dieta rica em sódio (excreção urinária de sódio > 200 mEq/24 h)

Hiperaldosteronismo primário

RM ou TC suprarrenal
Considerar a realização de AVSR, caso seja necessário

- *Adenoma suprarrenal*
- *Carcinoma de suprarrenal*
- *Hiperplasia suprarrenal primária (p. ex., hiperaldosteronismo familiar)*
- *Hiperaldosteronismo idiopático*

↓ CAP, ↓ ARP

Ausência de hiperaldosteronismo
Considerar:
- *Hiperplasia suprarrenal congênita*
- *Mineralocorticoide exógeno*
- *Síndrome de Cushing*
- *Metabolismo da aldosterona alterado*
- *Síndrome de Liddle*
- *Resistência a glicocorticoides*

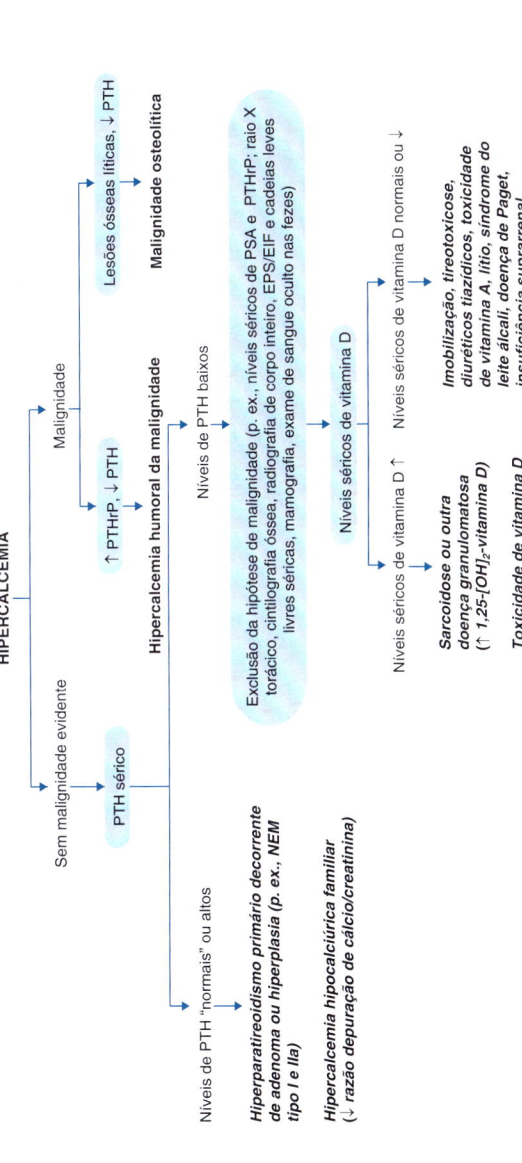

Figura 9-12. HIPERCALCEMIA: abordagem diagnóstica. **EIF**, eletroforese de imunofixação; **PTH**, paratormônio (quantificado pelo ensaio de PTH intacto); **PTHrP**, proteína relacionada ao PTH; **PSA**, antígeno prostático específico; **EPS**, eletroforese de proteína sérica.

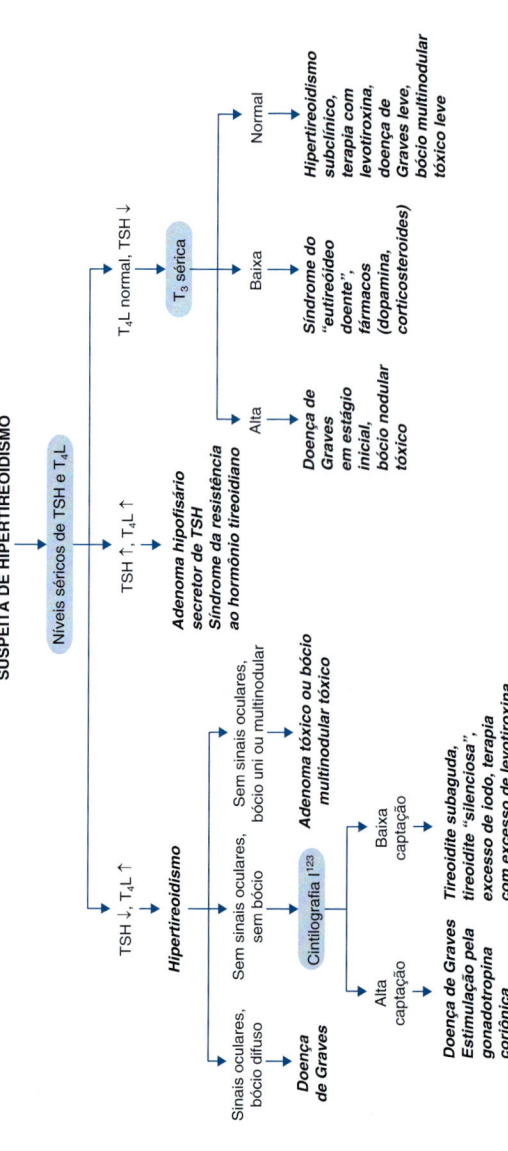

Figura 9-13. **HIPERTIREOIDISMO:** avaliação laboratorial. **T₄L**, tiroxina livre; **T₃**, 3,5,3'-tri-iodotironina; **TSH**, hormônio estimulador da tireoide. (*Modificada, com permissão, de Gardner DG, Shoback D [editors]. Greenspan's Basic & Clinical Endocrinology, 9th ed. McGraw-Hill, 2011.*)

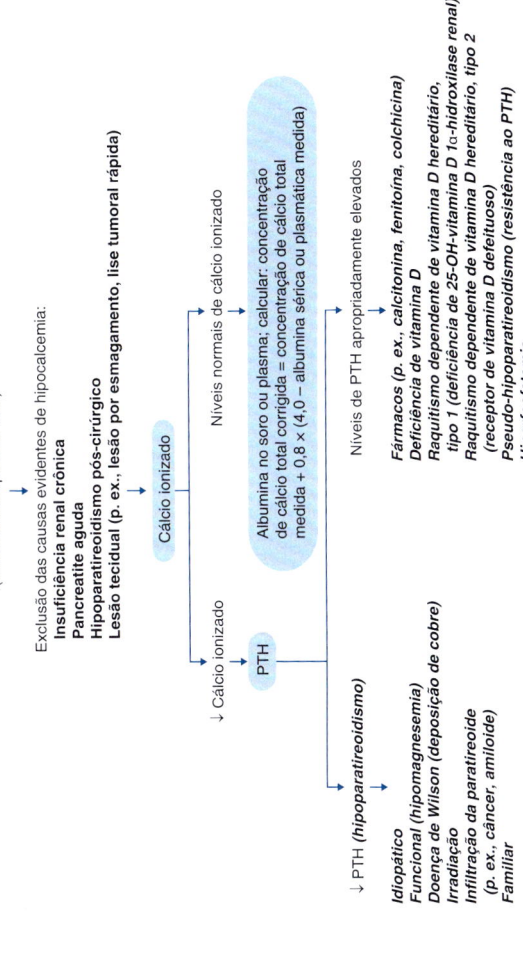

Figura 9-14. HIPOCALCEMIA: abordagem diagnóstica. **PTH**, paratormônio.

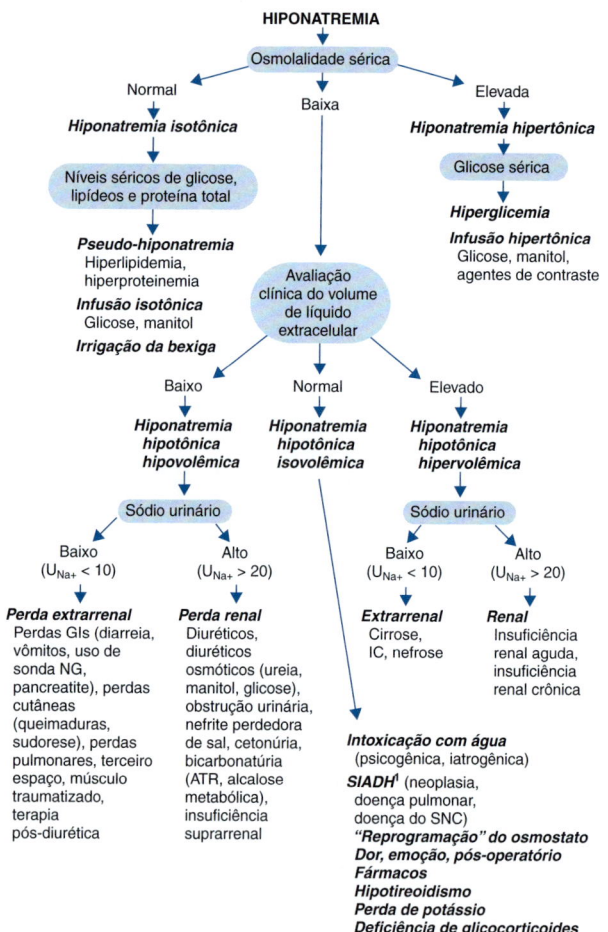

[1]Para estabelecer o diagnóstico de SIADH, é necessário primeiro excluir a hipótese de hipotireoidismo e de insuficiência de glicocorticoides.

Figura 9-15. HIPONATREMIA: avaliação. **SNC**, sistema nervoso central; **GI**, gastrintestinal; **IC**, insuficiência cardíaca; **NG**, nasogástrico; **ATR**, acidose tubular renal; **SIADH**, síndrome da secreção inapropriada do hormônio antidiurético; U_{Na+}, sódio urinário (mg/dL). (Adaptada, com permissão, de Narins RG et al. Diagnostic strategies in disorders of fluid, electrolyte, and acid-base homeostasis. Am J Med 1982;72:496. [PMID: 7036739])

Algoritmos diagnósticos 579

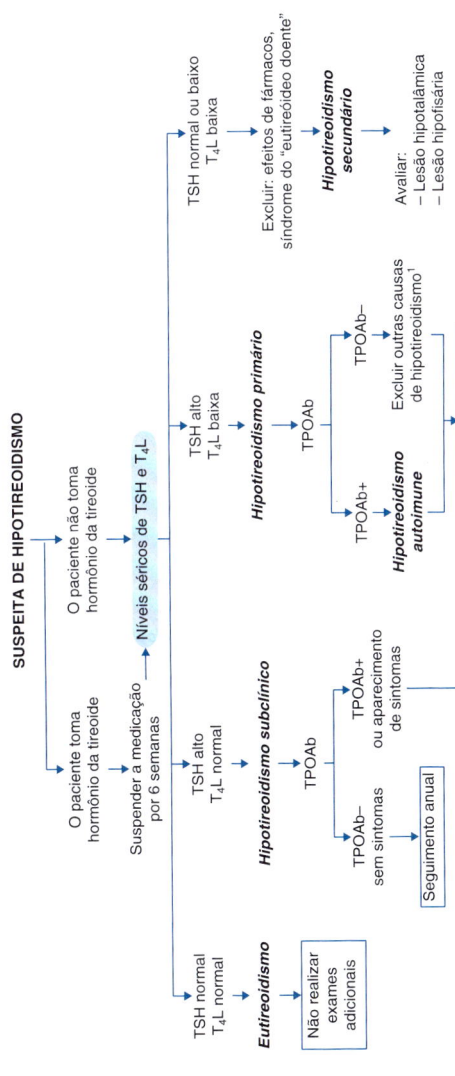

[1] Outras causas de hipotireoidismo incluem causas iatrogênicas (p. ex., irradiação, tireoidectomia), fármacos (p. ex., lítio, fármacos antitireoidianos), causas congênitas, deficiência de iodo e distúrbios infiltrativos envolvendo a glândula tireoide.

Figura 9-16. HIPOTIREOIDISMO: abordagem diagnóstica. **T$_4$L**, tiroxina livre; **TPOAb+**, anticorpos tireoperoxidase-positivo; **TPOAb–**, anticorpos tireoperoxidase-negativo; **TSH**, hormônio estimulador da tireoide.

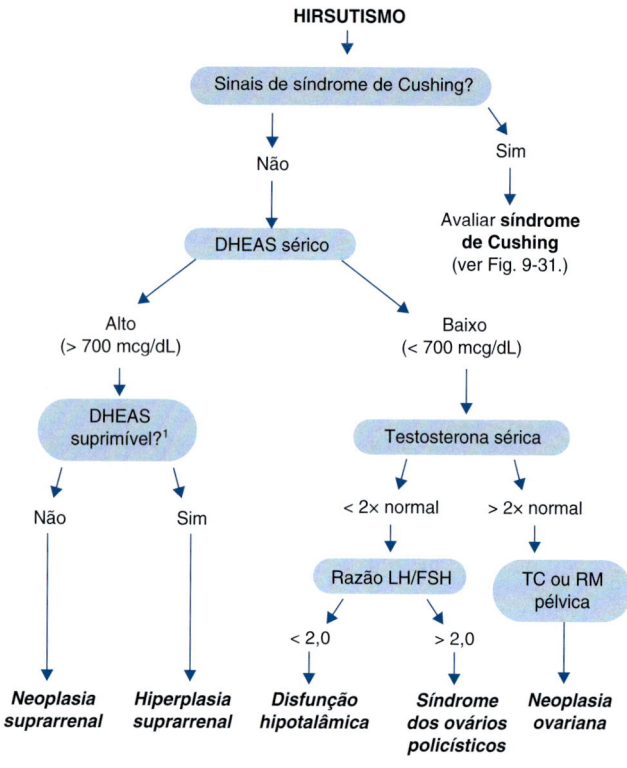

[1]DHEAS < 170 mcg/dL após a administração de 0,5 mg de dexametasona por via oral, a cada 6 horas e durante 5 dias, com repetição de DHEAS no 5º dia.

Figura 9-17. HIRSUTISMO: avaliação do hirsutismo em mulheres. Há exceções que não se ajustam a este algoritmo. **TC**, tomografia computadorizada; **DHEAS**, sulfato de desidroepiandrosterona; **FSH**, hormônio folículo-estimulante; **LH**, hormônio luteinizante. (*Reproduzida, com permissão, de Fitzgerald PA [editor]. Handbook of Clinical Endocrinology, 2nd ed. McGraw-Hill, 1992.*)

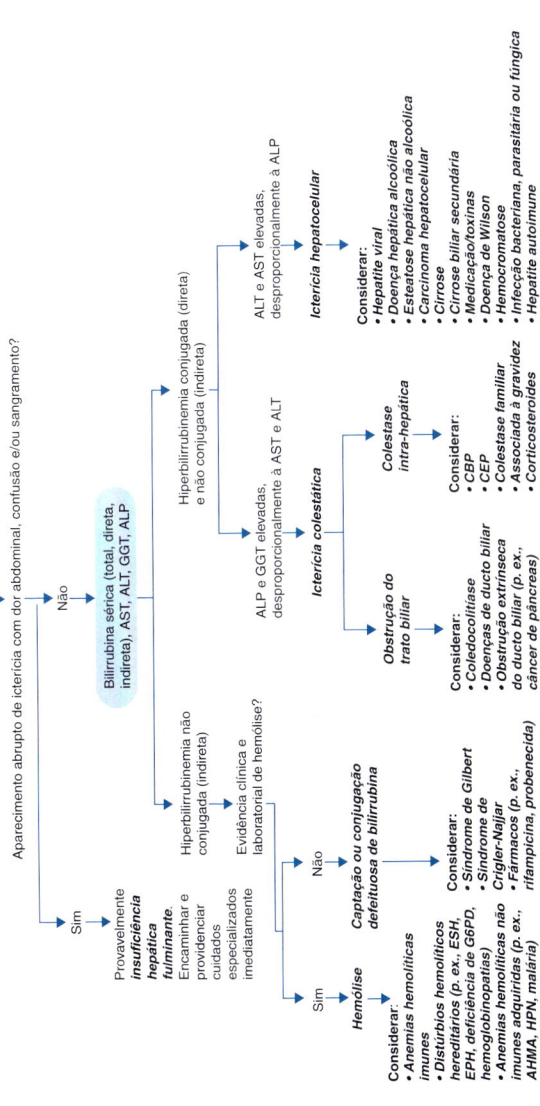

Figura 9-18. ICTERÍCIA: considerações gerais e avaliação laboratorial inicial. **ALP**, fosfatase alcalina; **ALT**, alanina aminotransferase; **AST**, aspartato aminotransferase; **G6PD**, glicose-6-fosfato desidrogenase; **GGT**, gama-glutamil transpeptidase; **EPH**, eliptocitose hereditária; **ESH**, esferocitose hereditária; **AHMA**, anemia hemolítica microangiopática; **CBP**, cirrose biliar primária; **HPN**, hemoglobinúria paroxística noturna; **CEP**, colangite esclerosante primária.

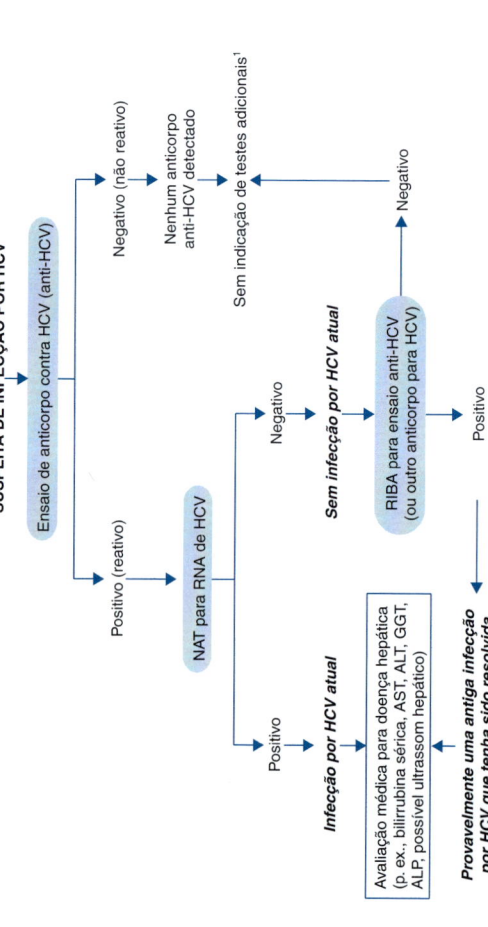

Figura 9-19. INFECÇÃO PELO HCV: estratégia diagnóstica. **Anti-HCV**, anticorpo anti-HCV; **ALT**, alanina transaminase; **AST**, aspartato aminotransferase; **GGT**, gama-glutamil transpeptidase; **HCV**, vírus da hepatite C; **NAT**, teste de ácido nucleico; **RIBA**, ensaio de *immunoblot* recombinante; **RNA**, ácido ribonucleico. (*Algoritmo modificado de:* http://www.cdc.gov/hepatitis/HCV/PDFs/hcv_flow.pdf. *Ver também:* http://www.cdc.gov/mmwr/preview/mmwrhtml/mm6218a5.htm)

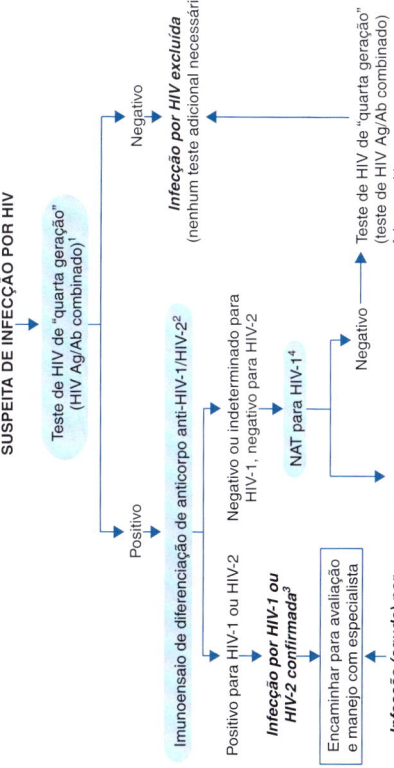

Figura 9-20. INFECÇÃO PELO HIV: estratégia diagnóstica. Este novo algoritmo de teste, recomendado em 2015 pelo Centers for Disease Control & Prevention, usa as tecnologias mais modernas disponíveis. Pode ajudar a diagnosticar a infecção por HIV mais antecipadamente no decorrer de seu curso (até 3-4 semanas antes do que com as antigas abordagens baseadas em anticorpos anti-HIV), potencialmente prevenindo a transmissão de novas infecções pelos pacientes durante o estágio inicial ("agudo") da infecção. **Ab**, anticorpo; **Ag**, antígeno; **HIV**, vírus da imunodeficiência humana; **NAT**, teste de ácido nucleico. (*Algoritmo modificado de*: http://www.cdc.gov/hiv/pdf/HIVtestingAlgorithmRecommendation-Final.pdf. *Ver também*: http://www.cdc.gov/hiv/testing/index.html)

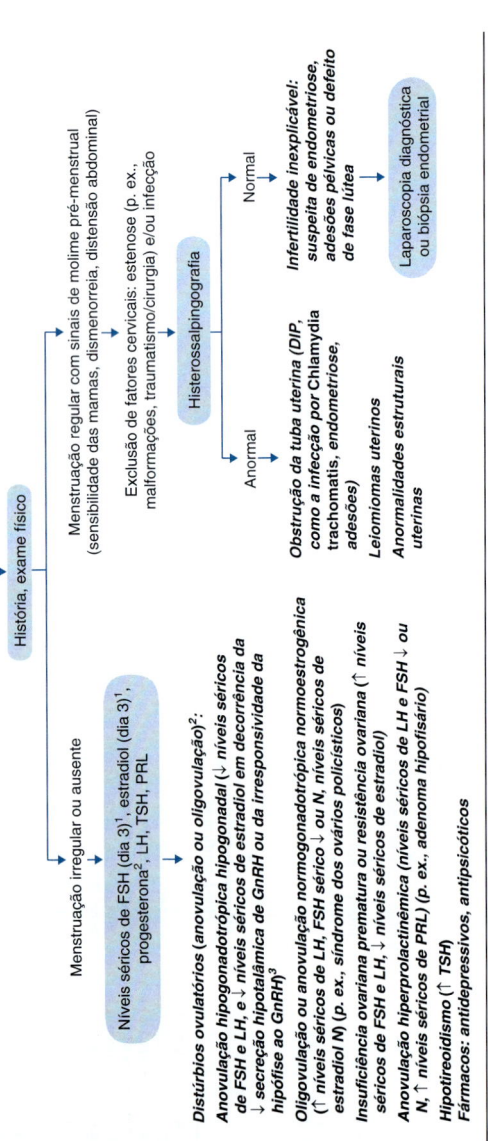

Figura 9-21. INFERTILIDADE FEMININA: avaliação. **FSH**, hormônio folículo-estimulante; **GnRH**, hormônio liberador de gonadotropina; **LH**, hormônio luteinizante; **DIP**, doença inflamatória pélvica; **PRL**, prolactina; **TSH**, hormônio estimulador da tireoide.

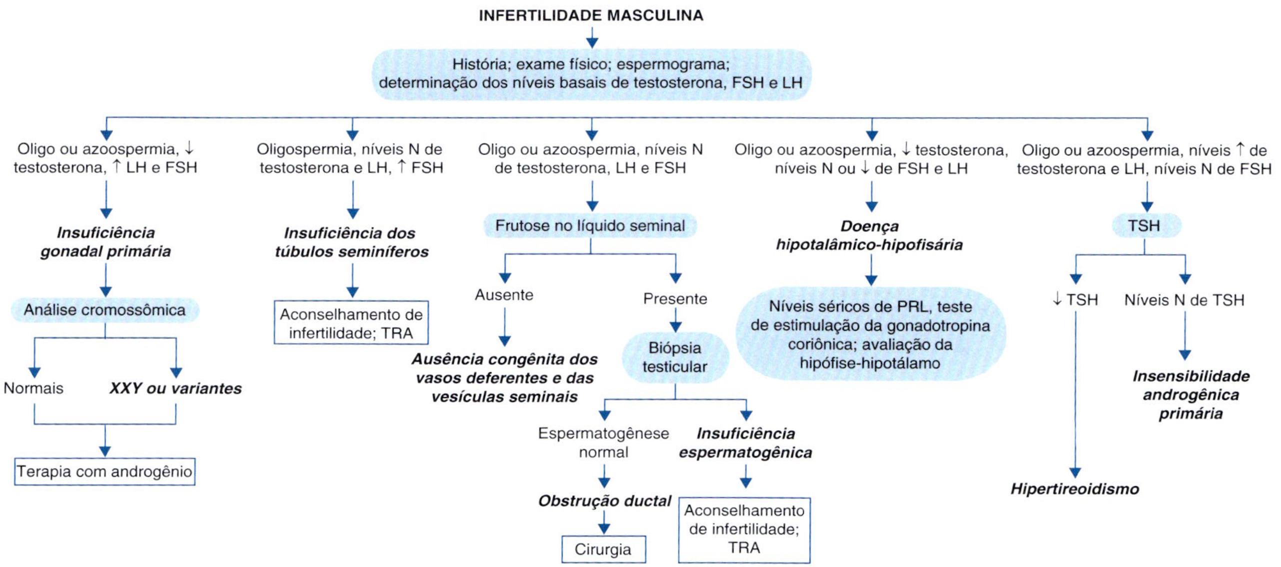

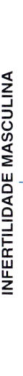

Figura 9-22. INFERTILIDADE MASCULINA: avaliação. **TRA,** tecnologias de reprodução assistida; **FSH,** hormônio folículo-estimulante; **LH,** hormônio luteinizante; **PRL,** prolactina; **TSH,** hormônio estimulador da tireoide. (*Adaptada, com permissão, de Gardner DG, Shoback D [editors], Greenspan's Basic and Clinical Endocrinology, 9th ed. McGraw-Hill, 2011.*)

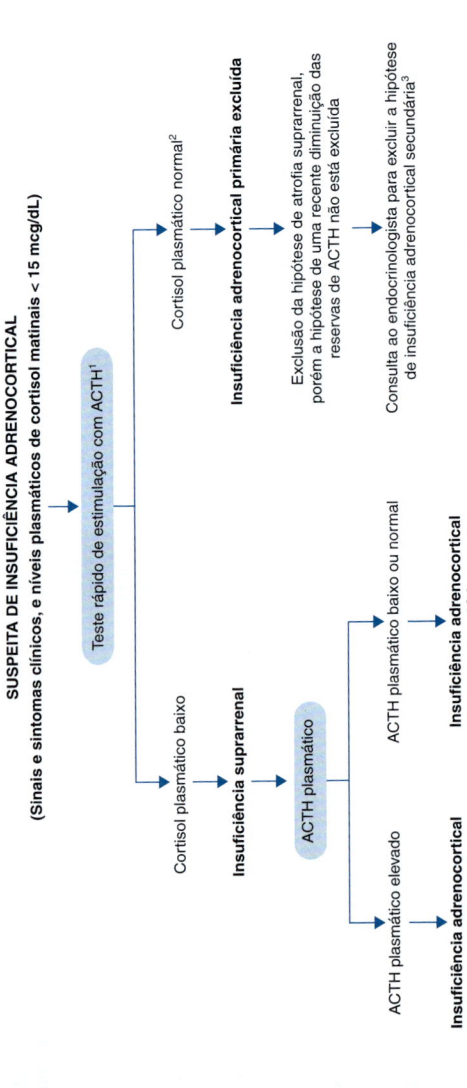

[1] No teste rápido de estimulação com ACTH, é feita a obtenção de uma amostra com níveis basais de cortisol. Uma dose de 10-25 mcg de cosintropina (um peptídeo sintético análogo ao ACTH, também chamado cortrosina) é administrada por via IM ou IV; amostras de cortisol plasmáticos são coletadas após 30 ou 60 minutos.
[2] A resposta normal consiste em um aumento > 7 mcg/dL nos níveis de cortisol. Se forem obtidos níveis de cortisol > 18 mcg/dL, a resposta será considerada normal, independentemente do incremento.
[3] A realização prévia de testes para exclusão da hipótese de insuficiência adrenocortical secundária não ocorre com frequência: a metirapona deixou de ser comercializada nos Estados Unidos e em muitos países, e o teste de tolerância à insulina envolve indução de hipoglicemia, podendo, portanto, ser arriscado.

Figura 9-23 INSUFICIÊNCIA SUPRARRENAL (HIPOCORTISOLISMO): avaliação laboratorial. **ACTH**, hormônio adrenocorticotrópico.

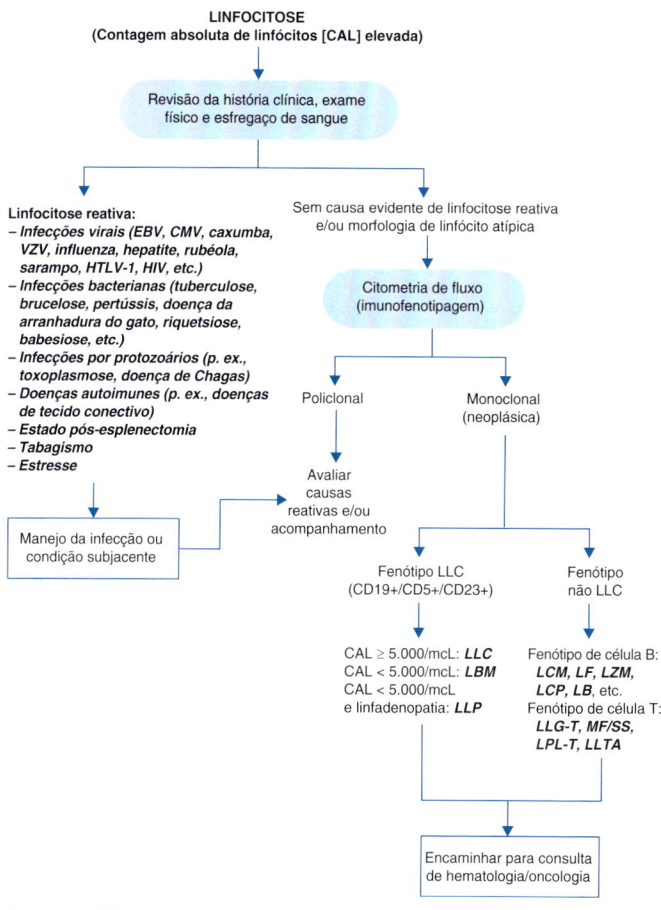

Figura 9-24. **LINFOCITOSE**: abordagem geral para linfocitose estabelecida. **LLTA**, linfoma/leucemia de células T do adulto; **LB**, linfoma/leucemia de Burkitt; **LLC**, leucemia linfocítica crônica; **CMV**, citomegalovírus; **EBV**, vírus Epstein-Barr; **LF**, linfoma folicular; **LCP**, leucemia de células pilosas; **HIV**, vírus da imunodeficiência humana; **HTLV-1**, vírus da leucemia de células T humanas 1; **LBM**, linfocitose de células B monoclonal; **LCM**, linfoma de células do manto; **MF/SS**, micose fungoide/síndrome de Sézary; **LZM**, linfoma de zona marginal (células B); **LLP**, linfoma linfocítico de pequenas células; **LLG-T**, leucemia linfocítica granular de grandes células T; **LPL-T**, leucemia prolinfocítica T; **VZV**, vírus varicela-zóster.

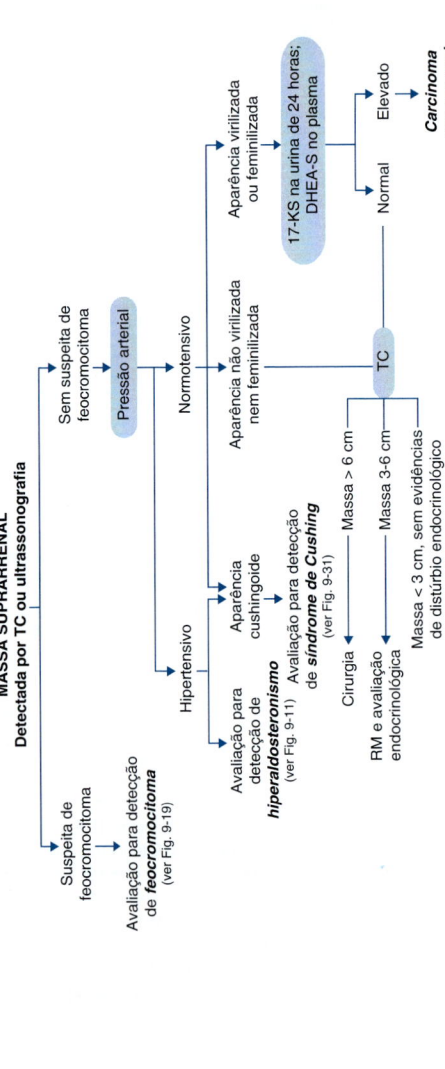

Figura 9-25. MASSA SUPRARRENAL: avaliação diagnóstica. **TC,** tomografia computadorizada; **DHEA-S,** sulfato de desidroepiandrosterona; **17-KS,** 17-cetoesteroides; RM, ressonância magnética.

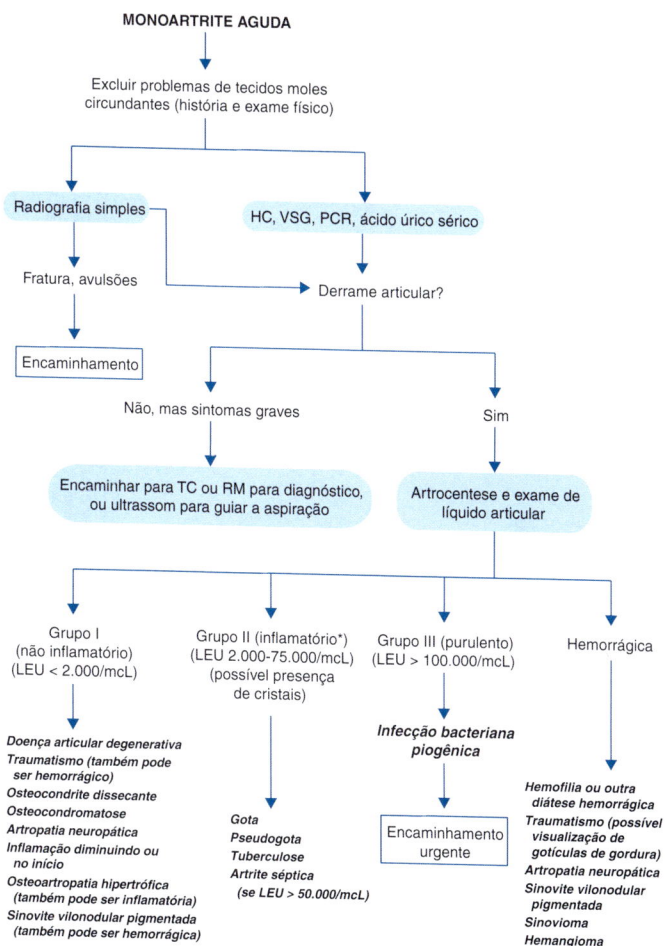

*Artrite reumatoide e lúpus eritematoso sistêmico também causam derrame articular inflamatório, mas estão associados com poliartrite.

Figura 9-26. MONOARTRITE AGUDA: avaliação. **HC**, hemograma completo; **TC**, tomografia computadorizada; **VSG**, velocidade de sedimentação globular; **RM**, ressonância magnética; **LEU**, contagem de leucócitos sanguíneos (total); **PCR**, proteína C-reativa.

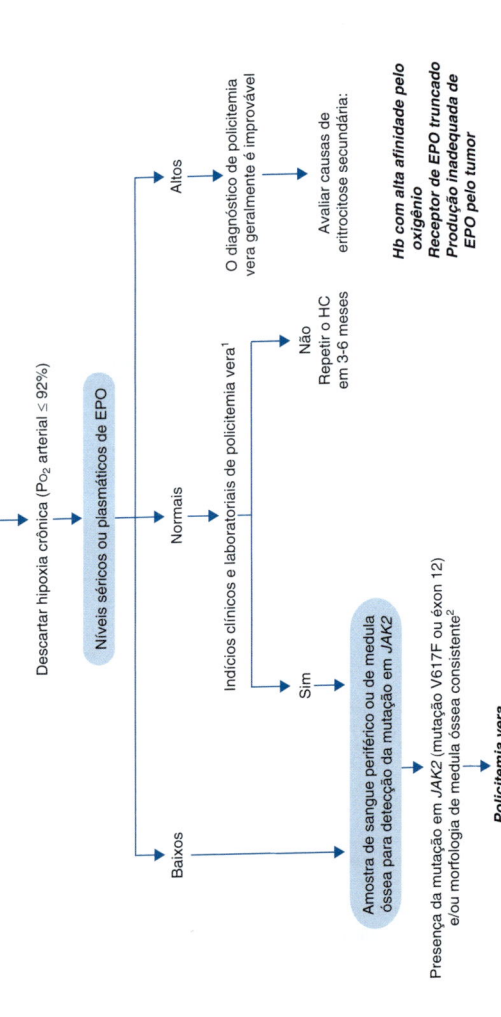

Figura 9-27. POLICITEMIA: avaliação diagnóstica. **HC**, hemograma completo; **EPO**, eritropoietina; **Hb**, hemoglobina; *JAK2*, gene da Janus quinase 2.

[1] Os indícios clínicos e laboratoriais de policitemia vera incluem esplenomegalia, contagem de plaquetas > 400.000/mcL, leucócitos > 12.000/mcL, aumento dos níveis séricos de vitamina B_{12} ou da capacidade de ligação de vitamina B_{12}, e ausência de história familiar de eritrocitose.
[2] A mutação $JAK2^{V617F}$ tem sido encontrada em > 95% dos pacientes com policitemia vera; a mutação no éxon 12 de *JAK2* também foi relatada. O exame de biópsia de medula óssea mostra a existência de panmielose com proliferação eritroide e megacariocítica proeminente.

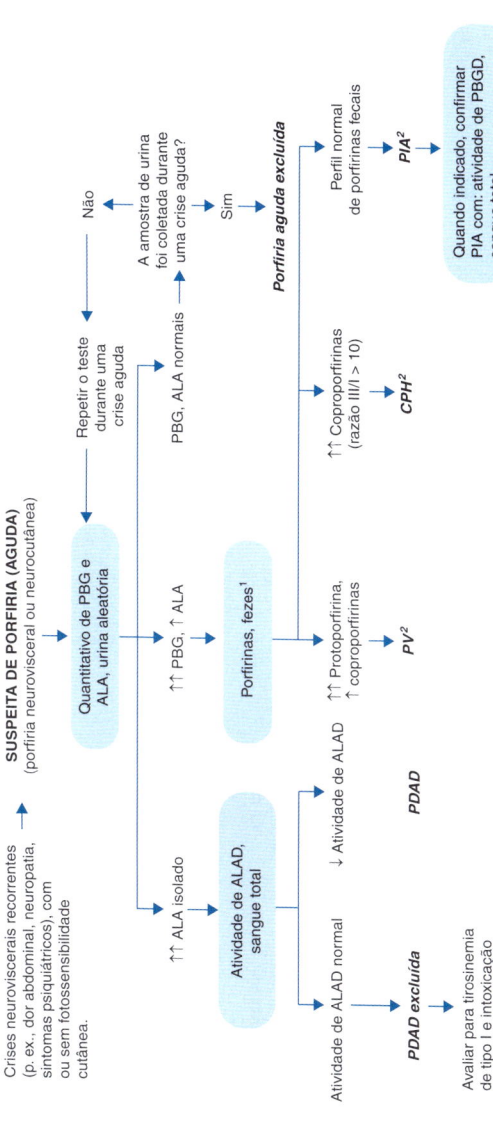

Figura 9-28. PORFIRIA AGUDA: avaliação laboratorial de suspeita de porfiria neurocutânea ou neurovisceral aguda. **PDAD**, porfiria da deficiência de ácido aminolevulínico desidratase (plumboporfiria; neurovisceral); **PIA**, porfiria intermitente aguda (neurovisceral); **ALAD**, ácido aminolevulínico desidratase; **CPH**, coproporfiria hereditária (neurocutânea); **PBG**, porfobilinogênio; **PBGD**, porfobilinogênio desaminase; **PV**, porfiria variegada (neurocutânea).

[1] É necessário a interpretação especializada dos resultados do teste.
[2] Distúrbio autossômico dominante. Quando clinicamente indicado, avaliar os familiares para porfiria aguda. Pode ser necessário realizar uma análise genética por sequenciamento de DNA para confirmar o diagnóstico (necessário em casos raros).

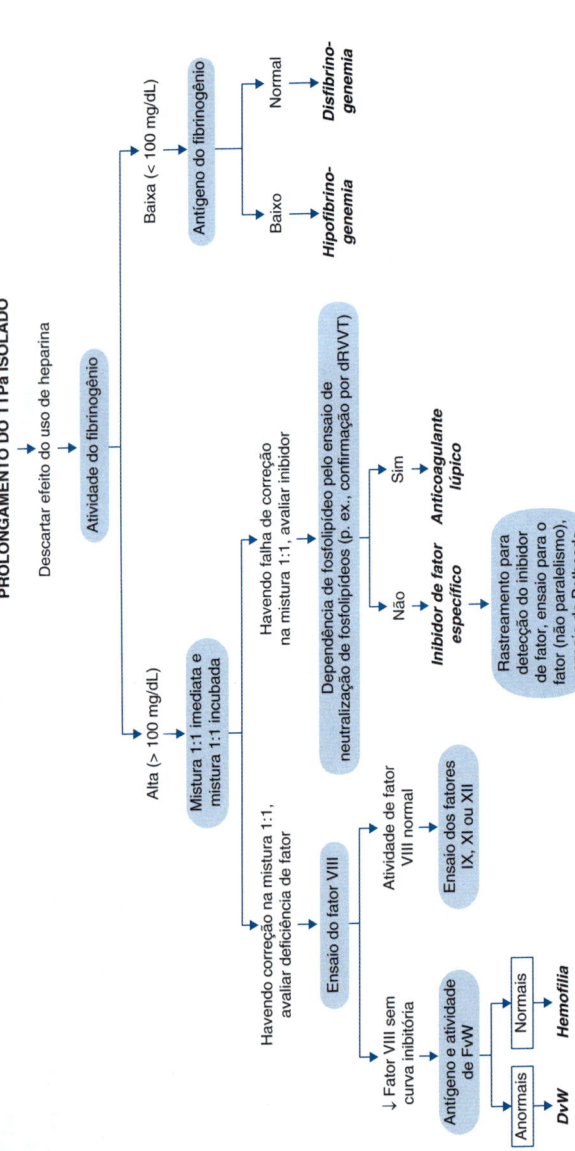

Figura 9-29. PROLONGAMENTO DO TTPa ISOLADO: avaliação laboratorial. **dRVVT,** tempo de coagulação do veneno da víbora de Russell diluído; **TTPa,** tempo de tromboplastina parcial ativada; **FvW,** fator de von Willebrand; **DvW,** doença de von Willebrand.

Algoritmos diagnósticos

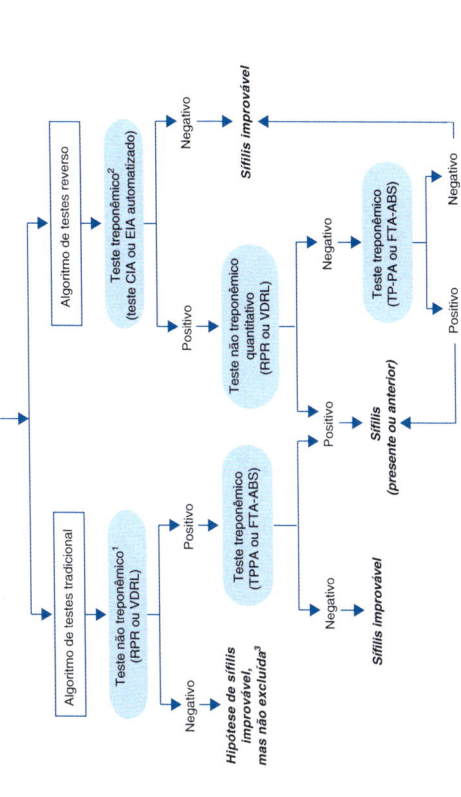

Figura 9-30. SÍFILIS: duas abordagens comumente adotadas para o diagnóstico sorológico de sífilis. **CIA**, imunoensaio de quimioluminescência; **EIA**, imunoensaio enzimático; **FTA-ABS**, ensaio de absorção de anticorpo antitreponema fluorescente; **RPR**, teste de reagina plasmática rápida; **TP-PA**, ensaio de aglutinação de partícula de *Treponema pallidum*; **VDRL**, teste do Venereal Disease Research Laboratory.

[1] Os testes não treponêmicos medem os níveis de anticorpos IgG e IgM produzidos pelo hospedeiro em resposta a lipídeos (principalmente cardiolipina) liberados de células danificadas do hospedeiro associadas à infecção por *Treponema pallidum*.

[2] Os testes treponêmicos detectam anticorpos IgG ou IgM produzidos pelo hospedeiro em resposta a antígenos específicos de *T. pallidum*; os testes usam células inteiras ou antígenos derivados de células de *T. pallidum*.

[3] O rastreamento baseado em RPR ou VDRL pode falhar em detectar alguns casos de sífilis inicial não tratada, sífilis previamente tratada e sífilis tardia latente. Quando clinicamente indicado, um teste treponêmico deve ser realizado.

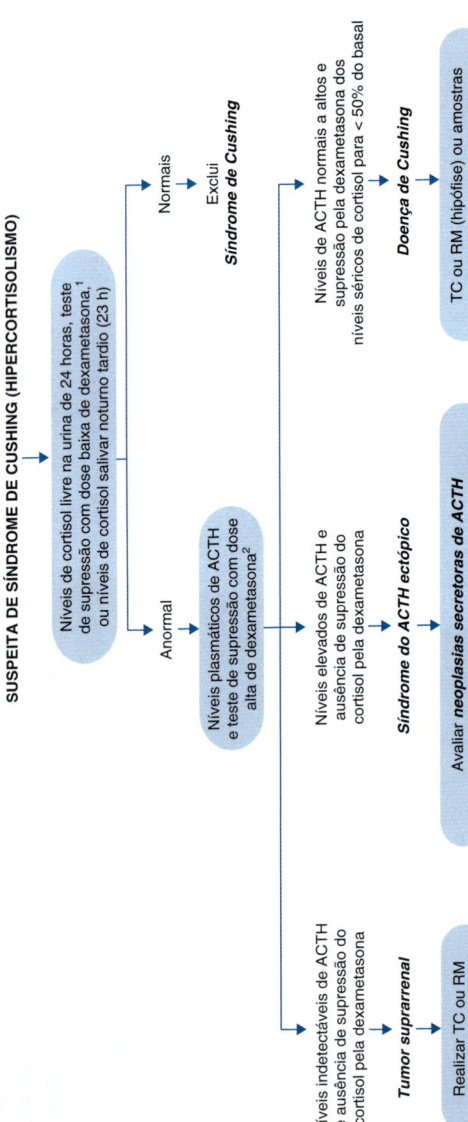

Figura 9-31. SÍNDROME DE CUSHING (HIPERCORTISOLISMO): avaliação diagnóstica. **ACTH**, hormônio adrenocorticotrópico; **TC**, tomografia computadorizada; **HPLC**, cromatografia líquida de alto desempenho; **RM**, ressonância magnética.

[1]Dose baixa: administrar 1 mg de dexametasona às 23 horas; coletar amostra de soro às 8 horas para determinar os níveis de cortisol.
Os valores de cortisol matinais normais são < 1,8 mcg/dL (50 nmol/L).
[2]Dose alta: administrar 8 mg dexametasona às 23 horas; coletar amostra de soro às 8 horas para determinar os níveis de cortisol ou coletar urina de 24 horas para determinar a concentração de cortisol livre. Os valores de cortisol matinais normais são < 5 mcg/dL (< 135 nmol/L) ou a concentração de cortisol livre na urina em 24 horas normal é < 20 mcg.

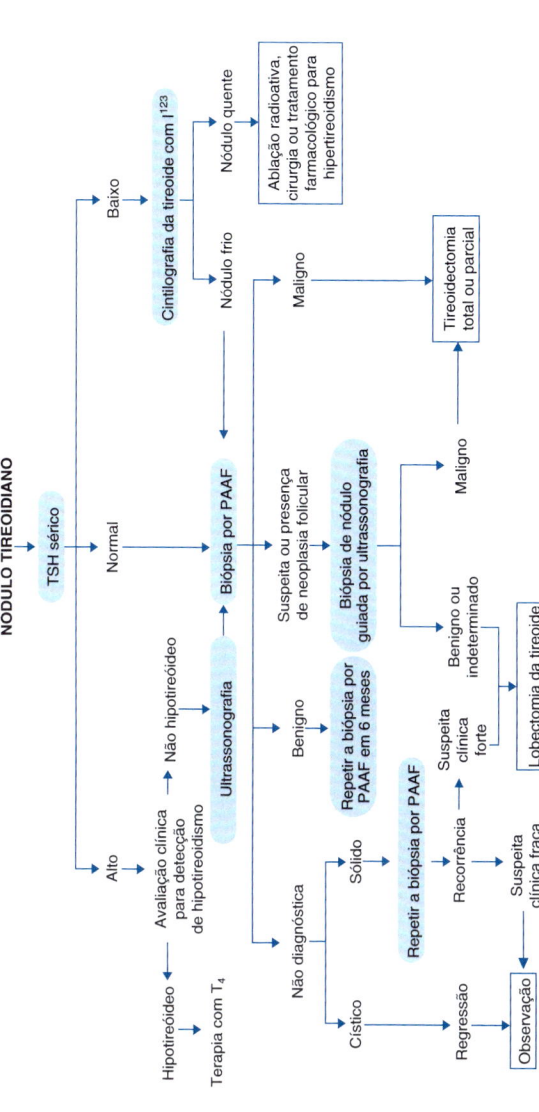

Figura 9-32. TIREOIDE: avaliação diagnóstica de nódulo tireoidiano. **PAAF,** punção aspirativa por agulha fina; **TSH,** hormônio estimulador da tireoide. (*Modificada, com permissão, de Burch HB. Evaluation and management of the solid thyroid nodule. Endocrinol Metab Clin North Am 1995;24:663.*)

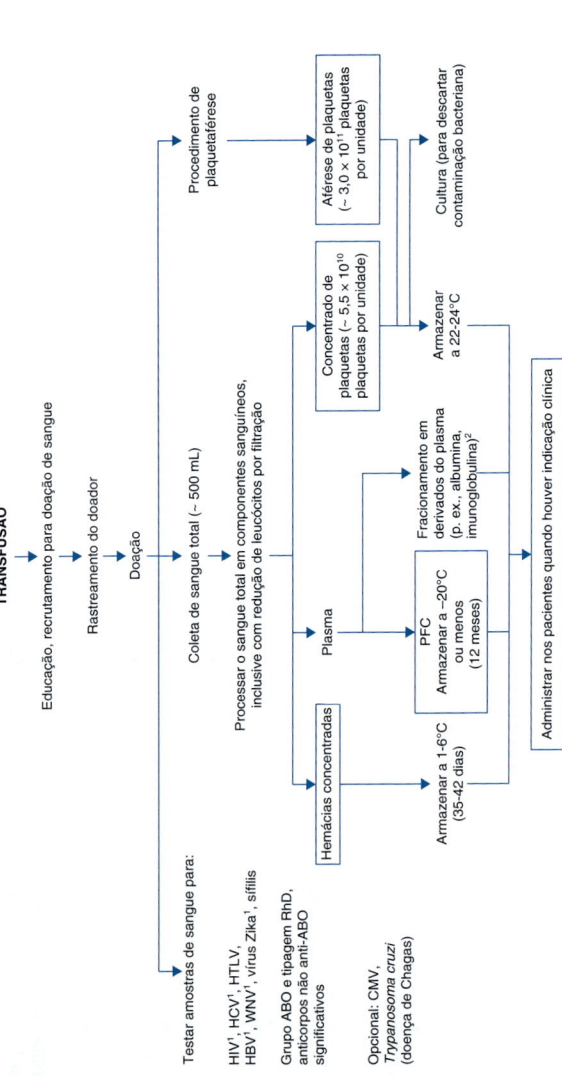

Figura 9-33. TRANSFUSÃO: doação de sangue e preparação de componentes sanguíneos. **CMV,** citomegalovírus; **PFC,** plasma fresco congelado; **HBV,** vírus da hepatite B; **HCV,** vírus da hepatite C; **HIV,** vírus da imunodeficiência humana; **HTLV,** vírus da leucemia de células T humanas; **WNV,** vírus do Nilo Ocidental.

[1]Teste de ácido nucleico (NAT) para rastreamento de HIV, HBV, HCV, WNV e vírus Zika.
[2]Os derivados do plasma também são preparados por plasmaférese.

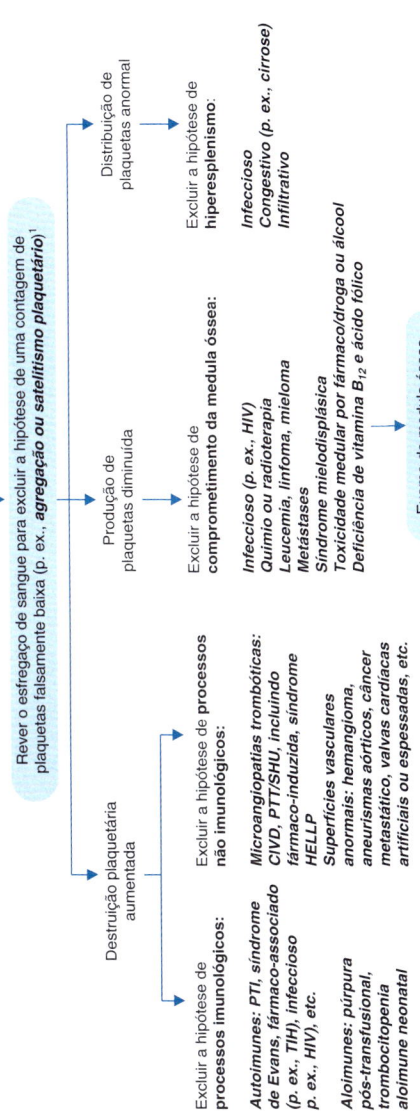

Figura 9-34. TROMBOCITOPENIA ADQUIRIDA: abordagem diagnóstica. **CIVD**, coagulação intravascular disseminada; **HELLP**, anemia *h*emolítica, enzimas hepáticas (*liver*) elevadas, baixa (*low*) contagem de *p*laquetas; **TIH**, trombocitopenia induzida por heparina; **HIV**, vírus da imunodeficiência humana; **SHU**, síndrome hemolítico-urêmica; **PTI**, púrpura trombocitopênica idiopática; **PTT**, púrpura trombocitopênica trombótica.

[1] O satelitismo plaquetário, um raro achado no sangue periférico, consiste na adesão de 4 ou mais plaquetas à superfície de um neutrófilo ou monócito. Similarmente à agregação plaquetária, trata-se de um fenômeno *in vitro* observado com frequência em amostras de sangue total tratadas com anticoagulante EDTA (tubo de tampa lavanda). Pode produzir uma falsa trombocitopenia quando são utilizados contadores de células automáticos.

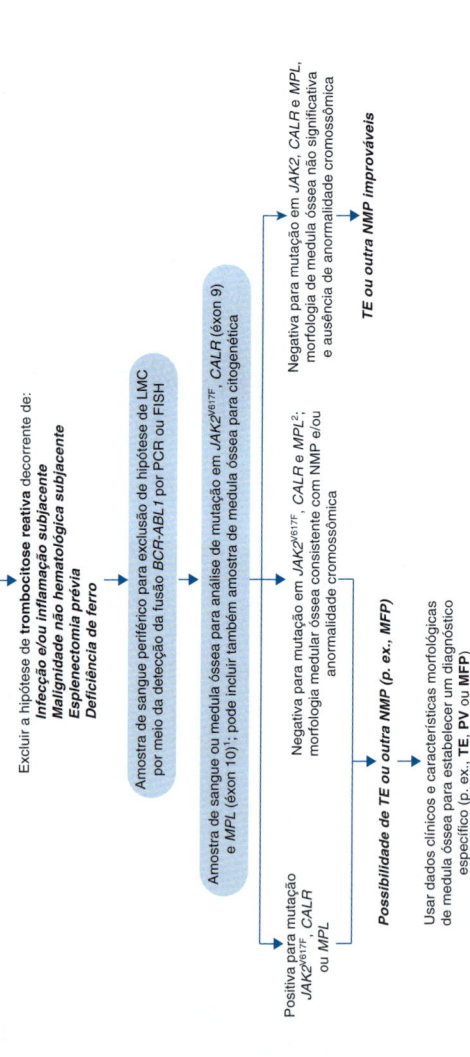

Figura 9-35. TROMBOCITOSE SUSTENTADA: avaliação diagnóstica. *CALR*, gene da calreticulina; **LMC**, leucemia mielocítica crônica; **TE**, trombocitemia essencial; **FISH**, hibridização *in situ* fluorescente; *JAK2*, gene da Janus quinase 2; *MPL*, gene da leucemia mieloproliferativa; (codifica o receptor da trombopoietina); **NMP**, neoplasias mieloproliferativas; **PCR**, reação em cadeia da polimerase; **MFP**, mielofibrose primária; **PV**, policitemia vera.

[1] A análise de mutação em *JAK2* deve ser realizada primeiro, seguida da análise de mutação *CALR* e, então, pela análise de mutação *MPL*.
[2] TE e MFP que são negativas para mutações *JAK2*^W617F^, *CALR* (éxon 9) e *MPL* (éxon 10) são definidas como casos "triplo-negativos"; novas mutações nos genes *MPL* e *JAK2* foram relatadas nesses casos.

TROMBOSE VENOSA ESTABELECIDA

Descartar **trombose adquirida (p. ex., malignidade, cirurgia ortopédica, traumatismo, imobilização, IC, DMPC, síndrome nefrótica, hiperviscosidade, HPN[1])**

Na ausência dessas condições, e:

→ Primeiro episódio de trombose venosa idiopática com idade < 50 anos OU
História de episódios trombóticos recorrentes OU
Familiar(es) próximo(s) < 50 anos com tromboembolismo comprovado

Avaliar:

***Mutação do fator V de Leiden por PCR
Mutação G20210A no gene da protrombina por PCR
Presença do anticoagulante lúpico (p. ex., dRVVT)
Hiper-homocisteinemia
Deficiência de proteína C
Deficiência de proteína S
Deficiência de antitrombina
Mutação MTHFR por PCR***

→ Primeiros episódios de tromboembolismo venoso idiopático com ≥ 50 anos E
História familiar negativa de tromboembolismo

Avaliar:

***Mutação do fator V de Leiden por PCR
Mutação G20210A no gene da protrombina por PCR
Presença do anticoagulante lúpico (p. ex., dRVVT)
Hiper-homocisteinemia***

---

[1] A trombose ocorre em 40-45% dos pacientes com HPN, muitas vezes em lugares incomuns, incluindo as veias hepáticas (síndrome de Budd-Chiari), outras veias intra-abdominais (portal, esplênica, esplâncnica), seios cerebrais e veias dérmicas.

Figura 9-36. TROMBOSE VENOSA: avaliação de possível hipercoagulabilidade (trombofilia) na trombose venosa estabelecida. **DMPC**, distúrbio mieloproliferativo crônico; **dRVVT**, tempo de coagulação do veneno da víbora de Russell diluído; **MTHFR**, metileno tetra-hidrofolato redutase; **PCR**, reação em cadeia da polimerase; **HPN**, hemoglobinúria paroxística noturna; **IC**, insuficiência cardíaca.

10

Nomogramas e material de referência

Stephen J. McPhee, MD, Chuanyi Mark Lu, MD, e Diana Nicoll, MD, PhD, MPA

COMO USAR ESTA SEÇÃO

Esta seção contém nomogramas úteis e material de referência. O conteúdo está organizado em ordem alfabética, por assunto.

Sumário		*Página*
Figura 10-1.	Cascata de coagulação	602
Figura 10-2.	Dermátomos: representação esquemática	603
Figura 10-3.	Hepatite A: alterações sorológicas	605
Figura 10-4.	Hepatite B: alterações sorológicas	605
Figura 10-5.	Hepatite C: sorologia e carga viral	606
Figura 10-6.	Nomograma acidobásico	606
Figura 10-7.	Nomograma de paratormônio e cálcio	607
Figura 10-8.	Provas de função pulmonar: espirometria	608
Figura 10-9.	Sistema complemento	609
Figura 10-10.	Via da esteroidogênese	610

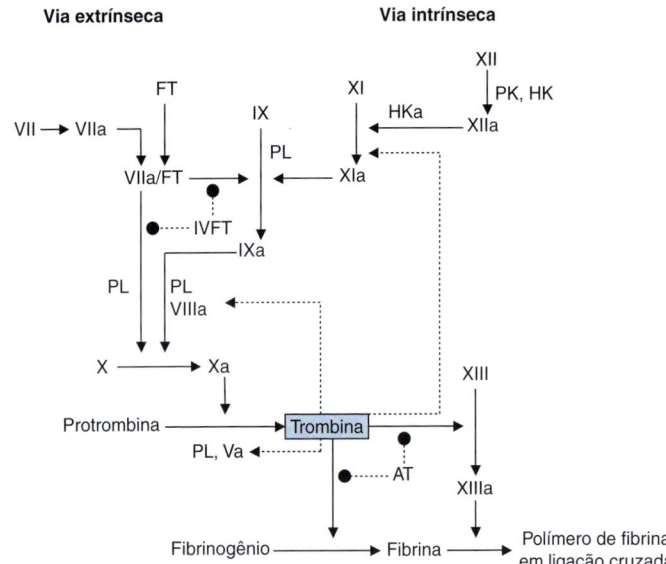

Figura 10-1. CASCATA DE COAGULAÇÃO. Representação esquemática dos caminhos da cascata de coagulação. Considera-se que o evento deflagrador central envolve o fator tecidual (FT), que não é exposto ao sangue sob condições fisiológicas. Diante de uma lesão celular endotelial ou vascular, o FT atua com o fator VIIa e com fosfolipídeos (PLs) para converter o fator IX em IXa, bem como o fator X em Xa. A "via intrínseca" inclui a ativação "por contato" do fator XI pelo complexo cininogênio de alto peso molecular XIIa-ativado (XIIa-HKa). O fator XIa converte o fator IX em IXa, que, por sua vez, converte o fator X em Xa, atuando com o fator VIIIa e os PLs. O fator Xa constitui o componente ativo do complexo "protrombinase", que inclui o fator Va e PLs, e converte a protrombina em trombina (Tr). A Tr cliva os fibrinopeptídeos do fibrinogênio, permitindo a polimerização dos monômeros de fibrina resultantes, e converte o fator XIII em XIIIa, que produz as reações cruzadas do coágulo de fibrina. A Tr também acelera e intensifica o processo (linhas pontilhadas) ao ativar os fatores V e VIII, porém a ação proteolítica contínua também inibe o processo ao causar ativação da proteína C, que degrada os fatores Va e VIIIa. Foi proposta uma via de ativação do fator XI em XIa por ação da Tr. Existem inibidores plasmáticos naturais da cascata: inibidor da via do fator tecidual (IVFT), que bloqueia VIIa/FT e assim inativa a "via extrínseca" após a iniciação do processo de coagulação; antitrombina (AT), que bloqueia IXa, Xa e trombina. Setas = enzimas ativas; linhas pontilhadas com setas = reações de retroalimentação positiva, que são consideradas importantes para a manutenção do processo depois que a "via extrínseca" é desligada pelo IVFT; linhas pontilhadas com círculos sólidos = efeitos inibitórios; PK, pré-calicreína. Note que o sistema de contato (PK, HK e XII) contribui para a fibrinólise e para a formação de bradicinina *in vivo*. O papel desse sistema na iniciação da via intrínseca *in vivo* é questionável.

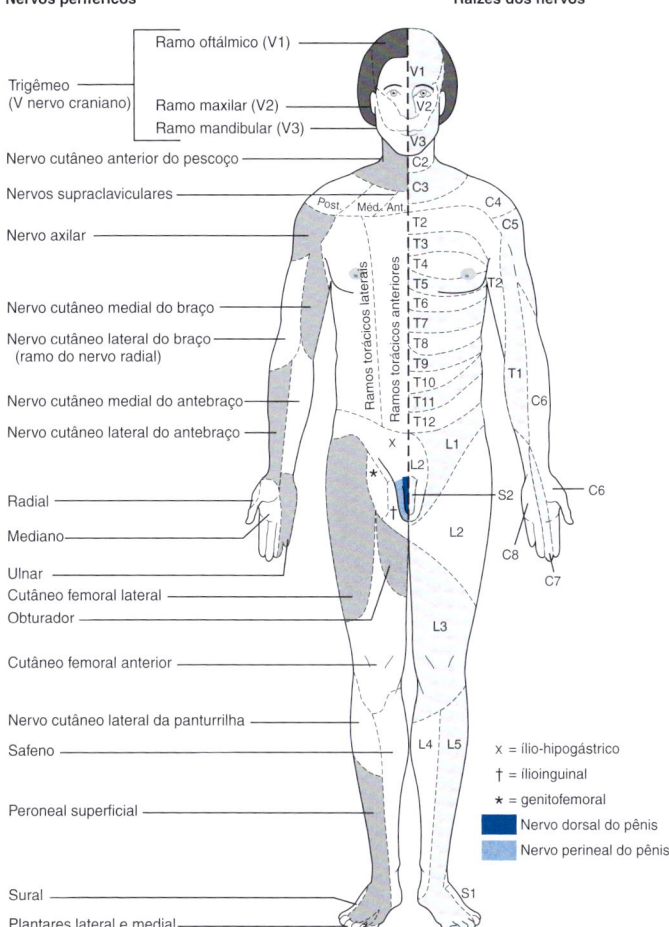

Figura 10-2. DERMÁTOMOS: representação esquemática. Inervação cutânea. A distribuição segmentar ou radicular é representada do lado direito do corpo, e a distribuição dos nervos periféricos está representada do lado esquerdo. **Acima:** vista anterior; **próxima página:** vista posterior. (*Adaptada, com permissão, de Simon R et al [editores]. Clinical Neurology, 7th ed. McGraw-Hill, 2009.*)

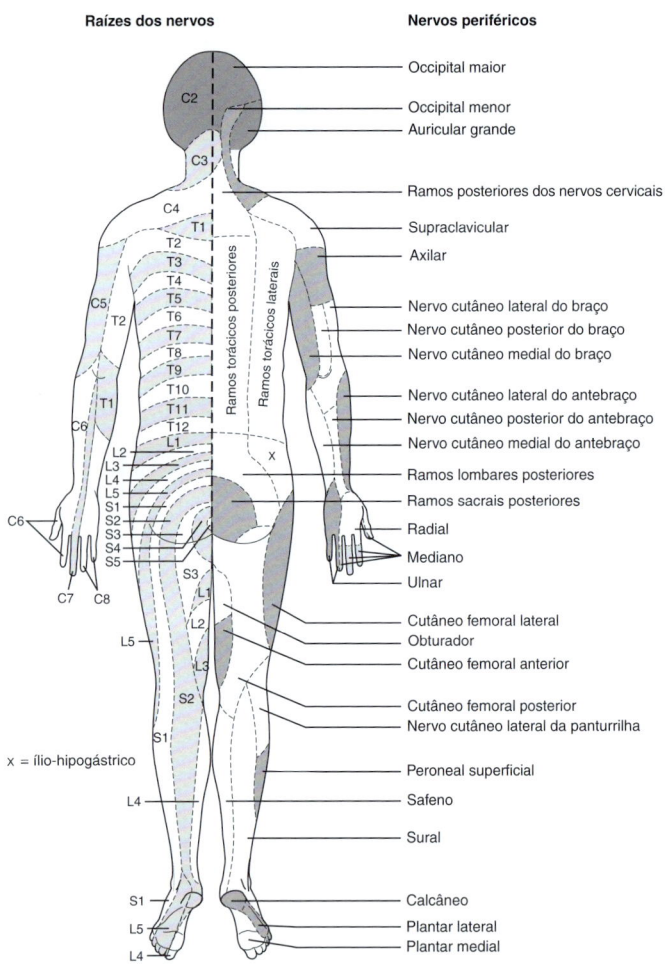

Figura 10-2. (*Continuação*)

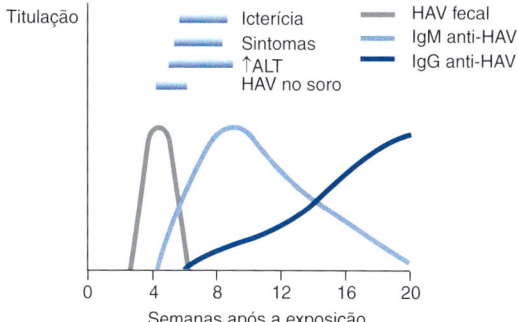

Figura 10-3. HEPATITE A: alterações sorológicas. Padrão habitual de alterações sorológicas na hepatite A. **ALT**, alanina aminotransferase; **anti-HAV**, anticorpo antivírus da hepatite A; **HAV**, vírus da hepatite A; **IgM**, imunoglobulina M; **IgG**, imunoglobulina G. (*Reproduzida, com permissão, de Koff RS: Acute viral hepatitis. In:* Handbook of Liver Disease. *Friedman LS, Keeffe EB [editors], 2nd ed. © Elsevier, 2004.*)

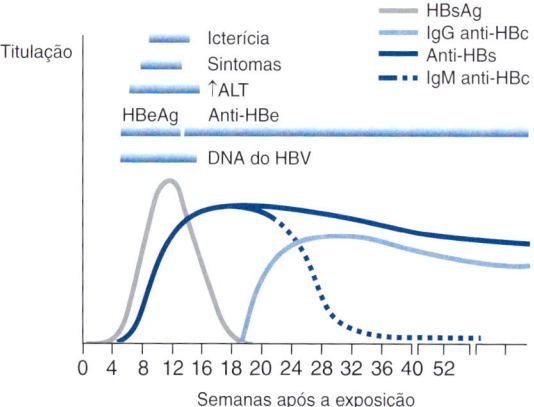

Figura 10-4. HEPATITE B: alterações sorológicas. Padrão habitual de alterações sorológicas na hepatite B. **ALT**, alanina aminotransferase; **anti-HBc,** anticorpo anti-*core* do vírus da hepatite B; **anti-HBe**, anticorpo antiantígeno e da hepatite B; **anti-HBs**, anticorpo de superfície da hepatite B; **HBeAg**, antígeno e da hepatite B; **HBsAg**, antígeno de superfície da hepatite B; **HBV**, vírus da hepatite B; **IgG**, imunoglobulina G; **IgM**, imunoglobulina M. (*Reproduzida, com permissão, de Koff RS: Acute viral hepatitis. In:* Handbook of Liver Disease. *Friedman LS, Keeffe EB [editors], 2nd ed. © Elsevier, 2004.*)

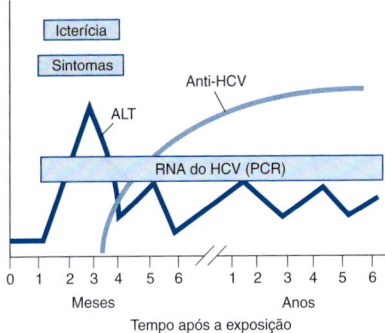

Figura 10-5. HEPATITE C: sorologia e carga viral. Evolução típica da hepatite C crônica. **ALT**, alanina aminotransferase. **anti-HCV**, anticorpo antivírus da hepatite C por imunoensaio enzimático; **RNA do HCV (PCR)**, RNA viral da hepatite C por reação em cadeia da polimerase. (*Reproduzida, com permissão, de McPhee SJ, Papadakis MA, Rabow MW [editors]*. Current Medical Diagnosis & Treatment 2012. *McGraw-Hill, 2012.*)

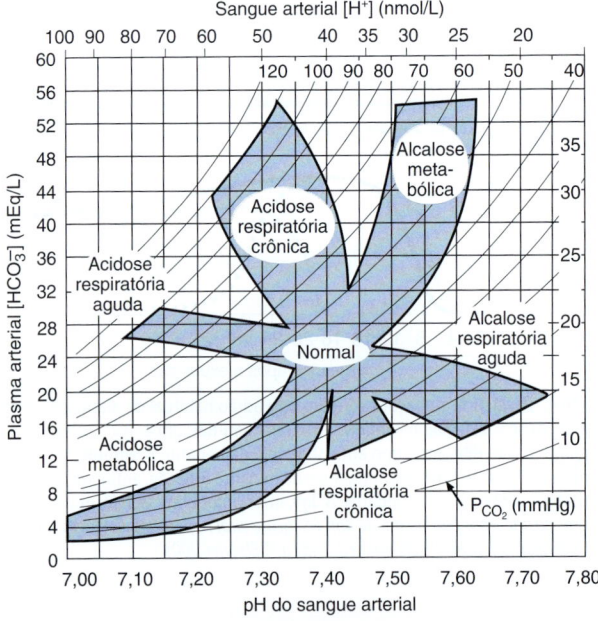

Figura 10-6. NOMOGRAMA ACIDOBÁSICO. Estão representados os limites de confiança de 95% das compensações respiratória e metabólica normais para os distúrbios acidobásicos primários. (*Reproduzida, com permissão, de Brenner BM, Rector FC [editors]*. Brenner & Rector's The Kidney, *8th ed. Saunders/Elsevier, 2008.*)

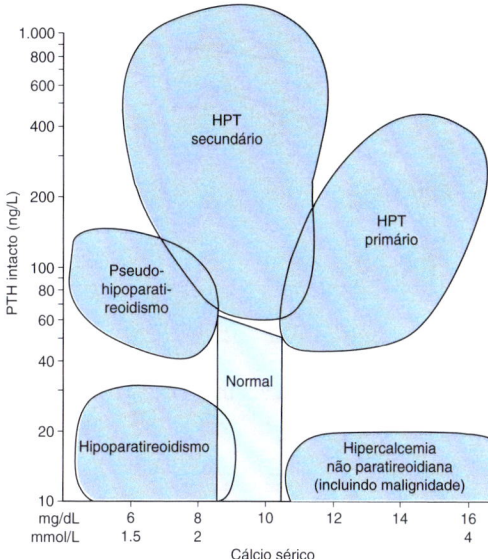

Figura 10-7. NOMOGRAMA DE PARATORMÔNIO E CÁLCIO. Relação entre os níveis séricos de paratormônio (PTH) intacto e cálcio em pacientes com hipoparatireoidismo, pseudo-hipoparatireoidismo, hipercalcemia não paratireoidiana (p. ex. malignidade), hiperparatireoidismo primário e hiperparatireoidismo secundário. **HPT**, hiperparatireoidismo. (*Usada, com permissão, de Gordon Strewler, MD.*)

Nota: Uma análise multivariada sugere que um modelo que adiciona informações clínicas e demográficas pode resultar em um desempenho melhor do que apenas com o nomograma. (*Ver O'Neill SS et al. Multivariate analysis of clinical, demographic, and laboratory data for classification of disorders of calcium homeostasis.* Am J Clin Pathol *2011;135:100. [PMID: 21173131]*)

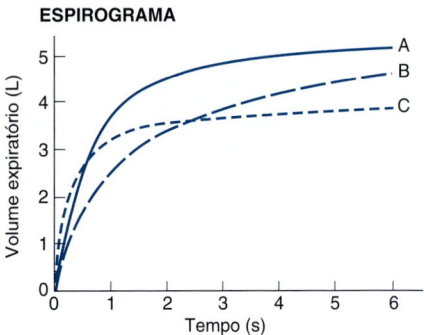

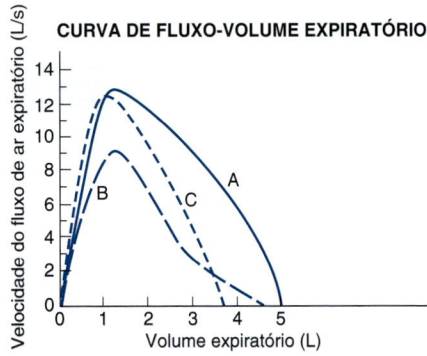

Figura 10-8. PROVAS DE FUNÇÃO PULMONAR: espirometria. Espirogramas representativos (painel superior) e curvas de fluxo-volume expiratório (painel inferior) para os padrões normal (A), obstrutivo (B) e restritivo (C). (*Reproduzida, com permissão, de Tierney LM Jr, McPhee SJ, Papadakis MA [editors]. Current Medical Diagnosis & Treatment 2005, 44th ed. McGraw-Hill, 2005.*)

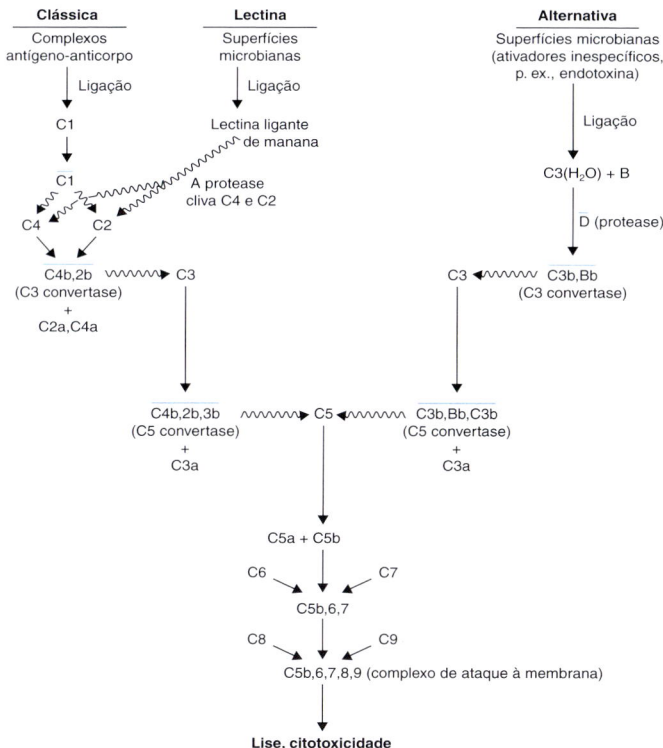

Figura 10-9. SISTEMA COMPLEMENTO. As vias clássica (complexos antígeno-anticorpo), alternativa (superfícies microbianas) e da lectina (superfícies microbianas) de ativação do sistema complemento. Cada linha ondulada com uma seta ∿∿∿➤ indica que houve clivagem proteolítica da molécula na ponta da seta; um complexo com uma linha por cima indica que está agora enzimaticamente ativo. Note que, em seguida à clivagem, todos os fragmentos menores são marcados com um "a," e todos os fragmentos maiores são marcados com "b." Por isso, a C3 convertase é representada como C4b,2b com uma linha por cima. Note que, para a via da lectina, as proteases associadas com a lectina ligante de manana clivam C4 e C2. (*Reproduzida, com permissão, de Levinson W. Complement, Figure 63-1. in* Review of Medical Microbiology and Immunology, *13th ed. McGraw-Hill, 2014.*)

Além disso, uma demonstração em vídeo animada da ativação das vias clássica e alternativa do sistema complemento é disponibilizada em: http://highered.mheducation.com/sites/0072507470/student_view0/chapter22/animation__activation_of_complement.html

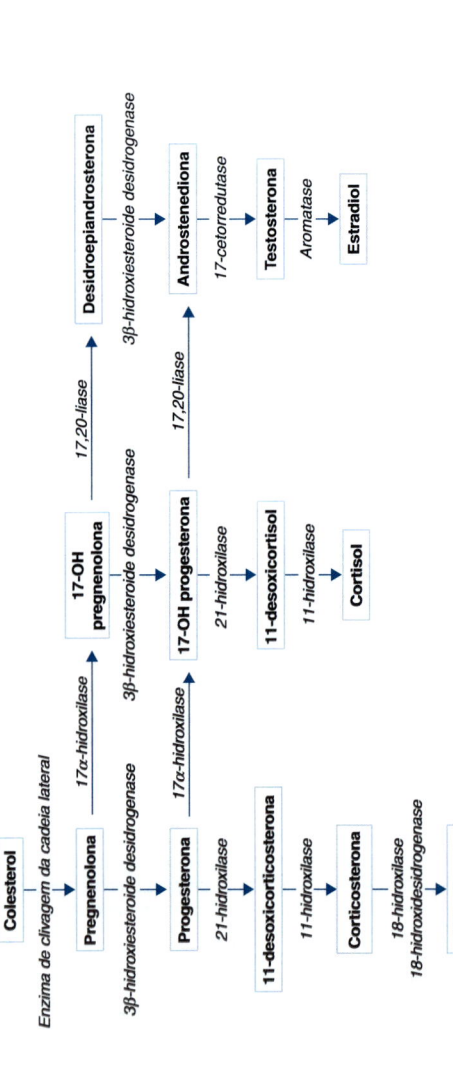

Figura 10-10. VIA DA ESTEROIDOGÊNESE. A esteroidogênese é o processo biossintético pelo qual vários tipos de esteroides (**em negrito**) são gerados a partir do colesterol por ação de várias enzimas (*em itálico*) e, em seguida, transformados enzimaticamente em outros esteroides. Este diagrama é uma visão geral simplificada das vias de síntese de hormônio para os três tipos principais de esteroides produzidos: mineralocorticoides (principalmente a aldosterona), glicocorticoides (principalmente cortisol) e hormônios sexuais (testosterona e estradiol). As vias mostradas estão presentes em quantidades diferentes nos diversos tecidos produtores de esteroides do corpo, a saber as glândulas suprarrenais, bem como os ovários femininos e os testículos masculinos. Nas glândulas suprarrenais, os mineralocorticoides derivam principalmente da zona glomerulosa, os glicocorticoides derivam da zona fasciculada, e os androgênios (e estrogênios) são oriundos da zona reticular. O principal androgênio da suprarrenal é a androstenediona, porque a atividade da 17-cetorredutase é relativamente baixa. Nas gônadas, a presença das vias que levam à síntese de mineralocorticoides e glicocorticoides é insignificante; contudo os ovários e testículos produzem, cada um, androgênios e estrogênios. O metabolismo adicional da testosterona em di-hidrotestosterona ocorre em tecidos-alvo, pela ação da enzima 5α-redutase (omitido).

Índice

Nota: os números de páginas seguidos por *f* ou *t* se referem a figuras e tabelas, respectivamente.

A

AAC (anticorpos anticentrômero), 64*t*, 513*t*
Abacavir, 296, 308*t*
Abbott *i-STAT* System, 30*t*
Abdome, imagem diagnóstica
　angiografia mesentérica, 416*t*
　PET/TC, 415*t*
　raio X, 413*t*
　RM, 415*t*
　TC, 414*t*
　US, 413*t*
Aborto, ameaça de, 87*t*
Abscesso cerebral, 313*t*
Abscesso faríngeo, 327*t*
Abscesso hepático, 350*t*
Abscesso perirrenal, 355*t*
Abscesso pulmonar, 332*t*, 404*t*
Abuso de álcool, 155*t*, 215*t*
Acanthamoeba, 340*t*, 355*t*, 363*t*
Acarbose, 261*t*, 303*t*
Acetaminofeno. *Ver* Paracetamol
Acetazolamida
　fósforo e, 152*t*
　níveis de Ca^{2+} (cálcio) e, 94*t*
　níveis de Cl^- (cloreto) e, 103*t*
　níveis de CO_2 (dióxido de carbono) e, 122*t*
　níveis de NH_3 (amônia) e, 62*t*
Acetilcisteína, 221*t*
Acetoacetato, urina, 50*t*
Acetoexamida, 216*t*
Ácido acetilsalicílico. *Ver também* Salicilatos
　ARP (atividade de renina plasmática) e, 242*t*
　Ca^{2+} (cálcio) e, 94*t*
　Mg^{2+} (magnésio) e, 207*t*
　PFA-100 TO e, 154*t*
Ácido ascórbico, 279*t*
Ácido etacrínico, 207*t*
Ácido fólico (folato), 52*t*
Ácido 5-hidroxindolacético, 51*t*
Ácido homovanílico, 55*t*
Ácido nicotínico
　ácido úrico e, 54*t*
　TG (triglicerídeos) e, 279*t*
　TTGO (teste de tolerância à glicose oral), 273*t*
Ácido úrico, 54*t*
Ácido valproico (valproato), 298*t*, 305*t*
Ácido vanililmandélico, 55*t*, 209*t*
Acidose láctica, 201*t*
Acidose metabólica
　algoritmo diagnóstico, 568*f*
　características clínicas, 501*t*
　características laboratoriais, 501*t*
　Cl^- (cloreto), 103*t*

CO_2 total (dióxido de carbono), 122*t*
pH, sangue total, 225*t*
Acidose respiratória
　algoritmo diagnóstico, 568*f*
　características clínicas, 519*t*
　características laboratoriais, 519*t*
　Pco_2 (pressão parcial de dióxido de carbono), 122*t*
　pH, sangue total, 225*t*
Acidose tubular renal, 501*t*
Acinetobacter, 368*t*
Acromegalia, 138*t*, 190*t*
ACTH (hormônio adrenocorticotrópico)
　interpretação e usos de, 188*t*, 566*f*
　teste de estimulação de cosintropina, 112*t*
Acurácia, de exames diagnósticos, 5, 5*f*
Adalimumabe, 303*t*
Adefovir, 303*t*
Adenoma da paratireoide, 403*t*
Adenoma hipofisário, 230*t*
Adenovírus, 341*t*
ADH (hormônio antidiurético), 189*t*
Aférese, granulócitos, 559*t*
Afibrinogenemia, 149*t*
AFP (alfafetoproteína), 60*t*
Agamaglobulinemia ligada ao X (de Bruton), 193*t*
Agentes estimuladores da eritropoiese, 163*t*
Aglutininas da tularemia, 283*t*
Agonistas da dopamina, 230*t*
Agonistas β-adrenérgicos, 152*t*
Aids. *Ver* Infecção por HIV
AINEs (anti-inflamatórios não esteroides), 228*t*, 303*t*
Alanina aminotransferase, 56*t*
Albumina
　níveis de Ca^{2+} (cálcio) e, 93*t*
　soro ou plasma, 56*t*, 128*t*
　urina, 57*t*
Alcaçuz, 249*t*
Alcalose metabólica
　algoritmo diagnóstico, 568*f*
　características clínicas, 501*t*
　características laboratoriais, 501*t*
　CO_2 (dióxido de carbono) total, 122*t*
　pH, sangue total, 225*t*
Alcalose respiratória
　algoritmo diagnóstico, 568*f*
　características clínicas, 519*t*
　características laboratoriais, 519*t*
　Pco_2 (pressão parcial de dióxido de carbono), 122*t*
　pH, sangue total, 225*t*

Índice

Aldosterona
  algoritmo diagnóstico, 577*f*
  soro, 58*t*
  urina, 59*t*
Aldosterona, concentração plasmática, 574*f*
Aldosteronismo
  aldosterona, soro, 58*t*
  aldosterona, urina 59*t*
  ARP (atividade de renina plasmática), 242*t*
Alelo HLA-B*1502, 308*t*
Alelo HLA-B*5701, 308*t*
Alelo HLA-B*5801, 308*t*
Alelos HLA-DQ2/DQ8, 123*t*
Alfafetoproteína, 60*t*
Alopurinol, 54*t*, 308*t*
ALP (fosfatase alcalina), 150*t*
ALT (alanina aminotransferase), 56*t*
AMA (anticorpos mitocondriais), 76*t*
Amenorreia
  algoritmo diagnóstico, 564*f*
  FSH (hormônio folículo-estimulante), 191*t*
  LH (hormônio luteinizante), 192*t*
  PRL (prolactina), 230*t*
Amicacina, 298*t*
Amilase
  interpretação e usos, 28*t*
  para monitoramento da lamivudina, 304*t*
  soro ou plasma, 61*t*
  vs. lipase, 205*t*
Amiloidose, 212*t*
Amiodarona
  monitoramento terapêutico, 303*t*
  T_4 (tiroxina) e, 272*t*
  T_3 (tri-iodotironina) e, 280*t*
Amitriptilina, 298*t*
AMM (ácido metilmalônico), 53*t*
Amniocentese, 544*t*
Amônia (NH_3), plasma, 62*t*
Amostra de vilosidade coriônica, 517*t*
Amostragem de sangue umbilical percutânea, 518*t*
Amplificação do gene *HER2*, 307*t*
Anacinra, 303*t*
Análise de mutação em *CALR* (calreticulina), 96*t*
Análise de sêmen, 42, 134*t*
Anaplasma phagocytophilum, 369*t*
Anaplasmose granulocítica humana, 369*t*
ANCA (anticorpos anticitoplasma de neutrófilo), 65*t*, 513*t*
Androgênios, 103*t*, 272*t*
Anemia
  algoritmo diagnóstico, 565*f*
  CHCM (concentração de hemoglobina corpuscular média), 503-504*t*
  contagem de reticulócitos, 243*t*
  doença crônica, 502*t*, 503-504*t*
  EPO (eritropoietina), 132*t*
  eritrograma, 239*t*
  ferritina, 146*t*
  ferropriva/por deficiência de ferro, 146*t*, 147-148*t*, 502*t*, 565*f*
  Hb (hemoglobina), 168*t*
  hemolítica autoimune, 117*t*, 259*t*,
  Ht (hematócrito, sangue total), 163*t*
  macrocítica, normocrômica, 504*t*
  megaloblástica, 52*t*, 288*t*, 291*t*, 503*t*, 565*f*
  microcítica, hipocrômica, 502*t*, 503*t*
  normocítica, normocrômica, 503*t*
  perniciosa, 74*t*, 288*t*
  ZPP (zinco protoporfirina), 292*t*
Anemia hemolítica
  características clínicas, 503*t*
  características laboratoriais, 503*t*
  contagem de reticulócitos, 243*t*
  haptoglobina, 161*t*
  na deficiência de G6PD, 158*t*
  TAD (teste de antiglobulina direto), 259*t*
Anemia sideroblástica, 503*t*
Aneurisma intracraniano, 395*t*
Aneurisma ventricular esquerdo, 488-489, 489*f*
Anfotericina B, 207*t*
Angioedema, 196*t*
Angioedema hereditário, 108*t*
Angiografia
  da aorta, 438-439*t*
  por RM, 399*t*, 439*t*
  por TC. *Ver* ATC
Angiografia/venografia por ressonância magnética, 397*t*
Angiografia hepática, 428*t*
Angiografia mesentérica, 416*t*
Angiostrongylus, 319*t*
Anion gap, 501*t*
Anormalidades atriais, 458
Anormalidades de repolarização
  na HVD (hipertrofia ventricular direita), 464-465
  na HVE (hipertrofia ventricular esquerda), 463, 464*f*
Anormalidades do segmento PR, 482
Antiácidos
  Ca^{2+} (cálcio) e, 93*t*
  fósforo e, 152*t*
  gastrina e, 156*t*
Antiarrítmicos, ECG (eletrocardiograma) e, 476*t*, 478*t*, 479
Anti-CCP (anticorpo antiproteína citrulinada cíclica), 69*t*, 513*t*
Anticoagulante lúpico. *Ver* LAC
Anticoagulantes
  monitoramento laboratorial, 505-508*t*
  proteína C e, 232*t*
Anticoncepcionais orais
  ARP (atividade de renina plasmática) e, 242*t*
  ceruloplasmina e, 99*t*
  fósforo e, 152*t*
  LH (hormônio luteinizante) e, 192*t*
  Na^+ (sódio) e, 249*t*
  testosterona e, 261*t*
  TG (triglicerídeos) e, 279*t*
  TTGO (teste de tolerância à glicose oral), 273*t*
  U_{Ca} (cálcio urinário) e, 94*t*
Anticonvulsivantes
  fósforo e, 152*t*
  testosterona e, 261*t*

Índice   613

Anticorpo anti-DNA de fita dupla, 66*t*, 513*t*
Anticorpo antifator intrínseco, 74*t*
Anticorpo anti-insulina, 197*t*
Anticorpo anti-*Legionella*, soro, 203*t*
Anticorpo antiproteína citrulinada cíclica, 69*t*, 513*t*
Anticorpo antirribonucleoproteína, 71*t*
Anticorpo antirrubéola, 244*t*
Anticorpo anti-Smith, 71*t*, 513*t*
Anticorpo anti-SS-A/Ro, 72*t*, 513*t*
Anticorpo anti-SS-B/La, 73*t*, 513*t*
Anticorpo antitireoperoxidase, 270*t*
Anticorpo anti-*Treponema pallidum*. Ver TP-PA
Anticorpo bloqueador de fator intrínseco, 74*t*
Anticorpo da febre Q, 144*t*
Anticorpo heterófilo (monoteste, teste de Paul-Bunnell), 75*t*
Anticorpo Scl-70 (anticorpo associado à esclerodermia), 133*t*, 513*t*
Anticorpos anti-AChR (receptor de acetilcolina), 70*t*
Anticorpos anti-*Brucella*, 90*t*
Anticorpos anticélulas da ilhota, 63*t*
Anticorpos anticentrômero, 64*t*, 513*t*
Anticorpos anticitoplasma de neutrófilo, 65*t*, 513*t*
Anticorpos anti-*Coccidioides*, 105*t*, 317*t*
Anticorpos antifosfolipídeo
  dRVVT (tempo de coagulação do veneno da víbora de Russell diluído), 255*t*
  na febre Q, 144*t*
  mistura 1:1 (painel inibidor) e, 220*t*
Anticorpos anti-LRP4 (proteína 4 relacionada à lipoproteína), 70*t*
Anticorpos antimitocondriais, 76*t*
Anticorpos antimúsculo liso, 67*t*
Anticorpos anti-MuSK (quinase específica do músculo), 70*t*
Anticorpos antiplaquetários, 68*t*
Anticorpos antiproteína relacionada à lipoproteína 4 (LRP4), 70*t*
Anticorpos anti-Rh, 267*t*
Anticorpos anti-*Toxoplasma*
  no abscesso cerebral, 313*t*
  interpretação e usos de, 274*t*
  na meningoencefalite, 319*t*
Anticorpos antivírus Epstein Barr, 287*t*, 75*t*
Anticorpos na TIH (trombocitopenia induzida por heparina), 281*t*
Antidepressivos, Na⁺ (sódio) e, 249*t*
Antidepressivos tricíclicos, 208*t*
Anti-dsDNA, 66*t*, 513*t*
Antígeno carcinoembrionário, 77*t*
Antígeno criptocócico, soro ou LCS, 78*t*, 317*t*, 334*t*
Antígeno de *Legionella*, urina, 203*t*, 331*t*
Antígeno estreptocócico do grupo A, 32*t*, 327*t*
Antígeno prostático específico (PSA), 12*f*, 79*t*
Antiglobulina humana, 259-260*t*
Anti-inflamatórios não esteroides (AINEs), 228*t*, 303*t*
Anti-Jo-1, 513*t*

Antipsicóticos
  monitoramento terapêutico, 303*t*
  Na⁺ (sódio) e, 249
  PRL (prolactina) e, 230*t*
Anti-RNP (anticorpo antirribonucleoproteína), 71*t*
Anti-Ro/La (anticorpo anti-SS-B/La), 73*t*, 513*t*
Anti-Ro/SSA (anticorpo anti-SS-A/Ro), 72*t*, 513*t*
α_1-antitripsina (α_1-antiprotease), 80*t*, 304*t*
Antitrombina, 81*t*
Aorta, imagem diagnóstica, 438-439*t*
AP (anemia perniciosa), 74*t*, 288*t*
Apixabana, 508*t*
Artrite reumatoide (AR)
  anti-CCP (anticorpo antiproteína citrulinada cíclica), 69*t*
  autoanticorpos, 513*t*
  contagem de células CD4, 98*t*
  FR (fator reumatoide), 140*t*
  líquido sinovial, 509-510*t*
  PCR-as (proteína C-reativa de alta sensibilidade), 233*t*
  perfil de líquido pleural, 516*t*
  VSG (velocidade sedimentação globular), 286*t*
Arbovírus, 314*t*
Argatrobana, 507*t*
ARM (angiografia por ressonância magnética), 399*t*, 439*t*
ARM/VRM (angiografia/venografia por ressonância magnética), 397*t*
ARP (atividade da renina plasmática), 58*t*, 242*t*, 574*f*
Arritmia sinusal, 444
Arterite temporal, 286*t*
Artrite, 509-510*t*, 589*f*
Artrite bacteriana, 363*t*
Artrite reativa, 266*t*
Artrite séptica, 363*t*, 509-510*t*
Ascite, 511-512*t*, 566*f*
Asparaginase, 62*t*
Aspartato aminotransferase, 82*t*
Aspergilose, 86*t*
Asplenia, 429*t*
AST (aspartato aminotransferase), 82*t*
AT (antitrombina), 81*t*
ATC (angiografia por tomografia computadorizada)
  da aorta e ramos, 439*t*
  do pulmão, 419*t*
Aterosclerose. Ver também Cardiopatia/doença cardiovascular
  colesterol, 106*t*
  Lp-PLA$_2$ (fosfolipase A$_2$ associada à lipoproteína), 151*t*
  mutação *MTHFR*, 213*t*
Atividade da renina plasmática, 58*t*, 242*t*, 574*f*
ATR (acidose tubular renal), 501*t*
Aumento atrial direito, 458
Aumento atrial esquerdo, 457
Autoanticorpos, 513*t*

Avaliação nutricional
albumina, 56t
IGF-1 (fator de crescimento semelhante à insulina 1), 138t
transferrina, 147-148t
Azatioprina, 61t, 309t
Azotemia, 538t

B
Bacilos álcool-ácido-resistentes, 311t, 322t
Baço, 429t
Bacteremia de origem desconhecida, 367t
Bacteriúria, 352t
Balamuthia, 319t
Bandas oligoclonais, 83t
Barbitúricos
 GGT (γ-glutamil transpeptidase) e, 155t
 PO$_2$ (oxigênio, pressão parcial) e, 218t
 testosterona e, 261t
Bartonella, 314t
Batimentos de captura, 450
Batimentos de fusão, 450
BCR/ABL
 análise de mutação (genotipagem BCR/ABL), 84t
 translocação t(9;22) por RT-PCR, qualitativa, 85t
BDG ([1,3]-β-D-glucana), soro, 86t
Bicarbonato. Ver HCO$_3^-$
Bilirrubina
 soro ou plasma, 88t
 urina, 36t
Biodisponibilidade, do fármaco, 295
Biópsia de mucosa gástrica, 342t
Bivalirrudina, 507t
Bloqueadores H$_2$, 156t
Bloqueadores β-adrenérgicos
 ARP (atividade de renina plasmática) e, 242t
 T$_3$ (tiroxina) e, 272t
 TG (triglicerídeos) e, 279t
Bloqueio AV (atrioventricular) de 1° (primeiro grau), 457
Bloqueio AV (atrioventricular) de 2° (segundo grau), 457
Bloqueio AV (atrioventricular) de 3° (terceiro grau ou total), 457
Bloqueio de Mobitz tipo I, 457
Bloqueio de Mobitz tipo II, 457
Bloqueio de ramo direito (BRD)
 alterações ST-T no, 459, 476t
 complexos QRS no, 451, 454f
 diagnóstico, 459
 incompleto, 460
 ondas R altas no, 466
Bloqueio de ramo esquerdo (BRE)
 alterações ST-T no, 459-460
 complexos QRS no, 451, 452, 453f, 455f
 depressão do segmento ST no, 476t
 diagnóstico, 459
 elevação do segmento ST no, 475t
 incompleto, 460
Bloqueio de Wenckebach, 457
Bloqueio divisional anterossuperior esquerdo, 460, 462
Bloqueio divisional posteroinferior esquerdo, 460-461, 462
Bloqueios fasciculares (hemibloqueios), 460-461
BNP (peptídeo natriurético tipo B), 30-31t, 224t
Bócio, 567f
Bordetella pertussis, 329t
Borrelia burgdorferi
 anticorpo, 124t
 na doença de Lyme, 373t
 na neuroborreliose, 318t
Bradicardia, 456
Bradicardia sinusal, 444
BRCA1/BRCA2, genotipagem, 89t, 527t
Broncoalveolar, amostragem
 na pneumonia adquirida na comunidade, 331t
 na pneumonia anaeróbia, 332t
 na pneumonia micobacteriana, 335t
Bulhas cardíacas, 522t
BUN (nitrogênio ureico sanguíneo), 284t

C
C1 INH (inibidor de C1 esterase), 196t
C3 (complemento C3), 107t
C3d, 259t
C4 (complemento C4), 108t
CA 125, 348t
Cálcio (Ca^{2+})
 excreção de, 94t, 501t
 ionizado, soro ou sangue total, 92t
 Mg^{2+} (magnésio) e, 207t
 níveis de albumina e, 93t
 nomograma, 607f
 soro ou plasma, 93t
 urina, 94t
Cadeia leve λ, 91t
Cadeias leves livres no soro, 91t
Cadeias leves livres κ e λ com proporção, 91t
Calcitonina, 95t
Cálculos renais, 94t
Câncer. *Ver também cânceres específicos*
 perfil de líquido ascítico, 512t
 perfil de líquido pleural, 515t
 rastreamento de CEA (antígeno carcinoembrionário) para, 77t
Câncer cervical, 432t, 433t
Câncer colorretal
 CEA (antígeno carcinoembrionário), 77t
 farmacogenética, 309t, 310t
 hereditário, 527t
 testes de DNA, 246t
 TIF (teste imunoquímico fecal), 246t
Câncer de bexiga, 432t, 433t
Câncer de mama
 amplificação do gene *HER2*, 307t
 CEA (antígeno carcinoembrionário), 77t
 mamografia e tomossíntese, 408t
 mutações BRCA1/BRCA2, 89t, 527t
 RM (ressonância magnética), 409t
 US (ultrassonografia), 409t

Câncer de ovário, 89t
Câncer de próstata
  ALP (fosfatase alcalina), 150t
  probabilidade pré e pós-teste no, 11-13, 12-13f
  PSA (antígeno prostático específico), 79t
  RM, 432t, 433t
Câncer de pulmão
  CEA (antígeno carcinoembrionário), 77t
  farmacogenética, 309t
  PET/TC, 405t
  RM, 405t
  TC, 404t
Câncer de tireoide
  cintilografia com radionuclídeo, 401t
  terapia com radionuclídeo, 402t
  Tg (tireoglobulina), 268t
Câncer de útero, 432t
Câncer pancreático, 77t
Câncer renal, 432t
Candida
  BDG ([1,3]-beta-D-glucana), 86t
  esofagite, 343t
  preparação de KOH (hidróxido de potássio), 39, 40f
Capacidade de ligação ao ferro total.
  Ver CLFT
Capecitabina, 307t
Caquexia, 284t
Carbamazepina
  efeitos adversos, 308t
  faixa terapêutica e monitoramento, 298t
  farmacogenética, 308t
  GGT (γ-glutamil transpeptidase) e, 155t
  osmolalidade, urina, e, 216t
  T_4 (tiroxina) e, 272t
  vitamina B_{12} e, 288t
Carbóxi-hemoglobina, 97t
Carcinoma hepatocelular, 60t
Carcinoma medular da tireoide, 95t
Cardiopatia/doença cardiovascular
  ácido úrico, 54t
  angiotomografia computadorizada de artérias coronárias com escore de cálcio, 411t
  BNP (peptídeo natriurético tipo B), 224t
  cintilografia de perfusão miocárdica, 410t
  colesterol, 106t
  Lp(a) (lipoproteína [a]), 206t
  Lp-PLA_2 (fosfolipase A_2 associada à lipoproteína), 151t
  proteína C-reativa, 233t
  RM, 412t
  ventriculografia com radioisótopo, 412t
Cascata da coagulação, 602f
Catecolaminas
  ECG (eletrocardiograma) e, 476t
  fósforo e, 152t
  plasma, 209t
Cateter intravenoso, 341t
Caxumba, 370t
CBG (globulina ligadora de cortisol), 111t
CBP (cirrose biliar primária), 76t

CEA (antígeno carcinoembrionário), 77t
Celulite, 366t
Ceratite, 322t
Cérebro, imagem diagnóstica
  ARM/VRM, 397t
  cintilografia cerebral (radionuclídeo), 397t
  mielografia e cisternografia, 398t
  PET/SPETC, 398t
  RM, 396t
  TC, 395t
Ceruloplasmina, soro ou plasma, 99t
Cervicite mucopurulenta, 359t
Cetoacidose diabética, 50t
Cetona, urina, 35t
Cetuximabe, 309t
CFTR (regulador de condutância transmembrana na fibrose cística), 306t, 531t
CH50 (complemento total), 107-109t
CHCM (concentração de hemoglobina corpuscular média), 166t, 503-504t
Chikungunya, vírus, 386t
Child-Pugh, sistema de escore para cirrose, 514t
Chlamydia trachomatis, 321t, 359t
Choque, 56t
Chumbo, sangue total, 100t
Ciclofosfamida, 189t, 216t
Ciclosporina
  faixa terapêutica e monitoramento, 299t, 303t
  Mg^{2+} (magnésio) e, 207t
Cilindros, urina, 34, 37f
Cimetidina
  gastrina e, 156t
  níveis de lidocaína e, 301t
  PRL (prolactina) e, 230t
Cintilografia com HIDA, 424t
Cintilografia de perfusão miocárdica, 410t
Cintilografia de ventilação-perfusão, 406t
Cintilografia para pesquisa de refluxo esofágico, 421t
Cintilografia renal, 432t
Cirrose. *Ver também* Doença/insuficiência hepática
  albumina, 56t
  AST (aspartato aminotransferase), 82t
  perfil de líquido ascítico, 511t
  perfil de líquido pleural, 515t
  peritonite em, 347t
  sistema de escore de Child-Pugh, 514t
Cirrose biliar primária, 76t
Cirurgia da paratireoide, 222t
Cirurgia da tireoide, 222t
Cirurgia de *bypass* cardiopulmonar
  medidas de Ca^{2+} na, 92t
  meta de TCA durante, 254t
Cistatina C (CyC), 101t, 253t
Cisternografia, 398t
Cistite, 352t
Citomegalovírus, 102t
Citometria de fluxo, 145t
Citratos, 207t

CIVD (coagulação intravascular disseminada)
características laboratoriais, 520*t*
contagem de plaquetas, 226*t*
D-dímeros, 120*t*
fibrinogênio (funcional), 149*t*
TP (tempo de protrombina), 256*t*
TTP (tempo de tromboplastina parcial), 258*t*
CJP (complexo juncional prematuro), 444
CK (creatina quinase), 114*t*
CK-MB (creatina quinase MB), 113*t*
Cl⁻ (cloreto), 103*t*
Cl$_{Cr}$ (depuração da creatinina), 115*t*
CLFT (capacidade de ligação ao ferro, total)
interpretação e usos de, 148*t*
na anemia hipocrômica, microcítica, 502*t*
vs. Tf (transferrina), 275*t*
Clofibrato
ADH (hormônio antidiurético) e, 189*t*
LDH (lactato desidrogenase) e, 202*t*
TG (triglicerídeos) e, 279*t*
Clonidina, 152*t*, 242*t*
Clopidogrel, 307*t*
Cloreto, 103*t*
Clorpropamida, 189*t*, 249*t*
Clostridium difficile
amostra/exames diagnósticos, 371*t*
citotoxina B, 345*t*
na colite infecciosa, 344*t*
na colite pseudomembranosa associada a antibiótico, 345*t*
ribotipo 027, 371*t*
toxinas, fezes, 104*t*
Clostridium perfringens, 364*t*
Clozapina, 294, 303*t*
Clue cells, 38, 38*f,* 358*t*
CMV (citomegalovírus), 102*t*
CoaguChek Systems, 31*t*
Coagulação intravascular disseminada. *Ver* CIVD
Coccidioidomicose, 105*t*, 334*t*
COHb (carbóxi-hemoglobina), 97*t*
Colangiografia trans-hepática percutânea, 427*t*
Colangiopancreatografia por ressonância magnética (CPRM), 425*t*
Colangiopancreatografia retrógrada endoscópica (CPRE), 425*t*
Colangite, 351*t*
Colchicina, 93*t*
Colecistite, 351*t*, 424*t*
Colelitíase, 424*t*
Colesterol, total, 106*t*
Colestiramina, 94*t*, 279*t*
Coleta, tubos de, 48*t*
Colite infecciosa, 344*t*
Colite pseudomembranosa associada a antibiótico, 345*t*
Colonografia por TC, 414*t*, 420*t*
Coloração e cultura de BAAR (bacilos álcool-ácido-resistentes), 352*t*, 361*t*
Coloração Sudão, 160*t*
Coluna vertebral, imagem diagnóstica, 435-436*t*
Coma diabético, 551*t*

Compatibilidade sanguínea. *Ver também* Transfusão
algoritmo, 596*f*
tipagem ABO, 262*t*
tipagem e prova cruzada (T/C), 263*t*
tipagem e rastreamento (T/R), 264*t*
tipagem HLA (antígeno leucocitário humano), 265*t*
tipagem Rh, 267*t*
Complemento C3, 107*t*
Complemento C4, 108*t*
Complemento total. *Ver* CH50
Complexo atrial prematuro, 444
Complexo juncional prematuro, 444
Complexo QRS
derivações de baixa voltagem exclusivas nos membros, 465
derivações de baixa voltagem nos membros e precordiais, 465
no IM (infarto do miocárdio), 468-469, 468-469*f*
Complexo ventricular prematuro, 444
Concentração de hemoglobina corpuscular média, 166*t*, 503-504*t*
Concentração plasmática de aldosterona, 574*f*
Conjuntivite, 321*t*
Contagem de células CD4, absoluta, 98*t*
Contagem de plaquetas, 226*t*, 520*t*
Contrastes intravenosos, 393-394
Coração, imagem diagnóstica
angiografia coronariana por TC, 411*t*
cintilografia de perfusão miocárdica, 410*t*
escore de cálcio da artéria coronária por TC, 411*t*
RM, 412*t*
ventriculografia com radioisótopo, 412*t*
Cordocentese, 518*t*
Corioamnionite, 361*t*
Coronavírus da síndrome respiratória do Oriente Médio, 383*t*
Corticosteroides
Ca²⁺ e, 94*t*
Cl⁻ e, 103*t*
colesterol e, 106*t*
glicose e, 157*t*
Na⁺ e, 249*t*
TG e, 279*t*
TSH e, 271*t*
TTGO (teste de tolerância à glicose oral) e, 273*t*
Cortisol, 110-111*t*
CPRE (colangiopancreatografia retrógrada endoscópica), 425*t*
CPRM (colangiopancreatografia por ressonância magnética), 425*t*
Crânio, imagem diagnóstica
RM, 396*t*
TC, 395*t*
Creatina, depuração, 115*t*
Creatina quinase, 114*t*
Creatina quinase MB, 113*t*
Creatinina, 116*t*
CRF (fator liberador de corticotropina), 111*t*
Crioaglutininas, soro, 117*t*

Crioglobulinas, qualitativo, soro, 118t
Crioglobulinemia, 118t
Critérios de Romhilt-Estes, HVE, 463
Critérios de Sokolow-Lyon, HVE, 463
Cryptococcus gattii, 372t
Cryptosporidium, 346t
CTP (colangiografia trans-hepática percutânea), 427t
Cultura de fezes
  em pacientes infectados por HIV com diarreia, 346t
  na colite infecciosa, 344t
  na diarreia relacionada a E. coli, 374-376t
Curvas de característica operacional do receptor (ROC), 10-11, 12f
CVP (complexo ventricular prematuro), 444

D

Dabigatrana, 257t, 507t
Darapladibe, 151t
Darbepoetina, 303t
Dasatinibe, resistência ao, 84t
D-dímeros, 31t, 120t
Defeitos de tubo neural, 60t
Defeitos plaquetários, 154t, 520t
Deficiência da enzima MTHFR, 213t
Deficiência de AT (antitrombina), 81t
Deficiência de cobre, 99t
Deficiência de complemento, 109t
Deficiência de fator I, 520t
Deficiência de fator II, 143t, 520t
Deficiência de fator V, 520t
Deficiência de fator VII, 520t
Deficiência de fator VIII (hemofilia A), 142t, 520t, 532t
Deficiência de fator IX (hemofilia B), 520t
Deficiência de fator X, 143t, 520t
Deficiência de fator XI, 520t
Deficiência de fator XIII, 520t
Deficiência de ferro
  anemia ferropriva, 146-148t, 502t, 565f
  características clínicas, 503t
  CLFT (capacidade de ligação ao ferro, total), 148t, 502t
  diagnóstico diferencial, 502t, 503t
  eritrograma, 131t
  Fe (ferro), soro ou plasma, 147t, 502t
  ferritina, 14t, 146-148t, 502t
  HbA_2 (hemoglobina A_2), 165t
  sTfR (receptor de transferrina, solúvel), 276t, 502t
  Tf (transferrina), 275t, 502t
  VCM (volume corpuscular médio), 291t, 503-504t
  ZPP (zinco protoporfirina), 292t
Deficiência de folato
  ácido fólico, 52t
  avaliação da anemia, 565f
  características clínicas, 504t
  características laboratoriais, 504t
  CHCM (concentração de hemoglobina corpuscular média), 504t
  VCM (volume corpuscular médio), 291t, 504t

Deficiência de G6PD, 158t
Deficiência de GH, 190t, 138t
Deficiência de IgG, 193t
Deficiência de iodo, 199t
Deficiência de Mg^{2+}, 207t
Deficiência de piridoxina, 56t, 82t
Deficiência de proteína C, 232t
Deficiência de proteína S, 235t
Deficiência de vitamina B_{12}
  AMM (ácido metilmalônico), 53t
  anticorpo antifator intrínseco, 199t
  AP (anemia perniciosa), 74, 288t
  avaliação de anemia, 565f
  características clínicas, 504t
  características laboratoriais, 504t
  CHCM (concentração de hemoglobina corpuscular média), 504t
  classificação, 288t
  deficiência de ácido fólico (folato) e, 52t
  VCM (volume corpuscular médio), 504t
Deficiência de vitamina B_6 (piridoxina), 56t
Deficiência de vitamina D, 289-290t
Deficiência de vitamina K, 232t, 256t
Deficiência de α_1-antitripsina (α_1-antiprotease), 304t
Deficiência de α-hidroxilase, 289t
Demeclociclina, 216t
Demência, 398t
Dengue, vírus, 387t
Densidade específica, urina, 35t
Depressão do segmento ST, 459, 476t
Depuração de fármacos, 295
Derivados de platina, 207t
Dermátomos, 603-604f
Derrame parapneumônico, 516t
Desidratação, 56t
Desipramina, 299t
Dexametasona, 130t
Dextrocardia, imagem em espelho, 480f
DHEA-S (sulfato de desidroepiandrosterona), 121t
Diabetes gestacional
  frutosamina, 153t
  TTGO (teste de tolerância à glicose oral), 273t
Diabetes insípido, 189t, 216t
Diabetes melito
  albumina, urina, 57t
  anticorpos anti-insulina, 197t
  frutosamina, 153t
  glicose, 157t
  HbA_{1c} (hemoglobina A_{1c} glicada), 164t
  ICAs (anticorpos anticélulas da ilhota), 63t
  insulina, imunorreativa, 198t
  peptídeo C, 223t
Diagnóstico por imagem. *Ver* Imagem diagnóstica
Diagnóstico pré-natal, 167t, 517-518t
Diarreia
  associada a antibiótico, 104t, 345t
  infecciosa, 344t
  na infecção por HIV, 346t
  relacionada a E. coli, 374-376t
Diazepam, 279t

Digitálicos, 476t, 478t
Digoxina
  faixa terapêutica e monitoramento, 294, 299t
  interações farmacológicas, 299t
  LH (hormônio luteinizante) e, 192t
  testosterona e, 261t
  toxicidade, 299t
Di-hidrotaquisterol, 94t
Dióxido de carbono
  bicarbonato total, 122t
  P_{CO_2} (pressão parcial), 122t, 501t
DIP (doença inflamatória pélvica), 360t
Disenteria, 344t
Disfibrinogenemia, 149t
Disfunção ventricular esquerda, 487-488
Dissecção/aneurisma de aorta
  angiografia, 438t
  ARM, 439t
  ATC, 439t
  TC, 414t
Dissociação atrioventricular, 450
Distrofia miotônica, 528t
Distrofia muscular de Duchenne, 528t
Distúrbio de condução intraventricular, 460
Distúrbio do sono, 569f
Distúrbios acidobásicos
  algoritmo diagnóstico, 564f
  características clínicas, 501t
  características laboratoriais, 501t
  CO_2 total, 122t
  nomograma, 606f
  P_{CO_2}, 122t, 501t
  pH, sangue total, 225t, 501t
Distúrbios hemolíticos, 88t
Distúrbios hemorrágicos
  algoritmo diagnóstico, 570f
  avaliação laboratorial, 520t
  contagem de plaquetas, 226t
  ensaio de fator VIII, 142t
  ensaio de fatores, 143t
  fibrinogênio, 149t
  FvW (fator de von Willebrand), 139t
  PFA-100 TO, 154t
Distúrbios menstruais, 135t, 192t, 564f Ver também Amenorreia
Diuréticos
  ácido úrico e, 54t
  Ca^{2+} (cálcio) e, 93t, 94t
  Cl^- (cloreto) e, 103t
  CO_2 (dióxido de carbono) e, 122t
  fósforo e, 152t
  glicose e, 157t
  K^+ (potássio) e, 228t
  Mg^{2+} (magnésio) e, 207t
  Na^+ (sódio) e, 249t
  NH_3 (amônia) e, 62t
  TG (triglicerídeos) e, 279t
  TTGO (teste de tolerância à glicose oral), 273t
Diuréticos de alça, 301t
Diverticulite, 349t
DMD (distrofia muscular de Duchenne), 528t

DMTC (doença mista do tecido conectivo), 71t
Doador de órgãos, rastreamento, 102t, 265t
Doença/insuficiência hepática
  albumina, 56t
  ALP (fosfatase alcalina), 150t
  ALT (alanina aminotransferase), 56t
  amônia (NH_3), 62t
  angiografia hepática, 428t
  AST (aspartato aminotransferase), 82t
  bilirrubina, 88t
  características clínicas, 504t
  características laboratoriais, 504t
  CEA (antígeno carcinoembrionário), 77t
  ceruloplasmina, 99t
  CHCM (concentração de hemoglobina corpuscular média), 504t
  CTP (colangiografia trans-hepática percutânea), 427t
  ferritina, 146t
  fígado, baço, cintilografia com radionuclídeo, 429t
  GGT (γ-glutamil transpeptidase), 155t
  INR (índice internacional normalizado), 256t
  MELD, sistema de escore (Model for End-Stage Liver Disease), 514t
  NH_3 (amônia), 62t
  RM, 427t
  sistema de escore de Child-Pugh, 514t
  TC, 426t
  TP (tempo de protrombina), 256t
  TT (tempo de trombina), 257t
  TTP (tempo de tromboplastina parcial), 258t
  ureia, 284t
  US, 426t
  VCM (volume corpuscular médio), 504t
Doença/insuficiência pancreática
  amilase, 61t
  CEA (antígeno carcinoembrionário), 77t
  CPRM (colangiopancreatografia por ressonância magnética), 425t
  EF-1 (elastase pancreática fecal), 126t
Doença/insuficiência renal
  $1,25(OH)_2D$ (1,25-hidroxivitamina D), 289t
  ácido úrico, 54t
  AMM (ácido metilmalônico), 53t
  cintilografia com radionuclídeo, 432t
  Cl^- (cloreto), 103t
  classificação e diagnóstico diferencial, 538t
  Cl_{Cr} (depuração da creatina), 115t
  Cr (creatinina), 116t
  CyC (cistatina C), 101t
  fósforo, 152t
  osteocalcina, 217t
  peptídeo C, 223t
  PRL (prolactina), 230t
  PTH (paratormônio), 222t
  TC, 431t
  TFGe (taxa de filtração glomerular estimada), 253t
  toxicidade da gentamicina na, 293
  ureia, 284t
  US, 431t

Doença arterial coronariana. *Ver* Cardiopatia/ doença cardiovascular
Doença autoimune, 71*t*
Doença celíaca (enteropatia sensível ao glúten), 123*t*, 547*t*
Doença da arranhadura do gato, 314*t*
Doença da crioaglutinina, 117*t*, 131*t*
Doença da hemoglobina H, 556*t*
Doença da vesícula biliar, 424*t*
Doença de Behçet, 266*t*
Doença de Graves, 271*t*
Doença de Huntington, 529*t*
Doença de Kennedy/atrofia muscular espinobulbar, 529*t*
Doença de Lyme, 124*t*, 318*t*, 373*t*
Doença de Niemann-Pick, 530*t*
Doença de Paget, 214*t*, 217*t*
Doença de Raynaud, 64*t*
Doença de Tay-Sachs, 528*t*
Doença de von Willebrand, 139*t*, 143*t*
Doença de Wilson, 99*t*
Doença do tecido conectivo, 137*t*
Doença esofagiana, 421*t*
Doença gastrintestinal
  angiografia mesentérica, 416*t*
  CEA (antígeno carcinoembrionário), 77*t*
  cintilografia para hemorragia GI, 422*t*
  colonografia por TC, 420*t*
  enema baritado, 419*t*
  enema com Hypaque, 420*t*
  enterografia por RM, 418*t*
  enterografia por TC, 417*t*
  exame de esvaziamento gástrico, 421*t*
  exame para pesquisa de refluxo esofágico, 421*t*
  GIS (exame do trato GI superior), 417*t*
  PET/TC, 415*t*
  RM, 415*t*
  TC, 414*t*
  US, 413*t*
Doença inflamatória intestinal
  enema baritado, 419*t*
  enterografia por RM, 418*t*
  enterografia por TC, 417*t*
  fluoroscopia do intestino delgado, 418*t*
Doença inflamatória pélvica, 360*t*
Doença mista do tecido conectivo, 71*t*
Doença priônica, 377*t*
Doença pulmonar obstrutiva crônica (DPOC), 462, 483, 483*f*
Doenças genéticas (hereditárias), 527-536*t*
Dopamina, 271*t*
Dor torácica, 410*t*
Drenagem "traumática", 550*t*
dRVVT (tempo de coagulação do veneno da víbora de Russell diluído)
dsDNA Ab (anticorpo anti-DNA de fita dupla), 66*t*, 513*t*
  interpretação e usos de, 255*t*
  mistura 1:1 (painel inibidor) e, 220*t*

E

E_2 (estradiol), 135*t*
Ebola, vírus, 389*t*
EBOV (vírus Ebola-Zaire), 389*t*
EBV Ab (anticorpos antivírus Epstein Barr), 75*t*, 287*t*
ECA (enzima conversora de angiotensina), 130*t*
ECG (eletrocardiograma), 441-483
  para diagnóstico da morfologia
    abordagem ao, 441
    anormalidade ST-T repolarização precoce variante do normal, 481*f*
    anormalidades atriais, 458
    bloqueio de ramo. *Ver* Bloqueios de ramo
    bloqueios fasciculares (hemibloqueios), 460-461
    colocação errada do cabo de perna direita, 481, 481*f*
    complexo QRS de baixa voltagem, 465
    determinação do eixo QRS médio, 461-462
    dextrocardia em imagem em espelho, 480*f*
    hipertrofia ventricular, 463-465
    intervalo QT. *Ver* Intervalo QT
    inversão de cabo de braço direito-esquerdo, 480*f*
    lesão, isquemia e infarto do miocárdio, 466. *Ver também* IM (infarto do miocárdio)
    ondas R altas em derivações precordiais da direita, 465-466
    ondas ST-T, 477*t*
    ondas U, 476-478, 478*t*
    padrões QRST básicos, 457
    progressão da onda R em derivações precordiais, 465
    segmentos ST, 475, 475*t*, 476*t*
  para diagnóstico de ritmo
    abordagem de, 441, 442
    atividade QRS prematura, 444
    bradicardia, 456
    flutter atrial. *Ver Flutter* atrial
    na cardiopatia valvar, 525*t*
    ritmo atrial ectópico, 444
    ritmo sinusal, 443-444
    ritmos irregulares contínuos, 443*t*
    ritmos regulares contínuos, 442, 443*t*
    taquicardia. *Ver* Taquicardia
  sistema de referência hexaxial, 461
Ecocardiografia
  anatomia e função ventricular, 487-491, 488*f*, 489*f*, 490*f*, 491*f*
  de valva aórtica, 491-492, 492-493*f*, 525-526*t*
  de valva mitral, 487*f*, 493-494, 493*f*, 496, 525-526*t*
  de valva tricúspide, 494-496, 495*f*, 525-526*t*
  intracardíaca, 496
  normal, 487-488, 488*f*
  princípios físicos e imagens-padrão, 483-487, 484-487*f*
  transesofágica. *Ver* ETE (ecocardiografia transesofágica)
Edoxabana, 508*t*

EEB (encefalopatia espongiforme bovina), 377*t*
EET (encefalopatia espongiforme transmissível), 377*t*
Ehrlichia chaffeensis, 379*t*
EIA (imunoensaio enzimático)
   anticorpo antivírus da hepatite C, 177*t*
   anticorpos antidoença de Lyme, 124*t*
   sífilis, 555*t*
EIA de imunocaptura (EIA-IC), 555*t*
EIBR (ensaio de *immunoblot* recombinante), 177*t*
EIF (eletroforese de imunofixação), 127*t*, 193*t*
Eixo QRS
   DED (desvio de eixo à direita), 462
   DEE (desvio de eixo à esquerda), 462
   desvio de eixo superior à direita, 463
   médio, 461
Elastase pancreática fecal, 126*t*, 160*t*
Eletrocardiograma. *Ver* ECG
Eletroforese de imunofixação, 127*t*, 193*t*
Eletroforese de proteínas. *Ver* EPS
Elevação do segmento ST
   causas, 475, 475*t*
   definições do estudo GUSTO, 467*t*
   na lesão miocárdica, 466-467
   no IM (infarto do miocárdio), 468-469, 468-469*f*
Embolia pulmonar. *Ver* EP
Empiema, 336*t*, 404*t*, 515*t*
Encefalite, 314*t*
Encefalopatia espongiforme bovina, 377*t*
Encefalopatia espongiforme transmissível. *Ver* EET
Encefalopatia hepática, 62*t*, 551*t*
Endocardite infecciosa, 340*t*
Endoftalmite, 323*t*
Endometrite, 361*t*
Endoscopia, na gastrite, 342*t*
Enema baritado, 419*t*
Enema com Hypaque, 420*t*
Enemas
   fósforo e, 152*t*
   Mg^{2+} (magnésio) e, 207*t*
Enfisema, 80*t*
Ensaio com anti-Xa (ensaio cromogênico de heparina com anti-Xa), 170*t*
Ensaio de Clauss, 149*t*
Ensaio de fatores de coagulação, 143*t*
Ensaio de *immunoblot* recombinante, 177*t*
Ensaio de imunoquimioluminescência, 555*t*
Ensaio do fator VIII, 142*t*
Ensaios de cadeia leve livre (CLL), 91*t*, 555*t*
Ensaios de fatores, 143*t*
   fator VIII, 142*t*
   interpretação e usos de, 143*t*
Entamoeba histolytica, 350*t*
Entecavir, 303*t*
Enterobacteriaceae
   na peritonite, 347*t*
   resistentes a carbapenêmicos, 378*t*
Enterobius vermicularis, 39, 40*f*
Enterococcus resistentes à vancomicina, 379*t*
Enterocolite, 348*t*

Enterocolite necrosante, 344*t*
Enterografia por RM, 418*t*
Enterografia por TC, 417*t*
Enteropatia sensível ao glúten (doença celíaca), 123*t*, 547*t*
Enterovírus, 314*t*, 315*t*
Enzima conversora de angiotensina, 130*t*
EP (embolia pulmonar)
   algoritmo diagnóstico, 571*f*
   angiografia por TC, 407*t*
   avaliação de trombose venosa, 599*f*
   cintilografia de ventilação-perfusão, 406*t*
   D-dímeros, 120*t*
   ECG (eletrocardiograma), 475*t*
   mutação em G20210A no fator II (protrombina), 237*t*
   mutação no fator V Leiden, 141*t*
   perfil de líquido pleural, 516*t*
Epididimite, 357*t*
Epiglotite, 330*t*
Epinefrina, lactato e, 201*t*
EPO (eritropoietina), 132*t*
EPS (eletroforese de proteínas séricas)
   EIF (eletroforese de imunofixação) e, 127*t*
   frações, 128*t*
   imunoglobulina monoclonal, 193*t*
   interpretação e usos de, 128*t*
EPU (eletroforese de proteínas da urina), 127*t*, 193*t*
Ergocalciferol, 152*t*
Eritropoietina, 132*t*
Erliquiose monocítica humana, 379*t*
Erlotinibe, 309*t*
Erro sistemático, 5
Escarro, cultura, 334*t*
Escherichia coli
   ECDA (difusamente aderente), 374*t*
   ECEA (enteroagregativa), 375*t*
   ECEH/ECTS (êntero-hemorrágica/produtora de toxina Shiga), 375*t*
   ECEI (enteroinvasiva), 376*t*
   ECEP (enteropatogênica), 376*t*
   ECET (enterotoxigênica), 376*t*
   na colite infecciosa, 344*t*
   na ITU (infecção do trato urinário), 352*t*
   na pielonefrite, 354*t*
   na prostatite, 353*t*
Esclerodermia (esclerose sistêmica)
   AAC (anticorpos anticentrômero), 64*t*
   anticorpo anti-Scl-70 (anticorpo associado à esclerodermia), 133*t*
   anti-RNP (anticorpo antirribonucleoproteína), 71*t*
   autoanticorpos, 513*t*
Esclerose múltipla, 83*t*, 195*t*
Esfingomielinase ácida, deficiência, 525*t*
Esofagite infecciosa, 343*t*
Especificidade
   do método de monitoramento farmacológico, 294
   do teste diagnóstico, 9, 11*f*
Espermograma, 134*t*

Espirometria, 554*t*, 608*f*
Espironolactona, 261*t*
Espondilite anquilosante, 266*t*
Estatinas, 304*t*
Estenose, 491
Estenose aórtica
 avaliação diagnóstica, 521-526*t*
 ecocardiografia, 492, 492*f*
Estenose da artéria carótida
 ARM, 399*t*
 US, 400*t*, 437*t*
Estenose mitral
 ecocardiografia, 493, 493*f*, 525-526*t*
 exame físico, 521*t*
 imagem diagnóstica, 524-526*t*
 sopros, 523-524*t*
Estenose tricúspide
 ecocardiografia, 525-526*t*
 exame físico, 521*t*
 imagem diagnóstica, 524-526*t*
 sopros, 523-524*t*
Esteroides anabólicos, 152*t*
Estradiol, 135*t*
Estrogênios
 albumina e, 56*t*
 ARP (atividade de renina plasmática) e, 242*t*
 Ca^{2+} (cálcio) e, 94*t*
 fósforo e, 152*t*
 glicose e, 157*t*
 monitoramento terapêutico, 135*t*
 PRL (prolactina) e, 230*t*
 testosterona e, 261*t*
 TG (triglicerídeos) e, 279*t*
Etanercepte, 304*t*
ETE (ecocardiografia transesofagiana)
 coágulo no apêndice atrial esquerdo, 497*f*
 na cardiopatia valvar, 526*t*
 na endocardite infecciosa, 340*t*
 princípios, 496, 496*f*
Etilenoglicol, 552*t*
Etanol
 ácido úrico e, 54*t*
 ADH (hormônio antidiurético) e, 189*t*
 concentração tóxica, 552*t*
 GGT (γ-glutamil transpeptidase) e, 155*t*
 glicose e, 157*t*
 osmolal gap, 552*t*
 osmolalidade, soro, 215*t*
 soro ou plasma, 136*t*
Etossuximida, 300*t*
Exames diagnósticos falso-negativos, 11*f*
Exames diagnósticos falso-positivos, 1-3, 11*f*
Exames diagnósticos
 acurácia de, 5, 6*f*
 benefícios vs. riscos, 1-4
 coleta da amostra, 4
 custos de, 1-4
 fatores interferentes, 8
 intervalo de referência para, 7-8, 7*f*, 8*t*
 métrica Sigma, 6-7
 no diagnóstico e no manejo, 11-13
 no manejo do paciente, 2

 precisão de, 5-6, 6*f*
 preparação do paciente para, 4
 razões de chance-verossimilhança, 14-15, 14-15*t*, 1*f*
 seleção e interpretação, 2-4, 19-22. *Ver também* Tomada de decisão clínica
 sensibilidade e especificidade de, 9-11, 11*f*, 12*f*
 sequenciais, 16
 úteis, propriedades dos, 5*t*
Exames pré-transfusão. *Ver* Compatibilidade sanguínea
Exames sequenciais, 16-17
Excesso de iodo, 199*t*

F

FAH (fator anti-hemofílico), 552*t*
Faixa terapêutica, 295
FAN (fator antinuclear, soro), 137*t*
Faringite, 327*t*
Farmacogenética, testes, 306-310*t*
Fator anti-hemofílico, 558*t*
Fator antinuclear, soro, 137*t*
Fator de crescimento semelhante à insulina tipo 1, 138*t*, 190*t*
Fator de von Willebrand, 139*t*
Fator liberador de corticotropina, 111*t*
Fator reumatoide, 140*t*, 513*t*
Fatores interferentes, testes diagnósticos, 8
FCN (fenilcetonúria), 530*t*
Fe (ferro), 147*t*, 502*t*
Febre das Montanhas Rochosas, 90*t*
Febre de origem obscura (FOO), 423*t*
Febre Q, 144*t*
Febuxostate, 54*t*
FE_{Na+}, 538*t*
Fenformina, 201*t*
Fenilalanina hidroxilase, 530*t*
Fenilcetonúria, 530*t*
Fenitoína
 Ca^{2+} (cálcio) e, 93*t*
 ceruloplasmina e, 99*t*
 dexametasona e, 252*t*
 faixa terapêutica e monitoramento, 294, 300*t*
 GGT (γ-glutamil transpeptidase) e, 155*t*
 glicose e, 157*t*
 hormônio antidiurético e, 189*t*
 25(OH)D (25-hidroxivitamina D) e, 290*t*
 T_3 (tiroxina) e, 272*t*
 T_4 (tiroxina) e, 272*t*
 TTGO (teste de tolerância à glicose oral), 273*t*
 VCM (volume corpuscular médio) e, 291*t*
Fenobarbital, 290*t*, 300*t*
Fenotiazinas
 5-HIAA (ácido 5-hidroxindolacético) e, 51*t*
 LH (hormônio luteinizante) e, 192*t*
 PRL (prolactina) e, 230*t*
Feocromocitoma
 algoritmo diagnóstico, 572*f*, 588*f*
 cintilografia com MIBG (meta-iodobenzilguanidina), 430*t*
 metanefrinas, 208*t*, 209*t*
 VMA (ácido vanilmandélico), 55*t*

Ferritina, 146-148t, 502t
Ferro, 147t, 502t
Fertilização *in vitro*, 135t
Fibrilação atrial
  características, 448
  com ativação de via acessória anterógrada, 455
  ECG (eletrocardiograma), 448, 448-449f
  formação de coágulo na, 497f
Fibrilação ventricular, 455
Fibrinogênio (funcional), 149t
Fibrose cística
  amilase, 61t
  CFTR (regulador de condutância transmembrana na fibrose cística), 306t, 531t
  teste de cloreto no suor, 103t
  testes de farmacogenética na, 306t
  testes genéticos para, 531t
Fidaxomicina, 345t
Fígado, imagem diagnóstica
  angiografia hepática, 428t
  CTP (colangiografia trans-hepática percutânea), 427t
  fígado, baço, cintilografia com radionuclídeo, 429t
  RM, 427t
  TC, 426t
  US, 426t
Fluoreto, 202t
Fluoroscopia do intestino delgado, 418t
Fluoruracila, 62t
5-fluorouracila, 307t
Flutter atrial
  características, 445f, 446
  com bloqueio variável, 449
  com condução atrioventricular 4:1, 444
  definição, 444
  ECG (eletrocardiograma), 447f
Fomepizol, 210t
Fondaparinux, 170t, 506t
Fosfatase ácida prostática (PAP), 12f
Fosfatase alcalina, 150t
Fosfatos, 222t
Fosfolipase A₂ associada à lipoproteína. *Ver* Lp-PLA₂
Fósforo, 152t
FR (fator reumatoide), 140t, 513t
Francisella tularensis, 283t
Frutosamina, 153t
FSH (hormônio folículo-estimulante), 191t
FTA-ABS (anticorpo anti-*Treponema pallidum* fluorescente absorvido), 278t, 555t
5-FU (5-fluoruracila), 307t
Furosemida
  anticorpo anti-PTH (paratormônio) e, 222t
  fósforo e, 152t
Fusobacterium, 327t
FvW (fator de von Willebrand), 139t

G

G6PD (glicose-6-fosfato desidrogenase), 158t
GA (gasometria arterial), 155t

Gamopatias monoclonais
  EIF (eletroforese de imunofixação), 127t
  ensaios de CLL (cadeia leve livre), 91t
  EPS (eletroforese de proteínas séricas), 128t
  rearranjo do gene da imunoglobulina da célula B, 240t
Gangrena gasosa, 363t
Gardnerella vaginalis, 358t
GASA (gradiente de albumina no soro-ascite), 511-512t
Gasometria arterial, 155t
Gastrina, 156t
Gastrinoma, 156t
Gastrite, 342t
Gefitinibe, 309t
Gene *PAH* (fenilalanina hidroxilase), 530t
Genética, resposta ao fármaco e, 296-297, 306-310t
Genfibrozila, 279t
Genotipagem do HCV (vírus da hepatite C), 178t
Gentamicina, 293, 300t
GGT (γ-glutamil transpeptidase), 150t, 155t
GH (hormônio do crescimento), 138t, 190t
Ginecomastia, 135t
GIS (estudo do trato GI superior), 417t
Gliburida, 216t
Glicemia
  interpretação e usos de, 157t
  para monitoramento farmacológico terapêutico, 298-302t
  testes rápidos (*point-of-care*), 30-33t
Glicocorticoides. *Ver* Corticosteroides
Glicose
  sangue. *Ver* Glicemia
  urina, 35t
Globulina, soro, 236t
Globulina ligadora de cortisol, 111t
Glomerulonefrite
  aguda, 538t
  albumina, 56t
  C3 (complemento C3), 107t
  CH50 (complemento total), 109t
  dsDNA Ab (anticorpo anti-DNA de fita dupla), 66t
Glucagon, 159t
Glucagonoma, 159t
Glutamato desidrogenase, 104t
γ-glutamil transpeptidase, 150t, 155t
Gonadotropina coriônica humana, 32t, 87t
Gordura fecal, fezes, 160t
Gota
  ácido úrico, 54t
  líquido sinovial, 39f, 509-510t
Gradiente de albumina no soro-ascite, 511-512t
Granulócitos de aférese, 559t
Granulomatose com poliangeíte, 513t
Granulomatose linfomatoide, 545t
Gravidez
  AFP (α-fetoproteína), 60t
  albumina, 56t
  ALP (fosfatase alcalina), 150t
  AMM (ácido metilmalônico), 53t

anticorpo antirrubéola, 244t
cervicite na, 359t
corioamnionite/endometrite na, 361t
haptoglobina, 161t
β-hCG, 32t, 55t
Mg^{2+} (magnésio), 207t
teste de arborização, líquido amniótico, 41-42, 41f
teste de nitrazina, 41
TSI (imunoglobulina estimuladora da tireoide), 194t
Gravidez ectópica, 87t
GUSTO, definições, elevação do segmento ST, 467t

H

Haemophilus influenzae
na epiglotite, 330t
na sinusite, 326t
nas infecções da orelha, 324-325t
resistência antibiótica em, 324t
vacina, 316t
Haloperidol, 230t
Haptoglobina, 161t
Hb (hemoglobina)
eletroforese e avaliação, 129t
fetal, 167t
% saturação de, 218t
total, 168t
Hb M (hemoglobina M), 211t
HbA_{1c} (hemoglobina A_{1c} glicada)
interpretação e usos de, 164t
para monitoramento de fármaco terapêutico, 303-305t
HbA_2 (hemoglobina A_2), 165t
HBPM (heparina de baixo peso molecular)
faixas terapêuticas e monitoramento, 170t, 258t, 506t
indicações clínicas e usos, 506t
mecanismo de ação, 506t
HC (hemograma completo), 169t, 303-305t
hCG (gonadotropina coriônica humana), 32t, 87t
β-hCG, 32t, 87t
HCM (hemoglobina corpuscular média), 165t
HCO_3^- (bicarbonato)
em distúrbios acidobásicos, 501t
interpretação e usos, 122t
na acidose tubular renal, 501t
HDL-C (colesterol HDL), 106t
Helicobacter pylori, 162t, 342t
Hemácias
contagem (eritrograma), 131t
transfusão, 558-559t
Hemibloqueios, 460-461
Hemocromatose, 531t, 573f
Hemodiálise
BDG ([1,3]-β-D-glucana) e, 86t
Ht (hematócrito, sangue total), 163t
Hemofilia, 142t, 520t, 532t
Hemoglobina. Ver Hb
Hemoglobina A_{1c}, 164t
Hemoglobina A_2, 165t
Hemoglobina corpuscular média, 165t

Hemoglobina fetal, 167t
Hemoglobina M, 211t
Hemoglobinopatia
diagnóstico pré-natal, 167t
eletroforese e avaliação de Hb (hemoglobina), 129t
Hemograma completo, 169t, 303-305t
Hemorragia subaracnóidea
ECG (eletrocardiograma), 476t
perfil de LCS (líquido cerebrospinal), 550t
TC, 395t
Heparina
de baixo peso molecular, 506t
ensaio anti-Xa, cromogênico, 170t
ensaios de fatores e, 143t
faixas terapêuticas e monitoramento, 170t, 257t, 258t
não fracionada, 170t, 505t
resistência, 170t
TCA (tempo de coagulação ativada) e, 254t
TTP (tempo de tromboplastina parcial) e, 258t
Hepatite
anticorpos antimúsculo liso, 67t
crônica, 88t
GGT (γ-glutamil transpeptidase), 155t
viral aguda, 56t, 82t, 88t
Hepatite A
anti-HAV (anticorpo antivírus da hepatite A), 171t
padrão de alterações sorológicas, 605f
vacina, 171t
Hepatite autoimune, 67t
Hepatite B
HBcAb (anticorpo anti-*core* do vírus da hepatite B), 173t
HBeAg/Ab (antígeno e da hepatite B/ anticorpo), 175t
HBsAb (anticorpo antiantígeno de superfície do vírus da hepatite B), 172t
HBsAg (antígeno de superfície do vírus da hepatite B), 174t
HBV-DNA por PCR (DNA do vírus da hepatite B, quantitativo), 176t
padrão de alterações sorológicas, 605f
padrões de testes sorológicos da, 537t
Hepatite C
algoritmo diagnóstico, 582f
CIA (imunoensaio quimioluminescente), 177t
crioglobulinas, 118t
EIA (imunoensaio enzimático), 177t
EIBR (ensaio de *immunoblot* recombinante), 177t
genotipagem de HCV (vírus da hepatite C), 178t
HCV Ab (anticorpo antivírus da hepatite C), 177t, 582f
HCV-RNA (RNA do vírus da hepatite C), 179t, 582f
sorologia e carga viral, 606f
Hepatite D, 180t
Hepatite E, 180t

Herpes-vírus simples, 314t, 321t, 322t
Hexosaminidase A, 528t
Hidralazina, 242t
Hidroclorotiazida
  amilase e, 61t
  Cl⁻ (cloreto) e, 103t
  fósforo e, 152t
Hidropsia fetal, 556t
Hiperaldosteronismo, 574f, 588f
Hiperbilirrubinemia, 88t
Hipercalcemia
  algoritmo diagnóstico, 575f
  Ca^{2+} (cálcio), 93t, 94t
  Cl⁻ (cloreto), 103t
  ECG (eletrocardiograma), 478t
  PTH (paratormônio), 222t
  PTHrP (proteína relacionada ao paratormônio), 234t
Hipercalcemia humoral da malignidade, 234t
Hipercalciúria, 94t
Hipercoagulabilidade, 237t, 141t
Hipercolesterolemia, 106t
Hipercortisolismo. *Ver* Síndrome de Cushing
Hiperêmese gravídica, 87t
Hiperfosfatemia, 150t
Hiper-homocisteinemia, 187t
Hipermagnesemia, 207t
Hiperparatireoidismo
  $1,25(OH)_2D$ (vitamina D, 1,25-hidróxi), 289t
  Ca^{2+} (cálcio), ionizado, 92t
  Ca^{2+} (cálcio), soro, 93t
  fósforo, 152t
  nomograma, 607f
  PTH (paratormônio), 222t
  U_{Ca} (cálcio na urina), 94t
Hiperpotassemia, 228t, 475t
Hiperprolactinemia, 230t
Hipertensão, 54t, 59t
Hipertireoidismo
  algoritmo diagnóstico, 576f
  cintilografia com radionuclídeo, 401t
  ECA (enzima conversora de angiotensina), 130t
  T_3 (tri-iodotironina), 280t
  T_4 (tiroxina), livre, 272t
  T_4 (tiroxina), total, 272t
  terapia com radionuclídeo, 402t
  TSH (hormônio estimulador da tireoide), 271t
Hipertrigliceridemia, 168t, 279t
Hipertrofia prostática benigna, 79t
Hipertrofia ventricular direita (HVD)
  anormalidades de repolarização, 464-465
  depressão do segmento ST, 476t
  ECG (eletrocardiograma), 464-465
  ondas R altas, 465
Hipertrofia ventricular esquerda (HVE)
  anormalidades de repolarização, 463, 464f
  depressão do segmento ST, 476t
  ECG (eletrocardiograma), 463-465
  elevação do segmento ST, 475t
Hiperuricemia, 54t
Hipoalbuminemia, 201t, 236t

Hipoaldosteronismo
  aldosterona, soro, 58t
  aldosterona, urina 59t
  ARP (atividade de renina plasmática), 242t
  hiporreninêmico, 501t
Hipocalcemia
  algoritmo diagnóstico, 577f
  Ca^{2+} (cálcio), ionizado, 92t
  ECG (eletrocardiograma), 478t
Hipocortisolismo. *Ver* Insuficiência suprarrenal
Hipocromia, 165t
Hipofosfatasia, 150t
Hipofosfatemia, 152t
Hipoglicemia
  artificial, 197t, 223t
  glicose, 157t
  insulina, imunorreativa, 198t
Hipogonadismo, 192t, 261t
Hipomagnesemia, 207t
Hiponatremia
  algoritmo diagnóstico, 578f
  Na⁺ (sódio), 249t
  osmolalidade, soro, 215t
Hipoparatireoidismo, 93t, 222t
Hipopituitarismo, 190t, 249t
Hipopotassemia, 476t, 478t
Hipoproteinemia, 236t
Hipotermia, 481, 481f
Hipotireoidismo
  algoritmo diagnóstico, 578f
  cintilografia com radionuclídeo, 401t
  PRL (prolactina), 230t
  T_4 (tiroxina), livre, 272t
  T_4 (tiroxina), total, 272t
  TSH (hormônio estimulador da tireoide), 271t
Hirsutismo, 580f
Histoplasma capsulatum
  anticorpos por fixação do complemento, 181t
  anticorpos por imunodifusão, 182t
  antígeno, 183t, 317t, 334t
  na infecção por HIV, 334t
HIV
  contagem de células CD4, absoluta, 98t
  rastreamento, 184t
  RNA, quantitativo (carga viral), 185t
  teste de resistência, 186t
  testes rápidos (*point-of-care*), 32t
HNF (heparina não fracionada), 170t, 505t
Homocisteína, plasma ou soro, 187t
Homocistinúria, 187t
Hormônio adrenocorticotrópico. *Ver* ACTH
Hormônio antidiurético, 189t, 216t
Hormônio do crescimento, 138t, 190t
Hormônio estimulador da tireoide, 271t, 303t, 304t
Hormônio estimulador da tireoide recombinante humano, 268t
Hormônio folículo-estimulante, 191t
Hormônio luteinizante, 192t
HPB (hipertrofia prostática benigna), 79t
HSV (herpes-vírus simples), 314t, 321t, 322t

Ht (hematócrito, sangue total), 163*t*
huMPV (metapneumovírus humano), 381*t*

I

ICAs (anticorpos anticélulas da ilhota), 63*t*
Icterícia, 88*t*, 581*f*
IgA (imunoglobulina A), 193*t*
IGD (infecção gonocócica disseminada), 363*t*
IGF-1 (fator de crescimento semelhante à insulina 1), 138*t*, 190*t*
IgG (imunoglobulina G)
    anticorpos, 105*t*, 117*t*
    EIF (eletroforese de imunofixação), 127*t*
    imunoensaio, 555*t*
    índice, 83*t*, 195*t*
    soro, 193*t*
    subclasses, 195*t*
    TAD (teste de antiglobulina direto), 259*t*
IgM (imunoglobulina M)
    anticorpos, 105*t*, 117*t*
    anti-Zika, 391*t*
    imunoensaio, 555*t*
    soro, 193*t*
IM (infarto do miocárdio)
    cintilografia de perfusão miocárdica, 410*t*
    CK (creatina quinase), 114*t*
    CK-MB (creatina quinase, MB), 113*t*
    cTnI (troponina-I cardíaca), 15, 282*t*
    ECG (eletrocardiograma)
        alterações recíprocas, 471
        características de desempenho do, 472*t*, 473
        desvio de eixo à direita , 462
        desvio de eixo à esquerda, 462
        determinação da idade do infarto, 474
        diagnóstico final, 474
        elevação do segmento ST, 467-468, 467*t*, 475, 475*t*
        identificação da área primária de envolvimento, 467-470
        identificação da lesão junto à artéria, 470-471
        lesão posterior, 467, 470
        lesão ventricular, 467, 470
        ondas R altas, 465-466
        padrão clínico, 470
        processo anterior primário, 468-469, 471
        processo inferior primário, 469-470, 471
        sinais de complexo QRS, 471-473
        situações que simulam o, 473-474, 474*t*
Imagem diagnóstica
    da aorta, 438-439*t*
    da coluna vertebral, 435-436*t*
    da glândula suprarrenal, 430*t*
    da mama. *Ver* Mama, imagem diagnóstica
    da pelve, 433*t*
    da tireoide, 400-402*t*
    da vasculatura, 437*t*
    da vesícula biliar, 424*t*
    do abdome. *Ver* Abdome, imagem diagnóstica
    do cérebro. *Ver* Cérebro, imagem diagnóstica
    do crânio. *Ver* Crânio, imagem diagnóstica
    do fígado. *Ver* Fígado, imagem diagnóstica
    do pâncreas, 425*t*, 429*t*
    do tórax. *Ver* Tórax, imagem diagnóstica
    do trato gastrintestinal. *Ver* Trato gastrintestinal, imagem diagnóstica
    do trato geniturinário. *Ver* Trato geniturinário, imagem diagnóstica
    óssea, 434*t*
Imatinibe, resistência ao, 84*t*
Imipramina, 300*t*
Impetigo, 365*t*
Impotência, 191*t*
Imunodeficiências, 195*t*
Imunoglobulina A, 193*t*
Imunoglobulina estimuladora da tireoide, 194*t*
Imunoglobulina G, 193*t*
Imunoglobulina M. *Ver* IgM
Imunossubtração por eletroforese capilar de zona, 127*t*
Imunotipagem CZE (eletroforese capilar de zona e imunossubtração), 127*t*
Inanição, 50*t*
Índice de ferritina, 276*t*
Índice de sensibilidade internacional (ISS), 256*t*
Índice internacional normalizado, 30*t*, 256*t*
Índice terapêutico, 293
Índice terapêutico estreito, 293
Indometacina, 94*t*, 242*t*
Infarto do miocárdio. *Ver* IM
Infecção criptocócica, 78*t*, 317*t*, 334*t*
Infecção gonocócica disseminada, 363*t*
Infecção pelo vírus Epstein Barr, 75*t*, 287*t*
Infecção por *Coxiella burnetii*, 144*t*
Infecção por HIV
    algoritmo diagnóstico, 583*f*
    AMM (ácido metilmalônico), 53*t*
    colangite na, 351*t*
    colite infecciosa na, 344*t*
    contagem de células CD4, absoluta, 98*t*
    contagem de plaquetas, 226*t*
    diarreia na, 346*t*
    farmacogenética, 306*t*
    histoplasmose na, 334*t*
    infecção criptocócica na, 78*t*
    β_2-M (β_2-microglobulina), 212*t*
    miocardite infecciosa na, 339*t*
    neurossífilis na, 318*t*
    QFT-G (QuantiFERON-TB, ensaio de liberação de γ-interferona), 238*t*
    rastreamento, 184*t*
    RNA, quantitativo (carga viral), 185*t*
    sífilis e, 239*t*
    sinusite na, 326*t*
    teste de resistência, 186*t*
    tuberculose na, 335*t*
Infecção por metapneumovírus humano, 381*t*
Infecção por oxiúro, 42, 43*f*
Infecção por *Treponema pallidum*. *Ver* Sífilis
Infecção urinária criptocócica, 37*t*, 37*f*
Infecções abdominais. *Ver* Infecções gastrintestinais

Infecções bacterianas. *Ver também bactérias específicas*
  bacteremia de origem desconhecida, 367t
  da articulação, 363t
  da pele, 365-366t
  das orelhas, 324-325t
  das vias aéreas superiores, 327-330t
  do coração e dos vasos. *Ver* Infecções cardíacas e vasculares
  do músculo, 364t
  do SNC (sistema nervoso central). *Ver* Infecções no SNC (sistema nervoso central)
  do osso, 362t
  dos olhos. *Ver* Infecções oculares
  gastrintestinais. *Ver* Infecções gastrintestinais
  geniturinárias. *Ver* Infecções geniturinárias
  laringotraqueobronquite, 329t
  pró-calcitonina, 229t
  pulmonares. *Ver* Infecções pulmonares
  sequenciamento de rDNA (DNA ribossômico) 16S, 247t
  sinusite, 326t
Infecções cardíacas e vasculares
  pericardite tuberculosa, 338t
  pericardite. *Ver* Pericardite
  tromboflebite infecciosa, 341t
Infecções fúngicas
  BDG ([1,3]-β-D-glucana), soro, 86t
  esofagite, 343t
  geniturinárias. *Ver* Infecções geniturinárias
  laringite, 328t
  meningite. *Ver* Meningite fúngica
  sequenciamento de rDNA (DNA ribossômico) 16S, 247t
Infecções gastrintestinais
  abscesso hepático, 350t
  colangite/colecistite, 351t, 424t
  colite infecciosa, 344t
  colite pseudomembranosa associada a antibiótico, 345t
  diarreia no paciente infectado por HIV, 346t
  disenteria, 344t
  diverticulite, 349t
  enterocolite/peritonite tuberculosa, 348t, 511t
  esofagite infecciosa, 343t
  gastrite, 342t
  peritonite, 347t, 348t, 511t
Infecções geniturinárias
  abscesso perirrenal, 355t
  cervicite mucopurulenta, 359t
  corioamnionite/endometrite, 361t
  DIP (doença inflamatória pélvica), 360t
  epididimite/orquite, 357t
  ITU (infecção do trato urinário), 352t
  pielonefrite, 354t
  prostatite, 353t
  salpingite, 360t
  síndrome da piúria/disúria, 352t
  uretrite, 356t
Infecções gonocócicas
  disseminadas, 363t
  uretrite, 356t

Infecções no SNC (sistema nervoso central)
  abscesso cerebral, 313t
  encefalite, 314t
  meningite. *Ver* Meningite
  meningoencefalite parasitária, 319t
Infecções oculares
  ceratite, 322t
  conjuntivite, 321t
  endoftalmite, 323t
Infecções por *Escherichia coli*
  gastrintestinais, 374-376t
  ITU (infecção do trato urinário), 352t
  na colite infecciosa, 344t
  pielonefrite, 354t
  prostatite, 353t
Infecções pulmonares
  abscesso, 332t, 404t
  empiema, 336t, 404t, 515t
  no hospedeiro imunocomprometido, 334t
  pneumonia adquirida na comunidade, 331t
  pneumonia anaeróbia, 332t
  pneumonia micobacteriana, 335t
  pneumonia nosocomial, 333t
Infecções relacionadas a cateter, 367t
Infecções virais. *Ver também vírus específicos*
  das vias aéreas superiores, 327-330t
  do coração e dos vasos. *Ver* Infecções cardíacas e vasculares
  do pulmão. *Ver* Infecções pulmonares
  do SNC (sistema nervoso central). *Ver* Infecções no SNC (sistema nervoso central)
  dos olhos. *Ver* Infecções oculares
  gastrintestinais. *Ver* Infecções gastrintestinais
Infertilidade
  algoritmo diagnóstico, 584f, 585f
  E2 (estradiol), 135t
  espermograma, 42, 134t
Inflamação
  FR (fator reumatoide), 140t
  PCR-as (proteína C-reativa de alta sensibilidade), 233t
  VSG (velocidade sedimentação globular), 286t
Influenza, 380t
Inibidores da ECA
  ARP (atividade de renina plasmática) e, 242t
  K^+ (potássio) e, 228t
  monitoramento laboratorial, 304t
  Na^+ (sódio) e, 249t
Inibidores da MAO
  5-HIAA (ácido 5-hidroxindolacético) e, 51t
  metanefrinas e, 208t
  VMA (ácido vanililmandélico) e, 55t
Inibidores de α_1-antitripsina (α_1-antiprotease), 304t
Inibidores de bomba de prótons
  antígeno de *H. pylori* e, 342t
  gastrina e, 156t
  Mg^{2+} (magnésio) e, 207t

Inibidores diretos da trombina
 ensaios de fatores e, 143*t*
 TT (tempo de trombina) e, 257*t*
 TTP (tempo de tromboplastina parcial) e, 258*t*
Inibidores nucleosídeos da transcriptase reversa, 201*t*
Inibidores seletivos da recaptação de serotonina, 249*t*
INR (índice internacional normalizado), 30*t*, 256*t*
Insuficiência cardíaca (IC), 57*t*, 511*t*
Insuficiência ovariana, 191*t*, 564*f*
Insuficiência suprarrenal (hipocortisolismo)
 ACTH (hormônio adrenocorticotrópico), 188*f*
 algoritmo diagnóstico, 586*f*
 cortisol, soro ou plasma, 111*t*
 DHEA-S (sulfato de desidroepiandrosterona), 121*t*
 teste de estimulação com cosintropina, 112*t*
Insulina
 glicose e, 157*t*
 imunorreativa, 198*t*
 peptídeo C e, 223*t*
Insulinoma, 198*t*
β-interferona 1a, 304*t*
γ-interferona, ensaio de liberação de, 238*t*, 338*t*
Intervalo QT
 correções para frequência cardíaca, 479
 curto, 480
 nomograma (correção de Hodges), 479
 prolongado, 479, 480*f*
Intervalos de referência, 7-8, 7*f*, 8*t*
Intoxicação por água, 189*t*
Intoxicação por chumbo
 características clínicas, 503*t*
 características laboratoriais, 100*t*, 503*t*
 zinco protoporfirina, 292*t*
Intoxicação por etanol, 136*t*
Intoxicação por monóxido de carbono, 97*t*
Inversão da onda T, 476*t*
Iodo, urina de 24 horas, 199*t*
Irinotecano, 310*t*
Isoniazida, 152*t*, 201*t*
Isopropanol, 552*t*
Isoproterenol, 228*t*
Isquemia miocárdica, 466
ISRSs (inibidores seletivos da recaptação de serotonina), 249*t*
ITU (infecção do trato urinário), 352*t*
Ivacaftor, 306*t*

K

K⁺ (potássio), 228*t*, 501*t*, 519*t*
Klebsiella pneumonia, 350*t*

L

LAC (anticoagulante lúpico circulante)
 dRVVT (tempo de coagulação do veneno da víbora de Russell diluído) e, 255*t*
 TTP (tempo de tromboplastina parcial) e, 258*t*
 mistura 1:1 (painel inibidor) e, 220*t*
Lactato, 201*t*
Lamivudina, 304*t*
Laringite, 328*t*
Laringotraqueobronquite, 329*t*
Laxantes, 103*t*, 207*t*
LDGCB, 544*t*
LDH (lactato desidrogenase), 202*t*, 334*t*
LDL-C (colesterol LDL), 106*t*
Leptospira/leptospirose, 318*t*
LES (lúpus eritematoso sistêmico)
 anti-CCP (anticorpo antiproteína citrulinada cíclica), 69*t*
 anticorpo anti-Sm (Smith), 71*t*
 anticorpo-Scl-70 (anticorpo associado à esclerodermia), 133*t*
 anti-RNP (anticorpo antirribonucleoproteína), 71*t*
 anti-Ro/SS-A (anticorpo anti-SS-A/Ro), 72*t*
 autoanticorpos, 513*t*
 CH50 (complemento total), 109*t*
 dsDNA Ab (anticorpo anti-DNA de fita dupla), 66*t*
 FAN (fator antinuclear, soro), 137*t*
 VSG (velocidade de sedimentação globular), 286*t*
Lesão miocárdica, 466
Leucemia. *Ver também* Linfoma; *doenças específicas*
 classificação e imunofenotipagem, 539-548*t*
 contagem de plaquetas, 226*t*
 fenotipagem por citometria de fluxo, 145*t*
Leucemia/linfoma de células T do adulto, 546*t*
Leucemia/linfoma linfoblástico agudo. *Ver* LLA/LLB
Leucemia de células NK agressivas, 546*t*
Leucemia de células pilosas, 543*t*
Leucemia de grandes linfócitos granulares de célula T, 546*t*
Leucemia linfoblástica/linfoma linfoblástico de precursor B, 542*t*
Leucemia linfoblástica/linfoma linfoblástico de precursor T, 542*t*
Leucemia linfoblástica aguda de células B, 542*t*
Leucemia linfocítica crônica/linfoma linfocítico de pequenas células, 542*t*
Leucemia mieloide crônica, 84*t*, 85*t*
Leucemia prolinfocítica de células B, 543*t*
Leucemia prolinfocítica de células T, 546*t*
Leucemia promielocítica aguda, 539
Leucemias mieloides agudas, 539-541*t*
Leucócitos
 cintilografia com radionuclídeo, 321*t*
 urina, 36*t*
Leucócitos, contagem e diferencial, 204*t*
Leucograma, geral e diferencial, 204*t*
Levodopa
 metanefrinas e, 208*t*
 PRL (prolactina) e, 230*t*
 VMA (ácido vanililmandélico) e, 55*t*

LGCA (linfoma de grandes células anaplásico), 548*t*
LGL-T (leucemia de grandes linfócitos granulares de células T), 546*t*
LH (hormônio luteinizante), 192*t*
Lidocaína, 301*t*
Ligação proteica dos fármacos, 295-296
Limiar do tratamento, 17, 18*f*
Linfocitose, 587*f*
Linfoma. *Ver também* Linfoma de células T
classificação e imunofenotipagem, 539-548*t*
fenotipagem por citometria de fluxo, 145*t*
LDH (lactato desidrogenase), 202*t*
β_2-M (β_2-microglobulina), 212*t*
Plt (contagem de plaquetas), 226*t*
rearranjo do gene de imunoglobulina da célula B, 240*t*
Linfoma de Burkitt, 545*t*
Linfoma de célula do manto, 544*t*
Linfoma de células B de zona marginal extranodal de tecido linfoide associado à mucosa, 544*t*
Linfoma de células B de zona marginal nodal, 544*t*
Linfoma de células T
angioimunoblástico, 548*t*
associado a enteropatia, 547*t*
hepatoesplênico, 547*t*
periférico, não especificado, 548*t*
subcutâneo semelhante à paniculite, 547*t*
Linfoma de células T/NK extranodal, tipo nasal, 547*t*
Linfoma de efusão primário, 545*t*
Linfoma de grandes células anaplásico, 548*t*
Linfoma de grandes células B intravascular, 545*t*
Linfoma de grandes células B mediastinal, 545*t*
Linfoma de grandes células B tímico, 545*t*
Linfoma de MALT (linfoma de células B de zona marginal extranodal de tecido linfoide associado à mucosa), 544*t*
Linfoma de zona marginal esplênico, 543*t*
Linfoma difuso de grandes células B, 544*t*
Linfoma folicular, 544*t*
Linfoma linfoplasmacítico/macroglobulinemia de Waldenström, 543*t*
Linfoma não Hodgkin. *Ver* Linfoma
Lipase, soro ou plasma, 205*t*
Lipoproteína(a). *Ver* Lp(a)
Líquido amniótico
amniocentese, 544*t*
na corioamnionite, 331*t*
teste de arborização, 41-42, 41*f*
Líquido ascítico
manipulação da amostra, 28*t*
na peritonite tuberculosa, 348*t*
na peritonite, 347*t*
perfis em diversas condições patológicas, 511-512*t*
valores normais, 511*t*
Líquido cerebrospinal. *Ver* Perfis de LCS
Líquido pericárdico, biópsia/aspirado, 337*t*, 338*t*

Líquido peritoneal, 347*t*
Líquido pleural
manipulação da amostra, 28*t*
na pneumonia adquirida na comunidade, 331*t*
no empiema, 336*t*, 515*t*
perfis em várias condições patológicas, 515-516*t*
Líquido sinovial
exame para infecção criptocócica, 39, 40*f*
manipulação da amostra, 28*t*
na artrite bacteriana/séptica, 363*t*, 509-510*t*
normal, 509*t*
Líquido vaginal
na vaginite/vaginose, 358*t*
pH, 358*t*
preparação a fresco do, 38, 38*f*
preparação com KOH (hidróxido de potássio) do, 39, 40*f*
teste de arborização, 41-42, 41*f*
teste de nitrazina, 41
Listeria monocytogenes, 316*t*
Lítio
Ca^{2+} (cálcio sérico) e, 93*t*
índice terapêutico, 293
interações farmacológicas, 301*t*
Mg^{2+} (magnésio) e, 207*t*
monitoramento terapêutico, 301*t*, 304*t*
osmolalidade, urina, e, 216*t*
PTH (paratormônio) anticorpo e, 222*t*
U_{Ca} (cálcio urinário) e, 94*t*
LLA/LLB (leucemias/linfomas linfoblásticos agudos)
BCR-ABL, t(9;22) translocação, 85*t*
classificação e imunofenotipagem, 542*t*
doença residual mínima, 145*t*
LLA/LLB-B (leucemia linfoblástica/linfoma linfoblástico de precursor B), 542*t*
LLC (leucemia linfocítica crônica), 542*t*
LLP (linfoma linfocítico de pequenas células), 542*t*
LLTA (leucemia/linfoma de células T do adulto), 546*t*
LMA (leucemias mieloides agudas), 539-541*t*
LMC (leucemia mieloide crônica), 84*t*, 85*t*
Lp(a) (lipoproteína[a]), 206*t*
LPA (leucemia promielocítica aguda), 539*t*
LPAAT (lesão pulmonar aguda associada à transfusão), 558-559*t*
LPL-B (leucemia prolinfocítica de células B), 543*t*
LPL-T (leucemia prolinfocítica de células T), 546*t*
Lp-PLA$_2$ (fosfolipase A$_2$ associada à lipoproteína), 151*t*
LTAI (linfoma de células T angioimunoblástico), 548*t*
Lúpus eritematoso cerebral, 520*t*
Lúpus eritematoso sistêmico. *Ver* LES

M

Má absorção, 160*t*
Macroamilasemia, 61*t*

Macrocitose, 165*t*
Macroglobulinemia de Waldenström, 543*t*
Magnésio, 207*t*
Malária cerebral, 319*t*
Malformações arteriovenosas cerebrais, 397*t*
Mama, imagem diagnóstica
　mamografia e tomossíntese, 408*t*
　RM, 409*t*
　US, 409*t*
Mamografia, 408*t*
Manejo do paciente, 2
Massa cervical, 399*t*
Massa intracraniana, 395*t*
Massa mamária
　mamograma e tomossíntese, 408*t*
　US, 409*t*
Massa mediastinal, 405*t*
Massa suprarrenal, 431*t*, 565*f*
Medicina baseada em evidências, 20-22
Meia-vida do fármaco, 295
Melanoma, 202*t*, 306*t*
MELD, sistema de escore (Model for End-Stage Liver Disease), 514*t*
Meningite
　asséptica. Ver Meningite asséptica
　bacteriana. Ver Meningite bacteriana
　carcinomatosa, 550*t*
　fúngica. Ver Meningite fúngica
　parasitária, 319*t*, 550*t*
　perfis de LCS (líquido cerebrospinal), 549-551*t*
　por espiroquetas, 318*t*, 551*t*
　sifilítica aguda, 318*t*
　tuberculosa, 320*t*, 549*t*
Meningite asséptica
　exames de imagem, 315*t*
　exames microbiológicos, 315*t*
　perfil de LCS (líquido cerebrospinal), 315*t*, 549*t*
Meningite bacteriana
　amostra/exames diagnósticos, 316*t*
　perfil de LCS (líquido cerebrospinal), 549*t*
　tratamento, 316*t*
Meningite fúngica
　exames microbiológicos, 317*t*
　perfil de LCS (líquido cerebrospinal), 317*t*, 549*t*
Meningite viral. Ver Meningite asséptica
Meningoencefalite parasitária, 319*t*
6-mercaptopurina 304*t*, 309*t*
MERS, 383*t*
MERS-CoV (coronavírus da síndrome respiratória do Oriente Médio), 383*t*
Mesalamina, 304*t*
Metanefrinas, 208*t*, 209*t*
Metanol, 210*t*, 552*t*
Metemoglobinemia, 211*t*
Metformina
　lactato e, 201*t*
　monitoramento terapêutico, 304*t*
　vitamina B_{12} e, 288*t*
MetHb (metemoglobina, sangue total), 211*t*

Metildopa
　antiglobulina indireto (Coombs indireto) e, 260*t*
　ARP (atividade de renina plasmática) e, 242*t*
　PRL (prolactina) e, 230*t*
Metilenotetra-hidrofolato redutase, 213*t*
Metoclopramida, 230*t*
Método de Griffith, para diagnóstico de TV, 454-455
Metolazona, 216*t*
Metotrexato
　faixa terapêutica e monitoramento, 301*t*, 304*t*
　VCM (volume corpuscular médio) e, 291*t*
Métrica Sigma, 6
MFP (mielofibrose primária)
　mutação em *Jak2*, 200*t*
　mutação na calreticulina, 96*t*
Mg^{2+} (magnésio), 207*t*
Miastenia grave, 70*t*
MIBG (meta-iodobenzil-guanidina), 430*t*
Micose fungoide, 547*t*
Microalbuminúria, 43*t*
Microcitose, 165*t*
β_2-M (β_2-microglobulina), 212*t*
Microscopia executada pelo prestador
　análise de sêmen, 42
　exame de líquido sinovial para infecção criptocócica, 39, 40*f*
　exame de urina com fita reagente e exame de sedimento, 33-34, 35-36*t*, 37*f*
　preparação a fresco do líquido vaginal, 38, 38*f*
　preparação de líquido vaginal com KOH, 39, 40*f*
　raspagem de pele, 39
　teste da fita para oxiúro, 42, 43*f*
　teste de arborização do líquido amniótico, 41-42, 41*f*
　teste de nitrazina do líquido vaginal, 41
Mielofibrose primária. Ver MFP
Mielografia, 398*t*
Mieloma múltiplo
　citometria de fluxo, 145*t*
　crioglobulinas, 118*t*
　doença residual mínima, 145*t*
　EIF (eletroforese de imunofixação), 127*t*
　ensaios de CLL (cadeia leve livre), 91*t*, 128*t*
　EPS (eletroforese de proteínas séricas), 128*t*
　β_2-M (β_2-microglobulina), 212*t*
　tipos de Ig (imunoglobulina G), 193*t*
Minoxidil, 242*t*
Miocardiopatia, 488-489
Miocardiopatia hipertrófica, 489, 490*f*
Miocardiopatia não isquêmica, 489, 490*f*
Miocardite infecciosa, 339*t*
Miosite, 114*t*
Mistura 1:1 (painel inibidor), 220*t*
Mixedema, 249*t*
Model for End-Stage Liver Disease, sistema de escores, 514*t*

Monitoramento de fármacos terapêuticos
 confiabilidade da faixa terapêutica e, 295
 contraindicações, 294
 exemplos, 298-302t
 fármacos que requerem, 303-305t
 indicações, 293-294
 interações farmacológicas e, 296
 métodos analíticos, 294
 parâmetros farmacocinéticos, 295-296
 pressupostos, 293
 quando medir os níveis dos fármacos, 296
Monoartrite, 589f
Mononucleose infecciosa
 anticorpo heterófilo (monoteste, teste de Paul-Bunnell), 75t
 anticorpos anti-CMV (citomegalovírus), 102t
 crioaglutininas, 117t
 EBV Ab (anticorpos antivírus Epstein Barr), 287t
Monoteste (*monospot*), 75t
Moraxella catarrhalis, 324t, 326t
Morfina, 189t
Morte cerebral, 397t
6-MP (6-mercaptopurina), 230t, 309t
MRSA (*Staphylococcus aureus* resistente à meticilina), 384t
Mutação em *MPL*, 96t
Mutação em *MTHFR* (metilenotetra-hidrofolato redutase), 213t
Mutação G20210A no fator II (protrombina), 237t
Mutação *Jak2* V617F, 96t, 200t
Mutação no fator V Leiden, 141t
Mutação no gene da distrofina, 528t
Mutação *RET*, 95t
Mutações *ATP7B*, 99t
Mutações no gene *APC*, 533t
Mutações no gene *BRAF*
 na leucemia de células pilosas, 543t
 no melanoma, resposta ao fármaco e, 296, 306t
Mutações no gene da α-globina, 527t
Mutações no gene de MMR (câncer colorretal hereditário), 527t
Mutações no gene *FMR1*, 534t
Mutações no gene *HFE*, 531t
Mutações no gene *K-ras*, 309t
Mutações no gene *merlin*, 532t
Mutações no gene *NF1*, 532t
Mutações no gene *NF2/merlin*, 532t
Mutações no gene *SMPD1*, 530t
Mycobacterium. Ver também Tuberculose
 coloração e cultura de BAAR (bacilos álcool-ácido-resistentes), 335t
 meningite, 320t
 pneumonia, 335t
 QuantiFERON-TB, ensaio de liberação de γ-interferona), 238t
Mycoplasma, 117t, 331t

N

Na+ (sódio), 249t
Naegleria, 319t

Necrose tubular aguda, 547t
Nefrite intersticial aguda, 538t
Nefropatia
 diabética, 57t
 induzida por contraste, 394
Neisseria gonorrhoeae, 327t, 356t
Neisseria meningitidis, 316t
Neomicina, 94t
Neonatos
 bacteremia de origem desconhecida em, 367t
 conjuntivite em, 321t
 enterocolite necrosante em, 344t
Neoplasia blástica de células dendríticas plasmacitoides (linfoma de células NK blásticas), 541t
Neoplasia endócrina múltipla (NEM), 95t
Neoplasias de célula T
 citometria de fluxo, 145t
 classificação e imunofenotipagem, 546-548t
 rearranjo do gene de TCR (receptor de célula T), 241t
Neoplasias de células B, 145t, 204t, 542-545t
Neoplasias de células NK, 546-548t
Neoplasias de plasmócitos
 classificação e imunofenotipagem, 543t
 ensaios de CLL (cadeia leve livre), 91t, 128t
 EPS (eletroforese de proteínas séricas), 128t
 rearranjo do gene de imunoglobulina da célula B, 240t
Neoplasias mieloproliferativas, 96t
Neuroblastoma, 55t
Neuroborreliose, 318t
Neurocisticercose, 319t
Neurofibromatose acústica bilateral, 532t
Neurossífilis, 318t
NF1 (neurofibromatose tipo 1), 532t
NF2 (neurofibromatose acústica bilateral), 532t
NH_3 (amônia), plasma, 62t
Nicotina, 189t
Nifedipino, 242t
Nilotinibe, resistência ao, 84t
Nitrazina, teste, 41
Nitrito, urina, 36t
Nitroprusseto, teste, 50t
Nódulos tireoidianos, 401t, 595f
Norovírus, 344t
Nortriptilina, 301t
Nova Biomedical StatStrip e Stat-Sensor systems, 31t
NT-pro-BNT (fragmento N-terminal de pró-BNP), 224t
NTx (N-telopeptídeo, de ligação cruzada), 214t

O

Obstrução do trato biliar
 ALT (alanina aminotransferase), 56t
 AST (aspartato aminotransferase), 82t
 CPRE (colangiopancreatografia retrógrada endoscópica), 425t
 CPRM (colangiopancreatografia por ressonância magnética), 425t

Índice   631

CTP (colangiografia trans-hepática percutânea), 427t
1,25(OH)₂D (1,25-hidroxivitamina D), 289t
25(OH)D (25-hidroxivitamina D), 289t
Oligomenorreia, 564f
Omeprazol, 156t, 288t
Onda R, 465-466
Ondas ST-T, 477t
Ondas ST-U, 478t
Ondas U, 476-478, 478t
Opioides, 168t, 230t
"Orelha do nadador", 325t
Orquite, 357t
Osmolal gaps, 552t
Osmolalidade
  soro ou plasma, 215t
  urina, 216t, 538t
Ossos, imagem diagnóstica
  cintilografia com radionuclídeo, 434t
  na osteomielite, 362t
  PET/TC, 435t
Osteocalcina, 217t
Osteomielite, 362t
Osteopatia/metástases
  ALP (fosfatase alcalina), 150t
  cintilografia com radionuclídeo, 362t
  NTx (N-telopeptídeo, de ligação cruzada), 214t
  osteocalcina, 217t
  PET/TC, 435t
  PINP (pró-peptídeo N-terminal intacto de pró-colágeno tipo-I), 231t
Osteopenia
  NTx (N-telopeptídeo, de ligação cruzada), 214t
  osteocalcina, 217t
  TCX-β (telopeptídeo C, de ligação cruzada β), 119t
Osteoporose
  NTx (N-telopeptídeo, de ligação cruzada), 214t
  osteocalcina, 217t
  PINP (pró-peptídeo N-terminal intacto de pró-colágeno tipo-I), 231t
  TCX-β (telopeptídeo C, de ligação cruzada β), 119t
Otite externa, 325t
Otite média, 324t
Oxcarbazepina, 304t
Oxigênio, pressão parcial, 218t
Oximetria de pulso, 33t

P

Padrão de WPW (padrão de Wolff-Parkinson-White, pré-excitação ventricular), 462, 466, 482-483, 482-483f
Padrões de QRST, ECG, 457-458
Painel de anticorpos eritrocitários, 219t
Pâncreas, imagem diagnóstica, 425t, 429t
Pancreatite
  amilase, 205t
  CPRE (colangiopancreatografia retrógrada endoscópica), 425t
  critérios de Ranson, 553t
  gordura fecal, 160t
  lipase, soro ou plasma, 205t
  perfil de líquido ascítico, 512t
  perfil de líquido pleural, 516t
Panitumumabe, 309t
Papulose linfomatoide, 548t
Paracetamol, 202t, 221t
Paramixovírus, 370t
Parasitária, meningoencefalite, 319t
Paratireoide, cintilografia com radionuclídeo, 403t
Paratormônio. *Ver* PTH
Pausas sinusais, 456
PAV (pneumonia associada à ventilação mecânica), 333t
Pco₂ (pressão parcial de dióxido de carbono), 122t, 519t
PCR-as (proteína C-reativa de alta sensibilidade), 233t
PCV13 (vacina pneumocócica conjugada), 331t
Pelve, imagem diagnóstica, 433t
Pentamidina, 228t
Peptídeo C, 197t, 198t, 223t
Peptídeo natriurético tipo B, 30-31t, 224t
Perfis de LCS (líquido cerebrospinal)
  em doenças do SNC, 549-551t
  em doenças neurológicas/meningite por espiroquetas, 318t, 551t
  manipulação da amostra, 28t
  na encefalite, 314t
  na meningite asséptica, 315t, 549t
  na meningite bacteriana, 316t, 549t
  na meningite fúngica, 317t, 549t
  na meningite tuberculosa, 320t, 549t
  no abscesso cerebral, 313t
  normal, 549t
Pericardite
  avaliação laboratorial, 337-338t
  ECG (eletrocardiograma), 475t, 482, 482f
  etiologia, 337-338t
  tuberculosa, 338t
Peritonite, 347t, 348t, 511t
Peritonite/enterocolite tuberculosa, 348t, 511t
Pertússis, 329t
Pescoço, imagem diagnóstica, 399-400t
PET/SPETC (tomografia por emissão de pósitrons/tomografia computadorizada com emissão de fótons únicos), 398t
PET/TC (tomografia computadorizada por emissão de pósitrons)
  do abdome, 415t
  do osso, 435t
  do pulmão, 405t
PFA-100 TO (*platelet function assay-100* – tempo de oclusão), 154t
PFC (plasma fresco congelado), transfusão, 558t
PFH (provas de função hepática), para monitoramento de fármaco terapêutico, 303-305t. *Ver também testes específicos*

pH
  líquido vaginal, 358t
  sangue total, 225t, 519t
  urina, 35t, 501t
Pielonefrite, 354t
PINP (pró-peptídeo N-terminal intacto de pró-colágeno tipo-I), 231t
Plaquetas, transfusão, 558-559t
Plasma fresco congelado, 558t
Plasmacitoma, 543t
Plasmodium falciparum, 319t
PMG (painel metabólico geral), 303-305t
Pneumocystis jiroveci, 334t
Pneumonia
  adquirida na comunidade, 331t
  anaeróbia, 332t
  atípica, 331t
  micobacteriana, 335t
  no hospedeiro imunocomprometido, 334t
  nosocomial (adquirida no hospital), 333t
  por aspiração, 331t
  por *Pneumocystis*, 334t
Pneumonia associada à ventilação mecânica (PAV), 333t
Po$_2$ (oxigênio, pressão parcial), 218t
POAF (polipose adenomatosa familiar), 533t
POAF atenuada (POAFA), 533t
Policitemia, 132t, 286t, 590f
Policitemia vera. Ver PV
Polidipsia, 189t
Polimialgia reumática, 286t
Polimiosite/dermatomiosite, 113t, 513t
Poliúria/polidipsia, 215t
Porfirias, 227t, 591f
Porfobilinogênio, 227t
Potássio, 228t, 501t, 519t
PPC (pneumonia por *Pneumocystis*), 334t
PPD (derivado proteico purificado), teste, 338t
Prazosina, 242t
Precipitina, teste, 105t
Precisão, em testes diagnósticos, 5-6, 6f
Prednisona, 304t
Pré-excitação ventricular, 462, 482-483, 482-483f
Preparação com KOH (hidróxido de potássio), 39, 40f
Pressão parcial de dióxido de carbono, 122t, 519t
Pressão parcial de oxigênio, 218t
Princípios de Doppler, 483
Príons, 377t
PRL (prolactina), 230t
Probabilidade de doença, 11f
Probabilidade pós-teste, 11f, 11-12, 13f, 14-15, 16f
Probabilidade pré-teste, 11f, 11-12, 13f, 15, 16f
Pró-calcitonina, 229t
Procedimentos de rastreamento, 1-3, 2t
Progesterona, 207t
Progressão da onda R invertida (PORI), 465
Progressão lenta da onda R, 465
Prolactina, 230t
Pró-peptídeo N-terminal intacto de pró-colágeno tipo-I, 231t

Propofol, 222t
Propranolol, 157t
Prostatite, 353t
Prostatodinia, 353t
Proteína
  total, 236t
  urina, 35t
Proteína C, 232t
Proteína C ativada, 232t
Proteína C-reativa de alta sensibilidade, 233t
Proteína de Bence-Jones, 127t, 128t
Proteína de Huntington, 529t
Proteína M, 127t
Proteína relacionada ao paratormônio, 234t
Proteína S (antígeno total), 235t
Proteína τ, 275t
Provas de função hepática (PFH), 303-305t
Provas de função pulmonar, 554t, 608f
Provas de função renal, para monitoramento de fármaco terapêutico, 303-305t
PSA (antígeno prostático específico), 12f, 79t
Pseudogota, 39f
Pseudomixoma peritoneal, 512t
PTH (paratormônio)
  Ca^{2+} (cálcio) e, 93t
  interpretação e usos de, 222t
  nomograma, 607f
PTHrP (proteína relacionada ao paratormônio), 234t
PTI (púrpura trombocitopênica idiopática), 68t, 520t
Puberdade tardia, 191t
Pulmão, imagem diagnóstica, 406-407t
Púrpura pós-transfusão, 68t
Púrpura trombocitopênica idiopática, 68t, 520t
PV (policitemia vera)
  algoritmo diagnóstico, 590f
  Ht (hematócrito, sangue total), 163t
  mutação *Jak2* V617F, 200t

Q
QuantiFERON-TB (ensaio de liberação de γ-interferona), 238t, 515t

R
Radiografia de tórax, 403t, 524t
Radionuclídeo, exames com
  cintilografia com leucócitos, 423t
  cintilografia para sangramento GI, 422t
  da paratireoide, 403t
  da tireoide, 401t
  do cérebro, 397t
  do fígado e do baço, 429t
  do osso, 434t
  exame de esvaziamento gástrico, 421t
  exame para pesquisa de refluxo esofágico, 421t
  MIBG (meta-iodobenzil-guanidina), 430t
  renal, 432t
  ventriculografia, 412t
Raiva, 314t
Rapamicina, 207t
Raquitismo, 290t
Raspagem de pele, 39

Razão albumina-creatinina, 57*t*
Razão aldosterona/ARP, 242*t*, 577*f*
Razão BUN:Cr (nitrogênio ureico sanguíneo:creatinina), 538*t*
Razão de verossimilhança (RV), 14
Razões de chance-verossimilhança, 14-16, 16*f*, 17*f*
RCIV (retardo de condução intraventricular), 460
Reagina plasmática rápida. *Ver* RPR
Rearranjo do gene da cadeia pesada da imunoglobulina da célula B (IgH), 240*t*
Rearranjo do gene de TCR (receptor de célula T), 241*t*
Recém-nascidos. *Ver* Neonatos
Receptor de transferrina solúvel. *Ver* sTR
Receptor solúvel de transferrina sérico, 146*t*, 502*t*
Regulador de condutância transmembrana da fibrose cística, 306*t*, 531*t*
Regurgitação, 491
Regurgitação aórtica
  avaliação diagnóstica, 521-526*t*
  ecocardiografia, 492, 493*f*
Regurgitação mitral
  ecocardiografia, 494, 494*f*, 525-526*t*
  exame físico, 521*t*
  imagem diagnóstica, 524-525*t*
  sopros, 523-524*t*
Regurgitação tricúspide
  ecocardiografia, 494-496, 495*f*, 525-526*t*
  exame físico, 521*t*
  imagem diagnóstica, 524-526*t*
  sopros, 523-524*t*
Renina, 59*t*
Reserpina
  ARP (atividade de renina plasmática) e, 242*t*
  5-HIAA (ácido 5-hidroxindolacético) e, 51*t*
  PRL (prolactina) e, 230*t*
Ressonância magnética. *Ver* RM
Retardo de condução intraventricular, 460
Reticulócitos, contagem, 243*t*
Reticulocitose, 504*t*
Retossigmoidoscopia, 344*t*, 346*t*
rhTSH (hormônio estimulador da tireoide recombinante humano), 268*t*
Riluzol, 304*t*
Ritmo atrial ectópico, 444
Ritmo juncional, 456
Ritmo juncional acelerado, 443*t*, 444, 456
Ritmo juncional contínuo, 456
Ritmo sinusal, 443-444
Rivaroxabana, 508*t*
RM (ressonância magnética)
  contrastes, 394
  da cabeça, 396*t*
  da coluna vertebral, 436*t*
  da mama, 409*t*
  da pelve, 433*t*
  do abdome, 415*t*
  do coração, 412*t*
  do fígado, 427*t*
  do pescoço, 400*t*
  do sistema musculoesquelético, 437*t*
  do tórax, 405*t*
  do trato geniturinário, 432*t*
  na celulite, 366*t*
  na DIP (doença inflamatória pélvica), 360*t*
  na meningite, 315*t*
  na osteomielite, 362*t*
  na otite externa, 325*t*
RNA do vírus da hepatite C, 179*t*
Roche Accu-Check Inform Systems, 31*t*
Roche CoaguChek Systems, 30*t*
RPR (regina plasmática rápida)
  interpretação e usos de, 239*t*
  na sífilis, 248*t*, 555*t*
Rubéola (sarampo alemão), 244*t*
Ruptura esofágica, 516*t*

S

Salbutamol, 207*t*
Salicilatos, intoxicação por, 245*t*
Salicilatos. *Ver também* Ácido acetilsalicílico
  ácido úrico e, 54*t*
  Cl^- (cloreto) e, 103*t*
  fósforo e, 152*t*
  soro, 245*t*
Salmonella, 90*t*
Salpingite, 360*t*
Sangue
  cintilografia com leucócitos, 423*t*
  urina, 36*t*
Sarcoidose, 130*t*
Sarcoma de Kaposi, 334*t*
SARS (síndrome respiratória aguda grave), 382*t*
SARS-CoA (síndrome respiratória aguda grave – coronavírus A), 382*t*
Saturação de transferrina, 502*t*
SCA (síndrome coronariana aguda), 114*t*, 282*t*
Sementes de papoula, 125*t*
Sensibilidade
  do método de monitoramento farmacológico, 294
  do teste diagnóstico, 9-11, 11*f*
Sensibilização Rh, 167*t*
Sepse, 201*t*, 327*t*
Sequenciamento de rDNA (DNA ribossômico)16S, 247*t*
SIADH (síndrome de secreção inapropriada do hormônio antidiurético), 189*t*, 249*t*
Sífilis
  algoritmo de teste sorológico, 248*t*, 593*f*
  diagnóstico clínico, 555*t*
  ensaio de imunoquimioluminescências, 555*t*
  estágios tardios da infecção, 318*t*
  FTA-ABS (anticorpo anti-*Treponema pallidum* fluorescente absorvido), 278*t*
  imunoensaios enzimáticos, 555*t*
  RPR (regina plasmática rápida), 239*t*, 248*t*
  SNC (sistema nervoso central), 551*t*
  teste VDRL (Venereal Disease Research Laboratory), 248*t*, 285*t*

testes não treponêmicos, 248*t*, 555*t*
testes sorológicos, 248*t*
testes treponêmicos, 248*t*, 555*t*
TP-PA (anticorpo anti-*Treponema pallidum*), 277*t*
Síndrome carcinoide, 51*t*
Síndrome CREST
  AAC (anticorpos anticentrômero), 64*t*
  anticorpo Scl-70 (anticorpo associado à esclerodermia), 133*t*
  autoanticorpos, 513*t*
Síndrome da piúria-disúria, 325*t*
Síndrome da resposta inflamatória sistêmica, 229*t*
Síndrome da secreção inapropriada do hormônio antidiurético, 189*t*, 249*t*
Síndrome de Angelman, 534*t*
Síndrome de Bernard-Soulier, 154*t*
Síndrome de Cushing (hipercortisolismo)
  ACTH (hormônio adrenocorticotrópico), 188*t*
  algoritmo diagnóstico, 588*f*, 594*f*
  cortisol, soro ou plasma, 111*t*
  cortisol, urinário livre, 110*t*
  teste de supressão com dexametasona (dose alta, *overnight*), 251*t*
  teste de supressão com dexametasona (dose baixa, *overnight*), 252*t*
Síndrome de Lemierre, 327*t*
Síndrome de Lynch, 527*t*
Síndrome de Mendelson, 333*t*
Síndrome de Prader-Willi, 534*t*
Síndrome de Reye, 62*t*
Síndrome de Sézary, 547*t*
Síndrome de Sjögren
  anti-Ro/La (anticorpo anti-SS-B/La), 73*t*
  anti-Ro/SSA (anticorpo anti-SS-A/Ro), 72*t*
  autoanticorpos, 513*t*
Síndrome do X frágil, 534*t*
Síndrome dos ovários policísticos, 121*t*, 192*t*
Síndrome HELLP, 161*t*
Síndrome hemolítico-urêmica, 375*t*
Síndrome hemolítico-urêmica atípica, 108*t*
Síndrome mielodisplásica, 504*t*
Síndrome nefrótica
  albumina, 56*t*
  perfil de líquido ascítico, 511*t*
  perfil de líquido pleural, 515*t*
  ureia, 284*t*
Síndrome respiratória aguda grave – coronavírus A, 382*t*
Síndrome respiratória do Oriente Médio (MERS), 383*t*
Síndromes talassêmicas
  anemia (microcítica, hipocrômica), 503*t*
  características clínicas, 503*t*
  características laboratoriais, 502*t*, 503*t*, 556*t*
  CHCM (concentração de hemoglobina corpuscular média), 503*t*
  eletroforese e avaliação de Hb (hemoglobina), 129*t*
  eritrograma, 131*t*
  fatores genéticos, 535-536*t*, 556*t*
  HbA$_2$ (hemoglobina A$_2$), 165*t*

VCM (volume corpuscular médio), 291*t*
Sinusite, 326*t*
Sirolimo, 301*t*, 305*t*
SIRS (síndrome da resposta inflamatória sistêmica), 229*t*
Sistema complemento, 609*f*
Sistema de referência hexaxial, ECG, 461
Sistema tampão de bicarbonato-ácido carbônico, 122*t*
So$_2$ (% saturação da hemoglobina), 218*t*
Sobrecarga circulatória associada à transfusão, 558-559*t*
Sobrecarga de ferro, 275*t*, 573*f*
Sódio. *Ver* Na$^+$
Somatostatina, 250*t*
Somatostatinoma, 250*t*
SOP (síndrome dos ovários policísticos), 121*t*, 192*t*
Sopros cardíacos, 523-524*t*
Staphylococcus aureus
  na osteomielite, 362*t*
  na peritonite, 347*t*
  na pneumonia adquirida na comunidade, 331*t*
  resistente à meticilina, 384*t*
Staphylococcus aureus resistente à meticilina, 384*t*
StatStrip e Stat-Sensor Systems, 31*t*
Stenting na artéria carótida, 254*t*
sTfR (receptor de transferrina, solúvel), 276*t*
sTR (receptor de transferrina solúvel sérico), 146*t*, 502*t*
Streptococcus pneumoniae
  na meningite, 316*t*
  na sinusite, 326*t*
  nas infecções da orelha, 324*t*
  resistência a antibióticos, 324*t*, 385*t*
Streptococcus pyogenes, 327*t*, 328*t*
Sulfametoxazol-trimetoprima, 228*t*
Sulfassalazina, 305*t*
Sulfato de desidroepiandrosterona, 121*t*
Sulfonilureias, 157*t*
Suplementos de potássio, 152*t*

T

T$_3$ (tri-iodotironina), 280*t*
T$_4$ (tiroxina), 272*t*
Tabagismo
  CEA (antígeno carcinoembrionário) e, 77*t*
  COHb (carboxiemoglobina) e, 97*t*
Tacrolimo, 302*t*, 305*t*
TAD (teste de antiglobulina direto), 259*t*
α-talassemia, 129*t*, 536*t*, 550*t*. *Ver também* Síndromes talassêmicas
β-talassemia. *Ver também* Síndromes talassêmicas
  características laboratoriais, 556*t*
  HbA$_2$ (hemoglobina A$_2$), 165*t*, 556*t*
  hemoglobina fetal, 167*t*
  testes genéticos, 536*t*, 556*t*
TAM (taquicardia atrial multifocal), 448, 449*f*
Tamponamento/derrame pericárdico, 490, 491*f*

Taquicardia
  QRS estreito com ritmo irregular
    fibrilação atrial. *Ver* Fibrilação atrial
    flutter atrial com bloqueio variável, 449
    TAM (taquicardia atrial multifocal),
      448, 449*f*
  QRS estreito com ritmo regular
    classificação, 445*f*, 446
    ECG (eletrocardiograma), 447*f*
    flutter atrial. *Ver Flutter* atrial
    mediado por via acessória, 446-448,
      448*f*
    taquicardia atrial, 446, 447*f*
    taquicardia juncional, 446*f*, 447
    taquicardia sinusal, 445*f*, 446, 447*f*
    TRNAV (taquicardia reentrante nodal
      AV), 446, 447*f*
    TAM (taquicardia atrial multifocal), 448,
      449*f*
  taquicardia com QRS largo e ritmo
    irregular, 455
  TCL-RR (taquicardia com complexo QRS
    largo e ritmo regular), 449-450, 450*f*
Taquicardia atrial, 445*f*, 446, 447*f*
Taquicardia com complexo QRS largo e ritmo
  regular, 449-450, 450*f*
Taquicardia juncional, 446*f*, 446
Taquicardia mediada por via acessória, 445*f*,
  445-446, 447*f*
Taquicardia por reentrada nodal
  atrioventricular, 445*f*, 446, 447*f*
Taquicardia reentrante atrioventricular, 446-
  448, 447*f*
Taquicardia sinusal, 446, 447*f*
Taquicardia ventricular. *Ver* TV
Taquicardia ventricular polimórfica, 455
Taxa de filtração glomerular, 116*t*, 253*t*, 501*t*
Taxa de filtração glomerular estimada, 253*t*
TC (tomografia computadorizada)
  contrastes, 393-394
  da cabeça, 395*t*
  da coluna vertebral, 435*t*
  das artérias coronárias com escore de
    cálcio, 411*t*
  do abdome, 414*t*
  do cérebro, 395*t*
  do fígado, 426*t*
  do pâncreas, 429*t*
  do pescoço, 400*t*
  do tórax, 404*t*
  do trato geniturinário, 431*t*
  na diverticulite, 349*t*
  na meningite, 315*t*
  na otite externa, 325*t*
  na pneumonia micobacteriana, 335*t*
  na sinusite, 326*t*
  no abscesso hepático, 150*t*
  no abscesso perirrenal, 431*t*
Telopeptídeo C, em ligação cruzada β, 119*t*
Tempo de coagulação ativada (TCA), 254*t*
Tempo de coagulação do veneno da víbora de
  Russell. *Ver* dRVVT
Tempo de protrombina. *Ver* TP
Tempo de tromboplastina parcial. *Ver* TTP

Tenofovir, 305*t*
Teofilina
  ácido úrico e, 54*t*
  faixa terapêutica e monitoramento, 294,
    302*t*
  lactato e, 201*t*
Terapia com radionuclídeo, tireoide, 402*t*
Teste da antiglobulina direto, 259*t*
Teste de antiglobulina indireto (Coombs
  indireto), 260*t*
Teste de arborização, do líquido amniótico,
  41-42, 41*f*
Teste de cloreto no suor, 103*t*
Teste de Coombs direto, 259*t*
Teste de estimulação com cosintropina
  (cortrosina), 112*t*
Teste de fixação do complemento, 105*t*
Teste de Kleihauer-Betke, 167*t*
Teste de paternidade, 265*t*
Teste de Paul-Bunnell, 75*t*
Teste de sangue oculto nas fezes, 32*t*, 246*t*
Teste de sangue oculto nas fezes-guaico, 246*t*
Teste de supressão com dexametasona
  dose alta, *overnight*, 251*t*
  dose baixa, *overnight*, 252*t*
Teste de tolerância à glicose oral, 273*t*
Teste de Watson-Schwartz, 227*t*
Teste imunoquímico fecal, 246*t*
Teste respiratório de ^{13}C-triglicerídeos mistos,
  160*t*
Testes farmacogenéticos, 306-310*t*
Testes não treponêmicos, 248*t*, 555*t*
Testes rápidos (*point-of-care tests*). *Ver*
    também Microscopia executada pelo
    prestador
  comumente usados, 29, 30-32*t*
  considerações sobre segurança, 26
  definição de, 25
  desvantagens, 3, 29
  manipulação da amostra em, 26-28, 28*t*
  regulação, 25
  US, 44
  vantagens, 29
Testes treponêmicos, 248*t*, 555*t*
Testosterona, total, 261*t*
Tetraciclina, 122*t*
TEV (tromboembolismo venoso). *Ver também*
    TVP; EP
  AT (antitrombina), 81*t*
  D-dímeros, 120*t*
  etiologia, 599*f*
  proteína C, 232*t*
Tf (transferrina), 275*t*
TFG (taxa de filtração glomerular), 116*t*,
  253*t*, 501*t*
TFGe (taxa de filtração glomerular estimada),
  253*t*
TFGe-Cys (TFGe baseada em CyC), 101*t*, 253*t*
Tg (tireoglobulina), 268*t*
TG (triglicerídeos), 279*t*
TGO (aspartato aminotransferase, AST), 82*t*
TGP (alanina aminotransferase, ALT), 56*t*
Tiazídicos
  Ca^{2+} (cálcio) e, 93*t*, 94*t*

fósforo e, 152t
glicose e, 157t
lítio e, 301t
Na⁺ (sódio) e, 249t
osmolalidade e, 215t
TIF (teste imunoquímico fecal), 246t
TIH (trombocitopenia induzida por heparina), 281t
Tiopurina metiltransferase, 309t
Tipagem ABO, 262t
Tipagem de antígeno leucocitário humano, 265t
Tipagem e prova cruzada (T/C), 263t
Tipagem e rastreamento (T/R), 264t
Tipagem HLA (antígeno leucocitário humano), 265t
Tipagem HLA-B27, 266t
Tipagem HLA-B51, 266t
Tipagem Rh(D), 267t
Tireoglobulina, 268t
Tireoglobulina, anticorpo, 269t
Tireoide, imagem diagnóstica, 401-403t
Tireoidite
 anticorpo antitireoglobulina, 269t
 cintilografia com radionuclídeo, 401t
 Tg (tireoglobulina), 268t
 TPO Ab (anticorpo antitireoperoxidase), 270t
Tireoidite autoimune, 199t, 269t
Tireoidite de Hashimoto, 269-270t
Tireotoxicose gestacional, 271t
Tireotrofina, 271t, 303t, 304t
Tizanidina, 305t
Tobramicina, 302t
Tolazamida, 216t
Tolbutamida, 157t
Tomada de decisão clínica
 análise de decisão na, 19-20, 20f
 limiar para, 17, 18f
 medicina baseada em evidência e, 20-22
Tomografia computadorizada. Ver TC
Tomografia por emissão de pósitrons/tomografia computadorizada. Ver PET/TC
Tomografia por emissão de pósitrons/tomografia computadorizada por emissão de fótons únicos, 398t
Tomossíntese digital da mama, 408t
Topiramato, 305t
Tórax, imagem diagnóstica
 PET/TC, 405t
 radiografia, 403t
 RM, 405t
 TC, 404t
Torção testicular, 357t
Torsades de pointes, 455, 479
Toxicidade de vitamina D, 289-290t
Toxoplasmose
 abscesso cerebral na, 313t
 anticorpos anti-*Toxoplasma*, 274t
 meningoencefalite na 319t
TP (tempo de protrombina)
 diminuído, 256t
 em distúrbios hemorrágicos, 520t
prolongado, 143t, 256t
testes rápidos (*point-of-care*), 30-33t
TPO Ab (anticorpo antitireoperoxidase), 270t
TPP (tubo de preparação de plasma), 48t
TP-PA (*Treponema pallidum* anticorpo)
 em doenças neurológicas/meningite por espiroquetas, 318t
 interpretação e usos de, 277t
 na sífilis, por estágio da doença, 555t
Transferrina, soro, 148-148t, 502t
Transfusão. Ver também Compatibilidade sanguínea
 Ca²⁺ (cálcio) e, 92t
 doação e preparo de componentes, 596f
 indicações, cuidados especiais e riscos, 558-559t
Transfusão de sangue total, 557t
Transplante da microbiota fecal, 345t
Transplante de fígado, 92t
Trastuzumabe, 307t
Trato gastrintestinal, imagem diagnóstica
 cintilografia para hemorragia GI, 422t
 cintilografia para pesquisa de refluxo esofágico, 421t
 colonografia por TC, 420t
 enema baritado, 419t
 enema com Hypaque 420t
 enterografia por RM, 418t
 enterografia por TC, 417t
 exame de esvaziamento gástrico, 421t
 fluoroscopia do intestino delgado, 418t
 GIS (exame do trato GI superior), 417t
Trato geniturinário, imagem diagnóstica
 cintilografia renal, 432t
 RM, 432t
 TC, 431t
 US, 431t, 433t
Traumatismo craniofacial, 395t
Treponema pallidum, anticorpo fluorescente absorvido, 278t, 555t
Triantereno, 207t
Tricomonas/tricomoníase, 38, 38f, 358t
Triglicerídeos, 279t
Trombastenia de Glanzmann, 154t
Trombocitemia essencial, 96t, 200t, 598f
Trombocitopenia
 algoritmo diagnóstico, 597f
 anticorpos antiplaquetários, 68t
 PFA-100 TO (*platelet function assay-100* – tempo de oclusão) e, 154t
 Plt (contagem de plaquetas), 226t
Trombocitopenia aloimune neonatal, 68t
Trombocitopenia induzida por heparina, 281t
Trombocitose, 598f
Tromboembolismo venoso. Ver TEV
Tromboflebite infecciosa, 341t
Trombose venosa profunda. Ver TVP
Troponina-I cardíaca
 interpretação e usos de, 282t
 razão de chance-verossimilhança, 15
 testes rápidos (*point-of-care*), 30-33t
Trypanosoma, 319t
TSH (hormônio estimulador da tireoide), 271t, 303t, 304t

TSI (imunoglobulina estimuladora da tireoide), 194*t*
TSOF (teste de sangue oculto nas fezes), 32*t*, 246*t*
TSS (tubo separador de soro), 48*t*
TT (tempo de trombina), 257*t*, 520*t*
TTGO (teste de tolerância à glicose oral), 273*t*
TTP (tempo de tromboplastina parcial)
 diminuído, 258*t*
 em distúrbios hemorrágicos, 520*t*
 para monitoramento da terapia com heparina, 170*t*, 258*t*
 prolongado, 143*t*, 220*t*, 258*t*, 592*f*
TTPa (tempo de tromboplastina parcial ativada), 255*t*
Tuberculose
 na infecção por HIV, 335*t*
 perfil de líquido pleural, 515*t*
 QuantiFERON-TB, ensaio de liberação de γ-interferona, 238*t*
Tubos de coleta, 48*t*
Tularemia, 283*t*
Tumor carcinoide, 51*t*
Tumores de células germinativas, 87*t*
Tumores trofoblásticos, 87*t*
TV (taquicardia ventricular)
 algoritmo de Brugada, 452-454
 etiologia, 449-450
 método de Griffith usando as derivações V_1 e V_6, 454-455
 método rápido usando as derivações I, V_1, e V_2, 450-452
TVP (trombose venosa profunda)
 algoritmo de trombose venosa, 599*f*
 AT (antitrombina), 81*t*
 D-dímeros, 120*t*
 dRVVT (tempo de coagulação do veneno da víbora de Russell diluído), 255*t*
 mutação G20210A no fator II (protrombina), 237*t*
 mutação no fator V de Leiden, 141*t*
 terapia de anticoagulação, 505-508*t*
 US, 437*t*

U
U_{Ca} (cálcio na urina), 94*t*
Úlcera péptica, 162*t*
Ultrassonografia. *Ver* US
U_{Na} (sódio urinário), 538*t*
Ureia, 284*t*
Ureia, teste respiratório, 342*t*
Uremia, 551*t*
Uretrite, 356*t*
Uricase, 54*t*
Uridina difosfoglucoronosiltransferase. *Ver* (UGT1A1), 310*t*
Urina
 cálcio, 94*t*
 eletroforese de proteínas. *Ver* EPU
 exame de sedimento, 34, 37*f*, 538*t*
 manipulação da amostra, 28*t*
 osmolalidade. *Ver* Osmolalidade, urina
 pH, 35*t*, 501*t*
 sódio na, 538*t*

testes com fita reagente, 31*t*, 33-34, 35-36*t*
US (ultrassonografia)
 da mama, 409*t*
 da pelve, 433*t*
 da tireoide, 400*t*
 da vasculatura, 437*t*
 da vesícula biliar, 424*t*
 do abdômen, 413*t*
 do fígado, 426*t*
 do pescoço, 400*t*
 do trato geniturinário, 431*t*
 na colangite/colecistite, 351*t*
 na DIP (doença inflamatória pélvica), 360*t*
 na diverticulite, 349*t*
 na osteomielite, 362*t*
 na peritonite, 348*t*
 teste rápido (*point-of-care*), 44
Uso abusivo de drogas/fármacos, 31*t*, 125*t*

V
Vacina pneumocócica conjugada, 331*t*
Vaginite/vaginose, 358*t*
Vaginite atrófica, 358*t*
Valva aórtica, 491-492, 492-493*f*
Valva mitral
 ecocardiografia, 485-487, 487*f*
 estenose. *Ver* Estenose mitral
 regurgitação. *Ver* Regurgitação mitral
Valva tricúspide
 ecocardiografia, 494-496, 495*f*, 525-526*t*
 exame físico, 521*t*
 imagem diagnóstica, 524-526*t*
 sopros, 523-524*t*
Vancomicina, 302*t*
Varfarina
 dRVVT (tempo de coagulação do veneno da víbora de Russell diluído) e, 255*t*
 faixa terapêutica e monitoramento, 256*t*, 305*t*, 505*t*
 indicações clínicas e usos, 505*t*
 mecanismo de ação, 505*t*
 TP (tempo de protrombina) e, 256*t*
Variantes de CYP2C19 (citocromo P450 2C19), 307*t*
Variantes de CYP2C9 (citocromo P450 2C9), 306*t*
Variantes de TPMT (tiopurina metiltransferase), 309*t*
Variantes de UGT1A1 (uridina difosfoglucoronosiltransferase), 310*t*
Variantes de VKORC1 (complexo vitamina K epóxido redutase), 310*t*
Variantes do citocromo P450 2C19, 307*t*
Variantes do citocromo P450 2C9, 306*t*
Vasculite, 65*t*
Vasculite sistêmica, 286*t*
Vasculopatia, 437*t*
Vazamento de LCS (líquido cerebrospinal), 398*t*
VCM (volume corpuscular médio), 291*t*, 502*t*, 503-504*t*

VDRL (Venereal Disease Research
  Laboratory), teste, 248*t*, 285*t*, 555*t*
Velocidade de hemossedimentação, 286*t*
Velocidade de sedimentação eritrocitária, 286*t*
Velocidade de sedimentação globular, 286*t*
Vemurafenibe, 296, 306*t*
Veneno da víbora de Russell diluído.
  Ver dRVVT
Ventriculografia, radioisótopo, 412*t*
Verapamil, 152*t*, 228*t*
Verdadeiro-negativo, 11*f*
Verdadeiro-positivo, 11*f*
Vesícula biliar, imagem diagnóstica, 424*t*
VHS (velocidade de hemossedimentação),
  286*t*
Via acessória, 445*f*, 446, 448*f*, 482-483
Via de esteroidogênese, 610*f*
Viés de espectro, 10
Vincristina, 216*t*
Vírus Chikungunya, 386*t*
Vírus da dengue, 387*t*
Vírus da varíola do macaco, 390*t*
Vírus do Nilo Ocidental (WNV), 314*t*, 388*t*
Vírus Ebola, 389*t*
Vírus Ebola Zaire, 375*t*
Vírus humano da varíola do macaco, 390*t*
Vírus varicela-zóster, 321*t*, 322*t*
Vírus Zika, 391*t*
Vitamina B_{12}, 288*t*
Vitamina D, 289-290*t*
VMA (ácido vanililmandélico), 55*t*, 209*t*
Voltagem de Cornell, HVE, 463
Volume corpuscular médio, 291*t*, 502*t*,
  503-504*t*
Volume de distribuição, 295
Volumes pulmonares, 554*t*
VSE (velocidade de sedimentação
  eritrocitária), 286*t*
VSG (velocidade de sedimentação
  globular), 286*t*
VZV (vírus varicela-zóster), 321*t*, 322*t*

Y

Yersinia enterocolitica, 90*t*, 316*t*

Z

Zafirlucaste, 305*t*
Zidovudina, 291*t*
Zika, vírus, 391*t*
Zinco protoporfirina (ZPP), 292*t*